ENCYCLOPEDIA OF
HEALTH PSYCHOLOGY

健康心理学事典

日本健康心理学会 編
THE JAPANESE ASSOCIATION OF HEALTH PSYCHOLOGY

丸善出版

刊行にあたって

　日本健康心理学会は，1987年に創設され2017年には30周年を迎えました。学会設立当初から，人々の健康増進と疾病予防に関する心理学的研究の推進を掲げ，多くの既存の学問領域を横断する形で，「健康心理学」という学問の体系化を試み，現在は主要な心理学の分野の1つとして位置づけられるようになりました。学会組織も2010年に一般社団法人化を行い，学術的見地からのより強い社会的責任を果たすべく，現在に至っています。そして，この法人化に伴って，さまざまな規約などの改廃等を行い，次第に学会のガバナンスも整備されてきました。

　この間，日本健康心理学会は，学会企画・編として，いくつかの出版物を出版してきました。最初の出版物は，1997年に実務教育出版から刊行された『健康心理学辞典』です。続く，2002年から2003年にかけて，健康心理学基礎シリーズとして4冊のテキストを出版しました（健康心理学概論，健康心理アセスメント概論，健康心理カウンセリング概論，健康教育概論）。そして，最後の出版から15年が経過し，この間も健康心理学の学術的発展や健康心理学を取り巻く社会環境の変化がありました。これらを受けて，学会設立30周年企画として，各領域の専門的な観点から，保健と健康の心理学の標準テキストを6冊刊行しました（保健と健康の心理学，保健医療・福祉領域で働く心理職のための法律と倫理，健康心理学の測定法・アセスメント，臨床健康心理学，産業保健心理学，健康・医療心理学）。そして，これらの標準テキストと相補的な位置づけの学会刊行物として，学会編の『健康心理学事典』を発刊することにいたしました。

　この『健康心理学事典』の企画，編集にあたっては，とりわけ各章の構成，見出し項目の選定には相応の注意を払いました。それは，これまでの学会企画・編としての出版物をすべて精査し，主要なタームであると考えられるものは，その内容を最新の情報にアップデートしながら，事典の見出しや本文の中で必ず言及するようにしたことです。さらに，近年の健康心理学の研究，実践領域の拡大に伴い，これまでには十分に取り上げられてこなかった領域やタームも新たに採り入れることを試みました。こうすることによって，健康心理学の伝統的な基礎を体系的に網羅することができると同時に，近年の健康心理学を取り巻く変化などにも十分に対応できることが可能になると考えた次第です。

　これによって，結果的に『健康心理学事典』は，全13章からなる構成となり

ました。それらは,「健康心理学の基礎」「生理学的メカニズム」といった基礎的テーマに関する章に始まり,「パーソナリティ」「ストレス」「健康教育・ヘルスプロモーション」「アセスメント」といった健康心理学の伝統的なテーマに関する章,「適応(病気・問題行動)」「対人・集団・社会」「ヘルスケアシステム」といった健康心理学のさらなる理解のために必須となるテーマに関する章,「カウンセリング」「健康心理学的支援法・災害後支援」といった健康心理学の実践的テーマに関する章,そして,近年あらためて着目されている「性・ジェンダー」「研究法・倫理」に関するテーマを独立した章として取り上げました。そして,それぞれの章には,『健康心理学事典』の前述の特徴を担保すべく,当該の領域に精通している2名ずつの気鋭の先生方に執筆者の選出や編集を依頼したため,非常に充実した包括的な内容に仕上がりました。

『健康心理学事典』は,初学者はもとより,健康心理学やその周辺領域の研究者や実践者にも活用していただけるような内容を意図しております。そのため1項目を見開きページでわかりやすく解説するという中項目主義の特性を活かして,インターネット情報などとも差別化ができる使い勝手のよい事典の編集を目指しました。ぜひ,健康心理学を学ぶ皆様の傍らに置いていただき,健康心理学に関する学びを深めていただくと同時に,内容の最新の情報にもアクセスを試みることによって,さらなる理解を深める一助にしていただければ幸いです。また,この『健康心理学事典』の刊行の準備をしている間に,心理専門職の国家資格である公認心理師の最初の有資格者が輩出されたにとどまらず,図らずも「平成」から「令和」への改元を迎えることになり,文字どおり時代を越えた新しい時代の幕開けの事典になりましたことを大変嬉しく感じております。

最後に,ご多忙の中,多大なエネルギーを割いていただきました編集幹事,編集委員,執筆者の先生方の皆様に深く感謝申し上げます。また,刊行にあたっては,丸善出版株式会社企画・編集部の小林秀一郎さん,安部詩子さんの献身的なご尽力をいただきました。ここに記してあらためてお礼申し上げます。

2019年(平成31年)4月30日　平成最後の日に

一般社団法人　日本健康心理学会
健康心理学事典編集委員会委員長
嶋田洋徳

■編集委員一覧（五十音順）

編集委員長

嶋田 洋徳　早稲田大学人間科学学術院　教授

編集幹事

上地 広昭　山口大学教育学部　准教授
大竹 恵子　関西学院大学文学部　教授
岸　 太一　京都橘大学健康科学部　准教授
田中 共子　岡山大学大学院社会文化科学研究科　教授
山蔦 圭輔　大妻女子大学人間関係学部　准教授

編集委員

赤松 利恵　お茶の水女子大学基幹研究院自然科学系　教授
飯田 敏晴　立正大学心理学部　特任講師
井澤 修平　労働安全衛生総合研究所産業ストレス研究グループ　上席研究員
伊藤　 拓　明治学院大学心理学部　教授
岩満 優美　北里大学大学院医療系研究科　教授
大木 桃代　文教大学人間科学部　教授
岡　 浩一朗　早稲田大学スポーツ科学学術院　教授
岡島　 義　東京家政大学人文学部　准教授
岡村 尚昌　久留米大学高次脳疾患研究所　講師
岡安 孝弘　明治大学文学部　教授
小関 俊祐　桜美林大学心理・教育学系　講師

編集委員一覧

境　　泉洋	宮崎大学教育学部　准教授
島津　明人	慶應義塾大学総合政策学部　教授
鈴木　伸一	早稲田大学人間科学学術院　教授
鈴木　　平	桜美林大学大学院心理学研究科　教授
田中　芳幸	京都橘大学健康科学部　准教授
當目　雅代	同志社女子大学看護学部　教授
福岡　欣治	川崎医療福祉大学医療福祉学部　教授
三浦　正江	東京家政大学人文学部　教授
山本　哲也	徳島大学大学院社会産業理工学研究部　准教授

※所属・肩書は 2019 年 4 月現在

■執筆者一覧（五十音順）

會退 友美	東京家政学院大学	
相場 恵美子	新潟大学脳研究所 特任助手	
赤松 利恵	お茶の水女子大学	
安達 圭一郎	山口大学	
足達 淑子	あだち健康行動学研究所	
尼崎 光洋	愛知大学	
天野 功士	同志社女子大学	
荒井 弘和	法政大学	
荒尾 孝	明治安田厚生事業団体力医学研究所 顧問	
有馬 秀晃	品川駅前メンタルクリニック	
庵地 雄太	国立循環器病研究センター	
安藤 美華代	岡山大学	
李 正姫	神奈川歯科大学	
飯田 敏晴	立正大学 特任講師	
五十嵐 透子	上越教育大学	
五十嵐 友里	東京家政大学	
池田 美樹	桜美林大学	
井澤 修平	労働安全衛生総合研究所	
石垣 久美子	東京福祉大学	
石川 信一	同志社大学	
石川 利江	桜美林大学	
石木 寛人	国立がん研究センター中央病院	
石橋 香津代	久留米大学大学院心理学研究科 前期博士課程	
石原 俊一	文教大学	
石丸 径一郎	お茶の水女子大学	
市川 玲子	株式会社イデアラボ	
伊藤 拓	明治学院大学	
伊藤 理紗	東京大学	

今井 千鶴子	チャームポイントLab.	
岩滿 優美	北里大学	
上地 広昭	山口大学	
上野 徳美	大分大学 名誉教授	
梅沢 章男	放送大学福井学習センター 特任教授	
江口 尚	北里大学	
蝦名 玲子	株式会社グローバルヘルスコミュニケーションズ	
及川 恵	東京学芸大学	
黄田 常嘉	順天堂大学	
大木 桃代	文教大学	
大澤 香織	甲南大学	
大竹 恵子	関西学院大学	
大谷 哲弘	立命館大学	
大塚 泰正	筑波大学	
大庭 さよ	医療法人社団弘冨会MPSセンター	
大前 礼	国立がん研究センター中央病院	
岡 浩一朗	早稲田大学	
小笠 美春	同志社女子大学	
岡島 義	東京家政大学	
岡島 純子	東京医療学院大学	
岡村 尚昌	久留米大学	
岡安 孝弘	明治大学	
荻島 大凱	早稲田大学大学院人間科学研究科 博士後期課程	
興津 真理子	同志社大学	
小塩 真司	早稲田大学	
尾関 友佳子	元福岡医療福祉大学 准教授	
抱井 尚子	青山学院大学	
葛西 真記子	鳴門教育大学	

執筆者一覧

片桐 由起子	東邦大学
片山 富美代	桐蔭横浜大学
香月 菜々子	大妻女子大学
金井 嘉宏	東北学院大学
金澤 潤一郎	北海道医療大学
金森 悟	東京女子医科大学
金築 智美	東京電機大学
金築 優	法政大学
亀山 晶子	日本大学 研究員
輕部 雄輝	国際医療福祉大学
川島 義高	国立精神・神経医療研究センター 外来研究員
川瀬 英理	東京大学
岸 太一	京都橘大学
木下 奈緒子	イーストアングリア大学
北岸 有子	心理支援オフィスさくらてーぶる
北見 由奈	湘南工科大学
木村 健太	産業技術総合研究所
木村 泰博	福島学院大学
久保 智英	労働安全衛生総合研究所
熊野 宏昭	早稲田大学
煙山 千尋	岐阜聖徳学園大学
小関 俊祐	桜美林大学
小関 真実	駿河台大学
小西 瑞穂	国立成育医療研究センター研究所
小林 正法	山形大学
今野 義孝	文教大学 名誉教授
齊藤 和貴	明治大学
齋藤 恵美	新潟青陵大学
齋藤 めぐみ	千葉敬愛短期大学
境 泉洋	宮崎大学
坂入 洋右	筑波大学
坂本 真士	日本大学
笹川 智子	目白大学
佐々木 恵	北陸先端科学技術大学院大学
笹良 剛史	社会医療法人友愛会南部病院
佐藤 健二	徳島大学
佐藤 さやか	国立精神・神経医療研究センター
佐藤 友哉	比治山大学
佐藤 寛	関西学院大学
佐藤 美幸	京都教育大学
島崎 崇史	上智大学
嶋田 洋徳	早稲田大学
島津 明人	慶應義塾大学
島津 美由紀	ソニーコーポレートサービス株式会社
清水 研	国立がん研究センター中央病院
清水 安夫	国際基督教大学
春藤 行敏	ダイハツ工業株式会社
城 佳子	文教大学
城月 健太郎	武蔵野大学
新保 みさ	長野県立大学
菅谷 渚	横浜市立大学
杉山 崇	神奈川大学
杉山 匡	公益財団法人パブリックヘルスリサーチセンター
巣黒 慎太郎	一般財団法人住友病院
鈴木 伸一	早稲田大学
鈴木 平	桜美林大学大学院
関谷 大輝	東京成徳大学
相馬 敏彦	広島大学
髙垣 耕企	広島大学
髙倉 実	琉球大学
髙瀬 堅吉	自治医科大学
髙橋 史	信州大学
高宅 香菜子	オークランド大学
武田 知也	福山大学

執筆者一覧

竹中 晃二	早稲田大学	中田 亜希子	東邦大学
武部 匡也	立正大学	長野 祐一郎	文京学院大学
武見 ゆかり	女子栄養大学	永岑 光恵	東京工業大学
田中 健吾	大阪経済大学	中村 菜々子	中央大学
田中 豪一	元札幌医科大学 准教授	中山 和弘	聖路加国際大学
田中 共子	岡山大学	西岡 伸紀	兵庫教育大学
田中 秀樹	広島国際大学	西山 麻美	国立病院機構千葉東病院
田中 佑樹	和洋女子大学	野口 京子	文化学園大学 名誉教授
田中 芳幸	京都橘大学	野坂 祐子	大阪大学
谷口 弘一	下関市立大学	野末 武義	明治学院大学
種市 康太郎	桜美林大学	野中 俊介	東京未来大学
田上 明日香	SOMPOヘルスサポート株式会社	野々口 陽子	和歌山県立医科大学
田村 典久	兵庫教育大学	野村 和孝	早稲田大学
田山 淳	早稲田大学	野村 信威	明治学院大学
反中 亜弓	名古屋大学大学院教育発達科学研究科 博士後期課程	袴田 優子	国立精神・神経医療研究センター 特別研究員
塚原 拓馬	実践女子大学	橋本 剛	静岡大学
塚本 尚子	上智大学	長谷川 智子	大正大学
柘植 道子	一橋大学	畠中 香織	関西医科大学
津田 彰	久留米大学	八田 直紀	神奈川大学 非常勤助手
津田 茂子	茨城キリスト教大学	濱田 咲子	社会福祉法人大山崎町社会福祉協議会
津村 秀樹	徳島大学	原 雄二郎	株式会社 Ds's メンタルヘルス・ラボ
東條 光彦	岡山大学	針間 克己	はりまメンタルクリニック
當目 雅代	同志社女子大学	樋口 匡貴	上智大学
戸ヶ里 泰典	放送大学	久田 満	上智大学
土肥 伊都子	神戸松蔭女子学院大学	兵藤 好美	岡山大学
富家 直明	北海道医療大学	平井 啓	大阪大学
富田 拓郎	中央大学	平部 正樹	東京未来大学
友野 隆成	宮城学院女子大学	深瀬 裕子	北里大学
外山 美樹	筑波大学	福岡 欣治	川崎医療福祉大学
永井 智	立正大学	福田 吉治	帝京大学
中川 明仁	同志社大学 嘱託講師	福森 崇貴	徳島大学
永作 稔	十文字学園女子大学	藤井 靖	明星大学
中島 香澄	東海大学	藤城 有美子	駒沢女子大学

執筆者一覧

藤田 益伸	神戸医療福祉大学
藤野 秀美	東邦大学
藤原 裕弥	安田女子大学
伏島 あゆみ	金沢工業大学
古田 雅明	大妻女子大学
堀内 聡	岩手県立大学
堀毛 裕子	東北学院大学
本田 周二	大妻女子大学
本間 隆之	山梨県立大学
前田 駿太	東北大学
前場 康介	跡見学園女子大学
増田 真也	慶應義塾大学
松浦 隆信	日本大学
松浦 倫子	北海道大学 学術研究員
松岡 紘史	北海道医療大学
松田 英子	東洋大学
松永 昌宏	愛知医科大学
松永 美希	立教大学
松野 俊夫	日本大学 非常勤講師
松原 耕平	信州大学 研究員
松本 裕史	武庫川女子大学
三浦 佳代	埼玉医科大学
三浦 正江	東京家政大学
満石 寿	京都先端科学大学
光木 幸子	同志社女子大学
簑﨑 浩史	広島修道大学
宮城 真樹	東邦大学
宮崎 球一	上越教育大学
宮道 力	岡山大学
宮前 義和	香川大学
村山 恭朗	神戸学院大学
本岡 寛子	近畿大学
本谷 亮	北海道医療大学
森 和代	桜美林大学 名誉教授
森田 哲也	株式会社リコー
森本 浩志	明治学院大学
森本 寛訓	川崎医療福祉大学
矢島 潤平	別府大学
安田 みどり	立教大学 特任准教授
栁井 優子	国立がん研究センター中央病院
山口 創	桜美林大学
山崎 勝之	鳴門教育大学
山田 冨美雄	関西福祉科学大学
山蔦 圭輔	大妻女子大学
山本 恵美子	愛知医科大学
山本 哲也	徳島大学
余語 真夫	同志社大学
横澤 直文	医療法人社団清心会藤沢病院
渡辺 俊太郎	大阪総合保育大学
渡邉 正樹	東京学芸大学
渡部 真弓	北里大学

※所属・肩書は 2019 年 4 月現在

目 次

第 1 章　健康心理学の基礎　［編集担当：岩滿優美・田中芳幸］

- 健康心理学……………………… 2
- 健康心理士……………………… 4
- 健　康…………………………… 6
- QOL……………………………… 8
- 精神保健（メンタルヘルス）…… 10
- 健康行動………………………… 12
- 生活習慣………………………… 14
- 生涯発達………………………… 16
- 健康寿命………………………… 18
- 世界保健機関…………………… 20
- 健康日本 21……………………… 22
- 健康診断………………………… 24
- 労働安全衛生…………………… 26
- 健康生成論……………………… 28
- ポジティブ心理学……………… 30
- トランスセオレティカルモデル… 32
- 生物-心理-社会モデル………… 34
- エビデンス・ベイスド・メディスン（EBM），エビデンス・ベイスド・プラクティス（EBP）……… 36
- 医療者-患者関係……………… 38
- ノーマライゼーション………… 40
- コミュニティ・オーガニゼーション… 42
- 行動科学………………………… 44
- 行動医学………………………… 46
- 心身医療………………………… 48
- コラム　健康心理学への期待と今後の貢献……………………… 50

第 2 章　生理学的メカニズム　［編集担当：井澤修平・岡村尚昌］

- 自律神経系活動………………… 52
- 内分泌系活動…………………… 54
- 免疫系活動……………………… 56
- ホメオスタシス（恒常性）……… 58
- 中枢神経系……………………… 60
- 遺伝子…………………………… 62
- 感情・情動の生物学的基礎…… 64
- 認知機能（記憶）の生物学的基礎… 66
- 睡眠の生物学的基礎…………… 68
- メタボリックシンドローム…… 70
- 心身症のメカニズム…………… 72
- 発達・加齢……………………… 74
- コラム　風邪の症状と抑うつの症状……………………………… 76

第3章　パーソナリティ　[編集担当：鈴木 平・大木桃代]

- パーソナリティ……………………… 78
- パーソナリティと健康……………… 80
- 自己概念……………………………… 82
- アイデンティティ…………………… 84
- 自己受容……………………………… 86
- 防衛機制……………………………… 88
- パーソナリティ障害………………… 90
- レジリエンス………………………… 92
- アレキシサイミア…………………… 94
- 児童期・青年期の発達障害………… 96
- 成人期の発達障害…………………… 98
- パーソナリティのアセスメントの
  種類と活用………………………… 100
- 感情・情動…………………………… 102
- 動機・欲求…………………………… 104
- ポジティブ感情……………………… 106
- ネガティブ感情……………………… 108
- フラストレーションとコンフリクト … 110
- 闘病意欲……………………………… 112
- タイプCパーソナリティ…………… 114
- オプティミズム……………………… 116
- タイプA行動パターン……………… 118
- タイプDパーソナリティ…………… 120
- コラム　技術の革新と
  パーソナリティ研究の発展……… 122

第4章　ストレス　[編集担当：小関俊祐・嶋田洋徳]

- トランスアクショナルモデル……… 124
- ストレス反応説……………………… 126
- ライフイベント理論
  （ストレス刺激説）………………… 128
- ストレス素因モデル………………… 130
- 学校のストレス……………………… 132
- 職場のストレス……………………… 134
- 家庭のストレス……………………… 136
- 地域環境のストレス………………… 138
- ストレスコーピング………………… 140
- 攻撃性とストレス…………………… 142
- 怒りとストレス……………………… 144
- 無気力とストレス…………………… 146
- 不安とストレス……………………… 148
- ストレス耐性………………………… 150
- ストレス反応………………………… 152
- ストレスに対するソーシャルサポート… 154
- ウェルビーイング…………………… 156
- ストレス予防………………………… 158
- ストレス関連疾患…………………… 160
- ストレスにおける認知的評価……… 162
- 認知行動療法による
  ストレスへの介入………………… 164
- ストレスに関する
  セルフモニタリング……………… 166
- ストレスに対する心理療法………… 168
- ストレス免疫訓練…………………… 170
- 子どものストレス評価……………… 172
- 青年期のストレス評価……………… 174
- 成人のストレス評価………………… 176
- コラム　ストレスはない方がよいのか？
  ………………………………………… 178

第5章 健康教育・ヘルスプロモーション ［編集担当：上地広昭・赤松利恵］

健康教育の理念，定義，変遷……… 180
健康教育の展開（進め方）………… 182
妊婦・授乳婦への健康教育………… 184
幼児期の健康教育…………………… 186
学童期の健康教育…………………… 188
思春期・青年期の健康教育………… 190
成人期の健康教育…………………… 192
高齢期の健康教育…………………… 194
身体活動（運動・スポーツ）……… 196
栄養（食行動）……………………… 198
喫煙行動……………………………… 200
飲酒行動……………………………… 202
ストレスマネジメント行動………… 204

口腔保健行動………………………… 206
ヘルスリテラシー…………………… 208
健康格差……………………………… 210
ソーシャルキャピタル……………… 212
ヘルスコミュニケーション………… 214
ICTの活用（eHealth）……………… 216
健康教育のための行動経済学……… 218
プリシード・プロシードモデル…… 220
エコロジカルモデル………………… 222
ソーシャルマーケティング・
　イノベーション普及理論………… 224
エンパワメント……………………… 226
コラム 《赤ひげ》と健康心理学 … 228

第6章 アセスメント ［編集担当：岡浩一朗・岡安孝弘］

アセスメントの意義と役割………… 230
QOLのアセスメント………………… 232
痛みの測定…………………………… 234
原因帰属のアセスメント…………… 236
健康観のアセスメント……………… 238
健康状態の指標……………………… 240
自己効力感尺度……………………… 242
ソーシャルスキルのアセスメント… 244
不安のアセスメント………………… 246
抑うつのアセスメント……………… 248
怒りのアセスメント………………… 250
職場ストレスのアセスメント……… 252
神経生理学的・神経心理学的

アセスメント………………………… 254
精神生理学的アセスメント………… 256
ストレスコーピング尺度…………… 258
ストレッサーの測定………………… 260
ソーシャルサポートのアセスメント … 262
バーンアウト尺度…………………… 264
生活習慣のアセスメント…………… 266
リスク行動のアセスメント………… 268
パーソナリティのアセスメント…… 270
依存症のアセスメント……………… 272
知能のアセスメント………………… 274
コラム インターネット依存の
　アセスメント……………………… 276

第7章　適応（病気・問題行動）　［編集担当：岸　太一・鈴木伸一］

- 受療行動 ……………………………… 278
- アドヒアランス ……………………… 280
- ICDとDSM …………………………… 282
- 心疾患 ………………………………… 284
- がん …………………………………… 286
- 生活習慣病 …………………………… 288
- 喫煙の害（禁煙） …………………… 290
- 疼痛 …………………………………… 292
- 人工透析 ……………………………… 294
- 歯の健康 ……………………………… 296
- 周産期医療 …………………………… 298
- 小児疾患とその対応 ………………… 300
- 神経・筋疾患 ………………………… 302
- 安楽死・尊厳死 ……………………… 304
- 高次脳機能障害とリハビリテーション … 306
- 認知症 ………………………………… 308
- 心身症 ………………………………… 310
- 過敏性腸症候群 ……………………… 312
- 摂食障害と食行動異常 ……………… 314
- 不安症 ………………………………… 316
- 睡眠障害 ……………………………… 318
- 重篤な精神疾患への対応 …………… 320
- 精神科リハビリテーション ………… 322
- うつ病と自殺予防 …………………… 324
- 適応障害 ……………………………… 326
- 嗜癖・依存1：分類・問題点 ……… 328
- 嗜癖・依存2：危険因子・介入 …… 330
- 職場のメンタルヘルス ……………… 332
- バーンアウト ………………………… 334
- ひきこもり・ニート ………………… 336
- 学校適応とその対応 ………………… 338
- 児童虐待 ……………………………… 340
- ハラスメントの予防と対応 ………… 342
- コラム　医学教育と健康心理学 …… 344

第8章　対人・集団・社会　［編集担当：田中共子・福岡欣治］

- 自己注目・自己意識 ………………… 346
- 自己開示 ……………………………… 348
- ソーシャルサポート ………………… 350
- ソーシャルスキル …………………… 352
- 援助行動 ……………………………… 354
- 援助要請行動 ………………………… 356
- 職場の人間関係 ……………………… 358
- 感情労働 ……………………………… 360
- 社会的感情 …………………………… 362
- ユーモア ……………………………… 364
- 友人関係 ……………………………… 366
- 家族関係 ……………………………… 368
- 対人ストレス ………………………… 370
- 社会的排斥 …………………………… 372
- スピリチュアリティ ………………… 374
- 文化と健康 …………………………… 376
- 異文化適応 …………………………… 378
- 異文化滞在者 ………………………… 380
- EPA …………………………………… 382
- 健康の地域差（日本） ……………… 384
- 健康の地域差（世界） ……………… 386
- 医療安全 ……………………………… 388
- 混合研究法でみる社会と健康 ……… 390
- 情報化と健康 ………………………… 392
- コラム　異文化と健康
  ——国際化時代における実践 …… 394

第9章　ヘルスケアシステム ［編集担当：島津明人・當目雅代］

- 緩和ケア……………………………… 396
- 看護制度……………………………… 398
- 感染症・疾病対策…………………… 400
- 医療費と医療保険制度……………… 402
- 医療における各種法律……………… 404
- 医療施設の種類と役割……………… 406
- 医療における専門職………………… 408
- チーム医療…………………………… 410
- 医療観察・保護観察………………… 412
- 社会福祉制度………………………… 414
- 介護報酬と介護保険………………… 416
- 福祉施設の種類と役割……………… 418
- 介護における専門職………………… 420
- 地域包括ケアシステム……………… 422
- プライマリヘルスケア……………… 424
- 職場のメンタルヘルス対策………… 426
- 従業員援助プログラム（EAP）…… 428
- 過重労働対策………………………… 430
- ストレスチェック制度……………… 432
- 復職支援……………………………… 434
- 治療と仕事の両立支援……………… 436
- 職場のポジティブメンタルヘルス… 438
- 産業保健における各種法律………… 440
- 産業保健における相談機関………… 442
- コラム　心理学の新しい応用領域
  ──産業保健心理学……………… 444

第10章　カウンセリング ［編集担当：伊藤　拓・山蔦圭輔］

- カウンセリングとは………………… 446
- 来談者中心療法……………………… 448
- 精神分析的心理療法………………… 450
- 行動療法……………………………… 452
- 理性感情行動療法（論理療法）…… 454
- 認知療法……………………………… 456
- 認知行動療法………………………… 458
- 交流分析……………………………… 460
- 対人関係療法………………………… 462
- 家族療法……………………………… 464
- ブリーフセラピー…………………… 466
- 催眠療法とリラクセーション法…… 468
- 芸術療法……………………………… 470
- 日本独自の心理療法………………… 472
- 臨床動作法…………………………… 474
- 回想法………………………………… 476
- グリーフケア………………………… 478
- 面接技法……………………………… 480
- 予防的・開発的カウンセリング…… 482
- 自助グループ………………………… 484
- 運動行動，身体活動の
  カウンセリング…………………… 486
- 食行動のカウンセリング…………… 488
- アディクションとカウンセリング
  （喫煙行動・飲酒行動）………… 490
- 睡眠とカウンセリング……………… 492
- 遺伝カウンセリング………………… 494
- 肥満と糖尿病患者への
  カウンセリング…………………… 496
- 心臓リハビリテーション患者への
  カウンセリング…………………… 498
- がん患者へのカウンセリング……… 500
- HIV/AIDS カウンセリング………… 502
- コラム　カウンセラーの職業倫理… 504

第11章　健康心理学的支援法・災害後支援　[編集担当：岡島 義・三浦正江]

- 児童期・青年期のストレスマネジメント……506
- 成人期のストレスマネジメント……508
- ソーシャルスキルトレーニング（SST）……510
- 発達障害児のソーシャルスキルトレーニング（SST）……512
- アサーショントレーニング……514
- アンガーマネジメント……516
- リラクセーション法……518
- 自己教示訓練法……520
- 問題解決療法……522
- 行動活性化療法……524
- マインドフルネスストレス低減法……526
- ライフスタイル療法……528
- 睡眠に関する健康心理学的支援……530
- 高齢者に対する支援……532
- 子育て支援……534
- 大規模自然災害（地震・津波など）による心理的影響と支援……536
- 原子力災害による心理学的影響と支援……538
- 急性ストレス障害・PTSD……540
- 心的外傷後成長……542
- 災害時の支援……544
- 災害支援とトラウマケア……546
- トラウマに対する心理的支援……548
- コラム　精神症状／身体症状および習慣行動の改善，安定に寄与する睡眠の役割……550

第12章　性・ジェンダー　[編集担当：大竹恵子・飯田敏晴]

- 月経前症候群（PMS）……552
- 月経周期……554
- 更年期障害……556
- ジェンダーとセクシュアリティ……558
- 身体的健康における性差……560
- 性機能障害……562
- メンタルヘルスにおける性差……564
- 性同一性障害，性別違和……566
- 不妊と不育……568
- 性行動……570
- 性の問題に関わる援助要請……572
- 食行動と性・ジェンダー差……574
- 羞恥と健康……576
- 性感染症……578
- 性的虐待，性暴力……580
- セクシュアルヘルスと心理的支援，教育……582
- 妊娠・出産に伴う健康問題……584
- 産後の健康問題と育児……586
- 性に関する健康問題と社会……588
- セクシュアルダイバーシティ……590
- ワークライフバランス……592
- コラム　性に関する意識と望まない妊娠……594

第13章　研究法・倫理　[編集担当：境 泉洋・山本哲也]

調査研究……………………… 596
実験研究……………………… 598
観察研究……………………… 600
介入研究……………………… 602
展望研究……………………… 604
研究不正行為………………… 606
著作権関連ルール…………… 608
人を対象とする研究倫理に関する
　国内ルール………………… 610
人を対象とする研究倫理に関する
　国外ルール………………… 612

利益相反……………………… 614
教育・トレーニングの職業倫理…… 616
カウンセリングと介入の職業倫理… 618
アセスメントの職業倫理………… 620
福祉的支援の職業倫理………… 622
司法・メディアなど社会的発信の
　職業倫理…………………… 624
コラム　標準化研究倫理教育と
　CITI………………………… 626

見出し語五十音索引……………………………………………… xvii
和文引用文献……………………………………………………… 627
欧文引用文献……………………………………………………… 653
事項索引…………………………………………………………… 683
人名索引…………………………………………………………… 715

見出し語五十音索引

■アルファベット

CITI，標準化研究倫理教育と　626
DSM，ICDと　282
EAP（従業員援助プログラム）　428
EBM（エビデンス・ベイスド・メディスン）　36
EBP（エビデンス・ベイスド・プラクティス）　36
eHealth，ICTの活用　216
EPA　382
HIV/AIDSカウンセリング　502
ICDとDSM　282
ICTの活用（eHealth）　216
PMS（月経前症候群）　552
PTSD（急性ストレス障害）　540
QOL　8
QOLのアセスメント　232
SST（ソーシャルスキルトレーニング）　510
SST，発達障害児の（ソーシャルスキルトレーニング）　512

■あ

アイデンティティ　84
《赤ひげ》と健康心理学　228
アサーショントレーニング　514
アセスメント，生活習慣の　266
アセスメント，QOLの　232
アセスメント，怒りの　250
アセスメント，依存症の　272
アセスメント，インターネット依存の　276
アセスメント，原因帰属の　236
アセスメント，健康観の　238
アセスメント，職場ストレスの　252
アセスメント，精神生理学的　256
アセスメント，神経生理学的・神経心理学的　254
アセスメント，ソーシャルサポートの　262
アセスメント，ソーシャルスキルの　244
アセスメントの意義と役割　230
アセスメントの種類と活用，パーソナリティの　100

アセスメントの職業倫理　620
アセスメント，知能の　274
アセスメント，パーソナリティの　270
アセスメント，不安の　246
アセスメント，抑うつの　248
アセスメント，リスク行動の　268
アディクションとカウンセリング（喫煙行動・飲酒行動）　490
アドヒアランス　280
アレキシサイミア　94
アンガーマネジメント　516
安楽死・尊厳死　304

医学教育と健康心理学　344
怒りとストレス　144
怒りのアセスメント　250
育児，産後の健康問題と　586
依存，嗜癖　328, 330
依存症のアセスメント　272
痛みの測定　234
遺伝子　62
遺伝カウンセリング　494
異文化滞在者　380
異文化適応　378
異文化と健康──国際化時代における実践　394
医療安全　388
医療観察・保護観察　412
医療施設の種類と役割　406
医療者-患者関係　38
医療における各種法律　404
医療における専門職　408
医療費と医療保険制度　402
飲酒行動　202
飲酒行動，喫煙行動，アディクションとカウンセリング　490
インターネット依存のアセスメント　276

ウェルビーイング　156
うつ病と自殺予防　324
運動行動，身体活動のカウンセリング　486

運動・スポーツ，身体活動　196

栄養（食行動）　198
エコロジカルモデル　222
エビデンス・ベイスド・メディスン（EBM）　36
エビデンス・ベイスド・プラクティス（EBP）　36
援助行動　354
援助要請行動　356
援助要請，性の問題に関わる　572
エンパワメント　226

オプティミズム　116

■か
介護における専門職　420
介護報酬と介護保険　416
回想法　476
介入研究　602
介入の職業倫理，カウンセリングと　618
カウンセラーの職業倫理　504
カウンセリング，HIV/AIDS　502
カウンセリング，運動行動，身体活動の　486
カウンセリング，がん患者への　500
カウンセリング（喫煙行動・飲酒行動），アディクションと　490
カウンセリング，食行動の　488
カウンセリング，心臓リハビリテーション患者への　498
カウンセリング，睡眠と　492
カウンセリングと介入の職業倫理　618
カウンセリングとは　446
カウンセリング，肥満と糖尿病患者への　496
各種法律，医療における　404
各種法律，産業保健における　440
学童期の健康教育　188
過重労働対策　430
風邪の症状と抑うつの症状　76
家族関係　368
家族療法　464
学校適応とその対応　338
学校のストレス　132
家庭のストレス　136
過敏性腸症候群　312
加齢，発達　74
がん　286

がん患者へのカウンセリング　500
看護制度　398
観察研究　600
患者関係，医療従事者　38
感情・情動　102
感情・情動の生物学的基礎　64
感情労働　360
感染症，疾病対策　400
緩和ケア　396

記憶，認知機能の生物学的基礎　66
技術の革新とパーソナリティ研究の発展　122
喫煙行動　200
喫煙行動・飲酒行動，アディクションとカウンセリング　490
喫煙の害（禁煙）　290
急性ストレス障害・PTSD　540
教育・トレーニングの職業倫理　616
禁煙，喫煙の害　290

グリーフケア　478

芸術療法　470
月経周期　554
月経前症候群（PMS）　552
原因帰属のアセスメント　236
研究不正行為　606
健康　6
健康，異文化と　394
健康，羞恥と　576
健康，情報化と　392
健康，パーソナリティと　80
健康，歯の　296
健康，文化と　376
健康格差　210
健康観のアセスメント　238
健康教育，学童期の　188
健康教育，高齢期の　194
健康教育，思春期・青年期の　190
健康教育，成人期の　192
健康教育，幼児期の　186
健康教育，妊婦・授乳婦への　184
健康教育のための行動経済学　218
健康教育の展開（進め方）　182
健康教育の理念，定義，変遷　180

健康行動　12
健康寿命　18
健康状態の指標　240
健康診断　24
健康心理学　2
健康心理学,《赤ひげ》と　228
健康心理学,医学教育と　344
健康心理学的支援,睡眠に関する　530
健康心理学への期待と今後の貢献　50
健康心理士　4
健康生成論　28
健康日本21　22
健康の地域差（世界）　386
健康の地域差（日本）　384
健康問題と育児,産後の　586
健康問題と社会,性に関する　588
健康問題,妊娠・出産に伴う　584
原子力災害による心理学的影響と支援　538

口腔保健行動　206
攻撃性とストレス　142
高次脳機能障害とリハビリテーション　306
恒常性,ホメオスタシス　58
行動医学　46
行動科学　44
行動活性化療法　524
行動経済学,健康教育のための　218
行動療法　452
更年期障害　556
交流分析　460
高齢期の健康教育　194
高齢者に対する支援　532
国外ルール,人を対象とする研究倫理に関する　612
国内ルール,人を対象とする研究倫理に関する　610
子育て支援　534
子どものストレス評価　172
コミュニティ・オーガニゼーション　42
混合研究法でみる社会と健康　390
コンフリクト,フラストレーションと　110

■さ

災害支援とトラウマケア　546
災害時の支援　544

催眠療法とリラクセーション法　468
産業保健心理学,心理学の新しい応用領域　444
産業保健における各種法律　440
産業保健における相談機関　442
産後の健康問題と育児　586

ジェンダーとセクシュアリティ　558
自己開示　348
自己概念　82
自己教示訓練法　520
自己効力感尺度　242
自己受容　86
自己注目・自己意識　346
仕事の両立支援,治療と　436
自殺予防,うつ病と　324
思春期・青年期の健康教育　190
自助グループ　484
実験研究　598
疾病対策,感染症　400
児童期・青年期の発達障害　96
児童虐待　340
児童青年期のストレスマネジメント　506
指標,健康状態の　240
嗜癖・依存　328,330
司法・メディアなど社会的発信の職業倫理　624
社会的感情　362
社会的排斥　372
社会と健康,混合研究法でみる　390
社会福祉制度　414
従業員援助プログラム（EAP）　428
周産期医療　298
羞恥と健康　576
重篤な精神疾患への対応　320
受療行動　278
生涯発達　16
情動,感情　102
情動の生物学的基礎,感情　64
小児疾患とその対応　300
情報化と健康　392
職業倫理,アセスメントの　620
職業倫理,カウンセラーの　504
職業倫理,カウンセリングと介入の　618
職業倫理,教育・トレーニングの　616
職業倫理,司法・メディアなど社会的発信の

624
職業倫理，福祉的支援の　622
食行動，栄養　198
食行動異常，摂食障害と　314
食行動と性・ジェンダー差　574
食行動のカウンセリング　488
職場ストレスのアセスメント　252
職場のストレス　134
職場の人間関係　358
職場のポジティブメンタルヘルス　438
職場のメンタルヘルス　332
職場のメンタルヘルス対策　426
自律神経系活動　52
神経・筋疾患　302
神経生理学的・神経心理学的アセスメント　254
人工透析　294
心疾患　284
心身医療　48
心身症　310
心身症のメカニズム　72
心臓リハビリテーション患者へのカウンセリング　498
身体活動（運動・スポーツ）　196
身体活動のカウンセリング，運動行動　486
身体的健康における性差　560
心的外傷後成長　542
心理学的影響と支援，原子力災害による　538
心理学の新しい応用領域――産業保健心理学　444
心理的影響と支援，大規模自然災害（地震・津波など）による　536
心理的支援，教育，セクシュアルヘルスと　582
心理的支援，トラウマに対する　548
心理療法，ストレスに対する　168
心理療法，日本独自の　472

睡眠障害　318
睡眠とカウンセリング　492
睡眠に関する健康心理学的支援　530
睡眠の生物学的基礎　68
睡眠の役割，精神症状／身体症状，および習慣行動の改善・安定に寄与する　550
ストレス，怒りと　144
ストレス，学校の　132

ストレス，家庭の　136
ストレス，攻撃性と　142
ストレス，職場の　134
ストレス，地域環境の　138
ストレス，不安と　148
ストレス，無気力と　146
ストレス関連疾患　160
ストレスコーピング　140
ストレスコーピング尺度　258
ストレス刺激説，ライフイベント理論　128
ストレス素因モデル　130
ストレス耐性　150
ストレスチェック制度　432
ストレスにおける認知的評価　162
ストレスに関するセルフモニタリング　166
ストレスに対する心理療法　168
ストレスに対するソーシャルサポート　154
ストレスはない方がよいのか？　178
ストレス反応　152
ストレス反応説　126
ストレス評価，子どもの　172
ストレス評価，成人の　176
ストレス評価，青年期の　174
ストレスへの介入，認知行動療法による　164
ストレスマネジメント行動　204
ストレスマネジメント，児童青年期の　506
ストレスマネジメント，成人期の　508
ストレス免疫訓練　170
ストレス予防　158
ストレッサーの測定　260
スピリチュアリティ　374

生活習慣　14
生活習慣のアセスメント　266
生活習慣病　288
性感染症　578
性機能障害　562
性行動　570
性差，身体的健康における　560
性差，メンタルヘルスにおける　564
性・ジェンダー差，食行動と　574
精神科リハビリテーション　322
成人期の健康教育　192
成人期のストレスマネジメント　508
成人期の発達障害　98

精神症状／身体症状および習慣行動の改善，安定
　に寄与する睡眠の役割　550
精神生理学的アセスメント　256
成人のストレス評価　176
精神分析的心理療法　450
精神保健（メンタルヘルス）　10
性的虐待・性暴力　580
性同一性障害（性別違和）　566
性に関する意識と望まない妊娠　594
性に関する健康問題と社会　588
青年期の健康教育，思春期　190
青年期のストレス評価　174
青年期の発達障害，児童期　96
性の問題に関わる援助要請　572
生物学的基礎，感情・情動の　64
生物学的基礎，記憶認知（機能）の　66
生物学的基礎，睡眠の　68
生物-心理-社会モデル　34
世界，健康の地域差　386
世界保健機関　20
セクシュアリティ，ジェンダーと　558
セクシュアルダイバーシティ　590
セクシュアルヘルスと心理的支援，教育　582
摂食障害と食行動異常　314
セルフモニタリング，ストレスに関する　166
専門職，医療における　408
専門職，介護における　420

相談機関，産業保健における　442
測定，痛みの　234
測定，ストレッサーの　260
ソーシャルキャピタル　212
ソーシャルサポート　350
ソーシャルサポート，ストレスに対する　154
ソーシャルサポートのアセスメント　262
ソーシャルスキル　352
ソーシャルスキルトレーニング（SST）　510
ソーシャルスキルトレーニング（SST），発達障
　害児の　512
ソーシャルスキルのアセスメント　244
ソーシャルマーケティング・イノベーション普及
　理論　224
尊厳死，安楽死　304

■た
大規模自然災害（地震・津波など）による心理的
　影響と支援　536
対人関係療法　462
対人ストレス　370
タイプA行動パターン　118
タイプCパーソナリティ　114
タイプDパーソナリティ　120

地域環境のストレス　138
地域包括ケアシステム　422
知能のアセスメント　274
チーム医療　410
中枢神経系　60
調査研究　596
著作権関連ルール　608
治療と仕事の両立支援　436

適応障害　326
展望研究　604

動機・欲求　104
疼痛　292
糖尿病患者へのカウンセリング，肥満と　496
闘病意欲　112
トラウマケア，災害支援と　546
トラウマに対する心理的支援　548
トランスアクショナルモデル　124
トランスセオレティカルモデル　32
トレーニングの職業倫理，教育　616

■な
内分泌系活動　54

ニート，ひきこもり　336
日本，健康の地域差　384
日本独自の心理療法　472
人間関係，職場の　358
妊娠・出産に伴う健康問題　584
認知機能（記憶）の生物学的基礎　66
認知行動療法　458
認知行動療法によるストレスへの介入　164
認知症　308
認知的評価，ストレスにおける　162

認知療法　456
妊婦・授乳婦への健康教育　184

ネガティブ感情　108

望まない妊娠，性に関する意識と　594
ノーマライゼーション　40

■は

パーソナリティ　78
パーソナリティ研究の発展，技術の革新と　122
パーソナリティ障害　90
パーソナリティと健康　80
パーソナリティのアセスメント　270
パーソナリティのアセスメントの種類と活用　100
発達・加齢　74
発達障害，児童期・青年期の　96
発達障害，成人期の　98
発達障害児のソーシャルスキルトレーニング（SST）　512
歯の健康　296
ハラスメントの予防と対応　342
バーンアウト　334
バーンアウト尺度　264

ひきこもり・ニート　336
人を対象とする研究倫理に関する国外ルール　612
人を対象とする研究倫理に関する国内ルール　610
肥満と糖尿病患者へのカウンセリング　496
標準化研究倫理教育と CITI　626

不安症　316
不安とストレス　148
不安のアセスメント　246
福祉施設の種類と役割　418
福祉的支援の職業倫理　622
復職支援　434
不妊と不育　568
プライマリヘルスケア　424
フラストレーションとコンフリクト　110
プリシード・プロシードモデル　220

ブリーフセラピー　466
文化と健康　376

ヘルスコミュニケーション　214
ヘルスリテラシー　208

防衛機制　88
保護観察，医療観察　412
ポジティブ感情　106
ポジティブ心理学　30
ポジティブメンタルヘルス，職場の　438
ホメオスタシス（恒常性）　58

■ま

マインドフルネスストレス低減法　526

無気力とストレス　146

メカニズム，心身症の　72
メタボリックシンドローム　70
メディアなど社会的発信の職業倫理，司法　624
免疫系活動　56
面接技法　480
メンタルヘルス，職場の　332
メンタルヘルス，精神保健　10
メンタルヘルスにおける性差　564

問題解決療法　522

■や

友人関係　366
ユーモア　364

幼児期の健康教育　186
抑うつのアセスメント　248
抑うつの症状，風邪の症状と　76
欲求，動機　104
予防的・開発的カウンセリング　482
予防と対応，ハラスメントの　342

■ら

来談者中心療法　448
ライフイベント理論（ストレス刺激説）　128
ライフスタイル療法　528

利益相反　614
リスク行動のアセスメント　268
理性感情行動療法（論理療法）　454
リハビリテーション，高次脳機能障害と　306
リラクセーション法　518
リラクセーション法，催眠療法と　468
臨床動作法　474

レジリエンス　92

労働安全衛生　26
論理療法，理性感情行動療法　454

■

ワークライフバランス　592

第1章
健康心理学の基礎

［編集担当：岩滿優美・田中芳幸］

　健康心理学は，医療・保健・福祉・教育など幅広い分野にわたって貢献する学際的な学問である。この第1章では，健康心理学が発展してきた経緯や健康心理学が注目されている背景などについて解説し，今後の健康心理学が担う役割について考えるための基礎知識を提供している。まず，QOL（quality of life）や精神保健などの基本的な用語，世界保健機関，健康日本21，労働安全衛生などの社会的制度や仕組みについて，トランスセオレティカルモデル，健康生成論，ポジティブ心理学などの健康心理学の発展に貢献してきたと考えられる理論や考え方，そして行動医学や心身医学といった健康心理学と密接に関連するほかの学問について取り上げている。その他，医療で重視された生物-心理-社会モデルやEBM（evidence based medicine），福祉で重視されたノーマライゼーションなども押さえている。第1章の基礎事項を十分に理解することは，研究と実践とを兼ね備えた健康心理学の今後の発展を推進するうえでの基礎となることだろう。　　　　［岩滿優美・田中芳幸］

健康心理学

☞「健康心理士」p.4「健康」p.6

　日本健康心理学会が編集した『健康心理学辞典』(1997)には，アメリカ心理学会健康心理部会が1980年の年次大会で初めて行ったとされる「健康心理学」の定義が紹介されている。その内容は，「健康心理学とは，健康の増進と維持，疾病の予防と治療，健康・疾病・機能障害に関する原因・診断の究明，およびヘルスシステム（健康管理組織）・健康政策策定の分析と改善等に対する心理学領域の特定の教育的・科学的・専門的貢献のすべてをいう」である。その後，現在まで健康心理学の研究内容は，「心身の健康の維持増進」という目的を継承しながらも，時代とともに若干の軌道修正を繰り返しながら，現在では多くの分野を網羅する心理学の応用分野として存在感が増している。

　日本健康心理学会では，健康心理学を「健康の維持と増進，疾病の予防と治療などについての原因と対処の心理学的な究明，及び健康教育やヘルスケアシステム，健康政策の構築などに対する心理学からの貢献をめざす学問」と定義している（日本健康心理学会ウェブページ参照）。健康心理学では，その学際的特徴を有しているために，心理的な基礎および臨床研究はいうまでもなく，関連領域である医療・看護・保健・公衆衛生・教育・体育・スポーツ・栄養・社会福祉・生命倫理など関連領域との協同研究が積極的に展開されている。

　健康心理学の草創期においては，医療に関わる研究が多くみられていたものの，現在ではメンタルヘルスやストレス関連の研究，ライフスタイルの悪化による生活習慣病について，また心と身体のバランスを含めた幅の広い健康問題などについて学際的なアプローチとして発展し，基礎研究から介入研究まで幅広い分野を網羅する学問として認知されている。

●**増大する健康心理学への期待**　健康心理学はさまざまな学問をもとに，その学際性を発揮し発展してきた学問であるが，近年，心理学のアイデンティティを保ちながらも「健康（疾患）」に関わる研究および介入を伴う学問として日増しにその存在感を強めている。2016年に横浜で開催された世界最大級の心理学関係の会議である第31回国際心理学会議においても，健康心理学の存在感がきわめて大きいことが印象づけられた。基調講演，招待講演，招待シンポジウムの数は，63ある心理学カテゴリーの中で4番目に位置し，一般申し込みシンポジウム，主題別セッション，口頭発表・ポスター発表を合わせると7番目に位置した。世界の心理学の潮流は，まさに健康心理学に向かっていることがこの発表件数の多さからも読み取れる。

　このように健康心理学が注目されている背景には，国際規模での高齢化があ

り，人々が病気にならない，またたとえ病気を患っているとしても，人生を充実して生きていくために必要なこころのありようが求められていることがある。また，現在のライフスタイルの乱れによって生活習慣病罹患者の数が増大し，その行動変容を促す必要性がある。さらには，ストレス社会，メンタルヘルスを脅かす現代社会の中で，こころの安寧をいかに保っていくかも重要な課題となっている。健康心理学は，これらのニーズに応えるべく，研究に求められる基本となる方法論を重要視しながらも時代に合わせて発展を遂げている。

●**健康心理学の研究と実践活動**　図1は，基礎科学および実践科学としての健康心理学の専門活動を示している。健康心理学の研究・実践活動は，健康問題に関わる生物学的機能および仕組みを扱う微視的レベルから，応用領域として健康支援の解決法を具体的に示す巨視的レベルまで広範囲にわたる（津田 2017）。

健康心理学の特徴である実践活動に焦点を絞ると，大きく，①メンタルヘルス問題の予防に果たす貢献，②ライフスタイル改善に果たす貢献，③ライフステージ，対象者の

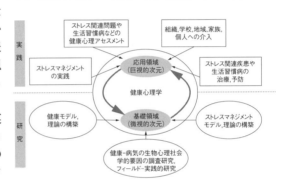

図1　健康心理学の専門活動［津田（2017）］

特性に合わせた貢献，の3つが考えられる（竹中編 2017）。「メンタルヘルス問題の予防に果たす貢献」では，ストレス性疾患やメンタルヘルス関連問題の予防に果たすストレスマネジメント，また積極的にポジティブ・メンタルヘルスを強化するメンタルヘルス・プロモーションがあげられる。「ライフスタイル改善に果たす貢献」では，食習慣，禁煙，運動などの生活習慣の改善に果たす介入である。最後に，「ライフステージ，対象者の特性に合わせた貢献」では，子ども・青少年，勤労者，女性，高齢者，疾病患者，障害者など，ライフステージや対象者個々の代表的健康問題に焦点をあてた介入が考えられる。このように健康心理学の強みは，医療・保健・福祉・教育など幅広いフィールドをもちながらも，研究の延長上には「実践」が存在することである。　　　　　　　　　　［竹中晃二］

📖 **さらに詳しく知るための文献**
[1] 竹中晃二編（2017）『健康心理学』北大路書房．
[2] 島井哲志ほか編（2009）『健康心理学・入門—健康なこころ・身体・社会づくり』有斐閣アルマ．
[3] 森 和代ほか編（2012）『よくわかる健康心理学』ミネルヴァ書房．

健康心理士

☞「健康心理学」p.2「精神保健（メンタルヘルス）」p.10「ストレスマネジメント行動」p.204「アセスメントの意義と役割」p.230「カウンセリングとは」p.446

　健康心理士（正式名称は認定健康心理士）は，日本健康心理学会が制定した認定健康心理士制度規則（1996年11月4日）によって，健康心理学に関する一定の知識や技能を具有するものに付与される資格である。上位資格も設定されており，その技量に応じて，健康心理士，専門健康心理士および指導健康心理士の3種類がある。専門健康心理士と指導健康心理士は，5年ごとの更新制が設けられており，その間研鑽を積むことが求められている。健康心理士制度の目的は，「健康心理学を通して国民の健康の向上に貢献し，健康心理学の研究と実践の進歩と発展に資するとともに，健康心理学の専門家の養成をはかるため，健康心理学について一定の学識と技能を有する者に対し，日本健康心理学会認定健康心理士の称号を付与し，その資格の認定を行うことにある」と規則第1条で定められている。すなわち，健康心理士とは，健康心理学の立場から国民の健康の維持・向上に貢献し，健康の阻害要因の防除を目的に研究，教育および実践援助活動の役割を担う専門家である。特に，指導健康心理士は，実践活動にとどまらず，健康心理学の学術的進展や国民に対する普及活動などを行い，健康心理士や専門健康心理士へのスーパービジョンも担っている。2018年現在，約700人の資格取得者が，多様な領域で健康心理学の知識を活かして活躍している。ところで，2017年に制定された公認心理師法によると公認心理師の業務の1つとして，心の健康に関する知識の普及をはかるための教育および情報の提供が掲げられており，健康心理士との共通性がある。

●**資格取得の条件**　日本健康心理学会資格認定委員会が資格審査を行っている。内容として，書面審査，筆記試験と面接による審査，業績審査などがあり，健康心理学や心理学などの修学状況や現場経験の年数などによって審査の方法が異なる。健康心理士は，以下の2点のうちいずれかを満たし資格審査に合格することで取得できる。(1) 健康心理学修得に必要なカリキュラムを含んだ心理学関連学科（例えば健康心理学科）を卒業し，書面審査を受ける。(2)(1)以外の学部などを卒業した者や健康心理学関連職場で5年以上の経験を有する者などは，日本心理学諸学会連合・心理学検定2級以上を取得したうえで，筆記試験と面接による資格審査を受ける。専門健康心理士と指導健康心理士は，日本健康心理学会の名誉会員や正会員であることが必須である。専門健康心理士は，以下の4点のうちいずれかを満たし資格審査に合格することで取得できる。①健康心理学修得に必要な単位を取得して大学院健康心理学専攻などの修士課程を修了し，面接審査を受ける。②①以外の大学院修士課程心理学専攻などを修了した者は，

健康心理学の筆記試験と面接試験を受ける。なお，①と②は大学院在学中または大学院卒業後に90時間相当の実習または職場経験が求められる。③健康心理学関連研究機関で研究・教育職として5年以上勤務した者は，業績審査を受ける。④健康心理士の資格取得後5年以上経過した者は，業績審査あるいは②と同様の審査を受ける。指導健康心理士は，専門健康心理士資格取得後に以下の3点をすべて満たし資格審査に合格することで取得できる。①専門健康心理士5年以上が経過していること，②別に定める研究業績表にしたがって2つ以上の健康心理学関連の著書，論文があること，③スーパービジョンなど指導の経験があること。

●**実践活動などの役割**　健康心理士の活躍する職域は，家庭，学校，地域社会，職場，医療，司法矯正，福祉など多領域にわたる。そして，他職種（公認心理師など）と連携しながら要支援者の支援を行うことが求められる。災害発生時には，被災者や支援者への心理教育やリラクゼーションなどのストレスマネジメントの実践など，直接支援以外の支援を行うなど健康心理士への期待は大きい。病院での活動では，医師の診断に基づく健康カウンセリング，専門性の高い医療情報のわかりやすい説明，生活習慣改善プログラムの作成，退院後のサポートなど，医療を補完する患者・家族への支援的役割が求められている（春木ほか 2007）。

　ここで健康心理士の業務の1つである，要支援者に健康行動の改善に関する援助を行う際の流れについて概説する。初めに，要支援者についてさまざまな観点から心理的アセスメントやインテーク面接を行い状況把握する。例えば，生活全般に関する事項（現病歴，勤務状況など），生活習慣に関する事項（睡眠，喫煙，飲酒など），生活環境に関すること（家族構成，友人関係など），パーソナリティに関する事項（楽観性など）から評価する。次に，アセスメントをもとに，具体的な目標設定を示した生活習慣改善プログラムを作成する。その際には，要支援者がプログラムに取り組みたいと思う工夫（自己効力感や動機づけを高める），継続して実施できるための工夫，改善状況を見える化した評価法など，独自性が求められる。そして，プログラム実施中には，要支援者の援助や指導を目的とした健康カウンセリングを定期的に実施し，進捗状況の確認や心理的支援を行う。改善効果が認められたら再発防止や予防教育の視点も含め支援を行う。

●**研究と教育**　健康心理士は，健康心理学の研究および教育活動を通して得られた知見をもとに国民の健康に寄与することも求められる。重要な知見をもとに行政などへの提言を行うことも大切な役割である。常に最新の知識を身につけるために健康心理学に関する諸課題に着目しておくことが必要である。　［矢島潤平］

📖さらに詳しく知るための文献
［1］日本健康心理学会編（1997）「健康心理士」『健康心理学辞典』（p.84），実務教育出版．
［2］日本健康心理学会（2017）『認定健康心理士資格申請の手引き』．

健　康

☞「健康心理学」p.2「世界保健機関」p.20「生物-心理-社会モデル」p.34「健康教育の理念，定義，変遷」p.180「プライマリヘルスケア」p.424

「健康とは，完全な身体的，精神的および社会的な福祉の状態であり，単に疾病または虚弱が存在しないことではない。」これは1948年に発効したWHO（世界保健機関）憲章序文に記された文言の邦訳例であり，健康の定義として最も広く用いられている。この憲章序文では同時に，到達し得る最高水準の健康を享受することがすべての人にとっての基本的人権の1つであることも記されている。また，後のプライマリヘルスケアの理念（アルマアタ宣言）につながる国民の健康に対する国家の責任や，ヘルスプロモーションの理念（オタワ憲章）へもつながり得る個人の協力についても触れられている（☞「健康教育の理念，定義，変遷」「プライマリヘルスケア」）。さらに医学のほか心理学や関連学問が健康の達成に向けて不可欠であるとも明文化されており，関連諸領域との積極的な連携が強調される学際的特徴を有した健康心理学への期待は大きい。

●**健康心理学における健康のとらえ方**　世界的にみて日本人は，長寿であり，食文化や肥満人口の割合などから，とても健康な国民だと目されている（Marmot 2015）。しかし経済協力開発機構（OECD 2017）による調査では，自らの健康状態をよいまたはとてもよいと評価した日本人は35％と，加盟国平均68％に比べて非常に少ない。このように健康は，その視点や個人，文化や生活環境などによってとらえ方が大きく異なり，時代とともにその意味づけが変化する。例えば，有意味な人生を生きる力を人間固有の健康であるとして，ほかの生物とは異なる人としての健康を重視する考え方も提唱されている（Spijk 2015）。このとらえ方によれば，人間固有の健康は疾病や障害によって必ずしも損なわれない。他生物と共通した健康が損なわれた状態（疾病や障害）にあってなお，健康であり続けられるという生活の質（QOL）に近い健康のとらえ方である。

ところでG. C. ストーンほか（Stone et al. 1987）による健康の定義に関する理想説と方向説は，健康心理学における健康のとらえ方として数多く引用されている。まず理想説は，生体の理想状態を健康として，疾病によりこの理想状態が崩されるととらえる。次に方向説では，現況よりも良好な方向性を健康とする。J. D. マタラッツォ（Matarazzo 1980）による健康心理学に期待される4つの主要な貢献に照らし合わせれば，健康の増進や維持は，よりよい方向への進展という意味で方向説に基づく健康を包括している。疾病の予防や治療，原因究明においては，理想状態を崩さないように予防したり崩す原因を究明したり，崩れた場合には理想状態に戻すように治療をしたり，という理想説に基づいた健康のとらえ方となる。双方のカテゴリーに基づく健康を見据えながら，ヘルスケアシステ

●**健康観の歴史的変遷**　健康観とは，健康の定義や価値づけを含むものであり，健康とは何かという見方のことである。感染症や栄養不足で若くして亡くなる人が多い時代には，健康の最終目標は疾病でない状態をつくることであり，身体の病気や損傷を重視する健康観が主であった。このような時代には，健康に関わる研究や実践にとって，疾病や障害の病理メカニズムに焦点化する生物医学モデルが重要となる。この理論モデルによる対応が，19世紀から20世紀にかけたさまざまなウイルスの発見，その対策としての医薬品やワクチンの開発，外科治療の発展などに貢献し，現代を生きる我々の健康を支えている。

　ただ先述のWHO憲章が明示された頃を境に，先進諸国と現在目される国々で脳血管疾患やがんといった生活習慣にも注目すべき病が主な死因になってきた。公衆衛生や栄養状態が良好となり，心理・行動的な要因や社会的要因が強く関わる病気への対策が重視されるようになったともいえる。日本では，それまで最多であった結核による死者が1940年代から60年代にかけて急減し，70年代では脳血管疾患を死因とする者が最多となった。また同時期に結核による死因を超えたがん（悪性新生物）や心疾患は現在も増加し続ける主な死因である。この状況を正しく理解するには，健康と病気は生物的要因と心理・行動的要因，社会的要因の相互作用によって生じるとする生物-心理-社会モデルが必要となる。

　生物-心理-社会モデルは，疾病と健康との連続性を強調しており，単に疾病のなさだけでなく，よりよい健康状態を目標とする。WHO憲章に示される健康の定義に整合し，健康心理学が現在の研究と実践の中心に据えるモデルでもある。しかし近年，病気とは生物学的なものでなく心理社会的なものであるという社会構成主義からの主張や，西洋流の医療だけでなく各文化に相応しい治療があるという代替医療の主張，スピリチュアリティ（霊性・精神性）の重要性に関する主張などもある。つまり健康観やその健康観に基づいた健康をとりまく研究や実践の方向性は転換期にあるといえる。WHO憲章の発効から半世紀を経た1998年に，WHO執行理事会で「スピリチュアル的にも良好な状態」との意味づけを健康の定義に付加しようとする提案がなされたこともこの表れである。実際にはこの提案は審議されず，1948年の定義から変更はない。ただしこのスピリチュアル付加の提案がなされるほどに，個人の信念や尊厳，信条などを含めた新たな健康観構築への要請が強まっていることには注目すべきであろう。　　　［田中芳幸］

📖 **さらに詳しく知るための文献**

[1] Marmot, M.（2015）*The health gap—the challenge of an unequal world*, Bloomsbury Publishing.（栗林寛幸監訳（2017）『健康格差—不平等な世界への挑戦』日本評論社.）
[2] 日本健康心理学会編（2009）『健康心理学基礎シリーズ①健康心理学概論』実務教育出版.
[3] 島井哲志ほか編（2009）『健康心理学・入門—健康なこころ・身体・社会づくり』有斐閣アルマ.

QOL

☞「健康心理学」p.2「健康」p.6「世界保健機関」p.20「生物-心理-社会モデル」p.34「QOLのアセスメント」p.232

　QOL（quality of life）とは，生物学的，心理的，社会的，文化的，スピリチュアルな側面から総合的にとらえた，我々の「生活の質」を指す。我々がどのように生きるかの人生の質をも示す概念で，近年の健康科学・健康心理学において重要視される鍵概念である。高度経済成長を遂げた文化圏においては，個人の価値を反映したQOLは多様性を増す。

●健康関連QOLの考え方　QOLは健康と直接的に関連するQOL（health-related QOL：HRQOL）と健康と間接的には関連するが直接的には関連しないQOL（non-health-related QOL：NHRQOL）に大別される。慢性疾患を抱える患者のQOLなど，保健医療分野におけるQOL研究は主としてHRQOLを扱っている。ある側面で疾患や問題があり，その治療が終わってもその他の側面での不調が維持されれば，QOLの回復が難しい場合がある。その一方で，ある側面での疾患や障害の治療やリハビリテーションが継続中であっても，それと共存しながら，ほかの側面でリカバリーすることで，QOLの上昇が見込める場合もある。例えば心筋梗塞や脳梗塞からのリハビリテーション中には，再発への予期不安や変更を余儀なくされた生活習慣がもたらす抑うつなどの精神症状の影響が持続すればQOLの向上が難しくなる。認知行動療法を用いた健康心理カウンセリングによって，不安や抑うつをコントロールし，過去を振り返って現状を受容したうえで，これからできることに焦点をあてて，ポジティブに行動することで，QOLの向上をはかることができる。QOLの回復や向上が重要であるという考え方には，疾患や障害を治療すべき対象ととらえる「医療モデル」から，健康を「生物-心理-社会モデル」から全人的（ホリスティック）にとらえるような，いわゆるcureからcareへの転換が起こっていることがその背景にある。

●非健康関連QOLと領域特異的QOL　NHRQOLは，政治経済などの環境など，人の健康に間接的に影響を及ぼすが，治療による影響を直接的に受けないQOLを示している。NHRQOLの個人的内的な領域にはパーソナリティやストレスコーピングスキルなど，個人的で社会的な領域には家族や職場などのソーシャルネットワークなど，外的で自然環境的領域には空気，水，気候などの自然環境の要素，外的で社会環境的領域には文化的・宗教的施設，医療・行政・教育サービスなどが要因として考えられる。QOLの概念はさまざまな領域で特異的に扱われることが増えている。例えば，労働者にとっての「労働生活の質（quality of working life：QWL）」という概念は，労働条件の改善のみならず，個人のスキルや多様性を活かし，意思決定への参加の拡大など，労働における人

間らしさを重要視し，職場満足度を向上させ，最終的に生産性を向上させるものと考えられている。HRQOL と NHRQOL のどちらが重要かは，個人の健康度に依存し，健康度が低いほど HRQOL を，健康度が高いほど NHRQOL を相対的に重要視する傾向がある（土井 2004）。さらにこれら QOL を高めることは，身体的・精神的・社会的な良好さを示す概念であるウェルビーイングや生活満足度を高めることにつながる。

● **QOL 評価領域の多様性** QOL は質的な指標であり，その主観性を量的にとらえる試みがなされてきた。QOL 尺度は，健康状態を詳細に査定し，臨床現場で活用することを目的とするプロファイル型尺度と，医療経済学的視点から，健康に対する費用対効果を査定する価値づけ型尺度に大別される（下妻 2015）。

プロファイル型尺度の例としては，WHO（世界保健機関）が開発した，QOL 測定のための評価票があげられる。QOL26（世界保健機関・精神保健と薬物乱用予防部編 1997）では，生活や健康状態への満足度など，QOL の全体的評価のほか，次の4領域の QOL を評価する。具体的には，①痛みなど身体疾患がもたらす生活への影響度や医療の必要性，睡眠と休養を測定する身体的領域，②日常生活の楽しさや意味，自己に対する肯定的感情を測定する心理的領域，③家族，友人などの「ソーシャルサポート」や人間関係の良好さを測定する社会的領域，④生活の安全さ，経済的余裕，医療施設や福祉サービスのアクセシビリティを測定する環境的領域である。これらは実際の日常生活動作（activities of daily living：ADL）における自立の程度を予測するのに有用である。例えば，重度・重複障害児の場合には，尺度への回答は保護者や教育者による代理回答となるが，顔の表情，視線，動作，発語などの ADL を参考にして評価を行っている（池田 2014）。その他，文化的多様性を考慮した信仰や信念を含む，スピリチュアルな側面も評価する必要がある。プロファイル型の尺度は，臨床・福祉・教育現場で活用するための QOL 評価尺度といえよう。

価値づけ型尺度の例としては，EuroQOL グループが開発した EQ-5D があり，移動の程度，身の回りの管理，普段の活動，痛み／不快感，不安／ふさぎこみの5項目に3件法で回答を求め，各国独自の換算表を用いて QOL スコアを算出するものである。生存アウトカム（質調整生存年，quality-adjusted life years：QALYs）や費用対効果の指標（cost/QALYs）の算出に用いられている。価値づけ型尺度は，医療経済学視点からの QOL 評価尺度といえよう。　　　　　［松田英子］

📖 **さらに詳しく知るための文献**

[1] Fayers, P. M., & Machin, D.（2016）*Quality of life, third edition: The assessment, analysis and reporting of patient-reported outcomes*, Wiley-Blackwell.

精神保健
（メンタルヘルス）

☞「健康」p.6「世界保健機関」p.20「ノーマライゼーション」p.40「ストレス予防」p.158

　精神保健とはメンタルヘルスともいい，心の健康を保った状態およびそのための個人や地域の取り組みである。ポイントは精神障害の予防・治療だけでなく，心の健康の維持・増進にも重きが置かれていることにある（図1）。そこで，このような精神保健の基本的な考え方を理解し，発達段階と生活の場での精神保健の例を概観したうえで，精神障害に関する施策について説明する。

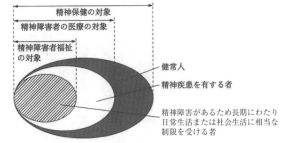

図1　「精神保健」と「精神障害者福祉」との関係［鹿島編著（2005）］

●**精神保健の基本的な考え方**　心の健康を保った状態についてWHO（世界保健機関）は「精神的に完全に良好な状態（ウェルビーイング）」と定義し（鹿島編著 2005），アメリカ心理学会は，充実感をもち，適応的行動がとれ，不安や困難から解放され，建設的な対人関係を構築する能力が備わっていること，としている（VandenBos et al. 2007, 訳 2013）。WHOはさらに，医療関係者がもっぱら病気に罹っている人への支援に注意を向けてきたことを指摘して，精神保健の中心的な考え方として次の3点をあげた（WHO 2005）。①心が健康であるということは，健康であることの重要な一部である，②心が健康であるということは，精神疾患がないという以上のことである，③心の健康は身体的健康と行動に密接に関連している。これまでの精神保健に関する取り組みは精神疾患の治療に重点が置かれてきたが，近年では心の健康の維持・増進の重要さが強調され，そのための提言や取り組みが積極的に行われている。

●**発達段階と生活の場での精神保健**　胎児期から老年期までの発達段階には特徴的な心の状態や取り組むべき課題がある（太田ほか編 2016）。赤ちゃんは養育者との関係を基盤にして愛着や信頼感を育む。1歳頃からは身体運動や言葉による表現が発達し，養育者からの自立を試みる。人間関係はこの後，同年齢集団との関係を築くギャンググループ，同質性を求めるチャムグループ，それぞれの違いを認め合うピアグループを形成するようになる。青年期になると進路・職業選択の岐路に立ち，自分のあり方を模索する。成人期には家庭や仕事において違う背景をもった者同士が互いに協力して1つのものを形成することが求められる。

50歳前後には身体的，社会的な変化から人生の有限性を自覚し，再び自分のあり方を見つめ直す。高齢になると身体機能や社会的役割も大きく変化し，再適応が必要となる。また，生活の場でもそれぞれの場で生じやすいストレスや問題がある（太田ほか編 2016；鹿島編著 2005）。家庭では夫婦や親子関係の不和がストレスになりやすい。学校ではいじめ，不登校，非行，体罰が生じることがある。また，発達障害など，学習や行動面で困難を示す児童生徒への支援も求められる。職場では職場内での人間関係や長時間労働が問題になりやすく，方策として「労働者の心の健康の保持増進のための指針（新メンタルヘルス指針）」が提示されたり，ストレスチェック制度の導入などが行われている。

●**精神障害に関する施策**　精神障害に関する法律は精神保健福祉法（正式名称「精神保健及び精神障害者福祉に関する法律」）であるが，本法の制定までには以下の経緯があった（鹿島編著 2005；篠崎 2017）。明治初期まで日本には精神保健に関する法規制がなく，多くの精神病者は私宅監置されていた。1884年に起きた相馬事件（旧相馬藩主が精神病を発病し監禁されたことに端を発するお家騒動であり世間の注目を浴びた）によって精神病者に関する対策が求められ，精神病者監護法（1900年）が制定された。その後，医療・保護対策が取り入れられた精神病院法（1919年），精神病院設置義務や私宅監置の廃止などを定める精神衛生法（1950年）が制定された。

さらに，治療，社会復帰，地域中心などを含む内容にすべく法の改正に向けた準備が進むなか，1964年に駐日米国大使であるライシャワーが統合失調症の少年に刺される事件が発生する。本事件の影響によって翌年の改正は地域中心から施設中心に変容したとされる。それから20年ほど経った1984年に宇都宮事件（精神科病院で看護職員らの暴力によって患者が死亡する事件）が起き，精神病院における人権侵害が取り上げられ，精神障害者の保護と社会復帰の促進を目的にした「精神保健法」（1987年）が制定された。1995年には自立や社会参加の促進を目的に加えた「精神保健福祉法」が制定された。本法はその後の改正で福祉サービスが法定化され（1995年），保護者の義務等に関する規定の削除，医療保護入院の見直しなどが行われた（2014年）。

以上の経緯には精神障害への理解が深まり，精神障害者を地域で支えていく流れが定着したことなどが影響しており，地域での生活を促進する地域精神保健の取り組みが今後ますます盛んになると考えられる。　　　　　　　　　　［深瀬裕子］

📖 **さらに詳しく知るための文献**
[1] 鹿島晴雄編著（2005）『精神保健入門（第2版）』八千代出版.
[2] 厚生労働省（2010）「みんなのメンタルヘルス総合サイト」（https://www.mhlw.go.jp/kokoro/index.html）

健康行動

☞「健康」p.6「トランスセオレティカルモデル」p.32「行動科学」p.44「健康教育の理念，定義，変遷」p.180

　健康行動とは，個人，組織，コミュニティが，自らの健康を維持・増進するために行う望ましい行動のことである．S. V. キャスルと S. コブ（Kasl & Cobb 1966）は，健康行動を症状のない状態における病気予防を目的とする保健行動，症状を経験した後の病気対処行動，回復を目指して行われる病者役割行動に分類している．総じて健康であると考える人が病気の発見や予防のために行うすべての行動を指すといえる．例えば，がん予防の場合の健康行動は，早期発見早期治療を可能にするがん検診の受診，定期的な運動習慣，健康的な食事習慣となる．メンタルヘルスの場合は，うつ病や適応障害にならないためのストレスマネジメントに寄与する予防のための行動が健康行動にあたる．これらの行動を組織やコミュニティにおいて実現することが公衆衛生学的な介入の目的となる．一方で，このような健康行動の習慣をもたない人，組織，コミュニティに対しては，望ましい健康をもたらすために行動を変化させること，すなわち「行動変容」が求められる．

●**予防**　心理的な問題や症状などのメンタルヘルスの予防に関しては，Institute of Medicine（IOM）による分類が用いられている．IOM はメンタルヘルスに関して，予防・治療・維持という3レベルを設定している．その中の予防については，一般大衆，あるいはリスクが高まっていると判断されていない集団を対象とした普遍的予防，生物的，心理的あるいは社会的なリスク要因に基づき，精神障害を発症する可能性が平均よりも高い人たちを対象とした選択的予防，精神障害の軽微な兆候を示しているが診断基準を満たしていない人たちを対象とした指示的予防の3つに分類している（Muñoz et al. 1996）．このように予防においてはどのような母集団を対象とするかをあらかじめ定義することが重要である．また，予防の方法としては，教育，法律によるアプローチに加えてソーシャルマーケティングの3つのアプローチがある（Glanz et al. 2015）．教育は，対象者が望ましい行動に対して抵抗がない場合に行動変容を促すよう教示するときに用いられるのに対して，法律は，対象者が望ましい行動に抵抗する場合に直接行動を規制するものとして用いられる．ソーシャルマーケティングは，企業のマーケティングで使われるさまざまな手法を社会的な課題の解決に用いるものである．教育と法律の中間に位置し，対象者が行動の利益を認識できるように調整し示すことで行動変容を促す方法である．

●**行動変容**　「健康増進のための効果的プログラムにはさまざまなレベルでの行動変容が含まれる」（National Cancer Institute 2005）といわれており，健康増進のための公衆衛生学的な介入や政策においても「行動変容」は1つのキー

ワードとなっている。保健医療の分野における「行動変容」は，不健康な状態を導いている行動を，健康な状態の実現のために望ましい行動に変容するとき，もしくは変容させるときに用いられる。個人レベルの行動変容のメカニズムは，行動科学・心理学の古典的で基盤となる理論である B. F. スキナー（Skinner）の応用行動分析（O'Donobue & Ferguson 2001）を用いると「何らかの状況と先行刺激に対して，具体的な行動が起こり，その結果となる状態が生じること」を行動の1つの単位として構造化し，望ましくない結果をもたらす行動を，望ましい結果を生じさせる行動に変容させることとして説明することができる。さらに，健康行動・行動変容をより具体的に説明するための理論・モデルが開発され，実践と研究に応用されている。それらの中でも代表的な理論は，健康信念モデル，トランスセオレティカルモデル等であるが，ここでは健康信念モデルについて解説する。

●**健康信念モデル** 健康信念モデルは，I. M. ローゼンストック（Rosenstok）らによって提唱された古典的な健康行動の理論モデルである（Glanz et al. 2006）。健康信念モデルにおいて健康行動は，健康を損なう危険性に対する個人の主観的な認識（リスク認知など）である「認知された脆弱性」，疾患により被る重大性と未治療のまま放置したときに被る重大性に関する「認知された重大性」，助言された行動がリスクや重大性を減らす効力に関する信念である「認知された利益」，助言された行動のコストの認識である「認知された障害」，準備段階から実行に至るための「行動のきっかけ」，行動に移す能力に関する自信である「自己効力感」によって説明される。例えば，ある喫煙者が，「自分が肺がんになるかもしれない」（認知された脆弱性），「肺がんになると自分の生活に大きな影響がある」（認知された重大性）と感じることで疾患に対する脅威が高まる。そして，「禁煙はやればできるだろう」（自己効力感）という見込みをもち，さらに禁煙が「禁煙外来を利用することで比較的簡単に実現するかもしれない」（認知された利益），一方で「予約をするのはめんどくさい」（認知された障害）と考えていたところ，同僚が禁煙外来に申し込んだことがきっかけ（行動のきっかけ）となって，禁煙外来の受診という喫煙から禁煙への行動変容が生じると考えるものである。このモデルを健康増進の介入に応用すると，罹患リスクの認識をあげたり，疾患への罹患の影響を伝えるメッセージを伝えたり，近年製薬会社が行っている禁煙外来の利用可能性を伝えるテレビコマーシャルのようなメッセージを組み合わせた健康増進のキャンペーンを計画することができる。　　　　　　　　　　［平井 啓］

📖 **さらに詳しく知るための文献**
[1] Glanz, K. et al. (1997) *Health behavior and health education: Theory, research and practice*, Jossey-Bass.（曽根智史ほか訳（2006）『健康行動と健康教育—理論，研究，実践』医学書院．）

生活習慣

☞ 「健康日本21」p.22「生活習慣のアセスメント」p.266「生活習慣病」p.288「運動行動，身体活動のカウンセリング」p.486「食行動のカウンセリング」p.488

　日々の食事，運動，喫煙および睡眠などの生活習慣は個人の健康問題にも大きく影響する。不適切な生活習慣の継続は，中年期以降の生活習慣病の発症にもつながる一方，健康的な生活習慣を続けることは健康問題のリスクを低下させることにもつながる。生活習慣病とは，食事・運動・休養・喫煙・飲酒などの生活習慣が，その発症や進行に関与する病気の総称である。これらの生活習慣病の早期介入を目指し，厚生労働省は2008年度から40歳から74歳までの者を対象とし，特定検診，特定保健指導を開始している。本項では食事，運動習慣，喫煙および睡眠と生活習慣病との関連について解説する。

●**食事・運動習慣と糖尿病**　厚生労働省が示す食生活指針の1つに「適度な運動とバランスのよい食事で適正体重を維持する」がある。適度な食事や運動は年齢や性別により異なるが，食事による摂取エネルギーと運動による消費エネルギーのバランスを保つことが適正体重の維持につながる。そのバランスが崩れてしまったときに種々の生活習慣病の発症のリスクが高まる。生活習慣病の中でも糖尿病は1型糖尿病と2型糖尿病に分けられる。1型糖尿病は膵臓からの極度のインスリン分泌低下により引き起こされ，小児期に発病する。一方，2型糖尿病はその発症に個人の生活習慣が大きく関与し，糖尿病全体の90％以上を占め，その大部分は中年期以降に発病する。以下，本項では2型糖尿病を糖尿病という用語で統一して使用する。

　糖尿病は膵臓で分泌されたインスリンが標的臓器である肝臓と筋肉において，それらの感受性が低下することでうまく取り込まれずに高血糖な状態が続く病態である。標的臓器においてインスリンの感受性が低下する原因は，運動不足と過食による肥満である。運動不足と肥満により，消費エネルギーが減少し，余剰エネルギーが増加する。余剰エネルギーが増加すると，筋肉細胞にも脂肪が蓄積しやすくなり，筋肉の中の脂肪がインスリンの感受性を低下させるのである。したがって，糖尿病の治療では摂取と消費のエネルギーバランスを保つため，食事療法と運動療法が重要となる。特に食事療法は糖尿病による合併症の予防や病気の自己管理に必要な治療の中心となる（American Diabetes Association 2008）。

●**喫煙習慣と循環器系疾患およびCOPD**　2017年の「国民健康・栄養調査」によると，習慣的に喫煙している者の割合は17.7％であった。男女別にみると男性が29.4％，女性が7.2％となり，特に男性の喫煙の割合が高くなっている。喫煙は健康上の問題にも影響する。1日に21本以上喫煙する男性は非喫煙者と比較した時に脳卒中による死亡のリスクが2.17倍となることが報告されている

(Ueshima et al. 2004)。さらに，喫煙習慣の継続は，慢性閉塞性肺疾患（chronic obstructive pulmonary disease：COPD）の発症にも大きく影響している。COPDは，たばこ煙を主とした有害物質を長期間にわたって吸入曝露することで生じる肺の炎症性疾患である。世界的にも主要な死亡原因の1つと考えられており，2011年にはCOPDによる死亡原因は第5位となっている。COPDは長期の喫煙歴がある中高年者に多く発症し，労作時の呼吸困難や慢性の咳，痰などの症状を呈する。

そのような症状を呈することで日常生活の活動にも制限が生じ，健康関連QOLが低下して心理社会的側面にも悪影響を及ぼす。COPDは他の慢性疾患と比較したときに，不安やうつ病の有病率が高くなることが示されている（Janet et al. 2008）。COPDの管理目標は①症状および生活の質の改善，②運動耐容能と身体活動性の向上および維持，③増悪の予防，④疾患の進行抑制，⑤全身併存症および肺合併症の予防と治療，⑥生命予後の改善，である。以上の管理目標を遂行するために禁煙のほか，運動療法や食事療法を含んだ呼吸リハビリテーション，薬物療法が施行される。

●**睡眠習慣と健康**　2017年の「国民健康・栄養調査」によると，1日の平均睡眠時間は6時間以上7時間未満の者の割合が最も多く，6時間未満となっている者の割合は男女ともに40歳代で最も多い。睡眠には日中に活動して疲労した心身の機能を回復させる働きがある。しかしながら，同調査において睡眠で十分に休養がとれていない者の割合は20.2％に上り，2009年の調査と比べてその割合が増加している。睡眠時間の短さや睡眠の質の悪さは，健康にも有害な影響をもたらす。睡眠中に分泌される成長ホルモンはたんぱく質や糖，脂質，骨などの代謝を促す作用がある。不眠が続きその分泌が阻害されてしまうと，免疫力が低下し感染症に罹患しやすくなる。

また睡眠時間の短さは肥満と関連することも示されている（Patel et al. 2008）。睡眠不足に陥ることで，食欲を亢進させるホルモンであるグレリンの分泌が増加し，食欲を抑制させるレプチンの分泌が低下する。その結果，食欲が増進し肥満に至る。睡眠不足が肥満を助長するその他の経路として，睡眠時間が短くなり覚醒時間が長くなることで摂食の機会が増えること，また睡眠不足が疲労を蓄積させ活動量が低下することで消費エネルギーも低くなることなどが考えられている。

［中川明仁］

📖 さらに詳しく知るための文献
［1］倉原 優（2016）『COPDの教科書―呼吸器専門医が教える診療の鉄則』医学書院．
［2］北村 諭（2015）『やさしい生活習慣病の自己管理（改訂3版）』医薬ジャーナル社．
［3］田中 逸（2014）『健診・健康管理専門職のための新セミナー生活習慣病』日本医事新報社．

生涯発達

☞「健康寿命」p.18「発達・加齢」
p.74「児童期・青年期の発達障害」
p.96「成人期の発達障害」p.98

　近年の先進的な技術革新は，医療・健康分野において，かつての栄養不足や感染症（例えば，結核での死亡率が最も高かった1918年は，人口10万人あたりで257.1人であった）から，日本人のライフスタイルの変化とともに生活習慣病や精神疾患の増加へと変容させた。特に，生涯発達の観点からは，成人期のうつ病，高齢期の認知症や介護，全発達段階における身体活動量低下および過食・偏食に伴う生活習慣病などの増加という特徴がみられる。

●**心の発達と健康**　人間の心の成長過程をとらえるうえで重要なのが，発達心理学の理論である。アメリカの教育学者であるR. J. ハヴィガースト（Havighurst 1972）は，人間が健全な発達をするためには，社会との相互作用の中において各発達段階における課題の達成が必要であると説いている。具体的には，発達段階を6段階（乳幼児期・児童期・青年期・壮年期・中年期・老年期）に分け，各段階における発達課題を達成できれば，次の課題が容易となり幸福になれるが，失敗した場合には，次の課題の達成が困難となり，不幸になると述べている。

　この理論に影響を受けたE. H. エリクソンら（Erikson & Erikson 1997）は，人間の発達は，加齢による生物学的な発達（身体的な発育や成長）や衰退（身体機能や認知機能の低下）だけでなく，年齢を基準とした各時期に応じた発達が生涯を通して行われるととらえ，理論的な枠組を発展させた。さらに，エリクソンは具体的に人間の生涯を8段階に分け，人間の生涯発達を包括的にとらえる心理社会的発達理論（ライフサイクル理論）を提唱した。また，各発達段階には，成長や健康に影響する要因（発達課題）と衰退や病理に影響する要因（危機）とがせめぎ合っており，その両方の関係性やバランスを保つことが人間の発達に大きく影響することを仮定している。

　特に，R. C. ケスラーほか（Kessler et al. 2005）は，成人後の精神疾患発症が，学童期・青年期に早期兆候としてみられることを報告している。そのため，児玉（2017）は，言語や概念化が未熟な子どものこころの不調は，精神症状よりも身体症状（頭痛・腹痛など）や行動障害（癇癪・摂食障害など）として表現され，その背景には，神経心理的発達障害や愛着障害等の情緒発達障害があることから，安易な心因論に帰結しないよう警鐘を鳴らしている。

●**学童期・青年期の発達と健康教育**　現在，子どもたちの体力低下の問題は深刻であり，1985年頃と比較すると体力水準が著しく低下している。特に運動習慣のある子どもと無い子どもの体力差は顕著であるため（文部科学省 2015），新学習指導要領（2017年）では，体育科・保健体育科の目標として，心身の一体化

や生涯体育による健康の保持増進，主体的・協働的な学習活動が明示されている。
　社会変化に伴う時代の要請に応じて，保健体育科の教育内容も変容し，従来の体力増進の課題を踏襲しつつ，現代の子どもたちのニーズに応じた，心理的な発達促進に貢献する「ソーシャルスキルトレーニング」「社会性と情動の学習」「ライフスキルトレーニング」などの心理教育をベースとした授業展開が期待されている。
●**成人期のキャリア発達課題と健康**　2015年に労働安全衛生法改正によるストレスチェック制度が施行されるに至った。社会的な背景として，労働者のメンタルヘルスの悪化による自殺やうつ病の増加があげられる。中島（2007）は，ストレス性の疾患の治療と予防を「狭義のメンタルヘルス」，そのような状況から遠ざかる職業的な充実や追求を「広義のメンタルヘルス」と呼んでいる。
　藤原・高木（2017）は，精神衛生的な安定性は，広義のメンタルヘルスを保証するものではなく，バーンアウトやストレス反応など，心の不健康予防までしか論じられないことを指摘している。一方，たとえ不健康状態であっても，職業上の充実や幸福は同時に追求可能なことから，ポジティブ心理学的な発想であるキャリア発達課題の仮説を提案している。このキャリア発達課題仮説では，D. E. スーパー（Super；NCDA 1994）およびB. E. ステフィ（Steffy 2000）の理論を応用し，学校教師のキャリアパスを想定した職場着任後のキャリアモデルの構築を試みている。さらに，長谷（2017）は，中学校教師を対象に，教職全体のライフコースを示し，教師キャリアの自己分析が進められるように検討している。このようなキャリアにおける発達課題が示されることにより，リアリティショックの予防や各キャリアステージにおける環境変化との関係が示され，今後，職種別のキャリアモデルの提示により，労働者の心の健康促進がはかられることが期待される。
●**老年期の発達と健康**　現在，要介護状態の原因は，脳血管疾患が19％，認知症が16％，運動器障害（ロコモティブシンドローム）が25％を占めている。運動器障害は，身体活動を担う筋肉・骨格・神経系に支障をきたすことにより起こるため，適度な運動を行う習慣をもつことが介護予防にもつながる。また，認知症の発症リスクは，糖尿病，高血圧，腎臓病，飲酒，喫煙，高コレステロール，冠状動脈性心疾患，うつ病，運動不足，不健康な食生活の9つの要因により高まることから，高齢期の健康維持を維持には，早期の段階から生活習慣の改善をはかるために，各種の行動変容理論によるアプローチが有効である。［清水安夫］

📖 **さらに詳しく知るための文献**
［1］ハヴィガースト，R. J.／児玉憲典・飯塚裕子訳（2004）『ハヴィガーストの発達課題と教育―生涯発達と人間形成（新装版）』川島書店．
［2］エリクソン，E. H.・エリクソン，J. M.／村瀬孝雄・近藤邦夫訳（2001）『ライフサイクル，その完結（増補版）』みすず書房．

健康寿命

☞「健康」p.6「QOL」p.8「世界保健機関」p.20「健康日本21」p.22

　寿命に関する最も一般的な指標として，平均余命がある。これは年齢に対する生存年数の期待値であるが，特に0歳時点での平均余命は平均寿命とされ，総合的な保健福祉水準の指標として各国で利用されている。一方で，世界的に平均寿命の延長がみられる中，人々が健康な状態で自立して生活している期間を示す指標として，健康寿命が採用されている。2016年のWHO加盟国全体の平均では男性が62.0歳，女性が64.8歳であり，国別の健康寿命も公表されている（図1）。なお，健康寿命は目的により算出方法が異なる場合がある。さらに主観的な健康状態の報告は文化差が生じる可能性があるため，健康寿命を国別・地域別に比較する場合などは注意が必要である。

●**日本の社会的変化と健康寿命**　日本では戦後直後の1947年時点で男性50.06歳，女性53.96歳であった平均寿命が，2017年には男性81.09歳，女性87.26歳となり世界トップクラスの長寿を維持している（厚生労働省 2018a）。しかし，少子高齢化の進行に加え生活習慣病中心の疾病構造への変化と要介護者の増加により，生産年齢人口が減少していることから，高齢者が健康で長く働ける社会の実現は喫緊の課題となっている。そのため，厚生労働省（2018a）では健康寿命を「健康上の問題で日常生活が制限されることなく生活できる期間」と定義し，重要な健康指標の1つと位置づけている。また，健康寿命における将来予測と生活習慣病対策の費用対効果に関する研究班（2012）により「日常生活に制限のない期間の平均」「自分が健康であると自覚している期間の平均」「日常生活動作が自立している期間の平均」という3つの指標から健康寿命が算定され，「21

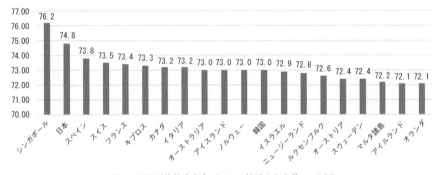

図1　国別平均健康寿命（WHO統計より上位20か国）
［WHO（2018）より作成］

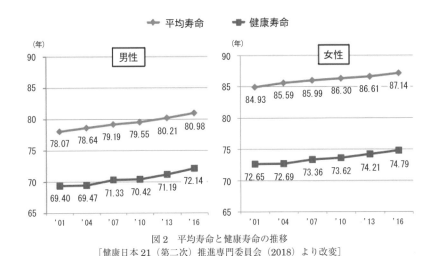

図 2　平均寿命と健康寿命の推移
[健康日本 21（第二次）推進専門委員会（2018）より改変]

世紀における国民健康づくり運動（健康日本 21）」をはじめとしたわが国の健康増進の取り組みに用いられている。2016 年の時点で日本の健康寿命は男性72.14 歳，女性 74.79 歳とされ，2013 年時点と比較して男性は 0.95 歳，女性は0.58 歳，健康寿命が延伸し男女とも過去最長を更新している（図 2）。

●今後の取り組みと課題　平均寿命の延伸に伴い健康寿命との差が拡大すれば，該当者の QOL，ウェルビーイングが低下し，医療費や介護給付費の多くを消費する期間が増大することになる。そのため，疾病予防，健康増進，介護予防などによって平均寿命と健康寿命の差を短縮することが目指されている。健康日本21（第二次）においては「平均寿命の増加分を上回る健康寿命の増加」が具体的な目標として掲げられている。これについては 2010 年から 2016 年にかけて，平均寿命は男性で 1.43 年，女性で 0.84 年の延伸，一方健康寿命は男性で 1.72年，女性で 1.17 年の延伸がみられ目標を上回っている（第 11 回健康日本 21（第二次）推進専門委員会 2018）。しかし同委員会は「生活習慣・健診成績・疾病などの要因のそれぞれが，健康寿命にどの程度の影響を及ぼしているかに関する定量的なデータが乏しい」とも報告している。健康寿命という指標が，人々の健康意識や主体的な健康行動と実際にどのような関係にあるのかについても，今後解明に取り組む必要がある。

[北岸有子]

📖 さらに詳しく知るための文献
［1］厚生労働省「厚生労働白書」（厚生労働省ウェブページより閲覧可）
［2］辻　一郎（2015）『健康長寿社会を実現する―「2025 年問題」と新しい公衆衛生戦略の展望』大修館書店．
［3］WHO「The World Health Report」（WHO ウェブページより閲覧可）

世界保健機関

☞「健康」p.6「ウェルビーイング」p.156「健康教育の理念，定義，変遷」p.180「ICDとDSM」p.282「プライマリヘルスケア」p.424

　世界保健機関（World Health Organization：WHO）は，世界中の人々のよりよい，健康的な未来の構築を目標として1948年に設立された国際連合（以下，国連）の専門機関の1つである（WHO 1958）。憲章の第1条で「すべての人々が可能な最高の健康水準に到達すること」を目的として掲げ，その目的の達成に向けたさまざまな活動を実施し，グローバルヘルスにおける国際協働を牽引している（WHO 1946）。

● **WHOの設立背景と沿革**　WHOは，国際連盟時代の連盟保健機関（League of Nations Health Organization：LNHO）を継承し，ジュネーブを本部として1948年4月7日に設立された。LNHOは世界規模の衛生問題に対処できる国際衛生機関として，伝染病情報システムや今日の国際衛生事業の多くを築き，それらは第二次世界大戦後に設立された国連の新国際衛生機関に引き継がれることになった（安田 2010）。その際，LHNO時代の経験から生まれた4つのポイントがWHO憲章に反映されることになる。1つ目はLNHOを戦後の新国際衛生機関の中核に据えること，2つ目は新国際衛生機関の唯一性，3つ目は活動にあたっての自立性と中立性の確保，そして4つ目が事業を通じた国際協調の促進である（安田 2010）。具体的には，1つ目は伝染病情報の世界的中心拠点としての役割を担うこと，2つ目は保健衛生に責任を負う唯一の国際機関となることで，さまざまな事業の重複を避け，グローバルな保健問題についてリーダーシップを発揮すること，3つ目は国連からの通常予算を確保しつつ，加盟国からの国際衛生機関への直接の寄付金によって財政面を支えること，また，地域局を設置することで地域内の関係がより密になること，4つ目は特定の問題のために各国代表が専門家を伴って集う場を設けることである。

　LNHOの経験の上に築かれたWHOは2018年現在，194か国が加盟する機関となり，6つの地域に各地域を管轄する事務局が置かれ（表1），150か国以上の国々の国籍を有する7000人以上のスタッフが150の国別事務所および本部ジュネーブで働いている。WHOのガバナンス

表1　WHOの地域事務局（2018年現在）

地域	事務局の場所	加盟国数
アフリカ	ブラザビル（コンゴ）	47
アメリカ	ワシントンDC（米国）	35
南東アジア	ニューデリー（インド）	11
ヨーロッパ	コペンハーゲン（デンマーク）	53
東地中海	カイロ（エジプト）	21
西太平洋	マニラ（フィリピン）	27

［Skolnik（2016）表16-2を一部改変．加盟国数を追記］

は，世界保健総会（World Health Assembly）と執行理事会（Executive Board）により行われる。世界保健総会は，政策の決定，予算の審査と承認，事務局長の任命などを担うWHOの最高意思決定機関であり，全加盟国で構成され，毎年1回5月にジュネーブで開催される。執行理事会は総会で選出された34か国が推薦する保健の分野で技術的に資格のある34人のメンバーで構成され，毎年2回，1月と5月に開催され，総会への助言や提案，総会での決定事項の実施などの役割を担っている。

●**日本とWHO** 日本のWHOへの加盟は1951年5月であり，加盟以来，総会や所属する西太平洋地域の各種会合に積極的に参加してきた（厚生労働省「日本とWHO」）。また，日本からの候補者は執行理事会のメンバーに何度も選出されており，WHOの活動における主要な役割を担っている。

1995年の執行理事会の決定により神戸にWHO健康開発総合研究センター（WHO神戸センター）が設立され，本部直轄の政策研究センターとしてユニバーサル・ヘルス・カバレッジ（Universal Health Coverage：UHC）の実現に向けた取り組みが行われている。高齢先進国の日本が各国に先んじて取り組んできた高齢化対策や，多くの自然災害から学んだ災害時の健康危機管理に関する研究などを通じて，政策や技術面で日本の世界への貢献が大きく期待されている。

●**持続可能な開発目標（SDGs）** 2015年9月の国連総会で開催された「国連持続可能な開発サミット」において，「持続可能な開発のための2030アジェンダ」が採択され，2030年までに達成すべき国際目標として，17の目標と169のターゲットからなるSustainable Development Goals（SDGs）が策定された。SDGsは2000年から開始され，2015年に終了した国連ミレニアム開発目標（Millennium Development Goals：MDGs）の後継となるが，MDGsとの主要な相違点は，MDGsが主として途上国を対象とする目標設定であったのに対し，SDGsは先進国も含め，すべての国々や人々を対象としている点である。

健康との関連性が深いものとしては，SDGsの中の目標3「すべての人に健康と福祉を」（SDG3）があげられる。そしてその中のターゲットの1つとして「3.8 UHC」の達成が位置づけられ，「すべての人が，適切な健康増進，予防，治療，機能回復に関するサービスを，支払い可能な費用で受けられる」ことが掲げられている。前述のとおり，WHO神戸センターの構想は，持続可能なUHC実現に向けた革新的なイノベーションを創出することであり，その活動を通して，国内のSDGsの各目標の達成とともに，その知見をグローバルヘルスにおける国際協働に活かしていくことが求められている。　　　　　　　　　　［永岑光恵］

📖 **さらに詳しく知るための文献**

[1] Skolnik, R.（2016）*Global health 101*, Jones & Bartlett Leraning.（木原正博・木原雅子監訳（2017）『グローバルヘルス』メディカル・サイエンス・インターナショナル.）

健康日本 21

☞「健康」p.6「健康行動」p.12「生活習慣」p.14「健康寿命」p.18

　21世紀における国民健康づくり運動（以下，健康日本21）は，2000年に厚生省（現厚生労働省）が策定した，国民の生涯にわたる健康増進を総合的に推進するための施策である。その背景は，急速な高齢化や生活習慣の変化によって，疾病全体に占める生活習慣病の比率が高まり，それに伴う医療費が増大したことにある。2000～12年は健康日本21（第一次），2013～22年は健康日本21（第二次）を実施している。

　健康日本21の主な目的は，生活習慣の改善，生活習慣病（非感染性疾患）の予防，健康増進のための社会環境整備，そして健康寿命の延伸の実現である。主に個人の生活習慣の状況や健康への意識，健康づくりのための環境整備に関して，10年毎に具体的な数値目標が設定されている。例えば，運動習慣者の増加，自殺者の減少，喫煙者・多量飲酒者・歯周病を有する者の割合の減少，がんや脳血管疾患などによる死亡率の減少，特定健康診査・特定保健指導の実施率の向上，運動しやすい環境整備に取り組む自治体の増加などである。国によって設定された目標値を参考に，地方公共団体や健康づくりに関係する団体はそれぞれの地域の実情や課題に応じた積極的な健康づくりを推進することが求められている。

●**健康日本21の考え方とアプローチ**　健康日本21では，「個人」と「社会」の2つの軸から，国民の健康づくりを推進している。つまり，健康の実現はその個人の努力のみに求めるのではなく，社会全体が責任をもって支援するものと強調する。国や地方公共団体，関係する各団体などは，住民が主体的に健康づくりに取り組めるよう，連携の取れた効率的な取り組みを総合的に推進して，国民全体の健康レベルの底上を目指す。これらの取り組みの結果，さまざまな病気を予防し（一次予防），あるいは病気を早期に発見して重症化を防ぐ（二次予防）ことで，不健康や疾病，障害を抱えた期間を短縮し，医療費や介護費などの社会保障費を抑えることができる。

　地域での健康づくりに関する取り組みは，主にポピュレーションアプローチやハイリスクアプローチに大別される。例えば，糖尿病や高血圧，メタボリックシンドロームなどをテーマに，地域住民に向けてセミナーや講演会を実施したり，健康づくりに関する制度や機関などを周知し普及・啓発する活動は，ポピュレーションアプローチにあたる。一方，糖尿病や高血圧，メタボリックシンドロームになる危険性が高い者に対して，個別支援・指導プログラムや継続的な検査・検診を実施することは，ハイリスクアプローチにあたる。

●**健康日本21（第一次）の成果と課題**　第一次では「壮年期死亡の減少，健康

寿命の延伸および生活の質の向上を実現すること」を目指して，健康づくり運動が展開された。①食生活・栄養，②身体活動・運動，③休養・こころ，④たばこ，⑤アルコール，⑥歯，⑦糖尿病，⑧循環器病，⑨がんの9分野に沿って，健康づくりに関する80項目が設定された。その結果，メタボリックシンドロームの認知度向上など目標値を達成した項目は16.9％（10項目），改善傾向は42.4％（25項目）となった。主に個人の健康に関する知識は改善したものの，実際の行動レベルには必ずしも反映されなかった（辻 2015）。また，多くの市町村で健康増進計画が策定され，健康づくりの関係団体・民間企業・住民組織との連携が進むなど，地域における健康増進施策の体制は整備され始めた。一方で，第一次では取り組みのターゲットが不明確であったこと，目標達成への効果的なプログラム・ツールが不十分だったこと，社会全体としての取り組みが不十分だったことなどが課題としてあげられた（健康日本21評価作業チーム 2011）。

●健康日本21（第二次）の取り組み　第二次では「全ての国民が共に支え合い，健やかで心豊かに生活できる活力ある社会」を目指して，少子高齢化を見据えた新たな健康づくり運動を展開している。基本的な方向は，①健康寿命の延伸と健康格差の縮小，②主要な生活習慣病の発症予防と重症化予防，③社会生活を営むために必要な機能の維持および向上，④健康を支え，守るための社会環境の整備，⑤栄養・食生活，身体活動・運動，休養，飲酒，喫煙および歯・口腔の健康に関する生活習慣および社会環境の改善である。この5つの方向性に基づいて，53の目標が設定された。個人の生活習慣や社会環境に関する項目は整理され，新たに「健康づくりに関する活動に取り組む企業」や「健康格差対策に取り組む自治体」の増加などが目標として掲げられた。個人の健康づくりに対してインセンティブ（ヘルスケアポイントなど）を付与する取り組みの必要性が提起されるなど，健康づくりを支える社会環境や仕組みの整備がより強化された。

2018年3月の第二次の中間評価では，がんや脳血管疾患の死亡率の改善，自殺者数の減少など，53項目のうち60.4％（32項目）が「改善」と評価された。35.8％（19項目）は依然として改善傾向にないことからも，今後ますます国をあげての積極的な健康づくり運動を展開する必要がある。　　　　　　［伏島あゆみ］

📖 さらに詳しく知るための文献
［1］厚生労働省（2000）「21世紀における国民健康づくり運動（健康日本21）の推進について」(http://www.kenkounippon21.gr.jp/kenkounippon21/about/tsuuchibun/613.html)
［2］健康日本21評価作業チーム（2011）「「健康日本21」最終評価」(https://www.mhlw.go.jp/stf/houdou/2r9852000001r5gc-att/2r9852000001r5np.pdf)
［3］厚生科学審議会地域保健健康増進栄養部会　次期国民健康づくり運動プラン策定専門委員会（2012）「健康日本21（第2次）の推進に関する参考資料」(https://www.mhlw.go.jp/bunya/kenkou/dl/kenkounippon21_02.pdf)

健康診断

☞「生活習慣」p.14「労働安全衛生」
p.26「生活習慣のアセスメント」
p.266「生活習慣病」p.288

　健康診断は，自覚症状はないが疾病段階の前期の状態を早期に発見し，早期に治療したり保健指導を行ったりするなどの対策を行う手段として，予防医学における二次予防に位置づけられる。一方で，健康診断はあくまでもスクリーニングであり，最終診断をつけるものではなく，精密検査を実施して異常の有無を判断するものである。したがって，健康診断の結果，精密検査が必要と判断された場合には，その後精密検査を受けて診断を受けることが重要となる。精密検査の結果，異常がないこともあり得る。

●ライフステージにおける健康診断　日本において健康診断は主に国の施策としてさまざまなライフステージの各段階に合わせて実施されている。女性が妊娠・出産するに際しては母子保健法に基づいて妊産婦健康診査や乳幼児健康診査が実施される。児童が就学するときには学校保健安全法に基づいて就学時健康診断，学校に在籍する際には定期・臨時健康診断が実施される。就労すると労働安全衛生法に基づきさまざまな健康診断を事業者が実施することが義務づけられている。また，40〜70歳の住民を対象に健康増進事業として各種の健診（がん検診，歯周病健診，骨粗しょう症検診，肝炎ウイルス検診など）の実施が健康増進法に努力義務として規定されている。高齢者の医療の確保に関する法律（以下，高齢者医療確保法）では，40〜74歳までの被保険者を対象に医療保険者による特定健康診査の実施が，75歳以上の人に対しては，後期高齢者医療広域連合により健康診査の実施が努力義務として規定されている。

●母子保健の健康診断　母子保健法に基づき，妊産婦死亡の減少や流早産，妊娠中毒，未熟児出生，心身障害児の発生を予防することを目的として妊産婦健康診査が，また運動機能や視聴覚などの障害，精神発達の遅延を早期発見し，心身障害を予防することを目的に乳幼児健康診査（乳児健康診査，1歳6か月健康診査，3歳時健康診査）が市町村で実施されている。

●学校保健の健康診断　学校保健安全法に基づき，就学時健康診断，児童生徒等の健康診断（定期・臨時），職員健康診断が実施されている。就学時健康診断は，市町村教育委員会により，小学校入学予定者の心身の状況を把握し，治療の勧告，保健上必要な助言，適正な就学をはかるために行われる。児童生徒等の健康診断（定期・臨時）は，学校生活を送るにあたり支障があるかどうかについて疾病をスクリーニングし健康状態を把握したり，学校における健康課題を明らかにして健康教育に役立てたりするために学校により実施される。特に学校における健康診断は，学業やこれからの発育に差し支えるような疾病がないか，他の人に

影響を与えるような感染症にかかっていないかということを見極めることが重要である。

●**産業保健の健康診断**　労働安全衛生法に基づいて，事業者はすべての労働者に一般健康診断を，また有害な業務に従事する者には特殊健康診断を受けることが義務づけられている。職場における健康診断は，労働者個人にとっては疾病の早期発見，健康確保のための健康意識の向上などの意義があり，事業者にとっては健全な労働力の確保や労働者が当該作業に就業してよいかどうかの判断をするためのものである。

　一般健康診断とは，常時使用する労働者に対して1年に1回定期健康診断，常時使用する労働者を雇い入れるときに実施される雇用時健康診断，その他特定の有害業務に従事する労働者を対象とした特定業務従事者の健康診断，海外に6か月以上派遣される労働者に対して実施される海外派遣労働者の健康診断があり，血圧や血中脂質，肝機能，血糖，貧血，心電図検査など生活習慣病を含む内容となっている。その他の一般健康診断として給食従業員の検便検査がある。

　特殊健康診断は，労働安全衛生法やじん肺法で規定される有害業務に従事する者に対して雇い入れ時や配置換え，6か月以内ごとに実施される。

●**特定健康診査・特定保健指導**　特定健康診査・特定保健指導は増加する生活習慣病とその医療費の抑制を目的として，2008年から高齢者医療確保法に基づき，医療保険者が40〜74歳の被保険者・被扶養者に対して実施することが義務づけられている。これには，血糖・脂質・血圧などに関する健康診査の結果から生活習慣の改善が特に必要な者（メタボリックシンドローム該当者・予備軍）を抽出して，医師，保健師，管理栄養士などが生活習慣改善のための保健指導を実施するものである。

●**健康増進事業としての健康診断**　2002年に健康増進法により，住民の生活習慣病の早期発見，早期治療・保健指導，また要介護状態の予防を目的として健康診査の実施が市町村に義務づけられた。ここでは，がん検診（子宮がん検診，乳がん検診，胃・肺・大腸がん検診），歯周病疾患検診，骨粗しょう症検診，肝炎ウイルス検診，また特定健康診査非対象者に対して行う健康診査や保健指導の実施が努力義務として規定されている。

●**その他の健康診断**　その他の健康診断として，感染症法に基づき都道府県知事が1〜3類感染症・新型インフルエンザ等感染症の罹患を疑う者に対し，健康診断の受診を勧告することがある。

［渡部真弓］

📖 **さらに詳しく知るための文献**
[1]　医療情報科学研究所編（2018）『公衆衛生がみえる 2018-2019』メディックメディア．
[2]　森　晃爾監修（2014）『健康診断ストラテジー』バイオコミュニケーションズ．

労働安全衛生

☞「職場のメンタルヘルス」p.332「従業員援助プログラム（EAP）」p.428「過重労働対策」p.430「復職支援」p.434「産業保健における各種法律」p.440

　労働安全衛生は，働く人々の心身の健康を扱う研究および実践活動であり，生産性向上のための労働力の保全，疾病予防と健康の保持増進，快適な作業環境の形成を通じて，働く人々の生きがいと事業体の経営に寄与することを目的としている。職場は，家庭や地域と異なり，事故や災害の危険も大きく，健康を阻害する環境が生じやすい（森 2017）。そのため，安全と衛生について特別の注意を払い，組織的かつ専門的取り組みが必要となる。労働安全衛生の体制や実施内容を定めた法律が，労働安全衛生法である。

●**労働安全衛生法**　日本では戦後間もなく，労働基準法が制定・施行され，結核，赤痢，珪肺，重金属中毒などの防止，危害の防止，有害物の製造禁止，安全衛生教育，健康診断などの規定が定められた。その後，急激な経済発展による職業性疾病や労働災害の多発などが背景となり，労働基準法の安全衛生に関する規定や労働安全衛生規則などを集大成した労働安全衛生法が1972年に制定，施行された。この目的は，労働災害防止のための危害防止基準の確立，責任体制の明確化，自主的活動の促進などにより，労働者の安全と健康の確保および快適な職場環境の形成を促進する点にある。本法律は，第1章（総則），第2章（労働災害防止計画），第3章（安全衛生管理体制），第4章（労働者の危険又は健康障害を防止するための措置），第5章（機械等および有害物に関する規制），第6章（労働者の就業に当たっての措置），第7章（健康の保持増進のための措置），第7章の2（快適な職場環境の形成のための措置），第8章（免許等），第9章（安全衛生改善計画等），第10章（監督等），第11章（雑則），第12章（罰則）から構成されている。

●**労働安全衛生の管理体制**　労働安全衛生における組織と役割は，労働安全衛生法で決められている。事業場には，安全衛生管理の最高責任者である総括安全衛生管理者，衛生管理者，安全衛生推進者，作業主任者がおり，常時50人以上の労働者を使用する事業場では，産業医を選任する。総括安全衛生管理者は，①危険および健康障害の防止，②安全衛生教育，③健康診断と健康の保持増進，④労働災害の原因調査と再発防止，⑤その他の労働災害を防止する業務を行う。衛生管理者は，統括安全衛生管理者の業務のうち衛生に関する技術的事項の管理を行う。安全衛生推進者は，総括安全衛生管理者の業務を，権限と責任を有する者の指揮を受けて担当する（衛生推進者は衛生に関する内容のみ）。作業主任者は，高圧室内作業など，労働災害を防止するための管理が必要である作業の指揮を行う。産業医は，①健康診断の実施とその結果に基づく措置，②作業環境の管理・改善，③作業の管理，④①～③以外の健康管理に関すること，⑤健康教育，健

康相談，⑥衛生教育，⑦健康障害の原因調査，再発防止の阻止を行う。
●**労働衛生の3管理**　労働衛生の基本活動として，作業環境管理，作業管理，健康管理の3つがある。作業環境管理は，作業環境中の有害因子の状態を把握して，可能な限り良好な状態となるように管理する。有害因子の把握，有害性の把握，職場の適正化が含まれる。作業環境中の有害因子の状態を把握するには，作業環境測定が行われる。作業管理は，環境を汚染させないような作業方法や，有害要因の曝露や作業負荷を軽減するような作業方法を定め，それが適切に実施されるように管理する。保護部の点検および管理，作業に関する姿勢・強度・速度・頻度・時間，人間工学，手工具の配置などが含まれる。健康管理は，労働者個人の健康の状態を健康診断により直接チェックし，健康の異常を早期に発見したり，その進行や増悪を防止したり，もとの健康状態に回復するための医学的および労務管理的な措置を行う。健康診断，個人的健康リスクの把握，保健指導，栄養指導，心理相談，運動指導，健康相談，適正配置，保健統計などが含まれる。近年では，労働者の高齢化に伴い健康の保持増進を通じて労働適応能力を向上することまでを含めた健康管理も要求されている。
●**安全衛生教育**　労働安全衛生法では，一定の危険有害業務に労働者を就かせる場合に，資格取得や特別教育を実施するよう義務づけている。労働災害や職業性疾病を防止するには，機械や設備を安全な状態で使用するだけでなく，労働者に対しても適切な教育を実施する必要がある。労働者に対する安全衛生教育や訓練は，法令上の実施が義務づけられているものと，個々の事業場が独自の判断で実施しているものとがある。安全衛生教育は，それぞれの事業場の実態に即して教育・訓練計画を立て，実施することが重要である。事業場規模が小さく自社だけで教育の実施が困難な場合には，安全衛生関係団体などが開催する講習会に積極的に参加させるような取り組みが必要である。
●**労働安全衛生マネジメントシステム**　労働災害の防止と労働者の健康増進，快適な職場環境を形成し，事業場の安全衛生水準の向上を目的とした安全衛生管理の仕組みである。事業者が労働者の協力のもとに「計画 Plan-実施 Do-評価 Check-改善 Act」の一連の過程（PDCAサイクル）を定めて，継続的な安全衛生管理を自主的に進める。厚生労働省による指針では，①事業者が安全衛生方針を表明，②危険性や有害性の調査結果をふまえて必要な措置を決定，③安全衛生方針に基づき安全衛生目標を設定，④安全衛生計画を作成，⑤安全衛生計画を適切かつ継続的に実施，⑥安全衛生計画の実施状況などの日常的な点検と改善，⑦定期的に労働安全衛生マネジメントシステムについて監査や見直しを行う点検と改善，⑧①〜⑦を繰り返して継続的に実施する（PDCAサイクル）。　［島津明人］

📖 **さらに詳しく知るための文献**
[1] 森　晃爾総編集（2017）『産業保健マニュアル（改訂7版）』南山堂．

健康生成論

☞「健康」p.6「精神保健（メンタルヘルス）」p.10「健康行動」p.12「生涯発達」p.16「世界保健機関」p.20「ポジティブ心理学」p.30

　健康生成論とは，医療社会学者 A. アントノフスキー（Antonovsky）により構築された，さまざまなストレッサーを受ける日常生活において，健康を維持・増進する要因に関する理論である。彼の理論は，WHO のヘルスプロモーションの基礎をなす理論として評価されている（Kickbusch 1996）。

●**疾病生成論から健康生成論へ**　従来の医学では，病気につながるリスク因子に焦点をあてた疾病生成論が主流であった。疾病生成論では，病気を生成し，重症化をもたらすリスク因子を解明し，それを低減あるいは除去することで健康が取り戻されるとする。それに対し，アントノフスキーは，なぜ人々は健康でいられるのかという健康因子（salutary factor）に焦点をあてた健康生成論を提唱した。健康生成（salutogenesis）とは，ラテン語の健康を意味する「salus」とギリシャ語で発生を意味する「genesis」が組み合わされたものである。強制収容所からの生還者である女性たちの健康度を調査したところ，約 3 割の女性がかなり良好な健康状態であり，なぜ彼女らが過酷な経験をしつつも健康を保ち続けられたのかを研究したところから生まれた理論である。

　健康生成論では，健康状態を健康（ease）-健康破綻（dis-ease）の連続体上に位置するものととらえ，健康側へと移動させる要因を健康因子としている。さらに彼は，健康因子の中で主要な構成要素として首尾一貫感覚（sense of coherence：SOC）と汎抵抗資源（generalized resistance resources：GRRs）とがあるとした。

●**首尾一貫感覚**　首尾一貫感覚は，「その人に浸みわたった，ダイナミックではあるが持続する確信の感覚によって表現される世界（生活世界）規模の志向性」と定義されている。この志向性というのは，生活世界に対する見方・向き合い方・関わり方のすべてが包含される（山崎 2009）。自分の生きている世界は一貫しているという主観的な感覚（確信）であり，「把握可能感」「処理可能感」「有意味感」からなる。把握可能感とは「人が内的環境および外的環境からの刺激に直面したとき，その刺激をどの程度認知的に理解できるものとしてとらえているかの程度」である。処理可能感とは，「人に降り注ぐ刺激に見合う十分な資源を自分が自由に使えると感じている程度」であり，資源として自身がもつ対処能力，利用できる物的社会的資源，さらには自分に援助の手を差しのべるであろう配偶者，友人，同僚，集団などが含まれる。そして有意味感とは「人が人生を意味があると感じる程度。生きていることによって生じる問題や要求の，少なくともいくつかは，エネルギーを投入するに値し，関わる価値があり，ないほうが

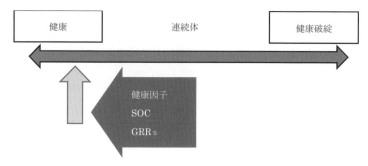

図1 アントノフスキーの健康の連続体モデルと健康因子
[戸ヶ里（2018）をもとに改変]

ずっとよいと思う重荷というより，歓迎すべき挑戦であると感じる程度」である。

　アントノフスキーは有意味感が高ければ，把握可能感や処理可能感が低くともストレッサーへ対処しようという動機づけが高まり，対処行動が増し，結果として把握可能感や処理可能感も高まるとして，有意味感が最も重要な感覚であるとした。

●**汎抵抗資源**　汎抵抗資源は心理社会的汎抵抗資源と遺伝および体質・気質的汎抵抗資源とからなる。心理社会的汎抵抗資源には，物質，知識・知性，ソーシャルサポート，自我アイデンティティ，社会との関係，宗教，哲学，芸術などが含まれ，生まれ育った社会文化的および歴史的な背景，親の子育てパターンやさまざまな人間関係における社会的役割などの影響を受ける。もう一方の遺伝および体質・気質的汎抵抗資源は，生得的な才能や体質，気質である。

　汎抵抗資源は，自身に降りかかるストレッサーの具体的な意味を見出し，それに対してコーピングする機能をもつ。我々は生活する中で「絶えずふりかかる無数のストレッサー」を浴びていることから，意味を見出し，コーピングする経験を何度も繰り返している。この経験の繰り返しが首尾一貫感覚を強めることから，汎抵抗資源は，首尾一貫感覚を生み出す資源とされている。　　　　　[中島香澄]

📖**さらに詳しく知るための文献**
[1] Antonovsky, A.（1987）*Unraveling the mystery of health: How people manage stress and stay well*（1st ed.）, Jossey-Bass.（山崎喜比古・吉井清子監訳（2001）『健康の謎を解く―ストレス対処と健康保持のメカニズム』有信堂高文社.）
[2] 島井哲志編（2006）『ポジティブ心理学―21世紀の心理学の可能性』ナカニシヤ出版.

ポジティブ心理学

☞「QOL」p.8「ポジティブ感情」p.106「オプティミズム」p.116「ストレスコーピング」p.140「ウェルビーイング」p.156

　従来の心理学は，一時的な心の不調から慢性的な精神疾患に至るまで，精神的な困難を抱える人を援助する方法や精神的窮地に陥る仕組みに関する研究成果の蓄積によって，大きく社会に貢献してきた。これに対して，ポジティブ心理学では，人間のもつ強みや優れた機能に着目し，これらを精神的不調の予防やQOLの向上，健康増進につなげるためのアプローチをとる。ネガティブな状態からポジティブな機能への着目点の転換は，既存の心理学の各研究領域において生じたムーブメントである。その点においてポジティブ心理学は，心理学における新研究領域ではなく，従来の研究領域を横断する運動や潮流として位置づけられている。

●**ポジティブ心理学ムーブメントの開始**　ポジティブ心理学に関連する学術論文の発表件数は，各種文献データベース上では，2000年以降に急激な増加を示している。この年にアメリカ心理学会（American Psychological Association：APA）から発行された *American Psychologist* では，幸福，ウェルビーイング，楽観性など，人間のポジティブな状態や機能に関する15個のテーマによって，ポジティブ心理学の特集が構成された。この特集のイントロダクションは，1998年にAPA会長に就任したM. E. P. セリグマン（Seligman & Csikszentmihalyi 2000）らによって執筆されている。セリグマン（Seligman 1999）は，1998年のAPA総会において，21世紀の心理学が取り組むべき課題の1つがポジティブ心理学であることを指摘した。こうした20世紀末のセリグマンらを中心とした動きが，ポジティブ心理学ムーブメントの発端であると考えられる。

　日本では，2002年頃から和文誌にポジティブ心理学に関する論文が掲載され始め，2003年および2004年の日本健康心理学会大会では，ポジティブ心理学に関するシンポジウムが開催された。その後，島井編（2006）によって和文書籍が発表されたことで，人間の強みに関する研究が本格的に開始されたと考えられる。

●**ポジティブ心理学の成果**　セリグマンとM. チクセントミハイ（Seligman & Csikszentmihalyi 2000）は，ポジティブな主観的経験，個人特性，制度の3つをポジティブ心理学の主要研究領域と位置づけ，これらがQOLの改善や病的状態の予防に貢献するとしている。この区分の中では，主観的経験に関連する研究が多く行われ，B. L. フレドリクソン（Fredrickson 2001）が示した拡張-形成理論に代表されるポジティブ感情の機能の発見は，人間のポジティブな側面に着目することによってこそ得られた成果である。

　感情は，行動を動機づける重要な要因であり，ネガティブ感情とそれによって動機づけられる顕在化したストレスフルな状況からの脱却のための対処行動が，

従来の心理学における研究対象であった。ポジティブ心理学の枠組みで対処行動に注目すると，ストレッサーを挑戦可能であると評価した場合の対処行動や，顕在化していないストレッサーの生起を予防するための対処行動が研究対象となる。

R. シュバルツァー（Schwarzer & Taubert 2002）らは，ストレッサーの出現に対する時間的見込みと確信度によってストレス対処を4種類に区分するプロアクティブコーピング理論を示した。この中で，従来型のストレスコーピングは，生起済みのストレッサーに対するネガティブな認知的評価時に行われる reactive coping（反応的対処）と位置づけられ，害の縮小や喪失の補塡が焦点となる。その他の3つのコーピングは，顕在化前のストレッサーへの対処であり，このうち近い将来の差し迫った脅威と関連する，ストレッサー生起確信度の最も高い対処が anticipatory coping（予期的対処）である。preventive coping（予防的対処）は，遠い将来の不確かな脅威に対する準備を指し，対処資源の確保も含まれる。同じ遠い将来であっても，厳しい状況に直面する確信度が高い場合，その状況を挑戦や成長の機会としてとらえる proactive coping（能動的対処）を行うことができる。reactive coping では直面したリスクの事後的マネジメントが目的となるが，proactive coping では将来のゴールマネジメントが目的となる。プロアクティブコーピング理論の展開によって，将来直面するストレッサーへの予防的で挑戦的な対処行動の価値についての検討が可能になった。

●ポジティブ心理学の指標　ポジティブ心理学が研究領域を横断するムーブメントであることから，研究に用いられる指標も多岐にわたる。ポジティブ感情の役割に関する研究でたびたび利用されているのが，PANAS（Positive and Negative Affect Schedule）である。D. ワトソンほか（Watson et al. 1988）によって作成されたこの感情尺度では，ネガティブ感情とポジティブ感情の質的相違が考慮され，複数の日本語版も作成されている。一方，人生という長期的な視点でポジティブな心理的機能に着目する場合には，ウェルビーイングや人生満足感，QOL などが測定される。C. D. リフ（Ryff 1989）は，人格的成長，人生の目的，自律性，環境制御，自己受容，積極的対人関係の6因子で構成される心理的ウェルビーイング尺度を作成し，多くの研究でウェルビーイングの主観的評価に使用されている。また，幸福や QOL の客観的評価は，しばしば地域や国などの社会全体のウェルビーイング評価にも用いられ，国民総幸福量（gross national happiness：GNH）などが代表的である。ウェルビーイングや QOL は，主観的評価と客観的評価の乖離が評価の難しさとしてたびたび指摘されており，両評価の存在を理解したうえで，指標を使い分けることが求められる。　　　　　　　　　　　　［杉山 匡］

📖 さらに詳しく知るための文献
［1］島井哲志編（2006）『ポジティブ心理学―21世紀の心理学の可能性』ナカニシヤ出版．
［2］大竹恵子（2016）『保健と健康の心理学―ポジティブヘルスの実現』ナカニシヤ出版．

トランスセオレティカル
モデル

☞「健康行動」p.12「生活習慣」p.14
「ストレスマネジメント行動」
p.204

　トランスセオレティカルモデルは，定期的な運動などの健康行動を意図的に開始し，維持する過程を説明するモデルである。人が健康行動を開始し，維持する過程を変容ステージの間を前進したり，後戻りする過程ととらえている点が特徴である（Prochaska & Velicer 1997）。健康心理学において，禁煙やストレスマネジメントなどの健康行動変容を意図した介入で頻繁に利用されてきた。本項では，モデルの概要，モデルの健康心理学への貢献，モデルに対する批判，そして今後の課題について述べる。

●モデルの概要　トランスセオレティカルモデルに基づく研究と実践でよく利用されるのは，前熟考期（行動を開始していないし，開始する意図がない），熟考期（行動を6か月以内に開始する意図がある），準備期（行動を30日以内に開始する意図がある），実行期（行動を開始して6か月未満である），そして維持期（行動を開始して6か月またはそれ以上である）という5つの変容ステージである。また，このモデルでは，変容ステージの移行に関与する要因として，10の変容プロセス，恩恵と負担（健康行動を行ううえでのメリットとデメリットの重要性），自己効力感（やめてしまいたくなるような状況でも行動を行う自信），誘惑（やめてしまいたい気持ち）という14の変数があげられている。変容プロセスは，変容ステージの間を移行する際に経験される体験的，認知的，行動的な工夫である。よく知られている10の変容プロセスには，意識化の高揚（知識や情報を得て，問題に気づく），感情的な体験（問題に対して，否定的な感情を経験する），環境の再評価（周りの人に与える影響を考える），自己の再評価（自己のイメージを変える），社会的解放（世間の動向を知る）という5つの体験的・認知的プロセス，自己の解放（行動を開始する決意したり，そう宣言する），刺激コントロール（環境を整える），拮抗条件づけ（代替行動を考える），援助的関係の利用（周りの人からサポートを得る），強化マネジメント（行動に対する報酬を用意する）という5つの行動的プロセスが含まれる。トランスセオレティカルモデルによれば，変容ステージとこれらの変数は密接に関連する。維持期に近い変容ステージほど，恩恵と自己効力感は高く，負担と誘惑は低い。また，体験的・認知的プロセスは前熟考期と熟考期，行動的プロセスは準備期以降で最も頻繁に利用されている。

●モデルの貢献　トランスセオレティカルモデルの貢献は，以下の2点に集約できる。1つは，多くの健康行動の変容過程に共通する原則である，強い原則と弱い原則（Prochaska 1994）の発見である。これは，前熟考期から実行期に移

行するためには，恩恵が高まり，負担が低下するが，その変化の大きさは恩恵の方が約2倍大きいという原則である．もう1つは，集団の健康行動変容に向けて，介入を最適化するための参照枠を提供してきたことである．例えば，参加者を変容ステージでグループ分けし，前熟考期と熟考期では体験的・認知的プロセス，準備期以降では行動的プロセスを利用するように介入するというアプローチを提案してきた．これは，先述の各変容ステージにおける変容プロセスの利用頻度に関するモデルの主張に基づいている．

●モデルに対する批判　トランスセオレティカルモデルに対しては，さまざまな批判がある．重要な批判は以下の4つである．第一に，変容ステージの定義に含まれている30日，6か月という期間に明確な根拠がないことである（Sutton 2000）．そのため，5つの変容ステージが健康行動の開始と維持の過程を理解するうえで最善なものであるかは不明である．第二に，変容ステージ間の移行に寄与する恩恵や負担などの変数が曖昧である（West 2005）．モデルでは，変容ステージとこれらの変数の関連のみを記述している．例えば，14の変数のそれぞれがどの変容ステージにおいて特に重要であるのかがモデルでは示されていない．第三に，トランスセオレティカルモデルは，健康行動の意図的な変容に着目したモデルであり，行動変容を包括的に理解するには不十分である．例えば，トランスセオレティカルモデルでは，無意識的，自動的な行動変容は対象としていない．第四に，トランスセオレティカルモデルの妥当性を検討した研究の多くは横断研究であり，縦断的研究や実験的研究が少ない．そのため，よく利用されるモデルである一方で，モデルの妥当性を支持するエビデンスの蓄積が十分といえない．

●今後の課題　トランスセオレティカルモデルの発想や概念を有効に活用するためには，モデルを適用しようとする特定の集団と健康行動におけるモデルの妥当性を批判的に吟味し，適宜，修正をしながら利用することが重要である．変容ステージの数，それぞれの変容ステージから次の変容ステージの移行に重要な変数は，集団によっても，モデルが適応される健康行動によっても異なる．それらを独自の研究で明らかにすることによって，特定の集団における，特定の健康行動に適合した独自の「トランスセオレティカルモデル」を構築してゆく必要がある．

[堀内　聡]

📖 さらに詳しく知るための文献

[1] Burbank, P. M., & Riebe, D. (2001) *Promoting exercise and behavior change in older adults*, Broadway.（竹中晃二監訳（2005）『高齢者の運動と行動変容─トランスセオレティカル・モデルを用いた介入』ブックハウス・エイチディ．）

[2] Prochska, J. O. et al. (1994) *Changing for good*, Quill.（中村正和監訳（2005）『チェンジング・フォー・グッド─ステージ変容理論で上手に行動を変える』法研．）

生物-心理-社会モデル

☞ 「QOL」p.8「緩和ケア」p.396「チーム医療」p.410

　医学においては，もともと生物医学モデルを中心として，疾患の原因や治療を行っていた。しかし，G. L. エンゲル（Engel）が，生物的要因だけでなく心理的要因や社会的要因も含めて疾患をとらえる，生物-心理-社会モデルを提唱した。ここでは，生物-心理-社会モデルの紹介とそれが提唱されるまでの経緯，そして生物-心理-社会モデルによる支援，さらには全人的医療などについて概説する。

●**生物医学モデルから生物-心理-社会モデルへ**　R. デカルト（Descartes）の心身二元論の影響を受け，1970年代，西洋医学では人間の心と身体を分けてとらえる生物医学モデルが主流であった。生物医学モデルでは，医療者は身体に焦点をあて，還元主義的に物質として，あるいは機械の仕組みのように身体をとらえ，人間から臓器へ，臓器から細胞へ，細胞から分子へとその疾患の原因について探求した。しかし，すべての疾患の原因を身体的な異常として理解することは不適切であり，ストレスによって生じる胃潰瘍や不衛生な状況によって生じる伝染病など，心理的・社会的要因が疾患の原因となる場合もある。また，身体疾患や精神疾患のいずれにおいても，生物的要因だけでなく心理的・社会的要因を含めて考えることが必要であることから，システム論的な立場から，精神科医であるエンゲルが，生物的要因だけでなく心理的・社会的要因も含めて疾患をとらえる，生物-心理-社会モデルを提唱した（Engel 1977）。

●**生物-心理-社会モデル**　生物-心理-社会モデルを図1に示す（下山 2010）。
　生物学的要因には，細胞，遺伝，神経などがある。神経生理学，薬理学，生化学，分子生物学などによる医学的知見に基づき，医師，看護師，薬剤師，理学療

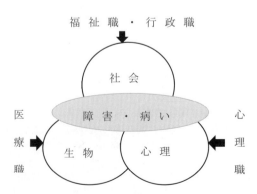

図1　生物-心理-社会モデルと多職種連携［下山（2010）を一部改変］

法士などを中心に，薬物療法や手術および訓練などが行われる。
　心理的要因には，ストレス，感情，信念，行動などがある。臨床心理学，社会心理学，認知心理学などの研究知見に基づき，心の専門家が心理教育や心理療法を実施し，ストレス対処や感情のコントロールを適切に行えるように支援する。
　社会的要因には，家族，友人，地域などのソーシャルサポート，経済状況，文化などがある。保健福祉学，社会福祉学などに基づき，社会福祉士，精神保健福祉士などが社会復帰訓練，活用できる福祉サービス，家族への支援など環境調整も含めて行う。

●**生物-心理-社会モデルによる支援**　心の専門家は主に心理的要因に対して支援するが，同時に，生物的要因や社会的要因をも含めて総合的な観点から1人の人としてとらえ，多職種連携を意識して支援することが重要である。患者の心理状態は疾患の状態や治療状況によっても影響を受けるし，必要な社会福祉サービスを受けることによって心理状態が改善することもある。常に，3つの要因に関するアセスメントを実施し，心理的要因についての支援を行うだけでなく，最優先される治療や支援へとつなぐ，あるいは適切な専門家へとつないでいくことが重要である。メンタルヘルスを実践するには，そして多職種と連携し協働するためにも，生物-心理-社会モデルの視点は必要である（下山 2010）。

●**全人的医療**　医療においては，D. C. ソンダース（Saunders）が提唱した全人的医療も重要な考え方である。これは，患者が経験する身体的（痛み，ほかの身体症状など），精神的（不安，いらだち，孤独感，うつ状態など），社会的（仕事上の問題，経済上の問題，家庭内の問題など），およびスピリチュアル（実存的：人生の意味への問い，価値体系の変化など）な苦痛を，全人的苦痛（total pain）としてとらえる。医療者は，すなわち患者の病気に焦点を合わせるのではなく，病気をもった人間としてとらえる全人的医療の視点を重視し，患者の生活の質の維持・向上を目指す（加藤 2010）。こころの専門家として，生物-心理-社会モデルによる視点，さらには全人的医療の視点は欠かせない。

●**精神医療と生物-心理-社会モデル**　20世紀初めの精神医療は，生物的要因を重視する E. クレペリン（Kraepelin）と心理的要因を重視する S. フロイト（Freud）のように，1つの立場からすべての精神現象を説明する教条主義が主流であった（中前 2010）。その後，生物-心理-社会モデルが提案され，これら3つの要因はすべて同時に用いるという折衷主義が優勢となったが，多元主義や心と脳の相互の結合などを強調する統合主義などもある（鈴木 2016；中前 2010）。

［岩満優美］

📖 **さらに詳しく知るための文献**
[1] 渡辺俊之・小森康永 (2014)『バイオサイコソーシャルアプローチ―生物・心理・社会的医療とは何か？』金剛出版.

エビデンス・ベイスド・メディスン(EBM), エビデンス・ベイスド・プラクティス(EBP)

☞「医療者-患者関係」p.38「カウンセリングとは」p.446「介入研究」p.602「展望研究」p.604

　これまでの医療における臨床場面では，権力者（医療者，特に医師）の指示に従い，患者がその意思決定を委ねるようなパターナリズムという関係性が患者と医療者との間にあった。また，医療者のこれまでの臨床経験が重視され，治療の選択が行われてきたという背景がある。近年，患者の価値観を尊重するという社会的要請や患者自身やその家族がインターネットを利用して医療情報を入手しやすくなったこと，統計学の進歩によって臨床研究の方法論や信頼性・妥当性を判断する基準が示されるようになったことなどが影響して，科学的根拠に基づく医療（evidence based medicine：EBM）や科学的根拠に基づく実践（evidence based practice：EBP）が注目されるようになった。EBM ならびに EBP の重要な観点として，現在入手可能かつ最善最良の研究成果をもとに，医療者の専門性と患者の価値観を統合させるという点があげられる。

● EBM　EBM とは，「研究で得られた最善のエビデンスを臨床知識・環境と患者の価値観を統合して目の前の患者に使う」（Sackett et al. 2000）と定義されており，その3要素として，①医師の技量・専門性：expertise，②根拠：evidence（メタアナリシスやランダム化比較試験），③患者の意見・希望：patients preferences and values（患者の価値観・既往歴・年齢など）があげられている。つまり，これは，これまでの医療者の臨床経験のみに頼ったり，科学的根拠のみを最優先したりするものでもなく，また，患者の意見のみを尊重するものでもない。これらの3つを統合して，医療者と患者がよく話し合い，治療を選択・決定していくプロセスが重要視されている。

　また，EBM を実践する方法には以下の5つのステップが示されている。①患者の臨床的な問題や疑問点を明確にする，②①に関する科学的根拠の情報を検索・収集する，③②で収集した情報が実際の臨床的な問題に合致するのかを批判的に吟味する，④得られた情報が患者に適用されるのかを患者と医療者がよく話し合い，治療方針を決定する，⑤①〜④のステップを振り返り，患者への適用結果を評価する。これらのプロセスを経て，個々の患者に最適な医療を提供することを目的とするのである。EBM は主に，薬物療法の効果の判定や身体的な治療技法の評価などの臨床評価に取り入れられている。

● EBP　EBP はメンタルヘルスや福祉領域を中心に発展し，科学的根拠に裏づけられた介入効果を向上させる心理・社会的介入プログラムのことを指す（Drake et al. 2005）。American Psychological Association（APA）Presidential Task Force（2006）は，心理学における EBP（EBP in psychology：EBPP）を，患

1. 健康心理学の基礎　えびでんす・べいすど・めでぃすん(EBM)，えびでんす・べいすど・ぷらくてぃす(EBP)

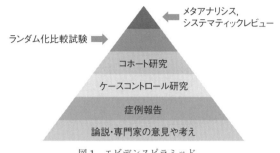

図1　エビデンスピラミッド

者やクライエントの特徴や文化，志向をふまえ，臨床的な専門知識と最良の利用可能な研究成果を統合させたものと定義している。EBPPの目的は心理アセスメントやケースフォーミュレーション，治療的関係，介入について，実証に基づいた理論を適用することで，効果的な心理学的実践を促進させ，公衆衛生を向上させることにある（APA Presidential Task Force 2006）。つまり，心理臨床家はクライエントの気持ちに寄り添い尊重しながら，現在ある最善で最良な実践を選び，活用することが望まれる。それには，臨床心理学で培われた科学者–実践家モデル（scientist-practitioner model；Drabick & Goldfriend 2000）によって育成された心理臨床家の活躍が期待される。

●エビデンスレベル　EBMならびにEBPに求められるエビデンスには，そのエビデンスがどの程度信頼できるのかを示す指標であるエビデンスレベルがある。エビデンスレベルを高いものから低いものへと順に示したものをエビデンスピラミッド（図1）と呼び，エビデンスピラミッドにはさまざまなバージョンが発表されている。このエビデンスピラミッドでは，研究結果に影響を与えるバイアスが入るリスクが低いものをエビデンスレベルが高いとしている。最もエビデンスレベルの高いものから順に，①メタアナリシス，システマティックレビュー，②ランダム化比較試験，③コホート研究，④ケースコントロール研究，⑤症例報告，⑥論説・専門家の意見や考え，が示されている。　　　　　　　　［小西瑞穂］

□さらに詳しく知るための文献
[1] APA Presidential Task Force on Evidence-Based Practice (2006) Evidence-based practice in psychology. *The American Psychologist*, 61, 271.
[2] 原田隆之（2015）『心理職のためのエビデンス・ベイスト・プラクティス入門―エビデンスを「まなぶ」「つくる」「つかう」』金剛出版．

医療者-患者関係

☞ 「医療における各種法律」p.404
「医療施設の種類と役割」p.406
「医療における専門職」p.408
「チーム医療」p.410「自助グループ」p.484

　患者と医療者との関係は，患者や患者家族の心や健康にさまざまな影響を与えている。治療に対する満足度，身体的・心理社会的苦痛を感じる度合いや治療効果，そして治療が長期にわたる場合はQOLやウェルビーイングなど生活や人生にも関わってくるであろう。また，医事関係訴訟においても患者と医療者との信頼関係が問題となることから，安全対策と並行して信頼関係を強化する必要性が指摘されている（厚生労働省　2004）。

●**信頼関係構築のためのコミュニケーション**　患者と医療者との関係は，相互のコミュニケーションの影響を受けている。医師の関わりが患者に与える影響に関する研究を患者アウトカム（表1参照）に着目して概観したレビューによると，どの時期においても概ね「医師が，情報提供を十分にし，温かで患者の個人的な問題に配慮し，共感的態度，患者中心スタイルをもつ場合に」（中川　2001：37）肯定的な結果が得られたことが報告されている。

表1　患者アウトカムの種類

アウトカム	診察後，または診察中に観察される，それ以前に生起する活動の結果である
プロセス・アウトカム	診察の中で起きるもの：（医師と患者の）相互参加・相互性，患者の自己主張など
短期的アウトカム	診察の直後に測定する，患者満足度（patient satisfaction），緊張の解放など
中期的アウトカム	治療や評価に対する反応を間接的に測定するもの：コンプライアンス（compliance），健康や病気の知識など
長期的アウトカム	治療や評価に対する反応を直接的に測定するもの：健康状態，症状の緩和，生理学的な状態，QOLなど

［中川（2001）によるBeckman et al.（1989）のまとめをもとに作成］

　これまでの研究では医師のコミュニケーションが多く取り上げられているが，近年，チーム医療の推進によりさまざまな職種が患者に関わるようになってきている。各職種の役割分担や職種間のコミュニケーションも，患者と医療者との関係に影響を与える。WHOは専門職連携教育および連携医療が健康アウトカムを向上させるとし，患者の合併症の総数や入院期間および死亡率の軽減，メンタルヘルスの問題では治療期間の短縮化や自殺率の低下が実現できること，医療者側にもスタッフの離職，医療ミスの発生率が軽減すると報告している（WHO 2010）。一方，患者にとっては支援者が増えるというメリットがあるも

のの，コミュニケーションの対象が複数になることの負担や職種によって役割が異なるため誰に何を伝えるかわからないといった難しさが生じる可能性がある。心理職の役割として，職種間の関係調整やコンサルテーションが期待されているが，患者とチームをつなぐ役割も重要である。

また，信頼関係構築には患者の主体的な参加も不可欠であり，患者と医療者が情報を共有できる環境の整備や患者の治療に対する理解の促進，患者会やNPOなどのさまざまな主体による患者支援が必要となる（厚生労働省 2004）。患者から主治医へのコミュニケーションが満足度を向上させることを示した研究では，心理教育の有用性が指摘されている（小川ほか 2015）。患者に必要な知識やスキルについて，患者会などのセルフヘルプ・グループが情報提供や心理教育を行うことは，患者にとっても受け入れやすいと思われ，効果が期待される。

●**患者と医療者の信頼関係構築を促進する試み**　患者が医療を受けるさまざまなプロセスにおいて，患者と医療者の関係は影響を与えている。受診の際には，診療科により受診のしやすさが異なったり受診を拒否する場合もあり，医療者の最初の対応はその後の治療継続意欲に関わってくるであろう。悪い知らせを伝えるときや重大な意思決定を求めるときには，より細やかで丁寧な支援が必要となる。藤森（2007）は，がん医療における研究から，医師のコミュニケーションの良し悪しは，よい知らせの際には影響しないが，悪い知らせの際には，患者の不安やストレスに関連することを報告している。悪い知らせを伝える際のコミュニケーション・スキルとして，研究結果や患者の意向，文化差を踏まえ提案されたSHARE（suport for hope and recovery）は，①支持的な場の設定，②悪い知らせの伝え方，③付加的な情報，④安心感と情緒的サポートからなり，特に情緒的サポートが重視されている。

ほかにも，他者に援助を求めることが苦手な人は，医療者に適切な援助要請を行えず，必要な支援を受けられないこともある。患者が子どもや高齢者である場合，文書を用いた説明やインフォームド・コンセントを行う場合なども，関わり方や理解のしやすさへの工夫が必要になるだろう。このように，信頼関係の構築には患者の特性をふまえた配慮が求められる。今後は，患者側の要因に加え，患者と医療者との関係，医療者間の関係にも着目し，研究と実践を行うことが望まれる。

［安田みどり］

📖 **さらに詳しく知るための文献**

［1］鈴木伸一編著（2016）『からだの病気のこころのケア―チーム医療に活かす心理職の専門性』北大路書房.

［2］藤森麻衣子・内富庸介編（2009）『続・がん医療におけるコミュニケーション・スキル―実践に学ぶ悪い知らせの伝え方』医学書院.

［3］吉田沙蘭（2014）『がん医療における意思決定支援―予後告知と向き合う家族のために』東京大学出版会.

ノーマライゼーション

☞ 「社会福祉制度」p.414「介護報酬と介護保険」p.416「福祉施設の種類と役割」p.418

　ノーマライゼーション（normalization）とは，「社会を構成する人々のなかに障害者や高齢者が存在することが普通（ノーマル）の姿であり，これらの人々が人間らしく生活できるような社会こそ正常（ノーマル）な社会である」とする考え方である（鈴木 2012）。これは北欧から生まれた理念であるが，日本においても，社会福祉における基本理念となっている。

●北欧におけるノーマライゼーション思想の発展　デンマークのN. E. バンク・ミケルセン（Bank-Mikkelsen）が，これまでの施設収容ではなく，知的障害者が地域社会において住居や仕事，余暇を享受し，「可能な限り」普通の人に近い生活を確保すべきであるとの思想を「ノーマライゼーション」という言葉で表したことに端を発する。スウェーデンのB. ニルジェ（Nirje）はこの思想を発展させ，ノーマライゼーションを「知的障害の人々の日常生活の様式や条件を，社会の主流（mainstream）となっている規範や様式に可能な限り近づけること」と定義し，それを可能とするための「ノーマライゼーションの原則」を体系化した。この原則では，1日，1週間，1年のリズムが社会標準を確保する，あたりまえの成長過程をたどる，本人の自由と希望が尊重される，恋愛や結婚に関する自由をもつ，経済的に安定し，普通に生活できる住環境が確保されるなどが重視された。これにより施設入所者の生活は改善され，地域に「開かれた施設」へと発展していった。

　さらにノーマライゼーションの理念の広がりとともに，デンマークでは社会サービス法において，援助の基準は個人のニーズに基づくことが明文化され，スウェーデンでも社会サービス法において，サービスの基準は自己決定権や人格の独立性の尊重のもとに定められるなど，法整備が進んだ。

●アメリカにおけるノーマライゼーション運動の展開　アメリカでも，バンク・ミケルセンのノーマライゼーションの理念に端を発し，新たな社会福祉政策が展開した。アメリカのW. ヴォルヘェンスベルガー（Wolfensberger）が「ノーマライゼーションは普遍的な原理であるが，実践においては同時にそれぞれの国の文化，伝統，歴史などの風土と深く関わったものであるべきだ」との考え方を示したことから，北欧とは異なる展開となった。

　アメリカで問題とされたことは，厳しく管理された施設生活において入所者が徐々に「自己管理能力」を失っていくことであった。そのため施設中心のサービスから地域サービスへと転換をはかる「脱施設化」が急速に進められ，地域の中での自立や共生が促進された。さらに，サービスの形や理念は医師を中心とした

「知的障害者は症状の軽減ができない」とする医療モデルから，教育，ソーシャルワーク，心理学などの専門家の協力により「知的障害があっても適切な訓練・教育の機会が提供されればその人の能力は伸長する」とする発達モデルへと変貌した（武田ほか 2002）。

●**日本におけるノーマライゼーション思想の普及**　日本でも障害者福祉政策は施設収容中心であったが，1981年の「国際障害者年」をきっかけとするノーマライゼーション思想の普及により，在宅福祉への流れが生まれた。

その後，福祉関係八法の改正（1990年）により在宅福祉サービスと施設福祉サービスとが体系化され，多様なニーズに応じる体制が目指された。さらにこの流れを受け，1993年には「障害者基本法」が成立し，その基本理念として「自立と社会参加」が明文化された。福祉サービスの利用形態も，従来の措置制度から，利用者側がニーズに基づいてサービスを選択（契約）する支援費制度となった。この変革によって，さまざまなニーズに対応することが可能となり，権利として福祉サービスを利用しやすくなった。

このようにノーマライゼーション思想によって，日本では社会福祉サービスを必要とする個人などの自立を地域社会の場においてはかることを目的とした地域福祉の重要性に気づき，それらを実現するための組織化が進められている。こうした活動の原理としては，ノーマライゼーションのほか，パーティシペーション（participation）とインテグレーション（integration）の理念があげられる（一番ヶ瀬 1988）。パーティシペーションとは各自が主体的に社会に参加することであり，インテグレーションとは一人ひとりの生活全体をとらえ，さまざまな福祉サービスや社会資源が連携しあい総合化して福祉サービスを提供することである。

一方で，社会福祉の財源確保の問題や少子高齢化社会を前提とする経済社会システムの構築などの課題も顕在化してきている。財源の確保については，利用したサービスに応じて利用料を負担する「応益負担」から，利用者の負担能力（収入が多いか少ないか）に応じて利用料を負担する「応能負担」を採用するなどしている。しかし財源の抑制のために「自立と社会参加」という名のもと「就労による自立」を無理強いするようなことがあってはならず，この点も課題の1つである。またアメリカと同様「医療者モデル」から脱却し，新たな困難の予防を含めたケアを重視したモデルを構築していく必要がある。　　　　　[中島香澄]

📖 **さらに詳しく知るための文献**
[1] 鬼崎信好編（2006）『社会福祉の理論と実際―新たな社会福祉の構築にむけて（四訂）』中央法規出版．
[2] 鈴木幸雄編著（2012）『現代の社会福祉』中央法規出版．

コミュニティ・オーガニゼーション

☞「社会福祉制度」p.414「地域包括ケアシステム」p.422「プライマリヘルスケア」p.424

　コミュニティ・オーガニゼーションとは，地域社会の福祉を向上させるために，地域を組織化して問題解決に取り組む活動や技術を指す。地域組織（化）活動，地域援助技術，地域福祉組織化などと解されてきた。コミュニティ・オーガナイジングと同義に使われることもある。

　社会福祉の援助技術の中では，ケースワークやグループワークといった直接援助技術とは区別されて，間接援助技術の1つに数えられる。地域の公的・私的な資源を組織化し，地域住民の主体的参加を軸に問題解決力の発揮を促して，地域の問題の解消を目指す。機関や集団の組織化，資源や協働の調整，住民への教育などのスキルが用いられる。

　欧米由来の概念だが，時代の背景の中で展開を遂げてきた。地域の福祉ニーズを満たすことを政府や自治体任せにせず，地域住民の主体的活動に焦点をあてるという意味では，公的な支援と自然な助け合いの中間的な支援の形ともみなせる。こうした福祉のあり方は，高齢社会の到来とともに，福祉資源の不足が取りざたされる近年の日本でも注目されてきた。

●欧米におけるコミュニティ・オーガニゼーションの系譜　コミュニティ・オーガニゼーションのルーツは，19世紀末から20世紀半ば近くに遡る。イギリスでは，1834年の新救貧法で貧困者への公的救済が試みられるようになった。民間の慈善活動はばらばらに行われ，重複や空白があった。そうした中で，1898年にはロンドン慈善組合協会が設立され，慈善事業の組織化が試みられた。

　その動きはアメリカにも伝わった。1909年にアメリカで最初の社会福祉協議会が設立され，やがて共同募金運動と合わせて全米コミュニティ・オーガニゼーション協会が設立された。1910年代には，慈善活動を基盤とした援助技術をコミュニティ・オーガニゼーションと呼んでいる。その専門性は次第に磨かれ，理論化が試みられていった。系譜をまとめた加山（2009）をひもとくと，1939年には，全米社会事業会議でR. レイン（Lane）が「ニーズ・資源調整説」を発表している。レイン報告として知られ，体系化の端緒といえる。コミュニティ・オーガニゼーションは，社会福祉のニーズと資源の調整プロセスとされ，過程性が重視された。

　1947年には，W. ニューステッター（Newstetter）が「インターグループワーク説」を唱えた。地域集団間の調整を行い，組織化をはかることが重視された。1955年には，M. ロス（Ross 1955）が「コミュニティ・オーガニゼーション」を著し，「地域組織化説」を唱えた。行動を起こすこと自体が大事とし，コミュニティ自らのニーズ発見，コミュニティによる計画，団結，改革意欲，民主的手

続きなどが強調された。

　さらなる理論的展開として，1968年のJ. ロスマン（Rothman）によるコミュニティ・オーガニゼーションの3分類が知られる（Rothman et al. 1995）。まず地域開発モデルは，地域住民の参加を大事にし，帰属意識や地域のリーダーシップを育て，民主的な手続きを踏むことを重視する。地域計画モデルは，行政府など中立的な計画者による社会資源の効率的配分に力点を置く。社会運動モデルでは，当事者が権力構造の再編を求めるのを援助する。公民権運動などが実践形とされる。1987年にはJ. トロプマン（Tropman）と共著で，社会政策の分析を政策に反映させるポリシー・プラクティス・モデルと，実践機関の効率的運営を促すアドミニストレーション・モデルを追加した。1995年には，最初の3モデルをまとめた混合モデルを発表している。

●日本におけるコミュニティ・オーガニゼーションの実践　世界では世界大戦や大恐慌などと連動して社会福祉の実践が積み重ねられ，1952年には国連事務局にコミュニティ・オーガニゼーション・アンド・ディベロップメントが置かれた。日本でも1950年代になって，アメリカのコミュニティ・オーガニゼーションの考え方が導入された。

　地域社会の課題を見出し，ニーズを把握し，当事者を含む地域の住民が組織的に解決を志して，計画を立案し実践し評価する，そしてその動きを側面的に援助するという発想は，社会福祉協議会の設立につながり，上記理論が基礎理論とされた。1962年の社会福祉協議会基本要項，1992年の新社会福祉協議会基本要項には，コミュニティ・オーガニゼーションの理念が織り込まれた。「社協」と親しまれ，高齢者のサロンや配食サービス，小学生を見守る防犯活動，災害ボランティアセンターなど，住民参加による多様な実践が行われている。近年では，政策的全体性と個の主体性の両視点を持ちあわせつつ，事業型社協としての活動が盛んになり，コミュニティ・ソーシャルワークの考え方が使われるようになってきた。なお地域包括ケアシステムにも，コミュニティ・オーガニゼーションの発想をみることができる。

●コミュニティ・オーガニゼーションと健康　健康の維持・増進には，コミュニティの生活者としての視点が欠かせない。個人を対象としたミクロのアプローチに加えて，健康行動の実践を左右する環境調整に注目し，健康へのニーズと資源を地域ベースで開発していくマクロな視点の試みに期待したい。近代化，都市化，少子高齢化の時代に，新たな絆と支援の構築と健康との関わりが注目される。

［田中共子］

📖 さらに詳しく知るための文献

［1］上野谷加代子ほか（2012）『よくわかる地域福祉（第5版）』ミネルヴァ書房．
［2］和田敏明編（2018）『概説社会福祉協議会（改訂）』全国社会福祉協議会．

行動科学

☞「健康行動」p.12「生物-心理-社会モデル」p.34「行動医学」p.46「ウェルビーイング」p.156

　日本で公刊されている代表的な心理学事典および辞典には，行動科学（behavioral science）の項目が抜けている。また心理学の専門家でも，行動科学を心理学の代名詞のようにして説明する。

●**定義**　行動科学は「人間の行動における法則性を明らかにし，それに基づく行動の予測と制御を目指す研究と実践の総合科学であり，実験，調査，測定などの科学的な方法を用いて，対象を客観的および実証的に扱う」と定義できる。人間の行動の理解と人間生活の幸福を目指す点では，心理学と共通する。しかし行動科学は，心理学のような特定の個別学問ではなく，人文科学，社会科学，自然科学を包摂する学際的かつ総合的な学問体系をもつ。すなわち，心理学を包括する行動科学という考え方である（図1）。

●**意義**　行動科学の学問としての意義は，人間の行動の理解を中心課題に掲げて，基礎と応用の相互作用に重点を置いた行動の総合科学にある。このことは，行動科学が近年，医学部教育カリキュラムにおける「2023年問題」でにわかに脚光を浴びていることからもうかがえる。2023年以降，国際基準の認証を受けていない医学部の卒業生はアメリカで診療するための受験資格が得られなくなる。世界医学教育連盟からの認証を得るためには，行動科学を医学教育の必修科目として位置づける必要がある（堤ほか 2014）。

　アメリカでは以前から，行動科学は患者と医師の関係を学ぶうえで，患者の行動や心を理解するための基本的な理論と対人コミュニケーションのスキルを身につける必修科目となっており，アメリカ医師国家試験科目の1つとしても重要な役割を担っている。この背景には，患者を単なる生物学的・病理学的な存在としてではなく，心理的・社会文化的側面を含めて全人的に理解しようとする生物-心理-社会モデルの考え方に表れている（Feldman & Christensen eds. 2008）。

●**歴史**　行動科学という用語は，1946年シカゴ大学の心理学者J. G. ミラー（Miller）らのグループが新しい学術的領域を創造するために，心理学および社会学，文化人類学などにまたがる従来にない概念で人間の行動を研究する学問として誕生した。この時期はまた，第二次世界大戦で復員した退役軍人に対する心身のケアのあり方も社会問題となっていた。科学的な視点に基づいて人の行動に関する調査や研究を進め，具体的なケアも実践できる専門家の育成が必要であった。その後，現在に至るまで，行動科学はその時々の時代背景や社会的なニーズの影響を大きく受けながら，生命科学などの自然科学，経済学や政治学などの社会科学，倫理学や哲学などの人文科学などの領域の境界を越えて，今日まで発展

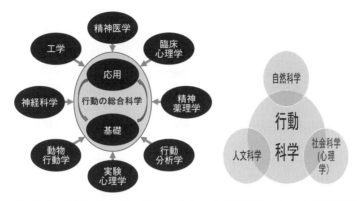

図1　行動科学の概念図［津田 彰・坂元きよう（2015）『行動医学テキスト』中外医学社］

を続けている（津田ほか 2012）。

●**活動**　現在の行動科学は，長く「こころの科学」の世界に閉じこもってきた心理学を，情報科学や脳科学，医学などの先端科学領域と結びつけている。従来の人間行動を拡張し，拡大する社会のニーズに応えている。例えば，①人間の高次精神・認知機能を理解する新たな行動実験パラダイムの提案，②行動経済学における，行動選択の損失と利益に関わる意思決定過程の検討，③社会的認知や社会的行動に関わる脳構造と機能の探究，④医療場面でのヒューマンエラー対策，⑤災害や事故発生の際の避難誘導行動，⑥安全・安心な街づくりデザインなどがある（高瀬 2014）。

　特に近年，医療場面において行動科学が注目されている。効果的なコミュニケーションをはかることで，「社会」という現実世界で暮らす「こころ」と「からだ」をもった人間の心理と行動の適応を促す効果的な方策が求められている。今日の医療では，生活習慣病の対策が急務である。これは，運動や食事の習慣，喫煙，休息，睡眠，ストレスといった行動の問題と密接に関係する。そのため，対象とする人の価値観を踏まえ，日常生活における健康習慣の形成と幸福な生き方（ウェルビーイング），QOLを支援する必要がある。セルフケア行動につながるような行動変容の法則性を解明し，患者の独自な日常生活と人生を考慮した支援の一助として，行動科学の知見とスキルに期待が寄せられている（津田編 2002）。
　　　　　　　　　　　　　　　　　　　　　　　　　　　　［津田 彰・津田茂子］

📖 **さらに詳しく知るための文献**
[1]　大竹文雄・平井 啓編著（2018）『医療現場の行動経済学―すれ違う医者と患者』東洋経済新報社．
[2]　津田 彰編（2002）『医療行動科学のためのカレント・トピックス』北大路書房．
[3]　Sahler, O. J., & Carr, J. E. eds.（2012） *The behavioral sciences and health care* （3rd ed.）, Hogrefe.

行動医学

☞「健康心理学」p.2「生物-心理-社会モデル」p.34「行動科学」p.44「心身医療」p.48「心身症のメカニズム」p.72

　行動医学は,「健康と疾病に関する心理社会学的,行動科学的および医学生物学的知見と技術を集積統合し,これらの知識と技術を病因の解明と疾病の予防,診断,治療およびリハビリテーションに応用していくことを目的とする学際的学術」である(国際行動医学会憲章,ISBM 1990)。この定義は,行動医学が,健康と疾病に関する心理学・行動科学および医学生物学的研究を進め,その知識と技術を疾病の治療および健康の保持・増進に役立てる学問・研究分野であることを示している(川上 2015)。したがって,その領域は,脳-身体相関の行動論的解明から健康障害,メンタルヘルス不全,さまざまな疾病に対する行動論的かつ行動科学的基盤に立った臨床的診断と治療,さらには疾病予防および健康増進のための公衆衛生活動まで多岐にわたっている(野村 2016)。

　全人的視点で医療が実施されるためには,医学のみでは限界があり,人間にまつわるあらゆる学問の導入により包括的に行わなければならない。すなわち,医療従事者が人々に対して効果的な保健医療を提供しようとするならば,心理学・行動科学の理論と技術をもって医療にあたることが必要である。それを可能にするのが,行動面のみではなく,心理社会的側面,生物医学的側面における科学的知識を統合して病態の把握を試みていこうとする行動医学であり,その知識をもち,実践することが重要となる。

　今日の行動医学は,心理学・行動科学のみならず社会学や経済学など広い範囲の社会科学の理論と経験も活用している。さらに心理学・行動科学からの医学・医療に対する応用だけでなく,逆に医学生物学の理論や知見を心理学・行動科学が学び相互に補完し合う双方向の関係が進展してきている。

●**行動医学の歴史**　行動医学はその発展の経緯から心身医学と深く関係している。心身医学は行動医学の重要な先駆者であり,心身相関や全人的視点,心理学・行動科学の治療への取り入れなど,行動医学と共通する要素をもっている。心身医学は,19世紀末のS. フロイト(Freud)による転換ヒステリーの発見や,その弟子たちによる研究や啓蒙活動に基づく精神分析の立場からの身体疾患へのアプローチとして1940年代に誕生した。当初は無意識ないし未解決の葛藤が種々の病的状態を引き起こす原因となるという心因論の役割を重視していた。その後,1970年代に入ってから条件づけによる習慣形成を重視する行動理論が発展したことにより心身医学に代わって行動医学が台頭し,1979年にアメリカで行動医学会が設立された。この背景には,1960年代の「タイプA行動パターンと心筋梗塞」の予測的研究,その後の行動変容による心筋梗塞の再発予防の研究

成果が基盤となっている。池見（1995）は，「行動医学とは従来心身医学とされていた領域が，予防医学的な視点と公衆衛生学的な方法論を包括しながら，拡大してきた新しい分野」であると述べている。行動医学は，心身医学と共通点をもちながらも，その範囲を予防医学・公衆衛生学に広げ，また基礎研究も包含している点が特色といえる。

●日本の行動医学の発展　日本で行動医学の名が広く知れ渡るようになったのは，1987年に行われた日本行動療法学会における特別講演「行動医学と行動療法」が寄与したところが大きい。その後，予防医学・公衆衛生学でも学習理論や行動変容ステージモデルが禁煙や体重コントロールなどの指導場面で活用されるようになった。これらの動きから，より体系的で包括的な学術としての行動医学の確立が求められるようになり，第1回国際行動医学会の翌年の1991年に，第12回東大国際シンポジウム「行動科学―健康問題の解明と解決に果たす役割」が開催された。この会議において国際行動医学会の日本支部である日本行動医学会の設立に関する会合がもたれ，この会合をもとに憲章と会則が起草され1992年に日本行動医学会が設立された。さらに，同年の第2回国際行動医学会での理事会において国際行動医学会の加盟国に認められた（6か国目，7団体目）。わが国における行動医学の研究および実践は，日本行動医学会を中心に臨床医学，予防医学・公衆衛生学，心理学・行動科学の3領域の研究者・実践家によって進められており，国際的な研究成果も多数報告されている。

●健康心理学と行動医学　前述したように，健康や病気に関する見方の変化や疾病に対する認知や行動の変容を試みようとする行動医学の台頭により，これまで身体を扱うことを中心としていた医学が身体だけでなく，人間の心や習慣をもテーマに取り上げるようになったといえる。これに刺激を受けて，アメリカの心理学も1970年代から1980年代にかけて，心だけをテーマにしてきた心理学から身体もテーマにするようになった。これにより，1978年にアメリカ心理学会第38部門として健康心理学会が発足し，日本においても1988年に日本健康心理学会が本明寛らによって設立された。今日の健康心理学は，身体的健康も含めた健康と疾病の背景となる心理学的なメカニズムを研究し，アプローチしようとする学問へと発展した。健康心理学ではストレス対処，発達障害，生活習慣の変容などが主要な研究テーマとなっており，行動医学ときわめて近い学問でといえる。あえていえば，健康心理学では心理学からの寄与を強調しており，この点で学問間の統合を強調している行動医学と異なる面をもっている（Pearce & Waedle 1995）。

［岡村尚昌］

📖 さらに詳しく知るための文献
［1］日本行動医学会編（2015）『行動医学テキスト』中外医学社．

心身医療

☞「心身症のメカニズム」p.72「心身症」p.310「チーム医療」p.410

　心身医学を実践する医療を「心身医療」と呼び，心身医学の同義語として使われる場合が多く，疾病を心理面や社会面を含めた統合的な立場から理解し治療を行う医療を意味する。心が身体に影響を与えることは（心身相関）ギリシャ時代から知られてはいたが，心身医学という用語は1818年ドイツ人の精神科医J. C. ハインロート（Heinroth）の睡眠障害に関する論文で初めて使用したとされている。1950年には心身医学の創始者の1人であるハンガリーの精神分析家F. G. アレキサンダー（Alexander）は，本態生高血圧，気管支喘息，消化性潰瘍，神経性皮膚炎，甲状腺中毒症，潰瘍性大腸炎，慢性関節リウマチの7疾患を心理社会的因子が自律神経系・内分泌系・免疫系を介して病態に大きく影響を与える，現在の心身症に相当する疾患として示した。

　その後心身医学はW. B. キャノン（Cannon）のホメオスタシス（恒常性）理論，H. セリエ（Selye）のストレス学説，I. P. パブロフ（Pavlov）らの条件づけ学習，S. フロイト（Freud）の精神分析などの研究を基礎として初期の心身医学の基盤が築かれた。

　心身医学はドイツで発展したが，当初の心身医学は身体疾患を心の葛藤と結びつけた精神分析学的な理解が主流であった。現在では行動医学を取り入れながら発展し，生物学的研究にさまざまな心理学的研究が加わり，心身相関のメカニズムが科学的に解明されつつある（久保編 2009）。

　日本の心身医学は1947年に日野原重明がpsychosomatic medicineを精神身体医学と訳しその概念を紹介した。その後アメリカで心身医学の実際を学び1958年に帰国した九州大学医学部第三内科の池見酉次郎は，精神身体医学を専門とする精神身体医学研究施設を九州大学につくり（1961年10月）初代教授として就任した。1963年には九州大学病院に日本初の心身症の治療を専門とする「心療内科」が開設された。「心療内科」という名称は心理社会的視点を取り入れた疾病モデルに基づき，従来からの内科治療に心理療法を加え治療を進めるという意味であり，心療内科の心理療法として交流分析法，行動療法，自律訓練法が取り入れられた（日本心身医学会50年史編纂特別委員会編 2010）。

●心身症とは　日本心身医学会は1991年に「心身症とは身体疾患の中で，その発症や経過に心理社会的因子が密接に関与し，器質的ないし機能的障害が認められる病態をいう。ただし神経症やうつ病など，ほかの精神障害に伴う身体症状を除外する」と定義した（日本心身医学会教育研修委員会 1991）。

　心身症は心理社会的な因子が疾患の発症や経過に強く影響を及ぼす病態を指

し，心身症という特別な疾患があるわけではない。心理社会的な要因で身体疾患が発症したり変化することは古くからよく知られているが，心身症は単純な心身相関として理解するものではなく，身体疾患としての症状を十分に評価したうえで，心理社会的な因子も含め総合的な理解と治療を行うことが重要な病態であり，心身症の定義にあてはまる疾患にのみ，例えば気管支喘息（心身症）などとカッコに心身症と表記している（宮脇ほか編 2018）。

表 1　心療内科でよく見られる心身症［久保編（2009）］

1.	呼吸器系	気管支喘息，過換気症候群，神経性咳嗽，咽頭痙攣など
2.	循環器系	本態性高血圧症，本態性低血圧症，起立性低血圧症，一部の不整脈など
3.	消化器系	胃・十二指腸潰瘍，急性胃粘膜病変，慢性胃炎，機能性ディスペプシア，過敏性腸症候群，潰瘍性大腸炎，胆道ジスキネジー，慢性膵炎，心因性嘔吐，びまん性食道痙攣，食道アカラシア，呑気症など
4.	内分泌・代謝系	神経食欲不振症，過食症，Pseudo Bartter 症候群，愛情遮断性小人症，甲状腺機能亢進症，心因性多飲症，単純制肥満症，糖尿病など
5.	神経・筋肉系	緊張型頭痛，片頭痛，慢性疼痛，書痙，痙性斜頸，自律神経失調症など
6.	その他	関節リウマチ，線維筋痛症，腰痛症，外傷性頸部症候群，更年期障害，慢性蕁麻疹，アトピー性皮膚炎，円形脱毛症，メニエール症候群，顎関節症など

●**心身医療とチーム医療**　日本の心身医療は身体医学モデルを基盤に置き，身体的・心理的・社会的な視点に立った，内科医を中心に早くから心理職や福祉職などの職種を加えたチーム医療として行われてきた。「心理職を加えることで治療法の選択肢が広がり，より充実した治療を行う事が可能になる」など，心理職はチーム医療の一員としての評価を得ている。心身医療における心理職の役割は，症状の発症と経過に関係する心理社会的因子を心理面接や心理検査からアセスメントし，医師の治療にフィードバックするとともに，心身相関の視点に基づいた専門的な心理療法や心理教育の実施である。そのためには，心理学全般の研鑽はもとより，医療システムや精神医学・身体医学などの医学的知識，医療人としての責務と職業倫理，医療における心理アセスメント力の向上，薬剤や心理検査・心理療法の副作用，他職種とのコミュニケーション能力などの研鑽が求められる（藤田・山﨑編著 2009）。　　　　　　　　　　　　　　　　　　　　　　　　　　［松野俊夫］

さらに詳しく知るための文献
［1］久保千春編（2009）『心身医学標準テキスト（第3版）』医学書院．
［2］藤田主一・山﨑晴美編著（2009）『新 医療と看護のための心理学』福村出版．
［3］宮脇 稔ほか編（2018）『健康・医療心理学』医歯薬出版．

健康心理学への期待と今後の貢献

　日本の心理学分野で初めての国家資格である公認心理師の第1回試験が2018年に実施された。「国民の心の健康の保持増進に寄与することを目的として（公認心理師法第1条）」定められたこの新しい国家資格を概観すると，これまでの健康心理学研究者や実践家先輩諸氏が担ってきた役割への期待は非常に大きい。これからの健康心理学の貢献を考える一助に，まずはこの期待について振り返る。

　本事典が取り上げる健康心理学の内容は，公認心理師養成のカリキュラム内では主に「健康・医療に関する心理学」の科目へ位置づけられる。QOLや生活習慣など本章へ記された事柄のほか，ストレスや災害時などの心理的支援など，この科目内容の多くが健康心理学の研究・実践活動の中心である（☞「健康心理学」）。ところで2018年版の公認心理師試験ブループリント（試験設計表）では，「健康・医療に関する心理学」には約9％の割合で出題が配されている。これは「公認心理師としての職責の自覚」「問題解決能力と生涯学習」「多職種連携・地域連携」というこの資格の根幹ともいうべき3項目の合計と同じ割合である。さらに「その他（心の健康教育に関する事項等）」へも約2％が配されており，総ずると最多割合である。これらこれまで日本の健康心理学が中心に据えてきた内容が「国民の心の健康の保持増進に寄与する」ために重視されていることがうかがえる。

　公認心理師法第42条第1項には，公認心理師が業務を行うにあたっての保健医療，福祉，教育などや関係者などとの連携の必要性が明文化されている。国民の心の健康のために多職種が連携することへの期待が現れている。これに関連して野口（2006）は，健康心理学を多くの学問から編成されたオーケストラの指揮者に見立て，さまざまな分野の活動を統合して課題達成する健康心理学への期待を強調した。本章の健康心理学や健康心理士の項目にあるとおり，健康心理学はその実践での他職種連携だけでなく，研究や学問における関連領域との協働を現在に至るまですでに展開している。特に医療分野に関しては，本章にある行動医学や心身医学に限らず，「健康心理学」＝「医療の行動科学」と扱われることすらあるほどに連携と協働が進んでいる。

　以上のように振り返ると，健康心理学が果たすべき今後の貢献のありようがみえてくる。まず，これまでの健康心理学が展開してきた学問としての内容はもとより，その研究や実践のあり方も含めて継承しつつ広めることは，現在の日本で期待される大きな貢献になりそうである。ただアメリカ心理学会健康心理部会発足当初の健康心理学の定義に戻れば（☞「健康心理学」），ヘルスケアシステム・健康政策策定に関わる貢献は，今までほかの貢献に比べてやや不十分であった。これは，これまでの日本の健康心理学が医療や保健，福祉，教育といった領域・学問との連携や協働に比重を置いてきたゆえんであろう。法学や社会学など，この貢献に結びつきやすい領域とのふれあいを強めることは，法律に定められた資格である公認心理師が誕生した今，必要性が増す。ほかにも，野口（2006）が示す芸術学や宗教学，文化人類学など，幅広い学問分野との協働をなすことが，人々の「心身の健康の維持増進」を目的とする今後の健康心理学の飛躍のために必要であろう。

［田中芳幸・岩満優美］

第 2 章

生理学的メカニズム

[編集担当：井澤修平・岡村尚昌]

　健康心理学は，「人間の健康を取り巻く問題を総合的に取り扱う行動科学」であり，生理心理学とは最も関連が深い隣接領域の 1 つとなっている。特に身体的健康も含めた健康と疾病の背景となる生理心理社会学的要因の影響とそのメカニズムを理解するためには，生理心理学の理論と知識はきわめて重要である。そこで第 2 章では，人間行動や健康と病気の複雑な関係を理解するために必要な多岐にわたる生理学的メカニズムについて解説する。

　健康心理学の基本的理念は科学者-実践家モデルにあることはいうまでもない。それゆえに，健康心理学において生理学的メカニズムの理解は，科学的根拠に基づいた専門的な健康支援活動を実践するうえで非常に大切である。本章が脳を含めた生体の生物学的メカニズムの理解に役立ち，人々の心身の健康維持・増進を担う健康心理学の発展に大きく寄与することを期待する。

[井澤修平・岡村尚昌]

自律神経系活動

☞「内分泌系活動」p.54「免疫系活動」p.56「ホメオスタシス（恒常性）」p.58「精神生理学的アセスメント」p.256

　自律神経系は，循環系，体温調整系などの生命維持機構を自律的に制御するシステムであり，身体の恒常性維持に重要な役割を果たしている。交感神経系と副交感神経系から構成され，多くの臓器は双方により調節されており，その効果は一般に拮抗的である（心臓交感神経系の賦活は心拍数を上昇させ，心臓副交感神経系の賦活は心拍数を下降させるなど）。心理学領域では，心拍数（heart rate：HR），血圧（blood pressure：BP），末梢部位の血流，皮膚温，発汗，さらに呼吸などの生理指標が，自律神経系活動と呼ばれている。交感神経系は，身体的には心拍数の上昇，末梢血管の収縮，血圧の上昇，呼吸数の増加，掌・足裏の発汗増大などの反応を引き起こし，これは「闘争−逃走反応（fight or flight response）」と呼ばれ，主観的には緊張や興奮，覚醒水準の上昇をもたらす。これらの反応は，進化の過程では緊急事態での生存確率に寄与したが，現代社会では度重なる過剰亢進がかえって害となり，疾病の原因になると考えられている。広くストレスと呼ばれる現象は，このような過剰な身体機能亢進状態を指すと理解できる。一方，副交感神経系は，心拍数の低下や消化活動の増大を生じ，休息あるいはエネルギーの蓄えをもたらし，主観的にはリラックス状態や覚醒水準の低下につながる。こちらについては，睡眠時など，働くべきときに十分に働かず，休息機能が低下することで，疾病を引き起こす可能性が指摘されている。

●**自律神経系活動**　心理学領域で最も頻繁に用いられる自律神経系活動は，心臓血管系のものである。中でも心電図（electrocardiogram：ECG）から算出するHRは，多くのストレス事態で上昇し，概念や測定方法が容易であるため広く用いられる。さらにHRには，血圧調節や呼吸に関連するゆらぎが存在し，心拍変動（heart rate variability：HRV）と呼ばれている。呼吸性のHRVは，副交感神経活動のみを反映するとされ，ストレス負荷時には減少し，リラックス状態で増大する。血管側の指標としては，指尖容積脈波（finger photoplethysmogram：FPG）が広く用いられる。多くは近赤外光を用いたものであり，心臓の拍動に由来する脈動を測定することができる。この脈動は，機能的な血管収縮により縮小するため，その振幅から血管に作用する交感神経活動を推定することができる。血圧は，心臓・血管の活動の双方を反映したものであり，心拍出量および全末梢血管抵抗の増大により上昇する。心臓血管系の総合的な指標であり，ストレスの質にかかわらず上昇するため，他指標を単体で用いるより，ストレスの程度を査定するうえで都合がよい。皮膚温・発汗はどちらも交感神経活動を反映する指標とされ，多くの場合手指から測定される。末梢の皮膚温は主

として測定部位の血流を反映する．ストレス負荷時，交感神経活動により，血管が収縮し血流が減少，いくぶん遅れて皮膚温が下降する．汗腺は体温制御システムの効果器であるが，ストレス負荷時に掌・足裏に生じる発汗は精神性発汗と呼ばれ，その活動を電気的にとらえた皮膚電気活動（electrodermal activity：EDA）は，恐怖や怒りなどの感情状態のほか，笑いやポジティブな興奮によっても上昇する．呼吸活動は自律神経系活動による影響を受けるが，随意制御も可能な点が特徴である．1分あたりの呼吸回数である呼吸数と，1回換気量，それらを掛け合わせることで得られる分時換気量などが用いられる．ストレス負荷によって分時換気量は増加するが，呼吸数や1回換気量はストレスの質によって変化の度合いが異なる可能性がある．

●**測定結果を理解するには**　これらの指標は，心拍数が増加すると血圧は上昇する，末梢血管が収縮すると同部位の皮膚温は低下する，末梢皮膚温の低下は中枢・内臓の温度上昇をもたらすなど，相互に関係している．各反応を個別にとらえるのではなく，複数の指標から身体の状態を総合的に判断することが望ましい．脳は，これらの反応を個別に制御しているわけではなく，現在の状況に身体機能が合致するよう，統合されたパタンとして制御すると考えられている．心臓血管系活動に注目したものとしては，心臓優位反応パタン（心臓活動の増大を主体とした血圧上昇）と血管優位反応パタン（血管活動の増大を主体とした血圧上昇）の存在が指摘されている．これらに関しては，課題に対するコントロールの存在が心臓優位反応パタンを誘発し，明確な対処法がないなどコントロールが乏しい場合に血管優位反応パタンを生じるとする能動／受動対処モデル，十分な対処資源があり認知的評価が挑戦評価となった際に心臓優位反応パタンが生じ，逆に対処資源が乏しく脅威評価となった場合に血管優位反応パタンが生じるとする挑戦／脅威モデルなど，いくつかの説明モデルが存在し，自律神経系活動を総合的に評価する際の助けとなる．また，近年は安静状態からストレス負荷時への変化量（反応性）だけでなく，負荷後に回復期を設けることで，どの程度迅速に安静状態へ復帰するか（回復性）についても，健康上の重要性が指摘されている．多様な指標が存在し，多くの検証結果が存在する自律神経系活動であるが，総じて急性ストレスに関するものである点には注意が必要である．慢性ストレスに関しては，内分泌系や免疫系などの指標を用いることが望ましい．　　　［長野祐一郎］

📖**さらに詳しく知るための文献**
[1]　堀　忠雄・尾﨑久記監修，坂田省吾・山田冨美雄編（2017）『生理心理学と精神生理学　第Ⅰ巻　基礎』北大路書房．
[2]　堀　忠雄・尾﨑久記監修，片山順一・鈴木直人編（2017）『生理心理学と精神生理学　第Ⅱ巻　応用』北大路書房．

内分泌系活動

☞「自律神経系活動」p.52「ホメオスタシス（恒常性）」p.58「ストレス反応説」p.126「精神生理学的アセスメント」p.256

　人の体はさまざまなシステムによってその働きが営まれているが，その1つに内分泌系の活動をあげることができる。内分泌系では，内分泌器から液性情報伝達物質であるホルモンが血中に分泌されて，標的細胞に作用することで情報が伝達される。ホルモンが欠乏したり過剰に分泌されると，さまざまな病気が生じる。内分泌系は視床下部-下垂体を起点に，成長ホルモン，副腎皮質ホルモン（コルチゾールなど），副腎髄質ホルモン（アドレナリンなど），性ホルモン（テストステロンなど），甲状腺ホルモン，副甲状腺ホルモンなどが最終的に分泌される。健康心理学の分野では，ストレスとの関連でコルチゾールやアドレナリンが古くから注目されており，性ホルモン，オキシトシン，メラトニンなども指標として利用されることもある。一部のホルモンは唾液からも測定が可能であり，これがホルモンを利用した研究の広がりを後押ししている。

●**コルチゾール**　コルチゾールはストレスとの関連で注目されることが多いステロイドホルモンである。ストレスが生体に負荷されると，視床下部や下垂体から段階的にホルモンが分泌され，最終的に副腎皮質からコルチゾールが分泌される（視床下部-下垂体-副腎皮質系，図1）。古典的には，H. セリエ（Selye）は，ストレスに対する一般的な反応（汎適応症候群）として副腎皮質の肥大，胸腺の萎縮，胃や十二指腸の潰瘍をあげており，このうち副腎皮質の肥大はコルチゾールの分泌増加と関連する症状である。コルチゾールは唾液中からも測定が可能であり，血中と唾液中のコルチゾールの相関は非常に高いことが知られている。急性のストレス（例えば，人前でのスピーチ）によって，唾液中コルチゾール値は2〜3倍に上昇し，ストレス負荷終了後10〜20分でピークを示すことがわかっている（Dickerson & Kemeny 2004）。コルチゾールは1日のうち，朝高く，夜低いという日内変動を示し，特に起床後1時間以内に急激に増加し，これはcortisol awakening responseと呼ばれ，コルチゾールの1つの指標として注目されている。コルチゾールは炎症の抑制や中枢神経系（例えば，海馬）へ影響など，さまざまな生理学的作用をもち，ストレスと身体的・精神的健康を結びつけるバイオマーカーの1つとして注目されている（McEwen 2000）。

●**カテコールアミン**　カテコールアミンにはアドレナリンとノルアドレナリン（あるいは，エピネフリン，ノルエピネフリンとも呼ばれる）が含まれる。ストレスによって交感神経系が賦活されると，副腎髄質からカテコールアミン（特にアドレナリン）が大量に分泌されることが知られており（闘争-逃走反応の1つ），交感神経系の生化学的指標として認識されている（図1）。

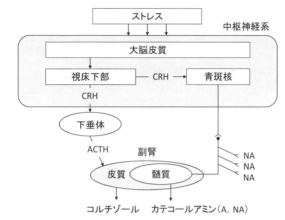

CRH：コルチコトロピン放出ホルモン，ACTH：副腎皮質刺激ホルモン，
NA：ノルアドレナリン，A：アドレナリン
図1　ストレスに対する生理学的反応［井澤（2017）の図を一部改変］

●**テストステロン**　テストステロンは精巣から主に分泌されることから男性ホルモンと呼ばれることが多い。唾液からも測定が可能である。テストステロンは男性の性行動のみならず，攻撃性（例えば，犯罪者を対象とした研究）と関連することや，スポーツで勝ったときや応援するチームが勝ったときにテストステロンが上昇することも報告されている。

●**オキシトシン**　オキシトシンは視床下部で合成され，下垂体後葉から分泌されるホルモンであり，分娩時の子宮収縮の促進や，乳汁分泌の促進に関与する。オキシトシンは，愛撫や抱擁などの皮膚接触や性交渉によって放出される。中枢神経系における神経伝達物質としての作用もわかっており，オキシトシン値が高いと援助要請行動が多いことや，鼻からオキシトシンを吸引させる実験では，相手に対する信頼感を高めたり，ストレス反応（特にコルチゾール反応）を減少させたりすることが報告されている。不安症や自閉症の治療方法としても注目されている。

●**メラトニン**　メラトニンは睡眠覚醒リズムと密接なホルモンであり，ヒトでは脳の中心部にある松果体によって生成される。唾液からも測定が可能である。昼間に低く，夜間に上昇するという概日リズムが認められる。メラトニンは軽い催眠作用と体温低下作用のほか，生物時計に対する位相調節作用がある。メラトニン合成は網膜への光によって抑制され，500 lx（家庭照明）以上の光で抑制が生じることがわかっている。

［井澤修平］

📖 **さらに詳しく知るための文献**
［1］堀 忠雄・尾崎久記監修，坂田省吾・山田冨美雄編（2017）『生理心理学と精神生理学 第I巻 基礎』北大路書房．

免疫系活動

☞「内分泌系活動」p.54「心身症のメカニズム」p.72「ストレス反応説」p.126「ストレス反応」p.152

　免疫系とは，細菌やウイルスといった非自己物質やがん細胞などの異常な細胞を認識，排除することで生体を防御する機構である．元来，免疫系は，生体内で比較的独立に働くシステムであると考えられてきた．しかし，免疫指標の分析技術の進歩に伴い，免疫系が脳，自律神経系，内分泌系と密接に相互作用していることがわかってきた．このことは，心理的な要因が生体防御の要である免疫系の働きを調節することを意味する．近年では，精神神経免疫学という研究分野において，ストレスや感情状態が免疫系にどのような影響を及ぼすのか，免疫系の変調はヒトの健康とどのように関連するか，について活発に研究が進められている．

●免疫系の概要　免疫系は，非常に多くの構成要素から成り立ち，各要素が相互作用することで生体防御機能を発揮している．免疫系は，大まかに自然免疫と獲得免疫に分けることができる．自然免疫は，細菌やウイルスなどの外来抗原の侵入に対して迅速に反応し，非特異的な排除を行う系である．代表的な免疫細胞として，ナチュラルキラー細胞（NK細胞），マクロファージ，好中球がある．これに対して，獲得免疫は，外来抗原を特異的に見分け，それを記憶することで同じ外来抗原を認識したときに強力な排除機能を発揮する．獲得免疫は，主にT細胞，B細胞といったリンパ球からなる．自然免疫と獲得免疫は，独立に働いているわけではない．例えば，マクロファージは外来抗原を貪食した後，抗原の断片を細胞表面に表出させてT細胞に呈示する．このような抗原提示は，獲得免疫による抗原排除機能を促進する．免疫細胞同士の情報伝達にはサイトカインと呼ばれるたんぱく質が重要な役割を担う．サイトカインは数百種類が発見されているが，代表的なものにインターロイキン-6や腫瘍壊死因子α，インターフェロン-γがある．健康との関連では，炎症促進作用をもつ炎症性サイトカインが重要となる．このように，免疫系は多くの構成要素から成り立ち，各要素が密接なネットワークを形成することで絶え間ない外来抗原の侵入を防いでいる．

●脳と免疫系の相互作用　心理，物理的ストレッサーは免疫系に多大な影響を及ぼす．ストレッサーに曝露されると，脳内の視床下部を中心としたストレス反応が生起する．ストレス反応において副腎髄質から放出されるアドレナリン，副腎皮質から放出されるコルチゾールは免疫系に対して短期的，長期的な影響を及ぼす．例えば，計算課題のような一過性のストレス負荷後，少なくとも2分という短時間で血中のNK細胞数は増加する（Kimura et al. 2005）．また，唾液から測定できる分泌型免疫グロブリンAも一過性に増加する．このような一過性のストレス負荷に対する免疫系の応答は，新たな細胞が増殖するというより，体

内に貯蔵されている免疫細胞がアドレナリンや血圧の上昇により血液中に再配分されたことを反映する。短時間での免疫系の応答は，脅威に対する闘争-逃走反応の一部として理解できる。すなわち，野生環境において捕食者に遭遇したときには，けがによる感染や細菌の侵入に備えて自然免疫を高めることが生存に有利に働く。脳が免疫系に影響するのに加えて，免疫系が脳に影響することも知られている。例えば，血液中の炎症性サイトカインは脳への影響によりうつ症状や眠気，発熱などの疾病行動を誘発する（☞第2章のコラム）。このことは，脳と免疫系が密接に相互作用していることを示す。

●健康と免疫系　心身の健康状態は，免疫系の働きや疾病罹患と密接に関連している。例えば，慢性ストレスの高い個人は，低い個人に比べて実験的に投与されたウイルスに対する風邪の症状が重く（Cohen et al. 1991），けがの治りが遅い（Kiecolt-Glaser et al. 1995）。このような身体症状の背景には，精神的な健康状態の悪化による免疫系の変調が関わっている。例えば，慢性ストレスの高いアルツハイマー病患者の介護者は，血液中のヘルパーT細胞数が少なく，炎症性サイトカインの濃度が高い。また，うつ病者では，血液中のリンパ球数の減少，T細胞やNK細胞の機能低下がみられる。このような精神的な健康状態の悪化による免疫系の変調が疾病への罹患リスクを上昇させると考えられる。さらに，精神的な健康状態の悪化は，加齢による免疫系の変調を調節する。例えば，免疫系の応答機能を示すリンパ球幼若化反応は，若者に比べて高齢者で低下するが，抑うつ傾向の高い高齢者は抑うつ傾向の低い高齢者に比べて低下が顕著である。このことは，精神的な健康状態の悪化が加齢による免疫系の変調を加速することを示す。重要なことは，精神的な健康や加齢に伴う免疫系の変調が必ずしも一方向のものではないことである。脳と免疫系が相互作用することは，運動やストレスマネジメントといった健康行動により免疫系の働きを調節できることを意味する。事実，定期的な運動習慣が炎症性サイトカインの増加を抑え，アテローム性動脈硬化のような炎症に関連する疾病罹患のリスクを下げる可能性がある（Gjevestad et al. 2015）。また，認知行動療法やマインドフルネスに基づくストレスマネジメントが炎症性サイトカインの増加を抑えたという報告もある（Black & Slavich 2016）。介入が免疫系に及ぼす効果を検討した研究は少なく，今後の研究が必要ではあるものの，これらの研究は健康行動が免疫系の変調を介して心身の健康を促進する可能性を示している。　　　　　　　　　　［木村健太］

📖さらに詳しく知るための文献
[1] Ader, R. ed.（2011）*Psychoneuroimmunoloty*, Academic Press.
[2] 木村健太（2017）「免疫系指標」坂田省吾・山田冨美雄編『生理心理学と精神生理学 第Ⅰ巻 基礎』(pp.265-269)，北大路書房．

ホメオスタシス（恒常性）

☞「自律神経系活動」p.52「内分泌系活動」p.54「免疫系活動」p.56「感情・情動の生物学的基礎」p.64「メタボリックシンドローム」p.70

　ホメオスタシス（恒常性）とは，生活体が外部環境の変動に遭遇しても生命活動を安定的に営むために体内の環境（状態）を一定に保つ生理的活動のことをいう．例えば，体温，体液の酸塩基平衡，血中酸素濃度，血糖，免疫系などの広範な生理変数は一定の設定値（セットポイント）から逸脱しないように自動的に調節され，その生理機構はきわめて複雑かつ精緻に組織化されている．歴史的には，C. ベルナール（Bernard）が提唱した身体の内部環境を保つ恒常性の概念を，W. B. キャノン（Cannon）がギリシャ語で「同一の状態」を意味するホメオスタシスと命名したことに由来し，自動制御工学のネガティブフィードバック機構としてモデル化することができる（図1の実線で示す回路）．しかし，恒常性に関わる生理機能は環境からの時々の要求に応じて能動的に変化する過程を含むものであり（図1の点線部分の制御），動的制御を重視した新しい適応の概念としてB. マキューアン（McEwen）は「変動する状態」を表す「アロスタシス」を提唱し，慢性ストレスの研究に新機軸を拓いた（McEwen 1998）．

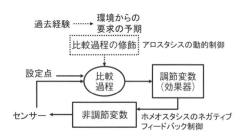

図1　ホメオスタシスとアロスタシス［Sterling (2004) を一部修正］

●**アロスタシスとアロスタティック負荷**　生存の脅威となるストレスにさらされるような挑戦的状況下において内部環境の恒常性を維持しようとする生体の適応機能のことをアロスタシスと呼ぶ．アロスタシスは，自律神経系・内分泌系・免疫系を横断する複数の生体機能調節系の多重複合制御である．急性ストレスに対する一過性のストレス反応は環境からの時々の要求への正常な適応すなわちアロスタシスの結果であるが，ストレス状況が過ぎ去れば自然に平静時の至適水準へと回復するものである．しかし，度重なったり長く続いたりして慢性的にストレスの多い日常生活を送ると適応のためのコストとして生体資源は消費され，生体機能調節系は消耗や変調をきたし，急性ストレス反応からの回復性が異常となる．そしてついには生理機能が至適水準から逸脱して亢進あるいは減弱すること

がある。このような適応調節機能の破綻をアロスタティック負荷と呼ぶ。

アロスタティック負荷の評価法としては少数のバイオマーカーを組み合わせる方法が開発されてきた。マキューアン・グループの疫学研究 MacArthur studies of successful aging（Seeman et al. 1997）の原法では，全身の臓器に運ばれ広範な影響を及ぼす1次的メディエーターとして，12時間蓄尿中のノルアドレナリンとアドレナリン（交感神経-副腎髄質系のストレスホルモン）とコルチゾール（視床下部-下垂体-副腎皮質系のストレスホルモン），血清デヒドロエピアンドロステロン，交感神経系の活動性を間接的に表す最高血圧と最低血圧が用いられる。またそれらが各臓器に及ぼす2次的メディエーターとしては糖代謝と脂質代謝の指標群からウエスト／ヒップ比，総コレステロール／高密度リポ蛋白（high-density lipoprotein：HDL）コレステロール比，血清 HDL，糖化ヘモグロビンが加わる。これら10個の生理指標についてその正常分布の4分位数から外れた指標の個数を集積得点として算出している。疫学や臨床医学にはフラミンガムリスクスコアのように疾病のリスクファクターを複合する評価法があるが，アロスタティック負荷集積得点は慢性ストレスの総合評価のために1次的メディエーターを組み込む点が理論的な特徴をなす。

● 心理社会要因とアロスタティック負荷──健康心理学との関連性　前記の疫学コホート研究では健康な70歳代高齢者コホートのアロスタティック負荷集積得点と，自覚ストレス度，社会経済的地位，社会的支援に有意な相関性が見出され，7年後の死亡率と量-反応関係が認められたことから，慢性ストレス概念としてのアロスタティック負荷とその測定法の併存的妥当性が確認された（Seeman et al. 2002）。小児，青年，中高年のアロスタティック負荷の研究も毎年着実に集積し，近年のレビューによれば，社会的支援，自尊心，楽観性，誠実性，首尾一貫性，自己効力といった心理社会的資源の媒介が重要なテーマとなってきたが，諸研究には不一致も多くみられ前向き縦断研究の成果が待たれている（Wiley et al. 2017）。

自分の健康に気を配り，自分の生活を自身でコントロールできる自律的な人よりも，ストレスの自己管理ができない人，ストレスにより食生活で過食になりがちであったり，忙しさのせいで運動したり休養を十分とれない人が，アロスタティク負荷の悪影響を最も被りやすいと考えられる。したがって，そうした脆弱性の高い集団への健康心理学的評価と介入は生活習慣病の予防に資するといえる。［田中豪一］

📖 **さらに詳しく知るための文献**
[1] マキューアン, B.・ラズリー, E. N. ／桜内篤子訳（2004）『ストレスに負けない脳─心と体を癒すしくみを探る』早川書房．
[2] 熊野宏昭（2007）『ストレスに負けない生活─心・身体・脳のセルフケア』筑摩書房．
[3] NHK スペシャル取材班（2016）『キラーストレス─心と体をどう守るか』NHK 出版．

中枢神経系

☞「自律神経系活動」p.52「内分泌系活動」p.54「免疫系活動」p.56「ホメオスタシス（恒常性）」p.58

　中枢神経系とは，脳と脊髄からなる神経組織であり，神経細胞（ニューロン）と支持細胞（グリア）から成り立っている（Carlson 2012）。脳は神経学的に前脳，中脳，菱脳に分けることができ，さらに前脳は終脳と間脳に，菱脳は後脳と髄脳に分けることができる。終脳の主な構造は大脳皮質，大脳基底核，辺縁系であり，後脳の主な構造は小脳と橋，髄脳の主な構造は延髄である。自分自身のからだの状態を把握する，健康増進のための活動をする，など健康心理学に関連する行動はすべて中枢神経系の細胞の活動が統合されることで可能となる。

●**中枢神経系の細胞**　神経系の中の情報処理素子であるニューロンは，細胞体，樹状突起，軸索，終末ボタンの4つの構造をもつ。終末ボタンから神経伝達物質と呼ばれる化学物質を分泌して，ニューロン間で情報を伝達する。ニューロンを支持し，保護する働きをもつグリアは，中枢神経系を結合させておく働きだけではなく，ニューロンへの栄養物質の供給などを調整している。また，侵入してくる微生物から脳を防御する脳内免疫機能を有するグリア細胞も存在する。

●**神経伝達物質**　中枢神経系には，アセチルコリン，モノアミン（ドパミン，ノルアドレナリン，アドレナリン，セロトニンなど），アミノ酸（グルタミン酸，γ-アミノ酪酸〔GABA〕など），ペプチド（オピオイド，オキシトシン，オレキシンなど），脂質（内因性カンナビノイドなど），ヌクレオシド（アデノシン），水溶性気体（一酸化窒素〔NO〕）など，多くの神経伝達物質の存在が知られており，それぞれが1つ以上の特殊な受容体と相互作用し，異なる情報を伝達する。オキシトシンやセロトニンなど，ヒトの唾液中にこれらの化学物質が分泌されていることが報告されているため（Carter et al. 2007；Matsunaga et al. 2017），健康心理学の分野において，中枢神経系機能を反映する生理指標となる可能性が期待されている。

●**前脳**　ヒトの脳の断面図をみてみると，終脳は対象的な左右の大脳半球からなり，明るい白色のようにみえる組織である白質と，白質よりも色が濃く，灰褐色にみえる組織である灰白質で構成されている。灰白質は神経細胞の細胞体の集まりであり，白質には神経線維が存在する。木の皮のように，大脳は灰白質である大脳皮質で覆われている。大脳皮質は，中心溝の前にある部分である前頭葉，前頭葉の後ろで中心溝の後方にある頭頂葉，前頭葉と頭頂葉の腹側部にある側頭葉，脳の最後部にある後頭葉の大きく4つの領域（葉）に分けることができる。思考や行動を制御することに関連する前頭前野，運動の実行に関係している運動連合野などは前頭葉に，体性感覚を統合する体性感覚野は頭頂葉に，聴覚を統合

する聴覚連合野は側頭葉に，視覚刺激を認識する一次視覚野は後頭葉にそれぞれ存在する。また，大脳半球の内側端に存在する辺縁皮質と，海馬，扁桃体などを含む脳領域を辺縁系と呼ぶ。辺縁系は，動機づけ，記憶，情動や自律神経活動に関連していると考えられている。大脳基底核は，被核と尾状核からなる線状体や淡蒼球などで構成されており，運動の制御，学習などの機能と関連していると考えられている。健康心理学においてこれらの脳領域の機能はとても重要である。例えば，物事を楽観的にとらえて考える思考は幸福感が高い人に特徴的であるが，明るい未来を想像するために必要な脳領域である前部帯状回（内側前頭前野）は，幸福感が高い人ほど活動が高いことが報告されている（Matsunaga et al. 2016）。

　間脳の最も重要な2つの構造は，視床と視床下部である。間脳の背側部分を占める視床は，眼球（網膜）からの情報を受け一次視覚野に視覚情報を送ったり，内耳からの情報を受け一次聴覚野に聴覚情報を送ったりするなど，大脳皮質の特定の感覚投射領域に感覚情報を中継する役割を担う。視床の下，脳の底面にある視床下部は自律神経機能や内分泌機能を制御し，摂食行動や性行動など，種の生存に関連する行動を担う。

●中脳　中脳水道の周囲にある中脳は，背側部である中脳蓋と，中脳蓋の下の被蓋からなる。中脳蓋の主な構造は，視覚系の一部である上丘と，聴覚系の一部である下丘である。被蓋には，網様体（姿勢制御・歩行運動などに関連），中脳水道灰白質（闘争や交尾行動に関連），赤核（運動系に関連），黒質・腹側被蓋野（大脳基底核へ投射するドパミン神経が存在する）などが含まれる。

●菱脳　第4脳室（脳内の空間。中は脳脊髄液で満たされている）を取り囲み，後脳と髄脳の2つの部位からなる。後脳は小脳と橋からなる。小脳は運動の統合や協調に重要な役割を果たし，小脳に損害を受けると立っていることや歩くことなどの協調運動が傷害される。橋には睡眠や覚醒に関係する神経核が存在する。髄脳の主な構造は延髄である。延髄も睡眠覚醒に関係するが，その他にも心臓血管系や呼吸の調節など生命維持のための重要な機能を制御している。

●脊髄　脊髄の主な役割は，運動系の制御と，脳に送る体性感覚情報を集めることである。また，脳とはある程度自律的に動くこともできるため，さまざまな反射の経路も存在する。

[松永昌宏]

さらに詳しく知るための文献
[1] 堀 忠雄・尾﨑久記監修，坂田省吾・山田冨美雄編（2017）『生理心理学と精神生理学　第Ⅰ巻 基礎』北大路書房．
[2] 堀 忠雄・尾﨑久記監修，片山順一・鈴木直人編（2017）『生理心理学と精神生理学　第Ⅱ巻 応用』北大路書房．

遺伝子

☞「自律神経系活動」p.52「内分泌系活動」p.54「免疫系活動」p.56「ホメオスタシス（恒常性）」p.58「認知機能(記憶)の生物学的基礎」p.66

　遺伝子とは，広い定義では，親から子へ受け継がれ，特定の特徴や性質を伝える情報のことであり，分子レベルの定義では，デオキシリボ核酸（DNA）の基本構成単位であるヌクレオチド（糖〔デオキシリボース〕，リン酸基，塩基からなる化合物）による一定の配列のことである（Arney 2017）。4種類の塩基，アデニン（A），シトシン（C），グアニン（G），チミン（T）の並び方の組み合わせがコード（暗号）となっており，細胞に特定のタンパク質をつくらせる指令となっている。

● **DNA**　ヒトの体細胞のほとんどすべてには，非常に長い（約2.2 m）DNAがあり，23組の染色体（DNAとヒストン〔タンパク質〕からなる棒状の構造体）に分かれて，細胞核の中に収まっている。DNAは通常，ねじれあった階段のような二重らせん構造をとっている。糖とリン酸基で2本の長い階段をつくり，それぞれの階段から塩基の横木が出て，AとT，CとGとでペアをつくって結合（塩基対と呼ばれる）している，というイメージである。DNAは，自己複製することにより，子孫に遺伝情報を伝えることができる。DNA上の遺伝子の塩基配列は，それを鋳型として，AにはU（ウラシル），GにはC，CにはG，TにはAという具合に相補的な塩基を細胞核内でRNA（リボ核酸）ポリメラーゼという酵素を次々とつなげていくことにより，伝令RNA（mRNA）が合成されていく。DNAの塩基配列をもとに，RNA（転写産物）が合成されることを転写と呼ぶ。その後，リボソーム（タンパク質とRNAがひとかたまりになった複合体）上でmRNAの塩基配列にしたがってタンパク質が合成される。このことを翻訳と呼ぶ。DNAの自己複製と，DNAを鋳型とし，RNAに転写され，タンパク質に翻訳される流れはすべての生物で共通であり，セントラルドグマと呼ばれている（服部・水島-菅野 2015）。

● **ゲノム**　ゲノムとは，ある生物がもっている遺伝情報のすべてを指す言葉である。ヒトゲノムは，約32億の塩基対のDNAにコード化された情報をもっているが，遺伝子数としては意外と少ないことがわかっている。正確な数字は決定されていないが，2万前後であると考えられている。DNAの中で，実際にタンパク質をコード化した配列をつくっているのは2%以下であり，残りの98%（非コードDNAと呼ばれる）の機能と目的については，現在盛んに議論されている。

● **遺伝子発現**　遺伝情報に基づいて，RNA・タンパク質が合成されることを遺伝子発現と呼ぶが，組織や細胞の種類によって遺伝子の発現パターンは異なり，また，個人が置かれている環境条件（例えば，ストレス状況など）などでも発現パターンは異なってくる。このため，遺伝子の発現パターンを調べることで遺伝子の

機能を推定することができる。遺伝子の発現パターンを調べる方法として，RNAの発現量を定量するノーザンハイブリダイゼーション法や定量的PCR（ポリメラーゼ連鎖反応）法などがあるが，近年では，数千から数万種類の遺伝子発現を網羅的に解析することができるマイクロアレイ（多数のDNA断片をプラスチックやガラスの基板に並べた分析器具）を用いた解析も多くなされている。

●**遺伝子多型**　遺伝子発現が個人間で異なる要因の1つにゲノムの多様性がある。ヒトゲノムは個人個人で異なり，多様性をもっていることが明らかになっている。ヒトゲノムの多様性として，遺伝子内の同じ位置の1塩基が個人によって異なっている（特定の場所にAをもつ人もいれば，Gをもつ人もいるというゲノム上の1塩基文字の多様性）というような一塩基多型（single nucleotide polymorphism：SNP，スニップと読む）や，数塩基単位の反復配列（マイクロサテライト）の反復回数の変化（遺伝子の長さが長い人もいれば短い人もいるという構造的な多様性）というような構造多型などがある。このような遺伝子多型は，アミノ酸置換や転写効率の変化などを伴うものもあり，遺伝子機能に影響することもある。例えば，セロトニントランスポーター（神経終末から放出されたセロトニンを回収するタンパク質で，セロトニン伝達に関連する）遺伝子のプロモーター領域（転写開始部位と転写頻度を規定する）に存在する構造多型（serotonin transporter gene-linked polymorphic region：5HTTLPR）の例をあげると，5HTTLPRはセロトニントランスポーターの発現量と関連しており，繰り返し配列が少ないShort型（S）は，Long型（L）よりもセロトニントランスポーターの発現量が低く，神経終末におけるセロトニン回収が少ない。このため，セロトニン神経系の機能に影響を及ぼしており，感情状態や疾病罹患率などとの関連が多く報告されている（Hariri & Holmes 2006）。

●**エピジェネティクス**　DNAの塩基配列に変化を伴わないが，環境要因などにより遺伝情報に何らかの変化が起き，遺伝子発現に影響を及ぼしていることがわかってきている。このような，後天的に起こる変化はエピジェネティックな変化と呼ばれ，この変化を研究する学問領域をエピジェネティクスと呼ぶ。具体的には，DNAのメチル化などの化学修飾であり，DNAがメチル化されると転写が抑制され，結果的に遺伝子発現が抑制されることがわかっている。近年，DNAのメチル化はストレス条件化において多く現れることがわかり（Yao et al. 2017），神経精神障害やDOHaD（胎児期〜幼小児期の環境が，成人期の慢性疾患リスクに影響を与えるとする概念）との関連なども注目されている．

［松永昌宏］

📖 **さらに詳しく知るための文献**

[1] Watson, J. D. et al. (2014) *Molecular biology of the gene* (7th ed.), Pearson.（中村桂子監訳（2017）『ワトソン遺伝子の分子生物学（第7版）』東京電機大学出版局.）

感情・情動の生物学的基礎

☞「中枢神経系」p.60「感情・情動」p.102「ネガティブ感情」p.108

　情動は，種の生存にとって重要な機能的側面をもつ。その用語の意味をめぐっては研究者間で議論があるものの，一般に情動とは，特定の刺激によって喚起される，その生体の行動・生理的な反応（自律神経系や内分泌系，筋骨格系など）を表す。しばしば感情という用語と混同されがちであるが，前者はほぼ無意識的な反応であるのに対し，後者は情動反応の意識的な知覚・経験を指す。

●**生物学的基礎に関する理論**　情動・感情の生物学的基礎に関して，さまざまな理論が提唱されてきた。古くは19世紀末にアメリカの心理学者 W. ジェームズ（James）が，ある刺激により大脳皮質を介して生じた身体反応が，脳に伝えられ知覚されることで主観的な情動経験を生じると唱えたことに始まる（情動の末梢起源説またはジェームズ-ランゲ説）。この理論への批判として，アメリカの生理学者 W. B. キャノン（Canon）は弟子の P. バード（Bard）とともに，皮質下領域（視床，図1:a）は刺激の情動的重要性を弁別しており，その情報を大脳皮質に送ることで情動体験を生じさせ，また視床下部に送ることで身体反応を生じさせると唱えた（情動の中枢起源説またはキャノン-バード説）。なお，両者の矛盾を説明するために認知過程の役割を強調したアメリカの心理学者である S. シャクター（Schachter）および J. シンガー（Singer）による情動の二要因説も有名である。

　キャノン以降，アメリカの神経解剖学者である J. W. パペッツ（Papez）により，情動の生物学的基礎には視床に加えて，海馬や視床下部，帯状皮質（図1:b-d）なども重要であるとする情動回路説も提唱された（パペッツ回路）。しかし現在では，刺激の情動的重要性の評価において決定的な役割を担うのは，視床ではなく扁桃体（図1:e）であることがわかっている。これまでにさまざまな情動に関する理論が提唱されてきており，いずれも完全なものではないものの，現在最も広く受け入れられている理論の1つに，アメリカ

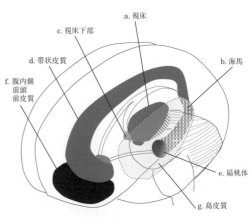

図1　情動に関わる主要な脳領域

注）ヒトの脳を左側上前方から見る。図示した領域は内側部に位置する。島皮質は他の構造と比べて外側に位置するため，透過性を高めて表示してある。また視覚的にわかりやすくするために，各脳構造については左側のみを表示し，その大きさは若干強調してある。

の神経科学者 J. ルドゥー（Ledoux）による情動理論がある。彼は，刺激に関する情報は，視床から扁桃体へと直接的に至る低次経路と，視床から感覚皮質を介して扁桃体へと至る高次経路の2つを介して伝達されるとした。低次経路は，刺激に対して粗い処理しか行えないが，刺激入力後からきわめて迅速に情報を扁桃体に送り，これを活性化させることができる。一方，高次経路は，刺激の特徴を精緻に処理できるが，皮質を介するために情報が扁桃体に到達するまでの時間は相対的に遅くなる。しかし扁桃体は，低次回路を通して情動刺激を迅速に検出することで，高次経路から到達する情報に対して準備状態をつくり出すことができる。ルドゥーの理論のほかに，アメリカの神経科学者 A. R. ダマシオ（Damasio）や B. クレイグ（Craig）による内受容感覚を重視した理論も広く知られている。特にダマシオは，腹内側前頭前皮質（vmPFC，図1:f）は情動中枢ともいえる扁桃体の働きを制御・調整することができるとした。そして身体状態を常時モニターしている脳領域があり，その最上流部に位置するものが体性感覚皮質と島皮質（図1:g）であるとした。これらの領域によって知覚された身体反応を情動と呼び，その知覚によって感情経験が生じるとした。さらに島や体性感覚野から身体反応に関する情報が前頭前野に送られることで，その後の意思決定にも影響を及ぼすと唱えた。意思決定に影響する身体からの信号はソマティック・マーカーと呼ばれる。

●**情動中枢・扁桃体**　扁桃体は，いくつかの異なる神経連絡および機能をもつ複数の神経核（主には外側核・基底核・中心核など）から構成される。中でも外側核は，情動刺激に関する情報を視床や皮質から受け取る入力部位として働き，中心核は情動に関連した行動・生理的な反応（例：すくみ行動や心拍数の上昇など）を生起させる出力部位として機能する。例えば中心核は，ドパミン作動性ニューロンを豊富に有する腹側被蓋野に出力して行動的な覚醒を引き起こすとともに，ノルアドレナリン作動性神経核である青斑核に出力してヴィジランス状態を高める。また，アセチルコリン作動性ニューロンをもつ背外側被蓋核への出力により皮質の活性化を促す。このほか，外側視床下部に働きかけて交感神経系の活性化を導いたり，視床下部の室傍核を介して代表的なストレスホルモンであるコルチゾールの分泌を刺激する。さらに広範囲にわたる皮質との神経連絡を通じて，注意や知覚，意思決定にも影響を及ぼす。　　　　　　　　　　　　　　　　［袴田優子］

□**さらに詳しく知るための文献**
[1] リチェン ルオ／柚﨑通介・岡部繁男訳（2017）『スタンフォード神経生物学』メディカル・サイエンス・インターナショナル．
[2] カンデル，E. R. ほか編／金澤一郎・宮下保司監修（2014）『カンデル神経科学』メディカル・サイエンス・インターナショナル．
[3] 大平英樹編（2010）『感情心理学・入門』有斐閣アルマ．

認知機能（記憶）の生物学的基礎

☞「遺伝子」p.62「発達・加齢」p.74

　認知機能とは，記憶や注意，思考，その他の複雑な知覚過程を含む高次の知的機能である。ここでは最も生物学的研究の進んでいる記憶機能を中心に取り上げる。

●**記憶の分類**　「記憶」は，新しい情報を取り込む過程（＝符号化／記銘），取り込んだ情報を保持する過程（貯蔵／保持），そして保持した情報を思い出す過程（＝検索／想起）からなり，図1のように大別される。

●**記憶の生物学的理論の発展**　1911年に神経解剖学者 S. R. y カハル（Cajal）は，記憶は神経構造と機能の生理的変化を伴いシナプス間の新たな連絡の確立により生じると提唱した。1949年には心理学者 D. O. ヘッブ（Hebb）が，シナプス伝達効率の持続的な変化が記憶の細胞生物学的基盤であると唱えた。その後，高頻度刺激によってシナプス伝達効率が持続的に増強することが発見され（Bliss & Lømo 1973），この現象は「長期増強（long-term potentiation：LTP）」と名づけられた。また1953年に，てんかん治療のため両側内側側頭葉（海馬を含む）の切除術を受けたことにより重度の前向性健忘症を呈した H. M. 氏の症例は，各脳構造と特定の記憶過程とを関連づけようとする研究を加速化させた（Scoville & Milner 1957）。

●**長期増強**　LTPは，記憶を説明する重要な理論的基礎の1つとなっている。ヒトの脳には約1000億個の神経細胞が存在する。学習や記憶に伴って新たなシナプスの形成やスパインの増大が生じるが，LTPはこの過程と密接に関連する。LTPの機序は多様だが，とりわけ海馬におけるグルタミン酸（Glu）と結合する N-メチル-D-アスパラギン酸（NMDA）受容体について最もよく研究されている。図2では，LTPが発生しているスパインAは脱分極しており，多量の Ca^{2+} イオンの細胞内への流入を許している。一方，スパインBは脱分極状態にないためNMDA受容体は Mg^{2+}

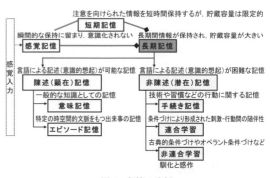

図1　記憶の分類

注）・ →は，より永続する長期記憶として情報が変換される過程（＝「固定化」consolidation）を示す。
・短期記憶は，概念上「ワーキングメモリー working memory」（心的操作が可能な短時間の記憶）に関連するといわれてきたが，研究者により両者の関係性に関する見解は異なる。

による閉塞を受け，Ca^{2+} は細胞内に流入できていない。またLTPは，シナプス前細胞における神経伝達物質の放出確率の上昇や後細胞における受容体の数および感受性の増加，さらに後細胞から前細胞の神経伝達物質の放出に働きかける逆行性メッセンジャーによる修飾も受ける。

●**長期増強と記憶** LTPのうち持続期間が最も短いものは「短期増強」と呼ばれる。より長いものは，持続期間に応じて順にLTP1，LTP2，LTP3と分類される。LTP2

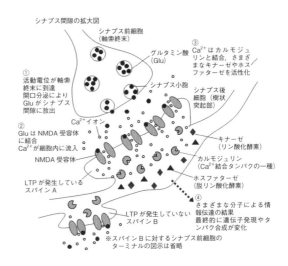

図2　長期増強の概略図（例：NMDA受容体）

は神経伝達物質や受容体の数の増加に，LTP3はタンパク合成や遺伝子発現の変化に影響を及ぼす。新たなシナプス形成やスパインの増大は，概して新しい遺伝子発現によって生じる。短期記憶は最も短いLTPと関連する一方，長期記憶は最も長いLTPと関連し，さまざまなシナプス間の新たな連絡形成によって表象されると考えられている。

●**記憶に関わる神経ネットワーク**　LTPは，海馬や扁桃体，嗅内野，前頭葉，頭頂葉，側頭葉，視覚野，前頭運動野などさまざまな領域で観測される。海馬は，対象物が特定の位置にあるときに特異的に反応するニューロン群（場所細胞）をもち，嗅内野とともにエピソード記憶に重要な役割を果たす。意味記憶は，情報の特性に応じて，側頭葉の内側部および外側部，ほかの皮質領域に散在して貯蔵される。一方，扁桃体は情動的に重要な記憶を強化する役割をもつ（例：恐怖条件づけ）。また，小脳は学習された感覚運動技術と，線条体は刺激と反応間の一貫した関係（随伴関係）と関連し，手続き記憶に関わる。さらに前頭前皮質が障害されると，経時的順序やワーキングメモリーに支障をきたすことがある。記憶の貯蔵には特定の脳領域が単独で働くわけではなく，広範な脳領域間で形成されるネットワークが関与すると考えられている。　　　　［袴田優子］

📖**さらに詳しく知るための文献**
［1］リチェン ルオ／柚﨑通介・岡部繁男訳（2017）『スタンフォード神経生物学』メディカル・サイエンス・インターナショナル.
［2］カンデル，E. R. ほか編／金澤一郎・宮下保司監修（2014）『カンデル神経科学』メディカル・サイエンス・インターナショナル.

睡眠の生物学的基礎

☞「生活習慣」p.14「健康日本21」p.22「ストレス反応」p.152「睡眠障害」p.318「睡眠とカウンセリング」p.492「睡眠に関する健康心理学的支援」p.530

　睡眠はただ横たわっている状態ではなく，さまざまな生理的変化や心理的体験を伴う複雑な生命現象である。生体防御，高次脳機能，学習や記憶などの身体・精神的機能と密接に関連しており，健康や安全に影響を及ぼしている。睡眠は，「人間や動物の内的な必要から発生する意識の一時的低下現象」と定義でき，「必ず覚醒可能なこと」という条件がつけられる（堀 2008）。ここでは睡眠ポリグラム（polysomnogram：PSG）にみられる正常なヒトの睡眠中の生命現象を概説する。

●脳波と睡眠ポリグラム　脳の活動を電気的にとらえたものが脳波である。脳波は周波数によって分類できる（β波：13 Hz 以上，α波：8～13 Hz，θ波：4～8 Hz，δ波：4 Hz 以下）。周波数の変化が覚醒水準と対応することから，睡眠状態を知るために脳波が活用されている。PSG は，脳波とともに筋電図（頤筋），眼電図の少なくとも3つの生体情報を睡眠中に同時に記録したものである（図1）。睡眠段階を判定する基準としてA. レヒトシャッフェンとA. ケイルズ（Rechtschaffen & Kales 1968）による国際的睡眠段階判定基準が知られている。この基準は，PSG を視察で20秒あるいは30秒の区間ごとに睡眠段階1, 2, 3, 4, レム睡眠の5つの睡眠段階で判定するものである。判定区間の50％以上をα波が占めていると「覚醒」と判定される。α波が区間の50％以下となり低振幅でさまざまな周波数の脳波と緩徐な眼球運動がみられると「睡眠段階1」，睡眠紡錘波やK複合波という特徴的な波形がみられると「睡眠段階2」，0.5～2.0 Hz で高振幅のδ波が区間の20％以上を占めると「睡眠段階3」，50％以上を占めると

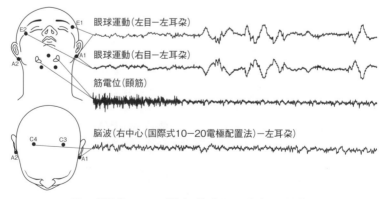

図1　睡眠ポリグラム（脳波，筋電図，眼電図）の電極位置
［Rechtschaffen & Kales（1968）を改変］

2. 生理学的メカニズム

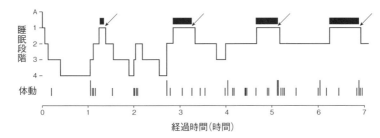

図2 睡眠経過図の一例 [Dement & Kleitman (1957) を改変]
縦軸のAは覚醒 (Awake) を示している。黒い四角いバーはレム睡眠, 矢印は各睡眠周期の終了時点 (次の睡眠周期の開始時点) である。体動の長い棒はからだ全体の動きを伴う大きな体動, 短い棒は小さな体動を示している。

「睡眠段階4」となる。数字が大きいほど睡眠状態が深いことを示している。深い睡眠状態を示す睡眠段階3と4はδ波（徐波）が特徴であることから，合わせて徐波睡眠と呼ばれる。「レム睡眠」は，脳波は睡眠段階1と類似していること，筋電位が最低レベルに低下していること，急速な眼球運動（rapid eye movement：REM）の出現を特徴として判定される。睡眠段階1から4は急速眼球運動がみられないためノンレム睡眠と呼ばれる。

●**睡眠経過と睡眠構造**　PSGから判定した睡眠段階の一晩の経過を図示したものが睡眠経過図（図2）である。ノンレム睡眠とその後に続くレム睡眠の終了までを睡眠周期と呼ぶ。睡眠周期は，約90〜120分の周期で朝までに4〜5回繰り返される。また，ノンレム睡眠の中でも深い睡眠である徐波睡眠は睡眠の前半に，睡眠段階2や長いレム睡眠は後半に多く出現する。睡眠時間や睡眠構造は加齢に伴って変化する（Roffwarg et al. 1966）。生まれてすぐは夜間に1回の睡眠（単相性睡眠）ではなく，1日に何度も睡眠を繰り返す（多相性睡眠）が，新生児期（生後1か月以内）には，1日の総睡眠時間は16時間にも及ぶ。その睡眠構造は動睡眠（成人のレム睡眠）が睡眠の50％を占めており，発達とともにその割合は減少して3〜5歳で成人と同様の約20％になる。成人では，一晩の睡眠に占める割合の目安は段階1が5％，段階2が50％，徐波睡眠が20％，レム睡眠が25％程度である。総睡眠時間は年齢とともに減少し，成人では7〜8時間，高齢者では6時間程度となる。一方，睡眠時間は質問紙調査では成人に比べて高齢者の方が長い。これは就床時間を反映しているためである。加齢に伴って中途覚醒時間は増加し，睡眠効率（就床時間に対する実質の睡眠時間の割合）は低下する。　　　［松浦倫子］

📖 **さらに詳しく知るための文献**
[1] 堀　忠雄編著（2008）『睡眠心理学』北大路書房.
[2] 日本睡眠学会編（2009）『睡眠学』朝倉書店.

ND# メタボリックシンドローム

☞「トランスセオレティカルモデル」p.32
「タイプDパーソナリティ」p.120「認知行動療法によるストレスへの介入」p.164「心疾患」p.284「肥満と糖尿病患者へのカウンセリング」p.496

　メタボリックシンドローム（metabolic syndrome：MetS）は内臓脂肪の蓄積を基盤に，糖代謝異常，脂質異常，血圧上昇を複数合併する疾患であり，その臨床的帰結は心血管病である．心筋梗塞・狭心症などの心疾患，脳卒中・脳梗塞などの脳血管障害は総死亡の30％を占め，糖尿病も含めそれらに共通の背景をなす動脈硬化を予防することが国民医療の重要な課題となった．飽食とストレスと高齢化の現代社会を反映する健康問題の代表として急速にその認識が広まってきた．

● **MetSの概念・診断基準・有病率**　複数のリスクファクターが集積し動脈硬化のリスクを高める病態は1960年代頃から知られるようになり，1980年代になってから，「X症候群」「死の四重奏」「内臓脂肪症候群」「インスリン抵抗性症候群」などと呼ばれていたが，世界保健機関（WHO, 1999年），アメリカ国民コレステロール教育プログラム（NCEP-ATP Ⅲ, 2002年），国際糖尿病連合（IDF, 2005年）の診断基準が発表され，「MetS」の概念と呼称が確立した．欧米の諸機関が2009年に発表した診断基準は疾患の基礎過程としてインスリン抵抗性を重視するが，日本では日本内科学会関連の合同委員会が2005年に内臓脂肪蓄積を重視する独自の診断基準を定めた（表1）．これら内外の診断基準が一致しないのは，病態の背後に単一の疾患すなわち病態生理学のメカニズムに統一見解がないためであり，今後の課題となっている（日本動脈硬化学会 2017）．

　2014年国民健康・栄養調査によれば，20歳以上で日本基準のMetSが強く疑われる者は，男性24.5％，女性10.3であり，40〜70歳では，予備群と考えられる者も含むとおよそ男性の半数，女性の2割である（厚生労働省 2016a）．

● **インスリン抵抗性・肥満の病態生理とMetSへの心理学的介入の可能性**　インスリン抵抗性とは膵臓から分泌されるインスリンの作用が低下し血糖の組織への取り込みが障害された状態であり，その結果血糖値が亢進して発症するのが2型糖尿病である．一方，MetSではインスリン抵抗性を呈するがインスリン分泌

表1　日本のメタボリックシンドロームの診断基準
　　　［メタボリックシンドローム診断基準検討委員会（2005）より作成］

内臓脂肪（腹腔内脂肪）蓄積：必須項目　ウエスト周囲長　男性 ≧ 85 cm　　　　　　　　　女性 ≧ 90 cm　（内臓脂肪面積　男女とも≧100 cm²に相当）	左に加え右のうち2項目以上	高トリグリセライド血症 ≧ 150 mg/dl　かつまたは　低HDLコレステロール血症 ＜ 40 mg/dl
● CTスキャン等で内臓脂肪量測定が望ましい． ● ウエスト周囲長は立位，軽呼吸時，臍レベルで測定 ● 高トリグリセライド血症，低HDLコレステロール血症，高血圧，糖尿病の薬剤治療を受けている場合は，それぞれの項目に含める．		収縮期血圧 ≧ 130 mmHg　かつまたは　拡張期血圧 ≧ 85 mmHg
		空腹時高血糖 ≧ 110 mg/dl

は逆に亢進するので，高インスリン血症が脂質代謝の異常，高血圧，血管内皮機能障害を介して血管の炎症と動脈硬化を促進する．過食，運動不足，肥満，加齢およびストレスなどの環境因子と関連が深く，これらが MetS の背景因子であることは内外の一致した見解である．

肥満は「脂肪組織に過剰に脂肪（中性脂肪）が蓄積した病態」と定義され，肥満度は体格指数（body mass index：BMI）で簡便に評価できる（BMI [kg/m^2] = 体重÷〔身長×身長〕）．日本肥満学会の基準では BMI = 22 を標準体重，25 以上の場合を肥満と定めている．1980 年代に入ってから，脂肪細胞が種々のホルモンや生理活性物質（レプチンなどのアディポサイトカイン）を分泌することが解明され，肥満による内臓脂肪蓄積が MetS の上流因子として最も重要な基盤となり，病態の中核であるインスリン抵抗性とレプチン抵抗性を含む脂肪毒性が惹起されるようになると考えられ，日本の診断基準では内臓脂肪蓄積が必須項目となっている．

一方，公衆衛生学的観点からすれば，肥満を重視することは特定検診および食事療法と運動療法からなる特定保健指導の医学的根拠となり，メリットが大きい．多理論統合モデルなどの応用行動理論やアクセプタンス＆コミットメント・セラピーが MetS の臨床に将来役立つ可能性がある．

● ストレスと MetS のリンクに基づく包括的ストレスマネジメント介入の将来性　心理社会的ストレスと MetS の関係についての実証研究は少ないが，MetS の背景機序については，交感神経副腎髄質系（sympathetic-adrenal-medullary axis：SAM）と視床下部-脳下垂体-副腎皮質系（hypothalamic-pituitary-adrenal axis：HPA）のストレスホルモン，動脈硬化早期の徴候すなわち血管炎症の指標となる高感度 C 反応性蛋白，インスリン抵抗性などと，広義のストレスとの関連性を示す研究は多い．特に，怒りと抑うつ，タイプ D パーソナリティの影響が注目され，それらをつなぐ因果モデルも提案されている．SAM と HPA 反応系はストレス反応に普遍的な 2 類型に対応し，進化医学的にはそれぞれ怒り・攻撃性および抑うつと親和性がある（Korte et al. 2005）．すなわち，MetS は 2 つのストレス適応様式が複合することで動脈硬化を進展させる病態といえる．

最新の分子生物学研究ではマインドフルネスストレス低減法が血管炎症に関わる遺伝子の発現を抑制し，HPA 系コルチゾールのストレス回復性とも相関すると報告されており（Kaliman et al. 2014），将来は，ストレスマネジメントも含む一層包括的な心理学的介入法が，MetS の新しい臨床を拓くかもしれない．　[田中豪一]

📖 さらに詳しく知るための文献
[1]　井村裕夫（2008）『進化医学からわかる肥満・糖尿病・寿命』岩波書店．
[2]　青山謙二郎・武藤　崇編著（2017）『心理学からみた食べる行動—基礎から臨床までを科学する』北大路書房．
[3]　井村裕夫編（2015）『医と人間』岩波新書．

心身症のメカニズム

☞「心身医療」p.48「心身症」p.310
「過敏性腸症候群」p.312

　心身症は，心と身体の相互作用を意味する心身相関の異常が基盤となって発症または増悪する疾患群の総称である。心身症者では，身体的・内科的な症状を有している。身体的な症状に対して，我々人間は痛みや不快感を感じる。この身体的な症状により痛みや不快感が沸き起こるという現象を詳しくみてみると，この痛みや不快感は我々の脳が唯一知覚するものである。痛みの感覚は，体性感覚と呼ばれており，主としてAδ繊維とC繊維により脊髄に伝達される。脊髄に伝達された信号は，脳の視床へと伝わり，その後，脳の各所への信号の投射が起こる。このとき，信号の一部は，情動と関連する脳部位へ投射されることによって，さまざまなネガティブな情動を形成することになる。また，体性感覚と関連する脳内情報処理過程の異常を基盤とした知覚過敏などが生じることによって，感覚および痛覚閾値が低下し，強度の低い刺激に対しても痛みを感じるようになる。心身症にはメカニズムとして，このような心身の悪循環がみられることが大きな特徴である。

●**心身症に関連する生物学的要因**　心身症における各種症状は脳機能異常と関連することで発現したり，増悪したりする。なお，心身症にはさまざまな種類の疾患があるため，疾患種によって脳機能異常を示す部位が異なる。しかしながら，ほとんどの心身症に共通した脳部位の機能異常が認められる部位もある。例えば，海馬，扁桃体，帯状皮質，視床下部などは，多くの心身症種において，共通または類似した機能異常が認められる。セロトニン伝達に関連する情報が書き込まれている遺伝子であるセロトニントランスポーターには，SS型，SL型，LL型の3種類があり，SS型の人はLL型の遺伝子をもつ人に比べて，不安や抑うつ症状が高い。ホルモンについては，心身症者では健常者に比べてストレスホルモンである副腎皮質刺激ホルモンや副腎皮質刺激ホルモン放出ホルモンが過剰に分泌する。また，ストレス負荷時にはこれらのレセプターや伝達物質を介して胸腺・骨髄・脾臓・リンパ節などの免疫系組織も影響を受ける。心身症者の自律神経系異常もよく知られている。自律神経・副腎髄質を介して，交感神経系の亢進が起こると，さまざまなストレス反応が起こる。自律神経系異常によるストレス反応の発現が慢性化すると，身体症状が顕在化することによって，頭痛，気管支喘息，消化性潰瘍などを発症する場合がある。つまり，自律神経系異常も，心身症の発症・増悪に深く関与する。

【**心身相関**】　過敏性腸症候群は，心と身体の相互作用のメカニズムが観察しやすいため，古くから詳しく研究されている。それら多くの過敏性腸症候群の研究は，ほかの多くの心身症にも共通してみられる心身相関の具体的メカニズムの解

明に寄与してきた。そのため，過敏性腸症候群は，現在では心身症のモデル病態と呼ばれている。過敏性症候群の病態生理学的な特徴は，消化管運動機能異常，内臓知覚過敏，心理的異常の3点である。消化管運動機能異常は，下痢型の過敏性腸症候群などに特に顕著にみられる異常である。内臓知覚過敏は，健常者に比べて過敏性腸症候群患者の内臓刺激に対する閾値が低い状態を意味する。心理的異常は，主として高抑うつ感と高不安に特徴づけられる。過敏性症候群にみられる消化管運動異常により発生する信号は，脊髄に入力することにより，脊髄-視床路を上行し視床にまで到達すると，視床から帯状皮質への投射により，ネガティブな情動を形成するに至る（Tayama et al. 2007）。逆に，抑うつ感や不安感などのストレス反応は，視床下部-下垂体-副腎皮質系を介して消化管運動を亢進させる。過敏性腸症候群には，このような脳-腸の悪循環のメカニズムがある。心身症の病態と心身相関のメカニズムは，消化器系以外にも循環器系，呼吸器系，消化器系，神経系，泌尿器系など，あらゆる領域に現れる。

●**心身症に関連する心理・行動・社会的要因**　心身症の発症あるいは増悪要因として最もよく知られているパーソナリティ要因が，アレキシサイミアである。アレキシサイミアとは，自分の感情や感じていることを客観的に判断したり，感じていることを表現したりすることが苦手で，自分に関連したことをイメージすることが不得意な性格傾向である。感情的な負荷やストレッサーを上手に処理できないため，ストレスが過剰に蓄積され，身体症状として現れる。アレキシサイミア以外に心身症と関連があることが知られているパーソナリティとしては，心身症種によりさまざまであるが，例えば，本態性高血圧とタイプA行動パターン（Munakata 1999），過敏性腸症候群と神経症傾向（Tayama et al. 2012），摂食障害と完璧主義（Tanaka et al. 2015）などとの関連が明らかになっている。幼少期の経験のうち，特に親子関係で生じた葛藤や問題も心身症発症のリスク要因になることが知られている。例えば，幼少期の被虐待経験は，思春期以降の心身症の発症リスクを高める。逆に，過保護な親の養育スタイルも心身両面の脆弱性を高める。また，心身症者の行動面では，アサーティブネスの低さが，心身症の症状と関連することも知られている。つまり，心身症の者では自分の言いたいことを相手に伝えられないというノンアサーティブな振る舞いが高率で発生する。その他，心身症者には，高率でネガティブな気分・感情を保有する者が多い。例えば，摂食障害患者では，自己醜形懸念をいただく者の割合が高い。このような心身症者における過度のネガティブな気分・感情の生起は，結果として心身症者の身体症状を増悪させる。　［田山　淳］

📖 **さらに詳しく知るための文献**
[1] 福土　審（2007）『内臓感覚―脳と腸の不思議な関係』NHKブックス．
[2] 芦原　睦（2010）『心身医学おもしろレクチャー―心身医学と臨床心理学の接点（改訂版）』チーム医療．

発達・加齢

☞「生涯発達」p.16「中枢神経系」p.60「認知機能（記憶）の生物学的基礎」p.66「知能のアセスメント」p.274

　「発達」と「加齢」という概念は，能力の向上と衰退という点で区別されてきた。しかし，近年，「生涯発達」という新たな視点の導入により，これらの概念は統合され，人間の発達は乳児期（生後～約1歳半），幼児期（～約5歳），学童期（～約12歳），青年期（～約25歳）に限らず，成人期（～約60歳），老年期（約60歳～）まで延長して考えられるようになった。また，加齢も単なる能力の衰退ではなく，発達と同様に能力の向上が認められる側面が見出されてきたことから，生涯発達をさまざまなレベルでとらえる必要性が示された。その範囲は多岐にわたり，脳の神経ネットワークをはじめとして，それに規定される認知（感覚）・運動機能，さらには脳を含めた生体の生理的変化，また体型などの身体的変化などが含まれる。

　また，生涯発達を理解する際は，各レベルでの理解と合わせて，これらを統合的に理解することが重要であり，これらの知見をいかに心の健康維持と増進につなげられるかが健康心理学における課題となっている。

●神経ネットワーク　胎児の脳には約1000億のニューロンがあるといわれている。しかし，この段階では神経ネットワークが十分に形成されていないため，脳機能は未熟なままである。胎児期末期から，ニューロンは盛んに周囲に軸索を伸ばし始め，多数のシナプスを形成する。これにより，人間は情報の伝達と処理という知的機能を発揮するようになる。ニューロンが神経ネットワークを形成する過程でグリア細胞もその数を増やし，オリゴデンドロサイトと呼ばれるグリア細胞の増加は，ニューロンの軸索に髄鞘を形成する髄鞘化に役割を果たす。髄鞘化は，神経ネットワークにおける情報伝達をよりスムーズにする。聴覚経路では1歳前後に髄鞘化が完成し，脳全体で完成するのは10歳頃といわれている。神経ネットワークは，その後は環境刺激の影響を受けて変化し，脳機能もこれに応じて変化する。ニューロンは加齢に伴い減少するが，脳機能はそれに伴い衰退するわけではない。例えば，経験に伴い向上する結晶性知能が老年期でも比較的維持されていることは，ニューロン数の減少が，そのまま脳機能の衰退にすぐにつながるわけではないことを支持している。それは，胎児の脳のニューロンの数が脳機能を一義的に示していないことと同様で，神経ネットワークの形成のレベルが脳機能の衰退と関係しているためである。また，髄鞘化が情報処理の様態をスムーズにするように，アセチルコリンやドパミンなどの神経伝達物質も情報処理に密接に関わる。これらの物質が加齢とともに，または特定の病因により減少して，アルツハイマー型認知症やパーキンソン病など，老年期で比較的多い精神神

経疾患の発症に関与する。
●**認知（感覚）・運動機能**　乳児期における身体の成長は急速で，特に脳の成熟とともに認知（感覚）・運動機能にも目覚ましい変化がみられる。乳児期では，視覚は奥行き知覚や恒常性などを示し，運動機能は，それまで反射優位であった運動が消失して新たな行動パターンの学習がみられるようになる。幼児期では，今，自分がいる場所とは異なる場所の認識，過去や未来を考慮した思考が始まり，分類能力も発達して論理的判断もみられるようになる。特に言語の発達が目覚ましく，これによって周囲の人とのコミュニケーションが可能になる。運動機能では歩行が確立し，走ったりスキップしたりと複雑な運動も可能になる。学童期では，直接知覚できない特性も認知可能になってくる。そして，論理的思考については，知覚的判断から論理的判断に，自己の視点を中心に据えた自己中心性の思考から他人の視点を考慮した脱自己中心性の思考へとさまざまな変化がみられる。運動機能については，筋肉の発達により多くの基本的運動技能を発達させる。青年期では，認知の発達はそれまでとは異なり，可能性の世界に生き，いろいろな事柄に対しても論理的判断が可能になる。また，適切に情報処理できるようになり，自分で物事を理解して書物によっても世界を広げることができるようになる。成人期では青年期で達した認知機能，運動機能が維持されるが，老年期ではある種の認知機能は衰退する。その1つが流動性知能であり，これには新しい場面への適応に必要な能力，具体的には，計算力，暗記力，思考力，集中力などが含まれる。一方，経験によって培われた結晶性知能は衰えず，維持または向上する。ウェクスラー成人知能検査（WAIS）で測定される言語性知能も動作性知能に比べて衰退が緩やかであるとの報告もある。これは神経ネットワークが，その特性に応じて加齢の影響を受ける部分とそうでない部分があることを示唆している。老年期の運動機能は，筋肉の衰えとともに一般に低下する。
●**生理的変化**　身体の発達をリンパ型，神経型，生殖型に分類して，その違いを記述すると，扁桃腺やリンパ腺，腸の分泌腺などのリンパ型の生理機能は学童期後半にかけて急成長するが，その後は衰退する。神経型は先述のとおり，学童期後半にはその機能は完成して成人期まで維持される。生殖に関係した器官（生殖型）の生理機能は青年期に急速に発達をみせる。
●**身体的変化**　骨格や筋肉，内臓器官，身長，体重といった身体的特徴は，1～2歳の第1発育急進期と14歳前後の第2発育急進期の2度にわたって著しく変化する。

［髙瀬堅吉］

📖 **さらに詳しく知るための文献**
［1］　平山　諭・保野孝弘編著（2003）『脳科学からみた機能の発達』ミネルヴァ書房．
［2］　永江誠司（2004）『脳と発達の心理学――脳を育み心を育てる』ブレーン出版．

風邪の症状と抑うつの症状

　免疫系活動の項目の内容と関連するが，風邪をひいたときなど，生体に抗原が侵入すると，それを察知したマクロファージやNK細胞は瞬時に活性化し，この抗原を攻撃し，それと同時にIL-1，IL-6，TNF-αなどの炎症性のサイトカインを分泌する。サイトカインは免疫系の伝達を担う微量の蛋白質であり，迷走神経系などを介して，脳に信号を伝達し，発熱を誘導することが知られている。これが風邪をひいたときに熱が高くなる現象の理由である。

　発熱は免疫防御において重要な役割を果たす。体温上昇は細菌増殖を遅め，細菌保護膜の形成を防ぎ，体の酵素による抗細菌機能を促進させ，リンパ球の増殖率を増やす。しかしながら，発熱の維持には大きなエネルギーが必要であり，そのため炎症性サイトカインは，発熱と同時に，エネルギーを節約するための一連の行動的な反応を引き起こす。社会的活動性の低下，疲労感，睡眠，食欲の減退，性欲の減退などであり，これらは我々が風邪をひいたときに体験する症状である。これらの症状は sickness behavior（日本語では疾病行動などと訳される）と呼ばれ，免疫防御における適応的な反応だと考えられている（Maier & Watkins 1998）。

　2000年以降の研究では，この sickness behavior と抑うつの症状が類似していることに注目が集まっている。ある種の臨床的な抑うつは，免疫機能の異常が発症の原因になっているかもしれないといわれている。例えば，インターフェロンによるサイトカイン療法をしているがん患者では大うつ病が多くみられることが報告されている。また，身体疾患を有している人では抑うつの割合が多いが，これは身体疾患に起因する炎症状態（つまり，炎症性サイトカインが高い状態）が関与している可能性も考えられる。メタボリックシンドロームや肥満は炎症との関連が深いが，同時にうつの発症リスクが高いことも報告されている。sickness behavior から始まり，現在では，炎症がうつの1つの原因となっているという考え方が受け入れられつつある。健康心理学では，健康な人のみならず，病院で治療中の患者や高齢者を対象にすることが多い。健康心理学を学んでいる人は，抑うつ症状を有する人をみた際に，このような生理学的・医学的背景についても知識をもって，積極的に注意を払っていかなければならない。また，さらに一歩進んで，慢性的な炎症に及ぼす心理社会的な背景要因（例えば，ストレス，食事，運動など）を明らかにすれば，それが1つの健康心理学的な介入のポイントになる可能性も考えられる。

［井澤修平・岡村尚昌］

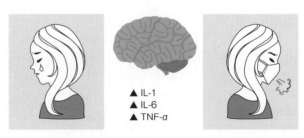

図1　風邪／抑うつ症状の発見に炎症性サイトカインが関わっている

第 3 章

パーソナリティ

［編集担当：鈴木 平・大木桃代］

　健康心理学は，個人および集団の心身両面の健康の維持・増進を目指す学問領域である。したがって，望ましくない健康行動を取っている人々に対して，健康的な行動を獲得できるよう，行動変容のための健康教育や健康心理カウンセリングが行われる。

　しかし，すべての人に同一のアプローチが効果的であるとは限らない。なぜなら，我々の行動には，個人のパーソナリティが大きく影響しており，同じ出来事や介入であっても，それに対する認知やモチベーションが異なるためである。したがって行動変容のみならず，健康心理学における多くのトピックを考えるうえで，パーソナリティの概念を熟知することは重要であるといえる。

　本章では，健康心理学に関係するパーソナリティや，パーソナリティに関わる感情・情緒，さらに身体疾患と関連する行動パターンを紹介する。いずれもポジティブ・ネガティブ両面から健康に影響するトピックを取り上げ，健康とパーソナリティの関連性を概説する。

［大木桃代］

パーソナリティ

☞「ポジティブ心理学」p.30「パーソナリティと健康」p.80「パーソナリティのアセスメントの種類と活用」p.100「ウェルビーイング」p.156「パーソナリティのアセスメント」p.270

　パーソナリティとは，人格や性格と訳される言葉であるが，性格が人以外の特徴も意味することや人格に価値判断的な意味が含まれることから，パーソナリティとしてカタカナで用いられることが一般的となった（渡邊 2013）。パーソナリティと類似した概念にキャラクターがあるが，キャラクターは価値判断された個人の特徴を意味する。G. W. オールポート（Allport）は「キャラクターは評価されたパーソナリティであり，パーソナリティは評価をぬきにしたキャラクターである」（Allport 1937：52）と述べ，両者を明確に区別している。また，気質も個人の特性の違いを示す概念であるが，パーソナリティが生得的なものと後天的なものを区別していない一方で，気質は遺伝的，生物的な特性といった生得的な特性を限定的に指すために用いられる傾向がある（渡邊 2013）。このように，パーソナリティについてはさまざまな研究の立場や定義があり，それらは細かい点で異なるため決定的な定義はないのが現状である。しかしながら，さまざまな研究とそこで用いられている定義において共通する要素を取り上げた「（パーソナリティとは）個人の感情，思考，行動における一貫した特有のパターンを生む心理的特徴」（Cervone & Pervin 2015）という定義が一般的に知られている。パーソナリティは主観的ウェルビーイングや健康と関連することが多くの研究から示されており，H. S. フリードマンと M. L. カーン（Friedman & Kern 2014）は，図1のようにそれらの関係をまとめている。このように健康と関連するパーソナリティは，その理論的枠組みとして類型論と特性論という2つが広く知られている。

●**類型論**　類型論では，パーソナリティを典型的な特徴をもつプロトタイプ（類型）を想定し，どの類型に最も近しいかという点からパーソナリティをとらえる。代表的なものに，E. クレッチマー（Kretschmer）や W. H. シェルドン（Sheldon）による体型に基づいたパーソナリティの類型論がある。類型論は，多様なパーソナリティを類型という限られた種類に分類し理解することで，全体像を容

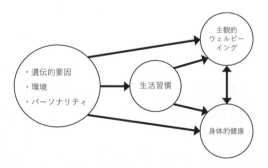

図1　パーソナリティと主観的ウェルビーイングと身体的健康の関連［Friedman & Kern (2014) をもとに作成］

易に把握できるという点で有用だとされる。その一方で，多様なパーソナリティを類型という限られた枠組みではとらえきることができないといった批判がある。

●**特性論** 類型論を批判する形で登場した特性論は，パーソナリティをさまざまな特性の集合体としてとらえる。特性とは，時間や空間を越えて比較的安定した個人の行動傾向を指す。オールポート（Allport 1937）は特性には共通特性と個人特性の2つがあると考え，共通特性は名のとおり，程度の差はあるももの，多くの人に共通してみられる特性（例：活発）で，個人特性はその個人のみが有する特異的な特性と位置づけた。そして，さまざまな共通特性の程度の違いを個人ごとに比較することで，各個人のパーソナリティを特徴づけることができるとした。特性論では，パーソナリティ特性を時間や空間（状況）を越えた比較的一貫性のある行動傾向としてとらえているが，この状況を通じての一貫性に対し，W. ミッシェル（Mischel 1968）は厳しい批判を行った。ミッシェルの主張は，特性論が想定するほどパーソナリティと関連する行動は状況を越えて一貫していないというものであり，パーソナリティ概念自体への疑問を投げかけた。この批判から，状況要因の方がパーソナリティ要因よりも人の行動の決定づけるという状況論が台頭し，パーソナリティ概念に対して「人か状況か論争」と呼ばれる大きな研究論争が繰り広げられた。この論争の結果として，ビッグファイブとして知られる5因子モデルや特性と状況の双方向的な相互作用を想定した新相互作用論が提案されている（若林 2009）。

●**キャラクター・ストレングス** 近年，ポジティブ心理学の動向を受けて，国や文化を超えて普遍的で包括的な人間がもつポジティブなパーソナリティ特性として，キャラクター・ストレングスが提唱されている（Peterson & Seligman 2004）。これは，ヒューマン・ストレングスや美徳（virtue）などの言葉で表現される人間の優れた機能，能力といった個人の強みとしてのパーソナリティ特性を指す（大竹 2013）。この人間の強みを測定するツールとして，C. ピーターソンとM. E. P. セリグマン（Peterson & Seligman 2004）は Value In Action（VIA）を開発しており，VIAを用いて6つの領域と各領域に分類された24の特性を測定することができる。キャラクター・ストレングスは，特性によってはトレードオフの関係にあるもの（同一人物内では同時に発揮されにくい特性が存在すること）が指摘されており，概念や測定法などに検討課題は多いが，ウェルビーイングや健康との関連から，発達過程の解明や介入などの応用的研究への展開が期待されている。

［小林正法・大竹恵子］

📖 さらに詳しく知るための文献

[1] 二宮克美ほか編（2013）『パーソナリティ心理学ハンドブック』福村出版.
[2] 若林明雄（2009）『パーソナリティとは何か―その概念と理論』培風館.

パーソナリティと健康

☞「健康行動」p.12「レジリエンス」p.92「アレキシサイミア」p.94「タイプCパーソナリティ」p.114「オプティミズム」p.116「タイプA行動パターン」p.118「タイプDパーソナリティ」p.120

　疾病のリスクファクターには，生物学的要因や物理的・環境的要因などがあげられるが，その他にも心理社会的要因が含まれる。中でも，パーソナリティの心身の健康に及ぼす影響について，健康心理学の分野で数多くの研究が進められている。

●**疾病誘発パーソナリティ**　疾病誘発パーソナリティの１つに，タイプA行動パターンがある。冠動脈性心疾患（coronary heart disease：CHD）に罹患しやすい者に特徴的な行動的・性格的特徴として，M. フリードマンとR. H. ローゼンマン（Friedman & Rosenman 1974）によって報告された。その特徴は，攻撃・敵意，時間切迫・焦燥性，精力的活動・達成努力，競争性がいずれも高いことと説明された。その後，怒り・敵意・攻撃性が最も高い予測因子であるとの報告が増えた。さらに，近年では心疾患の発症要因として新たにタイプDパーソナリティが注目されるようになった。ネガティブ感情と社会的抑制の２つの要因から構成され，両者がともに高い傾向であるdistressed（抑うつ，悲観的，不安，社会的不安と社会的孤独を伴った状態）からタイプDと命名され（Denollet et al. 1995），心疾患との関連が報告されてきている。

　L. テモショックとH. ドレイア（Temoshok & Dreher 1992）は，がん患者の多くに共通する特徴を，がん（canser）の頭文字からタイプCパーソナリティと名づけた。その特徴とは，①怒りを表出せず，怒りの感情に気づかない，②不安，おそれ，悲しみやその経験も表出しない，③対人関係において忍耐強く，控えめ・協力的で譲歩をいとわず，権威に対して従順である，④他人の要求を満たそうと極端に自己犠牲的になる，の４つである。例えば，タイプCの特徴を有する患者は防御機能が弱く，腫瘍の進行が早く予後は比較的悪いなどの報告はあるものの，タイプCががんのリスクファクターであることを裏づける研究は少ないことが指摘されている。アレキシサイミアは，古典的心身症患者に共通して認められる心理的特徴として提唱された概念（Sifneos 1973）である。情動体験を言語などの象徴化機能を通じて表現できず，自律神経経路を通じて即時的に表現するために，心身症，身体症状につながると考えられ，メカニズムの解明を試みる研究がなされている（鹿野 2016）。

●**健康を促進するパーソナリティ**　一方，健康を促進するパーソナリティとして注目されているものの１つにレジリエンスがある。定義は研究者によってさまざまであるが，ストレスフルな状況にあっても精神的健康を維持・回復できるという点は共通している。類似の概念にハーディネスがある。ハーディネスとは，

ストレス下で健康を維持しうる点ではレジリエンスと共通するが，コントロール可能感や物事に積極的に関与しようとする姿勢，チャレンジを好むという特徴があると説明されている（Kobasa 1979）。したがって，ハーディネスは不快な出来事をストレッサーと認知せずに取り組む強さ，そして，レジリエンスはストレスによる苦痛から立ち直る強さを表す，という違いがあると考えられる。

　楽観性とはポジティブな結果を期待する傾向（Scheier & Carver 1985）と定義され，精神的・身体的健康との関係が指摘されている。楽観性が高いとストレスフルな状況で適切なコーピング方略を選択しやすく，結果として健康につながると考えられる。

　統制の所在（locus of control）とは J. B. ロッター（Rotter 1966）が提案した概念である。HLC（health locus of control）とは，健康や病気に限定した個人の統制の所在を示すもので，個人の健康問題の解決が，自らの努力に依存すると考える内的統制傾向の強い者と，薬や医師，運など外在するものに依存すると考える外的統制傾向の強い者に区別される。内的統制傾向の強い者ほど予防的な健康行動を実行しやすいことが数多く報告されている。同様に，健康行動に影響を及ぼすものとして，首尾一貫感覚（sense of coherence : SOC）があげられる。SOC は自身の状況に対する有意味感・把握可能感・対処可能感からなり（Antonovsky 1979），健康を生成するとの研究がある。

●**パーソナリティと身体疾患・健康の関連モデル**　パーソナリティがどのように疾患に関連するのかについて，J. スルスと J. D. リッテンハウス（Suls & Rittenhouse 1990）は３つのモデルを用いて説明した。①過剰反応モデル：特定のパーソナリティの者はストレスフルな状況に対して必要以上にネガティブな認知的評価をするため，過剰な生理的反応が示される。②生得的な素因モデル：パーソナリティも身体疾患も生まれつきの虚弱や異常の表出にすぎない。③危険行動の促進因子としてのパーソナリティモデル：特定のパーソナリティの者は危険な状況になると，病気になりやすくなるような危険行動をとる，というモデルである。これらのモデルを示しながら，いずれも相互に背反するものではなく，相互に影響関係が予測されるべきだと述べている。健康を促進するパーソナリティについても同様に，ストレスの認知的評価や対処，健康行動の促進を介して生理的反応に影響を及ぼすと考えられるが，質の高いエビデンスをさらに蓄積する必要がある。

[城　佳子]

📖 **さらに詳しく知るための文献**
[1]　フリードマン，H. S. 編著／手嶋秀毅・宮田正和監訳（1997）『性格と病気』創元社.
[2]　テモショック，L.・ドレイア，H.／岩坂 彰・本郷豊子訳（1997）『がん性格―タイプ C 症候群』創元社.
[3]　辻　一郎（2010）『病気になりやすい「性格」―5 万人調査からの報告』朝日新聞出版.

自己概念

☞「レジリエンス」p.92「ストレス素因モデル」p.130「ストレス耐性」p.150「自己注目・自己意識」p.346「カウンセリングとは」p.446「来談者中心療法」p.448

　自己概念とは，比較的強固で包括的・永続的な自分自身に関する認知や信念を表すものである。W. ジェームズ（James 1892）は，自分によって経験されたり意識されたりする自分自身のことを指す自己（self）が，英語の主格である「I（= self as knower）」に該当する「主体としての自己（主我）」と，目的格である「me（= self as known）」に該当する「客体としての自己（客我）」に分けられるという，自己の二重性を提唱した。前者は自分のことをとらえる自分，後者は自分によってとらえられている自分のことを表しているが，自己概念は後者に相当するものである。両者は概念的には異なるものの，主我のはたらきには客我が反映されていると考えられるため，実際には明確に区別することは難しいようである。

●**自己概念の諸側面**　ジェームズは，自己概念を①身体，衣服，家族，財産などに関する物質的自己（例：私は背が高い），②他者によって抱かれた自分に対するイメージの認識に関する社会的自己（例：私は仲のよい友人たちから勉強ができると評価されている），③本人の意識状態や性格，価値観などに関する精神的自己（例：私は怒りっぽい），という3つの構成要素に分類している。そして，①のうち身体に関する自己を最下層，①のうち身体以外に関する自己および②を中間層，③を頂点とする階層構造を仮定した。一方，自己概念と類似したものに自尊感情がある。これらの区別ははっきりしていない部分もあるが，包括的な概念である前者から評価的側面のみを取り出したものを後者ととらえる立場がある一方，前者は自己記述，後者は自己評価という観点から両者を区別している立場もある。しかしながら，実際にはほとんど区別されずに用いられてしまっているようである。

●**自己概念と経験の不一致**　C. R. ロジャーズ（Rogers 1951a）は，自己概念と経験の不一致がクライエントの不適応を生み出すものと考え，クライエント自身の自己概念と実際に経験していることの不一致をカウンセリングによって低減させていくことを目指した来談者中心療法を開発した。来談者中心療法では，①自己一致，②無条件の肯定的関心，③共感的理解という，セラピストが特に重視すべき3つの基本的態度があげられている。①は，セラピスト自身の自己概念と経験が一致しており，クライエントに対して防衛的な態度を取らずにありのままでいることを表している。②は，クライエントの感情や体験などを，セラピストが否定や肯定などの評価をせずにありのまま受け入れることを表している。③は，セラピストがクライエントの感情や体験などをあたかも自分自身が同じよう

に経験したかのように，客観的に返していくことを表している．また，セラピストはクライエントに具体的な指示を与えないことも，この方法の特徴である．これらの背景には，人間にはもともと自己成長力があるという人間観があり，自己概念と経験の不一致が生じているために阻害されているクライエントの自己成長力をカウンセリングによって最大限引き出すことで，適応につながっていくと考えられている．

●**自己概念の複雑性と健康**　自己複雑性とは，自己をさまざまな次元からとらえる程度のことであり，(1) 自己概念が多側面に分化されているかどうかと，(2) それらがそれぞれはっきり区別されているかどうかで規定される．例えば，「私は○○大学の学生である」「私はアルバイト先のバイトリーダーである」「私は△△サークルの会計係である」「私は□□家の次男である」などのように，自己概念が複数の側面に分化されていることと，「私はアルバイト先やサークルではしっかりしているが，家ではだらしない」などのように，側面ごとに自己概念が異なっていることの組み合わせによって，自己複雑性の高さが表されている．

　P. W. リンヴィル（Linville 1985）による自己複雑性モデルでは，自己複雑性とストレスフルな出来事の経験による感情反応の振れ幅の大きさとの関連が検討されており，自己複雑性の高い人は低い人に比べて，ストレスフルな出来事を経験した場合に感情反応の振れ幅が小さいことなどが示されている．また，自己複雑性モデルを心身の健康状態の予測にあてはめたリンヴィル（Linville 1987）の自己複雑性緩衝仮説によると，ストレスフルな出来事の経験が健康に及ぼす悪影響を自己複雑性が緩和することが示唆されている．具体的には，自己複雑性の高い人は低い人に比べて，ストレスフルな出来事を経験しても抑うつに陥りにくく，身体的症状の訴えも少なく，疾病にもかかりにくいことなどが示されている．これらのメカニズムとして，自己複雑性の高い人は自己概念の側面が分化されているために，ストレスフルな出来事を経験しても，その出来事から影響される自己概念の側面が相対的に少なく，ほかの側面への波及が少ないためであると考えられている．

　なお，自己概念には肯定的側面と否定的側面があることを鑑み，自己複雑性を肯定的自己複雑性と否定的自己複雑性に分けてとらえる立場もある（Woolfolk et al. 1995）．そして，肯定的自己複雑性は抑うつと負の関連，否定的自己複雑性は抑うつと正の関連が示されている（佐藤 1999）．　　　　　　　［友野隆成］

さらに詳しく知るための文献
[1] 榎本博明（2009）『「自己」の心理学―自分探しへの誘い』サイエンス社．
[2] 佐治守夫・飯長喜一郎編（2011）『ロジャーズ クライエント中心療法―カウンセリングの核心を学ぶ（新版）』有斐閣．

アイデンティティ

☞「生涯発達」p.16「自己概念」p.82「自己受容」p.86「青年期のストレス評価」p.174

　人の生涯発達においては，各発達段階において経験していた方が望ましいとされる発達課題があるとされる。E. H. エリクソン（Erikson 1950）は，漸成発達理論における青年期の心理-社会的危機として，「同一性 対 混乱」をあげた。この「（自我）同一性」すなわちアイデンティティとは，「自分とは何か，どのような社会で，何者として生きていくか」に対する答えであり，自己に対する自信や主体性を示している。青年期は，それまでの社会や親（家族），学校や教師などから取り入れてきた自己のあり方と，これから生きていきたい自分のあり方を再構成し，統合していく発達過程にある。それにより「自分らしさ，私らしさ」を形成していくことが自我同一性の確立である。J.-J. ルソー（Rousseau 1762）は「私たちは二度生まれる，はじめは存在するために，そして次は生きるために」と説いていることからも，青年期は社会で自立的に生きていくために自己確立を求めていく時期である。しかし，こうしたアイデンティティ（自我同一性）の確立は決して容易な心理的過程であるとは限らない。それは，それ以前の幼児期や児童期（学童期）では決められず，青年期以降の成人期（中年期）以降になってからでは簡単にはやり直せないことであり，青年期に決めなければならないことが集中していることが要因であろう。そのため，自分らしさの追究においては時に迷いや葛藤が生じ，自己概念が「混乱」に陥ることもある。また，そのような迷いや葛藤から逃れるために，社会的に否定的な方向へアイデンティティを見出してしまう可能性もある。このように青年期の発達課題は，自我同一性の確立または混乱という心理-社会的危機を経験することにある。

●**アイデンティティ・ステイタス**　このアイデンティティ確立に伴う心理的過程について，J. E. マーシャ（Marcia 1966）は「危機と傾倒」の2つ視点から4つの類型を明らかにしている。「危機」とはアイデンティティの確立のために迷いや葛藤を経験したこと，「傾倒」とは自分らしさや自信を見出したことを示している。

　まず，①「アイデンティティ達成」である。このタイプは，青年期まで取り入れてきた自分のあり方を見直し，悩みや葛藤を経験し（危機あり），自分らしさを見出して行動している（傾倒あり）状態にある。次に，②「モラトリアム」である。このタイプは，これまでの自分のあり方を見直している過程にあり（危機中），まだ自分自身の解決には至っていない段階にとどまっている状態にある（傾倒中）。モラトリアムとは本来，経済学用語であり支払い猶予期間の意味であるが，社会的責任の猶予期間というアイデンティティ確立の様相を表す語彙として用いられている。そして，③「早期完了」である。このタイプは一見すればア

イデンティティが確立しているようにみえるが，実際には幼児期，児童期までのあり方を補強しているだけであり，親や教師などから無批判的に取り入れた自己の状態である（危機なし）。一見すれば適応的であるが（傾倒あり），迷いや葛藤を経験していないため実際は見せかけの自信の場合がある。最後に，④「アイデンティティ拡散」である。このタイプには，危機も経験していなく傾倒もないため，自分が何者であるか想像もできない状態にあるタイプと，危機は経験したが傾倒はしていないため，すべてのことが可能なままにある状態のタイプに分けられている。

●**アイデンティティの現代的特徴**　このように，青年期はそれ以前の発達段階において取り入れてきた自分のあり方とこれからの自分，そして社会から期待（要請）される自分のあり方を再構成し，統合していく過程である。そのため，悩みや葛藤を伴う「疾風怒濤」の時期であり，それは多彩な様相を呈するものである。

しかし，アイデンティティを意識せず自己のあり方を決めていないという状態で，むしろ「平穏無事」に青年期を過ごすタイプも存在する。社会における自分の生き方を決めていないというあり方が現代社会の特性とあまり食い違っていないことによるものとも思われる。一方で，現代では人の一生涯が長寿化し，多様化しているという社会的特徴もあり，青年期という時期だけでアイデンティティを確立することが難しいということも看過できない。大野（2010）によればアイデンティティが自他ともに認める自信だとすると，実際には社会に出てから3～5年はかかると指摘しており，本来の意味でアイデンティティが確立されるのは成人期に入ってからである（塚原 2013）。

また，こうした生涯発達の連続性において，青年期だけでなく成人期においても心理-社会的危機を経験することがある。岡本（2002）はこうした成人期危機の様相について，「自分らしい生き方（働き方）の模索と積極的関与」の視点から，自分の能力について内省し，納得できる方向性を見出して打ち込む「活路獲得型」，これまでの働き方や生き方に固執して，新たな自己探求が進まない「模索探求型」，自分の働き方や生き方に不全感を感じて，納得できる方向を探求している「現状維持型」，自分の生き方について主体的に考え，方向性を見出していく姿勢に乏しい「漂流型」の4類型に分類している。特に，多様化する昨今の社会では，青年期に一度獲得したアイデンティティだけでは対応できないこともあり（塚原 2017），その確立過程は人生の節目や転機の様相を表すものでもあろう。このように，アイデンティティは青年期から成人期以降にも続き人間発達に通底し，人の生涯発達を支える心理的過程であるといえよう。　　　［塚原拓馬］

◻ **さらに詳しく知るための文献**
[1] Erikson, E. H.（1950）*Child and society*, W. W. Norton.（仁科弥生訳（1977，1980）『幼児期と社会』1・2，みすず書房．）

自己受容

☞「自己概念」p.82「アイデンティティ」p.84「思春期・青年期の健康教育」p.190「成人期の健康教育」p.192「来談者中心療法」p.448

　自己受容は自分についての熟考した結果として，自分自身に納得していることである。自分に納得できない状態，すなわち葛藤や迷いを抱えている状態では些細なことで不全感が高まり，心が乱れやすくなる。したがって，心の健康維持を目指すうえで自己受容の達成や維持は重要な変数の1つであり，成熟したパーソナリティの1つの指標とも考えられている（Allport 1961）。

●**定義**　自己受容には多くの考察があり，定義も研究者が研究の目的に応じて細部を設定することが多い。ただし，最も包括的と思われる心理学的定義としては「（自分自身の）好ましい面も好ましくない面も含めて受け入れること」（飯長 2012）があげられるだろう。これは単に自分に好意的になることや自己愛的に自分に酔いしれること，強迫的に理想自己（概念）を追求すること，などとは異なる。自分自身の現実（経験）をあるがままに受け止める自己理解に自己承認や自己信頼が伴うことがこの概念の要点といえる。

●**考察の歴史**　現実自己を理解する過程では自分自身の残念な側面にも直面することになる。したがって，自覚に伴う心の痛みの受容もその概念には含まれていると考えられる。実際，自己受容は心の痛みに悩む人への心理臨床的な支援の文脈で深く考察されてきた。C. R. ロジャーズ（Rogers 1951b）の考察はその代表的な1つである。ロジャースは現実自己と理想自己のギャップを軽減するというカウンセリング理論に基づいて，自己受容を①自分を非難せず，価値ある尊敬に値する存在とみること，②他者の態度や願望を基準に自分をみないこと，③自分自身の感情や動機，経験をあるがままにみること，としている。これは自分と向き合う際の態度や構えとも考えることができる。すなわち自己受容とは，自分に納得できない状態から脱却し，そして自己受容を維持するために必要な姿勢としての意味ももたされていると考えられる。

●**測定方法**　心理学研究における自己受容の測定は，①理想自己と現実自己の差異をはかる，②チェックリスト，③評定法，④投影法，⑤発言内容の分析・評定に分類できる。①はQ分類法やSD法が用いられることが多いが，理想自己の測定の是非をめぐって賛否が分かれる。②は自分への好意への測定との差別化が困難，④は解釈の標準化が困難，⑤は評定基準の設定と評定者の練度が課題とされる。このような事情から③の評定法が用いられることが多い。しかし，自己受容は状態とも姿勢ともパーソナリティとも考え得るため，研究者はそれぞれの研究における自己受容の概念を整理したうえで項目内容だけでなく回答選択肢の用語も含めて慎重に測定ツールを検討する必要がある（春日 2015）。

●**自己受容の困難さと社会的変数**　ところで，進化を考慮すると自己とは必ずしも受容を前提としたものではないと考察されている。例えば A. ダマシオ（Damasio）の考察によると，もともと自己は自身のホメオスタシス（安定的維持）のモニタリングシステムとして獲得され，やがて自身に影響する外界事象との相互作用をモニタリングするように発達した。自身の維持に不都合な自己の状態を受け入れてしまうと自己の維持が脅かされるため，不都合な自己は衝動的に拒否せざるを得ない。ロジャースは自己受容の必要性を論じつつも，同時に不都合な自己を拒否したくなる人間の性も論じている。このように自己受容は本質的に困難なものなのである。

　また，社会的存在である人の自己は社会的相互作用のモニタリングが重要な位置を占める。そのため，社会からの承認や受容，価値づけ，といった自己の社会的地位を抜きに自己を考えることは難しい。そのため，自己受容は自尊感情（自尊心）や本来感のような自分自身の価値づけ（自己価値）だけでなく，被受容感（他者からの受容感）や他者受容（他者に納得している状態）といった社会的な変数との関連の中で達成されると考えられている（春日 2015）。

●**年齢および時代性との関連**　自己受容と年齢の関係について，社会的地位の獲得や変化が課題になる年齢で自己受容が困難になりやすく，自己受容不全の結果として抑うつ的になりやすいことも検討されている。例えば青年期は抑うつ傾向が高まるといわれているが，自分の社会的な居場所を求めてさまようなかで自分自身を見失い，いわゆる自我アイデンティティの危機，すなわち自己受容不全に陥りやすい。このことは日本の心理学研究では半世紀以上も活発に検討されている。また，中年期もうつ病の好発期だが，加齢による変化，守るものが増えるなどの社会における役割の変化，責任範囲の拡大，など変化の連続のなかで自分を見失いやすく自己受容不全にも陥りやすい。青年期と比べると心理学的研究が盛んではないが，心理支援の文脈では欠くことのできないテーマの1つといえるだろう。

　なお，我々が生産単位としてのコミュニティに生活様式も精神も縛られていた前近代的な存在様式から開放された明治・大正期には夏目漱石や森鴎外らの文人が自我を確立する苦悩を論じた。また近年は政策として国民に主体的なキャリア形成を推奨するなかで，マスコミが「自分探し症候群」と呼ぶ自分になかなか納得できない人たちが注目されるようになった。自己は社会的変数の影響を受けるため，必然的に時代の影響も受ける。自己受容も社会状況や時代の変化を考慮して社会科学的にも議論するべき研究課題の1つと考えられる。　　　　　　　　　　　［杉山　崇］

📖 **さらに詳しく知るための文献**
[1] 河合隼雄（1993）『中年クライシス』朝日新聞社．
[2] Rogers, C. R. (1957) The necessary and sufficient conditions of therapeutic personality change. *Journal of Consulting Psychology*, 21, 95-103.
[3] 杉山　崇（2014）「臨床心理学における「自己」」『心理学評論』57, 434-448.

防衛機制

☞「パーソナリティ障害」p.90「パーソナリティのアセスメントの種類と活用」p.100「フラストレーションとコンフリクト」p.110「精神分析的心理療法」p.450

　防衛機制とは，意識すると自分を脅かし不安にさせる出来事や欲望，罪悪感などを無意識化して対処しようとする自我の働きであり，対処自体も無意識に行われる。S. フロイト（Freud & Breuer 1893；Freud 1894）は当初，ヒステリーの症状形成を説明するものとして防衛の概念を使用し，無意識に押し込められた体験が身体症状に置き換えられるメカニズムを示した。初期には，抑圧の用語が防衛とほぼ同義で使用されたが，後年，抑圧は防衛機制の1つに位置づけられた（Freud 1926）。

　フロイトは，ヒステリーや恐怖症，強迫神経症の病理を説明する際に防衛の概念を用いたが，防衛機制は日常でも用いられている。防衛には，抑圧を基本とする適応的な高次の防衛機制と，分裂を基本とする原始的で未熟な防衛機制があるとの考え方，どの防衛機制にも適応的・非適応的な側面があるとの考え方，状況に応じて防衛機制を複合的かつ柔軟に活用できない場合に問題が生じるとの考え方などがある。以下，主要な防衛機制を概説する。

●**抑圧と否認**　抑圧（repression）は，自我を脅かす欲動，感情，観念，思考などを意識から締め出し，意識下に抑え込む機制である。さまざまな防衛機制の基本となっている。

　否認（denial）とは，意識すると不快になったり脅かされたりする外的現実に対して，その存在を無意識に拒否する機制である。例えば，辛い体験の際に，出来事自体がなかったことにするなどである。抑圧と一緒に用いられやすく，抑圧・否認の常用はヒステリー性格の特徴である。

●**隔離，知性化，合理化**　隔離（isolation）は，受け入れ難い体験の感情や欲動の成分を切り離して無意識化する機制である。例えば，辛い出来事があった際に，出来事は認知しているが，感情は麻痺しているなどである。隔離の常用は強迫性格の特徴である。

　知性化（intellectualization）は，受け入れ難い自分の感情や欲動の成分を切り離し，知的な活動に置き換える機制である。例えば，恐怖を感じたときにその感情を抑え込み，調べ物やその知識の披露にエネルギーを使う。

　合理化（rationalization）は，自分のとった受け入れ難い行動や態度に，もっともらしい説明づけをすることである。イソップ寓話『すっぱい葡萄』に登場する狐は，葡萄の実を目がけて懸命に飛び上がったが届かず，「どうせこの葡萄は酸っぱい」と去り際に負け惜しみを言う。知性化では感情などの成分が抑え込まれた後に知的活動に置き換えられるが，合理化では表出された後に正当化が行わ

れる。

●**反動形成と打ち消し**　反動形成（reaction formation）は，受け入れ難い自分の感情や欲動，観念を意識しないで済むよう，逆の感情や欲動を強調して表出する機制である。例えば，依存願望があることが受け入れ難く，過度にしっかり者として振る舞うなどである。

　打ち消し（undoing）は，受け入れ難い感情や欲動，観念を，逆方向の思考や行為によってなかったことにする機制である。反動形成と違い，感情や願望は意識されている。手洗い強迫などの強迫性障害では，これが症状化している。

●**退行**　防衛としての退行（regression）は，不安に遭遇した際に，より早期の発達段階に逆戻りすることで対処する機制である。例えば，弟妹が生まれたときの赤ちゃん返りはこれにあたる。

●**取り入れと同一化**　取り入れ（introjection）は，外的対象の属性や機能を自分の中に取り込む機制であり，まるごとの模倣に始まる原始的防衛の1つである。

　同一化（identification）は，より成熟した形態で，望む属性を取捨選択して取り込む機制である。例えば，被虐待児が虐待者に同一化して他児を攻撃することで，恐怖感や無力感が防衛される。

●**分裂**　分裂（splitting）は，対象や自己を，良い／悪いの部分表象として分けておく原始的防衛の1つである。良い表象が悪い表象に汚染・破壊されないよう，別々にしておくことで守ろうとしている。例えば，子どもに対して抱いた否定的感情を分離し，良い母親である自己イメージを守るなどである。分裂した表象は，多くの場合外界に投影される。

●**投影と投影同一化**　投影（projection）は，自分の中にある受け入れ難い欲動や感情を，他者に属するものとして処理する機制である。例えば，自分が相手に否定的な感情を向けていると思わず，相手が自分を嫌っていると認識するなどである。取り入れでは外界の要素を取り込むのに対し，投影では外界に排出する。投影の常用はパラノイア性格の特徴である。

　投影同一化（投影性同一視：projective identification）は，欲動や感情を他者に投影したうえで，多くはその対象にアクションしつつ同一化する。例えば，自分の中の孤独を相手が感じているものとして，相手を献身的に世話し，その相手に同一化することで，自分の孤独感が癒される。被援助者-援助者関係をめぐるグループダイナミクスの理解にも用いられる。　　　　　　　　　　　［藤城有美子］

📖 **さらに詳しく知るための文献**

[1]　馬場禮子（2016）『精神分析的人格理論の基礎―心理療法を始める前に（改訂版）』岩崎学術出版社．

[2]　小此木啓吾・馬場禮子（1989）『精神力動論―ロールシャッハ解釈と自我心理学の統合（新版）』金子書房．

[3]　前田重治（1994）『続　図説　臨床精神分析学』誠信書房．

パーソナリティ障害

☞「パーソナリティ」p.78「パーソナリティのアセスメント」p.270「ICDとDSM」p.282「うつ病と自殺予防」p.324

　パーソナリティ障害（personality disorder：PD）は，アメリカ精神医学会（American Psychiatric Association：APA）が発行している精神疾患の診断・統計マニュアル（Diagnostic and Statistical Manual of Mental Disorders：DSM）の最新版であるDSM-5において，「その人が属する文化から期待されるものから著しく偏り，広範でかつ柔軟性がなく，青年期または成人期早期に始まり，長期にわたり変わることなく，苦痛または障害を引き起こす内的体験および行動の持続的様式」と定義されている（APA 2013）。そして，このような様式は認知（自己，他者，および出来事を知覚し解釈する力），感情性（情動反応の範囲，強さ，不安定性，および適切さ），対人関係機能，衝動の制御と広範にわたってみられるとされている。DSM-5では，PDは特定の状況的ストレス因に対する反応や，より一過性の精神状態（抑うつなど）に対する反応，および特定の発達段階において限定的にみられる心理的特徴とは明確に区別されている。

● **DSMおよびICDにおける分類**　DSMにおけるPDの体系的な分類は，日本を含め，世界中の臨床・研究に用いられてきた。現行のDSM-5では，3つのクラスターに分かれた10類型のPDが定義されている（表1）。DSMでは，各疾患は互いに独立した概念として扱われているが，従来PD同士の併存率の高さや概念的重複による鑑別診断の困難さが問題視されてきた（Livesley 2003）。T. ウィディガーら（Widiger et al. 1991）は，1人の患者につき平均3～4種のPDの診断が下されることや，各類型について算出されたほかのPDとの合併診断の頻度が69～96％と高率であることを示している。

　これらの問題点を踏まえ，現在DSMのPDの診断体系の見直しがはかられている。具体的には，パーソナリティの機能障害の重症度評価と，5領域の病的パーソナリティの査定，および特定のパーソナリティ障害群に関する診断を組み合わせた診断体系の導入が予定されている（APA 2013）。このような診断体系は，International Statistical Classification of Disease and Related Health Problems version 11：疾病及び関連保健問題の国際統計分類第11版（ICD-11）において採用され，DSMでも正式採用に向けて議論・研究が行われている。

● **適応や発達との関連**　PDの多くの類型は，大うつ病性障害や不安症を併発する頻度が高い（Grant et al. 2005）。また，友人やパートナーとの関係におけるさまざまな対人機能障害（Hengartner et al. 2014）や長期的かつ強い対人ストレス（Wright et al. 2015）を予測する不適応的な対人関係様式を特徴とする。これらの対人関係様式は，周囲の他者からの否定的反応を引き出す要因ともなり

表1　DSM-5における各PDの主な特徴［DSM-5（2014）p.635より作成］

類型	記述的特徴
クラスターA	奇妙で風変わりに見える
猜疑性PD	他人の動機を悪意あるものとして解釈するといった，不信と疑い深さを示す様式
シゾイドPD	社会的関係からの離脱と感情表出の範囲が限定される様式
統合失調型PD	親密な関係において急に不快になることや，認知または知覚的歪曲，および行動の風変わりさを示す様式
クラスターB	演技的で，情緒的で，移り気に見える
反社会性PD	他人の権利を無視する，そして侵害する様式
境界性PD	対人関係，自己像，および感情の不安定と，著しい衝動性を示す様式
演技性PD	過度な情動性を示し，人の注意を引こうとする様式
自己愛性PD	誇大性や賞賛されたいという欲求，共感の欠如を示す様式
クラスターC	不安または恐怖を感じているように見える
回避性PD	社会的抑制，不全感，および否定的評価に対する過敏性を示す様式
依存性PD	世話をされたいという過剰な欲求に関連する従属的でしがみつく行動をとる様式
強迫性PD	秩序，完璧主義，および統制にとらわれる様式

（Carroll et al. 1998），治療の継続を困難にし，不適応状態を長期化させる一因となる。しかし，多くのPDは加齢とともに症状が寛解する傾向にあることが一貫して示されている（Paris 2003）。

●パーソナリティ障害の治療　PDの治療には，精神分析療法や薬物療法，支持的精神療法，認知療法，対人関係療法といった，一般的によく用いられる心理療法が適用されてきた。しかし，特に境界性パーソナリティ障害（BPD）患者に対する治療過程で，患者の問題行動や治療の中断が頻発したため，M. M. リネハン（Linehan 1993）は弁証法的行動療法を開発した。これは，従来の個人療法と集団技能訓練を併用する介入方法であり，集団技能訓練ではマインドフルネス，感情コントロール，対人関係，苦痛への耐性に関するスキルを習得する。これまでに，いくつかの研究において，BPDに対する弁証法的行動療法の中・長期的効果が実証されている（Linehan & Koerner 1993）。しかし，BPD以外のPDについては，確立された治療法が存在しないものが多いため，診断体系の改訂とともに治療法の確立が必要とされている。　　　　　　　　　　　　　　　［市川玲子］

📖 さらに詳しく知るための文献
[1]　林　直樹（2005）『パーソナリティ障害—いかに捉え，いかに対応するか』新興医学出版社．
[2]　Linehan, M. M.（1993）*Skills training manual for treating borderline personality disorder*, Guilford Press.（小野和哉訳（2007）『弁証法的行動療法実践マニュアル』金剛出版．)

レジリエンス

☞「精神保健（メンタルヘルス）」p.10「心身医療」p.48「パーソナリティと健康」p.80「パーソナリティのアセスメントの種類と活用」p.100「ストレス耐性」p.150

　アメリカ心理学会は 2001 年に起きた同時多発テロ事件を受けて，「The Road to Resilience」と名づけられたキャンペーンを行った。そこではレジリエンスを，トラウマ（心的外傷）や逆境，悲惨な出来事，進行中の重要なストレッサーに直面しても適応を示す過程や能力としている。レジリエンスという言葉は物質が引き伸ばされたり曲げられたりした後にもとに戻ることを指す言葉に由来しており，逆境のもとで適応する過程や心的資質を広く指す。個人内の心的資質を指す際には，精神的回復力と表現されることもある。

●**レジリエンスへの注目**　従来の心理学では，長期間にわたって困難な状況に置かれることは，何らかの心理的問題を生じさせることにつながるものであると考えられてきた。しかし，長期間にわたる縦断的研究が行われるにつれて，悲惨な出来事を経験することが必ずしも不適応に陥るわけではないことが示されるようになってきた。例えば A. S. ウェルナーと R. S. スミス（Werner & Smith 1992）は，ハワイのカウアイ島で 30 年間行われた追跡調査の内容を報告し，生後しばらくの間に多くの悲惨な状況を経験した子どもたちであっても，青年期以降によい適応状態に至った者たちが多数いることが示された。このような研究を背景として，悲惨な状況を経験しても良好な適応状態を保つ者たちの特徴である，レジリエンスに注目する研究が進められていった。良好な適応の指標としては，自尊心や幸福感，ウェルビーイング，抑うつ傾向の低さなどをあげることができる。

●**レジリエンスの測定**　レジリエンスを質問紙によって測定する研究は数多く存在する。例えば日本においては，興味や関心の追求に基づいて新たな活動に従事する傾向である新奇性追求，感情に関連する心的過程を開始・維持・制御する過程である感情調整，将来への夢や目標をもつことである肯定的な未来志向という 3 つの下位側面で構成される精神的回復力尺度（小塩ほか 2002）がある。また 2 次元レジリエンス要因尺度は，将来に対して肯定的な期待を保持する楽観性，体調や感情をコントロールする程度である統率力，コミュニケーションの容易さである社交性，目標・意欲をもち努力・達成する能力である行動力という資質的レジリエンス要因と，問題解決への志向性や解決スキルを学ぼうとする問題解決志向，自分自身の考えや特性について理解・把握する自己理解，他者の心理を認知的に理解しようとする他者心理の理解という獲得レジリエンス要因という上位 2 次元，下位 7 次元の構造で構成される（平野 2010）。さらに，より広くレジリエンスをとらえようとする資源の認知と活用を考慮したレジリエンス尺度（井隼・中村 2008）では，個人内資源の認知，個人内資源の活用，環境資源の

認知,環境資源の活用という4つの観点からレジリエンスをとらえる。

●**レジリエンスの要素** レジリエンスには複数の構成要素が含まれている。アメリカ心理学会が大まかにまとめたレジリエンスに関連する構成要素には「現実的な計画を立て,それを実行する手段を講じる能力」「自分自身に対するポジティブな見方や,自分の強さや能力についての自信」「コミュニケーションと問題解決のスキル」「強い感情や衝動を取り扱う能力」という4つがあげられている。これらは,個人の内部に仮定されるレジリエンスの要素である。

レジリエンスをより広いプロセスからみると,個人に危機をもたらしたり回復を阻害したりするリスク要因と,回復を促進する保護因子が相互に関わりながら進むプロセスとして考えることができる。リスク因子と保護因子には,個人内レベル,家族レベル,より広範な環境レベルという3つのレベルを想定することができる。個人内レベルのリスク因子としては生物医学的な問題など,保護因子には先に示した心理的要因が含まれる。家族レベルのリスク要因には不適切な養育や両親の不仲など,保護因子には良好な親子関係や効果的な育児などが含まれる。より広範な環境レベルのリスク因子には就労の機会の少なさや人種差別,貧困などが含まれ,保護因子には効果的な集団活動,思いやりのある対人関係の存在などが含まれる。

●**レジリエンスを伸ばす** アメリカ心理学会はレジリエンスを促進する10の方法を示している。それは,①他者との良い関係を築くこと,②危機を乗り越えられない問題だととらえないこと,③変化を生活の一部として受け入れること,④現実的な自分の目標へと進むこと,⑤困難な状況に対して断固たる行動をとること,⑥困難を経験する中でも自己発見をする機会を探すこと,⑦肯定的な見方を育むこと,⑧より広く長期的な視点で物事を考えること,⑨希望のある楽観的な見方を維持すること,⑩自分自身を大切にすること,である。これまでに開発されたレジリエンスを高めるプログラムは,認知的スキルの獲得を目指すスキル重視型,自分の身体を通して実地に経験する活動が中心となる体験重視型,環境を整えることで困難からの回復を意図する環境整備重視型に分けることができる(原・都築 2014)。また今後は,マインドフルネス理論を応用しつつ,ストレス対処資源の提供や心理療法を組み合わせるなどによって,効果的なレジリエンスを育成するプログラムの構築が期待される(上野ほか 2016)。　　　　[小塩真司]

さらに詳しく知るための文献

[1] ライビッチ,K.・シャテー,A./宇野カオリ訳(2015)『レジリエンスの教科書——逆境をはね返す世界最強トレーニング』草思社.

[2] ゾッリ,A.・ヒーリー,A. M./須川綾子訳(2013)『レジリエンス復活力——あらゆるシステムの破綻と回復を分けるものは何か』ダイヤモンド社.

アレキシサイミア

☞「心身医療」p.48「心身症のメカニズム」p.72「パーソナリティと健康」p.80「心身症」p.310

　アレキシサイミア（alexithymia）とは，1972年にウィーンで開催された第9回ヨーロッパ心身医学会でアメリカの精神科医 P. E. シフネオス（Sifneos）が心身症患者に共通する特徴として発表した概念である。ギリシャ語の a（= lack），lexis（= word），thymos（= mood or emotion）からなる造語であり，日本では「失感情症」とも訳されている。シフネオス（Sifneos 1973）は，さまざまな心身症患者についての臨床経験から，心身症患者は白昼夢や夢などの空想的世界が貧しく，葛藤場面やストレスフルな状況に直面したとき，内省的に解決の糸口を探ったり，考えたりしないで，葛藤場面から逃れるような行動に走りやすいこと，とりわけ自身の感情変化に気づき，それを適切な言葉で表現するのが不得手であると指摘した。また，こうした特徴は，発達的および生物的な要因が関与して形成されたのではないか考察した。そして，このような特徴をもつ心身症患者には，洞察を求める力動的な心理療法より，むしろ支持的な心理療法や行動療法がより適していると指摘した。このシフネオスの提案は，心身医学，心理学の分野で大きな関心を集め，今日まで数多くの研究を触発することになった。これまでの研究から，アレキシサイミアの特徴は，①感情を識別し，感情と情動喚起に伴う身体感覚との識別の困難，②自らの感情に気づくことや語ることの困難，③空想の乏しさおよび，限られた想像過程，④自身の感情が伴わない表面的なことを述べる（外面性志向の思考）と整理されている（Taylor et al. 1991）。

●**アレキシソミア**　池見（1979）は，アレキシサイミアを日本に紹介した際に，心身症患者は情動の認知と表現の困難さだけではなく，身体感覚への気づきも鈍麻していると指摘し，失体感症（alexisomia）という概念を提案した。この身体感覚には，空腹感，満腹感など身体内部からの内受容感覚，筋肉の強張りなどの固有感覚，そして痛みなどが含まれる。こうした感覚が鈍いため，無理をしたり，生活習慣を乱したり，受療行動や対処行動といった行動レベルの問題も生じやすいとした。

　近年では，アレキシサイミアは，心身症患者だけではなく，ある種の物質使用障害や非常に強いストレッサーに繰り返しさらされた心的外傷後ストレス障害などさまざまな障害で認められており，内科あるいは精神科領域における身体症状を示す患者を理解するときに有効な概念として用いられている。さらには，臨床群だけではなく，健常者でも認められる特徴であることから，障害を意味する失感情症，失体感症という用語に代わって，アレキシサイミア，アレキシソミアと表記されるようになってきた。

●測定尺度　アレキシサイミアを性格特性と考え，それを査定するための質問紙検査（Twenty-item Toronto Alexithymia Scale：TAS-20）が開発され，数多くの研究で用いられている。TAS-20 は上述したアレキシサイミアの特徴の中で，「空想力の乏しさ」を除く「感情識別困難」「感情伝達困難」「外面性志向の思考」を下位尺度とした尺度である。これまで TAS-20 を用いた臨床研究が積み重ねられており，心身症状を示す臨床群と健常群を比較すると，TAS-20 の得点は臨床群が有意に高いことが明らかにされている。健常者についての検討も進められており，アレキシサイミアが身体愁訴や心理的健康に関連することが確認されている。近年では，質問項目の表現を平易にした青年期用の尺度も作成され，アレキシサイミア傾向が身体不調感に影響することが見出されており（反中ほか 2017），発達的側面についての検討が始まっている。G. J. テイラーほか（Taylor et al. 1985）は，加齢とともにアレキシサイミア傾向が高まるとしているが，日本では守口ほか（Moriguchi et al. 2007）が 10 代から 30 代にかけてアレキシサイミア傾向は低下すると報告していることから，発達的変化については見解が分かれている。今後，アメリカ人男性で見出されたアレキシサイミア傾向など，男性性・女性性，文化的要因を加味しながら，検討を重ねる必要がある。このように質問紙を用いた研究が数多く行われてきたが，質問紙法の限界も指摘されており，TAS-20 はあくまでスクリーニング検査であり，正確な査定には構造化面接法や観察による評価を組み合わせた査定が必要だと考えられている。

●発生機序　アレキシサイミアは，生物学的要因や心理的・社会的要因が相互に関与し臨床像を形成していると考えられている。生物学的要因を探るために，TAS-20 で選んだアレキシサイミア群と非アレキシサイミア群に，情動を喚起する刺激を呈示し，機能的磁気共鳴脳画像（fMRI）などの非侵襲脳機能計測が試みられるようになってきた。守口と小牧の総説（Moriguchi & Komaki 2013）によると，情動喚起刺激の呈示中にアレキシサイミア群は扁桃体，島皮質，前部および後部帯状皮質など大脳辺縁系・傍辺縁系の反応性が低下していること，また体性感覚野や感覚運動野の亢進が認められると指摘している。前者はアレキシサイミアの情動認知の困難さ，後者は身体症状への過敏さを反映していると考察している。このようにアレキシサイミアの情動機能の低下には脳機能の低下と亢進が背景にあると考えられるが，今後のさらなる研究が必要である。

［梅沢章男・反中亜弓］

 さらに詳しく知るための文献

[1]　松村智子ほか（2011）「失体感症に関する研究の動向と今後の課題」『心身医学』51，376-383.
[2]　テイラー，G. J. ほか／福西勇夫監訳（1998）『アレキシサイミア—感情制御の障害と精神・身体疾患』星和書店.

児童期・青年期の発達障害

☞「成人期の発達障害」p.98「学校適応とその対応」p.338「ソーシャルスキル」p.352「発達障害児のソーシャルスキルトレーニング（SST）」p.512

　発達障害とは，「自閉症，アスペルガー症候群その他の広汎性発達障害，学習障害，注意欠陥多動性障害その他これに類する脳機能の障害であってその症状が通常低年齢において発現するものとして政令で定めるものをいう」と発達障害者支援法によって定義づけられている。なお，広汎性発達障害はWHO（世界保健機関）の『国際疾病分類』であるICD-10の概念であり，アメリカ精神医学会の診断基準であるDSM-5では自閉スペクトラム症／自閉症スペクトラム障害とされ，自閉症やアスペルガー症候群は区別の難しい連続体（スペクトラム）であるとされている。発達障害はそれらの診断基準や生育歴，行動観察，発達検査や知能検査などによって総合的に診断される。日本では母子保健法によって1歳6か月健診や3歳児健診といった乳幼児健康診査が法定健診として定められており，早期に診断や相談につなげる機会として有効であるとされている（笹森ら 2010）。一方で，注意欠如・多動症（attention-deficit hyperactivity disorder：ADHD）の特徴である落ち着きのなさや衝動性といった問題は成長過程で一時的に認められる特徴であるのか，発達障害の特徴であるのかの判断が難しいことも少なくない。また学習障害（learning disability：LD）も同様に幼児期には気づかれにくく，就学時になって明らかになることがある。このように，ADHDやLDは幼稚園や保育園とは異なる構造，一斉授業や宿題といった学習場面がある新たな環境に入ることによって明らかとなることが多い。実態として，学習についていけない，授業中の離席や注意散漫などの問題，仲間関係の比重が大きくなることに伴って生じるトラブル，例えば暗黙のルールが理解できず集団についていけない，攻撃されたり孤立するといった困難がみられる。

　また，知的に遅れがなく行動面でも目立った問題がない場合，コミュニケーションが複雑になり自己コントロールをはじめ自立が求められるようになる青年期において初めて明らかになることがある。例えば，先生からの指示や保護者や周囲からのサポートが減ることによる行動の遅れやミス，他者との違いに対する戸惑い，衝動買いやひきこもりなどの生活上の問題などがみられる。

●二次障害　発達障害では，周囲からの理解不足や失敗体験の積み重ねなどから自尊感情や自己肯定感が低くなり，劣等感を抱きやすい。その結果，うつや心身症，いじめや不登校，攻撃行動や暴力といった不適応状態，すなわち二次障害を引き起こすリスクが高いとされている（平山 2011）。二次障害を予防するためには早期からの適切な支援が必要であり，笹森ほか（2010）も発達障害児に対する早期からの発達段階に応じた一貫した支援が重要であるとしている。支援の

例として，自治体や民間が運営する施設で行われている TEACCH プログラムや応用行動分析，ペアレント・トレーニングなどの手法を用いた療育，学校現場における特別支援教育などがあげられる。特に学校現場では，障害者差別解消法の施行（2016 年）に伴い，一人ひとりの困り感に合わせた合理的配慮が義務化されたことから，よりいっそうの支援の充実が求められている。

●**適切な支援の必要**　それぞれの障害特性によって児童期や青年期に示す問題は異なる。また，ADHD と自閉症スペクトラム障害，LD と ADHD といったように複数の障害特性を示すことも少なくない。そのため，一人ひとりにあった教育的ニーズを検討し，個人の得意・不得意を踏まえたうえで支援を行っていく必要がある。適切な支援計画の下，できないことができるようになるということも自信につながる成長であるが，それとともに得意な部分を伸ばすという視点ももち，本人の自己肯定感を育てることも大切である。

●**進学・就労に関する問題**　発達障害の有無にかかわらず，将来的に自立に向けて進路を決定していくことはすべての子どもにとって必要なことである。発達障害のある者も同様に自立に向けたスキル獲得をしていくことが望ましい。特別支援教育の推進や障害者差別解消法の施行によって支援教育を受けられる場が拡充していることに伴い，通常学級での合理的配慮による支援，通級指導教室における指導，特別支援学級や特別支援学校，独自の教育指針をもつ私立学校などへの進級など進学先の選択肢は広がってきている。その中でも年齢や個人の特性にあった選択，その先の就労を念頭においた選択が必要である。さらに就労に際して，場面に応じたコミュニケーションスキル，就労に関連する技術獲得，金銭や余暇の使い方など日常生活に関連するスキルなど獲得したいスキルが多くあるのに加え，自己理解といった課題もある。そういった課題に対応するため，ソーシャルスキルトレーニング（social skills training：SST）の実施や職場体験，インターンシップ機会の利用が有効とされている（楳木・苅田 2017）。

　適切な支援や地域機関との連携を早期から行うことによって当事者やその家族を支援していくことが必要である。例えば，就労そのものに関する相談先としては，ハローワークや発達障害者支援センターおよび障害者職業センター，地域若者サポートステーションなどがあり，発達障害者が就職し自立して生活していくための支援が実施されている。　　　　　　　　　　　　　　　　　[小関真実]

📖 **さらに詳しく知るための文献**
[1] 原　仁責任編集（2014）『最新子どもの発達障害事典—DSM-5 対応』合同出版.
[2] 西永　堅（2017）『基礎から理解したい人のための子どもの発達障害と支援のしかたがわかる本』日本実業出版社.
[3] 佐々木和義監修（2016）『認知行動療法を生かした発達障害児・者への支援—就学前から就学時，就労まで』ジアース教育新社.

成人期の発達障害

☞「児童期・青年期の発達障害」p.96

　発達障害者支援法では，第1章第1条（定義）において，「発達障害者の就労の支援，発達障害者支援センターの指定等について定めることにより，発達障害者の自立及び社会参加に資するようその生活全般にわたる支援を図り，もってその福祉の増進に寄与することを目的とする」と明記されている．また，同法の第2条（国及び地方公共団体の責務）においても，「この法律において『発達障害』とは，自閉症，アスペルガー症候群その他の広汎性発達障害，学習障害，注意欠陥多動性障害その他これに類する脳機能の障害であってその症状が通常低年齢において発現するものとして政令で定めるものをいう．この法律において『発達障害者』とは，発達障害を有するために日常生活又は社会生活に制限を受ける者をいい，『発達障害児』とは，発達障害者のうち十八歳未満のものをいう」と示されている．したがって，児童・思春期のみならず，18歳以降の成人においても発達障害によって日常生活または社会生活で制限を受けない，あるいは受けにくくするような支援が求められている．

　自閉スペクトラム症（autism spectrum disorder：ASD），注意欠如・多動症（ADHD），限局性学習症（specific learning disorder：SLD）の定義については，前項（☞「児童期・青年期の発達障害」）も参照いただきたい．本項では，診断や患者像，そして支援について述べる．

●診断や患者像　ASDの診断基準は「社会的コミュニケーションの障害」と「限定された反復的な行動」で構成され，上述の行動を量的に評価する．つまり，ASDの特徴の有無ではなく，どの程度あてはまるかを重視する．これをスペクトラムという概念で説明している．ADHDの診断基準は「不注意，多動性／衝動性の症状」のいずれか，あるいは両方とも有するかで構成され，成人の場合，その中のいくつかが「12歳までに存在していた」ことを確認する必要がある．つまり，成人になって初めて受診した場合，現在の症状のみでは診断できず，12歳以前の症状を確認することが必要となる．また，DSM-5ではASDとADHDの双方を診断することも可能となった．

　ADHDの多動性や明らかなSLDやASDの特性など，幼少期から発達障害の特性が親や教師など周囲からわかりやすい特性をもつ場合は幼少期からの支援を受ける機会も多い．一方で学業成績や知的に問題がなく，ADHDの不注意症状やASDのこだわりなどが顕著でない場合は，成人になってうつや不安，休職などの問題によって初めて受診する患者の中に実は発達障害が根底にある場合もあることに留意する必要がある．

臨床上，成人期の発達障害患者は抑うつや不安，強迫症，ためこみ症，社交不安症，インターネット依存症やゲーム依存症などの何らかの精神科的問題を併存することがほとんどである。そのため医療・保健領域だけでなく，休職や頻回の退職などの産業・労働領域，軽犯罪を繰り返してしまうなどの司法・労働領域，大学生の退学や部活やサークル内の対人関係などの教育領域，虐待や子育てでの福祉サービスの活用や障害者雇用制度などの福祉領域など，生活上の多くの領域で困り感を抱えることになるため幅広い正しい知識の普及が必要となる。

●成人期の発達障害に対する支援　支援としては，大きく薬物療法，心理療法，患者会や親の会があげられる。成人期に限らず，発達障害への薬物療法は表1のようにまとめられる。発達障害を根本治療する薬物療法は現在存在しない。そのため，発達障害の特性をなくすという目的ではなく，その症状を抑えること，二次障害を防ぐことや減じることが目的となる。

表1　発達障害への薬物療法

	一般名	対象年齢	概　要
ADHD	メチルフェニデート	6歳〜成人	中枢神経刺激薬，徐放剤，約12時間効果持続
ADHD	アトモキセチン	6歳〜成人	非中枢神経刺激薬（SNRI），2012年18歳以上に拡大
ADHD	グアンファシン	6歳〜17歳	非中枢神経刺激薬，2017年認可，主に衝動性に効果　18歳以上への適用は現在治験中（2018年7月現在）
ASD	リスペリドン	5歳〜17歳	抗精神病薬，ASDに伴う易刺激性に用いる

［KEGG MEDICUS, https://www.kegg.jp/kegg/medicus/（2018年6月30日閲覧）］

表1から，成人期の発達障害への薬物療法としては，ADHDへのメチルフェニデートとアトモキセチンのみが認可されている。特にADHD患者は服薬アドヒアランスの問題も抱えることも念頭に置く必要がある。

成人期の発達障害への心理療法としては，成人の精神科問題に関するエビデンスに基づいた心理療法を掲載しているアメリカ心理学会の第12部門には，成人期の発達障害の中では成人期のADHDへ認知行動療法が効果がある支援法として記載されている。成人期のASDについては同サイトには記載がないものの，児童・思春期（アメリカ心理学会第53部門）では応用行動分析に基づいた支援や親訓練の有効性が示されているため，成人においても類似した理論に基づいた支援が中心となる。薬物療法と心理療法ともに，発達障害から起因する困り感への直接的な支援だけでなく，2次障害の緩和，あるいは発達障害を有しながらも自分がどのように生活を豊かにしていくかというポジティブな方向での支援が必要となる。

〔金澤潤一郎〕

📖 さらに詳しく知るための文献

[1] アメリカ心理学会第12部会「成人期のADHDへの心理療法」(https://www.div12.org/treatment/cognitive-behavioral-therapy-for-adult-adhd/)

パーソナリティの
アセスメントの種類と活用

☞「パーソナリティ」p.78「アレキシサイミア」p.94「タイプA行動パターン」p.118「タイプDパーソナリティ」p.120「パーソナリティのアセスメント」p.270

　アセスメントとは，評価や評定，査定を意味する用語であり，臨床現場では研究対象（者）を診断するために，研究においては適切な情報を収集するために，さまざまな手法を用いて測定することである。パーソナリティのアセスメントにおいて，アセスメント結果を一般化し，その知見を活用するためには，そのアセスメント方法が十分な妥当性と信頼性を有していることが必要である。妥当性とは測定対象とするパーソナリティをどれだけ正確に測定できているかの程度，信頼性とはパーソナリティの測定結果がどれだけ安定しているのかの程度だといえる。パーソナリティのアセスメント法にはさまざまな種類があるが，各手法の特徴を理解したうえで使用することが実践においても研究を行う際にも重要である。パーソナリティのアセスメントとして質問紙法，作業検査法，投影法などは，多く使用されている代表的な手法である。これらに加えて，近年では実験法も用いられており，さまざまなアセスメント法を組み合わせた研究が展開されている。

●**質問紙法**　質問紙法とは，調査法とも呼ばれ，心理尺度として構成されたさまざまな質問項目への回答からパーソナリティをアセスメントする。回答者自身のパーソナリティを自ら回答するという自己評定が多く用いられるが，対象者（例えば児童など）のパーソナリティについては，他者（例えば保護者や教師）が回答するという他者評定も用いられる。質問紙法の利点として，簡易かつ短時間で多人数に同時に実施できる点があげられる。一方で，主観的評定であるがゆえに，社会的望ましさによる回答の歪みが生じやすいという問題もある。質問紙法で代表的に用いられるものとして，5因子モデルに基づいてパーソナリティを全般的に測定する NEO-PI-R（Costa & MaCrae 1992）などがある。

●**作業検査法**　作業検査法とは，対象者に特定の作業課題を行ってもらい，その課題への取り組みや作業経過，作業成績（結果）をもとにパーソナリティをアセスメントする方法である。この方法の利点として，多人数の同時に測定できる点，検査の意図が知られにくく回答の歪みが生じにくい点があげられる。一方で，作業検査法には，妥当性と信頼性が低いという点で議論がある。作業検査法の代表例として，内田クレペリン検査がある。内田クレペリン検査は，内田勇三郎がクレペリンの作業検査を参考に開発した作業検査法である。この検査では，一桁の連続加算課題を1分ごとに行を変えながら一定時間実施し，その作業量（正答数）や作業量の推移などによって，パーソナリティの感情的・知的側面を測定および評定する。

●**投影法**　投影法とは，曖昧な図や絵などの刺激や回答の自由度が大きい刺激を

呈示し，その刺激に対する反応をもとにパーソナリティをアセスメントする方法である。この方法には長い歴史があり，フロイトに代表される精神力動論との関連も非常に深い。この手法の利点として，被検査者は自身の反応の意味がわからないため，意図的な回答の歪みが生じにくい点があげられる。一方で，投影法は高度な専門的知識によって解釈を行うため，その習得には一定の訓練が必要で，投影法の解釈は自由度が高く，検査者の力量や経験に大きく依存している。この点に関連して，検査者間でアセスメント結果が一致しない場合もあり，投影法においてはその妥当性と信頼性に議論がある。投影法の代表例として，ロールシャッハ・テストや文章完成法（sentence completion technique：SCT）などがある。ロールシャッハ・テストでは，インクのしみという曖昧な刺激に対して，それが何に見えるかなどの反応を求めることでパーソナリティを測定および評定する。

●**実験法**　実験法とは，認知心理学などで用いられてきた実験的手法をもとに，特定の刺激への反応時間といった定量的な指標を用いてパーソナリティをアセスメントする方法である。この手法の利点として，ある現象の因果関係に関して条件統制を行ったうえでの仮説検証が可能である点や，パーソナリティにおける意識できない潜在的な側面を測定できる点があげられる。これらの代表的な手法として，プライミングや潜在連合テスト（Greenwald et al. 1998）などがある。なお，潜在連合テストについては，近年，実際の行動との関連が低いという批判や妥当性と信頼性に関する議論がある点にも留意したい。

●**パーソナリティのアセスメントにおける活用・応用**　パーソナリティのアセスメントはさまざまな目的と手法に応じて行われるが，臨床的アプローチだけではなく予防的アプローチにおいてもエビデンスに基づいたアセスメントが重要であり，産業・社会との関わりも含めて，その活用や応用範囲は広い。例えば，心疾患の発症に高いリスクとされるタイプA行動パターン（Friedman & Rosenman 1959）は，後に怒り・攻撃性の概念が再検討され，病気の発症メカニズムが検討されてきた。このほか，抑うつや不安といったネガティブ感情を感じやすく，その感情の表出を社会的に抑制するタイプD（Denollet et al. 2000）と呼ばれるパーソナリティや，失感情症と呼ばれるアレキシサイミアも健康との関連において注目されるパーソナリティである。このような特定のパーソナリティと特定の健康状態との関連を明らかにし，それぞれの特徴や対象者に応じた治療介入や予防教育を行うことは健康対策の1つとして有用だといえる。

[小林正法・大竹恵子]

📖 さらに詳しく知るための文献
[1]　二宮克美ほか編（2013）『パーソナリティ心理学ハンドブック』福村出版．
[2]　上里一郎監修（2001）『心理アセスメントハンドブック（第2版）』西村書店．

感情・情動

☞「感情・情動の生物学的基礎」p.64
「ポジティブ感情」p.106「ネガティブ感情」p.108「社会的感情」p.362

　感情または情動の定義には諸説あり，その内容を限定するのは難しい。よって，例えば濱ほか（2001）は，広義かつシンプルに，経験の情感的あるいは情緒的な面を表す総称的用語として感情を定義し，情動を急激に生じ短時間で終わる比較的強い感情と紹介している。また，大平（2010）は感情の定義を示す際に，最も広義と考えられる A. オートニーほか（Ortony et al. 1998）の「感情とは，人が心的過程の中で行うさまざまな情報処理のうちで，人，物，出来事，環境についてする評価的な反応である」（大平編 2010：5）を紹介し，さらに，原因と発生期間が明確で生理的覚醒を伴う強い感情を情動として定義している。以上の定義も含め，さまざまな専門書の定義を俯瞰すると，感情は喜びや嫌悪などで代表される感情価で表される反応であり，情動はその感情に生理的覚醒が伴う短期間で強い反応といえる。本項ではこれらを感情と情動の定義とする。なお，感情と情動は連続した体験であり明確に区分されるものではない。したがって以降では両者を「感情・情動」として解説する。

●**感情・情動の体験**　感情・情動は，これまでにさまざまな観点から研究が行われており，初期には，人は感情・情動をどのようにして体験するのかについて議論された。この議論から考案された代表的な仮説としてジェームズ゠ランゲ説とキャノン゠バード説がある。ジェームズ゠ランゲ説は感情・情動の末梢起源説，キャノン゠バード説は中枢起源説とも呼ばれ，キャノン゠バード説はジェームズ゠ランゲ説を批判して提示された経緯をもつ。

　ジェームズ゠ランゲ説は環境からの刺激を知覚することで身体（末梢）が反応し，その反応が脳（中枢）に伝えられて再度知覚されたものが感情・情動体験であると主張する。この主張は「泣く（末梢）から悲しい（中枢）のだ」という比喩で表現される。一方，キャノン゠バード説は，環境からの刺激が脳（中枢）へ伝達されることで感情・情動が生じ，また，それと並行して脳（中枢）から身体（末梢）に信号が送られ感情・情動を表出する身体反応が生じると主張する。ジェームズ゠ランゲ説では身体反応を感情・情動体験の必要条件とするのに対し，キャノン゠バード説ではそうでない。これが両仮説の異なるポイントであり，この点においてキャノン゠バード説はジェームズ゠ランゲ説に対し異議を唱えるものであった。ジェームズ゠ランゲ説はキャノン゠バード説によって一時衰微したとされる。しかし，その後，身体反応への「知覚」を「認知（原因帰属）」に置き換えて感情・情動体験を説明する S. シャクターと J. E. シンガー（Schachter & Singer 1962）の2要因説や，身体反応としての表情筋活動のバリエーション

に焦点をあてたS. S. トムキンス（Tomkins 1962）の顔面フィードバック仮説などによって，身体反応は感情・情動体験に深く関与していることが改めて示唆された。これにより，今でもジェームズ＝ランゲ説による提案は感情・情動体験を考察する重要な切り口であるといえる。

●**感情・情動の構造**　先に述べた感情・情動の定義にもあるように，感情・情動の構造は，いくつかの感情価によって表されることがこれまでに指摘されている。感情・情動の構造には，人類の進化の末に形成された普遍的な「基本感情・情動」が認められるとする考え方がある。基本感情・情動はC. R. ダーウィン（Darwin）の進化論を手がかりして考察されている。まず，P. エクマン（Ekman 1972, 1992）そしてC. E. イザード（Izard 1977）が感情・情動を表した顔面表情を分類し，それに対じた基本感情・情動を提案した。なお，エクマンは怒り，恐怖，哀しみ，喜び，嫌悪，驚きを，イザードは興味，喜び，驚き，苦痛，怒り，嫌悪，軽蔑，恐怖，恥，罪悪感という基本感情・情動を想定した。また，R. プルチック（Plutchik 1980）も進化論の影響を受けて，感情の立体モデルを提示している。プルチックは8つの行動原型に対応する8種の基本感情・情動があるとし，それらは両極を形成すると仮定した。また，これら8種は類似するものを隣り合わせ円環状に配置することができ，隣り合う基本感情・情動は組み合うことで混合感情・情動を形成することも想定している。さらに各感情には強度があって，強度に応じて基本感情・情動の質も変化することがモデルで示されている。

　基本感情・情動は，感情・情動の類型的な構造を明らかにするものであった。一方，感情・情動の構造を複数の次元により連続的なものとして記述する見方もある。例えばH. シュロスバーグ（Schlosberg 1954）は，R. S. ウッドワース（Woodworth 1938）の顔面表情の6分類（愛・陽気・幸福，驚き，恐怖，苦しみ，怒り・決断，嫌悪，軽蔑）を再検討したうえで，感情・情動は連続した円環上に配置され，かつその円環は「快-不快」と「注目-拒否」の直交する2次元の背景をもつことを指摘した。したがって，例えば「嫌悪」は不快-拒否の象限にある連続した円環上の一部として表されることになる。なお，シュロスバーグは上記次元に直交する賦活水準の次元「緊張-睡眠」を加え，その水準が睡眠に至ると感情・情動の差異はなくなると想定している。また，シュロスバーグの3次元において「快-不快」と「緊張-睡眠」の2次元は，その後，J. A. ラッセル（Russell 2003）らが神経生理学的状態の感情・情動の次元として指摘したコアアフェクト「快-不快」「覚醒-非覚醒」とほぼ一致している。

［森本寛訓］

📖 **さらに詳しく知るための文献**

[1] 村山 航（2004）「ポジティブな目標表象とネガティブな目標表象—「3次元の枠組み」の提唱」『教育心理学研究』52, 199-213.

動機・欲求

☞「ポジティブ感情」p.106「ネガティブ感情」p.108「闘病意欲」p.112

　動機づけは一般に，行動を引き起こし，その行動を持続し，一定の方向に導くプロセスと定義される。動機（motive）の研究は生理的欠乏状態から派生した身体的な動機の研究から始まった（杉山・青柳編 2004）。身体的な動機には食欲，性欲，渇き，保温，呼吸，排泄，睡眠，休息などがあげられる。こうした身体的な動機を生理的動機（biological motive）と呼ぶ。それに対して，お金がほしい，社会的地位がほしい，名誉がほしいなどの動機は個体の経験によって後天的に獲得された動機である。こうした動機を社会的動機（social motive）と呼ぶ。

●**マレーの社会的動機のリスト**　H. A. マレー（Murray 1938）は社会的動機のあり方そのものが人格を表現するものと考え，動機の分類を試みリストを作成した（上淵編著 2012）。マレーは面接，観察および心理検査を用いて，20個の社会的動機を見出している。社会的動機の中で精力的に研究が進められてきたのは達成動機と親和動機である。マレーのリストによれば，達成動機には，困難を克服して高い水準に達すること，自分に打ち勝つこと，他者との競争に勝つこと，自尊心を高めることなど達成行動のさまざまな側面が含まれており多義的でもある。一方，親和動機には，自分に似ている人，好意をもってくれる人，味方になってくれる人に近づき，協力しあったり，好意のやりとりをすることが含まれている。マレーは個々の動機間の関係をあきらかにしていないが，社会や文化によって重視され強調される動機が異なるようにその関係性も異なる。

●**マズローの欲求階層説**　A. H. マズロー（Maslow 1954）の欲求階層説は，欲求（need）を階層構造として位置づけ，低次の欲求が満たされて初めてそれよりも1つ高次の欲求が機能するというメカニズムを想定している（和田ほか 2008）。欲求には，低次から順に，生理的欲求，安全の欲求，所属と愛の欲求，承認の欲求，そして最高次の自己実現の欲求がある。また，欲求を，満たされる限界がない成長欲求と，満たされる度合いが少ないほど強くなり，満たされることによって減少する性質をもつ欠乏欲求に区別した。成長欲求は，自己実現の欲求が相当し，承認の欲求以下の欲求は欠乏欲求に属する。すなわち，自己実現過程は生理的欲求などの欠乏欲求の満足なしには生起しないのである。マズローは，健康な人間は成長欲求により各人の可能性を最大限発揮しようとし，自己実現に向かうように動機づけられていると考えた。

●**内発的動機づけと外発的動機づけ**　動機づけを分類する最も一般的な方法は，内発的動機づけ（intrinsic motivation）と外発的動機づけ（extrinsic motivation）に分類することである。内発的動機づけとは，主体の側の欲求が満

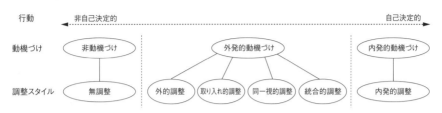

図1 有機的統合理論による動機づけの分類［Ryan & Deci（2017）を改変］

たされており，誘因が貧弱でも行動が生起している状態を指す。活動そのもの以外に特に報酬はないにもかかわらず，その活動に取り組んでいる状態を内発的に動機づけられている状態という。外発的動機づけとは，主体の側の欲求が満たされておらず，外部の誘因を強調して動機づけることである。褒美の獲得や罰の回避のために，その活動に取り組んでいる状態を外発的に動機づけられている状態という。内発的動機づけの特質は，当該行動が自己目的的に生起することである。一方，外発的動機づけの特質は，当該行動と独立して存在する別の目的の手段として行動が生起することである。

●**自己決定理論**　E. L. デシとR. M. ライアン（Deci & Ryan 2002）による自己決定理論（self-determination theory）は，もともと内発的動機づけ研究から発展してきた理論である（上淵編著 2012）。自己決定理論の大きな柱は，人間には有能さへの欲求（環境と効果的に関わっていける能力をもった存在でありたい），自律性への欲求（自分の行動を自己決定できる主体でありたい），関係性への欲求（他者や社会と絆やつながりをもっていたい）という3つの基本的な心理欲求が備わっているという主張である（上淵編著 2012）。これらの3つの心理欲求が満たされる活動に人は積極的に動機づけられ，統合された人格として成熟していくと考えられている。この自己決定理論のミニ理論である有機的統合理論では，内発と外発という区別に加え，新たに価値の内在化と自律性（自己決定）の程度による自律と他律の区別を導入し，外発的動機づけを4つの調整段階に整理した（図1）。この4つの段階（外的調整，取り入れ的調整，同一視的調整，統合的調整）は，もともと外的な力によって動機づけられていた行動からその行動の価値の内在化（自己への取り込み，統合）が進んで自律的な行動へ変化していく際の連続的な状態を示している。ただし，これらの調整段階が複数同時に生起することも仮定されている点に注意が必要である。　　　　［松本裕史］

📖 **さらに詳しく知るための文献**
[1]　宮本美沙子・奈須正裕編著（1995）『達成動機の理論と展開』金子書房．
[2]　日本行動科学学会編（1997）『動機づけの基礎と実際』川島書店．
[3]　上淵　寿編著（2004）『動機づけ研究の最前線』北大路書房．

ポジティブ感情

☞「ポジティブ心理学」p.30「感情・情動の生物学的基礎」p.64「感情・情動」p.102「ネガティブ感情」p.108「ウェルビーイング」p.156

　持続可能なウェルビーイング（幸福感）の向上を目指すポジティブ心理学の支柱は，ポジティブ感情（P），積極的な関与（E），よい関係（R），人生の意味（M），達成（A）の5つを追求するPERMAモデルにある（Seligman 2011）。
●**概念**　PERMAモデルの主要要素の1つであるポジティブ感情は，喜び，感謝，安らぎ，興味，希望，誇り，愉快，インスピレーション，畏敬といった幸せや満足，愛などに関連した肯定的で望ましい状況的な反応（もしくは情動）として定義づけられる。ポジティブ感情は，パーソナリティ特性でいう外向性の中核であり，ウェルビーイングや人生満足感の指標とも考えられている。ポジティブ感情の高い人ほど，物事に対して喜びや幸福感をもって，いろいろな活動に前向きに取り組み，満足感を感じやすく，健康度も高い傾向にある（Cohn & Fredrickson 2009）。近年の研究より，ポジティブ感情はネガティブ感情（例えば怒り，恐れ，不安など）と同じ連続体の反対側に位置しているのではなく，別の独立した次元に存在していること，心身の健康を維持するうえで重要な適応機能を有していることなどが示されている（津田 2014）。
●**測定**　ポジティブ感情は，ユーモアや笑いなどによっても即時的に喚起される反応で，表情などから容易に推測できる。しかし，ネガティブ感情と比較して，ポジティブ感情に含まれる個々の感情は十分に細分化されておらず，弁別可能な特徴として客観的に特定したり評価したりすることが難しい。このため，ポジティブ感情の測定は，感情を表す単語（「楽しい」「悲しい」など）へのあてはまりの程度や感情経験の頻度（「普段から楽しい気持ちでいることが多い」など）を尋ねることで，現在および最近の感情状態を評価している。各10項目のポジティブ感情とネガティブ感情について，6件法（非常によくあてはまる～まったくあてはまらない）で回答を求める「多面的（ポジティブ-ネガティブ）感情尺度」（The Positive and Negative Affect Schedule：PANAS）が世界的に広く使用されており，日本版も作成されている（レビューは，伏島ほか 2015 を参照）。
●**機能**　ポジティブ感情は，ストレス状況下でストレッサーによって賦活した交感神経系などの生理的変化を速やかに沈静化し，回復させ，視野狭窄になった注意を元に戻して，思考の柔軟性を取り戻したりする機能を有している（元通り効果）。これは，ポジティブ感情の経験に加えて，新しい気づきや洞察を得るなどの認知過程の変化を媒介として，将来の行動が動機づけられ，建設的で適応的なストレス-コーピング行動が選択されるからと考えられる。ポジティブ感情や楽観主義，自尊心，レジリエンスなどのポジティブな心理的特質（状態）の生物学

的過程に関する系統的レビューとメタアナリシスの結果は，ポジティブ感情を意図的に高めようとすることで，痛みの閾値(いきち)が上がったり，免疫機能および心肺機能の向上につながったりといった

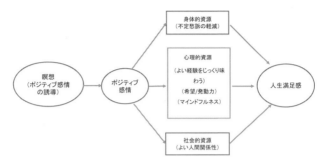

図1 ポジティブ感情の介入研究の結果と作用機序の模式図
[Fredrickson et al.（2009）]

心身への効果が示されている．この効果に関連して，オキシトシンと呼ばれる神経内分泌物質（他者への信頼と愛着行動を調節すると目される）の分泌，心拍変動の増大，ストレスホルモンのコルチゾール分泌低下，炎症マーカーのサイトカイン活性化の減弱といった精神神経内分泌免疫系機能のアロスタシス反応（変動による安定化）が推測される（レビューは，三原ほか 2016 参照）．

●**理論** B. L. フレドリクソン（Fredrickson 2001）は，ポジティブ感情の拡張−形成理論を提唱している．この理論に従えば，ポジティブ感情を経験すると，注意や認知，行動の範囲が広がるといった個人の思考−行動レパートリーが一時的に拡張する．例えば，独創的な思考や柔軟性のあるアイデアが高まり，新しいことへの挑戦が起こり，新たな人間関係が築かれる．次に，ポジティブ心理的状態の持続によって，身体的，心理的，社会的な意味でのさまざまな個人的資源が継続的に形成される．そして，らせん的変化が生じて我々を人間的に成長させ，この成長がまたポジティブ感情の経験を増やすという好循環につながると考えた．理論の妥当性は，日々の暮らしの中での慈愛の瞑想習慣（9 週間）が，ポジティブ感情の経験を増やすとともに，身体的資源（不定愁訴症状の軽減）や心理的資源（よい経験をじっくり味わう，希望／発動力，マインドフルネスの高まり），社会的資源（よい人間関係）を高め，これらの資源が最終的に人生満足感につながることを示した介入研究からも立証されている（図1）．

[津田 彰・石橋香津代]

📖 **さらに詳しく知るための文献**

[1] Jeste, D. V., & Paimer, B. W.（2015）*Positive psychiatry: A clinical handbook*, American Psychiatric Association Publishing.（大野 裕・三村 將監訳（2018）『ポジティブ精神医学』金剛出版．）

[2] Sheldon, K. M. et al.（2011）*Designing positive psychology: Taking stock and moving forward*, Oxford University Press.（堀毛一也監訳（2019）『ポジティブ心理学の評価と展望』福村出版．）

ネガティブ感情

☞「ポジティブ感情」p.106

　ネガティブ感情を含む感情は生命活動の顕れである。ポジティブ感情に対してネガティブ感情は有害視されることが多いが，原則として，ネガティブ感情が発生することは健康の証である。感情は身体の感覚情報（内受容感覚，体性感覚）が島皮質に集約され，「いい感じまたは嫌な感じ」と知覚された主観経験である。ネガティブ感情は生命活動の維持，危険の回避に有用で，態度や記憶，意思決定，善悪判断，価値を誘導する。ネガティブ感情は古典的条件づけにおける嫌悪条件づけを成立させ，オペラント条件づけでは「罰」として機能する。

●**基本感情理論**　古代中国の医書「黄帝内経・素問」によれば7種の感情（怒，喜，思，憂，悲，驚，恐）が生得的である。20世紀半ば以降，欧米の心理学では，複数の生得的感情を生み出す神経化学的メカニズムが実在すると仮定する基本感情理論が提唱され，実証研究が進められてきた（Ekman 1992）。基本感情説を代表するP.エクマン（Ekman 1992）によると，少なくとも6種の感情（喜び，悲しみ，恐れ，怒り，嫌悪，驚き）が人類に普遍的に認められる。それぞれの感情に固有の顔の表情や自律神経系応答パターン，固有の脳神経ネットワークが実在し，それらは人類の進化の過程で自然選択されてきたと主張している。だが，近年の神経科学研究によれば，6種の基本感情のそれぞれに固有の顔の表情や自律神経系応答パターン，そして脳神経ネットワークは実在しない（Barrett 2017）。

●**感情の心理構成論**　心理学の創始者W.ヴント（Wundt 1897）は個人の主観経験の言語報告（内省）と脈拍（生理）を計測し，感情は「快-不快」「緊張-弛緩」「興奮-鎮静」の3次元空間の時間的推移として説明できると主張した。その現代版がJ.ラッセル（Russell & Barrett 1999）とL.バレット（Barrett 2017）の提唱する感情の心理構成論である。彼らは人類普遍の基本感情を「コア感情」と名づけ，具体的には「快-苦」あるいは「いい感じ」と「嫌な感じ」である。内受容感覚が島皮質で表象され知覚されるのがコア感情である。コア感情と外受容感覚が統合された感覚情報が意味カテゴリー（語彙）で修飾され，または原因帰属され，または条件づけされた結果が所与の感情（恐れなど）である（大平 2017；余語 2014）。

●**ストレス反応と対処**　ネガティブ感情は自己と環境の関係の不調や，自己の思考や体調のシグナルである。ネガティブ感情を意識しないように，あるいは消去しようと躍起になるとネガティブ感情が増幅する。そうした試みがインターネット依存症，アルコール依存症，薬物依存症などを生み出す契機となる。慢性スト

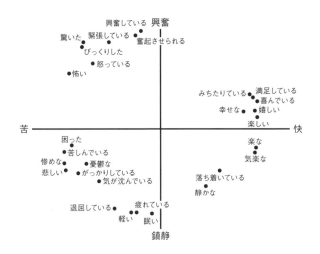

図1 感情の二次元説［Russell（1983）をもとに作成］
あらゆる感情情念は快と不快（水平軸），覚醒と睡眠（垂直軸）の2次元座標に布置できる。

レス反応は所与のネガティブ感情が慢性化したものととらえられ，それは個人の心理的・身体的資源を消耗させ，精神病理や心身症の形成を促進する（Brosschot & Thayer 2006）。

　脳の予測的符号化の原理（Seth 2013；大平 2017）によれば，既存の脳内モデルの予測精度が悪いと扁桃体が過活性し，ストレス反応が生じる。有効な脳内モデルを再構築するか，行動を変えるか，脳に入力される感覚情報を調整するかのいずれかでコア感情の状態が変わり，ストレス反応も変化する。健康心理学ではそうした概念の背後にある心身機能の状態を見極めることが臨床上重要である。すなわち臨床上重大な「怒り」や「不安」や「抑うつ」の背後にある心身機能の不全を診察することが有用である。しばしばそうしたネガティブ感情の背景にはコア感情，すなわち身体状態の不穏が認められるだろう。そのうえで，マインドフルネス的に種々のネガティブ感情の主観経験（概念）と距離を置く訓練をしたり（Kaba-Zinn 1993），筆記療法的に言語化を進めて客観視し，文脈化していくことが有用であろう（Liberman et al. 2007；Pennebaker 2010；Yogo & Fujihara 2006）。　　　　　　　　　　　　　　　　　　　　　　　［余語真夫］

📖 さらに詳しく知るための文献
[1] 乾 敏郎（2018）『感情とはそもそも何なのか——現代科学で読み解く感情のしくみと障害』ミネルヴァ書房.
[2] 大平英樹編（2010）『感情心理学・入門』有斐閣アルマ.
[3] Pennebaker, J. W.（1997）*Opening up*, Guilford Press.

フラストレーションとコンフリクト

☞「パーソナリティと健康」p.80「防衛機制」p.88「動機・欲求」p.104「攻撃性とストレス」p.142

　人は生きていく中で，さまざまな欲求をもつ。欲求は，人の内面に存在し，行動を生起させる。意識的なものと無意識的なもの，環境からの刺激により生じるものと内部から生じるもの，またその対象や強度などからも，多様な定義づけ・分類がなされる。例えば，H. マレー（Murray 1938）は，生理的欲求である一次的欲求と社会的欲求である二次的欲求に分類し，さらに詳細な欲求のリストを提示している。また，A. マズロー（Maslow 1954）は，欲求階層説を唱え，生命維持のための低次の欲求から，自己実現などの高次の欲求までの段階があるとした。低次の欲求をある程度満たすことができれば，次の段階の欲求を求めることができるとされている。人には，常に多様な欲求が存在している。1つの欲求から行動が生起することは少なく，複数の欲求が複合したり，お互いに影響しあったりした結果として行動が生じる。欲求どおりの行動が生起したときには満足するが，必ずしも欲求が満たされるとは限らない。フラストレーションとコンフリクトは，欲求の阻止や，複数の欲求の対立に由来する。

●**フラストレーション**　欲求が何らかの内的・外的要因で満たされないとき，人には情緒的緊張が生じる。この情緒的緊張が生じた状況，もしくは，それを抱えた人の状態をフラストレーションと呼ぶ。日本語では，欲求不満と訳す。この状態になったとき，人は不快な緊張を解消するために，無意識的・意識的な処理をはかろうとする。精神分析では，このような緊張などの不快感情を解消し，心の安定をはかろうとする無意識的な心の働きを防衛機制と呼び，分類・体系化している。J. ダラードほか（Dollard et al. 1939）は，フラストレーションの状態になったときに不快な緊張を解消しようとして，攻撃行動が生じるという説を唱えた。また，フラストレーションが退行や固着を引き起こすとする説もある。これらは，フラストレーションに対処する試みである。フラストレーションは，日々の生活の中で，必ず一定程度存在する。適切な処理をすると，適応が促進される。一方で，不適切な反応をし，それが習慣化すると，不適応や精神症状が生じる。S. ローゼンツヴァイク（Rosenzweig 1944）は，フラストレーションにさらされたときに，不適切な反応をせずに耐える力をフラストレーション耐性と呼んだ。これは，生育過程で，適度なフラストレーションを経験し，それらに対する適切な処理を学ぶことで体得できる。さらにローゼンツヴァイクは，フラストレーションへの対処パターンや耐性を測定するためのパーソナリティ検査である「P-Fスタディ」を開発した。これはフラストレーションの生じる場面での反応を，障害優位，自我防衛，欲求固執という3反応型と，外罰的，内罰的，無罰

的という攻撃方向の組み合わせから分類し，被検者の特徴を調べるものである。

●**コンフリクト** コンフリクトとは，2つ以上の相反する欲求が，同程度の強さをもって存在することである。日本語では葛藤と訳す。その状況自体，または，その選択に逡巡している人の状態を指す。人の内面で，無意識的に生じるものから，意識的に感じ取れるものまで，さまざまな水準で生起する。精神分析では，前述のフラストレーションにより，エス，自我，超自我の間での対立・葛藤が生じることが神経症の原因であると理解し，その理解の枠組みを治療に活かしてきた。また，K.レヴィン（Lewin 1935）は，人の行動は，環境の誘意性と人の欲求の相互作用によって生まれるという「場の理論」を提唱した。これは，人の欲求は，対象のもつ誘意性により惹起される側面があることを意味している。対象が正の誘意性をもつとき，人は接近したいという欲求をもち，対象が負の誘意性をもつとき，回避したいという欲求をもつ。レヴィンはこの考え方を用いながら，コンフリクトを3つの型に分類した。2つ以上の対象が同程度の正の誘意性をもつとき，人はどちらにも接近したいという欲求をもち，選択に迷う。これを接近-接近コンフリクトという。逆に2つ以上の対象が同程度の強さの負の誘意性をもつとき，人は両方を回避したいという欲求をもつ。これを回避-回避コンフリクトという。また，ある対象に正の誘意性と負の誘意性がある場合，接近する欲求と回避する欲求が同時に生じる。これを接近-回避コンフリクトという。コンフリクトには，些細な事柄から生命に及ぶ重大な事柄に至るまで，多様なレベルがある。特に後者の場合には，不快な感情を惹起することとなる。コンフリクトに適切に対処する力，耐える力を養うことで，適応的な生活を送ることができる。

●**フラストレーションとコンフリクト** フラストレーションとコンフリクトの関係については，多様な論がある。フラストレーションがコンフリクトを生むとする一方で，コンフリクトがフラストレーションを生じさせるということも考えられる。両者をほぼ同じものとする見方もある。両者ともに欲求の充足を妨げる状態であり，人が生きていくためには，ある程度は避けられないものである。不適切な対処の仕方をすると，不適応を生む。一方で，適応的に対処することで，その人の成長が促されるという側面もある。自分自身で適応的に対処することが難しいときは，適切な心理支援がその一助となりうる。　　　　　　　　　　　　　［平部正樹］

📖 **さらに詳しく知るための文献**

[1] レヴィン，K./相良守次・小川　隆訳（1957）『パーソナリティの力学説』岩波書店.
[2] マズロー，A. H./小口忠彦訳（1987）『人間性の心理学—モチベーションとパーソナリティ』産業能率大学出版部.

闘病意欲

☞「トランスセオレティカルモデル」p.32「アドヒアランス」p.280「肥満と糖尿病患者へのカウンセリング」p.496「心臓リハビリテーション患者へのカウンセリング」p.498「がん患者へのカウンセリング」p.500

　人は何らかの心身の不調や違和感，検査での異常値などを経験して，疾病に罹患していることを自覚する。そして，病気に対してさまざまな対処行動をとる。例えば，服薬や自己治療，医療機関への受診などがあげられる。どのような疾病であれ罹患するということは，ストレッサーになりうる出来事であるため，ストレス反応として，不安や抑うつ，怒りなどの情動的反応，決断力・集中力の低下などの認知的反応や不適切な行動をとるなどの反応が現れることがある。したがって，必ずしも病気に対して即時に適切な対処行動をとるとは限らない。時には大したことはないと病気を否定したり，現実逃避をして受診を先延ばしにしたり，治療中に闘病意欲を喪失したりすることもある。

　日本では，慢性疾患や生活習慣病が疾病全体の中で大きな割合を占めるようになってきている。重篤な病気や慢性疾患で長期療養を要する場合などに闘病意欲を維持し続けることは，病気からの回復や病状悪化防止に多大な影響を及ぼす。

●**闘病意欲**　S. V. キャスルと S. コブ（Kasl & Cobb 1966）は，病気や医療に関わる行動を病気予防を目的とする保健行動，症状を経験した後の病気行動，病識をもった人が病気を回復させるために行う病者役割行動の3つに分類している。病者役割行動には，治りたいという動機づけと病者役割規範が影響を及ぼすと説明されている。病者役割は時代に応じて変化し，以前は依存的・受動的であったが，近年では主体性も強調されるようになってきた。すなわち，病気を回復させるために，患者自身が積極的，前向きに治療に参加することが求められており，病気を治そうとする闘病意欲をもち続けることが欠かせないといえる。

●**重篤な疾患患者の闘病意欲**　重篤な疾患の1つであるがんは治療法の進歩などにより徐々に生存期間が延長してきている。しかし，死に結びつく病気としてのイメージが強く，告知前後に抑うつ状態に陥りやすい。山口ほか（2007）は造血器腫瘍患者の長期的な心理過程を検討し，告知直後は死の不安に圧倒されること，しかしその後の医師や看護師との関わりの中で，生きられるかもしれないという希望をもつことができるようになり，その希望が闘病意欲につながることを指摘している。医師からの確実な情報によって客観的に現実を認知し，生きることや治療に対する自己効力感が高まるためと考えられる。

　また，がんの治療は数か月にわたり，繰り返し行われることが通常である。治療の過程で，期待したほどの効果が得られない場合にも抑うつ状態に陥り，闘病意欲の低下が生じることはしばしばある。治療の辛い副作用に耐え，努力しても報われない経験の繰り返しによって学習性無力感を経験し，予後への不安も強

まって無気力に陥る。治療への動機づけが低下し，まるでバーンアウトの症状のような，消極的・受動的な態度や感情が消失したかのような状態が現れることがある。しかし，患者は治らないかもしれないという思いと，一方で新しい治療の開発への期待や，自然に治るかもしれないという希望をもっている。その希望が闘病意欲を高めることにつながる。たとえ非現実的なものであっても，患者の希望に沿うようなケア提供者の関わりが大切である（大沼ほか 2001）。エイズと診断された男性を対象にした調査では，非現実的な楽観主義的見通しをもち続ける人は，現実的な楽観主義的見通しをもつ人よりも有意に延命した（Reed et al. 1994）ことが報告されている。

●**慢性疾患患者の闘病意欲**　糖尿病，高血圧，心疾患，循環器疾患などの慢性疾患は，病気自体が生涯にわたって継続するため，患者自身が病気を受容し，闘病意欲を維持し続けて医療的指示に従うコンプライアンス行動をとることが重要である。しかし，慢性疾患患者の服薬などの自己管理の難しさは問題視されており，その原因として自覚症状がないことや長期に治療を続けることの負担感，予後の不確かさのほか，疾患のリスクや治療の必要性に関する知識不足，医療者との良好な関係の欠如などの心理社会的要因が関連していることがあげられている（上野ほか 2014）。また，病気によって患者にもたらされる心理的利益である疾病利得によって，コンプライアンス行動が阻害されることがある。例えば病気によって何らかの不安や葛藤が解消されたり，欲求が満たされたりするために積極的な自己管理がなされなくなる。

　近年では，WHO（世界保健機関）がコンプライアンスに代わり，患者が積極的に治療方針の決定に参加し，その決定に従って治療を継続することを意味するアドヒアランスという概念を用いることを推奨している。治療の継続のためには，自己の体調管理について医療者と協働しながら，患者自身がその必要性を認識し，闘病意欲を継続していくことが望ましいとしている。アドヒアランス行動を高めるためには，医療者は患者の心理社会的な背景を含めて患者の状態を詳細に把握することが欠かせない。トランスセオレティカルモデル（transtheoretical model：TTM；Prochaska & Velicer 1997）に沿って患者の疾病に対する認識や治療に対する自己効力感の状態を把握することが助けになる。患者個人の日常習慣に合致するように治療計画を立てることは有効な支援を行うことにつながる。　　　　　　　　　　　　　　　　　　　　　　　　　　　　　　［城 佳子］

📖 **さらに詳しく知るための文献**
[1] 明智龍男（2003）『がんとこころのケア』NHK ブックス.
[2] 渡辺俊之（2005）『ケアを受ける人の心を理解するために』中央法規出版.
[3] 大木桃代編著（2013）『ナースが知りたい！患者さんの心理学』西東社.

タイプ C パーソナリティ

☞「ネガティブ感情」p.108「タイプ A 行動パターン」p.118「タイプ D パーソナリティ」p.120「ストレス関連疾患」p.160

　タイプ C パーソナリティとは，がん患者に比較的共通したパーソナリティまたは行動パターンとして，L. テモショックと B. H. フォックス（Temoshok & Fox 1984）が提唱した概念である。彼女たちはがんに罹患した患者との面接から，以下のような特徴を見出した。(1) 怒りを表出しない。過去や現在において，実際に怒りを感じていてもその感情に気づかないことが多い。(2) 不安，恐れ，悲しみなどのネガティブ感情も感じにくく，また表出することが少ない。(3) 仕事や対人関係において，忍耐強く，控えめで，協力的である。(4) 他人の要求を満たすために気をつかいすぎ，過度に自己犠牲的になることが多い。すなわち，「感情抑制」と「社会的同調性」を構成要素とする行動パターンであり，がんの cancer の頭文字をとってタイプ C と名づけられた。

●**タイプ C の発見**　テモショックはカリフォルニア大学サンフランシスコ校にあるメラノーマ・クリニックにおいて，メラノーマ（悪性黒色腫）というがんに罹患した患者に面接を行った。するとメラノーマの患者の多くが，がんの宣告直後のストレス対処法として否認という手段をとること，また，その方法がほぼ共通して他者志向的であることを発見した。そこでこのようなストレス対処法は免疫防御機構を弱め，がんの進行に影響する多くの要因の 1 つになると考えた。

　さらに，テモショックらは，冠動脈心疾患（coronary heart disease：CHD）に罹患しやすい行動パターンであるタイプ A 行動パターンと，メラノーマ患者に対する面接とを比較した。まず，攻撃的・競争的なタイプ A 行動パターンと，感情を表出せず協力的というメラノーマ患者の示す行動パターンは明らかに正反対であった。さらにタイプ A 行動パターンに対して健康的な行動パターンであるとされるタイプ B 行動パターン（心からリラックスしており，競争的でなく，自分自身とも周囲の人々とも適切に対応している）とも比較した。表面的には，メラノーマ患者はタイプ B のようなパーソナリティであるようにみえた。しかし，上述のような特徴がみられたものの，怒りを示さないことは自分を主張できないだけであって，その心の奥底には，表出されない怒りや不安感，そして多くの場合，絶望感が隠されているなど，明らかにタイプ B とは異なっていた。そこでテモショックらはこのようながん患者が示す行動パターンをタイプ C と名づけ，健康的なタイプ B を中央に，健康的でないタイプ A とタイプ C が両極端に位置していると想定した。その後，150 人以上のメラノーマ患者との面接の結果，患者のおよそ 4 分の 3 にタイプ C 行動パターンがみられたという。

●**タイプ C の考え方と変容**　テモショックは，タイプ C はパーソナリティの一

類型ではないと明言している。パーソナリティとは，一般的に変容できない個性を意味していると考えられる。しかし，タイプCはストレスや心の痛みにどのように対処するかという行動パターンであり，変容可能なものである。また，そのような表現では，人がそのアイデンティティ次第でがんになるかどうかが決定づけられているかのように誤解されてしまう危険性もある。これらを指摘して，「タイプCパーソナリティ」という言葉を使わないと述べている。

さらに，患者が自分の行動パターンのせいで病気になったという自分自身を非難する気持ちを捨てさせるために，健康的なパターンへの変容も提言している。その技法として，①あなたの要求に気づく。②あなたの内なるガイドをみつける。③あなたの感情についての考えを再構成する。④医師，看護師，友人，家族に対して感情を表現する技術を習得する。⑤医療ケアを管理する。⑥必要な社会的サポートを受ける。⑦正当な権利を確保する。⑧絶望感を乗り越える。⑨ファイティング・スピリットを養う，という9つの具体的な目標をあげている（Temoshok & Dreher 1992）。ただし，この変容は心理的恩恵のためであって，病気の回復を保証したり，従来の医学的治療の代わりとなるものではないことを強調している。

●がんの死亡率とタイプC研究　R. グロッサース゠マティチェク（Grossarth-Maticek）とH. J. アイゼンク（Eysenck）らの研究グループは，タイプCパーソナリティをタイプ1，タイプAパーソナリティをタイプ2として，一般成人を対象に前向きコホート研究を行った。追跡調査の結果，タイプ1の人はがんによる死亡率が，タイプ2の人はCHDによる死亡率が高く，ストレスが高いほどその差は顕著であった（Grossarth-Maticek et al. 1988）。

このようにパーソナリティががんのリスク要因であるとする研究も多いが，近年はそれを否定する研究も少なくない。例えばB. ガルセン（Garssen 2004）はパーソナリティと健康状態の縦断的研究を再検討し，がんのリスク要因として注目されたパーソナリティの大部分ががんと関係していなかったことを報告している。

がんの発症メカニズムに関わる要因はきわめて多岐にわたる。またパーソナリティと免疫系の関係性も非常に複雑であり，たとえあるパーソナリティと個々の免疫に関係があったとしても，それがすぐにがんという疾患を発症させるとはいえない。タイプCががん患者の精神的な問題に関わる重要な概念であることは間違いないが，それががんを発症させるリスクファクターであると断言するには，まだ多くの前向き研究が必要とされるであろう。　　　　　　［大木桃代］

📖 さらに詳しく知るための文献
[1] Temoshok, L., & Dreher, H. (1992) *The Type C connection*, Diane Publishing.（大野　裕 監修（1997）『がん性格―タイプC症候群』創元社.）

オプティミズム

☞「レジリエンス」p.92「ポジティブ感情」p.106「ストレスコーピング」p.140

　オプティミズム（楽観性）は，ポジティブ心理学の中核にあるといわれている。近年の研究知見より，「オプティミストは成功する」と指摘されたり，レジリエンスの構成概念の１つとしてオプティミズムが取り上げられたりしており，オプティミズムの役割や機能に注目が集まっている。

●**オプティミズムとは**　オプティミズムの概念定義は，主として３つの独立した研究分野で提案されている。１つ目は，M. F. シャイアーとC. S. カーバー（Scheier & Carver 1985）に始まる特性的オプティミズムの研究である。シャイアーとカーバーは，オプティミズムを一般的な結果期待という点で定義し，「ポジティブな結果を期待する傾向」とした。ここでは，オプティミズムを時間的にも文脈的にも安定したパーソナリティ特性としてとらえているのが特徴である。２つ目は，M. E. P. セリグマン（Seligman 1990）が提案した楽観的説明スタイルの研究である。セリグマンによると，人は自分自身に起きた出来事を説明する習慣的なスタイルがあるとされる。楽観的説明スタイルとは，自分に起こった悪い出来事の原因を外的・一時的・特殊的にとらえ，よい出来事の原因を内的・永続的・普遍的にとらえやすい習慣的なスタイルである。そして，３つ目は，悪い出来事は自分に起こりにくく，よい出来事は自分に起こりやすいと認知する傾向である非現実的楽観主義の研究（Heine & Lehman 1995）である。将来，自分にはよいことが起こり，悪いことは起こらないと考える非現実的楽観主義の傾向は，程度の差はあれ誰もがもっているものと考えられている（ただし，その傾向には文化差が存在することが示されている）。３つの研究分野によってオプティミズムの定義は多少異なるものの，オプティミズムは適応や心身の健康によい影響を与えることが示されている。

●**オプティミズムと適応・健康の関連**　オプティミズムが適応・精神的健康によいことは，数多くの研究で実証されている。例えば，オプティミズムはストレスフルな出来事を経験した後の抑うつを低減させる作用があること，オプティミズムの高い人（オプティミスト）は低い人よりも精神的健康がよいこと，孤独を感じないこと，適応がよいことなどが明らかになっている。さらに，オプティミズムは身体的健康にも関連していることが示されている。例えば，オプティミストは免疫機能が高く風邪をひきにくいこと，健康状態がよいこと，長生きし，自殺が少ないこと，冠動脈バイパス手術や乳がん手術を経験した際，身体の回復や退院後に通常の生活に戻るのが早く，数か月後ならびに数年後の主観的ウェルビーイングやQOL（生活の質）が高いことなどが報告されている。

オプティミズムが適応や健康と結びつく理由は，ストレスフルな事態に陥ったときに選択するコーピング方略にあるという見解が有力である。例えば，オプティミストは問題焦点型コーピングを用いやすいこと，特に，状況が統制可能であると知覚された場合にそうであること，問題をポジティブに再解釈しやすい傾向があることが示されている。また，状況が統制不可能であると知覚された場合には，現実を受け入れる傾向が高く，問題を否認・逃避することとは負の関係にあることも示されている。オプティミズムとコーピング方略の関係を扱った研究をメタアナリシスした結果によると，オプティミズムはストレスフルな状況に対する接近的コーピング（問題解決，ストレッサーや情動の統制など）と正の関連があり，回避的コーピング（ストレッサーやネガティブな情動の回避，無視など）とは負の関連があることが示されている。

　また，オプティミストは，ポジティブな結果を期待するためにポジティブな感情を生じやすく，このポジティブな感情が適応や心身の健康に結びついているとの見解も提出されている（ただし，ポジティブな感情を統制した後でも，オプティミズムが心身の健康の重要な予測因子となることを示す研究もあがっており，ポジティブな感情を媒介としないオプティミズム独自の役割も指摘されている）。このように，オプティミズムは適応的なコーピングやポジティブな感情と結びつくことによって，適応や心身の健康につながると考えられている。

●**オプティミズムとペシミズムの関連**　オプティミズムあるいはペシミズム（ネガティブな結果を予期する傾向）が適応や心身の健康において重要な役割を果たしているということについては，一般的に容認された見解であるにもかかわらず，両者の関連性においては，現在もなお議論が分かれている。研究者の中にはオプティミズムとペシミズムを1次元的にとらえており，どちらかの特性が優勢であって，両方の特性をもち合わせていることはないと考えている者がいる。一方で，オプティミズムとペシミズムは2次元的にとらえられるものであり，1人の人間が両方の特性を強く備えもつこともあると考えている研究者がいる。近年では，両者はある程度の負の相関関係はみられるものの，ストレスフルな事態を経験した後に精神的不健康（抑うつや不安，無気力など）に影響を及ぼすのはオプティミズム（が低いこと）ではなくペシミズム（が高いこと）であり，精神的健康（幸福感や充実感）に影響を及ぼすのはペシミズム（が低いこと）ではなくオプティミズム（が高いこと）であることが明らかになっているなど，精神的健康に影響を及ぼす過程において，オプティミズムとペシミズムは独自の役割を担っていることが示されている。

［外山美樹］

📖 **さらに詳しく知るための文献**

[1] Seligman, M. E. P.（1990）*Learned optimism*, Alfred A. Knopf.（山村宜子訳（2013）『オプティミストはなぜ成功するか（新装版）』パンローリング.）

タイプA行動パターン

☞「タイプCパーソナリティ」p.114　「タイプDパーソナリティ」p.120　「攻撃性とストレス」p.142　「心疾患」p.284

　タイプA行動パターン（以下，タイプA）は，目的の達成のために時間に追われながら精力的に活動し，他者と競争的に関わり，攻撃性や敵意が高まった特徴をもつ。つまり，時間切迫・焦燥，達成努力・精力的活動，競争，攻撃・敵意がすべて高まった特徴をもつ行動パターンである。この特徴は行動のみならず，認知や感情にも及び，その点でタイプAパーソナリティといえる特性でもある。これらの特徴が軒並み低下した1次元上の反対の概念がタイプB行動パターンになる。アメリカでは死因の第1位は心疾患で，特に冠動脈性心疾患（虚血性心疾患とも呼ばれ，心筋梗塞や狭心症が含まれる）の死亡者数が多く，その心理・行動的な危険因子として発見されたのがこの行動パターンである。

●**タイプAの発見から疫学上の証明へ**　この行動パターンは，サンフランシスコの心臓医学者であったR. H. ローゼンマンとM. フリードマン（Friedman & Rosenman 1959）が日頃の診療の観察から冠動脈性心疾患患者に特有の行動として発見した。タイプAという用語はこの行動特徴とは関係のない言葉で，研究費の獲得過程の中で苦肉の策として登場した言葉であることを付記しておく。その後，2人を中心として，この行動特徴が冠動脈性心疾患の危険因子であることを証明するWCGS（Western Collaborative Group Study）と呼ばれる疫学研究が始まった。そこでは3500人を越える心疾患のない中年の白人男性が対象になった。その研究成果は10編ほどの研究論文として報告されているが，8年半の追跡研究の最終結果と題したローゼンマンほか（Rosenman et al. 1975）の論文では，タイプAをもった者（タイプA者）はタイプB者に比べて冠動脈性心疾患発症率が2倍以上になり，心筋梗塞や狭心症の病種別でも同様の結果となった。その後も大規模な疫学的研究が立て続けに実施され，タイプAの冠動脈性心疾患の危険因子としての存在が重ねて証明され，広く一般にも認められるようになった。

●**心疾患を越えた多面に渡る影響**　タイプAの測定は構造化された面接法で始まり現在も主たる測定法になっているが，後に質問紙測定法が開発され，中でも健康予測のためのジェンキンス活動調査票（Jenkins Activity Survey for Health Prediction：JAS；Jenkins et al. 1967）は，その実施と評価の簡便さからタイプA研究の広がりをもたらした。日本においても複数の質問紙が開発され，これにより日本のタイプA研究が推進された。この測定方法の充実により広がった研究は，タイプA者の多様な特徴を次々に明らかにしていった。その代表的な特徴をあげると，まず，実際の遂行結果よりも要求水準が高い。つま

り，自身が期待する水準が実際の遂行水準を上回ることが多く，その結果失敗感に苛まれ，その繰り返しが学習性の無気力や抑うつ状態をもたらす。次に，課題（仕事）の遂行に特徴があり，遂行時の疲労や痛みなどの身体的感覚を抑制し，仕事の質よりも量を重視し，創造力や判断の鋭さに欠けることも指摘されている。さらに自我関与や他者への関心が高く，会話時の一人称の使用が多く，難易度が高い課題を行う場合，他者が隣で一緒に課題を行ったり，課題状況を撮影されると成績が落ちる。ほかにも夫婦関係への満足度が低く，ソーシャルサポートが低い可能性などがある。また，タイプＡは心疾患の危険因子であることから，心疾患に至る直接的な道筋となる循環器系反応やストレス反応の問題はもとより，睡眠時間が短くその時間の変動性が低いことや食習慣の悪化など生活習慣上の問題も指摘されている。

●**タイプＡの形成過程**　タイプＡの遺伝性は低くはないが環境要因を上回る影響力はもたず，養育環境，特に親の養育態度から大きく影響を受けて形成される。山崎（1996）は，幼児を対象に研究を進め，タイプＡの形成要因を総合的にまとめているが，中でも影響力の強い１次的形成因としての親の養育態度に直接的要因と間接的要因をあげている。直接的要因では，子どもへの要求水準が高く，賞罰を多用し，他者と比較するなど，親の養育から直接的に影響を受け，また間接要因では，親から子への関わりが間欠的であり，そのため親の関心を引き，自己価値を証明するために，達成努力や要求水準が高いタイプＡの核となる特徴ができあがる。その後，他者の存在の高まりとともに，攻撃・敵意，競争，時間切迫・焦燥などの他要素もそろいタイプＡの特徴がまとまることを仮説している。このように，タイプＡは生後に形成される度合が強いことから，その矯正も十分に可能で，これまでも多くの介入プログラムとその効果が報告されている。

●**タイプＡ行動パターンのその後の研究**　1970年代後半から，タイプＡと冠動脈性心疾患の関係を否定する研究が目立つようになってきた。またそれらの否定的研究は，タイプＡの全体特徴との関係を否定するものの，その要素ごとの関係に注目し，敵意は依然として冠動脈性心疾患との関係が強いことを明らかにしている（Barefoot et al. 1983）。このような変化は，アメリカの社会情勢の安定化やタイプＡ概念の一般への普及に原因がある可能性が指摘され，社会や文化，また研究までもアメリカの後追いをしている感のある日本でも，近年同様の傾向が確認される。

［山崎勝之］

📖 **さらに詳しく知るための文献**
[1] 福西勇夫・山崎勝之編（1995）『ハートをむしばむ性格と行動―タイプＡから見た健康へのデザイン』星和書店．
[2] 山崎勝之（1996）『タイプＡ性格の形成に関する発達心理学的研究』風間書房．
[3] 大石和男（2005）『タイプＡの行動とスピリチュアリティ』専修大学出版局．

タイプDパーソナリティ

☞「ネガティブ感情」p.108「タイプCパーソナリティ」p.114「タイプA行動パターン」p.118

　タイプDパーソナリティは，冠動脈性心疾患（coronary heart disease：CHD）を引き起こしやすい心理的特徴である。

●**心疾患発症と心理的特徴の関連性の変遷**　CHD発症と心理的特徴の関連性としてタイプA行動パターン（Type A behavior pattern：TABP）が指摘されたが，その後，怒り・敵意・攻撃性が高い予測因子であると結論づけられた。特に，潜在的な敵意や内的怒り表出の抑制，皮肉的な考えなどは，動脈硬化症や不安定狭心症と有意に関連し，独立してCHD発症や死亡率を予測すると報告された。

　以上のことから，1990年代以降欧米ではTABPに関する研究はほとんど認められず，CHDとの関連性では用いられないのが現状であり，変わって怒りや敵意と心疾患の関連性が重視されるようになった。その後，抑うつ，タイプA行動パターン，怒り・敵意に変わって，タイプDパーソナリティが，心疾患の発症要因として注目されるようになった（Denollet et al. 1996）。

●**タイプDパーソナリティの特徴**　タイプDパーソナリティ（Type D personality）は，ネガティブ感情（negative affectivity：NA）と社会的抑制（social inhibition：SI）の2つの要因から構成される。

　NAは，不安，抑うつ，怒り，攻撃性，敵意などネガティブな感情を喚起することが多く，自己に対して消極的な考えをもつ傾向である。SIは，他者からの反感を避けるため，社会的な場面においての感情表現を抑制する傾向である。両者がともに高い傾向をdistress（抑うつ，悲観的，不安，社会的不安と社会的孤独を伴った状態）とし，頭文字からタイプDパーソナリティと名づけられた。

●**タイプDパーソナリティのアセスメント**　タイプDパーソナリティの測定尺度として，タイプDスケール-14（DS14）が作成されている（Denollet 2005）。DS14は，NAとSIの2因子から構成され，NAの高い者は，怒り，攻撃性，敵意，抑うつなどの否定的な感情を喚起することが多く，SIの高い者は，他者からの反感や拒絶を回避するために感情表現を抑制し，否定的な感情を喚起しても，その感情を表現しない傾向を有する側面を測定し，NA7項目，SI7項目の全14項目から構成され，患者の負担も少なく，臨床での使用においても有用である。日本でも，日本語版DS14の因子的妥当性と基準関連妥当性などの検討がなされており，得られた因子構造はオリジナル版とも一致し，十分な信頼性および基準関連妥当性が認められている（石原ほか 2015）。

●**タイプDパーソナリティとCHD発症の関連性における疫学研究**　タイプDとCHDの関連性における疫学研究では，731人のCHD患者を5～10年，平

均6.6年追跡し，タイプDパーソナリティなどの心理的要因と予後の関連性について検討した結果，タイプDパーソナリティにおいてCHDによる死亡率や心イベント（心停止，心筋梗塞，狭心症，重い不整脈などの症状による再入院）の発生率に対するオッズ比が非常に高く，一般的に医学領域で用いられる左室駆出率（left ventricular ejection fraction：LVEF）や運動耐容能の低下，3枝病変の有無などの危険因子よりも高い関連性を示した（Denollet et al. 2008）。さらに，心疾患患者におけるタイプDパーソナリティと死亡率もしくは心筋梗塞再発の関連性に関するメタアナリシスの結果では，プールされた効果は，オッズ比2.28（95% CI [1.43-3.62]），調整されたハザード比2.24（95% CI [1.37-3.66]）が認められ，高い関連性が認められている（Grande et al. 2012）。

●**タイプDパーソナリティにおける生理心理学的検討**　減算課題を用いて，収縮期血圧（SBP），拡張期血圧（DBP），心拍数（HR），心拍出量，総抹消抵抗を測定した結果，非タイプD者では，ストレス事態に対して，心拍出量が増大し，抹消抵抗の低下が認められ，ストレス事態に対する適応的なホメオスタシス反応を示しているが，一方でタイプD者では，ホメオスタシス反応は認められず，HRの低下とともに抹消抵抗が増加し，その結果として心拍出量が微増するに止まった。これらの反応は，循環器系反応としては異常であり，CHD発症の生理学的メカニズムである（Howard et al. 2011）。さらに，ストループテストと連続加算テストの成績について，他者がそばで監視を行い，評価を与える社会的評価条件と非社会的評価条件においてSBP，DBP，HR，唾液中コルチゾールを測定した結果，社会的評価条件におけるタイプD者のみが，SBP，DBP，HR，唾液中コルチゾールの有意な増加を示した。これらの結果から，タイプD者は，社会的状況においてストレス反応の調節不全が生じることにより心疾患リスクを増加させることが示唆される（Bibbey et al. 2015）。

●**タイプDパーソナリティにおける免疫系反応とCHD**　タイプDパーソナリティにおいてCHD発症の重要な要因となる免疫系反応やサイトカインの関連性が指摘されている。うっ血性心不全患者におけるタイプD高得点者では，TNF-α（tumor necrosis factor，腫瘍壊化因子）の血中濃度およびTNF-α受容体増加が認められている。このことは，ネガティブな心理状態が，動脈の炎症作用を促進させる可能性があり，この効果は抑うつ状態よりタイプD傾向の方がより強力であると報告されている（Denollet et al. 2003）。

[石原俊一]

📖 **さらに詳しく知るための文献**
[1] 石原俊一ほか（2015）「心疾患患者におけるタイプDパーソナリティ尺度の開発」*Japanese Journal of Health Psychology*, 27, 177-184.

技術の革新とパーソナリティ研究の発展

　1980年代後半からのパーソナルコンピュータの急速な普及と，それに関わる統計ソフトウェアの急速な進歩は心理学研究の発展と密接な関係があった。データの分析が従来よりも容易になり，データがあれば比較的容易に研究を行うことができるようになったためであろう。この時期からパーソナリティの研究も大きく進むこととなった。例えば，質問紙法によるパーソナリティ研究でまず重要なことは心的概念を測定する心理尺度の開発であるが，ここで中心的な地位を占めるのは因子分析手法である。因子分析は従来までは大変な時間と労力がかかるものであった。これがパーソナルコンピュータと統計ソフトウェアの進歩によってほぼ瞬時に計算，推定することが可能になったのである。このように，研究の発展はコンピュータや統計ソフトウェアに代表される研究のためのツールの発展と密接な関係があることを忘れてはならない。

　ところで，現在の統計学の世界では従来までのネイマン・ピアソン流の伝統的な古典的統計学（頻度論）に基づく有意性検定の手法が統計学者をはじめとする専門家から批判を受け，新たにベイズ統計が急速に台頭してきている（2019年現在）。近年では，有意性検定を使用することができない学会も増えつつある。ベイズ統計自体は古くから存在するのだが，近年になって急速に台頭してきたのはコンピュータ性能の向上によるところが大きい。そして，先に述べたように技術の革新は研究の世界にも進歩と変革をもたらすことになる。今期待されているのは，ベイズ統計がパーソナリティ研究に新たな展開をもたらすかもしれないということである。このことはパーソナリティ研究に限らず，広く心理学全体，あるいは研究全体にもいえることだろう。研究者はぜひとも注目しておくべきだと考える。

　話は少し変わるが，心理学における従来までのデータ解析では，その多くが線形解析中心であったことにも留意しておきたい。20世紀後半から諸科学で注目されるようになったカオス・複雑系研究などの非線形科学は，日本の心理学分野ではあまり積極的に取り入れられることはなかった。心的現象に限らず諸現象間に非線形な相互作用があることは明白だと思われるが，線形解析は現象の非線形性を線形近似的に解析しているにすぎないのであって，従来の方法論による研究結果から現象が線形であるかのように理解することは一種の錯覚であろう。現象の実態に即した解析手法は非線形解析の方であると考えられるが，我々は研究の方法の問題に無関心であってはならないのではないだろうか。非線形解析は線形解析よりも困難であり，理解が難しいことも多いが，このような非線形性の問題に対してベイズ統計は線形解析よりも妥当な推定を与えてくれるかもしれない。その延長線上にあるのは，機械学習や深層学習（deep learning）であったり，AI（artificial intelligence）の研究かもしれない。今起こりつつあるのは，研究の方法論のパラダイム転換であり，将来的には，パーソナリティの研究をはじめとする心理学の研究にもこれらの最先端の研究が貢献するようになることが予想されるのである。今後の心理学研究の発展のためには，広く「データサイエンス」を学ぶことが重要になっていくと考えられる。その先に見えてくるのは，従来までの「心理学」の枠を超えた統合的な科学としての「人間科学」とも呼ぶべき何かかもしれない．

［鈴木　平］

第4章
ストレス

[編集担当：小関俊祐・嶋田洋徳]

　ストレスという言葉はもともと，物理学の用語であり，物体を圧縮したり引き伸ばしたりしたときに生じる「ひずみ」を意味していたが，今日では，ストレッサーや心理的ストレス反応を総称する用語として，一般にも広く用いられている。本章では，健康心理学と密接に関係しているストレスに関する理論を扱っている。ストレス研究が発展する基盤となった諸理論について理解をすることは，本章だけではなく，本事典全般に対する理解につながることも期待される。また，学校や職場など，状況に応じたストレスに関して整理を行うとともに，ストレスのさまざまな性質について，幅広く取り上げる。さらに，ストレスに関する問題の解決方法として，代表的な介入方法であるストレス免疫訓練法をはじめ，さまざまな具体的介入技法が提案されている認知行動療法に関して概観する。そしてストレスの主観的評価の方法と実際として，各年代に応じたストレスの評価法についても概観する。　　　　　　[小関俊祐・嶋田洋徳]

トランスアクショナル
モデル

☞「ライフイベント理論（ストレス刺激説）」p.128「ストレスコーピング」p.140「ストレスマネジメント行動」p.204「ストレッサーの測定」p.260

　H. セリエ（Selye 1936）は，病人の内部に生じた「ゆがみ」をストレスと呼び，後に，ストレスを外界からのあらゆる要求に対する生体の非特異的反応として汎適応症候群（general adaptation syndrome：GAS）と定義した。そしてこのような状態を生じさせる刺激のことをストレッサーと呼んだ。副腎皮質の肥大，胸腺の萎縮，胃潰瘍という3つの特徴的な生理的症状が発現する過程を警告反応期，抵抗期，疲はい期として区分した。以来ストレスは，刺激（原因）から反応（結果）へという直接的な生理的メカニズムについて，疾患の発症を中心に研究されてきた。

　臨床の現場からR. S. ラザルスとS. フォルクマン（Lazarus & Folkman 1984）が提唱したのは，反応でもなくそれを引き起こす刺激でもなく，生体と環境との間の相互作用的（トランスアクショナル：transactional）な交渉の中で，ストレスフルなものとして認知（評価：appraisal）された関係性と，それに対抗しようとする一連の意識的な努力（対処：coping）の過程である。これは「脅威」と感じられたストレスの機序のみをとらえるのではなく，滞っており何とかしなければならないような個人と環境の円環的関係の中で，すなわちトランスアクショナルな視点でストレスをとらえるモデルである。

●**心理的ストレス過程**　日常生活で遭遇するさまざまな出来事や環境の変化などの生活環境から受ける刺激はストレッサーとなり，強いストレッサーは大きなストレス反応を引き起こす。自然災害や戦争被害など，生命や存在に影響を及ぼす強い衝撃をもたらす出来事は外傷性ストレッサーとなり精神的後遺症（心的外傷後ストレス障害〔PTSD〕）が発症したりもする。人間は現実に起きていないことであっても「地震とか火災が起こるかもしれない」「仕事で取り返しのつかない失敗をしてしまう」など否定的な予期や評価をすることがあり，それがストレッサーとして作用して，不安や恐怖，過緊張といったストレス反応を引き起こす。困難な状況下では，その状況から抜け出すために誰しもがあれこれと考える。このような思考自体が持続的な心理的ストレッサーとして作用し，ストレス反応が継続することになる。1つのストレッサーによるストレス反応と思えても，これらのストレッサーはすべて加算され，複合的に作用し，ストレス反応を引き起こしている。結果として，生理面，認知面，行動面，感情面に反応が生じる。これらの反応は強く関連しているとは限らないが，感情面の反応はどのような人にも現れるといわれる。したがってメンタルヘルスの維持向上を図るためには，このような生理学的変化の背景にある主観的な意味づけの重要性をストレ-

コーピング過程（stress-coping process）として理解する必要がある。システムの中で相互に依存しあう変数，すなわち，因果関係の前件としての信念や環境的変数，媒介過程としての認知的評価と対処，ストレス感受性やストレス耐性，直接的-長期的効果としての精神的健康，社会的機能や社会的関係を考慮する必要がある（Lazarus 1990）。

●**行動のコントロール**　心理生物学的ストレス反応は，認知的側面から免疫系まで含み，心理社会的な要請や個々人の資源が影響を及ぼしている。個人的資源として行動的コントロールが重要である（Steptoe & Appels 1989）。コントロールとは個人差の構成要因であり，環境の出来事に対する行動的コントロール，主観的コントロール，そしてコントロールに対する要求やコントロールの信念がある。また，コントロールは環境に含まれるものではなく，個々人があらかじめもっているものでもない。心理社会的な要請と個人的資源との相互作用過程の中で，それがストレスフルなものかそうでないかを決定するものである。このように，環境と個人の相互作用を通じて行動的コントロールは生じる。コントロールされたストレスは後続のパフォーマンスにポジティブな変化を与えていくが，これとは対照的に，例えば課題成績に対するプレッシャーは，全体的な注意効率を低め，選択的注意を高め，動機づけを変えていくなどして心理的不適応を生み出してしまう。

●**ストレスへの対処**　数多くのストレッサーに対して，ストレス反応は生じてくる。トランスアクショナルモデルの観点から，個人がストレスに対処するためには，ストレッサー，認知的評価・対処能力，ストレス反応にそれぞれ働きかける必要がある。認知行動療法をはじめとする多くのストレスマネジメントに経験的に取り入れられている手法には，ストレッサーを取り除く（問題を解決する，環境を変化させる，思考をコントロールする），認知を変容する（認知的評価を変える），対処スキルを獲得する，ソーシャルサポートを得る，ストレス反応へアプローチする（休息や睡眠，運動などによる身体機能の正常化をはかる）などがある。

　ストレスをトランスアクショナルモデルで理解すると，ストレスマネジメントを考案する場合に，観察されるストレスの認知的症状と感情障害（不安や抑うつ）はほとんど同じとみなすことができるため，ストレス-コーピング過程のパターンの相互比較を通じて，臨床実験や観察の知見が有用な示唆を与えてくれる可能性がある。　　　　　　　　　　　　　　　　　　　　　　　　[尾関友佳子]

📖 さらに詳しく知るための文献

[1] ラザルス，R. S.・フォルクマン，S.／本明　寛ほか監訳（1991）『ストレスの心理学—認知的評価と対処の研究』実務教育出版．
[2] ウェルズ，A.・マシューズ，G.／箱田裕司ほか監訳（2002）『心理臨床の認知心理学—感情障害の認知モデル』培風館．

ストレス反応説

☞「自律神経系活動」p.52「内分泌系活動」p.54「ホメオスタシス（恒常性）」p.58「ストレス関連疾患」p.160

　H. セリエ（Selye）は生理学的ストレス反応に関して，汎適応症候群（general adaptation syndrome：GAS）の概念を提唱した（Selye 1936, 1956）。汎適応症候群とは，あらゆる種類の有害な環境で非特異的に現れる生体の全身的な防御反応である。セリエはW. B. キャノン（Cannon）らとともに，有害な刺激に対する生体の生理学的反応を研究し，ストレス研究の礎を築いた（McCarty 2016）。キャノンは主に急性ストレスにおける自律神経系の反応に着目し，闘争‒逃走反応（闘争あるいは逃走するための生体の防御反応）の概念を提唱した。一方で，セリエは主に慢性ストレスにおける視床下部‒下垂体‒副腎皮質系（hypothalamic-pituitary-adrenal axis：HPA系）の反応に着目し，汎適応症候群の概要を提唱するに至った。セリエは汎適応症候群の概要を1936年に学術雑誌 Nature で公表し（Selye 1936），その後も多数の学術論文，著書，講演などで汎適応症候群やストレスの概念を研究者や一般の人々に広めた。

●**非特異的症候群**　新しい性ホルモンを発見する研究課題に取り組んでいたセリエは実験動物のラットに卵巣や胎盤の抽出物を投与し，ラットの臓器に生じる変化を調べた（Selye 1936）。その結果，それらの抽出物を投与されたラットに，副腎皮質の肥大，リンパ組織（胸腺，リンパ節など）の萎縮，胃・十二指腸の出血や潰瘍などの症状が一緒に生じることが観察された。これらの作用をもつ性ホルモンは知られていなかったことから，セリエは卵巣や胎盤に含まれている新しい性ホルモンがこれらの変化を引き起こしたと考えた。しかしながら，卵巣や胎盤だけでなく，脳下垂体，副腎，脾臓などの抽出物や寒暑，X線，外傷などの刺激でもラットの副腎皮質，リンパ組織，胃・十二指腸などに同様の変化が生じた。

　これらの実験結果は，副腎皮質の肥大などの症状は卵巣や胎盤の抽出物（未知の性ホルモン）に特異的な作用ではないということを示しているが，セリエは観察された現象の見方を変え，副腎皮質の肥大などの諸症状を，さまざまな種類の有害な刺激（セリエはストレッサーと呼んだ）に対して一様に生起するひとまとまりの反応としてとらえなおした。刺激に固有の特徴の差異にかかわらず，それらが何らかの仕方で生体を損傷するときに非特異的に生じる症状であることから，それらの諸症状をまとめて非特異的症候群と呼んだ。セリエは刺激の特徴に応じて特異的な変化が生体に生じることは認めたが，それらの特異的反応を取り除いたときに共通して残る諸症状が存在すると考えた。

●**汎適応症候群**　ストレッサーに対する非特異的症候群はストレッサーへの曝露から時間経過に沿って異なる様相を示し，警告反応，抵抗期，疲憊期の3段階

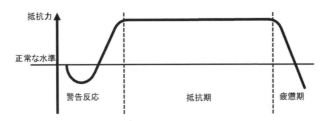

図1 汎適応症候群の時間変化
[Selye(1967)をもとに作成]

をたどる（図1）。セリエは，時間変化する非特異的反応の総体は生体が有害な環境に適応するための防御機構と密接に関連していると考え，それを汎適応症候群と呼んだ（Selye 1956）。

　ストレッサーへの曝露後の最初の段階では，副腎皮質の肥大，リンパ組織の萎縮，胃・十二指腸の出血や潰瘍などが生じる。セリエは，これらの症状は生体が有害な刺激に曝露されたことを身体の防御機構に伝達し，警告する機能をもつと考え，警告反応と呼んだ。続く抵抗期では，ストレッサーへの曝露が持続していても，警告反応は消失し抵抗力は正常の水準よりも向上する。例えば，警告反応でみられた副腎皮質からのコルチコイドの過剰な分泌は止まり，多量のコルチコイド顆粒が再び副腎皮質に含まれるようになる。リンパ組織は萎縮から回復し，再びリンパ球を血中に分泌し始める。セリエは，抵抗期には生体が有害な環境に適応するためのエネルギーが供給されると想定した。一定期間を超えて生体が断続的にストレッサーに曝露され続けると，汎適応症候群の最終段階である疲憊期に移行する。疲憊期には，抵抗期に消失していた副腎皮質の肥大，リンパ組織の委縮，胃・十二指腸の出血や潰瘍などの症状が再び出現し，最終的に生体は死亡する。セリエは，ストレッサーに適応するためのエネルギーは有限であり，ストレッサーへの曝露が持続するとそのエネルギーが枯渇するために，適応状態を維持できなくなると想定した。

　汎適応症候群は生体が有害な環境で適応する過程で生じる防御反応である。一方で，ストレッサーへの曝露時に生じるコルチコイドの過剰な分泌，リンパ球の減少，胃腸の粘液の減少などの状態は，高血圧症，心血管疾患，腎臓病，消化器疾患などのさまざまな疾患の原因になり得る。セリエは，このように適応の過程の産物が発症などに強く関与する諸疾患を適応病と呼んだ（Selye 1956, 1967）。

［津村秀樹］

📖 さらに詳しく知るための文献
[1] Selye, H. (1956) *The stress of life*, McGraw-Hill.（杉靖三郎ほか訳（1988）『現代社会とストレス』法政大学出版局.）

# ライフイベント理論
（ストレス刺激説）

☞「トランスアクショナルモデル」p.124「ストレス反応説」p.126「ストレス耐性」p.150「ストレス関連疾患」p.160「子どものストレス評価」p.172「青年期のストレス評価」p.174「成人のストレス評価」p.176

　ライフイベント理論とは，重大な生活上の変化を引き起こす出来事（ライフイベント）が疾病の発症につながることを説明した理論である。特に，T. H. ホルムズ（Holmes）とR. H. レイ（Rahe）らによって行われた一連の研究の知見を背景とするものを指す。元来，W. B. キャノン（Cannon）やH. セリエ（Selye）らの研究を中心として，ストレスの理解においては，刺激に対する生体の「反応」が重要視される傾向にあった。一方で，ホルムズとレイによる理論はライフイベント（刺激）そのものが健康に対して大きな影響を及ぼすことを想定して，刺激側の特徴を重要視している。このことから，彼らの理論はストレス刺激説とも呼ばれている。

●ライフイベントのマグニチュード　ホルムズとレイは，ライフイベントの強度，すなわち，そのライフイベントへの適応に要する時間の長さが疾病（特に身体疾患）の発症を予測する要因であるととらえ，このライフイベントの強度をマグニチュードと呼んだ（Holmes & Rahe 1967）。なお，彼らは，ライフイベントがもたらす変化が主観的にポジティブであるか，ネガティブであるかにかかわらず，生活上にもたらされる変化の大きさこそが疾病の発症を予測することを強調している。したがって，マグニチュードの定義においては，ライフイベントの主観的望ましさやその評価という観点は含まれていない。ホルムズとレイは，社会的再適応測定尺度（Social Readjustment Rating Scale：SRRS）を作成し，疾病と関連すると考えられる主要な43種のライフイベントのマグニチュードを検討した。アメリカにおける一般成人を対象とした調査の結果，マグニチュードの最も大きなライフイベントは「配偶者の死」であり，「結婚」を50点としたときに100点に相当するマグニチュードを示した。その他に，「離婚（73点）」や「夫婦別居（65点）」などがマグニチュードの大きなライフイベントとしてあげられていることから，近親者に関連する生活上の変化は大きなマグニチュードをもつ傾向にあると考えられる。

●デイリーハッスルズ理論　ホルムズとレイの一連の研究は，ストレスと疾病の発症の関係の説明に有用なものとして当初大きな影響を与えた。しかしながら，慢性的な，あるいは繰り返されるイベントを取り上げていないことや，イベントに対する反応の個人差を考慮していないことなどをはじめとする多くの批判も存在した。このような批判の中で，R. S. ラザルス（Lazarus）らは，重大なライフイベントのみならず，日常生活の些細な経験こそが蓄積的に健康状態に重大な影響をもたらすことを前提とした理論を構築した。特に，日常生活の経験の中で

も,「健康を脅かすと評価された日常生活の経験と状況」を「デイリーハッスル」と定義して,これらの蓄積的な影響を重要視したことから,ラザルスらの理論はデイリーハッスルズ理論とも呼ばれた。その後,ライフイベント理論とデイリーハッスルズ理論の間で,それぞれの理論の適切性をめぐる一連の議論が生じた。この議論の主要な論点は,ライフイベントの客観的存在に焦点をあてるべきか,それともイベントがストレスフルであるという個人の評定に焦点をあてるべきか,ということであったと考えられる(Cooper & Dewe 2004)。この議論は長きにわたってなされたが,現在においては,ライフイベント理論よりもデイリーハッスルズ理論を背景とする研究が中心となっている。この背景の1つとして,ラザルスらが認知的評価やコーピングという,適応の促進のための方略を同時に体系化してきたことが功を奏したと考えられる。

●**ライフイベントと健康** ライフイベント理論には上述のような限界点も指摘されてきたものの,重大なライフイベントの経験そのものが健康状態の予測のうえで一定の有用性をもつことには疑いの余地はないと考えられる。古くはレイらによって,過去6か月に経験したライフイベントのマグニチュードの合計値と健康上の重大な変化との間に弱い正の関係性が見出されている(Rahe et al. 1970)。ライフイベントとの関係が明らかにされている具体的な疾患としては,例えば,ライフイベントの経験と大うつ病エピソードの発症の関係が多くのプロスペクティブ研究によって示されている(Kessler et al. 1997)。加えて,ライフイベントの経験の程度と心臓血管系疾患の発症の程度の関係性も広く知られており,特に日本においては2011年の東日本大震災の発生後に心臓血管系疾患の症例数が急増したという報告もなされている(Aoki et al. 2012)。これまでの研究知見では,個人が有するコーピングなどの資源はライフイベントの影響を交互作用的に軽減すると理解されてきた(緩衝モデル:資源があるほど,強いストレス状況下で資源が機能する)が,経験するライフイベントの強度が顕著である場合には,資源の量にかかわらず個人は圧倒され,健康上の悪影響が生じる(圧倒モデル)という枠組みも提唱されている(嶋田ほか 1996)。この点を踏まえると,適切な個人が有する資源とライフイベントの性質の双方に着目することは健康状態の予測のうえで不可欠であり,デイリーハッスルズ理論とライフイベント理論の整合的な理解の,その足がかりとなるとも考えられる。

[前田駿太・嶋田洋徳]

さらに詳しく知るための文献

[1] クーパー,C. L.・デューイ,P./大塚泰正ほか訳(2006)『ストレスの心理学——その歴史と展望』北大路書房.
[2] 大竹恵子編著(2016)『保健と健康の心理学——ポジティブヘルスの実現』ナカニシヤ出版.

ストレス素因モデル

☞「ポジティブ心理学」p.30「ポジティブ感情」p.106「ネガティブ感情」p.108「ストレスコーピング」p.140「ストレス耐性」p.150

　ストレス素因モデルとは，一定の素因（脆弱性）をもつ人が，何らかの強いストレスイベントを体験すると，精神症状を発症するというモデルである。抑うつにおいては，ストレスイベントを経験した際に，その原因をネガティブに帰属するスタイルが抑うつへの脆弱性となり（Metalsky et al. 1982），抑うつに対する素因をもつ人がもたない人と比較して抑うつになりやすいことが明らかにされている。また，不安症などの感情障害においても，症状の発現などに影響すると考えられる素因とストレスイベントの関係が明らかにされている。

　例えば，全般的生理的脆弱性の研究において注目されてきた不安，神経症傾向，ネガティブ情動，行動的抑制などと呼ばれる気質の遺伝的基盤は，ストレスイベントによって活性化されるまでは顕在化しないとされ，ある状況下における人生早期の経験が加わることで不安やネガティブ感情の全般的心理的脆弱性となり，これらの2つの素因がそろうと，ストレスフルな出来事が起こったときに不安や抑うつを体験するリスクが高まり，それによって全般的な脆弱性が活性化されるとされている（Barlow et al. 2011）。このように，何らかのストレスが生じている環境下において，各精神症状に影響を及ぼす生理的な脆弱性と心理的な脆弱性などの素因をもつ場合には，客観的にはそこまで強いストレスに見えない環境下においても，何らかの精神症状が生じやすい。

　また，産業領域における労働災害への該当の有無の判断においては，環境からのストレス（業務上または業務外の心理的負荷）と個人内の反応性，脆弱性（個体側の要因）によって精神症状が生じるというストレス素因モデルが基盤とされており，環境からのストレスが非常に強ければ個体側の脆弱性が小さくても精神障害が生じ，反対に個体側の脆弱性が大きければ環境からのストレスが小さくても破綻が生じるというように個人の素因と環境的要素の相互作用の観点が重視されている。

●レジリエンス　ストレス環境下で，精神症状が生じることに影響を及ぼすネガティブな素因に対して，メンタルヘルス領域の中で再認識されているのがレジリエンスである。レジリエンスは精神的・心理的回復力や立ち直る力，復元力，復活力などと訳される言葉で，効果的で柔軟なストレス対処（コーピング）や適応に関する概念である。レジリエンスにはネガティブな情動体験から立ち直る能力と変化し続けるストレスの多い環境に柔軟に適応するという2つの特徴的な性質があるといわれる（Block & Block 1980；Lazarus 1993a）。このレジリエンスの性質はストレス素因モデルのリスク因子に対して，保護因子ということがで

きる。ネガティブな情動体験から立ち直る能力については、ネガティブな情動体験があったとしても他人と良好な関係を結ぶ力といったようなパーソナリティの特性があれば、回復が促進される。これによって精神症状への影響を弱めたり、その発現を抑制したりということにもつながる。また、レジリエンスのもう1つの性質である、変化し続けるストレスの多い環境への柔軟な適応においては、さまざまな素因をもち、環境面においても強いストレス下であったとしても、新たな適応につなげられるようなストレス対処（コーピング）や自己治癒といったように統合的で柔軟性のある前向きな、心身の復元力や回復を引き出すことができる。

●ストレス素因モデルとレジリエンス　レジリエンスの力を高めるようなプログラムは、基本的にポジティブ心理学の理論をベースにつくられており、ストレスの原因となる状況のとらえ方は自己効力感と連結した現実的な楽観力が役に立つと考えられている。また、ポジティブ心理学の中でも重要なテーマの1つが感情であるが、ストレス素因モデルでは、落ち込み、悲しみ、不安、怒り、ストレスなどといったネガティブな感情を伴う反応を改善することを目指した研究が中心であり、それによってストレスの研究や精神疾患に関する研究が進み対策や治療が進んできたという側面がある。一方で、ポジティブ心理学で重要視するのは、楽しみや、陽気な遊び心、充足感、満足感、温かい友情、愛情、愛着などのポジティブ感情であり、レジリエンスの力と対処能力を高めることが指摘されている。

　このように、ストレス環境下での精神症状が生じることに影響を及ぼす素因だけでなく、レジリエンスの力を引き出し、高める要因にも焦点をあてていくことによって、どのように病気が生じているのかというプロセスだけでなく、どのように回復し適応を高めていくことができるのかというプロセスへの作用と、環境からのストレスだけでなく、環境から与えられるリソース（資源）などの側面も踏まえることによって、ストレス状況をさまざまな視点からとらえることができる。

[田上明日香]

📖 さらに詳しく知るための文献

[1] Monroe, S. M., & Simons, A. D. (1991) Diathesis-stress theories in the context of life stress research: Implications for the depressive disorders. *Psychological Bulletin*, 110, 406-425.

[2] Barlow, D. H. et al. (2011) *Unified protocol for transdiagnostic treatment of emotional disorders; therapist guide*, Oxford University Press.（伊藤正哉・堀越 勝訳（2012）『不安とうつの統一プロトコル―診断を越えた認知行動療法』診断と治療社.）

学校のストレス

☞「ストレス予防」p.158「学童期の健康教育」p.188「思春期・青年期の健康教育」p.190「児童期・青年期のストレスマネジメント」p.506「ソーシャルスキルトレーニング (SST)」p.510

　1980年代初頭から2000年代初頭の約20年間に，不登校児童生徒数は，小学生では約3000人から約2万5000人に，中学生では約2万人から約13万人に飛躍的に増加し，現在も依然として同様の高水準にある。その時期は第2次ベビーブームの影響もあって受験競争が激化した時期と重なっており，受験を取り巻くストレスが子どもの心の健康に大きな影響を及ぼしていることが指摘され，日本における学校ストレス研究が発展する契機となった。

●学校ストレッサーとストレス反応　学校の授業を理解できないこと，一生懸命勉強しても成績が伸びないことなど，学業上の不調は子どもにとって大きなストレッサーとなる。また，友人関係上の問題も大きなストレッサーの1つである。とりわけ，仲間から悪口を言われる，暴力を受ける，仲間はずれにされるなどのいじめは，自殺につながる恐れのある強力なストレッサーである。初期の学校ストレス研究では，子どもからの自由記述内容に基づいて学校ストレッサーを抽出することが試みられた。嶋田（1998）は小学生を対象とした研究において，「教師との関係」「友人関係」「学業」「叱責」の4種類のストレッサーを，岡安ほか（1992a）は中学生を対象とした研究において，「教師との関係」「友人関係」「部活動」「学業」「規則」「委員会活動」の6種類のストレッサーを抽出した。これらの学校ストレッサーとストレス反応との関連性についても検討されており，小中学生ともに，「教師との関係」はイライラや怒りを，「学業」は無気力というストレス反応を特に高めることが示された。また，「友人関係」は抑うつや不安，イライラや怒り，身体的反応という広範なストレス反応と強く関連していた。一方で，小学生における「叱責」や中学生における「部活動」や「規則」，「委員会活動」は，ストレス反応に対する強い影響力は認められなかった。これらのことから，小中学生においては，特に友人関係上の問題を改善することが心の健康を高めるうえで不可欠であると考えられている。なお近年では，インターネットの発展に伴い，SNSにおける誹謗や中傷，仲間はずしなどのいわゆるネットいじめの問題が児童生徒にとって大きなストレッサーとなっている。従来型のいじめだけではなく，ネットいじめも含めたいじめ防止活動を通して子どもの友人関係ストレッサーに対処していくことが，学校教育における大きな課題となっている。

●学校における心の健康教育　WHO（世界保健機関）は，日常生活上の諸問題に効果的に対処していくために必要とされる技能をライフスキルと定義している。子ども時代に習得したライフスキルは，将来的に健康的なライフスタイルを構築していくための礎となる。日本において実践されてきた代表的な心の健康教育と

して，ストレスマネジメント教育，ソーシャルスキル教育，いじめ防止教育などがあり，いずれも WHO の提唱するライフスキルの習得を目的とするものである。

【ストレスマネジメント教育】ストレスマネジメント教育の構成要素は，ストレスについての正しい知識の提供およびストレッサーや自己に対するネガティブな評価の変容を含む認知的介入，効果的なコーピング方略の習得などを含む行動的介入，リラクセーション・トレーニングなどを含むストレス反応への介入に大別される（嶋田・鈴木編著 2004）。事件や事故によって急性ストレス症状を示す子どもや被災からの復興途上の慢性ストレス状態にある子どものストレス緩和だけでなく，子どもが主体的に問題を解決していくためのスキルの習得にも役立つ。

【ソーシャルスキル教育】ソーシャルスキルとは，人間関係を形成し，それを円滑に維持していくための適切で効果的な技能である。学校において習得目標とされる具体的スキルとして，「挨拶をするスキル」「感謝するスキル」「仲間に働きかけるスキル」「協力するスキル」「上手に断るスキル」などがある。ソーシャルスキルの習得させる基本的な手続きは，行動理論に基づいて，インストラクション，モデリング（観察・模倣），リハーサル（練習），フィードバック（強化・修正），定着化で構成されている。ソーシャルスキルを身につけることにより，子どもの心の健康に強い影響力をもつ人間関係上のストレッサーを減少させることや，対人的葛藤場面に直面しても適切なコーピングを行うことが可能になる。

【いじめ防止教育】1990 年代から，学校や学級単位で実施するいじめ防止プログラムが数多く開発され，実践されてきた。学校組織全体でいじめ撲滅のための方針を定め，教師，子ども，保護者のいじめに対する正しい認識を形成するプログラム，上述のソーシャルスキル教育や対人的葛藤を適切に解決する方略を習得させる社会的問題解決スキルトレーニングなど，子どもの向社会的行動を形成するためのプログラム，怒りを抑えられずに引き起こされる反応的攻撃や，自分が利益を得るための手段としていじめを行う能動的攻撃を防止するために，怒り感情のコントロールや共感性の育成を目的とした情動調整プログラム，いじめの当事者以外の子どもがいじめ解決の支援を行うピア・サポートプログラムなどは，一定のいじめ防止効果があることが示されている（松尾 2002）。

　学校における心の健康教育の有効性を高めるためには，子どもの置かれている状況やストレス状態をきめ細かくアセスメントし，日常生活におけるストレス場面に活用できる，子どものニーズに応じた教育内容を提供することが必要である（岡安 2008）。

［岡安孝弘］

📖 さらに詳しく知るための文献
[1] 坂野雄二監修，嶋田洋徳・鈴木伸一編著（2004）『学校，職場，地域におけるストレスマネジメント実践マニュアル』北大路書房．
[2] ストレスマネジメント教育実践研究会編，大野太郎ほか編集代表（2002）『ストレスマネジメント・テキスト』東山書房．

職場のストレス

☞「職場ストレスのアセスメント」p.252「職場のメンタルヘルス」p.332「職場のメンタルヘルス対策」p.426「過重労働対策」p.430「復職支援」p.434

　職場のストレスは，それ自体が労働者の心身の健康リスクであるだけでなく，喫煙や飲酒などの疾病のリスク要因を増大させ，欠勤や離職など行動的側面にも悪影響を及ぼす（荒記・川上 1993）。また，職場のストレスの増大は，労働者の心身の健康の悪化を通して，労働生産性を低下させる（土屋 2012）。2000年以降，職場のストレスを原因としたうつ病などの精神疾患による労災認定数も増加している（厚生労働省 2018b）。このため，職場のストレスへ適切な対策を講じることは，労働者の健康増進だけでなく，組織の効率性の維持・向上にもつながる。

●**職場のストレス要因**　職場のストレス要因となりえるものは，光や温度などの物理的要因，タバコやその煙に含まれる有害物質などの化学的要因，ウイルスや花粉などの生物学的要因，仕事の負担や対人ストレスなどの心理社会的要因に大別できる。このうち物理的要因，化学的要因，生物学的要因については適切な対策を講じることで除去することが可能であるが，心理社会的要因は完全に除去することは困難である。心理社会的要因は労働安全衛生調査（旧・労働者健康状況調査）などにおいて，労働者が職場でストレスを感じる事柄の上位にあげられている。近年では，長時間労働や長時間のVDT（visual display terminals）作業（パソコン作業）に起因する心身の疲労の問題，パワーハラスメントやセクシャルハラスメントをはじめとした職場の人間関係などの問題に加えて，発達障害を有する部下への対応における困難なども問題となっている。このため，職場のメンタルヘルス対策においては，心理社会的な職場のストレス要因を減らすだけでなく，その心身の健康への悪影響を緩和する要因にも着目することが有用であると考えられている。これまでの職場のストレス要因の検討では，1990年代までは主に心身の不健康などのネガティブなアウトカムとの関連に焦点があてられていたが，2000年前後からはワーク・エンゲイジメントなどのポジティブなアウトカムとの関連も含めた包括的な検討が行われている。これら双方のアウトカムと職場のストレス要因との関連をまとめた職業性ストレスモデルとして，仕事の要求度-資源モデル（job demands-resources model：JD-Rモデル；Demerouti et al. 2001）がある。仕事の要求度とは，仕事において要請され継続的な心理的・身体的取り組みが求められる事柄であり，仕事の量的・質的負担や身体的負担，情緒的負担などが含まれる。仕事の資源とは，仕事の達成や個人的成長・学習を促進させたり，仕事の要求度とその心理的・身体的負担を軽減するものであり，仕事の裁量権，上司や同僚の支援，適切なフィードバック，報酬（心理的な尊重報酬，雇用の安定性や昇進に関する報酬，金銭や地位に関連する報酬）など

が含まれる．JD-R モデルは，仕事の要求度がストレス反応を引き起こし，健康問題などのネガティブなアウトカムにつながる健康障害プロセスと，仕事の資源がワーク・エンゲイジメントを高め，仕事や職場へのポジティブな行動につながる動機づけプロセスの 2 つのプロセスから構成される．2 つのプロセスは影響し合うため，たとえ仕事の要求度の低減が困難でも，仕事の資源を増やすことで，職場のメンタルヘルスの問題を予防することが可能になると考えられている．

●休職・復職　職場のストレスに起因した休職者の復職において，注意を要する精神障害にうつ病がある．一般的にうつ病による休職者の復職においては，うつ症状の改善に加えて，通常の業務の遂行に必要な社会機能の回復も求められるが，これらは必ずしも連動しない（田上ほか 2012）．うつ病による休職者が職場復帰にあたり困難感を抱く事柄には，業務の遂行に必要な体力や判断力・集中力などの認知機能，職場復帰後の対人関係などがあることから（田上ほか 2012），復職にあたっては休職者が抱く困難感を考慮した対応が重要となる．また，うつ病による休職者の中には，復職後すぐに欠勤を繰り返す者もいるため（広瀬 2007），再発予防のためには復職後の支援も重要となる．具体的には，復職前のリワークプログラムの利用や復職後の短時間勤務の適用，産業医や産業カウンセラーによる復職者への継続的なフォローアップ面接の実施などが行われている．

●職場のメンタルヘルス対策　日本の職場のメンタルヘルス対策は，一次予防，二次予防，三次予防の観点から行われている．一次予防としては，厚生労働省が 2000 年に公示した「事業場における労働者の心の健康づくりのための指針」に基づく 4 つのケア（セルフケア，ラインによるケア，事業場内産業保健スタッフなどによるケア，事業場外資源によるケア）の実践や，ストレスチェックの実施などがあげられる．二次予防としては，2006 年に労働安全衛生法が改正され，長時間労働者への医師による面接指導の実施が義務化された．また，ストレスチェックによるハイリスク者への産業医や産業カウンセラーによる面接なども含まれる．三次予防としては，厚生労働省が 2004 年に公示した「心の健康問題により休業した労働者の職場復帰支援の手引き」に基づいた復職支援があげられる．職場のメンタルヘルス対策には専門的な知識や技能が必要となるため，従業員支援プログラム（employee assistance program：EAP）を提供する機関との連携も行われている．また，近年ではワークライフバランスの実現も課題となっている．　　　　［森本浩志］

📖 さらに詳しく知るための文献
[1] 川上憲人（2017）『基礎からはじめる職場のメンタルヘルス―事例で学ぶ考え方と実践ポイント』大修館書店．
[2] 島津明人編著（2017）『産業保健心理学（保健と健康の心理学標準テキスト 5）』ナカニシヤ出版．
[3] 日本産業ストレス学会編（2012）『産業ストレスとメンタルヘルス―最先端の研究から対策の実践まで』中央労働災害防止協会．

家庭のストレス

☞「ライフイベント理論（ストレス刺激説）」p.128「家族関係」p.368「対人関係療法」p.462「子育て支援」p.534

　家庭のストレスとは，家庭環境の変化や人間関係といったストレッサーによるストレス反応の喚起や，その結果として家族関係の悪化や精神的な疾病，さまざまな問題行動を引き起こすものである。代表的な家庭のストレスとして育児ストレスや介護ストレスなどがある。T. H. ホルムズと R. H. レイ（Holmes & Rahe 1967）は，結婚に伴う環境変化や生活上の変化，家族の誕生や死といったライフイベントを心理社会的ストレッサーとして重視し，ストレス関連疾患の原因としている。また R. S. ラザルスと S. フォルクマン（Lazarus & Folkman 1984）は人生における大きな変化だけではなく，日常の生活の中の小さなストレッサーの存在や苛立ち（デイリーハッスル）の積み重ねが大きなストレスに結びつくとしている。このように，結婚や出産，離婚や離職といった家族関係の大きな変化とそれに伴う育児や孤立，介護といった日常の出来事まで，家庭は多くのストレスが存在する場といえる。実際に育児ストレスや介護ストレスは現代の家庭ストレス問題として取り上げられることも多くなってきた。また，育児や介護に関連して夫婦間ストレスも家庭のストレスとしてあげられる。

●**育児ストレス**　出産直後は今までの生活リズムとは異なり，日中の世話にはじまり授乳や夜泣きなど子ども中心の生活に加え，休む暇もない状況が母体の負担になることが多い。また，乳幼児期だけではなく学童期においても思い通りにならない子育てにストレスを感じる親は少なくない。このように全般的に子育てに関するストレスを育児ストレスという。さらに育児ストレスを自身でコントロールできなくなると頭痛や過食，無気力や睡眠障害などのさまざまな身体症状および神経症状が現れ，一般的に育児ノイローゼといわれる状態になることもある。また，中谷ほか（2006）によると，育児ストレスは子どもに対する否定的認知や被害的認知など認知の歪みをもたらし，虐待の一要因になり得るとしている。

●**介護ストレス**　実親や義理の親，パートナーなど家族の介護に関して感じるストレスを介護ストレスという。その原因としては，介護そのものの負担や介護される側の機能低下に対する喪失感，被介護者と介護者との人間関係の悪化や親族との関係の悪化，さらには介護がいつまで続くのかといった見通しのなさなどがあげられる。介護に関してストレスを抱えた結果，介護うつや虐待，介護心中といった重大な問題に発展することも少なくない。実際，自宅で介護をしている介護者の4人に1人がうつ状態という報告もある（厚生労働省 2005）。

●**夫婦間ストレス**　家庭のストレスは親子関係に限ったものではなく，夫婦間にもストレスは存在する。夫婦間では，もともと別の環境および体験の中で生活し

てきたため価値観や習慣の違いがある。その一方で，「パートナーとしてこうしてほしい」という役割期待が生じる。この役割期待とは対人関係療法における考えであり，水島（2011）では，その期待にずれが生じることによって関係が悪化しやすいとしている。関係の悪化は離婚やドメスティックバイオレンス（DV）といった問題に発展する可能性があり，またパートナーからのサポートがないことにより育児ストレスや介護ストレスが悪化するなどの弊害もある。これらのことから，夫婦間ストレスも家庭のストレスとして対処すべき問題である。

●**家庭のストレスと暴力**　家庭内にはこれまで述べたようにさまざまな人間関係に関わる問題が存在する。特に家庭内ではストレスが暴力に発展するケースは少なくなく，親から子どもへの暴力である「虐待」，パートナー間での暴力である「DV」，子どもから親への暴力である「家庭内暴力」があげられる。家庭内暴力は20歳未満の子が同居する親に対する暴力のことを指すが，近年ではひきこもりなど長期化しやすい問題の弊害として生じることもあり，成年の子から暴力を受ける親も少なくない。ひきこもり状態に陥ると家庭の外の社会と関係を築くことが難しく，ストレスや不満をぶつける対象が家族に向きやすい。

●**コーピングとサポート**　ストレスマネジメントとしてストレッサーに対する評価，認知を変容させることが有効とされている。育児や介護に対して，親子関係が深まる，貴重な体験をしている，他者の気持ちを理解できるようになったなどのいい面を見つけることでストレッサーに対する評価を変えることもできる。一方でストレスに対する評価を変えることだけでは限界がくることもある。家庭のストレスではストレッサーと距離をおくことも難しく，家庭内のストレッサーに対する評価を変容させる心理的余裕がないことも多い。また近年では，核家族化が進む中で子育てや介護の負担が1人に課せられる状況も増えており，育児ストレスや介護ストレス，それによって生じるさまざまな問題が深刻化している。それに対して，レスパイトやファミリーサポート事業など公的サービスの利用，民間の育児支援および介護サービス（一時保育やショートステイなど）の利用，子育てや介護の負担を軽減する市販用品（離乳食や宅配弁当など）の利用などの対処方法を複数もつことも有効とされている。また，長期的にストレスとうまく付き合うには育児相談や介護相談ができる場をもつこと，サポートしてくれる人を見つけることなども必要である。

[小関真実]

さらに詳しく知るための文献

[1] 森　和代監修，石川利江・松田与理子編著（2017）『ライフコースの健康心理学』晃洋書房．
[2] 水島広子（2011）『対人関係療法で改善する夫婦・パートナー関係』創元社．
[3] 坂野雄二監修，嶋田洋徳・鈴木伸一編著（2004）『学校，職場，地域におけるストレスマネジメント実践マニュアル』北大路書房．

地域環境のストレス

☞「健康の地域差（日本）」p.384「健康の地域差（世界）」p.386

　地域環境の特性とそこで暮らす人々の心身の健康との関係については，古くからさまざまな領域で検討されてきた．道路の騒音，大気汚染，人口の密集度や変動，過疎化，経済格差，自然災害，そして東日本大震災以降，原子力災害がストレス源となって，人々の健康状態を悪化させるという科学的根拠が数多く示されている．特にメンタルヘルスとの関連性については，社会病理学やコミュニティ心理学における重要な検討課題となっている．

●**地域特性とメンタルヘルスとの関係に関する古典的研究**　地域社会の特性と精神病理との関係について検討した社会学者 É. デュルケーム（Durkheim）は，1897年に公にした「自殺論」の中で，規制や統制が崩れたアノミーの社会では自殺率が高まることを統計的なデータを駆使して実証した．その後，彼に続く多くの社会病理学者たちは，都市化や産業化に伴って地域社会の統合が失われた結果，孤立した人々のメンタルヘルスが脅かされることを指摘してきた．1930年代に入ると，アメリカの都市生態学者による研究が盛んに行われるようになった．例えば R. E. L. ファリスと H. W. ダンハム（Faris & Dunham 1939）は，シカゴ市において1922年から1934年の間に入院した精神障害者の住所を調べた結果，患者の対人口比は居住地域によって著しい差がみられ，人口密度が高く，黒人や国外からの移民が多く住み，社会経済的水準が低い地域ほど，白人中心の社会経済水準が高い地域と比較して患者数が多かったのである．

　第二次世界大戦後，日本でも地域環境と心身の健康に関する大規模な研究が行われるようになった．加藤（1976）は，戦後間もない頃の千葉県市川市において大規模な疫学調査を行い，社会経済水準が低い工場地区では，比較的裕福な他の地区と比べて精神障害者の比率が高いことを明らかにした．また，坂本ほか（1985）は，三重県鈴鹿市において人口の変動と健康との関係を検討した結果，過密地区に移住してきた人々は，もともと過密地区に住んでいた住民や過疎地区の住民と比較して不健康で，生活満足度も低かった．同時に得られたデータによると，過密地区でも過疎地区でも伝統的な生活を維持できている地付きの住民は地域環境への適応がはかられている一方，移住者は生活様式の変化に伴うストレスを多く受けていながら，それへの対処が不十分であることがわかった．

●**ストレス源としての近隣騒音**　都市化が進行し，マンションなどの集合住宅で暮らす人々と昔ながらの町内会を維持している人々が混在している地域では，隣近所からの声や音がトラブルの原因となっている．近隣から聞こえてくる音がストレッサーとなり，不眠やイライラが募り精神的な不調をきたしてしまうのであ

る。隣近所から聞こえてくる音，例えばテレビの音，ドアの開閉音，トイレの排水音，ペットの鳴き声などは，交通騒音や工場騒音と比べてはるかに多種多様で，物理的音量とうるささは必ずしも正比例しないことが大きな特徴であり，小さな音でも近隣騒音と呼ばれている。久田・山本（1985）は，東京都目黒区の主婦を対象に個別面接調査を行った結果，音源に対する好感度が増すほど，邪魔感が減少することが明らかとなった。つまり，聞こえてくる音を出す人と付き合いがあり好意的な感情をもっていれば，うるさくは感じないのである。

●**人間関係の希薄化という危険因子**　この近隣騒音の研究から示唆されることは，1980年頃から日本の都市部で社会問題となっているさまざまな近隣トラブルの発生には，地域社会における人間関係の希薄化が大きく影響しているということである。そのことは先述した19世紀後半から20世紀初頭にかけての古典的な研究からも指摘できることである。社会病理の多くは，地域社会が維持してきた秩序の崩壊にその原因を求めることができるといえよう。

　少子高齢化が急速に進行している日本では，過疎化した農村や山村では孤立した高齢者の不安や抑うつ，さらには自殺が大きな問題となっている。65歳以上の高齢者が集落人口の半数を超え，社会的共同生活の維持が困難な状態に置かれている集落を大野（2008）は「限界集落」と呼んでいるが，そのような地域の高齢者は閉じこもりがちな日々が続き，身体的にも衰弱していく。しかも，この現象は地方だけのことではない。近年，大都市圏やその周辺のベッドタウンでも類似した現象がみられるようになってきた。かつての新興住宅や団地が超高齢化しているのである。子どもたちにとっても，地域の中での同世代との交流機会が減少し，後の人格的成長に悪影響を及ぼす可能性も指摘できる。

　人間関係の希薄化が危険因子であることは疑う余地がない。かつては産業化や都市化が，そして現代日本では少子高齢化がその危険因子を増大させている。人々は，地域社会の中で家族や友人，近所の人々，所属するさまざまな集団内の人々と支え合いながら生きている。そのような相互支援関係の中で，健康を維持し，人格的成長に必要な基本的欲求を満足させ，1人では対処できない困難を乗り越えていくのである。コミュニティ心理学では，そのような援助的人間関係の広がりをソーシャルサポートネットワークと呼ぶが，その量を拡大し質を向上させることが1つの解決策となろう。そのための手段として，都会の人々と集団で農場を経営する，お祭りや野外コンサートなどのイベントを通じて若者を呼び込む，退職した夫婦に格安で移住を促すなどの試みが各地で実施されている。

〔久田　満〕

📖 **さらに詳しく知るための文献**
[1]　山本和郎編（1985）『生活環境とストレス』垣内出版．
[2]　日本コミュニティ心理学会編（2007）『コミュニティ心理学ハンドブック』東京大学出版会．

ストレスコーピング

☞ 「トランスアクショナルモデル」p.124「ストレス反応」p.152「ストレス免疫訓練」p.170「ストレスコーピング尺度」p.258

　ストレスコーピングとは，ストレスフルな事態に対して行うストレス対処のことである。最も代表的なコーピングの定義として，「負荷をもたらす，もしくは個人のあらゆる資源を超えたものとして評定された特定の外的，内的な要求に対応するためになされる，絶えず変動する認知的，行動的な努力である」という，R. S. ラザルス（Lazarus）による一連の研究における定義があげられる。
●**ストレスコーピング理論**　当初は，コーピングを時間や状況にかかわらず個人の安定した特性，スタイルとしてとらえ，いかなる状況でも当該個人における特有のコーピングスタイルによって対処していると仮定する特性論の立場が中心的であったが，その後，ストレスを個人と環境との能動的な相互作用的プロセスからとらえ，コーピングをそのプロセスの一部に位置づけるプロセス論の立場に重点が移っていった（Lazarus 1993b）。プロセス論の代表格が R. S. ラザルスと S. フォルクマン（Lazarus & Folkman 1984）によって提唱された「ストレスコーピング理論（心理学的ストレス理論）」である。ここでは，潜在的なストレッサーによる健康への影響力は，個人と環境の間に介在する「認知的評価」と「コーピング」によって左右されるとし，コーピングはその結果（アウトカム）とは別個に評価されるべきであると考えられている。すなわち，特定のコーピングが一義的に適応的であるかどうかを判断することは困難であり，当該の個人があるストレッサーに対してコーピングを実行した際に，実際にストレス反応の軽減に対して効果を有するか（機能するか）どうかを検討することが重要であるとしている。
●**領域合致仮説とコーピングの「機能」**　コーピングの「機能」を検討するうえで有用な枠組みとして，ストレッサーに対するコントロール可能性の評価に応じて，ストレスフルな状況そのものを解決するために行われる「問題焦点型コーピング」と，情動的な苦痛を軽減させるために行われる「情動焦点型コーピング」の有効性が異なるとする「領域合致仮説」（Lazarus & Folkman 1984）があげられる。具体的には，当該のストレッサーに対してコントロール可能性を高く評価している場合には問題焦点型コーピング，コントロール可能性を低く評価している場合には情動焦点型コーピングを選択することがストレス反応の軽減に特に有効であるとされている。さらには，ストレッサーに対する評価のみならず，自身が選択したコーピングに対する満足の程度（Ono et al. 2005）や，当該のコーピングを選択した理由（森本ほか 2012）といったコーピング選択に対する認知も，コーピングの実行によるストレス反応の軽減の程度に影響を及ぼす要因とな

表1 ストレスコーピングインベントリーにおける8つの対処型の内容［日本健康心理学研究所（1996）］

対処型	内容
計画型	問題解決に向けてさまざまな解決法を検討する
対決型	困難な状況を変えようとして積極的に努力する
社会的支援模索型	問題解決のために他人や相談所などに援助を求める
責任受容型	誤った自分の行動を素直に自覚し，反省する
自己コントロール型	自分の感情や考えを外に表さず，問題に慎重に対処する
逃避型	問題から心理的に逃げ出すことを考える
隔離型	問題は自分と関係がないと思い，問題を忘れようとする
肯定評価型	困難を解決した経験を高く評価する

ることが明らかにされている．一方で，問題焦点型コーピングは，「コーピングコスト」という概念でとらえると必ずしも常に有効であるとは限らないことが指摘されている（Cohen et al. 1986a）．具体的には，蓄積疲労（エネルギーの消耗），コーピングによる副次的影響（覚醒レベルの上昇や他の活動の遂行の相対的な低下），方略使用の過度の一般化（過去に機能したコーピングをいかなる状況においても一貫して用いる）の3側面があげられ，パフォーマンスの低下など有害な影響が生じるとされる．このように，コーピングの機能的側面の個人差となる要因は多岐にわたることから，当該の個人における機能的なコーピングの検討に際しては，あるストレッサーに対して実行したコーピングのセルフモニタリングが重要となると考えられる．

●ストレスコーピングインベントリー　特定のストレッサーに対して個人が実行するコーピングの傾向を知るための代表的なツールとして，「ストレスコーピングインベントリー」（日本健康心理学研究所 1996）があげられる．これは，ストレスコーピング理論に基づいて作成された「Ways of Coping Questionnaire (WCQ)」（Lazarus & Folkman 1984）を日本語訳し，日本人に合わせた表現に改めたものである．回答の内容から，「認知的（問題志向）ストラテジー」と「情動的（情動志向）ストラテジー」の2つのストラテジーと，表1に示した8つの対処型のプロフィールが得られる．その後，WCQから派生して，3次元（接近-回避次元，問題焦点-情動焦点次元，行動-認知次元）の組み合わせから理解される個人のコーピングスタイル（Tri-Axial Coping Scale；神村ほか 1995）や，特定の場面において実行するコーピングの傾向（職場の対人コーピング尺度；森本・嶋田 2010）など，さまざまな目的に応じて使用可能なコーピング尺度が開発されている．

［田中佑樹・嶋田洋徳］

📖 さらに詳しく知るための文献

[1] 小杉正太郎編著（2002）『ストレス心理学—個人差のプロセスとコーピング』川島書店．

攻撃性とストレス

☞「タイプA行動パターン」p.118「怒りとストレス」p.144「怒りのアセスメント」p.250「アンガーマネジメント」p.516「性的虐待,性暴力」p.580

　攻撃性とは,同じ強度のストレス負荷がかけられたときに,より強い怒り感情,敵意的認知,または攻撃行動が発生する個人的性質のことである。環境条件が同じであるにもかかわらず,特定の個人が示す怒り感情や敵意的認知,攻撃行動の頻度・強度・持続時間・範囲などがほかの個人よりも顕著であり,その様子が一過性ではなく繰り返し観察される場合,その個人は攻撃性が高いと判断される。

●**攻撃性と精神疾患**　DSM-5（APA 2013）の診断分類においては,攻撃性に関連する状態像は非常に多くの精神疾患にみられる。「怒り（易怒性,いらだたしさなどを含む）」「敵意」「攻撃」のいずれかの用語が診断基準で明記されているのは,①双極性障害および関連障害群（双極Ⅰ型障害,双極Ⅱ型障害),②抑うつ障害群（重篤気分調節症,うつ病〔子どもや青年の場合〕,持続性抑うつ障害〔子どもや青年の場合〕,月経前不快気分障害),③心的外傷およびストレス因関連障害群（反応性愛着障害,心的外傷後ストレス障害,急性ストレス障害),④秩序破壊的・衝動制御・素行症群（反抗挑発症,間欠爆発症,素行症,反社会性パーソナリティ障害),⑤物質関連障害および嗜癖性障害群（カフェイン離脱,大麻離脱,精神刺激薬中毒,アルコール中毒,タバコ離脱,ギャンブル障害),⑥パーソナリティ障害群（妄想性パーソナリティ障害,反社会性パーソナリティ障害,境界性パーソナリティ障害）であり,6カテゴリー21疾患に及ぶ。

●**攻撃性の心理学理論**　攻撃性に関する心理学理論は内的衝動説,情動表出説,社会的機能説の3つに分類される。内的衝動説とは,攻撃行動を生じさせる内的エネルギーが個人に元来備わっているとする考え方で,精神分析家のS.フロイト（Freud 1920）によって提案された二元的本能論がその代表例である。この理論によると,個々の行動は,個人の内的精神世界における2つの基本的な力である「生の本能（エロス：eros）」と「死の本能（タナトス：thanatos）」によって駆動される。これら2つの相反する本能は破壊的エネルギーでもある精神的葛藤を引き起こすため,個人が精神的安定を保つためには破壊的エネルギーを外部に放出するメカニズムが必要であり,攻撃行動はその役割を担うと仮定される。この理論においてストレスとは,個人の内的精神世界における葛藤・破壊的エネルギーを指す。

　情動表出説の代表例は,J.ダラードほか（Dollard et al. 1939）によって提唱された欲求不満-攻撃仮説である。この仮説では,目標に向かっている行動が外的干渉によって阻害され,不快感情が生じたときに,その不快感情を低減する目的で攻撃行動が生じると考える。二元的本能論が焦点をあてた有機体内の動因の

存在を認めつつ，目標志向的行動に対する外的干渉という有機体外の誘発因の重要性を強調する。この仮説においてストレスとは，目標志向的行動の阻害に伴って生じる身体的覚醒と不快感情を指す。

社会的機能説では，攻撃性の目標志向的側面に焦点をあて，攻撃行動が何らかの目的を果たすための手段として用いられる場合を問題とする。その代表例が，学習理論である。学習理論とは，古典的条件づけや道具的条件づけ，観察学習などといった条件づけのメカニズムによって，攻撃行動を含むさまざまな行動が学習されるとする考え方である。特に道具的条件づけは，攻撃行動の予測と制御において重要な役割を果たす。道具的条件づけでは，特定の状況（先行事象）において，攻撃行動をすることで，特定の好ましい結果を得ること（後続事象）が，それ以降に同じ先行事象に出会ったときの攻撃行動の頻度や強度などを高めると仮定する。攻撃行動によって得られる結果の好ましさ（行動への影響力の強さ）は，社会的規範による判断よりも，個人がそれを求める程度によって増減する。例えば，注目を得るために暴言や暴力を示す人の攻撃行動は，注目を得ていない時間が長ければ長いほど強くなる。このように，行動によって得られる結果の影響力を高めたり低めたりする状況要因のことを，動因操作と呼ぶ。この理論においてストレスと関連が深いのは，動因操作と先行事象である。

●**攻撃行動の分類**　日常的には，怒り感情や敵意的認知といった内的現象は目に見えないため，攻撃性の高低は他者に対する攻撃行動の多さから判断されることが多い。攻撃行動とは，「どんな形であれ，危害を避けようとする生活体に対して，危害を加えようとしてなされる行動」であると定義される（Baron & Richardson 1994）。攻撃行動を手段および形態から分類すると，標的に物理的危害を加える身体的攻撃，言語を用いて標的に心理的危害を加える言語的攻撃，さまざまな手段で標的の対人関係を崩壊させる関係性攻撃の3つに大別される。攻撃行動を発生メカニズムの観点から分類すると，反応的攻撃と道具的攻撃の2つに分けられる。反応的攻撃とは，欲求阻止や脅威などによって誘発される攻撃行動であり，通常，怒りなどの強い感情反応を伴う。一方，道具的攻撃とは，何らかの目的を達成するための手段として行われる攻撃行動であり，怒りなどの感情反応は必ずしも伴わない。定義上，ストレスと深く関連するのは反応的攻撃であるが，反応的攻撃と道具的攻撃は強い正の相関関係にあり，特定の攻撃行動に対して両方のメカニズムが同時に影響していることが多い。　　　　［高橋 史］

📖 **さらに詳しく知るための文献**
[1] クラーエ，B.／秦 一士・湯川進太郎編訳（2004）『攻撃の心理学』北大路書房.
[2] コナー，D. F.／小野善郎訳（2008）『子どもと青年の攻撃性と反社会的行動―その発達理論と臨床介入のすべて』明石書店.

怒りとストレス

☞「ストレス関連疾患」p.160「怒りのアセスメント」p.250「アンガーマネジメント」p.516

　怒りは基本的感情の1つであり，何らかの欲求を満たそうとする行動が途中で阻止された場合に，その阻害要因に対して生じる。情動が喚起されると表出への動機づけが生じるが，それが抑制されると個体にはフラストレーションが生じ，フラストレーションを低減させようという動因に基づいて攻撃行動が実行される（欲求不満-攻撃仮説）。怒りをそのまま表現することは社会的に容認されにくいため，表出の仕方によっては対人関係のトラブルや精神的不調を引き起こし，ストレスの一因となるのである。

　怒り（anger）とそれに関連した概念である敵意（hostility）および攻撃（aggression）は，攻撃性の一側面としてとらえられ，3つの頭文字を取りAHAと総称される。これらは順に，軽い苛立ちから激しい爆発的なものにまでわたる不快感としての情動的側面，他者に対する悪意や否定的な見方といった認知的側面，結果として人や物に危害が加えられる行動としての道具的側面を表している。また，怒りを生理学的にとらえると怒りの状態では交感神経系が活動し，血圧の上昇や心拍数の増加などの覚醒が生じる。

●**怒りと健康**　怒りと健康についての研究の端緒は，1950年代にタイプA行動パターンと虚血性心疾患との関連が認められたことであった。しかし1980年代に入ると，その関連を否定するコホート研究の結果が多く報告されるようになった。

　このことは，タイプA行動パターンにはさまざまな構成要素が含まれており，その複雑さや評価法の違いによるものとされた。そこで，最も関連が深いと考えられる要素として怒りや攻撃性が取り上げられるようになった。欧米で行われたメタアナリシスでは，怒り・攻撃性に関連する概念は，虚血性心疾患の発症や再発のリスクを約20％上昇させること，またその関連性は男性で強いことが示されている。要因の1つに精神生理学的反応性がある。怒り・攻撃性が高い者はストレス時に心臓血管系の反応性や日常生活上の血圧値，コルチゾールなどのホルモン値や炎症マーカーの値が高い（井澤　2016）。このような特徴が動脈硬化を進展させ，将来的な虚血性心疾患を引き起こしている可能性が考えられている。次に心理社会的な要因として，敵対的なものの見方や行動などから，さまざまな環境においてストレスフルな出来事を多く経験し，その緩衝要因であるソーシャルサポートが少ないという点があげられる。

　さらに，虚血性心疾患の危険因子である喫煙や過剰なアルコール摂取が，怒り・攻撃性の高い者にみられるという報告があり，健康関連行動が要因の1つ

といわれている。

●**怒りの表現**　怒りの表現の仕方にはさまざまな形があり，言葉で表現するか，身体的に表現するかで本人あるいは周囲に異なる影響が及ぼされることが明らかにされている。怒りの表出の方向性を踏まえて作成された質問紙 State-Trait Anger eXpression Inventory（STAXI）によれば，Anger-In はいらいらしたり煮えくり返るように感じるというような，怒りが自分自身に向けられる表出，Anger-Out は戸をばたんと閉めたり口汚いことを言うといった怒りが外の対象に向けられる表出，そして冷静さを保ったり行動を我慢したりするというように怒り行動が制御されている Anger-Control という3つの次元があるとされる。この STAXI は特性としての怒りやすさと状態としての怒りの程度も測定することができる尺度として，広く臨床場面でも利用されている。先行研究では，怒りを攻撃的に表出することが悪影響を及ぼすという知見と，怒りを抑え込む対処が健康を害するという異なる知見が存在する（渡辺・小玉 2004）。加えて，集団主義である日本人は，対人葛藤を避けようとする規範により親しい関係性においては怒りを表出しない傾向があることが報告されている（木野 2000）。そのため，このような質問紙を日本人に適用する場合には，個人主義である欧米と文化の差があることを考慮したうえで，怒りと健康との関連を慎重に検討する必要がある。

●**怒りのマネジメントと今後の課題**　怒りのマネジメント方法として最も多くみられるのは，認知行動的アプローチによるものである。例えば主張法や社会的スキル訓練，認知療法，問題解決療法，ストレス免疫訓練，リラクセーショントレーニングなどが用いられている。また，近年は怒りのポジティブな側面にも着目することも有用であるとされている。怒りを表出することによって公正性を保つといった機能や相互理解が促され，かえって人間関係を深める方向に作用する機能があり，怒り感情自体が自らの置かれている状況を変えようというモチベーションにつながることも指摘されている。今後は，怒りのもつ建設的な役割や長期的な影響に関する知見を蓄積し，新たな健康増進のためのアプローチを検討することが課題となるだろう。

[齋藤恵美]

さらに詳しく知るための文献

[1] ウィリアムズ，E.・バーロウ，R.／壁屋康洋ほか訳（2012）『アンガーコントロールトレーニング―怒りを上手に抑えるためのステップガイド（軽装版）』星和書店.
[2] ウィリアムズ，R. B.・ウィリアムズ，V. P.／河野友信監修，岩坂 彰訳（1995）『怒りのセルフコントロール』創元社.
[3] エリス，A.・タフレイト，R. C.／野口京子訳（2004）『怒りをコントロールできる人，できない人―理性感情行動療法（REBT）による怒りの解決法』金子書房.

無気力とストレス

☞「闘病意欲」p.112「ストレスにおける認知的評価」p.162「ストレスに関するセルフモニタリング」p.166「原因帰属のアセスメント」p.236「バーンアウト」p.334

　無気力とは，意欲や動機づけが減退し，活動性が低下した状態を指す。無力感やアパシー（apathy）とも呼ばれることがある。無気力に関する研究は，主に学習性無力感もしくはステューデント・アパシーを理論的な基盤として行われている。

　M. E. P. セリグマンと S. F. マイヤー（Seligman & Maier 1967）は，避けることのできない電撃を繰り返し経験したイヌが，その後自力で電撃を避けることができる場面においても，電撃を避けるための行動を行わなくなることを発見し，学習性無力感の概念を提示した。学習性無力感は，自身の行動と結果が随伴していないという，いわゆる非随伴性の認知によって，行動意欲が低下した状態（＝無気力）が形成されるとする理論である。一方，アパシーは，もともとは精神医学的疾患や脳器質的疾患に起因する感情鈍麻，無関心などの症状を指す用語として用いられてきた（齋藤 2005）。ステューデント・アパシーは，大学生が学業に対して慢性的に示す無気力状態を青年期特有の心理的問題として区別化したものであり，その後不登校や職場不適応などにもステューデント・アパシーの概念が援用されるようになったことで，無気力とアパシーが同義的に用いられるようになった（下山 1996）。

　無気力と抑うつは同一の概念として扱われることもあるが，抑うつが主に悲しさや落ち込みといった主観的な気分（抑うつ気分）をもとに評価されるのに対し，無気力は主観的な意欲や活動エネルギーの低下のほかに，他者からみた活動レベルの低下といった行動的特徴からも評価される。また，これらを含む疾病概念としてはうつ病があり，診断基準の中に無気力も含まれているが，うつ病の症状としての無気力と，心理的反応としての無気力を連続体として位置づけるかどうかは，いまだ研究者によって異なっており一致していない。

●**ストレスと無気力**　無気力は，ストレス反応の一種としてとらえられてきた。実際に，これまで開発された児童から成人までの多くのストレス尺度において，無気力が下位因子として構成されている。ストレス反応は，ストレスを経験してまもなくあらわれる怒りや不安といった一次的反応と，ストレス状況が変化しないまま経過した場合に生じる二次的反応とに分けることができ，無気力はこの二次的反応として位置づけられている（岡田 2002）。R. S. ラザルスと S. フォルクマン（Lazarus & Folkman 1984）によるトランスアクショナルモデルでは，ストレス反応はストレッサーに対する認知的評価と対処の結果として規定されることから，二次的反応とはストレスに圧倒され効果的に対処を行うことがで

きなかった履歴によるものと考えられている。一方，学習性無力感理論はその後，個人の原因帰属のしかたとストレスとの相互作用によって，無気力の発生を説明しようとするモデルへと発展した（Metalsky et al. 1982）。原因帰属は内在性，安定性，全般性の3つの次元から成り，特にネガティブな出来事を内的（自分に），安定的（時間的に安定したものに），全般的（さまざまな場面に共通するものに）に帰属し，ポジティブな出来事はその逆に帰属する傾向が強いと，無気力に陥りやすいとされている。

　これらの知見は，無気力を引き起こす要因となるのはストレッサーの存在そのものではなく，ストレッサーに対するコントロール可能性の評価であることを示唆している。すなわち，コントロール可能性を低く見積もることで回避的な対処法が選択されやすくなり，その結果ストレス状態が維持されるという悪循環を形成することが想定されている。このような無気力状態がさらに長期化していくと，ひきこもりや不登校といったストレスに起因すると思われる不適応行動につながる可能性がある。

●**無気力への心理的介入**　無気力に対する心理的介入の代表的なものとして，上記の原因帰属理論に基づいた再帰属訓練がある。再帰属訓練は，ネガティブな出来事が生じた責任をすべて自己の能力や資質に帰属させてしまうような，過度に偏った帰属を変容するために有効な方法である。具体的には，まずポジティブな体験とネガティブな体験，そしてその原因について記録してもらう。そして，出来事と自身の帰属パターンとのつながりを把握し，自分にとって気持ちが楽になるような帰属のしかたを見つけ出していく。再帰属訓練の要点は，別の帰属を行うように変容を促すというよりも，状況に関わるさまざまな要因を再検討する中で，多様な視点を身につけることにある。

　無気力は，毎日接する他者からみて活動性の低下として気づく場合も多い。周りからは一見やる気がないだけのようにみえても，ほかに自覚的なストレス反応を呈している場合もある。ストレス反応尺度の使用は，無気力の程度そのものを測るだけでなく，ストレス反応を包括的に測定する意味でも有用である。何よりも，ストレス反応を一次的反応の段階で発見して緩和し，二次的反応である無気力にまで至らせないような予防的介入を行ううえで最も重要なツールとなる。

［木村泰博］

📖 **さらに詳しく知るための文献**

[1] Antaki, C., & Brewin, C.（1982）*Attributions and psychological change*, Academic Press.（細田和雄・古市裕一監訳（1993）『原因帰属と行動変容』ナカニシヤ出版.）
[2] 大芦　治・鎌原雅彦編著（2005）『無気力な青少年の心』北大路書房.
[3] Peterson, C. et al.（1993）*Learned helplessness: A theory for the age of personal control*, Oxford University Press.（津田　彰監訳（2000）『学習性無力感』二瓶社.）

不安とストレス

☞「自律神経系活動」p.52「感情・情動の生物学的基礎」p.64「不安のアセスメント」p.246「不安症」p.316「認知行動療法」p.458

　不安は危険や脅威が生じるのではないかという恐れに伴う感情であり、ネガティブな感情として理解されることが多い。たしかに不安が過剰に強まったときにはパフォーマンスが低下したり、日常生活に支障をきたして不安症と診断されることもある。しかし、不安は、生存していくために、および社会で適応していくために不可欠な感情である。例えば、他者から否定的に評価されることに対してまったく不安を感じなかったら、相手が不快に思う言動を気にせずとってしまい、適切な対人関係を築けない可能性が高まる。

　不安はパフォーマンスに必ずしも悪影響を及ぼすわけではなく、適度な不安はむしろパフォーマンスを高めることがわかっており、ヤーキーズ-ドッドソンの法則として知られる逆U字理論が有名である。不安が強すぎる場合や弱すぎる場合にはパフォーマンスが低くなり、最もパフォーマンスが高くなるのは不安が中程度のときである。こうした知見からも、不安を単純に「悪者」扱いすることは適切ではないといえる。

●**不安の強さに影響する認知行動的要因**　ストレッサーに直面して闘争-逃走反応が喚起されるときには、身体変化として心拍数や血圧の増大、呼吸数の増加、発汗、骨格筋への血流量増大、内臓血管の収縮などが生じる一方、主観的には覚醒亢進や不安感情を伴うことが多い。不安が過剰なレベルに強まるか、適度なレベルに収まるかは、この身体反応や覚醒亢進をどのように解釈するかによることを示した研究がある（Beltzer et al. 2014；Jamieson et al. 2013）。P. ベルツァーほか（Beltzer et al. 2014）は、社会的評価場面（Trier social stress test：評価者の前でスピーチと暗算課題を行う）で喚起される身体反応に対する認知的評価が対人的パフォーマンスに及ぼす影響について実験を行った。その結果、心臓のドキドキなどの身体反応は、全身に酸素を送るために心臓が懸命に働いている証であり、パフォーマンスに役立つことを教示された認知的再評価群は、気晴らしのためにテレビゲームを行った統制群に比べて社会的評価場面でのパフォーマンスが高かった。このことから、社会的評価場面や課題遂行場面のストレッサーに直面したときの身体反応が直接的にパフォーマンス低下に結びつくのではなく、その身体反応に対する認知的評価の仕方によってパフォーマンスが変化することがわかる。

　身体反応に対する認知的評価に関連する概念として「不安感受性」がある。不安感受性とは「不安になることに対する恐れ（fear of fear）」を指す概念であり、パニック症の維持要因として重視されている。

不安に対しては対処可能性の認知も大きな影響を及ぼす。R. S. ラザルスとS. フォルクマン（Lazarus & Folkman 1984）のトランスアクショナルモデルでは，認知的評価として脅威性（影響性）の評価と対処可能性の評価をあげているが，不安の認知モデルにおいてもこの2つの認知的評価が不安の強さに影響を及ぼすと考えられており，以下のような式が成り立つ。

不安＝脅威性（危険）の評価／対処（コントロール）可能性の評価

当該場面や刺激の脅威性を高く評価し，自分では対処できないと考えるときに不安が強まる。不安が強まると，不安を喚起させる場面や刺激を避けたい衝動が強まり，回避行動につながる。この回避行動がさらに不安を強める，という悪循環が形成される。不安の維持や増悪に大きな影響を及ぼす行動的要因が回避行動であり，不安に対する介入法においては回避行動を減弱させ，当該場面や刺激に対する接近的な行動を増やすことを目標とすることが多い。

●**不安に対する介入法**　不安に対する心理社会的介入法としては，認知行動療法の有効性が実証されている。回避行動が不安を維持させる大きな要因であることから，不安を喚起する刺激と向き合うエクスポージャー法が代表的な技法である。

そのほかに，漸進的筋弛緩法や腹式呼吸法などのリラクセーション法もあげられる。不安反応が強まっているときには交感神経が活性化しているため，腹式呼吸法ではゆっくりと息を吐くことで副交感神経の活動を高めて自律神経のバランスを調整する。また，注意のコントロール法としてマインドフルネスに基づいた方法（マインドフルネス瞑想など）の有効性を示す研究もある。

●**不安に関わる生物学的要因**　不安の発生に関わる脳の主要な部位として，扁桃体があげられる。扁桃体が活性化することによって不安や恐怖の感情が喚起される。一方，前頭前野が活性化すると扁桃体の活動が弱まる場合もあることが示されている。認知行動療法やその構成要素でもある認知的再評価，およびマインドフルネスは前頭前野の活動を高めることを示す研究が増えている。

不安に関与する神経伝達物質としてはセロトニンやノルアドレナリンが代表的である。不安症に対する薬物療法においてもSSRI（selective serotonin reaptake inhibitor：選択的セロトニン再取り込み阻害剤）が主要な処方薬であり，シナプス間隙におけるセロトニンを増やすことが不安の減弱に関わっている。

認知神経科学や情報技術の発展に伴い，不安に関わる心理生物学的要因を多面的に解明する動きが活発になっている。その動きと連動して，不安に対する介入法の開発・進展もさらに進むことが期待できる。　　　　　　　［金井嘉宏］

📖 **さらに詳しく知るための文献**

[1] Clark, D. A., & Beck, A. T.（2012）*The anxiety and worry book: The cognitive behavioral solution*, Guilford Press.（坂野雄二監訳（2013）『不安に悩まないためのワークブック―認知行動療法による解決法』金剛出版.）

ストレス耐性

☞「レジリエンス」p.92「ストレッサーの測定」p.260「ソーシャルサポート」p.350

　ストレス耐性は，心理社会的ストレッサーが，精神的身体的な不適応兆候や疾病といったストレス反応をもたらすストレス過程を媒介する機能で，個人的要求や社会的資源および環境についてその人自身の特徴を統合し，適切にまた調和的に認知・評価し対処する能力と考えられている。

　人は，脅威や困難あるいは心的外傷となるような出来事などを体験したり目撃したりしてそれらに曝されても，同じように反応するわけではない。それらの深刻さが同等でもそれほど苦痛に感じない人もいれば，苦痛に感じる人もいる。ストレス耐性は，このようなストレス過程における感じ方やとらえ方，対処の差異に関わる心理的強さとしてとらえられている（Izutsu et al. 2004；Welle & Graf 2011）。

　類似した概念として，レジリエンスやハーディネスがある。ストレス耐性は，脅威や困難と感じた心理的な苦痛状況に立ち向かい対処してストレスから回復していく力であるレジリンスよりも，気づいたり感じたりした心理的苦痛を受け容れて受け流す対処力と考えられる。また，ハーディネスは，深刻な心理的苦痛状況下でも精神的健康を維持することができるストレス対処の礎となる特性と考えられ，ストレス耐性は，ストレッサーとストレス反応を媒介する要因ととらえられている（Maddi 2017；中西・玉瀬 2014）。

●**ストレス耐性要因**　適度なストレス耐性は，ストレス過程の緩衝機能となり得る。この機能には，行動様式や認知特性，ポジティブな態度，コントロール能力や問題解決能力といった個人要因，健康的な生活を営むライフスタイルやソーシャルサポートといった環境要因など，多岐にわたる要因が含まれ，関わり合っている。

　近年特に注目されている個人要因としては，社会的役割，対人関係，活動，特性，能力といった自己側面の数の多さと分化の精緻性によって自己概念をとらえた自己複雑性があげられる。中でも，否定的出来事の影響を受けない肯定的な側面を想起しうる力である肯定的自己複雑性を十分にもち合わせていることが，ストレス過程の緩衝要因になると考えられている（佐藤 1999）。また，その人の自己に対する肯定的評価が高い場合や問題解決に向けて積極的に対処しようとする行動特性は，ストレス耐性と大きく関連することが見出されている（上田ほか 2012）。社会的要因としては，個人がもつ社会的つながりから得られるソーシャルサポートの重要性が強調され，サポートを多く認知していることが高いストレス耐性と関連するととらえられている（堤 1998）。

●**ストレス耐性の障壁要因** 自分の欲求や感情を抑制し不満をもちやすい自己抑制型行動特性や，行動と要求水準の不一致に特徴づけられる不適応的完全主義は，ストレス耐性が低下することが見出されている（上田ほか 2012）。

また，競争心が強く常に積極的，言い換えればストレッサーへの感受性の低さを含むタイプA行動パターンは，ストレス耐性のリスクとして指摘されている（木村ほか 1999）。

●**ストレス耐性の測定** ストレス耐性は，個人によって異なる多くの要因が関連している可能性があることから，簡便に質問紙で測定することは基本的には難しいと考えられている。そこで，ストレス耐性をストレッサーとストレス反応を媒介する機能ととらえる考えに準じて，複数の質問項目群を用いてストレス耐性を測定する方法がある。この方法では，ストレッサーとして認知されるライフイベントと日頃の苛立ちとなるデイリーハッスルの数を，ストレス反応と認知される心身症状度で除した値によって，ストレス耐性度を数値化する。この指標では，高ストレス耐性の場合は多くのストレッサーを認知しているが心身症状度が低く，低ストレス耐性の場合は少ないストレッサーを認知しているが心身症状度が高いことが示される（Welle & Graf 2011）。

日常の臨床においては，ストレス耐性度を簡便な質問紙法である程度理解することが求められるため自記式のストレス耐性度チェックリストがある（摂津・桂ほか 1996, 1999）。対象者が心療内科に通院しているか否かにかかわらず，「明朗・積極性」「対人寛容性」はストレス耐性としての要素が強いことが示されている。さらに心療内科受診者群では，「明朗・積極性」「対人寛容性」「自己不確実性」「自己本位」「過緊張」の5因子が内在し，いずれも人間ドックを受診した健常者群に比べて，低いことが示されている（折津ほか 1999）。

ストレス耐性は，その人のひととなりを表す重要な要素として，投映法でも取り上げられている。包括システムによるロールシャッハ・テストでは，「統制力とストレス耐性」として心理的特徴に関連する主要なクラスターの1つととらえられている。ここでのストレス耐性は，現実の社会生活を生きるために必要な外界に対処する際に使う現在利用可能な心理的資質と，その人自身が心の内で抱えているさまざまな心理的負担や心情を含む心理的活動のバランスによりそのときのストレス耐性を見立て，さらにそこからストレス因子とされている状況に関連する要素を調整して，本来のストレス耐性を見立てる。バランスがよい範囲にある場合，自分の心を使って社会生活をまかない，自分らしく生きられている可能性が高く，ストレス耐性が保たれている状態といえる（中村 2016）。　　［安藤美華代］

📖 **さらに詳しく知るための文献**
[1] エクスナー，J. E., Jr.／中村紀子・野田昌道監訳（2009）『ロールシャッハ・テスト―包括システムの基礎と解釈の原理』金剛出版．

ストレス反応

☞ 「自律神経系活動」p.52「内分泌系活動」p.54「免疫系活動」p.56「トランスアクショナルモデル」p.124「ストレス反応説」p.126

　ストレス反応とは，ストレスを生じさせるきっかけとなる出来事や刺激（ストレッサー）によって生じる心身の変化全般のことである。ストレス反応は，もともと生理学の分野で起こったストレス研究の流れを汲んで有害刺激に対する生理面での自動的・無意図的な反応として検討されてきたが，以後心理学の分野にも研究の裾野が広がる中で，刺激に対する行動面・認知面での意識的な対処プロセスとして理解されるようになった。現在では，従来の医学・生理学がとらえるストレスモデルに，環境との相互関係の中で生きる個人の主観的評価，すなわち個人差をとらえる心理社会学的な観点が合わさり，「生物-心理-社会モデル」の枠組みからストレス反応を複合的・多角的にとらえることが一般的である。

●医学・生理学がとらえるストレス反応　ストレス反応に関する研究の端緒としては，カナダの生理学者である H. セリエ（Selye）が示した汎適応症候群が代表的である（小杉編著 2002）。これは，生体の恒常性（ホメオスタシス）を脅かすような物理的・化学的・心理的な刺激が生体に加えられたとき，その刺激の種類とは無関係に生じる副腎皮質の肥大，胸腺の萎縮，胃・十二指腸の潰瘍性病変などの一連の非特異的な反応のことをいう。汎適応症候群は，ストレッサーにさらされた生体がストレッサーに最初に対応しようとする警告反応期，その後ストレッサーに積極的に慣れようとする抵抗期，ストレッサーにさらされ続ける場合に対処するエネルギーが枯渇してしまう疲弊期という3つのプロセスから説明され（Selye 1956），この過程で生じる自律神経系や内分泌系，免疫系の反応，末梢臓器の機能的・器質的変化全般がストレス反応としてとらえられた。自律神経系の反応としては交感神経系の興奮と副腎髄質の刺激に伴う血中アドレナリンやノルアドレナリンなどが，内分泌系の反応としては脳の視床下部が関与し下垂体前葉を介して分泌される副腎皮質刺激ホルモンや副腎皮質から分泌されるコルチゾールなどが代表的である。

●心理学がとらえるストレス反応　心理学的ストレスモデルの精緻化が進む契機となったのは，R. S. ラザルス（Lazarus）と S. フォルクマン（Folkman）が，ストレスは個人と環境の相互関係によって引き起こされるという観点から仮定した，きっかけとなる出来事に対する個人の意識的な対処プロセスの検討（Lazarus & Folkman 1984）であった。それまでの医学・生理学的ストレスモデルでは，ストレッサーの種類とは無関係に非特異的なストレス反応が生じるとされるのが一般的であったが，心理学的ストレスモデルでは，出来事や刺激に対する個人の主観的評価という変数が組み込まれ，ストレス反応が現れるまでのプロセスやそ

の現れ方の程度における個人差が重視された。以降の数々の研究成果から，ストレッサーに対する個人の考え方（認知的評価），対処のしかた（コーピング），周囲のサポート（ソーシャルサポート）の有無などが，ストレス反応に影響を与えることが示され，例えば，認知的評価に関しては，出来事に対する脅威性・影響性・コントロール可能性などが高く評価されるときに，コーピングに関しては，採用した対処法ではうまく解決できないときやどのように対処すればよいかわからないときに，ソーシャルサポートに関しては，ネットワークの広さやサポートへの期待感，サポートの内容がそれぞれ乏しいときに，ストレス反応が強く表出されると考えられている（嶋田・鈴木編著 2004）。また，ストレス場面において必要とされる行動をどの程度うまく行えるかどうかに関する予期であるセルフ・エフィカシー（自己効力感；Bandura 1997）などの認知的要因についても，ストレス反応の現れ方に関わる変数として検討が重ねられている。

●**心理的ストレス反応の種類と健康**　心理的ストレス反応は，精神面，身体面，行動面の症状として現れる。精神症状としては不安感，怒り，悲しみ，無気力など，身体症状としては心拍数の増加や血圧の上昇，頭痛や肩こりなど，行動症状としては飲酒や喫煙の増加，不眠，ひきこもりなどがあげられる。また，ストレス反応には段階があり，ストレッサーが生じた直後に生じストレッサーがなくなると短期間で消失する種類の一次的反応と，ある程度長期的にストレッサーにさらされることで顕在化する種類の二次的反応からとらえられる。例えば，精神症状でいえば，きっかけとなる出来事を経験した後の急性の情動的応答として不安感（一次的反応）が生じ，そのストレス状況がある程度慢性化するとうつ気分（二次的反応）が生じるようになる，などと説明される。さらにこうしたストレス反応が常態化・重篤化すると，さまざまな身体疾患や不適応状態などのストレス関連疾患のリスクが高まり，例えば心筋梗塞などの循環器系疾患，過敏性腸症候群などの消化器系疾患，過呼吸症候群などの呼吸器系疾患，慢性疼痛などの筋骨格系疾患，適応障害やアルコール依存などの心理・行動系の疾患に至ることもある。ストレス反応そのものを軽減するための介入法としては，漸進的筋弛緩法や呼吸法，自律訓練法といったリラクセーション技法や適度な運動を主体としたアクティベーション，さらにはバイオフィードバック療法や系統的脱感作法などの認知行動理論に基づく治療法も体系化されており，近年ではマインドフルネス瞑想を用いた技法も注目を集めている。　　　　　　　　　　　　　　　　［輕部雄輝］

📖 **さらに詳しく知るための文献**
[1]　小杉正太郎編著（2002）『ストレス心理学―個人差のプロセスとコーピング』川島書店.
[2]　ラザルス，R. S.・フォルクマン，S.／本明 寛ほか監訳（1991）『ストレスの心理学―認知的評価と対処の研究』実務教育出版.

ストレスに対する
ソーシャルサポート

☞「ソーシャルキャピタル」p.212
「ソーシャルサポートのアセスメント」p.262「ソーシャルサポート」p.350

　周囲の人々との間で交わされるさまざまな援助は，ソーシャルサポートとして我々の心身の健康と関連することが示されてきた．特に，生活上のさまざまな出来事がもたらすストレスに対して有効に働くという知見から，ソーシャルサポートは心理社会的なストレス対処資源の1つと考えられている．

●**ストレス過程におけるサポート**　何らかの出来事によって我々にストレス反応が発生するまでの過程には，その出来事の脅威性に関する評価段階と，その出来事によって生じた問題に対する対処段階がある．S. コーエンと T. A. ウィルズ（Cohen & Wills 1985）によると，サポートはこのストレス過程の各段階で働く．まず，評価段階において，必要なときにサポートが得られるというサポートの利用可能性（知覚されたサポート）が高い者ほど，自身の効力感や統制可能性を感じることができ，出来事に対する脅威や不快さといったネガティブな認知的・情緒的反応が抑制される．次に，対処段階においても，サポートの利用可能性が高い者ほど自身の効力感や統制可能性が維持され適応的な対処行動をとりやすくなる．さらに，実際に提供（実行）されたサポートによって，問題解決や情緒の安定につながる．このように，ストレスとなり得る出来事（ストレッサー）が生じた際に，サポートの利用可能性が高いほど，あるいは実際に提供（実行）されたサポートがあるほどその出来事による悪影響が抑制される．この効果は，ストレス緩衝効果と呼ばれている．ストレス緩衝効果は，提供（実行）されたサポートよりも，サポートの利用可能性である知覚されたサポートを指標とした場合に特に示されやすいとされている．しかしながら，あまりにも大きいストレッサーの場合などには緩衝効果が示されないこともある．

　なお，ストレッサーの有無にかかわらず，サポートが多いほど我々の健康に有益な効果があることはサポートの直接効果（主効果）と呼ばれる．

●**ストレッサーとサポートの関係**　ストレス緩衝効果におけるサポートは，ストレッサーからストレス反応までの過程を調整する役割を果たす．したがって，ストレス緩衝効果のモデルではサポートとストレッサーは独立であることが前提となる．しかし，サポートとストレッサーが独立ではない場合についても考えられている（Barrera 1986）．

　例えば，ストレスフルな出来事を経験するほど，我々は周囲にサポートを求めたり，周囲からサポートが提供されたりするかもしれない．このような場合，ストレスフルな出来事を経験したりストレスを強く感じたりしている人ほどサポートが多くなり，結果的にサポートがストレッサーやストレス反応と正の相関を示

すことになる。反対に，自然災害などの重大なストレッサーが生じると，サポートネットワークが被害を受けるなどして，サポートが減少してしまう場合もある（サポート減衰モデル；Kaniasty & Norris 1993）。このような場合，ストレッサーがサポートを減少させることで我々の心身に悪影響を及ぼすというモデルが考えられ，サポートはストレッサーとストレス反応の関係を媒介する役割が想定される。したがって，ストレス過程においてサポートの効果を検証する際には，サポートとストレッサーの関係をどのように想定するのかに応じ，効果の検証方法，モデルの作成，解釈などに注意が必要である。

●**サポートの機能的分類と有効性** ソーシャルサポートは，その機能によっていくつかの種類に分けられる。研究者によってその区別にやや違いがみられるものの，大きくは問題の解決に寄与するサポート（道具的サポート）と，心理的な負担を和らげるようなサポート（情緒的サポート）に分類できる。道具的サポートには，一緒に問題を解決する，世話をする，手伝う，道具を準備する，金銭を貸すなど，具体的問題解決のために直接的な援助を提供するサポートや，情報やアドバイスの提供といった間接的に問題解決につながるサポートがあげられる。一方で情緒的サポートとしては，励まし，愛情など，情緒的な側面への働きかけと，行動や業績に対する肯定的なフィードバックなど，自尊心への働きかけを含むサポートがあげられる。

各サポートの機能は，ストレッサーの種類に応じて発生する受け手のニーズに適合したときに有効に働くとされる。しかし，ストレッサーの種類，サポート提供者，受け手の性別や個人特性などによってもサポート効果に差が生じるため，サポートが有効に働く組み合わせを慎重に検討する必要がある（Cutrona & Russell 1990）。近年は，サポートがあっても心身の健康状態に有益でない結果がもたらされる場合として，受け手のニーズと提供されたサポートの質や量の不一致，受け手と提供者のサポートの互恵バランスなどから検討されている（中村・浦 1999；周・深田 1996）。

このように，サポートは我々が日常経験するさまざまなストレスに対処するために必要であるが，すべてのサポートが有効に働くとは限らない。適切にサポート提供を行うだけでなく，受け手も適切にサポート希求を行うなどして，ニーズに適合したサポートが行われるよう工夫することが大切である。　　　〔亀山晶子〕

📖 さらに詳しく知るための文献
[1] 谷口弘一・福岡欣治編著（2006）『対人関係と適応の心理学―ストレス対処の理論と実践』北大路書房．
[2] 水野治久ほか編（2007）『カウンセリングとソーシャルサポート―つながり支えあう心理学』ナカニシヤ出版．

ウェルビーイング

☞「健康行動」p.12「健康寿命」p.18
「ポジティブ心理学」p.30「健康教育の理念，定義，変遷」p.180

　ウェルビーイングという言葉は，「幸福」あるいは「健康な状態」「満足できる状態」などと訳されることが多く，WHO（世界保健機関）憲章における「健康」の定義の中に登場する用語としてもよく知られている。この定義では，「健康とは，単に病気でないあるいは弱っていないというだけではなく，肉体的にも，精神的にも，そして社会的にも，すべてが満たされた状態（well-being）にあること」と述べられている。また，OECD（経済協力開発機構）が3年ごとに実施している「生徒の学習到達度調査（Programme for International Student Assessment：PISA）」では，2015年に実施された調査において初めて，ウェルビーイングの視点からの分析が行われている。2017年4月に国立教育政策研究所が公表したその邦訳版において，ウェルビーイングが「健やかさ・幸福度」として訳されていることからも，人々の健康や幸せの程度を包括的に表現する言葉として広く認知されている。

　ウェルビーイングはこれ以外にも，「福祉」や「福利」といった意味に解釈されることがある。高橋（1994）は，1989年国連総会で採択された『児童の権利に関する条約』をはじめとした国際的な条約や宣言の中で，ウェルフェア（福祉）ではなく，ウェルビーイングという用語が使用されるようになっていることに触れ，ウェルビーイングは，人権思想を踏まえ個人の尊重，自己実現を意味すると説明している。そして，このような発想の転換は，従来の救貧対策としての福祉から，新たなウェルビーイング（人権保障，自己実現の支援）という概念に基づいたソーシャルサービス・プログラムの整備・拡充への道でもあるとしている。

　心理学の分野においても2000年代に入り，精神病理の側面に焦点をあてた臨床心理学的な発想だけでなく，人間のもつ優れた機能に着目したいわゆる「ポジティブ心理学」的アプローチに注目が集まるようになった。その中でもウェルビーイングは，幸福を科学的に評価する際の構成概念として広く用いられている。しかしながら，ウェルビーイングに関する研究が活発化する一方で，研究者によってその定義には違いがあることや，生きがい，QOL，ハピネスなどといった類似した概念も存在していることから，研究上の操作的定義の曖昧さが指摘されることもある。そのような中でも，国内における比較的最近の健康心理学分野の研究を概観すると，主に「主観的ウェルビーイング」と「心理的ウェルビーイング」の2つの概念が用いられており，それぞれに多くの知見が蓄積されている。

●**主観的ウェルビーイング**　E. ディーナーほか（Diener et al. 1999）によれば，主観的ウェルビーイング（Subjective Well-Being：SWB）は，「個人生活に対す

る自分自身による評価」であり，「全体的な生活満足感」「特定の重要な領域における満足感」といった認知的側面と，「ポジティブ感情経験の多さ」や「ネガティブ感情経験の少なさ」といった感情的側面から構成されている。日本国内において開発された尺度の中で，これら認知的側面と感情的側面の両方を測定しているものとして，伊藤ほか（2003）による主観的幸福感尺度（Subjective Well-Being Scale：SWBS）などがある。しかしながら，主観的ウェルビーイングを従属変数とした研究の中には，生活満足度などの認知的側面のみを取り上げたものや，気分などの感情的側面のみを測定しているものなどが混在しており，「主観的なとらえ方」を測定している点では共通しているものの，どのような概念を測定しているかについての認識は，研究者によってかなり異なっている。

●**心理的ウェルビーイング**　C. リフ（Ryff 1989）は，これまでの心理学の先行理論を整理し，心理的ウェルビーイング（Psychological Well-Being：PWB）を「人生全般にわたるポジティブな心理的機能」と定義している。主観的ウェルビーイングが「快楽主義」とも邦訳されるhedonism（ヘドニズム）の考え方に基づいているのに対し，心理的ウェルビーイングは「理性主義」とも表現されることのあるeudaimonism（エウダイモニズム）に基づいた概念であり，人間の潜在能力が十分に機能している状態や，「意味のある生活」を送っているかどうかを重視した考え方である。心理的ウェルビーイングは「人格的成長」「人生における目的」「自律性」「環境制御力」「自己受容」「積極的な他者関係」という6因子から説明され，尺度も開発されている。日本国内においては西田（2000）がリフ（Ryff 1989）の概念に基づき，心理的ウェルビーイング尺度（Psychological Well-Being Scale：PWBS）を開発している。また岩野ほか（2015）によって，PWBS短縮版が開発されている。

●**ウェルビーイング研究における課題**　その定義には違いがあるものの，主観的ウェルビーイング・心理的ウェルビーイングはともに，身体的あるいは精神的健康の増進などに関連することは概ねコンセンサスが得られており，健康心理学の分野においてはどちらも重要な概念である。また，OECD（2013）が公表した国際的な測定ガイドラインによれば，主観的ウェルビーイングは「生活評価」「感情」「エウダイモニア（eudaimonia）」の3つの要素を含んでいると説明されており，2つの考え方を融合した構成概念も提唱されていることになる。いずれにせよ，どのような定義に基づいてウェルビーイングについて論じているのかを研究者自身が明確にするとともに，心身の健康との因果関係やその向上のメカニズムや具体的介入方法を示していくことが必要である。　　　　　［石垣久美子］

📖 **さらに詳しく知るための文献**
[1] Seligman, M. E. P. (2011) *Flourish*, Free Press. (宇野カオリ監訳（2014）『ポジティブ心理学の挑戦—"幸福"から"持続的幸福"へ』ディスカヴァー・トゥエンティワン.)

ストレス予防

☞「ストレス免疫訓練」p.170「うつ病と自殺予防」p.324「ストレスチェック制度」p.432「児童期・青年期のストレスマネジメント」p.506「成人期のストレスマネジメント」p.508

　ストレス予防とは，日常生活を脅かす可能性のあるストレッサーを同定して取り除いたり，適応行動の遂行を阻害するような過度のストレス反応を軽減させることによって，ストレス反応に起因する問題が重篤化することを避けることである。疾病に罹患したら治療をするという「治療医学」に対して，疾病に罹患しないようにする，という視点をもつのが「予防医学」である。予防医学の中にも，いくつかのレベルがあり，予防の目的や対象によって一次予防，二次予防，三次予防が設定されている。G. キャプラン（Caplan 1964）は，地域精神医療の立場から，環境条件の改善を通して精神疾患や情緒障害の発生を予防する一次予防，早期発見と早期治療を行う二次予防，慢性患者の社会復帰と再発防止を目指す三次予防の必要性を強調している。

●**一次予防**　一次予防（primary prevention）の目的は，健康増進や疾病予防，特殊予防である。生活習慣や生活環境の改善を図り，健康教育による健康増進を促進させ，疾病の発生を予防する。ストレス予防における一次予防とは，ストレス関連疾患に罹ったり，ストレス反応が高くなったりすることを防止することである。具体的には，ストレスに関する正しい知識を教え，ストレスコーピングの方略を選択あるいは開発したり，ソーシャルサポートを効果的に活用する方法を身につけたり，リラクセーション技法を修得したりするなどの「ストレスマネジメント（教育）」として実施されることが多い。例えば，対象の理解度や興味関心に照らし合わせて実施されるストレスに関する心理教育や，他者との円滑なコミュニケーション方略を習得したり，相手に合わせた活用の仕方を考えたりする社会的スキル訓練なども，一次予防を目的としたストレスマネジメントとして実施されている。また，ストレス関連疾患は，ストレスにさらされることによって誰しもが患う可能性があるという考え方を前提として，一次予防は基本的には集団に所属するすべての人々が対象となる。そのため，職場や学校現場において，あるいは地域の活動の一環として，ストレスマネジメントが数多く実施されている。特に 2000 年以降は健康日本 21 の施策に基づいて，日本各地において，一次予防をねらいとした研修会や，一次予防を促進するための地域での健康活動などの推進を担うコーディネーターの養成が行われてきた。日常的にストレスとうまくつき合うコーピング方略を適切に習得することが，ストレス予防における一次予防の役割となる。2015 年 12 月から始まったストレスチェック制度も一次予防として位置づけられており，特にストレス予防の観点からは，ストレスチェック制度の効果的な実施を踏まえた適切な対応が，重篤な精神疾患の早期発見や，自

殺予防につながると考えられている。

●**二次予防** 二次予防（secondary prevention）の目的は，問題や疾病の早期発見，早期対応，および適切な医療を提供することである。発生した疾病を健診などによって早期に発見し，早期に治療や保健指導などの対策を行うことのできる場につなげ，疾病や問題の重篤化を予防する。2008年4月から始まった，特定健康診査・特定保健指導（いわゆる「メタボ健診」）などは，生活習慣病や精神疾患の早期発見，早期対応をねらいとしている。二次予防は，同様のストレッサーにさらされる可能性が高いという視点から，職場単位ごとなどで，実施されることが多い。ストレスチェックの結果を踏まえて，産業医や産業カウンセラーなどの面接の機会を設定し，個々人に合った具体的なストレス対処法を検討する手続きなどがこれにあたる。また，災害などの同一の重大な危機にさらされた場合などには，近隣の地域全体での支援が行われることもある。いずれにしろ，ストレスを抱えている対象に対して，適切な支援を提供し，ストレスの重篤化を防ぐことが，ストレス予防における二次予防の役割となる。

●**三次予防** 三次予防（tertiary prevention）の目的は，治療的介入の提供とリハビリテーションである。疾病などの治療の過程において，保健指導やリハビリテーションなどを提供することによって心身の機能の回復をはかり，社会復帰のための支援や，再発予防のための取り組みなどを行う。ストレスに対する代表的な介入技法としては，認知行動療法に分類されるストレス免疫訓練（Meichenbaum 1985）があげられる。その特徴としては，ストレッサーを回避するのではなく，むしろ十分に打ち勝てるレベルのストレッサーに適度にさらされることによって，ストレスに対する「免疫」をつけていこうとするところにある。また，近年では，うつ病の発症に伴って休職した患者を対象とした，復職支援や再発予防を目的とした集団認知行動療法が実施され，相応に効果をあげている（鈴木ほか 2011）。認知行動療法には，複数の介入技法を組み合わせて，クライエントの特徴に最適化させながら，介入効果の維持や再発予防の視点が組み込まれていることが多く，三次予防としての機能的側面をもつことが多い（Meichenbaum & Jaremko 1982）。ストレスに起因する問題から回復することを支援し，再びストレスに関連する問題が重篤化することを防ぐことがストレス予防における三次予防の役割となる。　　　　　　　　　　　　　［小関俊祐］

📖 **さらに詳しく知るための文献**
[1]　坂野雄二監修，嶋田洋徳・鈴木伸一編著（2004）『学校，職場，地域におけるストレスマネジメント実践マニュアル』北大路書房．
[2]　竹中晃二・冨永良喜編（2011）『日常生活・災害ストレスマネジメント教育—教師とカウンセラーのためのガイドブック』サンライフ企画．

ストレス関連疾患

☞「トランスアクショナルモデル」
p.124「ストレスコーピング」
p.140「心身症」p.310「適応障害」
p.326「バーンアウト」p.334

ストレッサーにさらされると，認知的評価やストレスコーピングの過程を経て生体にはさまざまなストレス反応が生じ，心理生物学的影響と認知行動的影響が生じる。ストレッサーの強さが過剰であったり，その影響が慢性的に持続する場合は，この影響は非常に強くなり，さまざまな疾患の発症や悪化につながる場合がある。このようにストレスの影響によって，発症・悪化がみられる精神疾患や身体疾患は，ストレス関連疾患と呼ばれる。

●**ストレス関連疾患に関わる基礎理論**　ストレス関連疾患を生じさせるストレッサーには，騒音や寒冷などの物理的ストレッサー，排ガスや薬品などの化学的ストレッサー，対人関係や仕事上の問題などの心理社会的ストレッサーなどがある。特に，心理社会的ストレッサーは非常に重要であり，大きな災害，家族との死別，けがや病気といったライフイベントだけでなく，人間関係や仕事の負担といった日常生活の中で繰り返される経験であるデイリーハッスルもストレスを生み出す。

ストレッサーによって生じるストレス反応は，さまざまな要因によって影響を受けているが，その1つには，年齢や性別，生育歴，生活体験などの個人的要因がある。ストレスに関する代表的な理論であるトランスアクショナルモデルでは，個人的要因の中でも特に，ストレッサーを含めた自身を取り巻く状況をどのようにとらえているかという認知的評価，および現在の状況を操作しようとして試みる認知的，行動的反応であるストレスコーピングの役割を重視している（Lazarus & Folkman 1984）。

認知的評価には，体験している事態が有害か無害かを評価する一次評価と何らかの対処が可能であるかを評価する二次評価がある。ストレスコーピングは，ストレッサーそのものを変化させようとする問題焦点型コーピングとストレッサーによって生じた不快な情動をコントロールしようとする情動焦点型コーピングの2つに大きく分かれる。

ストレッサーからストレス反応につながる一連の過程では，個人の要因だけでなく，環境の要因も重要であり，その1つにソーシャルサポートがあげられる。情緒面の働きかけである情緒的サポート，自己評価に働きかける評価的サポート，知識や情報の伝達に関連する情報的サポート，実体を伴う直接的な支援である道具的サポートに分類される。

A. ステプトー（Steptoe 1991）によると，これらの過程を経て生じたストレス反応は，心理生物学的影響と認知行動的影響を介して，疾患に影響を及ぼす。

心理生物学的影響には，ストレスによる心理生物学的反応が過剰に活性化する反応亢進性，免疫機能の低下によってウイルスや細菌への感受性を高めるような宿主脆弱性，すでに有していた身体疾患がストレスによって変調をきたす基礎疾患の変調が含まれる。認知行動的影響には，疾患を誘発する感情表出行為のような情動行動，飲酒や喫煙，薬物乱用などに関連する健康リスク行動，症状を無視したり，いわゆるドクターショッピングを繰り返すようなストレス症状に対する反応が含まれる。こうした心理生物学的影響と認知行動的影響はさまざまな疾患に対して影響を及ぼすが，特に時間経過やストレス状態と疾患との因果関係が十分に認められる場合には，それらの疾患はストレス関連疾患と呼ばれる。

●ストレス関連疾患　ストレス関連疾患の代表例は心身症である。心身症とは，「身体疾患の中で，その発症や経過に心理社会的因子が密接に関与し，器質的ないし機能的障害が認められる病態をいう。ただし神経症やうつ病など，他の精神障害に伴う身体症状は除外する」と定義される（小牧ほか編 2006）。心身症は症状が出現する領域によって分類され，主なものとして呼吸器系（気管支喘息など），循環器系（本態性高血圧，冠動脈心疾患など），消化器系（胃・十二指腸潰瘍など），内分泌・代謝系（糖尿病など），神経・筋肉系（片頭痛など），皮膚科領域（アトピー性皮膚炎など），外科領域（腹部手術後愁訴など），整形外科領域（慢性関節リウマチなど），泌尿・生殖器系（神経性頻尿など），産婦人科領域（月経前症候群など），眼科領域（視野狭窄など），耳鼻咽喉科領域（メニエール症候群など），歯科，口腔外科領域（顎関節症など）がある。

　心身症以外のストレス関連疾患としては，適応障害，心的外傷後ストレス障害，パニック障害，うつ病などの精神疾患やバーンアウトのような病態があげられるが，その中でもストレスとの結びつきが強いのが適応障害とバーンアウトである。適応障害は，はっきりと確認できるストレッサーによって生じる，ストレッサーに見合わない強度の症状であり，抑うつや不安などの情動的障害，社会のルールを無視するというような素行の障害がみられる（APA 2013）。バーンアウトは，燃え尽き症候群とも呼ばれ，長期間の対人援助に起因する，極度の心身の疲労と感情の枯渇を主とする症候群であり，医療職をはじめとする対人サービスに従事する専門家に多くみられる（Maslach & Schaufeli 1993）。

　こうしたストレス関連疾患は，疾患とストレスとの結びつきが強いため，通常の医学的治療を行うだけでなく，問題に影響を与えているストレスに対する何らかの方策が必要となる。

［松岡紘史］

📖 さらに詳しく知るための文献

[1]　日本ストレス学会・パブリックヘルスリサーチセンター監修（2011）『ストレス科学事典』実務教育出版.

ストレスにおける認知的評価

☞「自律神経系活動」p.52「内分泌系活動」p.54「トランスアクショナルモデル」p.124「ストレスコーピング」p.140「ストレスマネジメント行動」p.204

　同じストレスフルな出来事を体験した際に，個人が示すストレス反応は一律に同じではなく，個人によって異なることは体験的にもよく知られている。こうしたストレス反応の個人差が生じる要因を解明する中で，R. S. ラザルスと S. フォルクマン（Lazarus & Folkman 1984）は，ストレスの生成過程において人間と環境の相互作用を考慮すべきであるというトランスアクショナル理論の立場から，認知的評価をストレッサーとストレス反応の間の媒介変数として位置づける心理的ストレスモデルを提唱した（図1）。認知的評価とは，「個人と環境の相互作用が，どの程度ストレスフルであるかを評価する認知過程」と定義され，特定のストレスフルな事態に直面した際に生じるストレス反応の個人差を説明する要因として扱われている。

　ラザルスらは，認知的評価について，以下の一次的評価，二次的評価，そして再評価の3つの過程を明らかにしている。

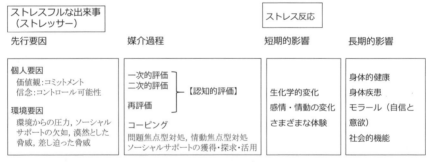

図1　ストレスの心理学的モデル［Lazarus & Folkman（1984）をもとに作成］

●**一次的評価**　ストレスフルな出来事に直面すると，個人は，まず，その刺激がどういったものであるかを判断するための認知的評価（一次的評価）を行う。すなわち一次的評価は，ストレスフルな出来事に対する脅威性の評価である。したがって，脅威性が高いと評価された場合には，脅威性が低いと評価された場合と比べて，大きなストレス反応が生成される過程をたどることになる。

●**二次的評価**　ストレスフルな出来事に対してコーピングが可能であるかどうか，すなわち個人にとって統制可能な事態であるかどうかを判断するための認知的評価（二次的評価）を経て，対処の実行に移される。このように，個人が環境

に変化を与えながら，ストレスに対処していく過程をコーピングと呼ぶ。二次的評価は，ストレスフルな出来事に対する対処可能性（または，コントロール可能性）の評価である。

認知的評価とストレス反応の生成との関連については，一次的評価の脅威性がそれほど高くない場合には，二次的評価のコントロール可能性の高低は，ストレス反応の生成にあまり影響を及ぼさないが，一次的評価の脅威性が高い場合には，二次的評価のコントロール可能性が高いとストレス反応は緩和される。

●**再評価** 個人の内外からの新しい情報に基づいて評価を変えることを指し，先に行われた評価の後に行われる。しかしながら，再評価は，認知的対処努力の結果である場合もあり，新しい情報に基づく再評価との区別は難しいとされている。

ラザルスらの心理学的ストレスモデルは，以降のストレス研究に大きな影響を及ぼした。コーピングとコーピングのストレス軽減効果に関する研究では，コーピングの類型化が試みられてきた。例えば，ストレッサーとなっている問題を直接解決することを目指す「問題焦点型対処」とストレッサーから生じる情緒的な混乱の解消や軽減を目指す「情動焦点型対処」（Lazarus & Folkman 1984），これらに「接近的」-「回避的」，「認知的」-「行動的」を加えた三次元の枠組みなどである（神村ほか 1995）。

認知的評価の因子構造を検討した研究では，「脅威性」（一次的評価）と「対処可能性（または，コントロール可能性）」（二次的評価）に相当する因子として，児童・生徒を対象とした学校ストレスモデルの中で，当該のストレッサーや対処の選択がどの程度個人の生活に影響するかという「影響性」と「コントロール可能性」（嶋田 1998）が示されている。一方，成人のストレス場面（鈴木・坂野 1988）および児童の対人ストレス場面においては，どの程度個人がストレスフルな出来事に積極的に関わりたいかという「コミットメント」が影響することから，前述の「脅威性の評価」「影響性の評価」「コントロール可能性」にこれを加えた4因子を明らかにしている（小関ほか 2015）。

なお，認知的評価は，一般にストレスフルな出来事の直後から生じるが，自然災害や事故などの非常に大きな出来事の直後では，「何が起こっているのか」という個人がおかれた状況や事態が十分に把握できないために，一定期間は必ずしも認知的評価を介在せず，生理的なストレス反応のみが生じることもある。

［池田美樹］

📖 **さらに詳しく知るための文献**

[1] Lazarus, R. S., & Folkman, S. (1984) *Stress, appraisal, and coping*, Springer.（本明 寛ほか監訳（1991）『ストレスの心理学―認知的評価と対処の研究』実務教育出版.）

認知行動療法による
ストレスへの介入

☞「ストレスにおける認知的評価」p.162「ストレス免疫訓練」p.170「認知行動療法」p.458

　認知行動療法（cognitive behavioral therapy：CBT）は，認知理論と行動理論に基づく心理療法である。ある出来事や事象そのものが，苦痛な感情などの不快な反応を引き起こすのではなく，個人が，それらの出来事や事象をどのようにとらえるか（思考）が，特定の感情・行動・生理反応を引き起こすと仮定するのがCBTモデルの基本的な考え方である（Beck 1979）。CBTは，ランダム化比較試験など信頼性の高い科学的エビデンスによって，不安症や抑うつ障害などの精神疾患に対する効果が実証されている。

　CBTによるストレスへの介入では，CBTの基本モデルに基づいて，ストレスが概念化される。具体的には，特定のストレッサーのもとで，過度な認知的評価（ストレッサーに対するとらえ方や自分の対処能力に関する思考）が生じ，それによって非機能的な対処行動や不快な感情・生理反応が生じ，ストレス状態が維持されると仮定される。現実に即した適切な認知的評価や対処行動を学習したり，不快な生理反応を改善したりすることによって，ストレスの低減は可能であり，ストレスは解決可能な問題としてとらえられる。実際の介入では，患者自身が，日常のストレッサーやそれに対する自身の反応（思考・感情・行動・生理）をCBTモデルに基づいてセルフモニタリングできるようになることが重要となる。そして，特定のストレッサーのもとで，ストレス反応の低減に有効な対処スキルを獲得することが求められる。これには認知再構成法（認知的再体制化），自己教示訓練，問題解決訓練，リラクセーション訓練など，さまざまなCBTのアプローチが用いられる。これら一連の手続きを系統的にまとめたストレスに対するCBTの代表的なアプローチにストレス免疫訓練がある。

　ストレスに対するCBTの最終的な目標は，治療セッション内で獲得された対処スキルを日常場面において実践し，適応を促すことである。これには治療セッション内という比較的安心できる環境で，実際のストレス場面を想定しながら，行動リハーサルやイメージリハーサルといった手続きを用いて，適応的な対処スキルを繰り返し練習することが重要となる。

●**行動リハーサル**　行動リハーサルとは，不適応的な社会的・対人的行動を効果的で適応的な行動パターンへと置き換えるための手続きである（Lazarus 1966）。例えば，特定の対人場面（職場の上司に自分の考えを述べる）でストレスを感じる場合に，治療者が上司の役を演じ，患者が対処行動を繰り返し練習したり，役を入れ替え，患者が上司役を演じることで，治療者がモデルとなったりするなどである。これまでの研究において，ストレッサーに対する対処能力への自己効力

感が，実際の対処行動とその対処行動が成功するかどうかと深い関連があることが示されており，十分な準備がない状態でストレッサーに直面すると，適切な対処行動が示されない可能性が高くなるとされる。治療セッション内で，実際のストレス場面を想定しながら，適切な対処行動の行動的なリハーサルを行うことによって，獲得されたスキルの日常生活への適用が促進される。

●イメージリハーサル　イメージリハーサルとは，適応的行動の促進を目的として，実際の行動や身体的活動は伴わない形で，イメージの中で適応的な対処スキルを繰り返し練習することである。例えば，複数の人とコミュニケーションをとることが求められる社会的場面でストレスを感じる場合，実際の社会的場面をイメージしながら，適切な認知的・行動的対処スキルをイメージの中でリハーサルするなどである。この際，イメージ内のさまざまな視覚的・感覚的体験に患者の注意を向けながら，実際の場面が今目の前にあるかのように，ありありと鮮明にイメージできるよう援助することが重要となる。そのため，イメージの中で，実際の状況や行動を視覚化することが困難な患者にはあまり適さない。

●アクセプタンス＆コミットメントセラピー　アクセプタンス＆コミットメントセラピー（acceptance and commitment therapy：ACT）は，行動理論をベースとしたCBTの一種である。ACTは，非機能的な思考の変容やストレスなどの不快な感情の低減を目的とするのではなく，それらの苦痛な内的事象をコントロールしようとする過度な試み（例えば，極端に社会的場面を避けることでストレスに直面することを回避する試み）を低減し，個人の人生において重要な目標（価値）に沿った行動の促進を目指すものである（Hayes et al. 1999）。非機能的な思考を直接的に変容するのではなく，アクセプタンスやマインドフルネスといった技法を用いて，苦痛な内的事象と距離を取ることで，それらが行動に与える影響を低減するため，直接的な思考の変容や問題解決を主とする伝統的なCBTとは区別されることが多い。このような特徴から，コントロールが不可能な慢性的ストレッサーに直面している患者（例えば，慢性疼痛患者や高齢者）に対して，特にACTが有効であるとの知見が近年構築されている（McCracken & Vowles 2014；Petkus & Wetherell 2013）。

［木下奈緒子］

さらに詳しく知るための文献

[1] Beck, J. S. (2011) *Cognitive behavior therapy: Basics and beyond second edition,* Guilford Press.（伊藤絵美ほか訳（2015）『認知行動療法実践ガイド―基礎から応用まで　第2版』星和書店．）

[2] Hayes, S. C. et al. (2011) *Acceptance and commitment therapy: The process and practice of mindful change second edition,* Guilford Press.（武藤 崇ほか監訳（2014）『アクセプタンス＆コミットメント・セラピー（ACT）第2版―マインドフルな変化のためのプロセスと実践』星和書店．）

ストレスに関する
セルフモニタリング

☞「生活習慣」p.14「睡眠とカウンセリング」p.492「肥満と糖尿病患者へのカウンセリング」p.496「成人期のストレスマネジメント」p.508「観察研究」p.600

　セルフモニタリングとは，標的となる反応（行動や思考，気分，身体反応など）の生起を，自分自身で観察し，それを記録することであり，行動変容やセルフコントロールの中核となる方法の1つである（坂野 1995）。主に，標的となる反応に関わる先行刺激や結果刺激を明確にするため，標的となる反応に対する治療効果を評価するため，標的となる反応に関する行動変容を促進するための手段として，治療過程のさまざまな段階で用いられる。

●**観察法としてのセルフモニタリング**　問題を把握し，治療の効果や行動の変化を評価するために，さまざまな方法での測定や評価が必要とされる。観察法はその1つの方法であり，代表的な観察方法として，時間見本法，場面見本法，事象見本法がある（南風原ほか編 2001）。時間見本法とは，ある一定の時間内，あるいはある時点における観察すべき反応を抽出する方法であり，反応の頻度や強度，持続時間などの量的なデータを収集することができる。場面見本法とは，標的となる反応が繰り返し生起するような場面などを選択して，その場面で生起する反応を観察する方法であり，特定の場面における反応の特徴や変化をとらえることができる。事象見本法は，特定の反応に焦点をあて，それがどのような状況で生起し，どのような経過をたどり，どのような結果に至るかを観察する方法であり，対象となる反応に加え，状況などの文脈に関する情報を収集することで，対象となる反応の特性や機能を分析することができる。一般的な観察法では，観察者が対象者の観察を行うが，セルフモニタリングでは対象者本人が観察者となる。そのため，観察データの客観性には疑義があるものの，独立した観察者では観察し得ない，思考や気分状態などの内的な反応についても測定できることは大きな利点である。

●**行動変容法としてのセルフモニタリング**　一般に，増加させたい反応をセルフモニタリングすると，その反応の頻度は増加し，減少させたい反応をセルフモニタリングすると，その反応の頻度は減少することが観察される。これは，観察された自己の反応を自己評価する過程の中で，正の方向に評価された反応は自己強化によって増大し，負の方向に評価された反応は自己罰によって減少するため（Kanfer 1970），あるいはセルフモニタリングによって得られた結果が手がかりとして機能することによって新しい反応の連鎖が形成されるため（Rachlin 1974）であると考えられている。しかしながら，このような変化は長続きしない場合もあることから，変化を促進する手段としてセルフモニタリングを積極的に用いるときには，この初期に起こる変化を維持し，それを強めるよう

な工夫が必要である．例えば，標的となる反応の変化を数値化したり，グラフ化したりして俯瞰的に理解することは，その工夫の1つであるといえる．

●**ストレスへの適用**　ストレスに対してセルフモニタリングを適用することで，ストレス過程に関するメタ認知の形成や，効果的な対処行動の選択が可能になることが期待できる．具体的には，ストレス日誌と呼ばれる記録用紙を用いて，ストレスの原因となる出来事（ストレッサー），生じたストレス反応（必要に応じて強度なども記入する），ストレッサーに対するとらえ方，実行した対処行動などについて記入していく．治療場面では，こうして得られた観察記録から，ストレッサー，生じやすいストレス反応とその程度，とらえ方のくせ，対処行動の偏りなどについて同定し，ストレス過程に関するメタ認知の形成と改善の方向性を決定する．具体的な方向性として，ストレッサーへのアプローチ，ストレス反応へのアプローチ，とらえ方へのアプローチ，対処行動へのアプローチなどが検討され，取り組みやすいところから介入が開始される．例えば，とらえ方のくせについて取り組む場合，認知再構成法（認知的再体制化）などの適応的な思考を案出する介入が行われ，さらに日常のストレス場面で生じる思考に対して適応的な思考の案出を行うようホームワークが課され，セルフモニタリングが継続される．そして次の治療の際に，観察した情報に基づき，さらなる検討が行われる．このように，問題を把握し，行動変容を促すための手段としてセルフモニタリングが適用される．

●**生活習慣への適用**　セルフモニタリングは，体重コントロールや睡眠の改善などの生活習慣に関わる問題に対して，食事日記（Cooper et al. 2003）や睡眠日誌（Edinger & Carney 2008）として取り入れられ，治療に不可欠な要素であることが強調されている．食事日記では，飲食した時刻，摂取した飲食物，場所，カロリー，自己評価などについて記録する．睡眠日誌では，寝床についた時刻，灯りを消してから入眠するまでの時間，中途覚醒の回数，再入眠までの時間，朝目が覚めた時刻，主観的な睡眠の質などについて記録が求められる．

　このように自分自身の反応を観察し記録することは，対象者自身が自分の問題について気づいていない部分に対する気づきを促し，自分の問題への理解を深めたり，治療への動機づけを高めたり，自発的な変化を生じさせたりする機能を有する．また，対象者だけではなく，治療者側にも対象者の問題に対する俯瞰的理解を促進させ，治療の糸口や方向性を見出すことにも役立つ．ただし，セルフモニタリングを実施する際に，標的となる反応が連続的であったり，同時に複数の反応を観察したりするなど，最初から高い水準を求めてしまうと不適切な観察や失敗につながりやすいため注意が必要である．　　　　　　　　　　　　　［簑﨑浩史］

📖 **さらに詳しく知るための文献**

[1] 山上敏子（2016）『方法としての行動療法（新訂増補）』金剛出版.

ストレスに対する
心理療法

☞「認知行動療法によるストレスへの介入」p.164「ストレス免疫訓練」p.170「児童期・青年期のストレスマネジメント」p.506「成人期のストレスマネジメント」p.508

　ストレスはさまざまな精神疾患および身体疾患の発症や維持に関与する要因である。ほかの項で述べられているとおり，ストレスに対して適用される心理的介入は多様に存在するが，本項ではストレスに対する心理療法として森田療法，催眠療法，音楽療法を取り上げる。

●**森田療法**　森田療法は森田正馬によって神経質（森田神経質）を対象として考案された治療法である。森田神経質の特徴は①几帳面，羞恥心が強い。②自己内省力，執着心，完全主義をもつ。③よりよく生きようとする欲望（生の欲望）が人一倍強い。④これらの特徴のため，自分の心身の変調や人にどう思われているかなどに過敏に反応する傾向がある（森田 1974）。

　日常的に生じる生理反応や他者から自分がどう思われているかについて過敏になり，このような症状を取り除こうとするほどそれらに注意が集中して症状が強くなり（精神交互作用），この悪循環から脱することができなくなることで神経症になっていくというメカニズムである。人は病気や症状を治すことにとらわれ，その「とらわれ」は治すために何かをするべきという「かくあるべし」の不自然な生き方へと向かわせる。森田療法では不自然な生き方から，病気や症状を抱えながらも自分らしい「あるがまま」の自然な生き方に向かうよう支援する。

　森田療法の治療プロセスは第 1 期：絶対臥褥期（生理的活動以外は行わない。臥褥とは布団に横になっている状態），第 2 期：軽作業期（臥褥は 1 日 7～8 時間とし，散歩や簡単な作業を行う），第 3 期：重作業期（絶えず作業を行い，徐々に肉体的負荷がかかる作業を行う），第 4 期：退院準備期（日常生活に戻るために生活訓練を行う）に分けられる。

　元来，神経症をもつ患者を対象に絶対臥褥による入院森田療法が行われてきたが，近年ではストレスが関連する身体疾患の患者も含めた対象者に広く外来による森田療法も行われている（板村 2015）。日本森田療法学会が 2009 年に「外来森田療法のガイドライン」を策定しており，その中で「感情の自覚と受容を促す」「生の欲望を発見し賦活する」「悪循環を明確にする」「建設的な行動を指導する」「行動や生活のパターンを見直す」の 5 つの基本要素があげられている（中村 2009）。

　また，森田療法は治療者が患者の病理を操作するのではなく，あくまで回復の主体は患者であるとし，レジリエンスが発動するような経験の広がりを援助し，内発的な変化が起こりやすくなるような条件を整えることに主眼を置いた治療法といえる（中村 2017）。

4. ストレス

●**催眠療法** 催眠療法は前面接，催眠誘導，催眠暗示と技法，解催眠の4段階に分かれる。催眠を主体とする療法としては，症状除去法，自我強化法，催眠現象利用法，情動調整，方略的支持療法がある。高石（2012）は催眠療法を「催眠を主体とする療法」と「催眠促進による療法」に大別しており，前者としては症状除去法，自我強化法，催眠現象利用法，情動調整，方略的支持療法をあげている。また後者については催眠分析療法や催眠認知行動療法などをあげており，これらのようなほかの療法に催眠を付加することより促進する催眠療法は現代の主流であるとしている。催眠療法の適用として不安などの神経症領域，心身症領域，ペインコントロールをはじめとした身体疾患領域があげられる。例えば心身症の1つである過敏性腸症候群における催眠療法の効果についてメタアナリシスを行った研究では，催眠療法が腹部症状の軽減やQOLの向上に効果を示すことが報告されている（Mann 2014）。

●**音楽療法** 日本音楽療法学会は音楽療法を「音楽のもつ生理的，心理的，社会的働きを用いて，心身の障害の軽減回復，機能の維持改善，生活の質の向上，問題となる行動の変容などに向けて，音楽を意図的，計画的に使用すること」と定義している。音楽療法は心理，生理，社会性など多面的な問題に向けて活用が可能であり，心身のリラクセーションのほか，認知・運動機能の向上，適度な感情表出や自己表現，共同行為・応答による社会性の向上などさまざまな目標のために用いられる。音楽療法を実施する者が対象者個々のニーズに合わせて音楽を提供し，その成果を分析しながら支援を行う。個人もしくは集団を対象とし，対象者自らが歌う・演奏する方法である能動的音楽療法と，鑑賞などをする受動的音楽療法がある。能動的音楽療法の実施形態として合唱，合奏，舞踏，創作，即興演奏があげられる。受動的音楽療法には嗜好を取り入れて，それを拡張して神経症治癒に結びつける「嗜好拡大法」，禅的な「あるがまま」の態度を習得させるために音楽の特別な聴き方を訓練する「調整的音楽療法」，音楽のもつリラクセーション効果を最大限に発揮し変性意識状態のもとで提示された音楽によるイメージ心理療法的な GIM（Guided Imagery and Music）などの手法がある。調整的音楽療法においては，所定のクラシック音楽を聴取する間，自らの意識を，①音楽，②身体，③思考（感情），気分の3領域に偏りなく向ける「意識の振り子」と呼ばれる作業を行い，「あるがまま」の態度を身につけ誤ったとらわれからの解放を目指すものであり（Schwabe 1979；森平 2003），心理指標およびストレス関連の生理指標（西川 2017）への効果が報告されている。　　　　［菅谷 渚］

📖 さらに詳しく知るための文献

[1] 中村 敬ほか（2009）「外来森田療法のガイドライン」『日本森田療法学会誌』20, 91-103.
[2] 村井靖児（1995）『音楽療法の基礎』音楽之友社.
[3] 高石 昇・大谷 彰（2012）『現代催眠原論―臨床・理論・検証』金剛出版.

ストレス免疫訓練

☞「トランスアクショナルモデル」p.124「ストレスコーピング」p.140「認知行動療法によるストレスへの介入」p.164「認知行動療法」p.458

　ストレス免疫訓練（stress inoculation training：SIT）は，D. マイケンバウム（Meichenbaum 1977）によって開発された，第二世代の認知行動療法の代表的治療法の1つである。SITはこれまでに，不安・恐怖に関する問題，抑うつに関する問題，怒りに関する問題，ストレス反応，医学的問題，健康に関する問題，痛みとストレスの実験室的アナログ研究，（レイプ，テロによる）犠牲者，専門家集団（看護師，介護士，教師，警察官，運動選手など）に適用されてきている。特に近年では，SITによるストレス低減に及ぼす効果だけではなく，ストレス状況下におけるパフォーマンスの向上に及ぼす効果にも注目されている。このように，SITは，臨床的，非臨床的対象を問わず，ストレスに対処・予防する必要性のある人にも広く適用し得る治療法であるといえる。

●**ストレス免疫訓練の理念**　SITの理念は，「免疫」という言葉に象徴されているように，ストレスはすべて取り去るべきものであるとはとらえず，ストレスに対する「免疫」，つまり心理的抵抗力をつけることが重要であると考えることにある。SITでは，R. S. ラザルス（Lazarus）によるストレスのトランスアクショナルモデルに基づき，「ストレスは個人と環境の相互作用によって生じる」ととらえる。また，心理社会的ストレスを理解するうえで，ストレス刺激が直接的にストレス反応を生じさせるのではなく，この両者を媒介する認知的評価（考え方，受け止め方）とストレスコーピング（対処）という個人内要因を考慮することを重視する。なぜならば，自分が直面している出来事や状況をどう評価するか（一次的評価），自分はどういう手段をもち，それをどの程度使えると考えるか（二次的評価）によって，対処の仕方が影響され，ストレス反応が異なったものになるからである。SITにおいては，ストレスとは解決できる問題であり，挑戦するべきものであると理解し，最終的にはストレスへの対処技能を身につけることを目指す（Meichenbaum 1985）。

●**ストレス免疫訓練の3つの段階**　SITは，①ストレスの概念把握の段階，②技能獲得とリハーサルの段階，③適用とフォロースルーの段階の3つの段階に分けられる。最初のストレスの概念把握の段階は，心理教育的な役割を果たす段階である。ここでは，クライエントにSITの基本的な考え方を理解してもらうことがねらいとなるため，ストレスと対処が相互作用することを説明する。そして，認知と感情がストレスの発生と持続に影響を与えていることの理解を促すために，イメージ想起，セルフモニタリング，行動評価，心理検査などを活用する。また，援助者は，クライエントが自分のストレス反応をより穏やかで柔軟な

言葉でとらえ直せるように働きかける。

　次の技能獲得とリハーサルの段階では，クライエントに対処技能を効果的に用いる能力を身につけてもらうことをねらいとする。また，すでに習得しているものの，何らかの理由から用いることができないでいる技能を，活用できるようにすることも目標となる。クライエントは，最初は治療場面において，続いて現実場面においてといったように段階を経ながら，さまざまな対処技能を学び，リハーサルするよう励まされる。特に，新しい対処技能を身につける際には，治療場面で繰り返しリハーサルすることが重視される。この段階で活用される主要な技法には，認知再構成法（認知的再体制化），自己教示訓練，リラクセーション技法，セルフモニタリングなどがある。自己教示とは，心の中でまたは声に出して，自分自身に言葉を言いきかせることを意味するが，この自己教示を体系的に活用して感情や行動上の問題の改善を目指すのが自己教示訓練である。SITにおける自己教示訓練は次の手続きで行われる。①ストレスのいろいろな段階で，クライエントが自分に言いきかせている言葉，つまり，自己陳述，イメージおよび感情を明らかにする，②そうした自己陳述がどのようにストレスを悪化させ，適切な対処行動を妨げるのかについて，クライエントと援助者がともに考える，③ストレスのそれぞれの段階のための自己陳述のリストを作成し，それを使えるようにリハーサルする（根建・金築 2004）。このように，上述した認知的技法を積極的に活用することが，SITの大きな特徴である。

　最後の適用とフォロースルーの段階では，クライエントが，日常生活の中でさまざまな対処技能を活用し，日常場面に良好な変化を最大限広げることを目指す。そのために，現実場面における自分なりの実験（今までにやったことがないことに挑戦してみることなど）が推奨される。また，クライエントがその実験結果を評価したり，自らをほめる（強化する）ことも重視される。さらに，この段階では，モデリングや現実場面での段階的練習も行う。なお，自分なりの実験がすべて成功するとは限らないため，SITでは，つまずきの可能性を予測しておけるように，訓練の中に「再発予防」の要素を組み込む。

　以上の訓練内容は，基本的に12〜15セッションと比較的短期間で実施される。そして，訓練終結から6〜12か月後に，追加セッションであるフォロースルーとフォローアップ評定を行うことが通常である。　　　　　　　　　　［金築　優］

📖 **さらに詳しく知るための文献**

[1] Meichenbaum, D.(1985) *Stress inoculation training*, Pergamon Press.（上里一郎監訳（1989）『ストレス免疫訓練―認知的行動療法の手引き』岩崎学術出版社.）
[2] Meichenbaum, D.(1989) *Coping with stress*, Facts On File.（根建金男・市井雅哉監訳（1994）『ストレス対処法』講談社現代新書.）

子どものストレス評価

☞「学校のストレス」p.132「学童期の健康教育」p.188「アセスメントの意義と役割」p.230「学校適応とその対応」p.338「児童期・青年期のストレスマネジメント」p.506

　子どものストレスは，子どもの問題行動を増加させてしまい，「学校適応」を低減させてしまう要因の1つであることが明らかにされており，このような観点から子どものストレスに着目した実践や研究が行われている。子どもの心理的ストレス過程を理解する際には，成人の場合と同様に，「ストレッサー」「認知的評価」「コーピング」「ストレス反応」という心理社会的要因に着目したR. S. ラザルス（Lazarus）とS. フォルクマン（Folkman）による心理学的ストレスモデルに従って説明されることも多いが，一般に子どもの認知的評価やコーピングは成人と比較して分化していないことも明らかにされている。また，代表的な子どものストレス反応には，抑うつ，不安，不機嫌，怒りなどの情動的反応や，無気力などの認知行動的反応，頭痛や腹痛などの身体的反応などが含まれており，成人と大きな差異はない。

　子どものストレスの中でも，子どもが1日の大半を過ごす学校生活におけるストレスは「学校ストレス」と呼ばれ，学校ストレスの高い子どもほど，学校を休みたいと思う頻度が多い，攻撃行動が発現しやすい，いじめを容認する考え方をもちやすいことなどが明らかにされており，ストレス反応の高い状態は，不登校や攻撃行動，いじめなどの学校不適応のリスクファクターになると考えられている。したがって，子どものストレス評価においては，学校ストレスの側面から子どものストレス評価に焦点をあてて，学校適応の向上を目指した研究や実践も多く見受けられる。一般には，さまざまなストレッサーを経験した子どもほど高いストレス反応を表出し，学校適応が低いことが明らかにされており，人間関係や学業に関するストレッサーは，小学生のみならず，中学生や高校生においても同様に経験することが多いことが示されている。

　ストレス評価において子どもの自己評価（自己報告）を用いる際に配慮すべき観点として，言語理解などに関する認知的発達の程度を踏まえたうえでストレスの自己評価が可能かどうかを慎重に判断する必要がある点があげられる。自己評価にはこのような配慮すべき短所もある一方で，簡便さや他者評価とは異なる側面からストレス反応を反映できるという長所もある。また，他者評価には自己評価の短所を補えるという長所がある一方で，評価者の認知的または情動的特徴などに影響される場合があるという短所がある。したがって，場合によっては自己評価と他者評価を合わせた測定も念頭におく必要がある。

●**自己評価**　自己評価によるストレス評価においては，子どもの言語報告や質問紙尺度を用いた評価が用いられている。質問紙を用いて簡便に子どものストレスを測定する尺度としては，小学生用ストレス反応尺度（嶋田ほか 1994），中学

生用ストレス反応尺度（岡安ほか 1992b）などが開発されている。また，高校生以上においては Stress Response Scale-18（SRS-18；鈴木ほか 1997）も用いられている。加えて，7歳から17歳の子どもの抑うつを測定する Children's Depression Inventory（CDI；Kovacs 1992），小学校3年生から中学生の不安を測定する Spence Children's Anxiety Scale（SCAS；Spence 1998）などもストレス評価に関連して利用しやすい。CDI（真志田ほか 2009）と SCAS（石川 2015）はいずれも日本語版が作成されている。

　質問紙による測定は学級集団においても簡便に用いやすい一方で，社会的望ましさなどによる影響に左右されやすいという限界があるため，特に学校教育場面における生活指導上の影響には留意する必要がある。加えて，一般に小学校低学年程度までは，認知的発達の過程を踏まえると一般に自己報告による評価は難しいとされることが多いことに注意する必要がある。

●他者評価　子どものストレス評価においては，子どもの認知的発達過程に応じて他者評価による測定も重視されることが多い。他者評価によるストレス測定においては，専門家や教師，保護者による行動観察を用いた評価，チェックリストを用いた評価などがあげられる。

　行動観察による評価においては，子どもの食欲や睡眠，表情，ストレッサーへの反応傾向などの個人内の変化に加えて，友人関係や家族関係などの周囲の環境との相互作用における変化，などに着目することも多い。行動観察による代表的な評価の指標としては，当該行動の頻度や持続時間，反応形態の変化などがあげられる。また，チェックリストを用いたものには，幼児期から思春期における子どもの情緒や行動を測定する代表的な他者評価尺度として，T. M. アッヘンバックの実証に基づく評価システム（Achenbach System of Empirically Based Assessment：ASEBA）における保護者回答用尺度（Child Behavior Checklist：CBCL）や教師回答用尺度（Teacher's Report Form：TRF）などがあり，「不安／抑うつ」「ひきこもり／抑うつ」「身体愁訴」「社会性の問題」などの側面から子どもの情緒と行動が包括的に評価される。また，脳波や事象関連電位，心拍数変動などによる生理学的検査も用いられることが多い。加えて，唾液検査によって測定する視床下部-下垂体-副腎皮質系（hypothalamic-pituitary-adrenal system：HPA 系）に関連したコルチゾールや，視床下部-交感神経-副腎髄質系（sympathetic-adrenal-medullary system：SAM 系）に関連した α-アミラーゼなどもストレス評価に用いられている（Tsumura et al. 2014）。　　　　　　　　　　［野中俊介・嶋田洋徳］

📖 さらに詳しく知るための文献
[1] 坂野雄二監修，嶋田洋徳・鈴木伸一編著（2004）『学校，職場，地域におけるストレスマネジメント実践マニュアル』北大路書房．
[2] 嶋田洋徳ほか（2010）『中学・高校で使える人間関係スキルアップ・ワークシート』学事出版．

青年期のストレス評価

☞「アイデンティティ」p.84「トランスアクショナルモデル」p.124「ストレスコーピング」p.140「児童期・青年期のストレスマネジメント」p.506

　青年期とは，発達段階における児童期と成人期の間，概ね中学生から大学生までの時期を指す。青年期においては，第二次性徴による身体変化が生じることに伴い，自分自身に対する意識（自己意識）が高まり，その結果として，他者と自分との違い，異性と自分との違いなどを考える機会が増えるようになる。青年期は，このような他者との比較などを通じて，「自分とは何か」を模索する時期といえ，それゆえにさまざまなストレスが生じる時期でもあるといえる。

●**青年期の心理的特徴**　E. H. エリクソン（Erikson 1950）の心理・社会的発達課題によれば，青年期に達成されるべき発達課題は，「自我同一性（アイデンティティ）」の確立である。自我同一性とは，「過去に準備された内的な斉一性と連続性が，他人に対する自分の存在の意味の斉一性と連続性に一致すると思う自信の積み重ね」と定義される（Erikson 1950）。すなわち，「自分は，他者の誰とも異なる独自の存在であるという感覚（斉一性）」と「たとえ今後変化したとしても，自分は自分であるという感覚（連続性）」が，自分の中に存在し，それが社会の中における（他者からみた）自分の役割とも合致している状態といえる。青年期は，第二次性徴に始まり，受験，中学校，高等学校そして大学への進学，就職活動などのさまざまなライフイベントの経験をしながら，自我同一性を確立しなければならない。青年期は，このような自我の確立（自立）が求められる一方で，大人にはなりきれない，ある種「アンバランスな時期」といえる。それゆえに青年期は，心理的な動揺が非常に大きい時期となる。この時期には，ストレス反応の増加，自己評価および自尊心の低下などがみられ，これらが慢性的に持続した結果，不登校，家庭内暴力などの重篤な心理的問題が表出される場合もある。このような青年期特有の心理的変化は，「青年期危機（思春期危機）」とも呼ばれ，これらの重篤な心理的問題が生じる前に，青年期の者が抱えるストレスを適切に評価し，予防する観点が必要である。

●**青年期のストレス評価**　青年期のストレスを理解するための理論的枠組みの1つとして，心理学的ストレス理論がある。心理学的ストレス理論においては，ストレスの生起過程を，「ストレッサー（きっかけとなる出来事）」「認知的評価（出来事についての評価）」「コーピング（対処の仕方）」「ストレス反応（心身に生じる変化）」として理解することに特徴がある（嶋田・鈴木編著 2004）。また，これらのストレス過程の個人差に影響を与える変数として，「自己効力感（自分にはこのようなことがこれだけできるという主観的判断）」「社会的スキル（円滑な人間関係を営むのに必要な技術）」「ソーシャルサポート（周囲の人々からの援

助の期待)」などがあげられる（嶋田 1997）。このように，青年期のストレスを理解するためには，ストレス過程に直接関連する要因ばかりでなく，ストレス反応の軽減に影響を及ぼす個人的側面を同時に測定することも必要である。この前提に基づけば，青年期危機などの青年期特有にみられる心理的諸問題は，ストレス反応が慢性化した結果としての不適応状態ととらえることができるであろう。このような観点に基づいて，青年期のストレスを包括的に測定するためにさまざまな尺度が開発されている。一般的に小学校高学年以降となると，抽象的な思考能力が発達し，自己記入式質問紙法による評価が可能となるといわれている。そのため，青年期以降のストレス評価は，主に質問紙法による本人の主観的評価に基づいて行われる。

その一方，青年期といってもその対象や範囲は幅広く，発達的特徴やストレッサーとなり得るライフイベントも多様であるため，それぞれの状態像に合わせて作成された尺度を用いることが多い。例えば，対象が中学生の場合には，中学生を対象としたストレス過程を測定する尺度（例えば，中学生用ストレス反応尺度；岡安ほか 1992b）が開発されている。高校生を対象とした場合は，中学生用に開発されたこれらの尺度を用いる場合が多いが，学級単位で調査が行われることが多く，偏差値や地域性について考慮する必要がある。また，大学生を対象とした場合には，成人と共通の尺度を用いられる場合（例えば，対処方略の三次元モデルに基づく対処方略尺度〔神村ほか 1995〕，心理的ストレス反応尺度，Stress Response Scale-18：SRS-18〔鈴木ほか 1997〕）が多い。心理学的ストレス理論の観点に基づけば，青年期は多岐にわたるストレッサーにさらされ，そのたびに適応的なコーピングや認知的評価などを獲得していく時期ともいえよう。青年期におけるストレッサーは，現行の教育制度や，今後生きていくであろう社会の枠組みを踏まえても，すべて除去できるものではなく，ある意味では青年期特有の乗り越えるべき発達課題ともいえる。これらが達成されることで世代継承性（次世代を確立させ導くことへの関心）などの次なる発達課題に取り組むことができる。そのためにはストレッサーの除去（環境調整）のみならず，現在の自らのコーピングや認知的評価のレパートリー（自分の強みや弱み）に気づき（セルフモニタリング），その多様性を増やしていくこと，すなわちストレス耐性（生きる力）を身につけることが重要であると考えられる。　　　　〔佐藤友哉〕

📖 さらに詳しく知るための文献

[1] 坂野雄二監修，嶋田洋徳・鈴木伸一編著（2004）『学校，職場，地域におけるストレスマネジメント実践マニュアル』北大路書房．

[2] 嶋田洋徳（1997）「子どものストレスとその評価」竹中晃二編著『子どものためのストレス・マネジメント教育―対症療法から予防措置への転換』北大路書房．

[3] 嶋田洋徳ほか（2010）『中学・高校で使える人間関係スキルアップ・ワークシート』学事出版．

成人のストレス評価

☞「職場のストレス」p.134「家庭のストレス」p.136「認知行動療法によるストレスへの介入」p.164「ストレッサーの測定」p.260「成人期のストレスマネジメント」p.508

　成人のストレスをもたらす要因はライフステージの変化とともに大きく異なり，多岐にわたる。中でも顕在化しやすい領域としては，職場・家庭・健康上での問題があげられる。

●**職場ストレス**　厚生労働省の調査（2013c）では，「仕事や職業生活で強い不安や悩み，ストレスがある」と回答した者は60.9％にも上ることが報告されている。このように職業性ストレスの問題が深刻化している中，2015年12月より従業員のストレスチェック制度が施行された。ストレスチェックの結果，一定の要件に該当する労働者の申出があった場合，医師による面接指導が行われる。その後，事業者は，面接指導を実施した医師から意見を聞き，必要に応じて就業上の措置を実施する。例えば，労働時間の短縮や時間外労働の制限などの措置が講じられることもある。なお，ストレスチェックを実施する際は，「職業性ストレス簡易調査票」（下光 2005）の使用が例示されている。

●**家庭生活に伴うストレス**

（1）**夫婦間不和**　社会的再適応評価尺度（Holmes & Rahe 1967）においては，離婚は死別に次いで強いストレッサーとして報告されている。夫婦間不和をもたらす要因としては，しばしば相互のコミュニケーションの問題が指摘される。例えば，夫婦喧嘩の際には，相手を批判したり見下したりする態度が多く認められるといわれている。夫婦間のコミュニケーションの様態を測定する尺度の1つに「夫婦間コミュニケーション態度尺度」（平山・柏木 2001）がある。本尺度は「威圧」「共感」「依存・接近」「無視・回避」の4因子で構成されている。夫婦カウンセリングではしばしばコミュニケーションにおける送り手と受け手の認知の違いが注目されるが，本尺度を用いてその様態を因子別に整理することができる。

（2）**育児**　乳幼児をもつ母親を対象とした調査では8割の母親が育児ストレスを感じていることが報告されている（西村ほか 2000）。育児ストレスを測定する尺度としては，佐藤ほか（1994）による「育児ストレス尺度（生後6か月用）」が広く知られている。本尺度は「子ども関連ストレス」「母親関連ストレス」を含む22項目で構成されており，包括的に育児ストレスの程度を測定することができる。また，身体的疲労が育児ストレスにつながるケースも知られている。例えば，「夜泣き」によって十分な睡眠が確保できないことから身体的疲労が重なり，その結果育児ストレスを招いていることがある。したがって，育児ストレスを把握する際には，睡眠や身体的状況も合わせて検討する必要がある。さらに，

産後うつ病のスクリーニングとしては,「日本版エジンバラ産後うつ病自己評価票」(岡野ほか 1996) が広く使用されている。本尺度は喜びの減退や自責感などを含む 10 項目で構成されており,産褥期の母親の状態に適した内容とされる。
(3) 介護　介護負担や介護ストレスは,介護者の精神的健康を大きく損ねる原因となることが指摘されている (末田 2015)。家族介護者の介護負担感を測定する尺度としては,「Zarit 介護負担尺度日本語版 (J-ZBI)」(Arai et al. 1997) が広く用いられている。本尺度は 22 項目で構成されており,介護による身体的負担や心理的負担などを総合的に評価することができる。また,本尺度には「今以上にもっと頑張って介護するべき」といった「すべし」思考に関する内容も含まれている。この「すべし」思考は自分を追い込む思考パターンとしても知られており,留意が必要である。

●健康にまつわるストレス　40 代になると体力の衰えを感じるとともに身体的健康にまつわるストレスが徐々に増加していく。中でも,更年期症状に関する悩みは非常に多く認められる。更年期症状の評価に関しては,日本人女性に高頻度でみられる更年期症状を評価し得るものとして「更年期症状評価表」が報告されている (本庄ほか 2001)。本評価表は「熱感」「疼痛症状」などを含む 21 項目から作成されている。更年期症状に対しては薬物療法が多く用いられているが,身体感覚への注意が強いなどといった心理学的要因が症状の悪化に影響を及ぼしている場合には心理学的アプローチ (注意バイアス修正訓練など) の適用も期待できる。

●代表的なストレス測定関連尺度　ストレッサーを測定するものとしては,社会的再適応尺度 (Holmes & Rahe 1967) が有名である。また,ストレス反応については,Stress Response Scale-18 (SRS-18；鈴木ほか 1997) が広く用いられている。自己記入式質問紙は簡便である一方で被調査者に検査の意図が伝わりやすく歪曲が生じやすいため,成人のストレスを評価する際には,精神生理学的検査等もあわせて評価することが望まれる。

●成人のストレス評価における留意点　成人期のストレスとして顕在化しやすい領域として職場・家庭・健康上のストレスについてそれぞれ概観した。共働き世帯の増加による多重役割の負担が深刻化している現状を踏まえると,これらの領域の問題は個々に発生しているというよりも複数の領域が互いに関連しているものと考えられる。したがって,個人のストレスを評価する際には,総合的な視点を踏まえて検討することが望まれる。

[今井千鶴子]

📖さらに詳しく知るための文献
[1]　丸山総一郎編 (2015)『ストレス学ハンドブック』創元社.

ストレスはない方がよいのか？

　ストレス予防やストレス関連疾患という言葉が示すように，ストレスとは人間のみならず，生物にとって悪い影響を及ぼし得る要因としてとらえられることが一般的である。では，ストレスがまったくない状態は，果たして望ましい状況といえるのだろうか。

　H. セリエ（Selye 1974）は，ストレスには，快ストレス（eustress）と不快ストレス（distress）という2つの質的に異なるものがあることを指摘している。快ストレスには，適度な緊張感や適度な運動によって得られる刺激などが含まれている。活躍したスポーツ選手がインタビューで「みなさんの応援を力に代えて頑張りました！」と言っているのをよく耳にするが，これは「みなさんの応援というストレッサーが適度な緊張感を喚起し，頑張ることができた」と解釈することができる。種々のリラクセーション法などを実施した後に「解除動作」を行い，また少し覚醒状態を高めることも，完全にリラックスしてストレスがゼロの状態になるよりも，ある程度のストレスがあった方が適応的行動が遂行しやすくなることを意味している。一方，不快ストレスは，ストレスの評価項目で多く扱われているとおり，パフォーマンスを低下させたり，疾患の一因になってしまったりするような，望ましくないストレスを指している。

　このようなストレスの質的な差異だけではなく，不快ストレスの自覚の過剰もしくは過少であるという量的ストレス次元からも汎適応症候群が生じることをセリエは指摘している。不快ストレスの量が過剰である状態（過剰ストレス）は，病気や不快感などの害をもたらす可能性が高くなる。逆に，不快ストレスの量が過少である状態（過少ストレス）は，毎日何の緊張もなく過ごしてしまうような状態であり，結果的に心身の状態を鈍らせてしまう可能性が高くなる。それに対して，不快ストレスの量が適度である状態（適量ストレス）は，行動を適度に活性化させる可能性が高くなると考えられている。

　このようにストレスを動機づけにおける刺激として位置づけ，学習効果との関連性を示したものにヤーキーズ–ドットソンの法則（Yerkes & Dodson 1908）がある。ここでは動機づけに関わる強化子（報酬）も嫌悪刺激（罰）も，どちらもストレスを喚起させる刺激となり得る。すなわち，強化子が得られるという期待も緊張を喚起させるため，報酬もまたストレス刺激になり得る。総じると，ヤーキーズ–ドットソンの法則とは，よいパフォーマンスを発揮するためにはある程度のストレスが必要であるが，強すぎるストレスは逆効果となり，パフォーマンスを阻害してしまうという理論である。この理論に基づくと，簡単な課題に取り組む際には強い動機づけで取り組むほどパフォーマンスは高くなるが，困難な課題に取り組む際には強い動機づけはパフォーマンスの向上に失敗する可能性を高めてしまうとされている。すなわち，簡単な課題の場合には緊張感を高め，覚醒度をあげて取り組む必要があるが，難しい課題にはリラックスして取り組むことが有効であると理解できる。

　このような視点でとらえると，ストレスは必ずしもいつもない方がよいとは言い切れない。したがって，ストレスマネジメントの考え方として，成人のみならず子どもを対象とした場合においても，あらかじめすべてのストレッサーを回避させることではなく，ストレッサーにさらされた際の適切な対処方法や不適応な状態から立ち直る術を身につけさせることが重要な観点であると考えられる。

［小関俊祐・嶋田洋徳］

第 5 章
健康教育・ヘルスプロモーション

［編集担当：上地広昭・赤松利恵］

　健康教育とは，健康に関する知識と実践のギャップを埋めることである（Griffiths 1972）。この定義にあるように，健康教育には単に知識を教えるだけではなく，行動変容を促すことが含まれる。この行動変容を促す点において，健康心理学の知見が欠かせない。さらに，不健康な行動の根底にはストレスが関係していることが多く，健康教育で，ストレスマネジメントは必須である。しかし，ヘルスプロモーションの定義にもあるように，健康行動には，個人要因だけでなく，環境要因も大きく関わっていることから，健康教育・ヘルスプロモーションを行う際は，健康心理学のみならず，公衆衛生学などを含む，社会医学の観点も必要である。本章では，健康心理学の立場から，健康教育・ヘルスプロモーションに関わる場面を想定し，主要な項目を取り上げ概説する。国民のよりよい生活習慣の獲得のための健康教育・ヘルスプロモーションにおいて，健康心理学のさらなる応用を期待する。　　　　　　　　　　［赤松利恵］

健康教育の
理念，定義，変遷

☞「健康教育の展開（進め方）」p.182
「プリシード・プロシードモデル」p.220

　健康教育の定義はさまざまあるが，それらの共通点をまとめると，人々が健康につながる行動や生活を主体的に送れるように，種々の方法で計画的に支援すること，と定義できる。いくつかの定義を紹介する。戦後，日本の健康教育をつくりあげてきた第一人者である宮坂忠夫（2000）は，「一般の人たちが，個人としてあるいは集団として，健康な生活を送るために努力するのを，または努力するように援助することである」としている。プリシード・プロシードモデルの作成者である L. W. グリーン（Green 1980）によれば，「人々が健康につながる行動を自発的にとれるように，種々の学習の機会を組合せて，意図的な計画の下で支援すること」と定義されている。また，WHO（世界保健機関）は，「知識を増やしたり態度に影響を及ぼすなどの方法により，個人やコミュニティが健康を改善することを支援する，さまざまな学習体験の組合せである」としている。健康教育・ヘルスプロモーションの充実・推進およびその普及をはかることを目的として，宮坂らを中心に，1991年に設立された日本健康教育学会では，学会としての議論を経て，「健康教育とは，一人一人の人間が，自分自身や周りの人々の健康を管理し向上していけるように，その知識や価値観，スキルなどの資質や能力に対して，計画的に影響を及ぼす営みである」と定義している。

　日本健康教育学会は，健康教育の意義についても，次のように言及している。すなわち，「健康教育は，単に健康について教える教育ではない。なぜなら，健康は，学ぶことにも意義があるだろうが，獲得することにより大きな意義があるからである。健康を獲得することはすべての人の基本的な権利といえるが，健康自体，それぞれの人の生き方と強く結びついている。したがって，他人から与えられるのではなく，自分自身で，あるいは自分たちで求め獲得することが基本となる。その意味で，健康教育には，医療処置や環境衛生などの教育以外の健康のための営みとは異なる大きな役割がある」。

●**健康教育の変遷**　健康教育は英語では health education である。日本語では，戦後20〜30年間は，衛生行政と労働衛生行政では「衛生教育」といい，学校保健行政では「保健教育」が使われてきた。日本の健康教育は，戦後，占領行政下でスタートした。進駐軍の指令で各保健所に衛生教育担当（health educator）が配置され，1950年に厚生省が健康教育のガイドラインというべき「保健所の衛生教育業務基準」を策定した。1952年には，厚生省の衛生教育担当のリーダーであった楠本正康著『衛生教育概論』（日本公衆衛生協会出版部）が出版された。その中にはすでに，態度，グループワーク，グループダイナミクス，コ

ミュニティ・オーガニゼーション，効果判定などの項目が示されていた。こうした戦後の衛生教育を原点とし，健康課題が感染症から慢性疾患，生活習慣病へと変化する中で，今日の健康教育へと発展してきている。

●**アルマ・アタ宣言と健康教育**　WHOが1978年に，アルマ・アタ宣言を出した。「2000年までに地球上のすべての人々に健康を」という大目標の下，プライマリヘルスケアという概念を打ち出した。プライマリヘルスケアには，主要な保健問題とその予防・対策に関する教育，すなわち健康教育が含まれ，「人々は個人または集団として自らの保健医療の立案と実施に参加する権利と義務を有する」とされた。

●**健康教育からヘルスプロモーションへ**　WHOは1986年にオタワ憲章を示し，「ヘルスプロモーションとは，人々が自らの健康をコントロールし改善できるようにするプロセスである。身体的，精神的，そして社会的に完全に良好な状態に到達するためには，個人や集団が望みを確認・実現し，ニーズを満たし，環境を改善し，環境に対処することができなければならない」（島内憲夫訳）とした。このように，健康と環境の関わりが重視され，また，「健康は生きる目的ではなく，暮らしの資源である」ことが強調された。

　その後，2005年の第6回ヘルスプロモーションに関する国際会議で新たにバンコク憲章が提唱され，ヘルスプロモーションを「人々が自らの健康とその決定要因をコントロールし，改善することができるようにするプロセスである」と再定義した。この決定要因とは，社会的決定要因のことで，労働条件や家族形態の変化，消費とコミュニケーション手段の変化，商業化，都市化，増大する格差，地球規模の環境変化などである。

●**健康教育とヘルスプロモーションの関係**　日本健康教育学会では，以下のように，両者の関係をわかりやすく説明している。「ヘルスプロモーションのプロセスを進めていくためには，健康教育によって，知識，価値観，スキルなどの資質や能力を身につけることが重要である。しかしながら，知識やスキルを用いても目的とする行動変容が起こりにくいことがある。そこで，個人や小集団に直接アプローチするだけではなく，人々をとりまく社会環境の改善やそのための法規制の整備にも取り組むことが必要な場合がある。ヘルスプロモーションはこの点に注目し，健康的な公共政策や健康を支援する環境づくりをとりわけ重要ととらえている」。　　　　　　　　　　　　　　　　　　　　　　　　［武見ゆかり］

📖 **さらに詳しく知るための文献**

[1]　日本健康教育学会（2014）「宮坂忠夫名誉理事長追悼号」『日本健康教育学会誌』22.
[2]　島内憲夫編訳，鈴木美奈子訳（2013）『ヘルスプロモーション―WHO：オタワ憲章（21世紀の健康戦略シリーズ）』垣内出版.

健康教育の展開（進め方）

☞「健康日本21」p.22「行動科学」p.44「健康教育の理念，定義，変遷」p.180「プリシード・プロシードモデル」p.220

　健康教育は，計画（PLAN）-実施（DO）-評価（CHECK）-見直し・改善（ACT）の手順（PDCAサイクル）で進める（図1）。計画段階のアセスメントの内容は，プリシード・プロシードモデル（PRECEDE-PROCEED model）を基本に考える。

●**目標設定とプログラム作成（PLAN）**　評価には，目標設定が必要である。アセスメントの項目は目標設定を考慮し，選択する。集団を対象としたプログラムで目標を立てる際は，その地域や組織などの理念を踏まえ，目的（プログラムの方向性）を明確にしたうえで，目標を立てる。目標には，実施目標，学習目標，行動目標，環境目標，結果（アウトカム）目標が含まれる（表1）。目標に「誰の」「何を」「いつまでに」「どれぐらい」を含むと，プログラム作成も評価も行いやすい（集団の場合の例：A市成人の＋肥満者を＋5年後までに＋7％減らす；個人の場合の例：Aさんの＋体重を＋3か月後までに＋3kg減らす）。数値が入る目標を数値目標と呼び，必ず「増やす」または「減らす」という方向性が入る。数値目標により，達成が評価できる。目標設定後，行動科学の理論などをベースに，6W1Hの観点からプログラムの内容を作成する（表2）。

●**プログラムの実施（DO）**　プログラム実施中は，計画どおり実施できているか，モニタリングを常に行い，プログラム実施途中で改善が可能な場合は，計画を見直す（図1参照）。

　実施者には専門的知識に加え，対象者とのコミュニケーションスキルが求められる。個別の場合はカウンセリングスキル，集団の場合はプレゼンテーションスキルである。メディアなどを通して行う場合，誤認されないよう正しい情報提供が大切

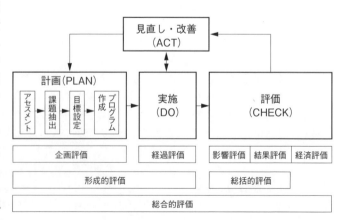

図1　健康教育の手順　PDCAサイクル
［武見・赤松編（2013）p.54を参考に作成］

表1　目標と評価

目標		評価		
種類	内容	種類	内容	
−	−	企画評価	プログラム実施に向けた準備状況の評価（例：教材作成，スタッフ研修）	形成的評価 ↑ ↓ / 総合評価
実施目標	研修会の実施回数，参加人数等実施に関する目標	経過評価	プログラムは計画通り，実施状況の評価（例：参加継続率，参加者の満足度）	
学習目標	知識・スキル，態度等対象者の認知に関する目標	影響評価	対象者の認知・行動・環境要因の変化の評価（プログラムが対象者や環境にもたらした影響）	総括的評価
行動目標	対象者の生活習慣に関する目標			
環境目標	対象者を取巻く環境に関する目標			
結果目標	プログラムの最終目標	結果評価	プログラムの最終目標の評価	
−	−	経済評価	費用に対して，どの程度結果が認められたかの評価	

※企画評価，経済評価について，目標が存在しないわけではない。これらの目標は実施目標として設定することが可能である。［Mekenzie et al.（2017）p.137 を参考に作成］

である一方，わかりやすく伝える工夫も重要である。

●**評価（CHECK）と見直し・改善（ACT）**　評価は目標に沿って行う。目標と同様，評価にも種類がある。評価には，企画評価，経過評価，影響評価，結果（アウトカム）評価，経済評価がある（表1参照）。さらに評価は，実施までの評価を形成的評価，実施による対象者または環境の変化を総括的評価という（図1参照）。形成的評価も加味した総合的評価を最終的に行い，次に実施するプログラム計画はよりよいものに改善する。

表2　プログラム作成の6W1Hの内容

Why（目標）
Whom（対象者）
Who（実施者）
When（日時，時間，頻度等）
Where（場所）
What（内容）
How（方法，学習形態，教材）

※ How much（予算）を加え6W2Hということもある。

［赤松利恵］

さらに詳しく知るための文献

[1] 日本健康心理学会編（2003）『健康教育概論』実務教育出版.
[2] 畑 榮一・土井由利子編（2009）『行動科学―健康づくりのための理論と応用（改訂第2版）』南江堂.

妊婦・授乳婦への健康教育

☞「周産期医療」p.298「食行動のカウンセリング」p.488「子育て支援」p.534「妊娠・出産に伴う健康問題」p.584「産後の健康問題と育児」p.586

　妊娠・授乳期の対象者は，10代〜50代と年齢の幅が広く，生活習慣，社会経済状況もさまざまであり，個々の課題も異なる。また，このライフステージは，母親自身の体だけでなく，生活習慣も大きく変化する時期である。教育の対象は，母親だけでなく，胎児，新生児，乳児と心身ともに急速に成長する子どもも含まれる。その他，父親をはじめとする母子を支える家族の育成も欠かせない。そのため，家族を取り巻く地域が子育てをしやすいかなど，母親と子どもが孤立しないためにさまざまな専門職種が連携した包括的な支援が求められる。

●**妊娠期**　妊娠期間は，最終月経の初日から40週（280日）で考えられ，妊娠初期（15週まで），中期（16〜27週），後期（28週以降）として3区分に分けられる。新生児は，在胎週数37〜41週で出生し，出生時体重が2500g以上4000g以下で予後が最もよいとされる。妊娠時の母親の栄養状態が胎児にも影響を与えるため，分娩までの母親の推奨体重増加量が示されている。妊娠前の体格区分別にみると，低体重（BMI 18.5未満）は9〜12kg，ふつう（BMI 18.5〜25.0未満）は7〜12kgであり，肥満（BMI 25.0以上）は個別対応となっている。適正な体重増加は，妊娠高血圧症候群や妊娠糖尿病の予防になる。

　近年の日本では，若年女性のやせ志向により，やせの妊婦による低出生体重児の出生数の増加が課題である。低出生体重児は，乳児死亡率が高く，子宮内の低栄養環境下での発育によって，体内で生活習慣病の素因が形成され，出生後に過剰栄養など生活習慣のリスクが追加されることで生活習慣病を発症しやすくなる（生活習慣病胎児期発症説）。このことから，妊娠前の段階からの適切な情報提供と妊娠中のケアが重要である。「妊産婦のための食生活指針」や「妊産婦のための食事バランスガイド」等を活用し，適切な栄養指導と体重管理に役立てる。

　教育の場として，個人への教育と集団教育がある。前者には妊婦健診があり，体重，血圧，尿，腹囲，子宮底の結果をもとに母体の状態や胎児の成長を確認し，医師や助産師による生活習慣に関する教育が行われる。集団教育の場としては，保健所・保健センターや産婦人科などで開催される母親学級，父親学級がある。助産師，保健師，管理栄養士から妊娠中の食生活や出産時，出産後の生活を想定した育児内容について学ぶ。

●**授乳期**　授乳期は，新生児・乳児に母乳または人工乳を与える期間をいう。母親の体が妊娠前の状態に戻るまでの約6〜8週間を産褥期と呼ぶ。分娩後は母親の身体を回復させる重要な時期であるが，妊娠による皮下脂肪の増加などを気にして妊娠前の体型に早く戻そうと無理な食事制限などを行うと授乳に悪影響が

生じる。そのため産後も適切な体重管理が必要である。また，産後は，ホルモンバランスの乱れから，マタニティブルーズや産後うつを発症する可能性がある。前者は一過性のものであるが，後者は重症化すると自殺などのリスクが生じるため，しっかりとした専門職による支援が必要となる。

多くの母親は，生後まもなくから開始される授乳によって，母親は母乳不足などの不安を抱きやすく育児不安につながりやすい。また，人工乳を併用する混合栄養への移行など，母親が自分を責めることなどがないよう気持ちに寄り添った支援が必要である。生後1か月の健診や母乳外来などを通して子どもの成長と母親の授乳状況を確認し，必要な場合は育児支援を継続していく。

多くの行政機関では，4か月健診が行われ，子どもの順調な成長・発育の確認と母親の産後の状態，育児状況を確認する機会を設けている。また，生後5～6か月頃からは，離乳食が開始されるため，同健診時に離乳食に関する講話や試食が行われる場合が多い。一般的に離乳期の子どもをもつ母親は，食への関心が高まる。これを機に家族の食生活を見直すきっかけにすることができる。また，離乳食づくりが，育児を負担に感じるきっかけとならないよう，個人の調理スキルや生活状況に応じて市販のベビーフードを活用するなどの方法を伝える。

離乳食は，5～6か月頃から始まり，最初はかゆ1さじから始める。7～8か月頃からは，1日2回食になり，食事の形態もみじん切り程度になる。9～10か月頃には，1日3回食になり，歯茎で噛める程度の固さや大きさに移行する。1歳～1歳半は完了期といわれ，ほぼ幼児期と同じ食材を食べることができるようになる（柳澤ほか 2008）。この時期の子どもの精神・身体の発達は著しく，さまざまなものに興味を示して手を出し，口に入れる，口から出す，落とすなど，一見すると遊び食べのような行動をみせる。1歳以降になると，自我の芽生えから好き嫌いのような態度を見せ始める。初めての食材に恐怖感を抱くネオフォビア（食物新奇性恐怖）もこの時期によくみられる。このように，食事提供者は，大人とは異なる子ども特有の認知，口腔形態を理解して食事を準備する必要がある。また子どもの食事に関わる養育者はゆとりをもって子どもの成長を見守る姿勢が必要となる。離乳期は，児の成長が著しい時期であり，夜間授乳と離乳食の準備と並行するため，母親は疲労や育児負担感を生じやすい。育児の葛藤が虐待やネグレクトの要因にならないよう，保健所・保健センターでの離乳食教室や相談窓口の活用を促し，母親が孤立しない支援体制が重要である。　　　［會退友美］

📖 さらに詳しく知るための文献

[1]「授乳・離乳の支援ガイド」改定に関する研究会（2019）「授乳・離乳の支援ガイド」（http://www.mhlw.go.jp/content/11908000/000496257.pdf）
[2] 山崎さやかほか（2018）「乳幼児を持つ母親の育児不安と日常の育児相談相手との関連─健やか親子21最終評価の全国調査より」『日本公衆衛生雑誌』65，334-346.

幼児期の健康教育

☞「睡眠の生物学的基礎」p.68「身体活動（運動・スポーツ）」p.196「栄養（食行動）」p.198

　日本では学校教育法23条の幼稚園の教育目標の第一番目に「健康，安全で幸福な生活のために必要な基本的な習慣を養い，身体機能の調和的発達を図ること」と記され，健康，安全で幸福な生活を送ることが幼児教育の最重要課題であることが示されている。具体的には「幼稚園教育要領」（文部科学省），「保育所保育指針」（厚生労働省），「幼保連携型認定こども園教育・保育要領」（内閣府・文部科学省・厚生労働省）（以降，これらを総称して3法令とする）に示されている「心身の健康」に関する領域「健康」に基づいて行われる。領域は子どもの育ちに関わる要素を5つ（「健康」「人間関係」「環境」「言葉」「表現」）に分けたものである。小学校以上の教科とは異なり領域別に指導するのではなく，生活や遊びの中で各領域が相互に関わることを考慮し総合的に指導する。例えば「鬼ごっこ」は，遊びの中で十分に体を動かす「健康」，人と関わる力を養う「人間関係」，人と関わり自分の考えを自分の言葉で表現する「言葉」が関わる。幼稚園の教師・保育所の保育士・認定こども園の保育教諭（以後，これらを総称して保育者と記す）は，幼児が就学前までに「幼稚園・保育所・認定こども園生活の中で，充実感をもって自分のやりたいことに向かって心と体を十分に働かせ，見通しをもって行動し，自ら健康で安全な生活をつくり出すようになる」ことを願い指導を行う。領域「健康」は，1956年に「幼稚園教育要領」が初めて文部省から刊行されたときには，「体の健康」に関する領域とされており，心の健康が加わったのは1989年の改訂時である。また，2008年度の改訂時に「食」に関する内容が加わった。現行の3法令の幼児（3歳以上）を対象とした領域「健康」の内容は以下のとおりである。

●**心身の健康に関する領域「健康」**　①先生や友達と触れ合い，安定感をもって行動する。②いろいろな遊びの中で十分に体を動かす。③進んで戸外で遊ぶ。④さまざまな活動に親しみ，楽しんで取り組む。⑤先生や友達と食べることを楽しみ，食べ物への興味や関心をもつ。⑥健康な生活のリズムを身につける。⑦身の回りを清潔にし，衣服の着脱，食事，排泄などの生活に必要な活動を自分でする。⑧幼稚園における生活の仕方を知り，自分たちで生活の場を整えながら見通しをもって行動する。⑨自分の健康に関心をもち，病気の予防などに必要な活動を進んで行う。⑩危険な場所，危険な遊び方，災害時などの行動の仕方がわかり，安全に気をつけて行動する。

　これらは以下のような点に留意する。

【安定感をもって行動する】　①保育者が幼児のそのままを受け止め，受け入れる

ことにより幼児の心の安定が保たれる。幼児にとって心の安定はすべての基盤となり，さまざまな活動に自ら取り組み友達と関わることができるようになる。

【体を動かすことを楽しむ】　②③④体を動かすことは楽しい，楽しいから体を動かしたい，という意欲を育てることは幼児にとって大切なことである。保育者は，幼児が自ら体を動かしたい，と思えるような環境を整える。また幼児期は，脳・神経系の発達が著しく，感覚を手がかりに目的に合うように身体の運動をコントロールする運動コントロール能力の敏感期である（吉田 2008）。運動遊びの中で多様な動きを経験し，体の動きを調整できるようになるよう留意して指導する。例えば「鬼ごっこ」や「ドッジボール」は，楽しいから体を動かしたいと思える遊びであると同時に遊ぶ中で走りながら体をかわす，ボールを取るなど多様な動きを経験できる幼児期にふさわしい運動遊びの1つである。

【食べることを楽しむ】　⑤和やかな雰囲気の中で幼児が保育者や友達と食べる喜びや楽しさを味わったり，さまざまな食べ物への興味や関心をもったりするなどし，食の大切さに気づき，進んで食べようとする気持ちが育つように指導する。園庭や畑で野菜を栽培し，収穫したものを皆で食べるなどは，幼児が食べ物に関心をもち，楽しく食べる機会となる。おいしく食べることの大前提は，体を十分に動かすことによる空腹感であることも忘れてはならない。

【生活リズムや生活習慣を身につける】　⑥⑦⑧睡眠，食事，活動，休息といった生活リズムを整えることは生涯にわたる健康な生活の基盤となる。生活習慣については，ただ習慣化するだけではなく，状況によってどうしたらよいのか考えて行えるようになること，次には何をすべきか見通しをもって行動できるようになることが重要である。生活リズム，基本的生活習慣の獲得は家庭での生活が大きく関わるため，保護者と連携を取り合い協力して行う。

【健康・安全な生活方法を身につける】　⑨⑩健康で安全な生活を自ら行える力を培えるようになることが大切である。危険回避のための行動については実践を伴った具体的な指導を行う。また，いざというとき状況に応じて身体を動かせるよう遊びの中で多様な動きを経験することも危険回避につながる。

　幼児において，就寝時間が遅くなることによる睡眠時間の減少，朝食の欠食，コ（孤・個・固・粉）食，不活動，生活リズムの乱れなど，健康的な生活習慣に関する問題は深刻化する一方である。そのため，現代社会において，保育の現場における幼児を対象とした活動に加えて，保護者を対象とした健康教育は大変重要である。

[齋藤めぐみ]

📖 さらに詳しく知るための文献
[1]　文部科学省（2012）『幼児期運動指針』．
[2]　厚生労働省（2004）『楽しく食べる子どもに――保育所における食育に関する指針』．
[3]　河邉貴子ほか編（2011）『保育内容「健康」』ミネルヴァ書房．

学童期の健康教育

☞「健康教育の展開（進め方）」p.182
「思春期・青年期の健康教育」
p.190「身体活動（運動・スポーツ）」
p.196「栄養（食行動）」p.198「ストレスマネジメント行動」p.204

　学童期の健康教育は小学校，家庭，地域等で行われるが，本項では小学校における学級集団を対象とした健康教育を取り上げる。

●**学童期の特徴**　学童期においては，心身の発育・発達が顕著であり，個人差が大きい。低学年では，周囲の大人への依存が強く，身近な保護者や教員，きょうだいなどが行動のモデルとなるが，学年段階とともに自立傾向や友人関係が強まり，ピアプレッシャーが大きくなる。また，活動範囲が広がり，リスクや健康課題が拡大する。知的能力については，低学年では主に具体的な経験により知識を得たり興味・関心をもったりするが，抽象的に思考したり，自ら問題に気づいて問題解決をしたりすることは難しい。中学年では言葉を通して理解する能力が高まる。高学年では抽象的，論理的な思考力が大きく発達する。

　学童期の健康教育では，指導内容には身近さや具体性が求められる。例えば，喫煙の健康影響について，急性影響（毛細血管の収縮，咳，悪臭など）を示す方が，慢性影響（がんや心臓病など）を示すより効果的とされる。

●**健康教育のテーマ**　学童期の健康教育では，身近な生活において現在あるいは近い将来に発生し得る心身のさまざまな健康課題を，発達段階に応じて取り上げる。実際，体育科や家庭科などの教科は多様な健康課題を取り上げている。教科における健康課題として，例えば小学校体育科保健領域（保健学習）では，以下のような内容があげられる。

- 発育発達に対する理解，態度：体格，体型等の変化，二次性徴，発育に対する肯定的態度の形成など。
- 不安や悩みへの対処（ストレス対処）：心と体の相互の影響，および対処法としての相談，運動・呼吸法などによるリラクセーション，認知の仕方など。
- 健康的な生活習慣：食生活，運動や身体活動，睡眠，休養など。
- 危険行動の防止：喫煙，飲酒，薬物乱用の健康影響，誘われた場合の対処，アルコール広告等への批判的思考など。
- 感染症の予防：感染の起こり方，防止の3原則（病原体の除去，感染経路の遮断，抵抗力等の形成）など。
- 事故等の防止：日常生活の事故の防止（危険予測，安全な行動，環境整備）など。

　なお，保健学習では，健康課題の発生要因には主体要因（知識，態度，スキル，行動など）および環境要因（物理化学的要因，生物的要因〔＝病原体〕，社会的要因）があることを踏まえ，対策には主体要因である健康的な行動などの形

成のみならず，環境整備も取り上げる。対策には，一次予防を中心に，二次予防に関する内容も含まれる。

　ほかに家庭科では健康的な食生活，道徳では健康的生活習慣の形成，いじめなどの防止，特別活動では健康の保持増進，事件・事故・災害からの安全，健康的な食習慣の形成，社会的スキルの育成，総合的な学習の時間では健康課題に関する課題解決や探究などいろいろな教科や活動の中で健康教育は実施されている。

●**健康教育の機会**　健康教育の健康課題は多様であるが，学校のカリキュラムは余裕があるとはいえず，特定の健康課題の教育に多くの時間を割くことは難しい。方策として，教科書の内容を規定する学習指導要領解説を参考に，その健康課題に関わるさまざまな教科等の内容を相互に関連づけることが考えられる。

●**指導方法の工夫**　指導のねらいや内容を検討する際には，健康教育の諸理論が参考になる。例えば，トランスセオレティカルモデル，プリシード・プロシードモデル，健康信念モデル，社会的認知理論などが有用である（National Cancer Institute 2005）。

　実際の指導ではねらいや内容を明確にする。また，指導では子どもたちのもつ知識や経験を活かす（Sawyer 2014）。教育の目標として資質・能力の育成が明示された現在（国立教育政策研究所 2016），知識の習得に加え，主体的な学習，また思考，判断，表現（比べる，あてはめる，関連づける，方法を選ぶ，伝え合うなど）を重視した学習に転換しつつある。

　指導方法の選択も重要である。例えば，課題を明確にしたり思考を促したりする発問，健康課題や取り組みを示す事例，視聴覚教育教材の活用，ブレインストーミングや討論などのグループワーク，応急手当などの実習，特定の役割を演じるロールプレイングなどあげられる。さらに，学校，家庭，地域の人的資源の活用も有用である。例えば，学級担任とのチーム・ティーチング，養護教諭，学校カウンセラー，栄養教諭ら専門職との連携などがある。学級担任は，必ずしも健康の専門的能力を有しているわけではないが，多様な教科の指導経験があり，幅広い指導技術を有し，子どもたちの実態をよく知っている。また，授業の導入での子どもの関心のつかみ方，まとめ方などが巧みである。

　健康教育は，機会が少ないため1回の指導内容が多くなりがちであるが，「知識をできるだけ多く提供」したり「深刻さを強調」したりすれば，課題解決や行動変容が促されるわけではない。指導内容を精選し，適切な指導方法を選択する必要がある。
[西岡伸紀]

さらに詳しく知るための文献
[1] グリーン，L. W.・クロイター，M. W.／神馬征峰訳（2005）『実践ヘルスプロモーション　PRECEDE-PROCEEDモデルによる企画と評価』医学書院．
[2] 文部科学省（2017）『小学校学習指導要領（平成29年告示）解説 体育編』東洋館出版社．

思春期・青年期の健康教育

☞「喫煙行動」p.200「飲酒行動」p.202「がん」p.286「児童期・青年期のストレスマネジメント」p.506「ソーシャルスキルトレーニング(SST)」p.510「性行動」p.570

　思春期・青年期は，子どもから大人へ移行する重要な期間で，身体的には第二次性徴の出現を経て，身体的成熟が急速に進行し，成長の到達点に達する。精神的には自我意識の高まりによる不安定な時期から，自我同一性の確立とともに安定した時期に向かい，社会的には親からの自立をはかり，仲間との人間関係が親密になる時期である。思春期・青年期は，性的なことに対する関心が高まり，異性を強く意識し始めたり，親をはじめとする大人や社会体制に対して批判的・反抗的になったり，リスク志向や刺激希求が高まり，社会的規範から逸脱する行動をとったりするといった特徴を呈しやすい。保健分野の立場からみると，思春期・青年期は，彼らの現在および将来の健康や生命に危険を及ぼす行動，すなわち，健康に関連する危険行動を開始し，形成していく時期である。アメリカ疾病管理予防センター（Centers for Disease Control and Prevention：CDC）によると，健康に関連する危険行動は，傷害や暴力に関連する行動，喫煙，アルコール・薬物使用，望まない妊娠や性感染症の原因となる性行動，不健康な食行動，身体活動不足の6領域に分類される（Kann et al. 2018）。これらの危険行動は大人になるにつれて習慣化していき，変容することが容易でなくなるために，危険行動が形成される前の思春期・青年期を対象とした予防的な働きかけが重要となる。

●**学校における健康教育**　思春期・青年期の健康教育は，学校（中学校，高等学校），家庭，地域など，さまざまな場で行われる。その中で，学校は思春期・青年期の集団に効率的に健康教育プログラムを適用できる理想的な場所である。なぜなら，学校には専門職の教員がいて，学習時間数が確保され，教材や教具などの教育資源が豊富にあり，ほとんどの思春期・青年期の若者が学校に通っているからである。学校における健康教育は，保健教育，安全教育，給食指導・食育，体力向上などを含む広い概念としてとらえられている。そのうち，保健教育は，小学校体育科「保健領域」，中学校保健体育科「保健分野」，高等学校保健体育科「科目保健」で行われる保健科教育を中心として，理科，社会科，家庭科などの関連教科，特別の教科である道徳（小・中学校），特別活動，総合的な学習の時間において行われる健康や安全に関する教育のことを指す。保健教育の指導内容は学習指導要領により規定されている。保健科教育以外に，学校保健安全法第9条の規定により，養護教諭を中心に関係職員と連携して組織的に行われる個別の保健指導も学校における健康教育として重要な役割を担っている。

●**中学校の保健教育**　中核となる保健科教育の内容は，2017年に告示された中学校学習指導要領保健体育編に示されている（2021年度から全面実施）。保健分

野については，個人生活における健康・安全についての知識・技能，健康課題の発見・解決のための思考力・判断力・表現力など，主体的に健康の保持増進に取り組む学びに向かう力・人間性などを育成することを目標にして，「健康な生活と疾病の予防」「心身の機能の発達と心の健康」「傷害の防止」「健康と環境」の4つの内容で構成されている。従前の内容に加えて，「健康な生活と疾病の予防」については，生活習慣病の予防でがんを取り扱うこと，「心身の機能の発達と心の健康」と「傷害の防止」については，ストレス対処や心肺蘇生法などの技能に関する内容を取り扱うこと，「健康と環境」については，健康と環境に関する情報を取り扱うことが新たに示された。「健康な生活と疾病の予防」は第1学年から第3学年にわたって，「心身の機能の発達と心の健康」は第1学年で，「傷害の防止」は第2学年で，「健康と環境」は第3学年で指導される。授業時数は3学年間を通じて48単位時間程度配当することと規定されている。

●**高等学校の保健教育** 新高等学校学習指導要領（2022年度から実施）に示されているように，科目保健については，個人および社会生活における健康・安全についての総合的な知識・技能，自他や社会の健康課題を発見し，合理的，計画的に解決するための思考力・判断力・表現力など，生涯を通じて自他の健康の保持増進やそれを支える環境づくりを目指す態度などの学びに向かう力・人間性などを育成することを目標にして，「現代社会と健康」「安全な社会生活」「生涯を通じる健康」「健康を支える環境づくり」の4つの内容で構成されている。科目保健の標準単位数は2単位で，原則として入学年次およびその次の年次の2か年にわたり履修させると示されている。

●**ライフスキル教育** ライフスキルとは日常生活に生じるさまざまな問題や要求に対して，建設的かつ効果的に対処するために必要な心理社会的能力のことで，意思決定，問題解決，創造的思考，批判的思考，コミュニケーション，対人関係，自己意識，共感性，情動への対処，ストレス対処スキルが含まれる（WHO 訳 1997）。ライフスキルの欠如は思春期・青年期の危険行動をはじめとする多くの問題に影響することから，WHOはこれらの問題の予防のために，学校におけるライフスキル形成を基盤とした教育が重要であるとしている（WHO 訳 1997）。これまで，喫煙・飲酒・薬物乱用防止，HIV/AIDS・妊娠予防，いじめ・暴力防止などに適用され効果をあげてきた（Faggiano et al. 2005；WHO 2001）。日本では1998年告示の学習指導要領のねらいとして「生きる力」の育成が掲げられて以降，今回の新学習指導要領までその方針は引き継がれている。ライフスキルの形成は「生きる力」の育成ときわめて親和性が高いことから，思春期・青年期の健康教育を展開する際，ライフスキル教育は重要なものとなるだろう。　［高倉 実］

📖 **さらに詳しく知るための文献**

[1]　学校保健・安全実務研究会編著（2017）『新訂版 学校保健実務必携（第4次改訂版）』第一法規．

成人期の健康教育

☞「健康行動」p.12「行動科学」p.44
「健康教育の展開(進め方)」p.182
「ヘルスリテラシー」p.208「ソーシャルキャピタル」p.212

　成人期の発達課題には，壮年期では結婚や育児などの家庭生活，職業生活の中で新たな役割を果たすこと，中年期では子どもの自立や年老いた両親の支援，自分の生理的変化や老化への受容や適応，個人・社会的な生活の充実がある（坪内 2010）。国民衛生の動向によると（厚生労働統計協会 2017），年代別の死因は15～29歳では自殺，不慮の事故，悪性新生物が多く，30～40歳代では自殺と悪性新生物，50歳代以降では悪性新生物と心疾患が多い。これらに次いで，35～49歳では心疾患，55～64歳では脳血管疾患が多くなっている。このような特徴をもつ成人期における健康課題は，生活習慣病，精神疾患，職業性疾患，出産・育児に関連する問題，更年期症状など，非常に幅が広い。成人期の健康教育はこれらの健康課題を予防・改善するために，多様な対象や場面が存在する。

●**職域における健康教育**　日本の就業者数は6698万人おり，15～64歳の就業者数は5823万人，非就業者数は1584万人である（総務省統計局 2018）。成人期の多くの人は仕事に就いており，職域は成人期の人に対して健康教育を行うことができる重要な場面の1つである。職域の健康教育は，労働安全衛生法や高齢者の医療の確保に関する法律などの法的根拠に基づいている。また，近年では「企業が従業員の健康に配慮することによって，経営面においても大きな成果が期待できるという基盤に立って，健康管理を経営的視点から考え，戦略的に実践すること」を示す健康経営の視点に基づいたものなどがある。

　職域の健康教育には一般健康教育と衛生教育がある。一般健康教育は，自発的な相談や健康診断・ストレスチェックなどをもとにした面談など，個人を対象とした健康相談の中で行われる。ほかにも，集団・組織を対象として事業場独自に行うものもある。各事業場の健康課題をもとに，生活習慣病の予防，メンタルヘルス対策としてのセルフケアやラインケア，VDT（visual display terminals）対策としての運動指導などがある。衛生教育は，有害業務による健康障害を予防する目的で行われる。労働安全衛生法により，雇い入れ時や作業内容が変更するとき，危険または有害業務に就業するときには，職長および監督者，危険または有害業務就業者に対し，安全教育を実施することが定められている。高温や騒音，有機溶剤などの健康障害をもたらす危険のある要因に接する作業をする際，設備の利用上の注意点，作業時の防護具の使用法，健康障害の予防法や応急処置などの教育をする必要がある。

　職域における一般健康教育の一例として，ある製造業の事業場で行われた体操教室の取り組みがある（金森ほか 2014）。この事業場には健康づくり活動を企

画・運営する健康づくり推進委員会が設置されている。この委員会の健康推進員と産業看護職，外部の運動の専門職が連携して体操教室を開催した。産業看護職は全体をコーディネートし，外部の運動の専門職は健康推進員に運動指導やプログラム評価の支援を行った。そして，指導スキルを身につけた健康推進員が事業場の労働者に対し，肩こりや腰痛対策のための体操教室を開催した。週1回20分の体操教室を4回実施し，前後で肩こりや腰痛の程度を比較したところ，いずれも改善傾向がみられた。このように，健康の専門職が労働者に健康教育を行うのではなく，健康推進員を教育することを介して，事業場全体のヘルスリテラシーや健康レベルを高めていく方法もある。

●**地域における健康教育** 成人期における健康教育は職域だけではなく，地域でも行われる。地域の健康教育の多くは，地域保健法や健康増進法，母子保健法などの法的根拠に基づいている。地域の健康教育には，個人や家族を対象とした健康相談や家庭訪問，母親学級などの特定の集団を対象とした健康教室，健康な町づくりを目指すための住民主体の活動や地区組織活動，不特定多数を対象とした健康イベントなどがある。

●**成人期の健康教育の限界** 成人期の健康教育には限界も存在する。健康教育では行動変容につながらないケースも多く，たとえ行動変容につながったとしても健康アウトカムへの効果は限定的であることも多い。複合危険因子への健康教育のシステマティックレビューによると，総死亡率や冠動脈疾患による死亡率の低下は高リスク集団において教育による効果はあったが，一般集団では効果はみられていない（Ebrahim et al. 2011）。そのため，一般集団に対する健康教育は有効性に限界があることが示唆される。

近年注目されている学問として，健康の社会的決定要因を明らかにする社会疫学が注目されている。これまで社会疫学が明らかにしてきた健康の社会的決定要因には，成人期以前の教育，成人期の職業や所得，人間関係，職場のストレス，地域や職域のソーシャルキャピタルなどがある（近藤 2017）。これらの要因は保健・医療職だけでは改善させることが難しく，多くの関係職種や機関，住民や労働者などとともに連携して取り組んでいく必要がある。

成人期は期間が長く多様な健康課題があるため，健康教育が果たす役割は大きい。ただし，健康教育の限界もあるため，健康の社会的決定要因からの視点も考慮したうえで，包括的なヘルスプロモーションを推進していくことが望まれる。

［金森 悟］

さらに詳しく知るための文献

[1] 日本健康教育士養成機構編著（2011）『新しい健康教育―理論と事例から学ぶ健康増進への道』保健同人社．
[2] 近藤克則（2017）『健康格差社会への処方箋』医学書院．

高齢期の健康教育

☞「健康寿命」p.18「健康日本21」p.22「発達・加齢」p.74「ソーシャルキャピタル」p.212「高齢者に対する支援」p.532

　高齢期の健康教育とは，高齢者が主体的に自らの心身の健康を維持・増進するための活動を行えるよう，その知識やライフスキルなどを身につけることができるように支援する一連の取り組みである。高齢期には加齢による身体機能および認知機能の低下やさまざまな喪失体験など，心身の健康を阻害し得る要因が多く存在する。また，相対的に社会参加の機会も失われやすくなるため，個人のみならず地域や社会システムをも巻き込んだ包括的なアプローチが重要となる（図1）。

●**個人へのアプローチ**　個別の高齢者に対する健康教育は，特に健康寿命の延伸や疾病予防対策，および介護予防対策といった観点が必要となる。健康寿命の延伸は，例えば定期的な運動習慣や栄養バランスのとれた食事，ADL（activity of daily living）の自立維持など，健康的な生活習慣を確立することでその効果が期待できる。運動や栄養改善による健康への効果は高齢者においても十分に認められ，トランスセオレティカルモデルをはじめとした行動科学の理論に基づく介入が有効となる。このような生活習慣は同時に疾病予防にも結びつくが，疾病予防対策では高血圧や高脂血症，糖尿病および喫煙といった，健康を阻害する状態（ハイリスク状態）の改善も含まれる。また，介護予防対策は，機能訓練や訪問指導など高齢者本人を対象としたアプローチから，介護に関わる家族の健康管理や健康相談なども重要となる。いずれの内容においても，高齢者のQOLを維

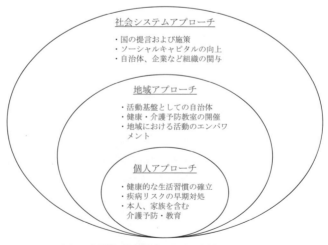

図1　高齢期の健康教育における包括的アプローチ

持・向上することがその前提になる。

●**地域におけるアプローチ**　定年退職や子育て期間の終了などに伴い，高齢期に入ると地域社会との接点は減少する。しかしながら，人の健康は個人の努力のみでは実現しがたく，地域や社会との相互作用によって達成されるため，高齢者に対する地域におけるアプローチとしては，健康寿命の延伸という観点からハイリスクアプローチおよびポピュレーションアプローチの双方を含む方略がより有効である。新開ほか（2013）は，群馬県草津市における10年間にわたる介護予防活動を報告している。この中で，健康診断結果の伝達には集団方式を採用して地区別に説明会を開催することや，健康教育・介護予防教室の終了後も自主グループによる継続を促すことなど，地域に根ざした活動をエンパワメントし，住民主体で取り組みが活性化されるための工夫がなされている。また島崎ほか（Shimazaki et al. 2017）は，埼玉県ときがわ町において40〜74歳までを対象としたヘルスプロモーション活動について報告している。綿密な事前調査のもと，取り組みやすい日常の健康行動の内容や行動変容の成功者からのメッセージを冊子およびニューズレターにまとめるなど，住民の健康意識を高める行動科学的ツールを活用した。この活動は「スモールチェンジキャンペーン」として，現在も当該地域に広く普及している。これらの例のように，地域における健康教育を有効なものとするためには，その地域における特性やニーズに応じた形での介入方略を吟味し，住民の健康に対する意識・行動を活性化するための要素を組み込むことがきわめて重要となる。

●**社会システムにおけるアプローチ**　健康増進法により施行された「21世紀における国民健康づくり運動（健康日本21）」は，まさに日本における社会システムに基づく健康教育の骨子といえる。健康日本21では，「高齢者が生きがいを持てる社会」「疾患や介護を有する方もそれぞれに満足できる人生を送ることのできる社会」「誰もが社会参加でき，健康づくりの資源にアクセスできる社会」など，高齢者においても住みよい社会となるための目標が掲げられている。良好な社会環境の実現に向けて，例えば地域のつながりを強化するためのソーシャルキャピタルの向上や，健康づくりに関わる自発的な取り組みおよびその情報発信を担う企業組織数の増加，地域住民の健康格差を縮小するための対策に取り組む自治体の増加などを掲げたアプローチがなされている。また，運動習慣者の割合や社会参加の頻度などに明確な目標数値が設定されており，その達成に向けた課題分析および対策の立案が行われている。　　　　　　　　　　　　　　　［前場康介］

📖 **さらに詳しく知るための文献**
[1]　太田信夫監修，竹中晃二編（2017）『健康心理学（シリーズ心理学と仕事12）』北大路書房．
[2]　Burbank, P., & Riebe, D.／竹中晃二監訳（2005）『高齢者の運動と行動変容—トランスセオレティカル・モデルを用いた介入』ブックハウス・エイチディ．

身体活動（運動・スポーツ）

☞「生活習慣」p.14「健康日本21」p.22「健康状態の指標」p.240

　健康増進を目的に身体活動・運動を行うことが身体的および心理的に望ましい効果をもたらすことは周知の事実である。身体活動とは，骨格筋の収縮によって生じる身体の動きのことであり，実質的にエネルギー消費を増加させるものとして定義されている。身体活動は，日常生活における労働，家事，通勤・通学，趣味などの「生活活動」と，「運動」の2つに分けられる。運動とは，身体活動の一種であり，特に体力（競技に関連する体力と健康に関連する体力を含む）を維持・増進させるために行う計画的・組織的で継続性のあるものと定義される。スポーツや体育は公衆衛生の分野において身体活動の一部とされている。

●**身体活動の実施状況**　身体活動を行うことによる恩恵を得るためには，ある程度の期間を実践し継続する必要がある。日本の代表的な疫学調査である国民健康・栄養調査（厚生労働省　2017b）によると，身体活動の実施状況は近年の活発な身体活動促進施策にもかかわらず増加していない。運動習慣のある者（1回30分以上の運動を週2回以上実施し，1年以上継続している者）の割合は，この10年間でみると男性は有意な増減はなく，女性は減少傾向である。さらに，平均歩数は，この10年間でみると男女とも有意な増減はなく，目標値（健康日本21 第二次）である20～64歳の男性9000歩，女性8500歩および65歳以上の男性7000歩，女性6000歩に遠く及ばない現状がある。また，運動・スポーツ非実施者（過去1年間に運動・スポーツを行った回数が0回の者）の割合に目を向けると，20歳代から50歳代の壮年期において増加傾向にあり（笹川スポーツ財団　2016），早急な対応が望まれる。

●**日本の身体活動基準**　日本の身体活動基準として，2013年3月に厚生労働省より策定された「健康づくりのための身体活動基準2013」（以下，身体活動基準2013〔厚生労働省　2013a〕）がある。身体活動基準2013では，18歳から64歳に向けた「身体活動量の基準」として，3メッツ以上の強度の身体活動を23メッツ・時／週を目安に行うことが推奨されている。2006年に策定された「健康づくりのための運動基準2006」と身体活動基準2013を比較して変更された点は，①身体活動の重要性を示すために，名称を「運動基準」から「身体活動基準」としたこと，②新たに205本の身体活動・運動疫学に関する原著論文をレビューすることにより科学的根拠を一層強固にしたこと，③心筋梗塞や脳卒中やがんなどの要因となる生活習慣病だけでなく運動器症候群や認知症の予防効果が確認されたこと，④新たに65歳以上の高齢者を対象に，横になったままや座ったままにならなければどんな動きでもよいので1日合計40分という活動量の基準を示

したこと，⑤身体活動量とリスクとの間の量・反応関係に基づき，今より10分多くからだを動かすことを提案したことなどがあげられる（宮地 2014）。身体活動基準2013と同時に策定された「健康づくりのための身体活動指針（アクティブガイド）」（厚生労働省 2013a）では，国民向けのメッセージおよび情報提供のためのツールとしての要素を強調し，「＋10（プラス・テン）」というキャッチフレーズで「今より10分多くからだを動かす」ことをメインメッセージとして前面に押し出している。

●**身体活動の心身への効用**　多くの実験的および疫学的研究から，身体活動や持久的運動トレーニングの実施が，健康や体力に対して多大な有益性をもたらすこと，すなわち生理的，代謝的，心理的な指標の改善がみられるとともに，多くの慢性疾患や早期死亡のリスクを減少させることが明らかになっている。身体活動・運動が心血管疾患を予防することは明白であり，脳卒中，高血圧，2型糖尿病，大腸がん，乳がん，骨粗しょう症に伴う骨折，胆のう疾患，肥満，うつ病，不安などの発症率を低下させることが示されている。このように身体活動はさまざまな疾病の発症リスクを減少させることが明らかになっているが，どの程度，身体活動を増やせば疾病の発症リスクを減少させることができるのであろうか。これまでに明らかにされている身体活動と健康に対する効果との量・反応関係をまとめたものが表1である。疾病によってはいまだ十分なエビデンスが蓄積されていないが，身体活動量を増加させることによって寿命を延伸し，心血管疾患および冠動脈疾患の発症リスクを低下させることは最も明らかになっているエビデンスである。

表1　身体活動と健康への効果の量・反応関係に関するエビデンス

項目	量・反応関係のエビデンス
全死因による死亡	あり
循環器系疾患	あり
代謝疾患	あり
エネルギーバランス	
体重維持	不十分
体重減少	あり
体重減少による体重維持	あり
腹部肥満	あり
筋骨格系疾患	
骨	あり
関節	あり
筋	あり
機能障害	あり
大腸がんおよび乳がん	あり
メンタルヘルス	
うつおよび心理的苦痛	あり
ウェルビーイング	
不安，認知機能，睡眠	不十分

[American College of Sports Medicine (2017a) より引用改変]

［松本裕史］

📖 **さらに詳しく知るための文献**

[1] 熊谷秋三ほか編（2016）『身体活動・座位行動の科学—疫学・分子生物学から探る健康』杏林書院．

栄養（食行動）

☞「健康行動」p.12「生活習慣」p.14「行動科学」p.44「食行動のカウンセリング」p.488

　食行動とは，広義では，食物選択や調理などを含む食に関連する一連の行動を指すが，食物摂取行動を指すことが多い。我々は食物を摂取することにより，食物のもつエネルギーと栄養素を体内に取り込み生きている。習慣的な食行動は，我々の身体と健康状態をつくる。よって，望ましい食習慣の形成は，健康の維持増進に欠かせない。健康教育・ヘルスプロモーションにおける栄養教育 (nutrition education) では，食物摂取行動を中心とした食習慣の改善を扱う。

●**国が作成した学校教育の主な教材**　「何をどれだけ食べたらよいか」を示すツールとして，日本人の食事摂取基準（以下，食事摂取基準）が存在する。食事摂取基準は健康増進法に規定されており，厚生労働省が担当し，毎年 5 年おきに改訂される。食事摂取基準には，エネルギーのほか，たんぱく質，脂質，炭水化物，ビタミン，ミネラルの栄養素の摂取基準が，性・年齢・身体活動量別に示されている。

　食事摂取基準と並んで，栄養教育の際，欠かせないのが日本食品標準成分表（以下，食品成分表）である。食品成分表は文部科学省が作成している。ここでは，食品の可食部 100g あたりのエネルギーと各栄養素が示されている。栄養教育では，聞き取った食事の内容を食品レベルに置き換えた後，栄養計算を行うために用いる。

　「何をどれだけ食べたらよいか」を一般の人にも知ってもらうため，厚生労働省と農林水産省は共同で食事バランスガイドを作成した。食事バランスガイドはコマ型をしており，上から順に主食（ごはん，パンなどの炭水化物の料理），副菜（野菜を中心とした料理），主菜（肉魚卵などのたんぱく質を中心とした料理）の料理が並び，コマの先に乳製品と果物が示されている。

　このほか厚生労働省・農林水産省・文部科学省の 3 省で作成した食生活指針がある。食生活指針には「食事を楽しみましょう」といった身体的な健康増進だけでなく，生活の質の向上や食文化の継承といった内容が含まれている点が特徴的である。

●**栄養に関わる資格**　栄養士は，都道府県知事の免許を受けて，栄養士の名称を用いることができる資格である一方，管理栄養士は厚生労働大臣の免許を受けて，管理栄養士の名称を用いて，栄養に関わる業務にあたることができる国家資格である。例えば，病院において，傷病者の栄養の指導にあたることができるのは管理栄養士である。このほか，学校で子どもたちの栄養教育にあたる資格として栄養教諭がある。栄養教諭は，栄養の専門性に加え，教員の資質を兼ね備えた

教員免許であり，管理栄養士・栄養士免許が基礎資格として必要である。
●**食育** 2005年に食育基本法が制定されてから，5年おきに食育推進基本計画が策定され，日本各地で食育が実施されるようになった。食育推進室は農林水産省にあるが，計画の内容は厚生労働省や文部科学省など複数の省庁が管轄する領域に及んでいる。食育と栄養教育は明確に区別されていないが，栄養教育は人の健康維持増進および生活の質の向上を目的に健康教育の一環として実施されるのに対し，食育は地域活性の一環として行われることが特徴的である。
●**栄養教育の対象と実施場所** 食はすべての人に関わるため，全ライフステージが対象となる。ただし，乳幼児などの小さな子どもや介護が必要な高齢者では，保護者や家族が栄養教育の対象となる。実施場所も地域，学校，職域，病院など幅が広い。表1に各ライフステージで取り扱う栄養教育の主な内容を示した。

表1 ライフステージ別の食に関する主な内容

ライフステージ	年齢※	栄養教育で取扱う主な内容
妊娠期・授乳期	16～50歳	妊娠期の体重増加，授乳の進め方
乳児期	1歳未満	乳児の体重増加，離乳食の進め方
幼児期	1～6歳	偏食，食物アレルギー，肥満，やせ
学童期	6～12歳	学校給食，偏食，食物アレルギー，肥満，やせ
思春期・青年期	10～19歳	肥満，やせ，スポーツ，間食，夜遅い食事
成人期	20～64歳	肥満，生活習慣病，朝食欠食，飲酒
高齢期	65歳～	低栄養，フレイル，肥満，生活習慣病

※年齢は概ねの年齢である。妊娠期・授乳期，思春期・青年期の明確な定義はない。

●**食行動の特徴** 食行動の特徴として，対象が「食物」であることがあげられる。食物によって，例えば「野菜」は増やす方向だが，「食塩」は減らす方向になるように行動変容の方向性が異なる。また，食行動の変容が難しいとされる要因は，本人が自分ができているかの判断が難しいということがある。例えば，「野菜を1日350g摂取する」という行動目標を立てても，350g摂れたかを把握するのが難しい。栄養教育における情報提供では，栄養素レベル（例：脂質を抑える），食品レベル（例：肉を減らす），料理レベル（例：揚げ物料理を減らす），食事レベル（例：主食・主菜・副菜をそろえる），食行動レベル（例：よく噛んで食べる）を整理することが重要である。　　　　　　　　　　［赤松利恵］

📖 **さらに詳しく知るための文献**
[1] 今田純雄・和田有史編（2017）『食行動の科学—「食べる」を読み解く』朝倉書店．
[2] 青山謙二郎・武藤崇編著（2017）『心理学からみた食べる行動—基礎から臨床までを科学する』北大路書房．

喫煙行動

☞「飲酒行動」p.202「依存症のアセスメント」p.272「喫煙の害（禁煙）」p.290「アディクションとカウンセリング（喫煙行動・飲酒行動）」p.490

WHO（世界保健機関）によると，世界の喫煙人口は約11億1300万人であり，国別では中国が約3億400万人，次いでインドの約1億500万人，インドネシアの約6800万人，日本は約2500万人で7番目であった。またWHOは，喫煙による年間の死亡者が600万人以上に達し年々増加傾向にあることに加えて，喫煙による健康被害への医療費などで年間116兆円以上の損失を問題視し，タバコへの課税強化などの対策を求めている。

日本たばこ産業（JT）の「2017年全国たばこ喫煙者率調査」によると，成人女性の平均喫煙率は9.0％であり近年目立った変化がない一方で，成人男性の平均喫煙率は28.2％と年々減少し続けているものの，諸外国に比べると高い状態である。また，喫煙者の喫煙方法にも変化がみられ，従来の紙タバコから電子タバコ，加熱式タバコ，加熱式電子タバコなどが利用され始めている。2020年に東京オリンピックを迎える日本において，今後の屋内外の喫煙をどこまで規制するか，喫煙方法の違いによるルールはどこまで決めるのかは喫煙行動に関連する非常に大きなテーマとなる。

●**喫煙の影響**　喫煙行動は，身体的依存および心理的依存を引き起こす。身体的依存には，タバコの葉に含まれるニコチンという物質が大きく影響している。タバコの煙に含まれるニコチンは，喫煙することによって肺に入り，毛細血管から吸収され全身に運ばれる。脳に運ばれたニコチンは，脳内に存在するドパミン作動性神経系（満足感，多幸感，覚醒作用，緊張緩和効果など）に作用し（Benowitz 1999），ドパミンが快感情に影響を与えるとともに，セロトニン神経系に対する抗不安作用もある。しかし，血中のニコチン濃度は喫煙後2～3時間で半減することから，喫煙者は喫煙から数時間間隔でドパミンによる快感や報酬感を回復させようとニコチンを切望ようになる。この繰り返しが，ニコチンの作用からなる喫煙行動パターンである。

一方，心理的依存は習慣化した喫煙行動に対する依存症状である。例えば，喫煙者に食後の喫煙習慣がある場合，単に物質的なニコチンの影響に限定されるのではなく，「喫煙」という行動を求める。喫煙者にとっては，起床後の一服から仕事の合間，食後，就寝前の一服まで日常生活のあらゆる場面において習慣化した行動として喫煙が存在する。したがって，決まった時間や場面がおとずれることで自然と喫煙行動に及ぶことになる。

これらの身体的・心理的依存症状は喫煙行動の継続により形成され，喫煙行動が剥奪された（喫煙を禁止されている場所など）喫煙者には，離脱症状や渇望，

喫煙衝動が生じる。アメリカ精神医学会の精神疾患の診断・統計マニュアルDSM-5では喫煙行動がニコチン依存症と診断され，離脱症状や渇望，喫煙衝動をあげていることからも，喫煙行動が身体的・心理的に及ぼす影響の大きさがみて取れる。特に，未成年の喫煙者は，依存の形成が急速かつ強力になりやすいことやタバコ以外の薬物依存の入り口になりやすいことから，地域や社会において喫煙防止への対策が求められている。

●禁煙 『広辞苑』では，禁煙はタバコを吸うことを禁ずること，または，やめることと定義されている。欧米の禁煙支援を目的とした研究では，単位時間の喫煙を中止する，喫煙の中止を継続する（している），喫煙を永久的にやめるなど禁煙を示す言葉に対して，それぞれ smoking cessation, stop smoking, quit smoking が用いられている。すなわち，禁煙は，時間や期間にかかわらず，喫煙を中止することやタバコをやめることの総称といえる。

また禁煙を行うことで生じる離脱症状の主な症状として，いらいら感，抑うつ感，空腹感，落ち着きのなさ，集中力の欠如があげられる。渇望や衝動は，アルコールや薬物依存による精神依存の症状として生じる。衝動は快楽のため，不快を避けるために薬物の周期的あるいは継続的服用を求める行動であり（Juliano & Brandon 2002），渇望はその薬物がなくては我慢できないほど欲しくなるという精神状態（Silagy et al. 2007）を示すと定義されている。

このように，ニコチン依存は身体的依存と心理的依存の相互作用によって生じ，依存症状が禁煙の継続を妨げることから，「再発しやすいが，繰り返し治療が必要な慢性疾患」としてとらえられ，禁煙支援の重要性が指摘されている。再発予防には，行動変容が必要であり禁煙失敗に対する自己効力感の低下を防ぐため，禁煙を継続している過程に対する努力を評価し，成功体験を積み重ねることで自信をつけさせる支援が必要となる。近年，日本においても禁煙に特化した自己効力感尺度が開発され，禁煙支援に用いられている。また禁煙支援では，自己効力感の評価に加え，ニコチン代替療法や認知療法，行動療法，認知行動療法が用いられている。特に禁煙中の運動実施（満石 2017）は，体重増加の予防，ストレス低減効果，ドパミンの分泌の活性化などさまざまな効用を有することから，その有効性が注目されている。

［満石 寿］

 さらに詳しく知るための文献
[1] 日本禁煙学会編（2014）『禁煙学（改訂3版）』南山堂.
[2] 日本精神神経学会監修, 高橋三郎ほか訳（2014）『DSM-5 精神疾患の診断・統計マニュアル』医学書院.

飲酒行動

☞「健康日本 21」p.22

　飲酒行動とは，飲酒による酔いが与えるさまざまな影響を指す。お酒は冠婚葬祭に不可欠で，日常ではリラックスなどを目的に飲まれる。しかし，飲酒運転や事件などと関連し，諸疾患の要因となり，長期間の大量飲酒はアルコール依存症を招く。

●**酒の種類と飲酒量**　節度ある適度な飲酒量は，純アルコール量で男性 20 g/ 日以下，女性 10 g/ 日以下が目安である。

表1　酒の種類と純アルコール量

名称 (度数)	日本酒 (15%)	ウイスキー (40%)	ビール (5%)	焼酎 (25%)	ワイン (12%)
目安量	1合	ダブル1杯	缶 500 ml	1合	グラス1杯
エネルギー	197 kcal	142 kcal	200 kcal	263 kcal	73 kcal
純アルコール量	22 g	20 g	19 g	37 g	9 g

※アルコール 1 g のエネルギーは 7 kcal

●**アルコールの代謝**　主成分のエタノールは主に肝臓で代謝される。アルコール脱水素酵素（alcohol dehydrogenase：ADH）によりアセトアルデヒドに（一次代謝），アセトアルデヒド脱水素酵素（acetaldehyde dehydrogenase：ALDH）により酢酸となる（二次代謝）。酢酸は TCA 回路（tricarboxylic acid cycle）でエネルギー源となり二酸化炭素と水になる。松本（2011）は日本人の約 40％は ALDH の活性が遺伝的変異により低下しており，少量の飲酒で赤面，動悸，頭痛などの症状をもたらすとしている。

●**飲酒による身体への影響**　①臓器障害：肝臓，膵臓，脳，神経，心臓，筋肉，骨など全身の臓器に及ぶ。②発症リスクの増加：がん（頭頸部，食道，肝臓，大腸，乳房など），糖尿病，感染症など。特に ALDH の活性が低い者は発がんリスクが高い。③未成年者：耐性（お酒に強くなること）の形成が早く，きわめて短期間で依存症となる。肝障害，脳萎縮，性機能の発達障害などをきたす。④妊産婦：妊娠中の飲酒は胎児性アルコール症候群（顔面奇形，身体発達・知的発達障害）を生じさせる。母乳へ移行するので妊娠中・授乳期は断酒する必要がある。

●**アルコール依存症**　脅迫的な飲酒欲求があり，離脱症状（嘔吐，発汗，発熱，振戦，けいれんなど）から飲酒を自己コントロールできない状態を指す。大量飲酒による疾患，人間関係の破綻，経済的な苦境，事故などの突然死や転倒による外傷が頻発する。A. C. モスと K. R. ダイヤー（Moss & Dyer 2010）は依存のメ

カニズムはアルコールが快中枢を刺激し側坐核を活性化，ドパミンを放出する。前頭連合野が活発化して幸福を感じ（報酬回路），行動が強化されるとしている。精神面では緊張や不安を減らし気分を楽にするが，アルコールの血中濃度の上昇は神経活動を低下させ，昏睡を導き呼吸麻痺から死に至る。

●**アルコール依存症の治療**　断酒が基本である。回復後もたった1杯が依存に戻す。白川（2013）は，患者は否認が強く自分で受診しないため，家族が本人に手を貸さず，どうにもならない事態に直面させる（底つき体験）ことで，受診につなげることもあるとしている。入院での治療は断酒を行い離脱症状管理と身体疾患を治療する。次にアルコール依存症の知識を学び認知行動療法・動機づけ面接などのプログラムを通して，飲酒しない対策を立て，断酒の意思を固める。補助的に抗酒剤を使う場合もある。入院期間は3か月に渡る。退院後は外来通院や自助グループ（断酒会 Alcoholics Anonymous アルコホーリックス・アノニマス）への参加が断酒の助けとなる。

表2　久里浜式アルコール症スクリーニングテスト　男性版（KAST-M）

最近6か月の間に次のようなことがありましたか？［はい（1点），いいえ（0点）で回答。合計が4点以上：アルコール依存症の疑い群，1〜3点：要注意群（質問項目1番による1点のみの場合は正常群），0点：正常群］
1. 食事は1日3回，ほぼ規則的にとっている
2. 糖尿病，肝臓病，または心臓病と診断され，その治療を受けたことがある
3. 酒を飲まないと寝付けないことが多い
4. 二日酔いで仕事を休んだり，大事な約束を守らなかったりしたことが時々ある
5. 酒をやめる必要性を感じたことがある
6. 酒を飲まなければいい人だとよく言われる
7. 家族に隠すようにして酒を飲むことがある
8. 酒がきれたときに，汗が出たり，手が震えたり，いらいらや不眠など苦しいことがある
9. 朝酒や昼酒の経験が何度かある
10. 飲まないほうがよい生活を送れそうだと思う

［樋口（2005）女性版（KAST-F）もある。同出典参照］

●**節酒**　猪野ほか編（2003）は一定期間断酒可能な者は節酒を指導するとしている。短期介入法が適し，医療者は問題と飲酒の関連を示し，節酒の具体的な方法を立て，共感，自己効力感を高める支援を行う。行動記録から飲酒パターンを避け，別の行動を組むなどをする。　　　　　　　　　　　　　　　　［大前　礼］

📖 **さらに詳しく知るための文献**
[1] 猪野亜朗ほか編（2003）『内科医・産業医・関連スタッフのためのアルコール依存症とその予備軍―どうする!? 問題解決へ向けての「処方箋」』永井書店.
[2] モス，A.C.・ダイア－，K.R.／橋本 望訳（2017）『アディクションのメカニズム』金剛出版.

ストレスマネジメント行動

☞「ストレスコーピング」p.140「ストレス耐性」p.150「ストレス予防」p.158「ストレス免疫訓練」p.170

　ストレスマネジメントとは，ストレス反応を緩和することを意味する。ストレスマネジメントは，臨床場面で汎用されてきた経緯があり，個人を対象として，すでに生じた心身の不調などの問題に対する対症療法として実施されることが多かった。しかし，近年，ストレスマネジメントに対する考え方は変化している。竹中編（2005）は，その変化として，ストレスによる問題の予防を重視する視点が重要になってきていること，それに伴い，その対象が個人だけでなく多くの人，すなわち集団にも拡大していること，ストレスマネジメントの内容が専門的な技法（呼吸法，コーピングなど）から日常生活の中で行う内容に変化していること，という3つをあげている。ストレスマネジメント行動は，ストレスマネジメントのために日常生活の中で行われるさまざまな活動を行動としてとらえた概念である。ストレッサーに直面してからストレス反応が喚起するまでの過程には，認知的評価（ストレッサーの脅威性や統制可能性の評価），コーピング（ストレッサーの影響性を軽減する認知的，行動的努力の総称）などの要因が関与する。ストレスマネジメント行動は，この一連の過程に何らかの働きかけを行うことであり，コーピングよりも広い概念である（上地ほか　2008）。ストレスマネジメント行動の具体的な内容は多様である。例えば，人と会話をすること，人と交流すること，運動をすること，リラックスすること，ゆっくり眠ることなどがあげられる。

●**有効性と研究例**　ストレスマネジメント行動が研究されている領域の1つは，ストレスマネジメント教育の領域である。ストレスマネジメント教育とは，ストレスを自分でコントロールできるよう援助する教育のことを指す（山中・冨永　2000）。近年のストレスマネジメント教育は，ストレスによる問題の予防，ヘルスプロモーションの視点がますます求められている。その中では，専門家が指定した技法を参加者が実践する必要はなく，参加者が日常生活の中で実践しやすい活動を行うよう援助することが大切である。ストレスマネジメント行動という概念の有効性として，ストレスマネジメントのための活動を健康行動としてとらえることを可能にし，健康行動に関する知見や方法論をストレスマネジメントに応用するという新しい展開を生んだことがあげられる。その一例として，禁煙，定期的な身体活動などの健康行動を支援する，トランスセオレティカルモデルに基づくエキスパートシステムという方法論をストレスマネジメントに応用したK. E. エバーズほか（Evers et al. 2006）の研究があげられる。トランスセオレティカルモデルは，人が健康行動を開始し，維持する過程を変容ステージ間の移行として理解するモデルである。このエキスパートシステムは，専門家の代わ

りに，参加者の効果的なストレスマネジメント行動を開始することに対する意思の度合に応じて，ストレスマネジメント行動を開始・維持するために必要なことを助言するコンピュータシステムである．効果的なストレスマネジメント行動とは，定期的にリラックスしたり，身体活動したり，誰かと会話をするなどの健康的な活動を毎日 20 分間実施することを指す．参加者はこの助言と別に配布されるワークブックを活用しながら，自分自身で自分にあったストレスマネジメント行動を考えたり，実施することができる．質の高いランダム化比較試験によって，このエキスパートシステムが効果的なストレスマネジメント行動を実施している人の割合を増やすこと，ストレス反応を下げることが証明された．このプログラムは，集団を対象としながら，自分にあったストレスマネジメント行動をその人の意思の度合に合わせて選択できるという点で新しい．

●**ストレスマネジメント行動の特徴**　ストレスマネジメント行動には健康行動としての特徴が 2 つある．その特徴の 1 つは，ある人が「ストレスマネジメント行動」として実施した行動が必ずしもストレスマネジメント行動として機能するとは限らないということである．ストレスマネジメント行動という行動はなく，ストレスマネジメントのために実施される何らかの行動を各個人が「ストレスマネジメント行動」とみなすことになる．例えば，ある人が「ストレスマネジメント行動」として他者に話を聞いてもらったとする．他者に話を聞いてもらった結果として，ストレス反応が緩和する場合もあれば，逆にストレス反応が強まることもある．そのため，行動の結果を確認しないと，健康行動であるかがわからない．もう 1 つの特徴は，人によって行うストレスマネジメント行動が異なるということである．

●**今後の課題**　欧米諸国と比較して，日本はストレスやストレスマネジメントに対する関心が高く，ストレスマネジメント行動に関する研究数が多い．今度も研究成果を積み重ね，ストレスマネジメント行動の長所と短所をさらに明らかにすることが期待される．ストレスマネジメント行動の研究や実践では，対象となるストレスマネジメント行動が本当にストレスマネジメント行動として機能しているか否かを検討することが重要である．そのためには，行動の前後にストレス反応を測定し，対象とする行動が確かにストレスマネジメント行動として機能していることを確認する必要がある．

［堀内　聡］

さらに詳しく知るための文献
[1] 津田　彰・プロチャスカ，J. O. 編（2006）「新しいストレスマネジメントの実際」『現代のエスプリ』至文堂．
[2] 竹中晃二編（2005）『ストレスマネジメント—「これまで」と「これから」』ゆまに書房．
[3] 坂野雄二監修，嶋田洋徳・鈴木伸一編著（2004）『学校，職場，地域におけるストレスマネジメント実践マニュアル』北大路書房．

口腔保健行動

☞「健康日本21」p.22「栄養（食行動）」p.198「歯の健康」p.296

　口腔保健行動とは，う歯や歯周病などの口腔の病気予防のための健康行動の総称である．具体的には，甘い飲食物の食べる量や頻度を調節する「摂食行動」，歯みがきやデンタルフロスなどの使用を意味する「口腔清掃行動」，歯科定期健診などを受診する「歯科受診・受療行動」の3つから構成される概念である（深井 2003）．歯・口腔の健康は，話すことや食べることなど日常生活を営むうえで重要であり，生活の質や全身の健康とも関連する（深井ほか 2015）．2018年4月から特定健診・特定保健指導で用いる質問票に「かむこと」について新たな項目が追加されるなど，口腔機能の維持につながる口腔保健行動は，オーラルフレイル（軽度な口腔機能の低下）の予防に関連するため，超高齢社会の日本にとって着目すべき健康行動の1つである．

●**歯の喪失の2大疾患**　歯・口腔の健康の悪化につながる歯の喪失の2大疾患は，う歯と歯周病である．う歯とは，う蝕ともいい，歯の表面に付着した歯垢に住み着く細菌が，人が食べた飲食物のうち糖質を代謝して酸を産生し，その酸により歯が溶かされる疾患である．初期う歯では痛みはないが，病状の悪化に伴い痛みを感じ，治療をせずに放置すると最終的には歯の喪失につながる疾患である．一方で，歯周病とは，歯の周りの組織に炎症が起こる疾患の総称であり，炎症の場所に応じて歯肉炎と歯周炎に分類される．炎症が歯ぐき，すなわち歯肉だけにとどまっている状態を歯肉炎といい，歯ぐきが赤くなったり，腫れたりする症状などがみられる．かつて歯槽膿漏と呼ばれていた歯周炎は，炎症が歯槽骨や歯根膜におよび，歯ぐきから膿が出る症状などがみられる．歯周病は，無症状疾患の1つであり，痛みがなく進行していく特徴がある．近年，歯周病と生活習慣病との関連性が報告され，歯周病の予防は，口腔の健康にとどまらず全身の健康にも寄与するといえる．

●**う歯・歯周病への健康教育**　う歯や歯周病の歴史は古く，10万年以上前の人類がう歯や歯周病を患っていた痕跡が化石から認められている（藤田編 2012）．このように人類との関わりが長いう歯や歯周病に対して，日本では1875年に歯科を専門とする医師が誕生し，日本の口腔衛生の改善が始まり，1913年にはオーラルケア用品を扱う民間企業が口腔衛生思想の普及活動をすすめるようになった（ライオン歯科衛生研究所 2017）．現在は，無料歯科相談や子どもたちが楽しめるミュージカルを通じて歯の健康や歯磨き習慣の大切さを学ぶ健康教育を行うオーラルケア用品を扱う民間企業もある．一方で，国民すべてに行き渡るような歯・口腔の健康教育は，ライフステージごとに各種の法律（母子保健法など）に基づ

く歯科健診で行われている。例えば，3歳児健康診査では歯科診察の他に，フッ素塗布または汚れの染めだし，歯みがき練習（仕上げみがき・一人みがき）や保護者向けの歯の健康に関するリーフレットの配布が行われている。しかしながら，歯・口腔の健康教育が行われる場である歯科健診の受診率が低い世代がある。2016年国民健康・栄養調査によると，過去1年間に歯科健診を受けた者は，女性20代で48.3％，30代で51.8％であるのに対し，男性20代で37.8％，30代で36.6％と低率であった。さらに，30歳などの節目の年齢に行われる歯周病健診は，特定健診の受診率と比較して低く，歯周病健診の認知度の低さが問題視されている（矢田部ほか2018）。したがって，20～30代の若年男性をターゲットに受診行動をはじめとした口腔保健行動を促進する働きかけが他の世代以上に重要であることがうかがえる。また，歯・口腔の健康は全身の健康と関連するため，健康心理学領域でも取り扱う研究対象であり，現在，日本人の口腔保健行動に適した行動変容の理論モデルの検討や介入研究も行われている（尼崎・煙山 2019a, 2019b）。

●**口腔清掃行動** う歯や歯周病の直接の原因は歯垢であり，歯垢を適切に除去する必要がある。そのため，日常生活の中でセルフケアを実施することは必然であるが，奥歯の溝はセルフケアでは十分に取り除けないため，専門家によるプロフェッショナルケアも必要である。セルフケアの代表的な清掃方法には歯ブラシによるブラッシングがある。一般的なブラッシング方法は，主に歯ブラシの毛先を使う方法と毛束の脇腹を使う方法に大別される。前者は歯垢の除去効果が高く，後者はマッサージ効果が高いといわれている。歯ブラシの使用状況は，2016年歯科疾患実態調査によれば，毎日みがく者の割合は95.3％であり，習慣化された健康行動といえる。一方，歯と歯の間である歯間部は歯ブラシだけでは，歯垢の除去が難しく，歯間清掃用具であるデンタルフロスや歯間ブラシを用いる必要がある。しかしながら，2016年歯科疾患実態調査によれば，歯間清掃を行っている者の割合は39.2％であり，歯ブラシの使用状況と比較して低率であった。歯間清掃用具の使用状況を年齢別にみると，24歳未満では約2割しか使用していない状況であるが，年齢が高くなるに伴い歯間清掃用具の使用者が増える傾向にあり，55歳以上60歳未満の51.9％をピークに，それ以降，使用者が減る傾向にある。今後，う歯や歯周病を予防するためにも，歯ブラシによる口腔清掃だけでなく，歯間清掃用具などの補助的清掃用具の使用行動を動機づける働きかけが必要である（尼崎・煙山 2018）。

［尼崎光洋］

📖 **さらに詳しく知るための文献**
[1] 日本歯周病学会編（2016）『歯周病と全身の健康』医歯薬出版.
[2] 米満正美ほか編（2013）『新予防歯科学（第4版）』医歯薬出版.
[3] 藤本篤士ほか編著（2017）『老化と摂食嚥下障害』医歯薬出版.

ヘルスリテラシー

☞「健康行動」p.12「ソーシャルキャピタル」p.212「ヘルスコミュニケーション」p.214「エンパワメント」p.226「ソーシャルサポート」p.350

　ヘルスリテラシーとは，健康情報を入手，理解，評価，活用し，生涯を通じて生活の質を維持・向上できる力である（Sorensen et al. 2012）。評価とは，情報の信頼性や自分に必要な選択肢を判断することで，活用とは，情報に基づく意思決定をして行動に移すことである。意思決定とは，問題解決行動であり，そのために入手可能な選択肢のリストと，それぞれの長所と短所を示した情報が必要である。健康情報を理解できる力は機能的ヘルスリテラシーと呼ばれるが，D. ナットビーム（Nutbeam 2000）は，エンパワメントすなわち生まれもった潜在的な力を伸ばし自分の人生や生活をコントロールできる力を強調し，相互作用的ヘルスリテラシーと批判的ヘルスリテラシーを提唱した。相互作用的ヘルスリテラシーは，周囲がサポーティブな場合の力であるのに対して，批判的ヘルスリテラシーはサポーティブでない場合に周囲や環境を変えられる力であり，個人の力だけでなくコミュニティや集団の力でもある。病院などの臨床場面では，ヘルスリテラシーの低さは「リスク」ととらえられるのに対して，ヘルスプロモーションの場面では，自分の健康的なライフスタイル，効果的なヘルスサービス，健康的な環境という健康の決定要因を変えられる力というアウトカムであり，環境との相互作用で形成される「資源」ととらえられる（Nutbeam 2008）。

●ヘルスリテラシーの測定　ヘルスリテラシーは，人々がもつ健康への力を可視化できるとして注目された。機能的ヘルスリテラシーの測定尺度が多く用いられ，他にも健康課題別の尺度や，ナットビームの提唱したヘルスリテラシーの尺度（Ishikawa et al. 2008）が開発され，健康や行動との関連が報告されてきている。その後，より多次元で包括的な尺度が開発され，社会経済的状況や教育による差や，国・コミュニティグループによる違いから，健康格差を発見し，健康の公平のための介入の開発が期待されている。WHO は健康格差の解消のためには，健康の社会的決定要因を知る力も含めたヘルスリテラシーが必要であるとし，そのような尺度も開発されている（Matsumoto & Nakayama 2017）。これらを含め 130 以上の尺度が「Health literacy tool shed」に集められ一覧できる。

　国レベルの取り組みでは，2003 年のアメリカの機能的ヘルスリテラシーの調査があげられ，一般の文書にある医学用語の意味を明確に理解できる人は 9 人に 1 人と報告された。これに対し 2010 年にアメリカはヘルスリテラシーの向上のための活動計画を策定し，誰もが情報に基づく意思決定に役立つ健康情報にアクセスできる権利を保障することと保健医療をわかりやすく提供することを 2 大原則とした。2012 年には，欧州 8 か国で開発された包括的な尺度を用いた調

査が行われ，ヘルスリテラシー不足の割合は 5 割ほどで，国により 3 割～ 6 割の違いがあり，健康格差の要因として社会的政治的な取り組みがあげられた．同じ尺度を用いた日本の調査（Nakayama et al. 2015）によれば，続けて行われたアジア 6 か国での調査結果を合わせて比較しても，ヘルスリテラシーが最も低かった．この尺度は，健康情報の入手，理解，評価，活用に対する難易度を問うもので，得点の高低は個人の能力のみならず，個人が自立して意思決定するうえでの環境のあり方を表している．日本では特に判断や意思決定の項目で困難度が高く，その背景には，家庭医などによるプライマリケアや健康教育を受ける機会，未就学児からの健康教育と問題解決・意思決定能力の育成，国立医学図書館（日本にはない）などが提供するわかりやすく信頼できる健康情報資源・サイト，健康科学・医学系論文へのアクセスなどの問題があると考えられる．

●ヘルスリテラシーのある専門家や組織・社会　ヘルスリテラシーに配慮したコミュニケーションにおいては，標準予防策として，すべての患者や市民はヘルスリテラシーが低いと想定することが求められている．そのうえで具体的には，時間をかけて相手のペースで話す，普段家族の間で話されるようなわかりやすい言葉を使う，絵や写真を見せたり描いたりする，1 回の情報量を制限して繰り返す（複数の職種で行う），「ティーチバック（話したことを対象に説明してもらい理解を確認する方法）」を使う，質問しても恥ずかしくない環境をつくる，具体的な質問例を紹介する，選択肢とそれらの長所・短所を一覧にして示す意思決定の支援ツール（ディシジョンエイド）を活用するなどがあげられる．こうして対象のヘルスリテラシーに合わせたコミュニケーションができる力が不可欠で，それができる専門家や病院などのことを，ヘルスリテラシーのある専門家あるいは組織と呼ぶようになってきている．

　ヘルスリテラシーのある社会をつくるためには，ガイドライン作成による良好なコミュニケーションの保証，ヘルスリテラシーに配慮した場づくり，地域・国・国際的なレベルでの政策が必要である．ヘルスリテラシーはソーシャルキャピタルの重要な要素であるともいわれ，ヘルスリテラシーの向上のためにはソーシャルサポートによって信頼し合う文化や風土が求められる．それには，メディアリテラシーを含めて公的な問題を意識し意思決定過程に参加できる市民リテラシーと，自文化のみならず他文化を理解し多様な文化づくりに参加できる文化リテラシーも必要となる．　　[中山和弘]

📖 さらに詳しく知るための文献・サイト
[1]　福田 洋・江口泰正編著（2016）『ヘルスリテラシー――健康教育の新しいキーワード』大修館書店．
[2]　中山和弘ほか『健康を決める力』（http://www.healthliteracy.jp/）

健康格差

☞「健康日本21」p.22「ソーシャルキャピタル」p.212

　健康格差とは，理想的な健康水準よりも，そこから上位あるいは下位にどのくらい離れているのか社会的に格づけされた差を指す。日本国内では1990年代後半以降「格差」という用語が一般的に使用され始め，社会疫学者の近藤克則により2000年代半ばより「健康格差社会」という用語を冠した解説書や一般書が相次いで刊行された。2013年に健康増進法に基づく基本指針である健康日本21（第二次）の目標の1つとして「健康寿命の延伸と健康格差の縮小」が盛り込まれることで一般化した用語として認知されるようになった。なお健康日本21（第二次）においては都道府県格差に焦点があてられている。

●**社会経済的地位**　社会経済的地位（socio-economic status）の高低とは，社会的資源の所持量の大小を意味する。社会的資源とは，所得や財産からなる「富」と，権力，権限などからなる「勢力」，周囲からの称賛や尊重である「威信」，知識や技術などからなる「情報」の4つで構成されている（原 2008）。また，同等の社会経済的地位の集団（例えば管理職集団，自営業集団，年収1000万円以上の集団など）は社会階層と呼ばれている。社会学や経済学では社会経済的地位および社会階層として収入，職業，教育が用いられることが多い。

●**健康の不平等に関する研究の歴史**　古くは健康格差という用語よりも健康の不平等（health inequality）という用語で研究が行われてきた。格差が単純な差を意味することに対し，不平等にはそこに価値が加わる。ここには人には健康に生きる権利があって優劣があってはならないとする背景がある。

　社会経済的地位と健康との関係についての探索は，18世紀の産業革命以降，社会が階級化した西欧諸国において行われている。古くは1842年にイギリスの社会改革者E. チャドウィック（Chadwick）が，イングランド国内住民を貴族・専門職階級，商業者階級，肉体労働者階級と大きく3者に分け，労働者階級では，貴族階級の実に2.5倍乳幼児死亡率が高かったことを報告している（Green & Ottoson 1999）。20世紀に入ると，先進国では感染症中心から非感染性疾患中心の疾病構造の転換が生じたが，社会学領域での研究から健康の不平等の存在が明らかになり警鐘が鳴らされ続けてきた。1980年にイギリス保健社会保障省が提出したブラックレポートは，出生時体重や周産期死亡，慢性疾患罹患率，平均寿命などに社会経済的不平等があることをイギリス内外に知らしめることとなった。以降は公衆衛生学領域において研究が重ねられることになり，WHOは2003年までに「Solid Facts（確かな事実）」というレポートを作成し，社会的勾配（social gradient）を含む10の健康の社会的決定要因に関する事実と対策

を整理した（Wilkinson & Marmot 2003）。2005年にバンコクで行われた世界ヘルスプロモーション会議では，健康格差縮小を政策的に実施する必要性を盛り込んだバンコク憲章が採択された。

●**社会格差と健康格差の関係**　経済学者であり疫学者であるR. ウィルキンソン（Wilkinson）は世界各国の国民1人あたりの国内総生産（GDP）と平均寿命の関係について検討した。GDPが5000ドル以下の国々においては，所得が増えるほど平均寿命が延びる関係があった。しかし5000ドル以上の国々では関係がなく，所得そのものではなく所得格差（ジニ係数）が大きくなるほど平均寿命が短いことを明らかにした（Wilkinson 1992）。このように先進国の健康・幸福の状態は，絶対的な所得水準でなく，所得格差という集団や階層に基づく相対的な所得水準に依存することがわかってきている。

ウィルキンソン（Wilkinson 2005）はここには3つメカニズムがあるとした。1つ目に人間は常に，自分の優位性を周りと比べており，差を感じることがストレスになって健康状態を脅かす。人間は見下されたり，低く評価されたり，二流のように扱われることに非常に敏感で，これが直接ストレスになる。2つ目は社会格差の大きさが人々のソーシャルキャピタルを下げる点があげられている。つまり社会格差が大きく，個人の社会経済的な達成が重視されると，人々が私利的，自己中心的で競争的になって，互いに信じ合わなくなり，攻撃性が広がる。このようにソーシャルキャピタルが低くなることを通じて健康状態の低下につながるメカニズムである。3つ目は，親の社会的地位の高低が子どもの情緒発達の高低に関与し，ストレスへの抵抗力が落ち健康に差が生じてくるメカニズムである。

●**健康の社会的格差・不平等の今後**　社会格差が完全に解消された平等な社会の実現は非現実である。格差の縮小に向かうことが効率的である。その中でウィルキンソン（Wilkinson 2005）は大きく3つの方策をあげている。第一は個々人の相対格差拡大に対する認識の強化（教育，キャンペーン，説得）をあげている。自身の地位の向上により相対的に貧困化する人が生じるという認識が必要である。また，社会的な排除や偏見，恥辱や暴力の解消がその相対的貧困化への対処につながるとしている。第二が政策の重要性で，所得税や相続税など所得再分配だけでなく，健康につながる制度利用者の税制優遇措置，所得再分配前の市場所得格差の縮小に向けた政策，公共交通や教育，保健などのサービス利用格差の縮小政策が必要としている。第三が広告基準の見直しで，排他性や格差助長につながる内容の広告について健康格差拡大を理由に規制をすることが必要としている。

［戸ヶ里泰典］

📖 **さらに詳しく知るための文献**
[1]　近藤克則（2017）『健康格差社会への処方箋』医学書院．
[2]　マーモット, M.／栗林寛幸監訳（2017）『健康格差—不平等な世界への挑戦』日本評論社．

ソーシャルキャピタル

☞「健康日本21」p.22「コミュニティ・オーガニゼーション」p.42「健康格差」p.210「ソーシャルサポート」p.350

　ソーシャルキャピタルは大きく2つの立場から定義が規定されている。1つは特定の社会集団のメンバーが利用可能な，信頼や互酬性の規範などの資源を指すとする立場である。もう1つはソーシャルネットワークの中に存在するソーシャルサポートや情報などの資源としてとらえる立場である。前者の立場は主に集団レベルの特性としてとらえる。後者の立場には個人レベルの特性と集団レベルの特性の両者がある。

●**ソーシャルキャピタルの諸定義**　20世紀初頭にアメリカの教育学者J.ハニファン（Hanifan）は学校教育のパフォーマンスを決定する重要な要因とし，ソーシャルキャピタルを「善意・仲間・相互の共感・グループ内の社会的交流」と定義した。社会学者P.ブルデュー（Bourdieu）は社会の階層化や搾取の構造の観点で「個人が権力やリソース配分の決定権へのアクセスのために持っている家族・血縁関係や人的ネットワーク，コネクション」とした（内閣府 2003）。さらに政治学者R.パットナム（Putnam）は，南北イタリアにおける地方政府の制度パフォーマンスの違いをソーシャルキャピタルを用いて説明し，「調整された諸活動を活発にすることによって社会の効率性を改善できる，信頼，規範，ネットワークといった社会組織の特徴をいう」と定義した（Putnam 1993）。

　稲葉（2007）は多様な定義があることに対して，次の3つに分類・整理した。第一が社会全般への信頼・規範などの価値観を公共財としてのソーシャルキャピタル，第二が個人間や組織間のネットワークを私的財としてのソーシャルキャピタル，第三が特定の規範とネットワークが結びつくことで（特定のメンバー間で消費の非競合性をもつという意味で）クラブ財としてのソーシャルキャピタル（互酬性の規範も含む）である。そして「心の外部性を伴った信頼・規範・ネットワーク」と定義した。

　このようにソーシャルキャピタルには，定義が多岐にわたるうえ，ソーシャルネットワークや社会的統合，社会的凝集性など，既存の諸理論を焼き直し，統合したにすぎないとする批判も存在している。しかし，コミュニティにおける関係性の中にある資源をさまざまな観点で包括的にとらえる視点は，公衆衛生学領域において，個人レベルと集団レベルのマルチレベルでの検討の必要性を認識させた。このようにソーシャルキャピタルはさまざまな学問領域に新たな成果をもたらしてきたといえよう。

●**結合型と橋渡し型**　ソーシャルキャピタルには結合型（bonding）と橋渡し型（bridging）の2つの型がある。結合型ソーシャルキャピタルは社会的なアイデ

ンティティが共通しているグループ内で結束の強化に働きかける方向性をもつ．例えば同窓会，商店会，町内会などがあげられ，閉じた関係の中で，情報の共有，取引費用の低下，機会主義的行動の抑制に働く特徴がある．他方，橋渡し型ソーシャルキャピタルとは，社会的アイデンティティを超えた，開いた人と人との関係性における資本を指す．NPO団体の活動や趣味のサークル活動などで，公的サービスや市場など外部の情報・機会へのアクセス増加，グループの交渉能力の向上に働くとされている．

●ソーシャルキャピタルの測定の特徴　ソーシャルキャピタルは測定方法も多岐にわたっている．社会参加やソーシャルサポート，ソーシャルネットワーク，信頼感，価値観，孤立，社会的凝集性など，既存の概念の測定を組み合わせ，合成する場合もあれば，単独でソーシャルキャピタル指標として用いられる場合もある．また，個人レベル，集団レベルのそれぞれで測定する内容も共通する場合と異なる場合がある．こうした測定方法の曖昧さは測定の恣意性を招くものであるとして，ソーシャルキャピタルへの批判の1つとなる場合もある．したがって，その測定方法への着眼の根拠と具体的な測定内容を明確に示し，その信頼性と妥当性を慎重に吟味したうえで結果を示していく必要がある．

●ソーシャルキャピタルと健康との関係　ソーシャルキャピタルと健康との関係として4つのメカニズムがあげられている（Kawachi & Berkman 2014）．第一が個人レベルのソーシャルキャピタルによるもので，ネットワークを通じて獲得される健康関連の情報，手段的サポート，情緒的サポートなどの資源によって健康がもたらされる．第二から第四は集団レベルのソーシャルキャピタルによるものである．第二は，例えば，肥満や禁煙など他者の健康関連行動がネットワークを通じて伝達されていくことにより自身の健康行動を促すといった社会的伝染（social contagion）である．第三は，インフォーマルな社会的統制によるもので，コミュニティ内で逸脱した行動が起こらないように監視し合うことで，未成年の喫煙や飲酒，薬物使用などの予防につながり，健康の実現につながる．第四が自己効力感の集団レベルの概念である集団効力感によるものである．コミュニティのメンバーが市民活動やボランティア活動など社会参加によりつながりが大きくなることで，健康被害の問題や大きな自然災害など健康影響に関わる問題が生じた際にも協力して対処し，メンバーの健康の維持増進が可能となる．

［戸ヶ里泰典］

さらに詳しく知るための文献

[1] Kawachi, I. et al.（2008）*Social capital and health*, Springer.（藤澤由和ほか監訳（2008）『ソーシャル・キャピタルと健康』日本評論社．）
[2] 稲葉陽二（2007）『ソーシャル・キャピタル—「信頼の絆」で解く現代経済・社会の諸課題』生産性出版．

ヘルスコミュニケーション

☞「医療者‐患者関係」p.38「ノーマライゼーション」p.40「コミュニティ・オーガニゼーション」p.42「健康教育の展開（進め方）」p.182「エコロジカルモデル」p.222

　ヘルスコミュニケーションとは，「対象者が健康度を高める決心ができるように，適切な情報を提供したり，影響を与えることを目的としたコミュニケーション方略に関する研究・実践」と定義されている（Centers for Disease Control and Prevention 2011）。ヘルスコミュニケーションは，医師から患者への健康増進に関する助言のような，単に健康情報の伝達という意味合いに始まり，アメリカにおける国政水準での健康増進の取り組みであるヘルシーピープル2010（Healthy People 2010）において脚光を浴びた概念である。ヘルスコミュニケーションでは，健康増進，疾病予防，および生活の質（QOL）の保持・増進といったいわゆるウェルビーイングの向上が中核的な目的とされている（Rimal & Lapinski 2009）。ヘルスコミュニケーションの理念を適応した支援では，影響を与える対象として，個人（個々人の健康増進を目的とした支援）に加え，環境（健康行動を行いやすい環境を整備する支援）ならびに制度（健康行動を行いたくなる・行わざるを得ない決まりづくりによる支援）といったさまざまな視点から働きかけが行われる。ヘルスコミュニケーションにおいて情報提供や働きかけを行う者は，ヘルスコミュニケーターとも呼ばれている。ヘルスコミュニケーターは，狭義には医療者や保健師，学校教職員といった，職責として健康増進を意図した情報提供や働きかけを行う者を指す。一方で広義には，自身の健康について心配をしてくれる友人や，栄養面を気遣い食事の用意をしてくれる家族といった，役割として情報提供や働きかけを行う者までをも含む。

●**アプローチ方法**　ヘルスコミュニケーションは，医療現場（病院やリハビリテーション施設），地域，職場，学校，家族・友人間といったように多様な場面における研究および実践が行われている。研究および実践を行う際，初めに考慮すべき点として，①疾病予防の段階，②対象者の規模および③情報の伝達経路といった要素があげられている。①疾病予防の段階については，一次予防（健康増進・発症予防），二次予防（早期発見・早期治療）および三次予防（治療・復職支援）のいずれの段階を想定するのかを考慮する必要がある。②対象者の規模については，社会生態学的モデルが示すように地域や政策レベル，集団や組織レベル，家族や友人などの小集団レベルおよび個人レベルといった水準を考慮したうえで，ポピュレーションアプローチ（大きな集団を対象として一律性の高い情報やプログラムを提供する介入），ターゲット化・セグメント化アプローチ（類似した健康課題をもつ小集団の特徴を考慮した介入），およびテイラー化アプローチ（対象者個人の属性に合わせた介入）といったアプローチ法を決定する。

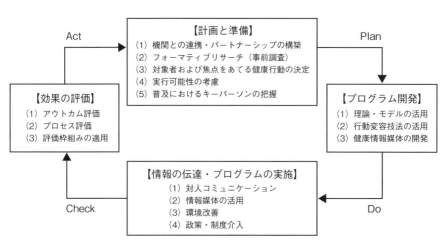

図1 ヘルスコミュニケーションの手順と各段階における要件［島崎（2016）一部改定］

また，健康格差対策の文脈においては，これらの手法を組み合わせて，健康リスクの高い人々に手厚く介入しながらもすべての人が恩恵を受けられるように配慮した介入方法である，傾斜をつけたユニバーサル・アプローチの重要性も指摘されている（近藤 2016）．また，③情報の伝達経路については，対人コミュニケーション（会話，他者からの助言），スモールメディア（リーフレットやチラシなどの紙媒体，映像資料，ウェブサイト）およびマスメディア（テレビ，ラジオ，新聞）が主として活用されている．

●ヘルスコミュニケーションの実践におけるサイクル　ヘルスコミュニケーションを実践する際には，伝達する情報や提供するプログラムに対する対象者の受け入れやすさ，および有用性の認知が健康行動実施の意思決定に影響を及ぼす．そのため，ヘルスコミュニケーションの実践においては，単に情報を伝えるだけではなく，対象となる人々の自発的な行動変容を促すためのしかけが必要となる．このようなしかけづくりは，メッセージングともいわれている（Latimer et al. 2010）．ヘルスコミュニケーションの介入実践においては，計画（Plan），実行（Do），評価（Check）および改善（Action）のいわゆるPDCAサイクルの段階を考慮し，プログラムの内容を洗練していく必要がある（図1）．　　［島崎崇史］

📖 さらに詳しく知るための文献

［1］島崎崇史（2016）『ヘルスコミュニケーション─健康行動を習慣化させるための支援（早稲田大学エウプラクシス叢書 001）』早稲田大学出版部．

［2］Glanz, K. et al. (2008) *Health behavior and health education: Theory, research, and practice* (4th ed.), Jossey-Bass.

ICTの活用（eHealth） ☞「情報化と健康」p.392

　ICT（Information and Communication Technology）とは，パソコンやインターネットなどを用いた情報の処理，通信，共有を行うための技術である。一般的に，「情報通信技術」と訳されることが多い。近年，健康増進を目的にこのICTを活用した介入が盛んに行われている。ICT機器を活用する健康教育を指してeHealth（イーヘルス：electronic health）と呼ぶ。その中でも，携帯情報端末（スマートフォンやタブレット端末など）を用いるものはmHealth（エムヘルス：mobile health）と呼ばれる。

● **eHealth介入の動向**　健康行動変容を目的としたeHealth介入に関する研究について，計量書誌学的にまとめると，この分野の研究の数は，2000年以降，年間24％ずつ増加しており，そのうちの半数は2014年以降に発表されている（Müller et al. 2018）。このことからも，近年，加速度的にこの分野の研究が増加していることがうかがえる。また，研究を行っている国は，先進国（高所得の国）が占めており，そのうちの約半数がアメリカである。さらに，2013年頃からは，スマートフォンやウェアラブル端末など新たなテクノロジーを活用した介入（mHealth介入）が増加している。興味深いことに，このスマートフォン（携帯電話）の普及率について国別にみてみると，国の裕福さに左右されていないことがわかる（Pratt et al. 2012）。そのため，今後，発展途上国におけるmHealth介入の展開が大いに期待されている。

● **eHealth介入の効果**　eHealth介入の研究は2000年代初頭に始まる。その当時のeHealth介入は，ウェブサイトとe-mailを用いたものが多く，中にはプログラムをCD-ROMに入れて配送する研究もあった。ただし，顕著な効果を示した介入はごくわずかであり，大半は「効果不明」とされていた（Norman et al. 2007）。特に，身体活動増強を目的としたeHealth介入については，食行動に関する介入と比べてもその効果は低いとされていた。その後も，さまざまな健康行動（禁煙，栄養，節酒，身体活動，および肥満防止）の促進を目的としたeHealth介入が行われ続け，それらの成果についてまとめた近年の報告（Oosterveen et al. 2017）ではeHealth介入は短期的ではあるが一定の効果を示すと結論づけられている。ただし，介入の長期的な効果やほかの介入方法（対面型の介入など）と比較した場合の効果の優位性についてはいまだ不明である。

● **eHealth介入のコンテンツ**　通常，eHealth介入のコンテンツには，健康情報の提供，セルフモニタリング，ソーシャルサポートおよび目標設定などの行動変容技法が機能に含まれることが多い。mHealth介入に関しても，身体活動増

進のための代表的なスマートフォン用アプリケーションの約7割に自動セルフモニタリング（身体活動量がGPSや外部デバイスなどで自動的に測定される）および目標設定の機能が搭載されている（Kirwan et al. 2013）。また，ソーシャルサポートの機能はほぼすべてのアプリケーションに搭載されており，半数以上が身体活動だけではなく，食事，睡眠および飲酒などほかの健康行動の管理も同時に行えるようになっている。

● **eHealth介入に適した対象集団**　eHealth介入を好む対象者の特性として，中年（35歳から44歳）であること，郊外に住んでいること，インターネットを高頻度で利用していることなどがあげられる。逆に，女性と肥満者はあまりeHealth介入を好まない傾向にあるといわれている（Short et al. 2014）。一般的に，ICTの操作に疎い高齢者は，eHealth介入と親和性が低いように思われがちだが，そうとも限らない。確かに，高齢者は，ICTの操作に対する自信は低いものの，その分，ウェブサイトに費やす時間が長いため，eHealth介入による効果はほかの年齢層よりも高い。

● **eHealth介入の課題**　初期のeHealth介入では効果が認められないものも多くみられた。その原因については，介入コンテンツの問題というよりも，プログラムの利用率に問題があった（Norman et al. 2007）。初期の介入はデスクトップ型のパソコンを用いることが多かったため，ウェブにアクセスするためのバリアが高かったのは事実である。しかし，携帯情報端末の登場以後も，プログラムの利用率の問題は依然として指摘されている。例えば，スマートフォンを利用したeHealth介入であっても，週1回以上利用するユーザーは1割にも満たないケースもある（Lee et al. 2010）。この介入の内容については，半数以上のユーザーが「役に立った」と評価していたので，内容に大きな問題があったわけではない。にもかかわらず利用率が低かったことからも，ただ単にアクセシビリティが向上したからといってプログラムの利用率があがるとは限らず，この問題の難しさがうかがえる。以上のように，近年では，eHealth介入の一定の効果が示されているものの，いまだ多くの課題が残されている。また，その効果についても，対面型やプリントメディア型などの従来の手法以上のものなのかについては慎重な検討が必要である。ただし，eHealth介入は，人的・経済的観点からみれば，従来の手法よりも効率的であり，そのうえで従来の手法と同等の効果が得られるのであれば，それはeHealth介入の優位性を示すものともいえる。今後も最先端のテクノロジーの影響を受け続けるこの分野の研究は，ますます増加することが予想される。　　　　　　　　　　　　　　　　　　　［上地広昭］

📖 **さらに詳しく知るための文献**

[1] Little, L. et al.（2016）*Behavior change research and theory: Psychological and technological perspectives*, Academic Press.

健康教育のための
行動経済学

☞「健康行動」p.12「行動科学」p.44
「健康教育の展開(進め方)」p.182

　健康行動科学の理論やモデルをうまく適応した場合でも，行動変容を成功させることは容易ではない。また，もっぱら理性に訴え，自主性に任せる従来の方法では，社会経済的に恵まれた者が行動変容を起こしやすいために健康格差が拡大するという危惧もある。そこで，注目されているのが，行動経済学（behavioral economics）である。

●**行動経済学とは**　人の経済行動（意思決定や行動）を，経済学をはじめ，心理学や社会学など多分野の視点から分析する学術分野である。行動経済学は2度ノーベル経済学賞を受賞した。最初（2002年）の受賞者であるD. カーネマン（Kahmenan）らは，二重過程理論（dual processing theory）を提唱した。これは，人の意思決定は，2種類のシステムにより行われるとする。システム1は，直観的・感情的で，素早い。一方，システム2は，理性的で，ゆっくりである。人の意思決定はたいていシステム1により行われる。同じく提唱された理論にヒューリスティック（heuristic）とプロスペクティブ理論（prospect theory）がある。ヒューリスティックは，暗黙のうちに用いている簡便な解法や法則を，プロスペクティブ理論は，利益を得られる場面ではリスク回避を優先し，損失をこうむる場面では損失を回避することをいう。

　2度目の受賞者（2017年）であるR. H. セイラー（Thaler）らは，ナッジ（Nudge）を提唱した（Thaler & Sunstein 2008）。ナッジとは「ひじで軽くつつく」という意味で，行動経済学では「人々を強制することなく，望ましい行動に誘導するようなシグナル，仕組みまたは戦略」のことを表す。

●**行動経済学の主な考え方**　ヒューリスティック，プロスペクティブ理論あるいはナッジは，以下のようなさまざまな考え方を包含する。

・アンカリング（anchoring）：先行する刺激やヒントによって後の判断が歪められる。お皿を大きくすれば，つい多くの量を盛り，たくさん食べてしまう。大きな袋に入れたものよりも，小さな袋で小分けにした方が食べる量は少なくなる。

・損失回避（loss aversion）：損失による満足感の低下は利得による満足感の増加よりも大きい，つまり，得するよりは損したくない。「100万円が無条件で手に入る」と「2分の1の確率で，200万円が手に入るか，何も手に入らない」の選択肢を提示されると，多くの人は前者を選ぶ。後者における「何も手に入らない」という損失を回避するためである。

・現状維持バイアス（status quo bias）：未知なもの，未体験のものを受け入れたくない，現状のままで維持したいと感じ，変化を恐れる。いつも同じ場所で食

べる，いつも同じような服を着る，前と同じメーカーの車を買う，など。
・デフォルトオプション（default option）：あらかじめ設定された標準的な選択肢（初期値）をそのまま受け入れがちである。臓器提供の意思表示について，日本ではデフォルトは意思なしだが，デフォルトが意思ありの国では意思表示の割合が高い。前者を「オプトイン」（選択して参加），後者を「オプトアウト」（選択して不参加）と呼ぶ。
・フレーミング（framing）：同じ内容でも表現により意思決定への影響は変わる。「100人中10人が失敗をする手術」と「成功確率90％の手術」では，後者が心象はよい。また，がん検診の受診勧奨において，利益（早期発見による利益）を強調するか，損失（検査を行わないことによる人生の損失）を強調するかは，受診率に異なる影響を与えるだろう。
・異時点間選択：異なる時点，例えば，今のことと将来のことの選択を迫られる。喫煙者は，今の小さな快楽（ニコチン依存の解消）と将来の重いリスク（数十年後の肺がん）の選択をしなければならない。時間が異なると，理性的な選択が狂い，今の小さな利益を選びがちになる。
・コミットメント：将来の自分が行う行動や選択を縛ることで，無意識的に目標が達成しやすくなる。家族や同僚への禁煙宣言，ダイエットに失敗したら罰金の約束は成功を高める。
・インセンティブ：あらかじめお金などを預けておくデポジットやペナルティも使用される。近年，日本でも医療保険者などによりインセンティブ（健康ポイント制など）を用いた健康づくりも盛んになっている。
・松竹梅の法則：3段階の選択肢があった場合，真ん中のものを選びやすい。極端回避の法則とも呼ぶ。また，人は選択肢が多すぎると意思決定ができなくなるため，意思決定を促すには選択肢の数を制限するとよい（選択肢削減の法則）。

●**行動経済学の応用**　健康教育等における応用として，感情や直観に訴える，すなわちヒューリスティックやプロスペクティブ理論に基づく取り組み，あるいはナッジに基づき行動を促す環境の整備があり，その効果が期待される（Kawachi 2014）。一方，行動経済学は不健康な行動はうまく説明してきたが，健康な行動を促すことにはまだ十分に成功していないという指摘もある。行動経済学は，従来からの行動科学と補完的に活用することで健康教育と行動変容の効果を高めるだろう。

［福田吉治］

さらに詳しく知るための文献

[1] セイラー，R.・サンスティーン，C.／遠藤真美訳（2009）『実践行動経済学』日経BP社.
[2] カワチ，I.／高尾総司ほか監訳（2017）「行動経済学の保健対策への応用」バークマン，L. F. ほか編『社会疫学』下（pp.187-239），大修館書店.
[3] Robento, C. A., & Kawachi, I. (2016) *Behavioral economic and public health*, Oxford University Press.

プリシード・プロシードモデル

☞ 「健康」p.6「QOL」p.8「健康行動」p.12「健康教育の理念,定義,変遷」p.180「健康教育の展開（進め方）」p.182

　プリシード・プロシードモデルとは，L. W. グリーン（Green）らが提唱したヘルスプロモーションの計画，実施，評価に関する包括的なモデルである（図1）。まず，1980年にプリシードの部分のみがフレームワークとして紹介された。1991年にプロシードが追加され，プリシード・プロシードモデルとなった。さらに，2005年には遺伝要因が加えられるなどの改訂が行われ，世界各地でさまざまな公衆衛生活動や保健計画に応用されている。

　プリシード（PRECEDE）は，教育・環境診断と評価のための準備・強化・実現要因（Predisposing, Reinforcing, Enabling and Constructs in Educational/environmental Diagnosis and Evaluation）の頭文字をとったもので，「実施に先立って行われる」という意味もある。プロシード（PROCEED）は，教育・環境の開発における政策的・法規的・組織的要因（Policy, Regulatory, and Organizational Constructs in Educational and Environmental Development）の頭文字をとったもので，「続いて行われる」という意味もある。

●**モデルの構成**　プリシードは第1～4段階，プロシードは第5～8段階で構成される。各段階について以下に示す。

・第1段階：社会アセスメント　住民参加を得ながら多方面から客観的・主観的情報を集め，対象集団の文化やニーズ，quality of life（QOL，生活の質）に関わっていることやQOL向上のために何が重要かなどを理解する。

・第2段階：疫学／行動／環境アセスメント　対象集団の具体的な健康課題や

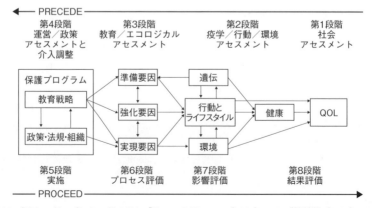

図1　プリシード・プロシードモデル［Green & Kreuter（2004）p.17.（神馬訳（2005）p.19）］

ゴールを特定し，疫学的なデータを調べる．さらに，その健康課題に関わる遺伝，行動，環境などを分析する．
・第3段階：教育／エコロジカルアセスメント　第2段階で特定された遺伝，行動，環境に関わる要因を調べる．第3段階では要因を準備要因，強化要因，実現要因の3つのグループに分類する．準備要因とは，個人あるいは集団の知識，態度，信念，価値観などである．強化要因とは，ある行動をとった後に他者から受け取る報酬やフィードバックである．実現要因とは，望ましい方向に環境や行動を変えていくためのさまざまな技術や資源である．さらに，これらの要因の重要性や変わりやすさを検討する．
・第4段階：運営／政策アセスメントと介入調整　具体的なプログラム，健康教育の内容を検討し，プログラムの実施に必要な予算や人材などの資源の確保や既存の政策などの確認を行い，調整する．
・第5段階：実施，第6段階：プロセス評価　プログラムを実施し，計画通りに実施されているかを評価する．
・第7段階：影響評価　行動や環境の変化があるかを評価する．プログラムによっては，準備・強化・実現要因の評価が影響評価となることもある．
・第8段階：結果評価　健康課題やQOLに変化があるかを評価する．
●**モデルの特徴**　プリシード・プロシードモデルの特徴を2点あげる．1点目は，これまでの理論やモデルが個人の知識や心理（準備要因）を重視していたのに対し，周囲の人々からのサポート（強化要因）や行動を実現するために必要な社会的資源や技術（実現要因）にも焦点をあてた点である．2点目は，プログラムによる最終目標を健康課題の解決にとどまらず，QOLの向上とした点である．健康は目的ではなく，手段であり，個々のほかの目的を達成するために役立つものとしてとらえる．
●**日本での適用**　日本では，地域保健で乳幼児のう歯予防，成人の歯周病予防，高齢者の食支援などのさまざまな分野で用いられている．住民参加型の歯周病予防事業に応用した事例では，段階を踏んだアセスメントによって，実践に必要な要因（準備要因：歯周病は予防できると知っている，強化要因：歯磨き指導を受けてよかったと思った，実現要因：かかりつけ歯科医がいるなど）が整理され，地域の歯科医院を巻き込んだプログラムが実施された（中村ほか 2004；森下ほか 2004）．地域保健対策に応用した事例では，モデルを利用した方が，対象集団のQOLに配慮でき，当事者への直接的な支援に偏らず，周囲のサポートの視点から発想の広がりがみられたと報告されている（中村ほか 2004）．［新保みさ］

📖 **さらに詳しく知るための文献**
[1] Green L. W., & Kreuter M. W. (2004) *Health program planning* (4th ed.), McGraw-Hill.（神馬征峰訳（2005）『実践ヘルスプロモーション』医学書院．)

エコロジカルモデル

☞「健康行動」p.12「生活習慣」p.14「生物-心理-社会モデル」p.34「健康教育の理念，定義，変遷」p.180「健康教育の展開(進め方)」p.182

　現代，健康づくりの重要性が増すとともに，その実践方法のパラダイムシフトが求められている。それは従来のハイリスク者を対象とし，そのリスク改善を個人や小集団レベルで実施するハイリスクアプローチ（個別健康づくり）から，地域や職域などに属するすべての人々を対象としたポピュレーションアプローチ（集団的健康づくり）へのシフトである。その背景には，少子高齢化の急速な進展に伴う社会保障制度（特に医療制度，介護保険制度）の財源不足の問題と国民間の所得格差による健康格差の拡大といった問題がある。そして，このような社会的問題の解決に貢献し得る健康づくりの成果（社会的成果）が期待されている。そのような成果が期待できるのが集団的健康づくりであり，広範な領域にわたる多様な戦略が用いられる。その実践にあたっては，必要な戦略を包括的に組み込んだ介入モデルの構築が重要であり，そのような集団的健康づくりの実践理論として用いられているのがエコロジカルモデルである。

●**エコロジカルモデル**　エコロジーとは，もともと生物と生物の関係および生物とそれを取り巻く環境との関係を研究する生物学の一分野である。そして，その考え方を人間の生活と環境との関係に焦点をあてたのが人間生態学であり，その視点を基礎理論としてモデル化されたのがエコロジカルモデルである（図1）。

　このモデルは人を対象とする多くの学問領域において応用されているが，その代表的なモデルの1つが社会福祉分野における生活モデル（Germain & Gitterman 1980）である。このモデルは，人と環境の交互作用の中に問題の原因を見出し，その双方または関係そのものに働きかけることによって問題の解決をはかるアプローチとしてモデル化された。このモデルの特徴は，従来のソーシャルサポートが，変わるべきは利用者であるとして，利用者に対して直接働きかけるという医学モデルに基づく心理・社会的アプローチであったことと比べると，対照的なアプローチとなっている。このような考え方は人の健康問題にも広く受け入れられ，健康づくりの各分野の問題解決のために活用されている。

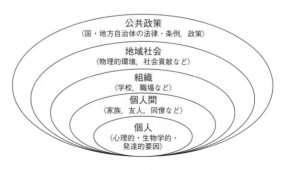

図1　エコロジカルモデルの枠組み

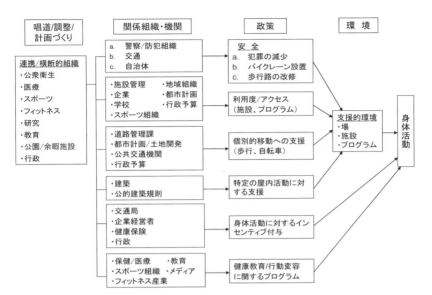

図2 身体活動促進の地域集団戦略のエコロジカルモデル［Sallis et al.（1998）より作成］

●**健康づくりにおけるエコロジカルモデル** 現代の最大の健康問題である慢性疾患の予防を目的とした健康づくりにおいては，疾患の最大のリスク要因である生活習慣の改善を図ることになる。したがって，その対策の当初は，行動科学の理論やモデルに基づく健康づくりの方法が開発され，実施されてきた。しかしその後，人間の行動は，個人・組織・コミュニティ・環境（政策）といった多様な要因によって決定されることから，生活習慣の改善のためには個人と同時に環境をも対象とした包括的なアプローチが必要であるとされるようになった。そして，そのような健康づくりのモデルとして各生活習慣を対象としたエコロジカルモデルが開発された。運動・身体活動分野におけるエコロジカルモデルはJ. F. サリスほか（Sallis et al. 1998）によって提唱された。サリスらは，地域における身体活動促進のための集団戦略的な介入モデルとして，特に環境と政策面からの介入を重視したエコロジカルモデルを提唱している（図2）。　　　　　　［荒尾 孝］

さらに詳しく知るための文献
[1] Sallis, J. F. et al.（2008）*Ecological models of health behavior*（4th ed.），Jossey-Bass.
[2] 荒尾 孝（2013）「身体活動促進に関する集団戦略的研究」『日本健康教育学会誌』21，154-164.

ソーシャルマーケティング・イノベーション普及理論

☞ 「健康行動」p.12「行動の科学」p.44「健康教育の展開（進め方）」p.182

　ソーシャルマーケティングとイノベーション普及理論は，近年，健康行動の普及啓発を目的としたポピュレーション・ワイド・アプローチに適用されている理論である。これの2つの理論・モデルは，ともに従来のコマーシャルマーケティング戦略を行動変容に援用したものである。

●ソーシャルマーケティング　従来型の製品・接客マーケティングを援用し，健康関連行動において変化を起こさせるために使用する包括的介入手続きであり，変化に影響を与える計画的過程である。ソーシャルマーケティング介入に備わる要素としては以下の6つがあげられている（Gordon et al. 2006）。

① 行動変容：健康行動としては，身体活動・運動の実践，健康的な食行動の普及，禁煙，ストレスマネジメントなど，対象者の随意的な行動変容を促す。

② 消費者調査：対象者の経験，価値観，ニーズを理解するためにフォーマティブリサーチ（事前調査）を行い，それらをもとに介入の要素を構築し，本介入前には，対象者に予備テストを行う。

③ 対象者の分割・焦点化：対象となる集団を分割する変数を決める。選択した分割集団が複数の場合は，それぞれの集団の特徴やニーズに応じて介入内容を変える。

④ 交換：変換分析を実践する。提案された恩恵を得るために対象者が提供しなければならない内容（負担）を理解する。対象集団に応じたインセンティブ（誘因）や報酬を用意し，阻害要因（意欲を挫くもの）を解消する。

⑤ 競争・競合：行動変容に抗う内的な競合力（心理的要因，楽しみ，希望，リスクを負うこと，依存など）および外的な競合力（他の影響）の内容を分析する。競合する内容を排除したり，最小限にするための戦略を練る。

⑥ マーケティング・ミックス：product, place, price, promotion の組み合わせ，必要であれば partnerships と policies を追加する。

　最後のマーケティング・ミックスでは，従来のマーケティングの4Ps（product, price, place, promotion）に加えて，別の3Ps（population, policies, partnerships）という考え方で成り立っている。product とは，対象者に行ってほしい，望むべき行動（あるいは停止すべき行動）であり，関連する恩恵，有形の目標，および行動変容をサポートするサービスを指す。price とは，対象者が望まれる行動変容を起こす際に直面する金銭的，感情的，時間的なコスト，また行動変容を妨害するような要因を指す。対象者の行動変容が生じるときに負担となる費用，時間あるいは努力に対して，行動変容を行うことによる恩恵が上回ったときに対象者の行動変容を生じさせやすい。

placeは，対象者にとって望まれる行動を起こす場所，対象者がproductの内容にアクセスする場所，対象者がその問題について考える場所，さらには対象者が実践を行う際の時間帯を指す．promotionは，対象者に情報が効果的に届くコミュニケーションの内容や方法であり，メッセージ，資料，活動およびそれらの情報を効果的に届ける経路の選択も含まれる．具体的には，チラシ，ポスター，メディア，マスコミ，電話，インターネットなどに，効果的にメッセージの提供がなされ，誰がそのメッセージを提供すれば効果があるかを検討する．

ソーシャルマーケティングでは，以上の従来型4Psに加えて，population, policiesおよびpartnershipsの3Psが加わる場合がある．populationとは，まず対象者が誰で，彼らの特徴やニーズは何か，また先の4Psを決める際の情報を得ることである．次にpoliciesとは，望まれる行動に影響を与える法律や規則を指し，それらがproductとしての行動変容を促すのに役立つ．最後のpartnershipsは，望むべき行動についての情報提供を行う際に，その介入を効果的にサポートしてくれるパートナーとそのサポート内容を指す．

●イノベーション普及理論　イノベーションとは，技術革新や新商品の導入，新市場の開拓，新制度などを意味する．イノベーション普及理論は，新しいアイデア，概念，実践がある地域，あるいは社会においてどのように広がっていくのかを説明している（NCI & NIH 2002）．この理論では，人々がイノベーションを受諾し，採択するために，対象者の特徴や性質をもとにして5つの下位集団を想定している．それらは，①イノベーター，②初期の採択者，③初期の多数派，④後期の多数派および⑤ラガードである．この理論の前提としては，①気づき，②知識と興味，③決定，④思考あるいは実践，⑤その行動の認識あるいは却下，が時間経過とともに生じていることである．

イノベーターは新しいアイデア，概念，実践の採択をいち早く決定することが確認されており，それゆえイノベーターは新しい行動や社会的実践を受諾したり，採択するためのロールモデルとして働き，ほかの下位集団を説得・誘導する役割を担う．次に，初期の採択者は，すぐさま反応しないものの，イノベーターの実践を観察し，それによって行動を起こす．さらに，初期の多数派は，遅れて行動を起こし，後期の多数派はさらに時間をかけて行動を生じさせる．ラガードは，最後まで行動を生じさせない．この理論を基にした介入では，後の普及効果を決めていくためにイノベーターの存在が最も重要といえる．　　　　　　　　　　　　　　　　［竹中晃二］

□ さらに詳しく知るための文献
[1] Rogers, E. M. (2003) *Diffusion of innovations* (5th ed.), Free Press. (三藤利雄訳 (2007)『イノベーションの普及』翔泳社.）
[2] 竹中晃二編 (2017)『健康心理学』北大路書房.
[3] 竹中晃二編 (2012)『運動と健康の心理学』朝倉書店.

エンパワメント

☞「QOL」p.8「世界保健機関」p.20「行動科学」p.44「健康教育の展開(進め方)」p.182「ヘルスコミュニケーション」p.214

　各方面で「エンパワメント」という言葉が使われている一方で、「力をつけるという意味か」という程度の認識にとどまっていることが多い。そこで本項では、エンパワメントの定義や対象、プロセスや支援のポイントを解説する。

●**エンパワメントの定義**　WHOヘルスプロモーション用語集によると、「エンパワメントとは、人々が健康に影響を及ぼす意思決定や行動をよりコントロールできるようになるプロセスのこと」と定義づけられている（WHO 1998）。ヘルスプロモーションには、個人の基本的なライフスキルや能力を強化するだけでなく、健康に影響を与える根底的な、社会的・経済的状況や物理的環境を改善する活動も含まれているが、その中でエンパワメントとは、個人や社会集団が「健康でいるために何が必要か」というニーズを表現し、関心事を提起し、健康への意思決定や政策決定に参加するための戦略を練り、そのニーズを満たすための行動がとれるようになるといった、社会的・文化的・心理的・政治的プロセスといえる。こうしたプロセスを経て、人々は健康な生活や人生の目標と「どうやってその目標を達成すればよいのかがわかる」という感覚、また「努力すればよい結果が得られる」という関係性に気づけるようになる。

●**エンパワメントの対象**　エンパワメントには、個人のエンパワメントとコミュニティのエンパワメントがある。個人のエンパワメントとは、主に意思決定をしたり、生活をコントロールしたりするために必要な能力を高めることを指す。一方で、コミュニティのエンパワメントとは、コミュニティ内の健康の社会的決定要因やQOLをコントロールし、より大きな影響を与えるような個人行動の集積を意味する。地域保健活動の重要なゴールともいえるだろう。

●**エンパワメントのプロセス**　エンパワメントの連続体モデル（Rissel 1994）によれば、エンパワメントは次の3つの段階に分けることができる。エンパワメントでは、個人のエンパワメントとコミュニティのエンパワメントが区別されなくてはならないが、これらの3段階は両方に適用できる。

　段階1では、まず専門職が人々（個人）と関わり、変化をもたらす行動をとる能力があるという自信を高める。

　段階2では、相互支援グループ、セルフヘルプあるいはアクショングループなどの社会集団に参加してもらう。それによりソーシャルネットワークを築き、ネットワークを広げ、さらには個人的な発展の機会が得られる。こうした集団に参加して集団に影響を与えることは、個人のエンパワメントにもコミュニティのエンパワメントにも役立つ。

コミュニティがエンパワーされ出すと，ある特定の問題に取り組むようになり，ほかの集団と協力して，さらに広く行動するようになるが，これが段階3である。この段階3の結果として，大きな政治的・社会的活動に取り組むようになることもある。

●**エンパワメントを促す支援**　エンパワメントには，自己効力感とヘルスリテラシーが必要となる（Hubley 2002）。自己効力感とは，自分はこの行動をとることができるという感覚のことで，自尊心やコントロール感，行動に移せるという自信，その状況を変える能力があるという信念が含まれる。

ヘルスリテラシーとは，個人が健康を高め，維持する方法についての情報にアクセスし，その情報を理解し，利用するために必要な動機と能力を決定づける認知的・社会的スキルのことである（WHO 1998）。ヘルスリテラシーは薬や治療の理解等の健康情報を理解するのに最低限必要となる能力だけを意味するものではない。生活習慣や生活状況の改善，個人やコミュニティの健康を高める行動をとるために必要な知識やスキル，意欲や自身も含まれるのである。

ヘルスリテラシーはエンパワメントに不可欠であるが，ヘルスリテラシーを高める際，従来のような一方的な保健指導を行うと，いくら知識を与えても専門職に依存してしまうことになりかねないため，自己効力感を高めるアプローチが重要となる。

●**医療機関での個人への支援事例**　医療機関でのアプローチでは，患者に「私の主な問題は何ですか？」「私は何をする必要がありますか？」「これをすることがなぜ必要なのですか？」という3つの質問をしてもらうように促す「Ask Me 3」（私に3つの質問をしてください）という取り組みや，医療者から受けた病気の説明や治療方針などの内容について患者自身の言葉で説明し直してもらう「teach back」（教え返してください）というコミュニケーション方法の効果が確認されている（蝦名 2018a）。

また「こんなとき，どうする？」と現実で起こりやすい生活場面に基づいて考えさせながら，健康教育をしていく「フォトストーリー」という方法がある。これには①対象者の必要性や障害に気づく，②関連情報へのアクセスができるようになる，③問題解決能力が高まる，の3つの効果が確認されている（蝦名 2018c）。

●**コミュニティへの支援事例**　地域でのアプローチでは，健康教育とヘルスプロモーションの実践者育成を目的に，エンパワメントの連続体モデルに基づきデザインされたプログラムと社会認知理論に基づき自己効力感を高める教育を，3年間，住民に提供したところ効果が確認された（蝦名 2018b）。　　　［蝦名玲子］

📖 **さらに詳しく知るための文献**
[1] 蝦名玲子（2013）『ヘルスコミュニケーション―人々を健康にするための戦略』ライフ出版社．

《赤ひげ》と健康心理学

　「貧困と無知さえ何とかできれば，病気の大半は起こらずに済む」。これは，1965年に公開された黒澤明監督の映画《赤ひげ》の中で，江戸の無頼医師赤ひげが病の本質を説いたセリフである。現在においても実に正鵠（せいこく）を射た至言である。健康を自衛するのは当然のことなのだが，政治，経済，教育といったマクロレベルの影響となるとなかなかそうもいかない。WHOに加盟する約200か国の平均寿命をみても，上位は日本やスイスなどの先進国が独占しており，下位に経済的に貧しいアフリカの開発途上国が名を連ねる。そこには実に30歳以上の格差がある。経済格差がそのまま寿命の格差につながっているのだ。貧困は教育の妨げにもなるため，リテラシーが身につかず，自分の健康を守るための知識を得ることもできない。いかに貧困を解消し，正しい知識を啓蒙していくかは，健康教育における古くからの命題といえる。

　ただし，近年，先進国に限っていえば，健康に関わる貧困と無知の問題は解消されつつある。その証左として，日本においても，江戸時代の庶民の平均寿命は30〜40歳程度であったと考えられているが，今やその倍の80歳を優に超える。この背景には，病原菌の発見，その治療法および予防法の開発，衛生環境の改善などによる感染症罹患率の劇的な減少がある。

　ただ，人間は，赤ひげが考えていたよりも，もう少し複雑だったようだ。健康に関する正しい知識と，それを実行に移すだけの環境があっても，必ずしも人間は病を忌避するわけではなかった。自ら病に飛び込む人間が数多く存在したのである。現在の途上国における喫煙率や，先進国における肥満率（または，身体不活動率）の高さをみれば一目瞭然だ。「わかっちゃいるけど止められない，行えない」のは人間の性であろう。貧困と無知との戦いの先に，人の「心」との戦いがあった。

　そのため，人を健康に向かわせるためには，正しい知識とそれを実行に移すための環境に加えて，もう1つ「知恵」が必要になる。知恵は，知識の適切かつ有効な活用方法といってもよい。例えば，「1日60分間の身体活動が健康に役立つ」という知識があっても，忙しいビジネスパーソンにとってそれを毎日続けることはなかなか容易なことではない。そこで，日常生活の中で負担なく，1日60分間の身体活動を実行するために，片道10分の自動車通勤を徒歩に替える，もしくは，会社の1つ手前の駅で電車を降りて一駅分歩くのが知恵である。食行動についていえば，「健康のために，おやつを一日200kcalまでに抑える」のが知識であり，袋に小分けにされたお菓子を買う，または空腹時にはコンビニエンスストアに立ち寄らないのが知恵である。現在では，適切な身体活動や食行動などの健康的なライフスタイルに関する知識は容易に手に入る。あとは，その知識を無理なく，簡単に活用するための知恵を備えるだけである。これには「いかに人を動かすか」に関わる心理学の知見が大いに役立つ。健康心理学（特に行動変容）の分野では，すでに，無理なく人を健康に向かわせるための多くの知恵が蓄積されてきている。ここから，ますます健康心理学の活躍が期待される。

［上地広昭］

第 6 章

アセスメント

［編集担当：岡 浩一朗・岡安孝弘］

　アセスメントとは，査定や評価および診断のことを表しており，心理検査や面接，観察といった手法を用いて行うことが一般的である。さらには，神経心理学的手法や精神生理学的手法などを用いても行われる。
　本章では，アセスメントの意義や役割について述べるとともに，不安や抑うつ，怒り，痛み，ストレス，自己効力感，ソーシャルスキル，パーソナリティといった健康心理学の領域で頻繁に扱われる重要な概念について，具体的な評価尺度やその活用方法について紹介する。さらには，脳波や血圧，心拍，皮膚電気活動などの生体情報を健康心理学分野の研究や実践に活かすための神経生理学ならびに精神生理学的な手法についても解説する。心身疾患など，対象者に生じている健康問題に関わる要因を精確に把握し，その問題解決に向けた効果的な支援を講じる際，本章で紹介するアセスメント手法の活用が有効となる。　　　　　［岡 浩一朗・岡安孝弘］

アセスメントの意義と役割

☞「調査研究」p.596「実験研究」p.598「観察研究」p.600「介入研究」p.602

　健康心理アセスメントの意義と役割は，心身疾患のリスク要因となる個人的特性（情動，行動，認知，生理）や環境条件を評価することによって対象者の問題を見極め，疾病予防や治療に資することにある。そのため，面接法（構造化面接，非構造化面接），観察法（自然的観察法，実験的観察法），心理検査法（知能検査，適性検査，質問紙法，投影法，作業検査法など），精神生理学的方法（脳波，筋電図，皮膚温，心拍，脳画像など），神経心理学的方法（知的機能検査，記憶検査，注意機能検査など）など，さまざまな方法が開発されている。

●アセスメントの信頼性と妥当性　いずれのアセスメント法においても，その結果を疾病予防や治療に役立てるためには，アセスメントツールの信頼性と妥当性が高いことが重要である。信頼性とは，同じ条件のもとであれば繰り返し測定しても同じ結果が得られることである。測定に誤差はつきものであるが，アセスメントにおいてはその誤差を最小限にとどめる努力が不可欠である。面接法や観察法においては，複数の面接者や観察者間のアセスメント結果が一致すれば，評定者間信頼性が高いことの証拠となる。心理検査法では，同一の特性を測定するために使用した複数の検査や項目間の相関が高い場合に内的一貫性が高いといい，信頼性を高めるための条件となる。また，対象者の比較的安定した特性を測定する場合，一定の時間（数週間から数か月）を置いて複数回の測定をしても，その結果が一致していれば再検査信頼性が高いことの証拠となる。

　妥当性とは，測定しようとしている対象者の特性を，そのアセスメントツールが正しく測定しているかどうかということである。例えば職場ストレスを調べるための検査で高得点だった従業員は，低得点の従業員よりも仕事に対するモチベーションが低く，作業効率も悪いと考えられる。このように，対象者の状態を的確に見極め，異なる状態にある人と区別することが可能であれば，構成概念妥当性が高いという。また，その職場ストレス検査の高得点者が，将来的に高い確率で心身疾患を発症し，休職率も高いとすれば，その検査は予測的妥当性が高いという。

●アセスメント結果を解釈するうえでの留意点　信頼性や妥当性の高いアセスメント法を用いたとしても，対象者の選択や測定上の問題などにより，その結果にバイアスが生じることがある。このバイアスは，対象者の選択からデータの分析・解釈に至るまで，すべての段階で起こり得る。バイアスの種類は大別すると選択バイアスと情報バイアスに分けることができ，現象に対して誤った解釈をもたらす大きな要因となる（若井ほか　1999a, 1999b）。

【選択バイアス】アセスメントを実施する時点で生じるバイアスであり，本来アセスメントの標的とすべき母集団の性質を，アセスメント対象集団が必ずしも代表していない場合に生じる。例えば，大学生の健康状態について調べようとする場合に，健康関連の学部学科のみで調査を実施することがこれに該当する。そのような大学生はほかの大学生よりも健康への関心が高く，普段から健康に配慮している可能性が高いからである。

【情報バイアス】対象者から情報を得る際に生じるバイアスである。対象者がアセスメントの目的を察知している場合，目的に沿う回答をしてしまう傾向があることがあったり（対象者バイアス），測定者がアセスメントツールの使用方法を十分理解していないことや，面接者の思い込みから対象者に誘導的な質問をすることなどによって，実際とは異なるデータを収集してしまうことがある（測定者バイアス）。さらに，測定方法の簡便化のために，信頼性や妥当性が検討されていない少数の質問項目によって測定することにより，安定的なデータを得られないことがある（測定方法バイアス）。

　このようなバイアスを完全に排除することはきわめて困難であるが，バイアスの発生をできる限り防止することやその影響を最小限にとどめるための努力を怠ってはならない。そのために，層化抽出法やクラスター抽出法など目的に応じた標本抽出法を採用すること，比較する群間に対象者を無作為に割りあてること（無作為化），信頼性や妥当性が高い標準化されたアセスメントツールを用いること，測定者の測定技術を向上させること，対象者や測定者にアセスメントの目的を知らせないこと（盲検化またはマスキング），複数のアセスメントツールを用いることなどが推奨されている。

●**信頼性と妥当性を確保することの意義**　信頼性と妥当性の高いアセスメント法を開発することやバイアスの発生を防ぐことは，健康心理学における研究知見を蓄積し，実践的な介入の有効性を高めることの基礎となる。それらが欠如した研究は，誤った知識を流布してしまう原因となる。また，いかに優秀な実践者であったとしても，経験のみに依存したアセスメントでは，思い込みによる誤解に基づく不適切な介入を行い，対象者の健康に悪影響を及ぼしてしまう可能性がある。したがって，科学的な根拠に基づいて作成された信頼性と妥当性の高いアセスメントツールを用い，可能な限りバイアスを排除した研究計画や介入計画を立案し，実施することが，健康心理学の発展にとってきわめて重要となる。

[岡安孝弘・岡　浩一朗]

📖 さらに詳しく知るための文献

[1]　日本健康心理学会編（2002）『健康心理アセスメント概論』実務教育出版．
[2]　セリグマン，M. E. P. ほか／上里一郎ほか監訳（2016）『異常心理学大事典』西村書店．

QOL のアセスメント

☞「QOL」p.8「健康観のアセスメント」p.238

クオリティ・オブ・ライフ（quality of life：QOL）は「生活の質」と訳されることが多いが，広義には人生の充実感や意義なども含んでおり，「生命の質」や「人生の質」とも訳される。QOL の考え方にはさまざまな立場があり，多様な構成要因が指摘されている。一般には，身体的健康に関連する要因，心理・行動的な健康に関連する要因，ソーシャルネットワーク，ソーシャルサポート，居住・住居状況，経済状態なども含む環境要因に加え，満足感や幸福感という主観的要因が重視されることが多い（長田 2009）。WHO（世界保健機関）は，QOL を「一個人が生活する文化や価値観の中で，目標や期待，基準，関心に関連した自分自身の人生の状況に対する認識」と定義し，個人の主観的な評価に重点をおいている（田崎・中根 1997）。

●**健康関連 QOL アセスメントの観点**　健康関連 QOL（health-related QOL）のアセスメントは，大きく包括的（汎用的）なアセスメントと疾病特異的なアセスメントに分けることができる。包括的 QOL アセスメントは，年齢，病気，治療に限定されず，すべての人の一般的な機能状態や健康状態を評価するものである。これはさらに，質調整生存年（quality-adjusted life year：QALY）算出に用いられるものと，用いられないものに分けられる。質調整生存年とは，医療行為に対する費用対効果を経済的に評価する指標である。単純に生存期間の延長を論じるのではなく，QOL を表す効用値で重みづけしたものであり，重要な観点である。一方，疾病特異的な QOL アセスメントは，がんや呼吸器疾患，腎疾患など，疾病に特異的な症状などについて評価するものである。

●**国際的な QOL アセスメント**　厚生労働省は「健康日本 21」において，QOL 評価のためには標準化した調査法が必要であるとして，包括的 QOL アセスメントである（a）the Nottingham health profile（ノッティンガム・ヘルス・プロファイル），（b）the sickness impact profile（疾病影響プロファイル），（c）the short form 36（SF-36），（d）WHOQOL，（e）the disability distress index，（f）EuroQOL（EQ-5D），（g）McMaster health utility index，（h）quality of well-being，（i）quality of life and health（QLHQ）の 9 種類を国際的に開発された指標としてあげている。一方，European Organization for Research and Treatment of Cancer（EORTC QLQ-C30）や Functional Living Index on Cancer（FLIC）ががんを対象とするように，疾病特異的 QOL アセスメントも数多い。

●**WHOQOL26**　世界保健機関・精神保健と薬物乱用予防部によって原版が作

成され，日本においては田崎と中根が標準化を行った。「全般的な生活の質」を問う2項目と，「身体的領域」「心理的領域」「社会的関係」「環境」に含まれる24項目の計26項目から構成される。各項目の内容は，①身体的領域（7項目）：日常生活動作，医薬品と医療への依存，活力と疲労，移動能力，痛みと不快，睡眠と休養，仕事の能力，②心理的領域（6項目）：ボディ・イメージ，否定的感情，肯定的感情，自己評価，精神性／宗教／信条，思考／学習／記憶／集中，③社会的関係（3項目）：人間関係，社会的支え，性的活動，④環境（8項目）：金銭関係，自由・安全と治安，健康と社会的ケア，居住環境，新しい情報と技術の獲得の機会，余暇活動の参加と機会，生活圏の環境（公害／騒音／気候），交通手段，である。

● SF-36　国際共同研究プロジェクト（IQOLA）が開始し，日本では福原らによって信頼性・妥当性が確認されている。①身体機能，②日常役割機能（身体），③体の痛み，④全体的健康感，⑤活力，⑥社会生活機能，⑦日常役割機能（精神），⑧心の健康，の8下位尺度から評価する36項目から構成される。下位尺度は独立しているため，単独でも使用することが可能であるが，「身体的健康」「精神的健康」「役割／社会的側面」という3コンポーネント・スコアリング法も開発されている。現在では，オリジナルのSF-36（日本語版はversion1.2）を改良したSF-36v2が標準版として使われている。さらに質問数を12項目や8項目に減らしたSF-12やSF-8なども開発されている。

● EQ-5D　1987年に設立されたEuroQOLグループが開発し，日本では日本語版EuroQOL開発委員会により，日本語版が作成されている。①移動の程度，②身の回りの管理，③普段の活動，④痛み／不快感，⑤不安／ふさぎこみ，の5項目に対して評価する。健康を単一指標で表現しようとしており，簡便で調査時の負担が軽い。QALY算出に用いることのできる包括的アセスメントである。

● その他のアセスメント　多くの健康関連QOLのアセスメントは，医療や福祉などの領域で用いられることが多く，疾病や不便さの軽減・改善に主眼が置かれている。しかしQOLは積極的な意味での心身の健康および幸福と密接に関わるものであり，QOLは我々の日常生活さらに人生の目的であると位置づけられる（大木 2002）。例えばQOLI（quality of life inventory）は，健康や友人，仕事といったさまざまな日常生活の領域が，自分の全体的な幸福にどのくらい寄与しているかという「重要度」と，それに対する「満足度」という2つの観点からQOLを検討している。このようにポジティブな観点を取り入れ，日々の生活を向上させる要因を測定するアセスメントも重要であるといえる。　　　　［大木桃代］

□ さらに詳しく知るための文献
［1］池上直己ほか編（2001）『臨床のためのQOL評価ハンドブック』医学書院．

痛みの測定

☞「ストレス予防」p.158「がん」p.286「疼痛」p.292「うつ病と自殺予防」p.324

　痛みは視覚や聴覚などの感覚と異なり，経験に基づく主観的な感覚である。そのため医者や看護師，家族など周囲の人が患者の痛みを理解できないことから，患者のストレスや不信感などが高まってしまうという問題が生じる。

　では健康心理学にとって，痛みの測定はどのような意味があるだろうか。健康心理学の大きな特徴は，疾病の予防である。予防には目的や対象によって一次予防，二次予防，三次予防の3つのレベルが設定されている。この考え方は，疾患や障害の予防の視点から提出された考え方であるが，痛みについても応用可能である。つまり急性痛に対する二次予防と，慢性痛に対する三次予防であると考えることができる。

●**急性痛**　急性痛とは侵害受容性疼痛とも呼ばれ，怪我や火傷のように身体に傷害を負った結果として，侵害受容器が刺激されて発生するものである。

　二次予防の観点からは，痛みの早期の理解と鎮痛の対応ということになる。このように痛みを抱えている者に対し，適切な支援を提供し，痛みの重篤化や慢性化を防ぐことが，二次予防の役割となる。

●**慢性痛**　慢性痛とは神経障害性疼痛とも呼ばれ，侵害受容器が関与せずに，体性感覚系に起こる病変や疾患によって引き起こされる痛みである。痛みは慢性化してしまうと，抑うつなどの情動的な要素が複雑に加わり，その結果，休職を余儀なくされ，やりたいことができないといった社会的要因により，痛みはさらに悪化してしまう。慢性痛はそれ自体を取り除くことは難しいため，支援の方法としては「痛みとともに生きていくことを支援する」こととなる。健康心理学の視点からは，三次予防の観点でのケアや鎮痛が必要となるため，情動的な苦痛の軽減を目指し，社会復帰のための支援や，QOLを高めるための取り組みなどを行うことになる。

●**痛みの質と量の測定**　痛みの測定については，痛みの性状を客観的に測定する試みとして，主に研究目的である「短縮版マクギル疼痛質問票（McGill Pain Questionnaire：MPQ）」（Yamaguchi et al. 2007）がある。これは痛みを知覚的側面と情動的側面，識別的側面からとらえることができる。

　一方で痛みを量的に測定する方法としては，VAS（visual analog scale；図1(1)），NRS（numerical rating scale；図1(2)），小児や高齢者および認知障害の患者でも評価できるフェイス・スケール（face scale；図1(3)）などがある。また体動時の痛みの評価など，術後の痛みの評価に適したPrince-Henryのスケールもある。

(1) VAS (visual analog scale) 視覚的アナログスケール

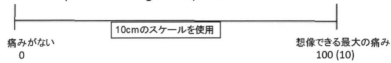

(2) NRS (numeric rating scale) 数値評価スケール

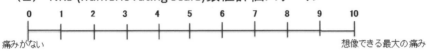

(3) FRS (face rating scale) 表情尺度スケール

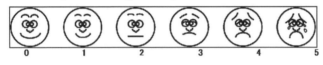

図1 (1) visual analogue scale (VAS)：長さ10cmの黒い線（左端が「痛みなし」，右端が「想像できる最大の痛み」）を見せ，現在の痛みがどの程度かを指し示す視覚的なスケール。(2) numerical rating scale (NRS)：0は痛みなし，10は想像できる最大の痛みとし，0〜10までの11段階で現在の痛みがどの程度かを指し示す段階的スケール。(3) face rating scale (FRS)：表情によって痛みの強さを判定する方法。主に高齢者や小児を対象に，1や2の方法で答えるこ（ママ）が困難な場合に使われている。［厚労省研究班作成「痛みの教育コンテンツ」より作成］

●**慢性痛の評価**　慢性痛の評価方法には，「疼痛生活障害評価尺度」（有村ほか 1997）がある。これは普段の日常生活で痛みによる支障をきたす程度について測定するものである。また「神経障害性疼痛スクリーニング質問紙」は日本で開発され，神経障害性疼痛のスクリーニングに用いられる（小川 2010）。

さらに心理的側面の評価を行う質問票として，身体症状をもつ患者の不安と抑うつを評価する「一般外来患者用不安抑うつテスト（Hospital Anxiety and Depression Scale：HADS）」（八田ほか 1998），痛みに対する破局的思考を評価する「Pain Catastrophizing Scale 日本語版」（松岡・坂野 2007），自記式抑うつ評価尺度「Self-Rating Depression Scale：SDS」（Zung 1965）なども使われる。　　　　　　　　　　　　　　　　　　　　　　　　　　　　　　　　［山口 創］

📖 さらに詳しく知るための文献
[1] 熊澤孝朗監修・編（2006）『痛みのケア―慢性痛，がん性疼痛へのアプローチ』照林社．
[2] 伊藤誠二（2017）『痛覚のふしぎ―脳で感知する痛みのメカニズム』講談社ブルーバックス．

原因帰属のアセスメント

☞「ポジティブ感情」p.106「ネガティブ感情」p.108「自己効力感尺度」p.242「抑うつのアセスメント」p.248

　原因帰属とは，人が身の回りで経験した出来事や自他の行動，結果などについての原因を推論・解釈しようとする心理的過程を指す。この過程に関する研究は，F. ハイダー（Heider）の対人認知の研究に端を発し，個人の感情や行動に影響を及ぼす要因として心理学の幅広い分野で扱われてきた。例えば，動機づけの分野では，J. B. ロッター（Rotter）がローカスオブコントロール（locus of control）という概念を提唱している。これは，自分自身の行動と結果の随伴性に関する信念であり，自分の行動によって結果が統制されているとする認知を内的統制，自分の行動と結果は独立しているとする認知を外的統制と呼び，それぞれを両極とした一次元的な連続体であるとされた。B. ワイナーほか（Weiner et al. 1971）は，ハイダーの帰属の概念にこの統制の位置を取り入れ，「人は達成に関連した事象の結果を解釈し予測するために帰属の 4 要素を用いる」とする原因帰属理論を構築した。この理論では，出来事の原因を帰属する理由（帰属因）について，「統制の位置」と時間的な安定に関する「安定性」の 2 つの帰属次元からとらえる（表1）。

表1　ワイナーの原因帰属の次元

安定性＼統制の位置	内的	外的
安定	能力	課題の難易度
不安定	努力	運

後に，ワイナーは統制可能性を加えた 3 つの帰属次元を設定した。

　また，抑うつのモデルである M. E. P. セリグマン（Seligman）の学習性無力感を人間へうまく適用するため，L. アブラムソンほか（Abramson et al. 1978）は原因帰属の概念を取り入れた改訂学習性無力感理論を提唱した。この理論では，原因帰属は出来事の原因が自分か自分以外かという「内的-外的（内在性）」，いつまで続くか一時的で済むかという「永続的-一時的（安定性）」，他の出来事にも共通するか特殊なものかという「全体的-特異的（全体性）」という 3 つの次元に分けられており，統制不可能でネガティブな出来事の原因を内的，永続的，全体的に帰属することで，普遍的な無力感を抱いたり，抑うつ状態に陥ったりしやすくなり，それに伴って自尊感情の低下などが生じると考える。さらに，帰属の仕方を個人の特性が反映された様式である「帰属スタイル」としてとらえることで，抑うつ反応を起こしやすい悲観的帰属スタイルや，ポジティブ心理学において重要な概念である「楽観性」に関連する楽観的帰属スタイルを想定したり，ストレスフルな出来事と帰属スタイルの交互作用を考慮した「素因-ストレ

スモデル」が提唱されたりしている。

●**Locus of Control 尺度**　ロッターの Locus of Control 尺度は，さまざまな領域についての内的統制信念と外的統制信念に基づく項目が対になっていて，回答者にどちらかを強制選択させる形式を取っている。全29項目（フィラー項目6項目を含む）で構成されており，通常，高得点であるほど外的統制傾向が強いと考えられている。日本においては，鎌原ほか（1982）が独自の尺度を作成しており，一定水準の信頼性や，抑うつ，帰属との理論的に妥当な関連性が確認されている。

●**帰属スタイル質問紙**　ASQ（Attributional Style Questionnaire）は，対人関係領域と課題達成領域に関する仮想場面について推測される主な原因の自由記述を求め，内在性，安定性，全体性の次元上で評定する質問紙である。ただし，各次元の内的一貫性が低いという難点があり，3つの次元の合計得点を用いることが多かったため，個別の次元の影響について検討しにくいことが指摘されていた。日本でも日本版の ASQ が作成されており，国内の研究でも広く用いられるようになっている。また，ASQ の内的一貫性の低さを克服する目的で EASQ や ASQ-E なども作成されているが，いずれも自由記述を含むなど実施に長時間を要するという課題を有している。

●**原因帰属質問紙**　樋口ほか（1983）は，児童の学業達成に関連した成功・失敗場面に対して，能力，努力，課題の困難さなどといった原因への帰属の程度を自己評定する質問紙を作成した。この質問紙については，原因帰属の型の変化を目的とした介入に際して指標として使用されていたり，大学生用の帰属様式を測定する尺度を作成する際に ASQ とともに参考にされたりしている。また，同様に友人関係場面における原因帰属について測定する質問紙も作成されている。

●**楽観的帰属スタイルの測定**　楽観的帰属スタイル尺度は，個人の楽観性を測定するために開発された尺度である。これは，ポジティブ・ネガティブ両方の仮想場面について二者択一式の選択肢を強制選択させる方式であるため，実施が容易であること，幅広い対象に実施可能できることなどの利点を有している。文化的背景を考慮した日本版の尺度が沢宮・田上（1997）によって作成されており，介入の指標としても用いられている。また，自発的な語りや記述などから語り手の帰属スタイルを内在性，安定性，全体性の各次元から評定する CAVE 法（content analysis of verbatim explanation：説明スタイルの逐語的内容分析）によっても，楽観的帰属スタイルの程度を測定することが可能とされている。

［齊藤和貴］

📖 **さらに詳しく知るための文献**
[1] セリグマン，M. E. P. ／山村宜子訳（1991）『オプティミストはなぜ成功するか』講談社．
[2] 沢宮容子（2012）『楽観的帰属様式の臨床心理学的研究』風間書房．

健康観のアセスメント

☞「健康」p.6「QOL」p.8「ウェルビーイング」p.156「QOL のアセスメント」p.232「健康状態の指標」p.240

　健康観とは，読んで字のごとく，人々の健康に関する見方や考え方のことをいう。すなわち，人々が何を健康と考えるのか，あるいはどのような状態にあるときに健康であると考えるのかという健康の定義を反映するものである。健康観の類義語に健康概念がある。健康観とは個人が考える健康に関する認識の枠組みであるのに対して，健康概念とは個々の健康観に共通項が見出され，それが集団や社会に広く定着した健康に関する一定の通念であるとされている（杉田 1998）。健康についての考え方は，時代とともに変遷したり，宗教や民族性，社会文化的な背景の違いにより，その解釈も異なったり，また，個人のもつ価値観にも大きく関わるため，かなり多様性をもった概念となる。一般的には，WHO（世界保健機関）憲章の前文にある「健康とは，病気でないとか，弱っていないということではなく，肉体的にも，精神的にも，そして社会的にも，すべてが満たされた状態にあることをいう」（日本 WHO 協会訳）の定義が，歴史的にも，国際的にも最もよく普及しているものである。ここでは，原文の well-being を「満たされた状態」としているが，「良好な状態」「幸福」「安寧」とも解釈されることもある。一般的な健康観のアセスメントは，人々がもつ健康に関する見方や考え方を主観的な方法により評価することになる。個人がどのような健康観をもっているかは，個人が自分の健康状態をどのように評価するのかという，いわゆる主観的健康感に大きく影響する。

●**健康観について**　WHO は 1946 年に健康への関心を国際的に普及させるために，それまで主流であった疾病や身体中心の健康観に対して，社会的な側面を加えた包括的な健康概念を提唱した。上述のように，WHO による健康の定義は，健康を身体的，心理的，社会的な 3 要素からとらえている。その後，経済成長による物質文明優先に対する反動としてスピリチュアルな側面の追加が検討されたが，1999 年の WHO 総会では見送られ，それ以降，健康定義の改正には至っていない（臼田ほか 2004）。

　一方，1986 年のオタワ憲章では，健康は生きることの目的ではなく，日常生活における資源の 1 つとしてみなされている。一般住民の健康観を類型化したところ，身体的（病気がない，快食・快眠・快便など），精神的（幸せ，家庭円満など），社会的（仕事ができる，人間関係がよいなど），スピリチュアル（人を愛することができる，前向きに生きられるなど）な側面に分かれ，加齢や年次の移り変わりとともに，身体的健康観から精神的，社会的，そしてスピリチュアルな健康観に拡大していると指摘されている（島内 2007）。

このような健康観の変遷は，学校における学習指導要領（保健）の内容にもみられ，小学校，中学校，高等学校と進むにつれ，身体的健康，環境，社会的健康という順番で重点的に教えられている。身体的健康と精神的健康の統合である心身の関連についての記述は，どの学校種でも改訂年度ごとに増えてきている（杉田 1998）。

●**健康観のアセスメント**　人々の健康観を評価する場合，少なくとも WHO の健康定義にある身体的，精神的，社会的な要素を含んだものを評価することになるだろう。身体的要素の客観的な健康指標として，医学的検査値などのバイオメディカルな生体指標や，死亡率，罹患率，有病率などの疫学指標があげられる。これらの指標の信頼性や妥当性は高い。

一方，心理的，社会的な要素も含めた主観的な健康指標として，主観的健康感や主観的幸福感，生活満足度などがあげられる。現代の多様化したライフスタイルや価値観が反映される個人の健康観や QOL を評価するうえで，個人の主観に基づく健康指標は重要視されるものである。客観的健康指標に比べると，主観的健康指標は信頼性や妥当性に劣るという問題があるものの，疫学研究や社会調査において，大規模集団を簡便に測定できるメリットがあることから，多くの調査で主観的な健康指標が用いられている。

●**主観的健康感**　代表的な主観的健康指標として主観的健康感があげられる。これは健康度自己評価とも呼ばれる。日本の基幹統計調査である国民生活基礎調査では，「あなたの現在の健康状態はいかがですか」の質問に「よい」「まあよい」「ふつう」「あまりよくない」「よくない」の5段階で評定する単一項目が採用されている。主観的健康感は，健康の身体的側面，精神的側面，社会的側面を反映した総合化した健康指標であるといった見方がされているので（杉澤・杉澤 1995），総合的な健康観のアセスメントツールとして有用であろう。測定方法としては，現在の自分の状態を全体的に評価させる場合，ほかの同年齢の人と比較させる場合，過去の自分の状態と比較させる場合，健康に対する満足度を評価させる場合に区分できる。また，医師の評価や医学的検査値を外的基準として主観的健康感の併存的妥当性を検討したところ，これらの間に有意な関連がみられたものの，相関が弱く，主観的健康感が医学的・客観的健康指標の代替となる可能性は低いとの報告が多かった。しかし，独自の価値や健康の違った側面を測定している可能性があることや，生命予後をはじめとする予測的妥当性が高いため，医学的・客観的指標を収集するのが困難な調査の場合，健康度自己評価は重要な指標となる（杉澤・杉澤 1995）。　　　　　　　　　　　　　　　　　［高倉　実］

◾️**さらに詳しく知るための文献**
[1]　園田恭一・川田智恵子編（1995）『健康観の転換―新しい健康理論の展開』東京大学出版会．

健康状態の指標

☞「健康観のアセスメント」p.238

　メンタルヘルスは健全な生活を営むうえで重要な変数である。これを支持するように，メンタルヘルスの悪化に伴い社会性や活動性が低下し，それを通じて身体症状が悪化すること（Ohrnberger et al. 2017），QOLが低下すること（Evans et al. 2007）が見出されている。そこで，本項では簡便にメンタルヘルスを把握できるスクリーニング検査を紹介する。

● **GHQ 精神健康調査票**　GHQ（General Health Questionnaire）は神経症症状の把握やその重篤性の評価を目的としたスクリーニング検査である。対象は概ね12歳以上である。GHQは一般的健康など7領域の症状に関する60項目で構成され，被検査者は最近数週間におけるこれらの症状を評価する。回答形式は4件法（まったくなかった-あまりなかった-あった-かなりあった）だが，採点形式は2件法（0：まったくなかった／あまりなかった，1：あった／かなりあった）が推奨されている。得点が高いほどメンタルヘルスの悪化を表す。カットオフ値は用途に応じて異なり，精神科外来など臨床的用途の場合には13点，集団を対象とする精神健康調査などの場合には17点とされる。健常者と神経症（不安症やうつ病など）患者の得点比較による臨床的有用性，精神科面接による評価やMPIを外的基準とした基準関連妥当性が認められている（中川・大坊 1985）。また，国内には2種類のGHQの短縮版（30項目，28項目）がある。カットオフ値は30項目版で7点，28項目版で6点である。両短縮版は60項目版との間に高い相関が示され，臨床的有用性および基準関連妥当性が確認されている。なお，GHQの実施は診療報酬点数が認められている（2018年度時点）。

● **CMI**　CMI（Cornell Medical Index-Health Questionnaire）は神経症の心身両面の自覚症状の評価を目的とするスクリーニング検査である。CMIは身体症状（12領域）と精神症状（6領域）に関する項目で構成される。日本語版には，原版の項目に加え，独自の項目（20項目程度）が追加されている。CMIには男性用と女性用がある（男性211項目，女性213項目）。回答形式は2件法（はい／いいえ）である。結果の解釈は各症状領域の項目で「はい」と回答した総数で行い，これらの交叉点の位置から神経症の有無や重篤性が4段階（Ⅰ～Ⅳ）で判別される。領域Ⅰでは「心理的正常と診断して妥当」，領域Ⅳでは「神経症者と判定できる」と評価される（金久ほか 2001）。領域Ⅱ／Ⅲは「どちらかと言えば正常／神経症である可能性が強い」と判定される。神経症患者を対象とした国内調査において，CMIの感度の高さ（75～80％）が報告されており臨床的有用性が確認されている（金久ほか 2001）。CMIの実施は診療報酬点数

が認められている（2018年度時点）。

● **K10/K6**　K10（Kessler10）の原版は，精神障害や精神症状をスクリーニングする複数尺度の項目（600あまり）から，大規模な疫学調査の結果（項目反応理論）に基づいて選定された10項目で構成される。K6（Kessler6）はK10のうちの6項目で構成される。日本語版の作成過程では，原版を邦訳し，それを再度バックトランスレーションする手続きが行われている（古川ほか 2002）。被検査者は各項目に記載されている精神症状の「過去30日の頻度」を5件法（1-全くない，2-少しだけ，3-ときどき，4-たいてい，5-いつも）で回答する。得点が高いほどメンタルヘルスが悪いことを表す。K10/K6のカットオフ値はそれぞれ25点/15点である（古川ほか，2002）。国外調査では，GHQよりも鋭敏なスクリーニングであると報告されている（Fukukawa et al. 2003）。

● **MHI-5**　MHI-5（Mental Health Inventory-5）は精神障害や身体・心理的機能状態を測定する尺度（Medical Outcomes Study 36-Item Short Form Health Survey）から選定した5項目（2項目は逆転項目）で構成される。被検査者は過去1か月間の症状について，6件法（1：いつもあった，2：ほとんどいつも，3：かなりあった，4：ときどき，5：まれに，6：まったくなかった）で回答する。得点が低いほどメンタルヘルスの悪化を表す。SDS（Self-rating Depression Scale）を外的基準とした日本語版の基準関連妥当性が確認されている（Yamazaki et al. 2005）。カットオフは粗点を線形変換により0〜100点に換算化したうえで設定されており（Ware et al. 1993），カットオフ値は68点以下である。重篤度は61〜68点で「軽度」，53〜60点で「中等度」，52点以下で「重度」と判別される（Yamazaki et al. 2005）。

● **UPI**　UPI（University Personality Inventory）は大学生を対象とするスクリーニング検査である。学生相談スタッフの視点から項目が作成さており，全60項目で構成される。回答形式は2件法（該当する場合「○」，該当しない場合「×」をつける）である。「○」を1点，「×」を0点に換算し，合計得点を算出する。得点が高いほどメンタルヘルスの悪化を表す。先行研究において，入学時のUPI得点とその後の留年／退学との関連による予測的妥当性（中村ほか 2000），GHQやK10を外的基準とする基準関連妥当性（酒井・野口 2015）が認められている。しかし，一部の調査では，スクリーニング検査としてのUPIの精度が疑問視されている（山田 1975）。　　　　　　　　　　　　　　　　　　　　［村山恭朗］

📖 さらに詳しく知るための文献

[1]　中川泰彬・大坊郁夫（1985）『精神健康調査票手引—日本版GHQ』日本文化科学社．
[2]　金久卓也ほか（2001）『日本版コーネル・メディカル・インデックス—その解説と資料（改訂増補版）』三京房．

自己効力感尺度

☞「ポジティブ感情」p.106 「闘病意欲」p.112

　自己効力感とは，ある結果を生み出すために必要とされる行動を自分がうまく実行することができるという確信のことであり，A. バンデューラ（Bandura）の自己効力理論における効力期待に関する認知を指す。自分が自己効力感をどの程度身につけているかという認知，すなわち知覚された自己効力感は，望ましい行動変容を促進し，不適応的な情動反応を抑制するために重要な要因である（坂野・東條 1986）。さらに，自己効力感は介入により変化させることができるものであり，測定可能であるという点で臨床的意義が高い概念である（坂野 2002）。自己効力感への介入は，不安や抑うつ，恐怖症，健康行動，慢性疾患における自己管理，学業達成などを対象とし，臨床・教育領域をはじめとするさまざまな領域で重視されている。

●**自己効力理論**　バンデューラ（Bandura 1977）は行動変容の要因として期待や予期といった個人の認知を重視し，行動変容を予測するうえで効力期待と結果期待を分ける重要性を指摘した（図1）。結果期待とはある行動がある結果につながるという個人の見通しのことである。例えば，ストレスフルな状況において，ある対処行動をすれば状況が改善するという見通しはあるが，自分がその対処をうまく行うことができる確信がない場合は，結果期待はあっても効力期待が低い場合であり，対処行動につながりにくい。ここで，効力期待も高い場合には，人はその対処行動を選択，実行し，多少の困難があっても状況改善のための努力を続けると予想される。このように，自己効力感の高さは行動選択や動機づけに影響を与えると考えられている。

　バンデューラは，個人が自身の自己効力感を判断する際の4つの情報源として，遂行行動の達成（成功体験など）や代理的経験（他者の行動の観察など），言語的説得（示唆，説得など），情動的喚起（生理的状態など）をあげている。

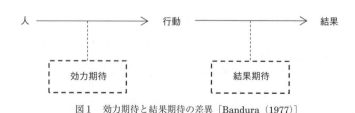

図1　効力期待と結果期待の差異［Bandura（1977）］

また，自己効力感は，大きさ（水準），強度，一般性といった複数の次元で検討される。大きさとは難易度のレベルで課題を並べたときにどの程度困難な課題までできると思うかということである。強度とは各課題に関して自分が実行できると思う確信度である。一般性とは特定の課題や状況を越えて，異なる課題や状況においても効力期待をもてるかどうかであり，般化の程度に関わる。

●**自己効力感の測定** 自己効力感尺度には大きく，課題特異的な自己効力感と，個人の一般的な自己効力感を測定するものがある（坂野・東條 1986）。

　課題特異的な自己効力感は，恐怖症や特定の健康行動など，当面の目標行動の遂行を対象とし，課題に特化した具体的な項目により測定される。従来，臨床・教育領域では症状や問題行動，介入内容と関連が深い課題特異的な自己効力感を取り上げ，大きさや強度の測定に焦点があてられてきた（嶋田 2002）。例えば，不安階層表のような課題リストの各項目について強度を測定するような場合である。特定の問題に対する対処行動や，多様な状況での目標行動の遂行などについて，実行できると思う程度を段階評定でたずねる尺度も多い。一方，一般的自己効力感は，日常生活における全般的な活動における行動や能力等に焦点をあて，自己効力感に関する個人の認知傾向を測定するものである。一般的自己効力感は，個人の行動に長期的に影響を与える要因と考えられている。例として，坂野・東條（1986）の一般性セルフ・エフィカシー尺度や成田ほか（1995）の特性的自己効力感尺度などがあげられる。

●**自己効力感への介入** 自己効力感への介入では，介入前後で自己効力感や目標行動，その他の適応指標などを縦断的に測定することにより介入効果が検討される。介入に際しては，課題特異的な自己効力感と一般的自己効力感の双方からアプローチすることが有効である（坂野・東條 1986）。これらの2つの水準から自己効力感を把握することは，個人の状態を踏まえた介入法の検討や治療の般化効果の検討に役立つ。加えて，自己効力感の4つの情報源の影響力を測定し，介入の手がかりを増やすことも有効とされている（嶋田 2002）。

　以上，自己効力感尺度は行動変容や心理社会的適応の予測要因，また，介入法の検討や効果指標として有用性が高く，広く用いられている。自己効力感尺度には介入目的や課題場面に応じてさまざまなものが存在するが，信頼性と妥当性を備えた尺度を用いることが重要である。嶋田（2002）は，短期的・長期的行動の予測を目的とすることが多い領域において，特に予測的妥当性の重要性を指摘している。自己効力感尺度の有用性を高めるため，行動変容や心理社会的適応との関連に関する実証的データを蓄積することが必要である。　　　　　　［及川　恵］

📖 **さらに詳しく知るための文献**
[1] 坂野雄二・前田基成編著（2002）『セルフ・エフィカシーの臨床心理学』北大路書房.
[2] 祐宗省三ほか編（1985）『社会的学習理論の新展開』金子書房.

ソーシャルスキルの
アセスメント

☞「子どものストレス評価」p.172
「ソーシャルスキル」p.352「ソーシャルスキルトレーニング(SST)」p.510「発達障害児のソーシャルスキルトレーニング(SST)」p.512

　ソーシャルスキルのアセスメントは，対人関係や社会的適応におけるソーシャルスキルの役割を明らかにするための実証的研究や，社会的不適応や問題行動を示す人をスクリーニングし，そのような人に対する治療やトレーニングにおいて必要な情報を得るうえで欠かすことができない。特に，研究や実践の対象となることの多い子どもを対象としたソーシャルスキルの主要なアセスメント法には，評定尺度法，面接法，行動観察，行動的ロールプレイがある。

●**評定尺度法**　基礎的研究においても臨床的実践においても最もよく用いられるのが，教師や親による評定法や子ども自身による自己評定法である。F. M. グレシャムと S. N. エリオット（Gresham & Elliott 1990）による Social Skills Rating System (SSRS) は，教師評定用，親評定用，子どもの自己評定用の3つの尺度をもつ包括的な評定尺度であり，適用範囲も幼児から18歳までと幅広い。日本では，藤枝・相川（2001）の「児童自己評定尺度」や戸ヶ崎ほか（1997）の「中学生用社会的スキル尺度」などの自己評定尺度，磯部ほか（2006）の「児童用社会的スキル尺度教師評定版」などがある。これらは比較的簡便に利用できることから，ソーシャルスキルのスクリーニングや学級単位での集団ソーシャルスキルトレーニングの効果判定に適している。

●**面接法**　対象となる子どもと接する機会の多い教師や保護者と直接話をすることによって，子どものソーシャルスキルに関する全体的情報や具体的情報を収集する。子どもの言語的表現能力が高い場合には，子どもとの面接からも情報を得ることができる。全体的情報としては，子どもの現在の適応状態，学校や家庭での様子，子どもの生育歴，日常の友だち関係などが，具体的情報としては，問題を起こしやすい場面やそのような場面における子どもの振る舞いなどがあり，それらに基づいて問題の成立・維持メカニズムを分析し，援助方法を策定する。

●**行動観察**　自然的観察法と実験的観察法があり，言語的能力の低い幼児や障害児のソーシャルスキルのアセスメントに適している。自然的観察法とは，対象者が存在する自然な場面での行動を観察する方法である。日常の自然に生じる行動をとらえることができるというメリットがある一方，標的行動をとらえるまでに長い時間や大きな労力が必要になるというデメリットもある。実験的観察法とは，標的行動が出現しやすい状況を設定し，対象者の行動を観察する方法である。標的行動が出現しやすくなることにより，観察にかかるコストを軽減できることや，環境を操作することによって標的行動と密接に関連する要因を明らかにできるなどのメリットがあるが，対象者が非日常的な環境に置かれるため，行動にバイア

6. アセスメント

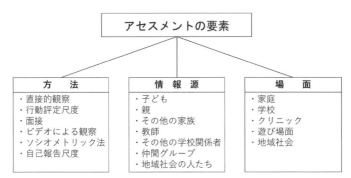

図1　マルチメソッド-マルチソース-マルチセッティング・アセスメントデザイン
　　　[Merrell & Gimpel（2016）を参照して作成]

スが生じることがある。データを収集するための手続きには時間見本法と事象見本法がある。時間見本法とは，あらかじめ観察対象とする行動カテゴリーを決めておき，それが一定時間内に生起したか否かを記録する方法であり，標的行動の生起頻度や持続時間の変化を調べたり，標的行動間の生起頻度の比較をしたりすることができる。事象見本法とは，標的行動の生起のプロセスを時系列的に観察する方法である。観察の指標は，行動の先行事象，持続時間，行動が生起した時間帯や場所，行動の結果などであり，行動の機能分析を行う場合に適している。

●**行動的ロールプレイ**　日常生活において起こる可能性がある模擬的な対人場面を設定し，その場面で対象者に特定の役割を演じてもらい，対象者の巨視的反応（主張的か，攻撃的か，消極的かなど）や微視的反応（反応潜時，持続時間，頻度など）を調べる方法である。さまざまな対人場面を意図的に設定できることや行動観察や他者評定が難しい成人にも適用できるという利点がある。

●**多様な方法，情報源，場面を用いたアセスメント**　上述のように，ソーシャルスキルのアセスメントには多くの方法が開発されてきたが，いずれの方法にも一長一短がある。したがって，特に臨床的な介入計画を立案する場合には，さまざまな角度からのアセスメントを行うことにより，介入効果を高めることができる。K. メリルと G. ギンペル（Merrell & Gimpel 2016）は，図1のように，多様な方法（multimethod），多様な情報源（multisource），多様な場面（multisetting）によるアセスメントデザインを推奨している。それによって，アセスメントの妥当性が高められるだけでなく，対象者の心理社会的機能を包括的に理解することができる。　　　　　　　　　　　　　　　　　　　　　　　　　[岡安孝弘]

📖 さらに詳しく知るための文献

[1]　相川 充（2000）『人づきあいの技術—社会的スキルの心理学』サイエンス社.

不安のアセスメント

☞「自律神経系活動」p.52「感情・情動の生物学的基礎」p.64「感情・情動」p.102「ネガティブ感情」p.108「不安とストレス」p.148「不安症」p.316

　不安には，誰もが抱く不安と専門家の支援を必要とする不安がある。例えば，結婚式のスピーチをする際に抱く不安は多くの人が抱くものであり，支援が求められることは少ないであろう。しかし，頻繁に行われる会社の会議で発言をすることに強く不安を感じ，出社することさえ苦痛になるということであれば専門家による支援が求められるのではないかと思われる。

●**3つの指標を用いたアセスメント**　不安を理解するために，主観的指標，行動的指標，生理的指標の3つの指標を用いてアセスメントが行われている。3つの指標が用いられているのは，主観的指標，行動的指標，生理的指標がそれぞれ不安の異なる側面を扱っているためである。例えば，大学生を対象にスピーチ不安（人前で話をする不安）について検討した研究（宮前 2000）では，スピーチ不安傾向の強い大学生とそうではない大学生とで主観的指標（状態不安尺度の得点）については有意な違いがみられたが，生理的指標（心拍数）については両者に有意な差が認められず，指標間で異なる結果が示された。以下，具体的な尺度をあげながら，3つの指標について概説する。

●**主観的指標**　主観的な不安を測定する代表的な尺度として顕在性不安尺度（Manifest Anxiety Scale：MAS；Taylor 1953）と状態・特性不安尺度（State-Trait Anxiety Inventory：STAI；Spielberger et al. 1970）が知られている。MASは，ミネソタ多面人格目録（Minnesota Multiphasic Personality Inventory：MMPI）から不安を示す項目を抽出して作成され，性格傾向としての不安が取り上げられている。STAIは，性格傾向としての不安を測定する特性不安尺度と状態としての不安を測る状態不安尺度から構成されている。MAS，STAIはいずれも日本語版が作成されており，児童用の尺度も開発されている。

　人前で話をしたり，他者と交流したりする際の不安は社会不安（社交不安）といわれている。社会不安の中核には他者から下される評価に対する不安があるとされているが（Leary 1983），日本語版 Fear of Negative Evaluation Scale（FNE；石川ほか 1992）では評価不安を測定することが可能である。認知行動療法が近年盛んに用いられているが，認知的再体制化の結果もたらされる認知の変容を測定するために FNE を用いることができる。認知的側面，行動的側面，情動的側面から包括的に不安をとらえた尺度もいくつか開発されている。例えば，シャイネスに関する Waseda Shyness Scale（鈴木ほか 1997），スピーチ不安に関するスピーチ不安傾向尺度（宮前 2000）などがある。これらの尺度は，認知行動療法を用いて社会不安の支援をする際に取り上げられる認知的側面，行

動的側面，情動的側面に対応しており，FNEと同様に臨床場面で活用できる。

尺度以外によく用いられている指標は，自覚的障害単位（subjective unit of disturbance）である。自覚的障害単位は，系統的脱感作法における不安階層表を作成したり，支援の効果を評定する際などに用いられる。例えば，スピーチ不安の支援をする際に，最も強く不安を感じる場面の評定値を100とし，最も不安が弱い場面の評定値を0として，不安を感じているスピーチ場面について評定をしてもらう。

●**行動的指標**　行動観察あるいは自己報告により客観的に把握することが可能な指標である。行動観察は自然な場面で行う場合もあれば，あらかじめ場面を設けて行うこともある。例えば，スピーチ不安について，人前で話をする場面を設定して行動観察を行う。自己報告という方法を用いれば，不安に感じる対人場面を回避したすべての頻度を把握できる。しかし，行動観察では，不安に関連するすべての時間を観察することはできない。そこで，行動観察を行う時間や場面などをサンプリングする記録方法が提案されている。例えば，学齢期の対人不安であれば，休み時間などを選んで行動観察をすることで不安な様子を把握できる。話し始めるまでにかかる時間や，会話が継続される時間を測定することもできる。行動観察をした結果の信頼性を高めるためには，対象とした行動の基準をあらかじめ決めておき，複数で行動観察を行って一致率を算出するといった方法を講じることが必要である。

●**生理的指標**　生理的指標としては，脳波，心拍数，指尖容積脈波（指尖における血液量の変化），皮膚電気活動，筋電図などが用いられている。さらに近年では，脳波以外でも，機能的磁気共鳴画像（fMRI），陽電子断層撮影法（PET）などにより非侵襲的に脳の活動を測定することが可能になっている。

●**3つの指標と支援**　適切な支援につなげるためには，3つの指標のうち，不安のどの指標を取り上げやすいのか，あるいは取り上げるべきなのかをアセスメントする必要がある。例えば，他者の評価を恐れる認知的傾向の変容が困難であると判断されれば，対人場面を回避する傾向を少しずつ減らしていくエクスポージャーという方法が選択できるかもしれない。また，3つの指標を相互に作用し合うものとしてとらえアセスメントすることも大切である。例えば，エクスポージャーにより対人場面を回避する傾向が減少することで，しだいに不安が和らぎ，手に汗をかくといったことが少なくなっていく。その過程で，他者の評価を恐れる認知的傾向も変容してくる可能性が考えられる。　　　　　　　　　　　　　　　［宮前義和］

📖 さらに詳しく知るための文献
[1] Leary, M. R. (1983) *Understanding social anxiety*, Sage Publications.（生和秀敏監訳（1990）『対人不安』北大路書房.）

抑うつのアセスメント

☞「健康状態の指標」p.240

　抑うつ症状には，情緒的（抑うつ気分など），認知的（集中力・思考力の低下など），認知的（自責感等のネガティブな認知），生理学的（食欲の増進や低下，不眠・過眠など）側面がある。抑うつ症状は問題行動と関連すること（高柳ほか 2012）や，うつ病の発症リスクであること（Cuijpers & Smit 2004）から，心身ともに健全な生活を維持するうえで，抑うつ症状を適切にアセスメントすることは重要である。本項では，診療報酬点数が認められているアセスメントを中心に抑うつ症状を簡便に測定できる自己記入式尺度を紹介する。

● **CES-D**　CES-D（The Center for Epidemiologic Studies Depression Scale）はうつ病の同定を目的に作成された尺度である。対象は概ね15歳以上の青年／成人（島 1998）だが，国内調査（2000年保健福祉動向調査）では，12歳児童にも利用されている。日本語版の作成過程では，原版の邦訳後，そのバックトランスレーションが行われており，原版との等価性が認められている（島 1998）。CES-D は20項目（逆転項目は4つ）で構成され，被検査者は1週間の「からだや心の状態」について4件法で回答する。無回答が5項目以上の場合，抑うつ症状の評定は行えない。得点（A：1点～D：4点）が高いほど，被検査者の抑うつ症状が強いことを表す。カットオフ値は16点である（原版と同様）。健常者，不安症患者，気分障害患者の得点比較により CES-D の臨床的有用性が，SDS および M. ハミルトン（Hamilton）のうつ病評価尺度を外的基準として CES-D の基準関連妥当性が実証されている（島 1998）。本尺度の実施は診療報酬点数が認められている（2018年度時点）。

● **SDS（自己評価式抑うつ性尺度）**　SDS（Self-Rating Depression Scale）は W. W. K. ツング（Zung）により開発された尺度である。対象は一般的に成人だが，青年にも使用できる（福田・小林 1983）。SDS は20項目（逆転項目は10項目）で構成され，被検査者は「現在のあなたの状態」を評価する。回答形式は4件法であり，得点が高いほど被検査者の抑うつ症状が強いことを表す。マニュアルにはカットオフ値は明記されていないが，一部の研究（更井 1979）では，カットオフ値は指数（ツング指数：粗点を 1.25 倍した数値）が50とされる。重症度は指数50～59で「軽症」，60～69で「中等症」，70以上で「重症」と判定される。健常者・不安症患者・うつ病患者が示す得点の比較により，SDS の臨床的有用性が確認されている。信頼性は検査-再検査間の相関および折半法により確認されている（福田・小林 1983）。本尺度の実施は診療報酬点数が認められている（2018年度時点）。

● **BDI-II（ベック抑うつ質問票・第2版）**　BDI-II（Beck Depression Inventory-II）は，DSM-IVの診断基準に基づいた抑うつ症状の有無／程度を評価する尺度であり，認知療法で著名なA. T. ベック（Beck）により開発された。対象は13歳以上である。日本語版の作成過程では，原版の邦訳を再度バックトランスレーションする作業が行われており，原版との等価性が確認されている（ベックほか 2003）。BDI-IIではDSM-IVの大うつ病性障害の診断基準に則り，被検査者は過去2週間の抑うつ症状を回答する。BDI-IIは21項目で構成されており，4件法で回答する。得点が高いほど，被検査者の抑うつ症状が強いことを表し，カットオフ値は14点である（感度96.7％，偽陽性率28.6％）。重篤度は14〜19点で「軽症」，20〜28点で「中等症」，29点以上で「重症」と判別される。この判別基準の妥当性は国内調査で確認されている（小島・古川 2003）。

● **DSRS-C（バールソン児童用抑うつ性尺度）**　DSRS-C（Depression Self-Rating Scale for Children）はP. バールソン（Birleson）が開発した児童用の自己記入式抑うつ評定尺度である。対象は児童であるが，中学生や高校生に使用した調査も存在する（並川ほか 2011）。日本語版の作成過程では，原版の邦訳を再度バックトランスレーションする手続きが取られており，日本語版は原版との等価性が確立されている。DSRS-Cは4因子（楽しみの減退，悲哀感，無気力，活動性減退と身体症状）18項目で構成される。回答形式は3件法であり，得点が高いほど被検査児の抑うつ症状が強いことを表す。カットオフ値は16点（感度75.0％，特異度88.9％）である。気分障害児と健常児が示す得点の比較からDSRS-Cの臨床的有用性，ほかの抑うつ評価尺度や教師評価を外的基準とした基準関連妥当性が確認されている（バールソンほか 2011）。本尺度の実施は診療報酬点数が認められている（2018年度時点）。なお，短縮版（9項目）も開発されており，信頼性／妥当性とともに，18項目版と高い相関があることが確認されている（並川ほか 2011）。

● **その他の評価尺度**　上記の尺度以外に，面接形成によりうつ病と診断された患者の重篤度を評価するハミルトンのうつ病評価尺度（診療報酬対象）や，産後の女性を対象とするエジンバラ産後うつ病質問票が日本語版として標準化されている。

[村山恭朗]

📖 **さらに詳しく知るための文献**

[1] 小嶋雅代・古川壽亮（2003）「日本語版BDI-Ⅱについて」Beck, A. T. et al. ／小嶋雅代・古川壽亮訳『日本語版BDI-Ⅱ手引』（pp.27-43），日本文化科学社.
[2] 島 悟（1998）『NIMH原版準拠/CES-D Scale【うつ病（抑うつ状態）／自己評価尺度】』千葉テストセンター．
[3] バールソン，P.ほか／村田豊久ほか訳（2016）『DSRS-C使用手引増補版』三京房．

怒りのアセスメント

☞「ネガティブ感情」p.108「タイプA行動パターン」p.118「攻撃性とストレス」p.142「怒りとストレス」p.144「アンガーマネジメント」p.516

　怒り感情については，さまざまな研究目的のもと，その測定が行われてきた。例えば，日常生活場面における攻撃行動を促す感情として，ストレス反応の一部として，虚血性心疾患のリスク要因として検討されてきた。そうした研究目的の多様性に伴い，怒りに関する測定尺度も国内外含めて多数作成されている。また，怒りを測定する尺度においては，尺度によって怒りのとらえ方（操作的定義）が異なっている場合がある。特に，怒り（anger）と関連する認知的側面である敵意（hostility）や，行動的側面である攻撃（aggression）については，頭文字をとってAHAと総称されることもあるように，明確に区別されていない場合もある。怒りを測定する際には，使用する尺度の作成目的や怒りの操作的定義を踏まえたうえで，適切な測定方法を選択する必要がある。

●**AQとSTAXI**　AHAに関する測定を行う尺度として，A. H. バス（Buss）とM. ペリー（Perry）による攻撃性質問紙（Aggression Questionnaire：AQ；Buss & Perry 1992）がある。この尺度は，怒りやすさや抑制の難しさを測定する「短気」，他者に対する否定的な認知を測定する「敵意」，怒ったときの他者への暴力傾向を測定する「身体的攻撃」，他者に言葉で怒りを伝える傾向を測定する「言語的攻撃」の4尺度で構成されている。怒りに関する認知や行動も含めた総合的な評価が可能であり，この尺度の項目を中心に作成された日本語版も存在する（安藤ほか 1999）。

　C. D. スピルバーガー（Spielberger）は，怒りに関する概念整理や尺度開発に取り組み，複数の尺度を作成した。その代表的なものがSTAXI（State-Trait Anger Expression Inventory；Spielberger 1988）である。STAXIは，状態-特性怒り尺度（STAS）と怒り表出尺度（AX）で構成されている。STASには，状態としての怒りの程度を測定する「状態怒り」と，パーソナリティ特性としての怒りやすさを測定する「特性怒り」の2尺度が含まれる。AXは怒りを表出する方法に関して，言葉や行動で外部に向けて表す「怒りの表出」，表に出さず自分の中に押し込める「怒りの抑制」，コントロールして冷静さを保とうとする「怒りの制御」という3尺度によって構成されている。怒りに関する多面的な測定が可能な尺度であり，日本語版についても信頼性・妥当性の検討が行われ（鈴木・春木 1994），国内の研究で用いられている。さらに，スピルバーガーは尺度の改訂を進め，STAXI-2として公表している（Spielberger 1999）。

●**健康に関する怒り測定**　怒りと虚血性心疾患などの疾病との関連を検討する研究では，怒りを総合的にとらえるよりも，疾病のリスク要因を明らかにするため

に怒りの特定の側面を査定することを目的として，尺度が開発されてきた。M. M. ミューラー（Müller 1993）は，怒りの表出方法が虚血性心疾患に関連すると考えて尺度作成を行った。この尺度は，怒りを攻撃的な形で相手に向ける「怒り表出」，怒り感情を表に出さないようにする「怒り抑制」，怒りを表出したことに対する「罪悪感」，自分の怒りを相手に伝達する「怒り主張性」という4つの下位尺度によって構成されている。怒りを外部に向ける行動を，怒り表出と怒り主張性という異なる対処として弁別している点が特徴の1つであり，日本語版も作成されている（大竹ほか 2000）。渡辺・小玉（2001）は，状況要因や対処も含めた個人要因によって怒りが頻繁に喚起されること，および喚起された怒りが長時間持続することが虚血性心疾患と関連していると考え，それぞれの個人傾向を測定する「怒り喚起・持続尺度」を作成した。怒りの持続に関しては，怒りに関して繰り返し思考してしまう「怒り反すう傾向」が影響しているという知見をもとに尺度が作成され（Sukhodolsky et al. 2001），日本語版による検討も行われている（八田ほか 2013）。この尺度では，怒り体験の理由や原因に注意を向けて繰り返し考える「怒り熟考」，過去の怒り体験や記憶の想起に関する「怒り体験想起」，怒り情動が向けられた相手に対する報復について考える「報復思考」の3因子が抽出されている。

●**介入に向けた怒り測定**　怒りに関する問題に対して介入を行っていくためには，対象の年齢や環境に応じた測定を行う必要がある。MSAI（Multidimentional School Anger Inventory；Furlong et al. 2002）は学校場面での怒りを多次元的に測定するために作成され，学校における怒り喚起場面での怒り強度を測定する「怒り体験」，学校への否定的態度を測定する「皮肉的態度」，学校で怒りを感じたときの表出行動を測定する「破壊的表出」「積極的対処」の4つの下位尺度からなり，日本語版も作成されている（下田・寺坂 2012）。医療分野における介入研究の指標としては，POMS（Profile of Mood States；横山・荒記 1994）の「怒り-敵意」尺度や，心理的ストレス反応尺度（SRS-18：Stress Response Scale-18；鈴木ほか 1997）の「不機嫌・怒り」尺度の得点を用いて効果測定を行っている文献が多い。武部ほか（2017）は，認知行動療法に関する研究における怒りの測定について，敵意や攻撃を含まない感情としての怒りに焦点をあてた尺度が必要であるとして，子ども用怒り感情尺度を作成している。　　　　［渡辺俊太郎］

さらに詳しく知るための文献

[1] 中井あづみ（2012）「怒りと怒りの近似概念の操作的定義の異同および怒りの操作的定義に影響を与えた要因」『明治学院大学心理学紀要』22, 13-30.
[2] 湯川進太郎編（2008）『怒りの心理学―怒りとうまくつきあうための理論と方法』有斐閣.
[3] 島井哲志・山崎勝之編（2002）『攻撃性の行動科学 健康編』ナカニシヤ出版.

職場ストレスの
アセスメント

☞ 「職場のストレス」p.134「ストレス反応」p.152「ストレス予防」p.158「成人のストレス評価」p.176「ストレッサーの測定」p.260「ストレスチェック制度」p.432

　職場ストレスのアセスメントに際しては，職業性ストレスに関する理論モデルに基づき作成された調査票を用いて，職場のストレス要因（ストレッサー），ストレス反応，修飾要因などのストレス関連要因を，労働者の主観的な評価による自己記入式測定法により行うことが多い。職業性ストレスに関する理論モデルについては，1960年代頃より検討が行われている。初期の段階では，特定のストレッサーと疾病，健康影響への単純な因果関係の検討が行われ，次第にストレッサー緩衝要因やストレス反応低減要因などの媒介要因が種々設定されるようになった。また，結果変数についても，健康問題などのネガティブな要因だけでなく，近年では職務満足感やワーク・エンゲイジメントなどのポジティブな要因も取り入れる理論モデルも検討されている。日本においても，2015年12月にストレスチェック制度が施行され，個人レベルでの評価だけでなく，広く職場集団を対象にした組織レベルでの評価にも活用されている。以下に代表的な職場ストレスのアセスメントツールとしての調査票を紹介する。

● **Job Content Questionnaire（JCQ）**　R. A. カラセック（Karasek 1979）により開発された調査票で，仕事の量的負担や役割ストレスなど作業に関わる種々のストレス要因を統合した「仕事の要求度」と，仕事上の裁量権や自由度を指す「コントロール」さらには，社会的支援としての職場の「上司からの支援」「同僚からの支援」の4尺度を測定するものである。ここでは，仕事の要求度が高くコントロールが低い場合に，心疾患などの健康障害や抑うつ感などのストレス反応が高くなることが示されている。さらに，仕事の要求度が高くコントロールが低く，かつ社会的支援が低いときに，最も健康障害が発生しやすくストレス反応も高くなるとされている。日本語版JCQも開発されており，健康問題やストレス反応などとの関連性が検討されている（川上 1997）。

● **ERI調査票**　J. シーグリスト（Siegrist 1996）により提唱されたERIモデル（Effort-Reward Imbalance〔努力-報酬不均衡〕Model）に基づき開発された調査票で，労働における努力とそれに対する報酬のバランスがとれているかどうかにより職業性ストレスをとらえ，測定するものである。努力には職務遂行における要求度・責任・負担などが，報酬は経済的な報酬（金銭）・心理的な報酬（セルフエスティーム）・キャリアに関する報酬（仕事の安定性や昇進）の3要素が含まれており，高い努力レベルにもかかわらず報酬が低い，という両者の不均衡状態が，高いストレス反応をもたらすと考えられている。ERI調査票は「努力」「報酬」の2尺度に加え，個人要因を測定する「オーバーコミットメント」

尺度を加えた計3尺度により構成されており，仕事に過度に傾聴する態度や行動パターンとしてのオーバーコミットメントが高いと，努力-報酬不均衡状態が増悪されると考えられている（堤 2000）。

● **NIOSH 職業性ストレス調査票**　アメリカ国立労働安全衛生研究所（National Institute for Occupational Safety and Health：NIOSH）は，これまでの職業性ストレス研究および理論を統合した包括モデルとしてNIOSH 職業性ストレスモデルを提唱した（Hurrell & McLaney 1988）。ここでは，職場ストレッサーが急性ストレス反応に影響を与え，さらに急性ストレス反応の持続が疾病を導くというプロセスが想定されている。さらに，ストレッサー・ストレス反応間の関連を修飾する調整変数として，個人要因，仕事外の要因，緩衝要因が想定されている。このモデルの各領域の測定尺度をまとめたものがNIOSH 職業性ストレス調査票として公表され，全22尺度・253項目により構成されている。なお，使用に際しては，研究目的に応じて測定尺度を選抜して使用することが可能である（原谷ほか 1993）。

● **職業性ストレス簡易調査票**　労働省（現・厚生労働省）による「作業関連疾患の要望に関する研究」（1996〜2000年）により，国内外の研究・職業性ストレスモデルを検討し，発表された調査票である。本調査票は，「職場ストレッサー」「ストレス反応」「ソーシャルサポート」の3領域・57項目により構成され，簡略版の23項目版も開発されている。ここでは，個人のストレス測定にとどまらず，仕事の要求度・コントロール，および上司の支援・同僚の支援を組み合わせた，「仕事のストレス判定図」を部署などの職場集団ごとに集計し，健康影響を「健康リスク」によって算出することも可能である。また，近年，本調査票が拡張された「新職業性ストレス簡易調査票」が開発され（Inoue et al. 2014），仕事の負担に関して情緒的負担や役割葛藤が追加されるとともに，仕事の資源に関する尺度も追加され，職場環境要因をより広く測定することが可能となっている。また結果変数としても，ワーク・エンゲイジメントなどの仕事へのポジティブな関わりや，職場の一体感，職場のハラスメントなどが含まれており，職場ストレス要因の改善にとどまらず，組織資源を高める対策の実施にも活用することが可能である。

最後に，ストレス調査票使用の際は，個人情報の取扱いに留意するとともに，調査結果をいかに対策に結びつけるかについての十分な検討も必要といえよう。

[島津美由紀]

📖 **さらに詳しく知るための文献**

[1] 原谷隆史（2005）「職業性ストレスの評価」日本産業衛生学会・産業精神衛生研究会編『職場のメンタルヘルス―実践的アプローチ』（pp.117-121），中央労働災害防止協会.
[2] 岩田 昇（2017）「第3章：職業性ストレスの測定と評価」島津明人編著『産業保健心理学』（pp.31-48），ナカニシヤ出版.

神経生理学的・神経心理学的アセスメント

☞「中枢神経系」p.60「感情・情動の生物学的基礎」p.64「認知機能（記憶）の生物学的基礎」p.66「アセスメントの意義と役割」p.230「精神生理学的アセスメント」p.256

　神経生理学とは，運動，感覚，記憶，学習などを脳の解剖学的な構造や生理学的な機能をもとに，単一神経細胞のレベルや神経細胞の集団からなる神経回路網のレベルで解析し，理解しようとする学問である（正門 2016）。特に，臨床神経生理学は，ヒトの中枢神経・末梢神経の機能などをさまざまな方法で診断，評価し，治療に役立てる学問・研究分野である。一方，神経心理学は心の働きを，大脳をはじめとする中枢神経系と関係づけて解明する領域である。さらに，神経心理学には中枢神経系の損傷によって生じる認知障害，記憶障害，言語障害といった神経症状の評価も含まれる。

●**神経生理学的アセスメント**　近年，神経生理学，特に臨床神経生理学の発展は目覚ましく，脳波や筋電図のみならず，誘発電位，機能画像（脳機能イメージング）なども含められており，中枢神経系・末梢神経系などの領域を超えた学問へと発展している。それらによって，運動機能，感覚機能，自律神経機能，高次脳機能などについて客観的に診断，評価が可能となる。つまり神経生理学的アセスメントとは，脳波，筋電図，神経伝導検査（末梢神経を電気刺激して手足の神経機能を調べる検査），運動誘発電位（motor evoked potential：MEP，運動野興奮性の評価），体性感覚誘発電位（somatosensory evoked potentials：SEP，手や足から脊髄，脳幹，大脳皮質に至る感覚神経の機能を評価）などを含む誘発電位，事象関連電位（event-related potential：ERP），R-R間隔変動や交感神経性皮膚反応（sympathetic skin response：SSR）などを用いて自律神経機能などを評価するための検査である。さらに脳磁図，脳機能イメージングであるポジトロン断層法（positron emission tomography：PET），機能的磁気共鳴画像法（functional magnetic resonance imaging：fMRI），近赤外分光法（near infrared spectroscopy：NIRS）などによる計測を同時に行うことで，多面的な評価ができる。

　神経生理学的アセスメントは，特にdysmobility（運動障害）を診断・治療するリハビリテーション医学において，中枢神経系や末梢神経系の障害をもった疾患を診断・評価する際に大きな役割を果たす。例えば，脳卒中などではその障害，特に機能障害を客観的および定量的に評価するために運動機能，感覚機能，認知機能などを生理学的に検査する必要があり，電気刺激や磁気刺激によるMEP，感覚機能を評価するためのSEP，認知機能を評価するためのERPなどが用いられる。

●**神経心理学的アセスメント**　神経心理学的アセスメントとは，大脳をはじめと

する中枢神経の損傷や認知症などによって生じた知能，記憶，言語などの高次脳機能の障害を評価するための検査である。その対象には，記憶，注意，処理速度，推論，判断，問題解決，空間認知，言語などが含まれる。さらには，情動や気分，意欲，態度，自己意識なども対象とされている。リハビリテーション医学の視点から考えると，高次脳機能障害の症状では，言語障害や記憶障害，注意障害，遂行機能障害，社会的行動障害などさまざまなものがある。しかしながら，脳血管障害（脳卒中など）では障害部位に対応した症状が表れやすいのに対し，損傷が多部位にわたる頭部外傷では症状が多岐にわたる傾向があり，症状の予測は容易ではないといわれている（直江ほか 2013）。そのため，リハビリプログラムを組み立てる際に，神経生理学的アセスメントに加えて，検査バッテリーに神経心理学的検査を組み込むことで，対象者の症状をより明らかにしていくことが可能となる。

　主な神経心理学的アセスメントとして，大脳の損傷により聞く・話す・読む・書くといった言語コミュニケーションに関わる機能に障害が認められる失語症にはWBA（Western Aphasia Battery）失語症検査が国際的に広く使用されている。この検査は，失認症，半側空間無視，失行などのアセスメントにも有用である。記憶障害の検査としては，ウェクスラー記憶テスト改訂版や三宅式記銘力検査，ベントン視覚記名検査などが古くから用いられている。認知症のスクリーニング検査としては，改訂長谷川式簡易知能評価スケール（Hasegawa's Dementia Scale-Revised：HDS-R）やMini-Mental State Examination（MMSE）が広く一般に使用されている。さらに，前頭葉機能検査であるウィスコンシンカード分類課題（Wisconsin Card Sorting Test：WCST）などがある。また，これらの神経心理学的アセスメントの多くは，小児脳損傷児の症状や能力を客観的に評価し把握するのに有用とされている。しかしながら，小児に特化したアセスメント法が少なく，限られた検査の中から対象者の年齢や状態に合わせてアセスメント法を選択していくことが求められている（竹厚 2017）。

　日本での神経心理学は，心理学領域というよりは主に神経内科や精神神経科領域によって発展してきた。そのため，近年，神経心理学的アセスメントの需要が高まっているにもかかわらず，実用的な検査が少ないという問題があることは否めない。また，現在，さまざまな欧米の検査が邦訳され使用されているが，その妥当性と信頼性が確認されてないものも多い。今後，神経心理学および神経心理学的アセスメントが発展を続けていくためには，改めて心理学と医学が互いの専門性を尊重した協力関係を構築することが必要である（山下 2017）。［岡村尚昌］

📖 さらに詳しく知るための文献
［1］宇川義一編（2017）『臨床神経生理検査入門―神経症状の客観的評価』中山書店．
［2］田川皓一編（2004）『神経心理学評価ハンドブック』西村書店．

精神生理学的アセスメント

☞「自律神経系活動」p.52「ホメオスタシス（恒常性）」p.58

　各種の心理学的変数の操作により，人間の生理反応変化を調べるのが精神生理学である。ストレスモデルの多くが生理反応変化を想定しているため，健康心理学的研究において重要なテーマとなる。心理学領域において頻繁に用いられる生理的反応は心臓血管系および温熱系に関わるものである。心臓血管系には心電図（electrocardiogram：ECG），指尖容積脈波（finger photo-plethysmogram：FPG），血圧（blood pressure：BP）が，温熱系については皮膚温，サーモグラフィおよび皮膚電気活動（electrodermal activity：EDA）がある。

●**心臓血管系の指標**　ECG は心臓の活動に起因する電位変化を記録したものである。手足あるいは心臓の近傍に電極を装着し，生体アンプを用いて適切に増幅，フィルタ処理をすることで，PQRST と名づけられた特徴的な電気的波形を観測することができる。ECG 波形は多くの情報を含んでいるが，心理学では最も同定しやすい R 波の出現間隔を求め，さらに 1 分あたりの拍動回数に換算した心拍数（heart rate：HR），あるいはその変動性を評価する心拍変動（heart rate variability：HRV）が広く用いられる。自律神経系活動の点からみると，HR が交感・副交感神経双方の活動の影響を受けるのに対し，呼吸性の HRV 成分は副交感神経活動のみを反映する。そのため，ECG から HR と HRV の双方を算出し用いることが望ましい。FPG は指先に生じる容積変化のことであり，ほとんどの場合光センサーを用いて電気的に評価されるため光電式指尖容積脈波とも呼ばれる。発光ダイオードから発せられた近赤外線は，測定部位を透過し受光素子に到達する。その際，測定部位の血液中ヘモグロビンにより吸収されるため，心臓血管活動に由来するさまざまな情報を取得することができる。まず第一に，FPG には心臓由来の脈動成分が含まれているため，拡大・フィルタ処理したうえでピーク間隔を求めれば，脈拍数（pulse rate：PR）を求めることができる。ただし，脈波が指先まで到達する時間は交感神経活動によって変動するため，ECG で求めた HR と同一とはいえず，かつ一過性の血管収縮により検出不能となることもあるため注意が必要である。第二に，脈動由来成分の振幅である脈波容積（pulse volume：PV）は各種ストレス課題時に低下し，これは交感神経活動による血管収縮を反映する。FPG は測定結果に心臓・血管の情報を含む点，ECG より装着が容易な点でアドバンテージがあるが，装着部位の振動によりノイズが混入しやすい弱点がある。BP は血液が血管壁を内部から外部に向けて押す力のことであり，心臓血管系を総合する最上位の指標である。非観血式血圧計の普及によって容易に計測可能であるため，心理学においても広く用いられる。BP は心臓の拍

動により常に変動しており，収縮期に最高となり，拡張期に最低となり，それぞれ収縮期血圧（systolic blood pressure：SBP），拡張期血圧（diastolic blood pressure：DBP）と呼ぶ。SBP 120 mmHg，DBP 70 mmHg 程度が標準的であり，それぞれ 140，90 以上が高血圧と判断される場合が多い。測定法としては，聴診法，カフ振動法，トノメータ法，容積補償法などがある。聴診法およびカフ振動法は上腕にカフを装着し，加圧，減圧の過程でコロトコフ音やカフの振動を手がかりに間欠的に収縮，拡張期血圧を求める方法であり，1 回の測定に最低でも 1 分程度の時間がかかる。また，血圧は数秒単位で変動するため，2〜3 回程度の平均値を用いることが望ましい。トノメータ法，容積補償法は連続的に血圧を測定可能であるため，正確な測定を行うために有利であるが，測定装置が高価である点が問題である。

●温熱系の指標　皮膚温に代表される末梢循環を反映した指標には，前述の FPG に加え，レーザードップラー式血流測定法（laser doppler flowmetry：LDF）による血流測定，サーミスターなどの半導体センサーを用いた皮膚温測定，サーモグラフィなどさまざまな手法が存在する。これらの反応は，血管活動が末梢の血流を変化させ，最終的に皮膚表面温度を変化させるという一連の過程を，異なる手法でとらえていることになる。LDF は測定部位にレーザー光を照射し，赤血球により生じる散乱光のドップラーシフトから組織血流量を推定する手法であり，半導体センサーによる皮膚温測定より反応潜時が短いこと，指尖容積脈波より外乱に強いことが特徴である。半導体センサーによる皮膚温測定は血管活動や血流より緩慢な変化を示すが，測定が簡便でコストが低い利点がある。サーモグラフィは皮膚表面より放出される赤外線の強度を温度に換算し，画像表示する装置である。広範囲を同時測定可能であり，温度分布が理解しやすい利点があるが，同一部位を正確にモニターし続けることが難しい，装置のコストが高いなどの弱点がある。

　EDA はエクリン汗腺の活動を電気的にとらえたものであり，交感神経活動の指標とされる。精神性発汗を反映する，手のひら（指）もしくは足の裏から測定する場合が多い。測定原理によって電位法と通電法に分類されるが，反応のわかりやすさの点から，測定部位に微弱な電流を流し，その伝導率を指標とする皮膚コンダクタンスが広く用いられる。その反応は持続的な水準（level）と一過性の反応（response）に分類され，覚醒水準，注意，感情などの指標として用いられる。

[長野祐一郎]

📖 さらに詳しく知るための文献

[1] 堀　忠雄・尾﨑久記監修，坂田省吾・山田冨美雄編（2017）『生理心理学と精神生理学　第 I 巻　基礎』北大路書房.

ストレスコーピング尺度

☞「トランスアクショナルモデル」p.124「ストレスコーピング」p.140「ストレス反応」p.152「ストレスに対するソーシャルサポート」p.154「ストレスにおける認知的評価」p.162

　R. S. ラザルスと S. フォルクマン（Lazarus & Folkman 1984）によるストレスのトランスアクショナルモデルによれば，ストレスコーピングとは，何らかの環境の変化が一次的評価によって有害・脅威的なものとして評価されるとストレッサーとなり，それによってストレス反応が生じているときに，この状況を乗り越えようとする努力のことをいう。ストレスコーピング尺度とは，このストレスコーピングを測定するためのアセスメントツールである。これまで国内外において数多くのストレスコーピング尺度が開発されている。ストレスコーピング尺度を使用する際には，どのような時間的枠組みを前提として測定を行うのか，コーピングが行われる領域や文脈を限定するのか否か，どのようなコーピングを扱うのかなどの多側面について，使用目的に照らして選定する必要がある。

●**コーピング測定の時間的枠組み**　ストレスのトランスアクショナルモデルにおいては，コーピングは人と環境との相互作用の中で刻々と変化していくトランスアクショナルな過程であることが強調されている。つまり，コーピングは変動していくものであり，ひとつひとつの状況や時点によって異なってくる可能性をもつことが前提となっている。これに対し，状況や文脈を特定せず，人のコーピングの日常一般的な傾向やスタイルを測定する場合がある。前者は状況的コーピング，後者は特性的コーピングとも呼ばれる（Carver et al. 1989）。過去の特定のイベントに対して行われたコーピングを測定するのか，測定時点までの一定時間内のコーピングを測定するのか，個人の大まかなコーピングの傾向を測定するのかなど，どのような時間的枠組みでコーピングを測定することが最良なのかは，臨床実践や研究における測定の目的によって異なってくるため，それぞれの目的に合った時間的枠組みを設定する必要がある。また，A. A. ストーンほか（Stone et al. 1998）の指摘にあるように，自己報告式の質問紙によってストレスコーピングを測定する際には，回答者の記憶・認知面のバイアスの影響を排除することができないので，このような自己報告式質問紙の限界を想定しておかなければならない。

●**コーピングが行われる領域・文脈**　測定の時間的枠組みに加え，コーピングが行われる領域や文脈を限定するのかどうかということも，コーピング測定において重要なポイントである。

　例えば，テストなどの学業達成場面，対人的コミュニケーション場面など，多くの人が日常生活において直面する状況の一部に焦点を絞る場合もあれば，看護学生が一定期間臨床実習に参加する際のストレスコーピングというような，特定

の対象者・特定の状況を想定する場合もある。C. S. カーバーと J. コナー・スミス（Carver & Connor-Smith 2010）は，将来のコーピング研究の方向性の1つとして，コーピングが行われる文脈を研究の中に明確に位置づけて検討することをあげている。このようにコーピングが行われる領域・文脈の的を絞って開発されたストレスコーピング尺度においては，その領域・文脈特有のコーピングの詳細を検討できるというメリットがある。その一方で，他の領域や文脈には適用できない部分も必然的に多くなるため，ストレスコーピング尺度を使用する際にはこの点に留意する必要がある。

●**コーピング方略**　ストレスコーピングの測定においては，どのようなコーピング方略について扱うか検討することも重要な課題の1つである。コーピング方略とは，例えば問題を解決するための計画を立てる，問題に直面して感じている不安を和らげるために誰かに話を聞いてもらうといった，具体的なストレスコーピングの方法を意味する。ストレスコーピング尺度の一例として，フォルクマンとラザルス（Folkman & Lazarus 1980）により開発された Ways of Coping Checklist（WCC）は，大きく問題焦点型コーピングと情動焦点型コーピングの2種類のコーピングを含むことが示されている。問題焦点型コーピングは，ストレスの原因となっているストレッサーに働きかけるコーピングであり，情動焦点型コーピングはストレッサーによってもたらされたストレス反応の軽減のために行われるコーピングである。WCC はその後多くの研究者によって使用・改訂されながら，その因子構造についてはさまざまな異なる結果が示されている。そのほかの例としては，カーバーほか（Carver et al. 1989）により開発された COPE は，コーピング方略を幅広くカバーするものとなるように13の下位尺度とアルコール使用に関する1項目からなっている。この尺度も後には改訂がなされながら多くの研究で用いられている。コーピングがどのような構造をなしているかについては長年議論されてきているが，最終的な結論づけや合意には至っていないのが現状である。個々の研究や実践が目的としているものや文脈によって，扱うべきコーピング方略が異なってくることは自然なことであるため，適切なコーピング尺度の選択においては各研究者・実践家が十分に検討する必要がある。

［佐々木　恵］

📖 **さらに詳しく知るための文献**
[1] Friedman, H. S. ed.（1992）*Hostility, coping and health*, American Psychological Association.
[2] 日下部典子ほか（2000）「コーピング尺度の開発とその信頼性の検討に関する展望」『ヒューマンサイエンスリサーチ』9, 313-328.
[3] パブリックヘルスリサーチセンター（2004）『ストレススケールガイドブック』実務教育出版．

ストレッサーの測定

☞「トランスアクショナルモデル」p.124
「ライフイベント理論(ストレス刺激説)」p.128「子どものストレス評価」p.172「青年期のストレス評価」p.174「成人のストレス評価」p.176

　ストレッサーとは，心理的・身体的・行動的なストレス反応を引き起こす原因，すなわちストレスを生じさせるきっかけとなる出来事や刺激のことを指す。ストレッサーにはいくつかの種類があり，気温や大気汚染といった物理化学的ストレッサー，ウイルスや睡眠不足といった生理的ストレッサー，悲しみや不安，人間関係のトラブルといった心理社会的ストレッサーなどに分類される。ストレッサーの測定においては，心理学の分野では大きく，ライフイベントに代表される誰しもが影響を受ける出来事の経験について測定を試みる手法と，日常の苛立ち事に代表される日常の出来事に対する個人の主観的評価の程度の測定を試みる手法についてそれぞれ精緻化が進められてきた。いずれの手法においても，該当する出来事によって個人が受けるダメージを類推すると同時に，個人の環境条件を把握することを目的として，ストレッサーの強度の測定を試みる数々の尺度がこれまでに開発されてきている。

●**ライフイベントとストレッサーの測定**　ライフイベントとは，大きな災害や家族との死別，結婚や離婚などといった生活環境を大きく変化させる，人生の中でそれほど頻繁に経験する可能性は低いものの多くの人に共通してインパクトを与える出来事のことである。こうした出来事によって引き起こされる生活様式の変化にいかに適応していくかという観点から開発されてきたのが，心理社会的ストレッサーとしてのライフイベントを測定・評価する測度であった。代表的な位置づけにあるものが，生活上の出来事によって引き起こされた生活様式の変化に再適応するまでの労力の大きさによってその重大な出来事のストレッサーとしての影響度を評価する社会的再適応評価尺度（Holmes & Rahe 1967）である。社会的再適応評価尺度では，個人が人生で遭遇する可能性のある43種類の出来事と，各出来事を経験する前の安定した生活まで回復するのに必要な労力が得点で示されている。例えば，結婚の評価単位を50点としたときに，配偶者の死には100点，離婚には73点が与えられている。こうしたライフイベントによるストレッサーの測度は，直観的でイメージがしやすいという利点がある一方で，出来事の重大性の評価における個人差が反映されていないことやストレッサーを評価する際の測定誤差が大きいことが指摘され，以下に述べるように出来事に対する個人の認知的評価をとらえようとする流れが発展した。

●**日常の苛立ち事とストレッサーの測定**　日常の苛立ち事（デイリーハッスル）とは，勉強や仕事，人間関係の問題といった，生活の中で頻繁に経験されるが，個々の影響性のレベルはライフイベントほど大きくないとされる出来事のことで

ある.R. S. ラザルス（Lazarus）とS. フォルクマン（Folkman）は，ストレス反応を大きく左右するものとして日常の些細な苛立ち事の蓄積を重視し，同じ出来事を経験したとしてもその意味が人によって大きく異なるため，出来事に対する「認知的評価」という個人差を踏まえてストレッサーを測定することの重要性を提唱した．これまでのライフイベントの測定において重視されていた重大な出来事の客観的存在よりも，個人に認知された日常生活上の困難を幅広くとらえることを目的として開発されたのが日常の苛立ち事のスケールイベント（Kanner et al. 1981）である．この尺度は，個人のウェルビーイングを脅かし得る日常生活での経験や状況（ハッスルズ：睡眠不足，やることが多すぎるなど）117項目と個人のウェルビーイングにとって好ましいと評定された日常生活での経験や状況（アップリフツ：くつろいでいる，友達をつくるなど）135項目から構成され，採点の手続きによって，イベントの頻度，累積重症度，強度を算出することが可能であった．

●ストレッサーの測定と健康　上記のいずれの手法も健康との関係が論じられ，T. H. ホルムズ（Holmes）とR. H. レイ（Rahe）は，社会的再適応評価尺度において，過去1年間に経験した出来事の単位合計が300点を超えるとそのうちの約8割，200～299点のうち約5割が何らかの疾病に罹患していること（Holmes & Rahe 1967），ラザルスとフォルクマンは，心療内科の受診者の問題がライフイベントよりも日常の苛立ち事に多く関わること（Lazarus & Folkman 1984）を示している．人は一生の中でライフイベントも日常の苛立ち事も経験し得るため，ストレッサーを測定する場合には双方の観点をもってとらえる必要があると考えられるが，今日まで通ずる心理学的ストレスモデルではストレス発生に至るプロセスの個人差をいかにとらえるかが課題とされる．ストレッサーの測度においても，こうした個人差をとらえるために，個人が該当する出来事を経験したときの心理的なインパクトや経験頻度等を加味するなどの精緻化がはかられるとともに，測定対象（例えば，職場内イベントか家庭内イベントか学校内イベントか，など）や測定期間（例えば，ここ数か月の出来事か過去1年間の出来事か，など），さらには個人にとってのストレッサーの性質（例えば，生体にとって快な事象か不快な事象か：ユーストレス・ディストレス，関わり方次第で解決可能な事象か不可能な事象か：エフォート・ディストレス，など）といった，以降のストレス過程における認知的評価やコーピングの次元も踏まえてさまざまなバリエーションについても考慮され，精緻化されるに至っている．　　　　　　　　　　[輕部雄輝]

◻ さらに詳しく知るための文献
[1] 小杉正太郎編著（2002）『ストレス心理学―個人差のプロセスとコーピング』川島書店.
[2] クーパー，C. L.・デューイ，P.／大塚泰正ほか訳（2006）『ストレスの心理学―その歴史と展望』北大路書房.

ソーシャルサポートの
アセスメント

☞「ソーシャルサポート」p.350

　ソーシャルサポートは，家族や友人などの日常的な対人関係に関わる心理社会的資源の1つである。アセスメントという観点からも，健康心理学においては特に，ストレスへの対処（コーピング）との関連で，ストレッサーの悪影響を緩和する要因として位置づけられることが多い（伊藤 2018）。

●**ストレスモデルからみたソーシャルサポートのアセスメント時点**　ソーシャルサポートの影響は，心理学的なストレスモデルにおける複数の時点（プロセスの異なる部分）に関与すると考えられており，そのアセスメントもまた，それらの位置づけを踏まえて想定することができる。

　R. S. ラザルス（Lazarus）の心理学的ストレスモデルでは，潜在的なストレッサーに直面した際，それに対する一次評価と対処資源の査定に関わる二次評価がなされ，何らかの対処（コーピング）が行われる。コーピングが適切であれば，ストレッサーが除去されたり一時的に生じたストレス反応が軽減される。しかし，コーピングが不十分あるいはストレッサーの影響が強大であると，ストレス反応が継続し，長期的には疾病に至るリスクが高まる。

　このようなストレスモデルにおいて，ソーシャルサポートは対処資源の査定に関わる二次評価に影響を与えるとともに，実際の対処行動の実行とも関連する。加えて，疾病からの回復過程にも影響する可能性がある。例えばそれが生活習慣病などであれば，健康行動の実行にも関与する。また，ストレッサーが対人的なものである場合には，ストレッサーの発生にも関与し得る。これらの時点において，ソーシャルサポートのアセスメントが行われる可能性がある。

●**ソーシャルサポートの構成要素からみたアセスメントの内容**　ソーシャルサポートの概念は複数の歴史的背景をもつため，ソーシャルサポートの測定においてもそれを反映した複数の内容が含められてきた。

　ソーシャルサポート概念の直接の端緒は地域精神衛生（Caplan 1974）であるが，そこで導出された概念は支持的な対人関係としてのソーシャルサポートネットワークであった。ソーシャルサポートの指標は伝統的に構造的なものと機能的なものに分けられてきたが（Cohen & Syme 1985），ネットワーク自体は構造的なものである。他方，S. コブ（Cobb 1976）の提出した情報としてのソーシャルサポートの概念は，サポートが得られることについての「認知」を強調しており，利用可能性（availability）ないし期待の高さと関連する。加えて，ソーシャルサポートを対人的な相互作用としてとらえたJ. S. ハウス（House 1981）の概念では，周囲の他者との間で実際に何が起こっているかが重要であり，行動

レベルでソーシャルサポートの実行（enacted support）とも関連する。サポートの利用可能性の認知は知覚されたサポート（perceived support）と呼ばれ，実行された，あるいは受領されたサポート（received support）とともに，ソーシャルサポートの機能的な指標として扱われてきた。

上記のような概念化のうち，サポートネットワークは特に対人ストレッサーの生起と関連する。サポートの利用可能性は，対処可能性の評価であるストレッサーへの二次評価と関連する。そして実行されたサポートは，一時的な情緒的反応やより慢性的なストレス反応が生じたときの反応の軽減に関わる。そして，疾病からの回復においては，対人関係の存在，サポートの利用可能性，そして実際のサポート受領のすべてが関連していると考えられる。ソーシャルサポートのアセスメントも，これらを意識して行われるべきである。

●ソーシャルサポートのアセスメントツールの実際　ソーシャルサポートのアセスメントは，支持的な関係がどの程度あるのか（ソーシャルサポートネットワーク），必要に応じてどの程度のサポートが得られると思えるか（知覚されたサポート），一定期間内にどの程度のサポートを受けたか（実行されたサポート）について行われている（福岡 2006）。

具体的な尺度として，例えばソーシャルサポートネットワークについては，I. G. サラソン（Sarason）らの尺度に基づく松崎ほか（1990）のものがある。また近年，相羽ほか（2013）はサポートの受領と提供の両面からとらえた尺度を開発している。知覚されたサポートについては，最も多くの研究が行われており，久田ほか（1989）の学生用ソーシャルサポート尺度，およびこれをもとに小学生から大学生まで回答できるようにした嶋田（1996）の短縮版が知られている。また，標準化された尺度として，G. D. ツィメット（Zimet）らが開発した尺度を岩佐ほか（2007）が翻訳したものや，堤ほか（2000）の一般住民用の尺度がある。実行されたサポートはあまり研究例がないものの，M. バレラほか（Barrera et al. 1981）の尺度が知られている。なお，受け手がサポートを必要とする状況を経験しているかどうかを含めたサポート受領の尺度もある（福岡 2010）。

以上のほか，例えば慢性疾患患者の知覚されたサポートを測定している金（1998）やがん患者のソーシャルサポートネットワークを T. C. アントヌッチ（Antonucci）らのコンボイモデルを用いて測定している福井（2002）など，対象者の種類に応じたソーシャルサポートのアセスメントが行われている。

［福岡欣治］

📖 さらに詳しく知るための文献
[1] 浦 光博（2009）『排斥と受容の行動科学——社会と心が作り出す孤立』サイエンス社．
[2] コーエン，S. ほか編著／小杉正太郎ほか監訳（2005）『ソーシャルサポートの測定と介入』川島書店．

バーンアウト尺度

☞「ストレス反応」p.152「バーンアウト」p.334「対人ストレス」p.370

　バーンアウト（燃え尽き症候群）は，医療や保健，教育，福祉などの現場で働く対人援助職をはじめ，客室乗務員，営業職，ホテルやレジャー施設の従業員など，人にサービスを提供することで報酬を得ている人たち（いわゆるヒューマンサービス職）に生じやすいストレス反応または症候群である。社会心理学者 C. マスラック（Maslach）らによれば，「人を相手にする仕事に従事している人たちに生じる，情緒的消耗感，脱人格化（非人間化），および個人的達成感の低下を伴う症候群」（Maslach & Jackson 1986）である。近年では，対人サービスを伴わない一般的な職種にもバーンアウトの概念は拡大されてきており，広範囲の職業の人たちに起こり得る症候群とみなされている。そのため，近年ではバーンアウトの測定尺度はヒューマンサービス職を対象としたもののほかに，クライエントや顧客との直接的な関わりをもたない職種を対象としたものも作成されている。

● **MBI**　ヒューマンサービス職のバーンアウトを測定する尺度で代表的なものは，マスラックら（Maslach & Jackson 1981）のバーンアウト尺度（Maslach Burnout Inventory），いわゆる MBI である。この尺度は 22 項目からなり，情緒的消耗感（emotional exhaustion），脱人格化（depersonalization），個人的達成感（personal accomplishment）の 3 つの下位尺度から構成されている。MBI は現在も国内外でよく使用されている。久保・田尾（1992，1994）や久保（1998，2007），東口ほか（1998）などが日本語版の MBI を作成している。

　久保の日本版 MBI は，日本の看護師などの労働環境などを考慮して原版をそのまま翻訳することを避け，新たに作成された日本版のバーンアウト尺度である。項目の追加や削除を行い，最終的に 17 項目にまとめられている。質問項目の例として，「こんな仕事，もうやめたいと思うことがある」「1 日の仕事が終わると「やっと終わった」と感じることがある」（情緒的消耗感の項目例），「同僚や患者の顔を見るのも嫌になることがある」「同僚や患者と何も話したくなくなることがある」（脱人格化の項目例），「今の仕事に心から喜びを感じることがある」「仕事が楽しくて，知らないうちに時間がすぎることがある」（個人的達成感の項目例，逆転項目）などである。各項目について最近 6 か月の経験頻度を 5 段階で評定する。この尺度の因子的妥当性と構成概念妥当性に関しては久保（2004，2007）などの研究で確認されている。近年，久保（2014）の行った公共サービス職を対象とした大規模調査と，看護師や教員，介護職員，公共サービス職を対象とした国内の約 90 の研究の分析によって，17 項目版の因子的，構成

概念的妥当性を支持する結果が報告されている。久保のバーンアウト尺度はMBI原版に忠実な日本語尺度ではないものの，日本版MBIとしてよく使用される有用な尺度である。

東口ほか（1998）によってつくられた日本版MBIもある。この尺度は翻訳化の手続きが丁寧で，MBIの原版と同様の22項目を忠実に翻訳した尺度となっている（増田1999）。回答方法は，最近1年間の経験頻度を7段階で評価するものである。ただ，この尺度を用いて看護職を対象に調査した研究では，MBI原版のもともとの因子構造と異なった3因子構造（3次元尺度）が得られている。看護の労働条件が欧米と異なることなどから，東口らは情緒的消耗感の一部の項目から構成された身体的疲労感が日本のバーンアウトの特徴であると示唆している。

●**3種類のMBI** マスラックほか（Maslach et al. 1996）はMBIマニュアル第3版の中で，3種類の尺度を紹介している。従来のMBIをMBIヒューマンサービス版（MBI-HSS：Human Service Survey）と呼び，それとは別に教育現場用に言葉を入れ替えた尺度も作成し，MBI教員版（MBI-ES：Educators Survey）と呼んで区別している。さらに，ヒューマンサービス職以外の職種を対象とするバーンアウト尺度，MBI-GS（General Survey）も第3版の中で新たに作成されている。

MBI-GSは，バーンアウトの概念を拡大して新たに作成された尺度であり，多様な職種で使える汎用版である。この尺度はクライエントや顧客との関係の質の評価よりも，仕事に関する評価を中心に作成されたものである。16の質問項目（7段階評定）で構成され，3つの下位尺度からなる。すなわち消耗感（exhaustion），仕事への冷ややかな態度（cynicism），職務効力感（professional efficacy）の3因子である。MBI-GSの日本語版は北岡（東口）を中心に作成され，北岡（東口）ほか（2004）などによって因子的，併存的，構成概念妥当性が確認されている。なお，北岡（東口）らは，3因子に対し疲弊感，シニシズム，職務効力感という訳語を当てている。

その他のバーンアウト尺度として，A. パインズとE. アロンソン（Pines & Aronson 1988）のBM（Burnout Measure）も知られている。これは身体的消耗感と情緒的消耗感，精神的消耗感を測定する単一次元の尺度である。日本版では，稲岡（1988）などによって翻訳された尺度がある。　　　　　　　　　　　［上野徳美］

□ さらに詳しく知るための文献
［1］久保真人（2004）『バーンアウトの心理学―燃え尽き症候群とは』サイエンス社．
［2］久保真人（2014）「サービス業従事者における日本版バーンアウト尺度の因子的，構成概念妥当性」『心理学研究』85, 364-372．
［3］北岡（東口）和代ほか（2004）「日本版MBI-GS（Maslach Burnout Inventory-General Survey）の妥当性の検討」『心理学研究』75, 415-419．

生活習慣のアセスメント

☞「生活習慣」p.14「身体活動(運動・スポーツ)」p.196「栄養(食行動)」p.198「運動行動,身体活動のカウンセリング」p.486「食行動のカウンセリング」p.488

　生活習慣病をはじめとする個人のライフスタイルが密接に関わっている疾患への介入においては,まずはその個人の生活習慣の実態を把握しておく必要がある。疾患の発症に深く関わる生活習慣を明確化し,治療のターゲット行動として定め,治療計画を立案していくことが求められる。そのために有用なのが種々のアセスメントツールである。本項では生活習慣全般をアセスメントするのに有用なブレスロー生活習慣調査票,食習慣に特化したツール,そして身体活動のアセスメントについて解説する。

●**ブレスロー生活習慣調査票**　N. B. ベロックとL. ブレスロー(Belloc & Breslow 1972)は,心身の健康度や死亡率と関連のある7つの生活習慣についての質問紙を開発した。7つの生活習慣とは,①適正な睡眠時間,②喫煙をしないこと,③適正体重を維持すること,④過度の飲酒をしないこと,⑤定期的に激しい身体活動を行うこと,⑥朝食を毎日食べること,⑦間食をしないこと,である。これらの7項目から健康指数(health practice index:HPI)を算出し,その値が高いほど身体的な健康度が高く,死亡率が低くなることが報告されている(Breslow & Enstorm 1980)。より具体的には,7つの生活習慣のうち2つしか順守できていない者は,すべて守っている者と比較したとき,不健康な状態に至るのが30年も早くなるという結果が示されたのである。本調査票の適用範囲は大学生から一般成人までと幅広く,日本においても健康診断におけるライフスタイルの評価の際に用いられてきた。また,特定保健指導での「動機づけ支援」「積極的支援」の質問票の中に,HPIの中で標準体重を除いた6つの指標が含まれている。つまり,本質問票の汎用性は高いといえる。

●**食習慣のアセスメント**　生活習慣の中核となる食生活の改善のための食事療法の場面では,管理栄養士や保健師によって現状の食生活の実態を対象者から聞き出すことになる。食行動変容のための介入を行っていく中で,聞き取りに加えて対象者の食習慣を種々の方法を用いて評価しながら問題点を明らかにしていく。食生活や食事内容の客観的な評価法にはいくつか種類がある。まず,食物摂取頻度法であるが,これは食物摂取質問票(Food Frequency Questionnaire:FFQ)を用いて摂取している食品名や摂取頻度,1回に摂取するおよその量を把握する。質問内容は構造化されているため,対象者の負担も少なく,疫学調査にも向いている。一方で,回答は対象者の記憶に依存する面が強く,信頼性は決して高いとはいえない点を理解したうえで使用する必要がある。次に食事記録法である。これは,医療者側が準備した食事記録用紙に一定期間内に飲食した内容を対象者自

身がその都度記録していく方法である。医療者側にとっては，対象者が実際に飲食した内容を把握できる点が最大の長所である。しかし，対象者自身の大きな労力を要する方法でもあり，食事療法に対する相当な動機づけを有しないとその継続は困難ともいえるであろう。最後に生体指標を用いたアセスメントである。これは血液や尿から得られる試料を採取し，その中に存在する栄養素を化学的に分析する方法である。対象者の記憶に依存せず，ナトリウムやカリウムなど特定の栄養素を分析するうえでは有用であるが，直接的に摂取量をはかるわけではないため，摂取量の代替値としての扱いにとどまる。

以上のように食習慣のアセスメントには種々の方法があるが，そのすべてが万全であるわけではない。それぞれの方法の限界点を理解したうえで活用することが重要である。

●**身体活動のアセスメント**　身体活動には日々の生活活動と意識的な運動が含まれる。そのアセスメントには，運動療法場面での対象への聞き取りを通じた実際の活動量を測定することが現実的である。健康日本21では身体活動の基準についてもその目標を定めている。身体活動の基準として18歳から64歳では，「強度が3メッツ以上の身体活動を23メッツ・時/週行う。具体的には，歩行又はそれと同等以上の強度の身体活動を毎日60分行う」と定められている。メッツとは身体活動の強さを安静時の何倍に相当するかを表す単位であり，座って安静にしている状態を1メッツとし，普通歩行が3メッツに相当する。身体活動の強度であるメッツに対して，身体活動量を表す単位でメッツに身体活動の実施時間（時）をかけた指標にエクササイズがある。例えば，3メッツの身体活動を1時間行った場合，3メッツ×1時間＝3エクササイズ（メッツ・時）となる。

身体活動量の評価において，歩数計を用いた歩数の計測はその取り組みも簡易であることから，客観的な活動量把握の方法として有用である。健康日本21の身体活動に関する目標項目の1つに日常生活における歩数の増加があり，「今より毎日10分ずつ長く歩くようにする」と掲げられている。歩数計はそれを装着しさえすれば，自動的に1日の活動量をはかることができる。また，近年は歩数計のアプリケーションの開発も進んでおり，スマートフォンを持ち歩くだけでも歩数の計測が可能となっている。つまり歩数計による活動量の把握は多くの人にとっては，そのアクセスが非常に容易となっている。食事記録と同様に歩数計による日々の活動量の記録は運動療法の場面ではよく用いられる。運動の指導場面ではエビデンスに基づいた対象者にとっての効果的な身体活動の量と質について安全を配慮したうえでの指導が求められる。　　　　　　　　　　　　［中川明仁］

さらに詳しく知るための文献

[1]　日本健康心理学会編（2002）『健康心理アセスメント概論』実務教育出版．

リスク行動のアセスメント

☞「青年期のストレス評価」p.174
「児童期・青年期のストレスマネジメント」p.506「性行動」p.570

　リスク行動とは，現在および将来の傷病や死亡の直接的・間接的な原因となる行動全般を指す。具体的には，交通事故につながる無謀な行動，暴力，喫煙・飲酒・薬物乱用，性感染症や望まない妊娠につながる危険な性行動，自殺を含む自傷行為など従来には問題行動としてとらえられていた行動に加え，生活習慣病につながる食行動と身体運動も含まれる（渡邉ほか 2001）。
　青少年期のリスク行動が特に問題とされ，数多くの研究が行われている。その理由として，青少年期の主要な死亡原因が，上記のリスク行動そのものか，あるいはリスク行動に関係するためである。またリスク行動の特徴として，個々のリスク行動は互いに関連をもち，あるリスク行動は別のリスク行動を誘発させ，健康を阻害する可能性もさらに高くなることが指摘できる（渡邉 2000）。例えば飲酒は危険な性行動や無謀な自動車運転などと結びつきやすい。
　ところでリスク行動と類似した概念にリスクテイキング行動がある。両者は同義で用いられることもあるが，リスク行動は日常の食生活や運動習慣などを含む広義の概念であるため，リスクテイキング行動はリスク行動に包含されると考えられる。

●リスク行動のアセスメント　青少年のリスク行動調査は数多く行われているが，アメリカの CDC (Centers for Disease Control and Prevention, 疾病管理・予防センター) が，1990 年より全国規模で実施している Youth Risk Behavior Survey (YRBS) が代表的なものといえる。1991 年からは隔年で実施されており，質問項目は毎回若干の変更があるものの，基本的には青少年（9 年生から 12 年生まで）のリスク行動の経年的な変化を把握することが可能である。なお 2017 年に使用された質問項目は 12 の領域から構成されている（CDC 2018）。質問の形式は主に「過去 30 日」または「過去 12 ヵ月」における頻度，あるいは「これまでの経験の有無」を尋ねている。なお日本における同様の全国的な調査には，2001 年に実施された「日本青少年危険行動調査」がある（野津ほか 2006）。

●リスク行動の関連要因についてのアセスメント　他の研究では関連要因も同時に質問している調査が多い。代表的な大規模調査として，1994 ～ 1995 年にアメリカで行われた The National Longitudinal Study on Adolescents Health があるが，7 年生〜 12 年生を対象としたこの調査では，リスク行動に加えて個人的要因，家庭環境，学校環境が取り上げられている（Resnick et al. 1997）。
　Search Institute（アメリカ・ミネソタ州）は全米の 6 年生から 12 年生まで

表1 青少年危険行動志向性尺度の項目

1	私は，スピードの出る乗り物に乗るのが好きだ。
2	私は，たとえ危険なことでも，好きなことなら何でもやってみたい。
3	私は，あぶない場所につい行ってみたくなるほうである。
4	私は，けがをする危険があっても，スリルのあるスポーツをしたいと思う。
5	私は，自分のしたことのために，ほかの人が困っても気にならない。
6	私は，ほかの人たちよりも自分のほうがすぐれていると思う。
7	私は，自分の夢や希望をかなえるためには，人を多少傷つけても仕方がないと思う。
8	私は，自分だったら何をやってもうまくできると思う。
9	私は，うれしい時や楽しい時には，調子にのってはめをはずしてしまうほうだ。
10	私は，後のことをあまり考えずに行動してしまうほうだ。
11	私は，同性の友人の前では強がりを言ってしまうほうだ。
12	私は，異性の友人の前では，いい格好をしようとするほうだ。

の少年少女計約10万人を対象に，リスク行動とその関連要因とされるassets（長所あるいは利点という意味）を調査し，40のassetsがリスク行動に関係していることを明らかにした（Scales 1999）。40のassetsは20の外的な変数（external assets）と20の内的な変数（internal assets）に分けられ，外的なassetsとは子どもたちを取り巻く社会環境であり，内的なassetsは青少年自身の要因である。それぞれのassetsは，1～3程度の質問項目で構成される。

リスク行動に関係する性格特性など心理的要因に焦点をあてると，egocentrism（自己中心性），抑うつ傾向，locus of control，self-esteemなどがリスク行動との関連で論じられることが多いが，特にsensation seeking（刺激希求）が重要とされている（Igra & Irwin 1996）。

これらの関連要因をもとに青少年のリスク行動の志向性をはかる目的で開発されたのが青少年危険行動志向性尺度（渡邉ほか 2011）である（表1）。この尺度は12項目から構成されており，次の4つの下位尺度をもつ。すなわち「刺激希求」尺度（1, 2, 3, 4），「優越感」尺度（5, 6, 7, 8），「衝動的行動」尺度（9, 10），「自己顕示」尺度（11, 12）である。それぞれ「あてはまる」「ややあてはまる」「どちらともいえない」「ややあてはまらない」「あてはまらない」で回答し，配点は5～1点となっている。この尺度は，実際のリスク行動の中から飲酒，喫煙，性交経験，人への暴力などとの関連が確かめられており，直接リスク行動を測定することが困難な場合に使用することが可能である。［渡邉正樹］

📖 さらに詳しく知るための文献

[1] Jessor, R. ed. (1998) *New perspectives on adolescent risk behavior*, Cambridge University Press.

パーソナリティの
アセスメント

☞「パーソナリティと健康」p.80
「パーソナリティのアセスメントの種類と活用」p.100

　パーソナリティとは，個人とその物理的・社会的環境との関わりにおける個人差を規定する，ある特徴的な思考，感情，行動の様式のことである（Smith et al. 2003）。パーソナリティをアセスメントする目的として，臨床心理学の場合には，主にクライエントの症状についての理解やクライエントの治療過程の検討などが考えられる。一方，健康心理学の場合には，対象者の資質，特性をどう発展させることができるかを常に念頭におき，積極面を見出すことに重点がおかれている（日本健康心理学会編　2002）。パーソナリティは直接目で観察することのできない構成概念であるため，パーソナリティをアセスメントするためには，信頼性（繰り返し測定した際の測定値が一致している程度）と妥当性（測定したい概念を正確に測定している程度）の高い測定法を用いることが重要となる。なお，信頼性の推定には再テスト法，平行テスト法，折半法，α係数があり，妥当性の検証には，内容的妥当性，基準関連妥当性，予測的妥当性，併存的妥当性，構成概念妥当性がある。パーソナリティのアセスメントとしては，質問紙法，投影法，作業検査法などがあり，特に健康心理学の領域では，質問紙法を用いることが多い。ここでは，特に質問紙法を中心に解説する。

●作業検査法　作業検査法とは，一定時間の中である作業を行わせ，その作業量や作業の質によりパーソナリティを推定する方法である。作業検査法としては，日本の心理学者内田勇三郎がドイツの精神医学者 E. クレペリン（Kraepelin）の影響を受けて独自に開発した内田クレペリン精神検査が有名である。作業検査法は，何を測定しようとしているのかについて，回答者に伝わりにくいという長所があるが，得られた結果の解釈には専門的知識・技能が必要となる。また，作業量や作業の質などによってパーソナリティを推定することに対して懐疑的な意見もあり，研究の蓄積が多くなされているとは言い難い。

●投影法　投影法とは，さまざまな解釈が可能な曖昧な刺激に対する反応からパーソナリティを判断する方法のことである。投影法には，ロールシャッハ・テスト，TAT（Thematic Applerception Test；主題統覚検査），P-F スタディ（Picture-Frustration Study），文章完成法（Sentence Completion Test）などさまざまなものがある。投影法は，何を測定しようとしているのかについて，回答者に伝わりにくいという長所があるが，作業検査法と同様に，検査の実施や結果の解釈には専門的知識・技能が必要となる。

●質問紙法　質問紙法とは，一連の質問項目で構成された調査票への回答からパーソナリティを判断する方法のことである。手軽に実施できる点，1度に大勢

の対象者に対して実施できる点などが長所であるが，調査の意図が回答者に推測されやすいことや社会的望ましさの影響を受けやすいため，回答が意図的に歪められてしまう可能性があるといった短所がある。質問紙法には，モーズレイ性格検査（Maudsley Personality Inventory：MPI），Y-G性格検査（Yatabe-Guilford Personality Inventory；矢田部・ギルフォード性格検査），ミネソタ多面人格目録（Minnesota Maltiphase Personality Inventory：MMPI），エゴグラム，Big Fiveなどがある。Y-G性格検査とは，ギルフォードの作成したテストに基づいて，日本で開発された検査である。12のパーソナリティ特性（抑うつ性，劣等感，神経質など）を測定する120項目で構成されている。MMPIとは，1942年にS.ハサウェイ（Hathaway）とJ. C.マッキンレイ（Mckinley）によって考案されたものである。550の質問項目からなり，「あてはまる」「あてはまらない」の二者択一方式で回答する。MMPIには4つの妥当性尺度（検査に回答する際の態度が適切であるかについて判断するための尺度）と10の臨床尺度（心気症，抑うつ，ヒステリーなど）により構成されている。近年，MMPIは耳鳴患者や慢性痛患者などを対象とした研究に用いられ，その有用性が実証されているが，項目数が多いため，回答者の負担が多いという課題も抱えている。エゴグラムとは，交流分析を背景とした自我状態を測定するためのものであり，日本では1984年に東大式エゴグラム（Tokyo University Egogram：TEG）が公刊されて以降，広く使用されることとなった。2006年には新版TEG Ⅱも開発されている。エゴグラムでは，人には，親（P），成人（A），子ども（C）という3つの自我状態があると仮定する。さらに親（P）は，父親的なCP（critical parent）と母親的なNP（nurturing parent），子ども（C）は，自由で制約を受けないFC（free child）と順応的なAC（adapted child）に分けられ，これらの自我状態を測定することで当人のパーソナリティを判断する。Big Fiveとは，アメリカの心理学者L. R.ゴールドバーグ（Goldberg）によって命名されたものである。特性論（個々のパーソナリティを特性として考え，その強弱や組み合わせにより人を理解する）の立場から，個人の嗜好，感情，行為の典型的なパターンに基づき，人をとらえる考え方であり（Carver 2010），外向性，調和性，誠実性，神経症傾向，開放性の5つから構成されている。近年では，Big Fiveと健康に関わる要因との関連についての検討が盛んに行われており，Big Fiveが抑うつ傾向などの精神的健康を予測するうえで有用であることが明らかにされている。　　　　［本田周二］

□さらに詳しく知るための文献
[1] 小塩真司（2014）『パーソナリティ心理学』サイエンス社.
[2] 榎本博明ほか（2009）『パーソナリティ心理学―人間科学，自然科学，社会科学のクロスロード』有斐閣アルマ.

依存症のアセスメント

☞「ストレスコーピング」p.140「喫煙行動」p.200「飲酒行動」p.202「QOLのアセスメント」p.232「嗜癖・依存1」p.328「嗜癖・依存2」p.330

　依存症のアセスメントとは，物質の使用に関連した重大な問題が生じているにもかかわらず使用を続けることに特徴づけられる物質使用障害，あるいは物質の摂取を伴わないいくつかの反復的な行動状態（例えば，問題賭博行動）に特徴づけられる障害（例えば，ギャンブル障害）の状態像をアセスメントすることである。依存症のアセスメントにあたっては，飲酒，物質の摂取，問題賭博行動などの依存行動そのものがアセスメントの対象となるが，診断的理解に基づく重症度のアセスメントにあたっては制御障害，社会的障害，危険な使用，そして薬理学的基準の4つの観点でアセスメントが行われる。また，心理学的アプローチにおけるアセスメントにあたっては，依存症の重症度と相互作用的に影響し合う心理社会的要因とその変容可能性に影響し得る治療反応性のアセスメントが重要となる。

●**依存行動のアセスメント**　依存行動のアセスメントは，頻度，程度および機能の3つの観点から行われる。行動の頻度と程度の代表的なアセスメントの方法は，Timeline Followback（TLFB）法アセスメント（Sobell et al. 1986）である。TLFB法アセスメントは，カレンダーを用いて飲酒機会を記録（想起）し，同時に標準飲酒量フォーマットを用いて飲酒量を記録（想起）するといった飲酒行動の頻度と程度を記録する方法として開発された。その後，TLFB法アセスメントは，コカイン，大麻，タバコ，そしてギャンブルなどを対象とした多様な依存行動のアセスメント方法として活用されている。なお，飲酒や物質の摂取行動については，多くの場合，血液検査や尿検査を用いたアセスメントが行われることとなる。尿検査を実施する際には，水で薄めたり，あるいは他人の尿を提出したりするなど，物質を摂取したことが明らかになることを避けようとする者がいるため，十分なインフォームド・コンセントに加え，実施施設の設備や体制に応じた工夫が必要となる。

　行動の機能の代表的なアセスメントの方法としては，機能分析表が用いられている。機能分析表は，依存行動が生起した状況，生起する直前の思考，感情および欲求の程度，そして生起した後の結果（環境の変化と個人内の変化）などの依存行動生起時の一連のエピソードの記録表である。記録された内容をもとに，依存行動を行った当該個人にとってのメリットを明らかにすることで，依存行動の機能をアセスメントする方法である。依存行動の機能には，高揚感や達成感の獲得，対人関係の円滑化，作業効率の向上，ストレス反応の低減，現実からの逃避などがあげられるが，個別性が大きいため，個々のアセスメントが重要となる。

●**重症度のアセスメント** 診断的理解に基づく重症度のアセスメントは，依存行動をコントロールしようとする試みがうまくいかない状態である「制御障害」，職場，学校または家庭において果たすべき重要な役割を果たすことが困難な状態である「社会的障害」，依存行動が困難を引き起こし得るにもかかわらず依存行動をやめることができない状態である「危険な使用」，そして依存行動によって得られる望む効果に耐性が生じる状態や依存行動をやめたときに離脱症状が出現する状態である「薬理学的基準」の4つの観点で行われる。これらは主に物質の摂取が伴う依存行動に適用される観点であるものの，問題賭博行動などの反復的な行動状態に特徴づけられる依存症においても同様の観点でアセスメントが行われている。なお，依存症の診断的理解に基づくアセスメントにあたっては，依存行動の頻度や程度のみで重症度を判断するのではなく，先にあげた4つの観点でアセスメントすることが重要であるとされており，特にWHOの国際疾病分類第11版（International Classification of Diseases 11th Revision：ICD-11）において追加されたゲーム障害については社会的障害の観点の重要性が強調されている。なお，診断的理解に基づく重症度のアセスメントは，簡易的な測定ツールが多く開発されており，アルコール依存ではWHO／日本語版 AUDIT（Alcohol Use Disorder Identification Test）問題飲酒指標（廣 2000），薬物依存ではDAST-20（Drug Abuse Screening Test-20）日本語版（嶋根ほか 2015），ギャンブル依存では修正・日本語版 South Oaks Gambling Screen（斎藤 1996）が代表的なツールとして用いられることが多い。

●**心理社会的要因と治療反応性のアセスメント** 心理社会的要因のアセスメントでは，依存行動の生起要因の1つである信念や依存行動の前駆状態である渇望などの依存行動に直接的に関連する要因を測定するツールとして，Drinking-Related Cognitions Scale（Sawayama et al. 2009）や Gambling Urge Scale 日本語版（Tanaka et al. 2017）などが開発されている。また，依存行動の生起確立に影響を与え得る背景要因としてのストレッサー，認知的評価，ストレスコーピング，ストレス反応，そして主観的健康度などの指標もアセスメント対象となり得る。なお，依存症の治療にあたっては，自身の問題性を否定する正当化や最小化などの「否認」の程度，あるいは治療に対する動機づけの程度といった治療反応性のアセスメントも重要となる。　　　　　　　　　　　　　　［野村和孝］

📖 **さらに詳しく知るための文献**

[1] Levounis, P., & Herron A. J.（2014）*The addiction casebook*, American Psychiatric Publishing.（松本俊彦訳（2015）『アディクション・ケースブック――「物質関連障害および嗜癖性障害群」症例集』星和書店．）
[2] 原田誠一編（2017）『診断の技と工夫（外来精神科診療シリーズ）』中山書店．

知能のアセスメント

☞「児童期・青年期の発達障害」p.96「アセスメントの意義と役割」p.230「神経生理学的・神経心理学的アセスメント」p.254「高次脳機能障害とリハビリテーション」p.306「認知症」p.308

　知能とは個人の知的な能力，認知機能を指し，その定義は多岐にわたるが，特に環境への適応能力，学習能力，抽象的思考力が重視されている。知能を客観的に測定するための知能検査は，フランスの心理学者 A. ビネー（Binet）により最初に作成された。19 世紀末に初等教育の義務化が始まったフランスでは，集団的学校教育における学習困難児の処遇が大きな課題となったため，ビネーは精神年齢の概念を考案し，Th. シモン（Simon）とともに，「子どもの知能水準の判定」を可能とする検査を作成した。彼が目指したものは「一人ひとりの子どもの個性に合わせた教育」（Binet & Simon 1911）に有益な，知能の指標であったが，その後，アメリカの心理学者 L. ターマン（Terman）により，生活年齢に対する精神年齢の比で表される知能指数（IQ［比例 IQ］）の概念が導入され，スタンフォード＝ビネー法が開発された。一方，D. ウェクスラー（Wechsler）は，この検査を多くの成人患者に実施した経験から，全体的な知能水準だけでなく，知能の構造を明らかにする必要を認め，ウェクスラー＝ベルヴュー法知能検査を開発した（その後，幼児用の WPPSI，児童用の WISC，成人用の WAIS として改編）。彼は，知能を単一の能力ではなくさまざまな能力の総体としてとらえており，ウェクスラー法では，同年齢集団における相対的な知能の水準を示す偏差 IQ を求めることができ，言語性尺度，動作性尺度の各下位項目を分析的，診断的に評価することが可能である。しかし，言語性・動作性の区別には理論的根拠がないという指摘もなされており，近年では，知能の本態や構造に関する理論的研究に基づいたアセスメントが開発されている。

●**知能の理論**　知能研究の初期には，知能を構成する要素である因子を抽出するモデルが提唱された。C. スピアマン（Spearman）は知的能力を測定する種々の検査や学業成績の相関関係を説明する概念として因子を考え，すべての検査項目に共通して働く一般因子（g 因子）と，それぞれの検査項目に固有の特殊因子（s 因子）があるとする 2 因子説を提唱した。L. サーストン（Thurstone）は一般因子の存在を否定し，因子分析を用いて，知能は，言語的理解，語の流暢さ，数的能力，空間能力，連想記憶，知覚速度，帰納的推理という 7 因子の基本的能力からなるとする多因子説を唱えた。さらに J. P. ギルフォード（Guilford）は，彼の考案した知能構造モデルに基づいて知能因子を調べていくという方法で，知的操作，その内容，操作の結果・所産の三次元からなる 120 因子モデルを提唱した。知能の研究では，一般因子の存在を認めるかどうかが大きな争点であったが，R. キャテル（Cattell）は，この一般的知能因子を流動性知能（fluid intelligence：Gf）と結晶性知能（crystalized intelligence：Gc）に分けることで，より明快に説明できると考えた。流動性知能は，記憶や計算，図形，推理などで測定される，新しい場面への適応を必要とする際に働く能力であり，文化や教育の影響を比較的受けにくいが老化に伴い減衰していく。結晶性知能は，単語理解，一般的知識などにより測定される，過去の学習経験を適用して得られる判断力などの能力であり，文化や教育の影響を大きく受けるが老化による衰退が比較的緩やかであるという特徴をもつ。その後，このGf-Gc理論はJ. L. ホーン（Horn）により拡張され，10の能力因子が想定された。さらに，J. B. キャロル（Carroll）は知能構造に関する研究のメタアナリシスを行い，知能は，70以上の特殊な能力因子からなる第1層，16のより一般的な能力因子からなる第2層，知能の一般因子gである第3層という階層構造をなすことを示した。この理論はCHC理論（Cattell-Horn-Carroll theory）と呼ばれ，一般因子gの存在に対する見解はいまだ確定されていないものの，現在最も広く受け入れられている理論であり，この理論に沿った知能検査の作成や改訂が行われている（三好・服部 2010）。

●**その他の知能アセスメント理論**　近年発展した認知心理学の影響の下，R. スターンバーグ（Sternberg）は，知能の鼎立理論を提唱している。この理論は，流動性知能（帰納・演繹推理）と結晶性知能（知識獲得・言語理解能力）からなるコンポーネント理論，新しい環境や状況に対処する能力に関わる経験理論，社会・文化的影響に関する文脈理論の三本柱からなる階層的理論体系である。また，H. ガードナー（Gardner）は個々に独立した，言語的知能，論理・数学的知能，空間的知能，音楽的知能，身体・運動的知能，内省的知能，対人的知能からなる多重知能理論を提唱している。さらに，S. J. セシ（Ceci）の生物生態学的理論によれば，知能は生物学的な基盤をもつ複合的認知能力であり，個人の環境や文脈と密接に結びついて育まれてきたものである。これらの理論では実証性の乏しさへの批判はあるが，知能の生物学的基盤と環境要因の相互作用を強調するという特徴が共通しているといえる。

●**知能検査の臨床的応用**　現在，知能検査は，教育，福祉，医療などさまざまな分野で広く臨床的に使用されている。知能検査の目的は，知能水準の測定にとどまらず，かってビネーが目指していたような各個人の特性や障害に合わせた支援の手立て（上野ほか 2015）を探ることへと広がってきている。　　　　［相場恵美子］

　📖 **さらに詳しく知るための文献**
[1]　小椋 力・田邉敬貴責任編集，松下正明総編集（1999）『精神医学的診断法と検査法（臨床精神医学講座 第16巻）』中山書店.
[2]　ディアリ，I. J.／繁枡算男訳（2004）『知能』岩波書店.
[3]　村上宣寛（2007）『IQってホントは何なんだ？―知能をめぐる神話と真実』日経BP社.

インターネット依存のアセスメント

　1990年代後半にインターネットの商用利用が本格的に始まって以降，インターネット利用をめぐる問題が急速に顕在化してきた。それに伴い，DSM-5では今後の研究のための病態としてインターネットゲーム障害が取り上げられた。ICD-11においてもゲーム障害が新たに精神および行動の障害の1つとして認定されることになっている。現在に至るまで，オンラインゲーム以外にも次々と新しい魅力的なアプリケーションやコンテンツが開発されており，それらに長時間没頭してしまうことによる心身の健康への悪影響が懸念されている。健康心理学においても，今後大きな関心を払うべきテーマの1つであろう。

　インターネット依存とは，オンラインゲームやSNS，情報検索など，インターネットの長時間利用により，仕事や家庭を犠牲にし，日常生活上の機能がきわめて低下している状態を指す（Young 1998）。その主要な症状は，とらわれ（preoccupation/salience：インターネットのことが常に頭から離れない），コントロール欠如（loss of control：やめようと思ってもやめられない），離脱症状（withdrawal：インターネットを使えないと怒りやイライラなどネガティブな感情が生じる），耐性（tolerance：より優れたハードウエアやソフトウエア，より長時間の利用を求める），虚言（lying to hide internet use：インターネットの過剰利用を隠すために嘘をつく）などであり，薬物の使用障害やギャンブル障害などの依存症状ときわめて類似している。

　インターネット依存に陥りやすい若者の特徴として，ソーシャルスキルが低く，孤独感が高いことが多くの研究によって示されている。すなわち，現実社会での人間関係において満足感を得られていない者ほど，その代替となる人間関係をインターネット上に求めることにより，インターネット依存に陥るリスクが高まると考えられている。また，インターネット依存状態にある若者は，抑うつ感が高く，家族や友人との現実の人間関係が希薄化し，学業成績が低下するなど，メンタルヘルスや社会的機能に大きな悪影響を及ぼすことが報告されている。

　インターネット依存のアセスメントにおいて最もよく用いられているのはInternet Addiction Test（IAT；Young 1998）である。IATはギャンブル障害の診断基準に準拠して作成され，上述の依存症状を網羅した20項目によって構成されている。オンラインゲームへの依存を測定するための評定尺度としては，Problematic Online Gaming Questionnaire（POGQ）があり（Demetrovics et al. 2012），IATとほぼ同様の依存症状を測定するための下位尺度で構成されている。それ以外にも，SNSへの依存を測定するためのBergen Facebook Addiction Scale（BFAS；Andreassen et al. 2012）やスマートフォン依存を測定するためのSmartphone Addiction Scale（SAS；Kwon et al. 2013）など，アプリケーションやインターネットへのアクセスデバイスの多様化に伴って，それらに特化した測度が開発されている。インターネット依存の予防のためには，これらのアセスメントツールを有効に活用した啓発活動の実践が必要とされる。　　　［岡安孝弘］

第7章

適応（病気・問題行動）

［編集担当：岸 太一・鈴木伸一］

　健康心理学がほかの心理学と大きく異なる点の1つとして，対象者の「こころ」だけでなく，「身体」を扱っている点があげられる。臨床心理学は「こころの問題」やそれを抱えた当事者・家族などを対象としているが，健康心理学は「こころの問題」も対象とするが，「身体の問題」である身体疾患やその予防に関する研究や実践を含めた心理学であるところに大きな特徴がある。
　例えば，近年患者が増加している糖尿病や高血圧といった疾患は，患者の「生活習慣」がその発症や予後に大きな影響を与えており，患者の行動を望ましい方向に変えることができれば，良好な状態を維持することが可能である。このとき，「患者の行動を変える（行動変容）」にはどのようにアプローチすればよいか，そこに健康心理学が果たすべき大きな役割がある。
　そこで本章では，身体疾患を中心に，医療・保健領域におけるさまざまなトピックを健康心理学の観点から解説する。　　　　　　　　　　　　　　　［岸 太一］

受療行動

☞「闘病意欲」p.112「ストレスコーピング」p.140「生活習慣病」p.288

　我々が医療にかかるのは,「何か変だ。いつもと違う」といった心身状態の違和感や不快感あるいは変化を自覚または他覚的に認めたときである。受療行動は, こうした心身の異常状態を自己への脅威と認知し, 元の健康状態に戻そうとする病気対処行動である。H. レヴィンタールほか (Leventhal et al. 2016) は, このような病気対処行動のプロセスを The Common-Sense Model of Self-Regulation (CSM, 図 1) として示した。CSM では症状が知覚されると, 病気に対する恐怖, 不安などの感情反応と病気の表象 (representation) が生起し, 対処行動が発動されるとする。このとき発動された対処行動の適否は, 病気表象からどのような対処を行うかという行動計画と具体的手続きを経て評価される一連のプロセスとして説明される。病気表象とは患部の兆候から形成される一般的病気イメージを, 病名や症状を識別したり, 病気の経過や自分の生活への影響などの病気に対する個人の認知である。レヴィンタールは CSM の中で, これを病気認知 (illness perception) と表現している。病気認知は, 自分や他者の病気体験や知識といった記憶も判断に含み, さらに現在の病気経過や生活といった文脈の中でつくり上げられる。そのため病気認知の内容は同じ病気・病態であれば似たような構造をもつこともあるが,「私の病気」としてとらえられるため個人によって異なる。

　以上のような病気対処行動のプロセスモデルを踏まえて, 実際の受療行動は, ①症状・兆候の知覚と病気表象形成の段階, ②受診行動の決定段階, ③診断から治療開始の段階, ④治療継続の段階, の 4 つの段階を経て遂行される。

●症状・兆候の知覚と病気表象形成の段階　我々が「病気かもしれない」と感じるのは, 体調の変調を自覚する場合と健康診断結果など他者からの指摘による場

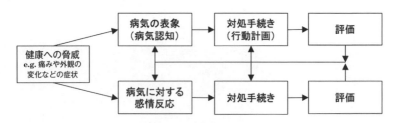

図 1　病者の自己調整の共通認識モデル
[Cameron & Leventhal (2003) p.46, 148 の図をもとに作成]

合がある。これらの気づきが健康に対する脅威として知覚された結果として、病気表象が形成される。

●**受診行動の決定の段階**　受診行動は形成された病気表象に基づいて検討される。つまり、自分が病気であると認知し、適切な治療を受ければ健康が回復できる、痛みや不快感を取り除くことができると判断すれば受診する。反対に、自分の心身状態を「大したことはない」「安静にしていればよくなるだろう」と考えれば、受診しないこと、あるいは容体をみることを選択する。さらに、病気に対する感情反応も受診行動の判断に影響する。ある程度の恐怖や不安は受診を促進するが、それらが大きすぎるとかえって受診の遅れにつながることもある。

●**診断から治療開始の段階**　医療機関を受診して病気と診断されると、治療が開始される。最初に行われるのは、医療者から提示される病名とその治療法に関するインフォームド・コンセントによる受療の意思決定である。我々はこのときに提供される医療情報に基づいて自分の病気像を確認、あるいは修正しながら、これから展開される治療について一定のイメージ（治療表象）を形成する。治療の表象は、治療期間や効果・副作用、治療が及ぼす日常生活への影響、治療継続の意欲（例えば、内服を続ける、病院に定期的に通院する）などである。この治療表象が明確になることで治療合意が形成されて治療が開始されるのである。

●**治療継続の段階**　服薬治療や施術によって症状、病態が改善されると、患者は選択した受療行動が適切だったと判断して、さらに健康回復に向けた治療を継続しようと動機づけられる。一方で、受療後も症状や病態が変らない、または悪化していると感じた場合は、患者は治療意欲をなくしたり、他の治療法や医療機関を探索するようになる。これらの過程は、もとの健康状態を回復するか、ある程度の社会生活が送れるような身体機能と健康状態を回復するまで続けられる。

●**病者役割と受療行動**　受療行動を起こすためには自分を病者と認識し、それに沿った対処を行う必要がある。こうした受療行動を病者役割行動と呼ぶ。T. パーソンズ（Parsons）は、病者に対する役割期待として、「病者は病気が回復するように努め、援助者に専門的援助を求め、協力する義務」と「社会的な役割とそれに関連した責任や義務を免除される権利」をあげている（高城 2002）。病者役割としての義務は受療行動を促進するが、権利の遂行は健康時の社会役割からの離脱を意味する。しかし、慢性疾患が多い現代社会では、病者の権利と義務は交換関係ではなく、「病気をかかえながら日常生活を送る」ということが少なくない。その意味では、病者は生活者であるとともに患者役割を遂行することが期待されている。　　　　　　　　　　　　　　　　　　　　　　　　　　　［片山富美代］

📖 **さらに詳しく知るための文献**
［1］片山富美代（2017）「第5章 受療行動」岸 太一・藤野秀美編著『健康・医療心理学』（pp.62-74），ナカニシヤ出版．

アドヒアランス

☞「医療者-患者関係」p.38「行動医学」p.46「心身医療」p.48「受療行動」p.278「医療における専門職」p.408

　アドヒアランスとは，「患者が，積極的に治療方針の決定に参加し，その決定にしたがって治療を受けること」と定義され，主に健康・医療関連分野において使用されている（日本薬学会 2007）。アドヒアランスという言葉には，「信念を伴う遵守，あるいは執着心」といった，患者・対象者の積極的な認知的態度が反映されている。特に薬学の分野においては，服薬アドヒアランスという用語で頻繁に用いられている。加えて，健康増進を意図した介入プログラムや心理療法への参加状況の評価においても用いられる。対象者のアドヒアランスは，患者関連因子（精神症状，病識など），治療関連因子（副作用，治療費など），治療者-患者関係因子（説明，情報提供など），および環境関連因子（周囲の人々の姿勢，医療機関へのアクセス）といった要因に影響される（日比野 2017）。

●**アドヒアランスとコンプライアンス**　アドヒアランスと近似した用語として，コンプライアンスがあげられる。コンプライアンスは，「医療者の指示を患者がどの程度遵守するか」を表す概念であり，初期の健康・医療関連分野において用いられてきた。一方で，対象者の自発性や動機づけを伴わないコンプライアンスという概念では，健康増進や治療に対する効果の限界が徐々に指摘されるようになった。そのため，対象者が当事者意識をもって健康増進・治療へ参加する態度を重視したアドヒアランスという概念が定着した（日本薬学会 2007）。日本ジェネリック製薬協会（2017）によると，アドヒアランスとコンプライアンスの決定的な差異は，「治療を受ける」という行為に対して，患者の意思決定が関与しているか否かである（図1）。

●**アドヒアランス向上のための心理的支援と評価**　S. A. サフレンほか（Safren et al. 2015）は，慢性疾患の治療において生じる，抑うつに対する支援を意図した認知行動療法の枠組みにおいて，治療に対するアドヒアランス向上を目的とした介入の手続きを示している（表1）。

　アドヒアランスの評価には，服薬であれば残薬の確認，教育・介入プログラムであれば参加・来談回数といった客観的評価，および質問紙や心理尺度を用いた主観的

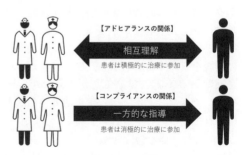

図1　アドヒアランスとコンプライアンスの差異
　　［日本ジェネリック製薬協会（2017）］

表1 アドヒアランス介入の実施手順［Safren et al.（2015）］

ステップ1	アドヒアランスについてに知識を対話形式で提供する
ステップ2	診療予約にどのような交通手段で向かうか計画を立てる
ステップ3	医療提供者とのコミュニケーションを最大限に活かすための計画を立てる
ステップ4	薬の副作用や治療計画に対処するための計画を立てる
ステップ5	薬やその他のセルフケア用品を入手するための計画を立てる
ステップ6	服薬やその他のセルフケア行動に関する日々のスケジュールを作成する
ステップ7	薬を保管しておくための計画を立てる
ステップ8	服薬やその他のセルフケアの手段を実施するための手がかりを作る
ステップ9	ちょっとした失敗に適切に対処し，再発を防ぐための準備をする
ステップ10	すべての計画を振り返る
ステップ11	（必要に応じて）フォローアップの電話をかける

評価が用いられる．客観的評価にはコンプライアンスとの区別が困難であるという点，主観的評価には心理的要因が必ずしも行動の実施に反映されない点が測定の限界点として指摘されている．そのため，アドヒアランスの評価では，主観的・客観的評価を組み合わせることが重要である．主観的な評価に着目するとサフレンほか（Safren et al. 2015）の介入プログラムでは，目標設定1週間後の評価として，「この1週間について，平均的にみると，あなたは自分の目標を遵守することがどれくらいできましたか」という設問に対して，「まったくできていない－素晴らしく良い」の6件法により評価していく，週間アドヒアランスチェック用紙が用いられている．尺度を用いた評価では，服薬アドヒアランスの評価について上野ほか（2014）が，第1因子：服薬における医療従事者との協調性（薬について，医師などの医療従事者と自分の思いや目標を共有できている，など），第2因子：服薬に関する知識情報の入手と利用における積極性（自分の薬に必要な情報を探したり利用したりしている，など），第3因子：服薬遵守度（この3週間，薬を1日の指示された個数・回数通りに使用している，など），第4因子：服薬の納得度および生活との調和性（薬の必要性について納得している，など）の4因子11項目からなる服薬アドヒアランス尺度を構成している．

［島崎崇史］

さらに詳しく知るための文献
[1] Safren, S. A. et al.（2007）*Coping with chronic illness: A cognitive-behavioral therapy approach for adherence and depression, therapist guide*, Oxford University Press.（堀越 勝ほか監訳（2015）『慢性疾患の認知行動療法—アドヒアランスとうつへのアプローチ：セラピストガイド』診断と治療社．）
[2] 大井一弥ほか（2017）「特集 再考！服薬アドヒアランス」『薬局』68, 南山堂．

ICDとDSM

☞「パーソナリティ障害」p.90「ストレス関連疾患」p.160「認知症」p.308「重篤な精神疾患への対応」p.320「うつ病と自殺予防」p.324

　「疾病及び関連保健問題の国際統計分類（International Statistical Classification of Diseases and Related Health Problems：ICD）」とは，世界各国の疾病や死因に関する用語を統一し，異なる国のデータの記録や比較などをすることを目的に，WHO（世界保健機関）が作成している世界共通の疾病分類である。「国際疾病分類（International Classification of Diseases）」という略称で使用されることが多い。一方，「精神疾患の診断・統計マニュアル（Diagnostic and Statistical Manual of Mental Disorders：DSM）」とは，精神疾患に関する統計情報の収集を目的に，アメリカ精神医学会が作成している精神疾患のみを対象にした分類と診断基準である。

●**ICDの概要**　ICDの歴史は古く，その起源は1893年に国際統計協会が作成した国際疾病障害死因分類（International Classification of Diseases, Injuries and Causes of Death）にある。第6版目のICD-6（1948年）からは所管がWHOに移るとともに，死因だけでなく疾病・障害分類も加わり，さらに精神疾患が独立した章となった。そして，ICD-8（1965年）やICD-9（1975年）は精神疾患の分類として国際的に使用されるようになった。ICD-10（1990年）からは，DSMと同様に全疾患に操作的診断基準が設けられた。ICD-10は，22のグループから構成され，すべての病気やケガは必ずどこかのグループに分類されるように設計されている。精神疾患は第5章の「精神及び行動の障害」として分類され，Fから始まるアルファベットと疾患の下位分類を示す2桁の数字でコード化される。現時点での最新版は，約30年ぶりに改訂されたICD-11（2018年）である。日本語訳された「精神及び行動の障害」は，ICD-10（融ほか 2005）が最新である。日本では1900年にICDが導入され，現在では統計法に基づく公的統計調査（人口動態統計など），医療機関における診療録の管理や診療報酬明細書などにおいて広く使用されている。

●**DSMの概要**　DSMは，アメリカ精神医学会が，連邦や州からの社会政策上の要請として，アメリカ国内の精神疾患に関する疫学データの収集を求められことを契機に作成された。時代背景としては，戦後の兵士の治療に対する精神医学の重要性が認識されはじめ，力動精神医学を基盤とした治療が盛んに行われていた頃である。DSMの第1版であるDSM-Ⅰ（1952年）は，ICD-6（1948年）を改変してつくられた。加えて，精神疾患を環境因に対するパーソナリティの反応としてとらえる力動精神医学の考えに基づき，すべての精神疾患に反応という用語が用いられた。その後，DSM-Ⅱ（1968年）では，ICD-8（1965年）に合

わせた改訂が施され，反応という用語が廃止された．そして，DSM-Ⅲ（1980年）からは，操作的診断基準が設けられ，診断の信頼性向上への動きが高まった．この操作的診断基準では，科学的根拠の乏しい理論は採用されず，また精神分析学などの特定の理論に依拠しない立場をとる方針となった．さらに，患者の状態を多側面から評価するために，多軸システムが採用された．これは，Ⅰ軸（精神疾患），Ⅱ軸（パーソナリティ障害，知的障害），Ⅲ軸（一般身体疾患），Ⅳ軸（心理社会的および環境的問題），Ⅴ軸（機能の全体的評価，Global Assessment of Functioning：GAF）の5軸を示す．DSM-Ⅲで導入されたこれらの方法論的修正により，DSMは精神疾患の診断に画期的な影響を与えた．その後，DSM-Ⅲ-R（1987年）やDSM-Ⅳ（1994年）では，診断カテゴリーの改名，再編，新たな診断の追加が行われた．次いで，DSM-Ⅳ-TR（2000年）では，科学的根拠に基づいて各疾患の解説が詳しく補足された．そして，最新版のDSM-5（2013年）では，診断カテゴリーが大幅に変更された（APA 2013）．加えて，多軸診断が廃止され，かつてのⅠ，Ⅱ，Ⅲ軸はまとめて記載されることとなった．また，心理社会的および環境的問題の記載はICD-Clinical Modification（アメリカで作成されたICD臨床用改変）のコードを，能力評価は世界保健機関能力低下評価尺度（World Health Organization Disability Assessment Schedule：WHODAS）を用いることとなった．さらに，DSM-5ではスペクトラムを想定した次元的アプローチへのシフトが試みられた．一方，従来から指摘されてきた診断の妥当性などに関する課題が残されており，現在でもさまざまな議論がなされている．

● **ICDとDSMを用いる際の留意点** ICDとDSMは診断の標準化に大きく貢献してきた．しかし，ICDとDSMはその成り立ちが異なるため，疾患概念などについて一致しない点が存在する．ICDおよびDSMを臨床実践や研究で使用する際は，両者の相違点を正しく理解して使用する必要がある．そして，患者へ適切な医療を提供するためには，これらの標準的な診断基準を用いつつ，さらに患者背景，生物学的指標，治療経過といった患者の個別性に留意した慎重な見立てが求められる．精神疾患の診断とは，患者を既存の枠に当てはめることではなく，患者の病態を理解し治療方針を検討するために行うものであり，治療の出発点のひとつであるという認識が必要である．　　　　　　　　　　　［川島義高］

📖 さらに詳しく知るための文献

[1] 大野　裕（2014）『精神医療・診断の手引き―DSM-Ⅲはなぜ作られ，DSM-5はなぜ批判されたか』金剛出版．
[2] World Health Organization（2018）『ICD-11』（http://www.who.int/classifications/icd/en/）

心疾患

☞「心身医療」p.48「パーソナリティと健康」p.80「タイプDパーソナリティ尺度」p.120「抑うつのアセスメント」p.248

　本項では，心疾患の種類とその代表的な疾患に関連する精神心理的問題およびパーソナリティ特性について述べる。

●**心疾患の種類**　心疾患は，心筋梗塞や狭心症などの虚血性心疾患，心房細動や房室ブロックなどの不整脈および伝導障害，本態性（原発性）高血圧や二次性高血圧などの高血圧，感染性心内膜炎などの心内膜疾患，拡張型心筋症などの心筋症，そして上記心疾患や弁膜症などによって心機能が低下した病態（状態）である心不全，などに大別される。

　厚生労働省の2014年患者調査の推計（Stat, e-Stat）によると，日本の心疾患の入院患者数は約66万3000人，外来患者数は805万2000人である。このうち，入院患者の約半数が心不全であり，次に虚血性心疾患と続く。また外来患者の大部分が高血圧である。

　2018年3月に改訂された急性・慢性心不全治療ガイドラインでは，急性心不全患者への精神的サポートは，患者の精神的苦痛を軽減し，入院中のQOLを高めるうえで重要である，と明記されている（日本循環器学会・日本心不全学会 2017）。

　また，心筋梗塞後の患者の抑うつ，不安，不眠へのカウンセリング，社会・家庭環境などの評価を行うことがクラスⅠ，エビデンスレベルBで推奨され（日本循環器学会 2011），一過性の血圧上昇の要因としてストレスや精神的要因の関与が大きい症例については，向精神薬や心理療法，行動療法などのアプローチも必要である（日本高血圧学会 2014）と述べられている。

●**リスク要因としての精神心理的問題とパーソナリティ特性**　上記のとおり，心疾患患者への精神的サポートは一次予防や心疾患の再発・増悪予防の観点からも重要である。中でも今日，心疾患のリスク要因として代表的な精神心理的問題とパーソナリティ特性が「抑うつ」と「タイプDパーソナリティ」である。

　抑うつは，虚血性心疾患の発症リスクを7.1倍に引き上げ（Ohira 2010），心不全の重症度が高くなるにつれて抑うつ合併例は増加し（Rutledge et al. 2006），ひいては循環器疾患患者の予後を悪化させる独立因子であることが報告されている（Suzuki et al. 2011）。

　従来，心血管イベントのリスク因子として注目されていた「タイプA行動パターン」は，多くの追検討によってその信頼性が低下しつつある。その一方，近年新たに心血管イベントのリスク因子として注目されているのが「タイプDパーソナリティ」である（Denollet et al. 2000）。

タイプDパーソナリティは不安，抑うつ，敵意攻撃性などのネガティブ感情と，他者からの反感を避けるために感情を抑制する社会的抑制の2要因から構成される。この両者がともに高い傾向をdistress（抑うつ，悲観的，不安，社会的不安と社会的孤独を伴った状態）とし，頭文字からタイプDパーソナリティと名づけた（石原・牧田 2013）。

表1 心臓死および心血管イベントの独立した予後予測因子 [Denollet et al. 2008]

臨床エンドポイント	オッズ比 ［95％信頼区間］	p
心臓死/MI（$n = 91$）		
抑圧コーピング	2.39［1.25-4.56］	.009
タイプDパーソナリティ	4.63［2.60-8.27］	.0001
抑うつ	1.20［0.65-2.23］	.56
不安	0.73［0.39-1.35］	.73
敵意攻撃性	1.16［0.66-2.04］	.60
心血管イベント（$n = 67$）		
抑圧コーピング	2.35［1.11-4.99］	.026
タイプDパーソナリティ	4.73［2.44-9.14］	.0001
抑うつ	1.24［0.62-2.51］	.55
不安	0.74［0.37-1.48］	.39
敵意攻撃性	1.15［0.61-2.17］	.68

このタイプDパーソナリティは心臓死および心血管イベントの独立した予後予測因子であり（表1），ネガティブ感情を抑圧する対処行動は非抑制的な対処行動をとる場合と比較し，心臓死および心血管イベントの発生リスクを2倍以上に引き上げることが報告されている（Denollet et al. 2008）。

心臓リハビリテーションに関するガイドライン（日本循環器学会 2012）では，冠動脈疾患に併存する抑うつ症状のスクリーニングと介入はクラスⅡa′，抑うつを中心とする精神症状のスクリーニングおよび治療と予防への心理的介入とタイプDパーソナリティなどの心理社会的特性への治療的介入はクラスⅡbで推奨されている。これらの精神心理的問題やパーソナリティ特性について，同ガイドラインではPHQ-9（Patient Health Questionnaire-9）などによって的確にスクリーニングを実施し，認知行動療法などを用いた介入を推奨している。これは，国内外の各種心疾患治療ガイドラインにおいても，ほぼ同様の記載がある。

［庵地雄太］

 さらに詳しく知るための文献
[1] 石原俊一・牧田 茂（2013）「心疾患患者における新たな心理的特性とその行動変容」『心臓リハビリテーション』18, 31-33.
[2] Denollet, J. et al.（2008）Clinical events in coronary patients who report low distress: Adverse effect of repressive coping. *Health Psychology,* 27, 302-308.
[3] 日本循環器学会（2012）『心血管疾患におけるリハビリテーションに関するガイドライン（改訂版）』.

がん

☞「喫煙行動」p.200「緩和ケア」p.396「医療における専門職」p.408「チーム医療」p.410「がん患者へのカウンセリング」p.500

　人体は上皮組織，筋組織，結合組織，神経組織からなり，これらの組織が組み合わさって構成される臓器が生体内に必要な機能を担って維持される。正常な組織は細胞からなり，正常な細胞は秩序をもった細胞分裂によって増殖し，古くなった細胞と入れ替わることにより，組織は維持される。がん細胞は飲酒，喫煙のような環境因子やウイルスなどによって細胞分裂に関係する機能を有する遺伝子が変異し，細胞増殖の秩序を失う結果，無秩序に増殖する。

　がんの特徴は局所で増殖した細胞が腫瘍を形成することと，周囲の組織に浸潤すること，がん細胞が血流やリンパ流に乗って離れた部位（他臓器やリンパ節）に到達してそこで増殖する（遠隔転移）ことがあげられる。増大した腫瘍は周囲の組織の破壊や血管・消化管・尿路など管腔の通過障害をもたらし，臓器の機能障害を引き起こす。さらに全身の腫瘍量が多くなると悪液質という病態を引き起こし，これらの要因が臓器機能不全や衰弱につながった結果，患者は死に至る。なお，「癌」は一般に上皮組織から発生した悪性新生物を指し，神経（脳腫瘍など），筋骨格系（肉腫など）や血液（白血病など）から発生した悪性新生物を合わせて「がん」と呼ぶ。

●**疫学**　2016年の統計では日本において37万2986人ががんにより死亡している（男性21万9785人，女性15万3201人）。また2013年に新たにがんと診断されたのは86万2452例（男性49万8720例，女性36万3732例）である。死亡数が多い部位は男性で肺，胃，大腸，肝，膵の順，女性は大腸，肺，膵，胃，乳房の順となっており，罹患の頻度が高いものは男性で胃，肺，大腸，前立腺，肝，女性では乳房，大腸，胃，肺，子宮となっている（国立がん研究センター　2016a）。

●**病期分類**　がんの進行度（病期）を表す方法として，国際的にTNM分類が用いられている。これはT（tumor：腫瘍），N（node：リンパ節），M（metastases：遠隔転移）の状態を，原発がんの大きさ，深さ，広がりをTステージ，所属リンパ節の状態をNステージ，遠隔転移の状態をMステージとし，T，N，Mの区分を各種の検査結果に基づいて判定し，これを総合的に判断して病期を評価するようになっている。一般に，病期はⅠ，Ⅱ，Ⅲ，Ⅳの4段階に分かれており，ステージⅠ，Ⅱを早期がん，ステージⅢ，Ⅳを進行がんと呼ぶ。

●**予防**　がんの一次予防については，日本人を対象とした研究結果から定められた「科学的根拠に基づいた『日本人のためのがん予防法』」がある（国立がん研究センター　2017）。5つの健康習慣，すなわち①禁煙，②健康な食生活，③適

正体重の維持，④身体を動かす，⑤節酒する，に気をつけることが推奨されている。また，二次予防（がん検診）については，胃，子宮頸部，乳房，肺，大腸の5つのがんについては実施することのメリットがあることが示されており，推奨される対象年齢や受診間隔も定められている（国立がん研究センター 2016b）。

●**治療**　手術，放射線治療，薬物療法が3大治療と呼ばれている。薬物療法は殺細胞性薬剤（いわゆる抗がん剤）に加え，乳がん，前立腺がんのようなホルモン感受性があるがんに対する内分泌療法，およびがん細胞の細胞増殖に関与する特定のシグナル伝達経路を阻害する薬剤を用いた分子標的治療，がんに対する免疫システムに作用する薬剤を用いた免疫療法が含まれる。がんの治療はこれらの治療を単独で行ったり，複数の治療を組み合わせて行ったりする。治癒を目指す治療を根治的治療，治癒を見込むことが困難な場合で延命やがんに伴う症状の緩和を期待して行う治療を緩和的治療と呼ぶ。がん治療の開発は根治的治療も緩和的治療も厳密に計画された臨床試験の積み重ねの上に成り立っており，現時点で最も治療成績が優れている治療を標準治療と呼ぶ。

　病期が早期の場合は病変の個数が少なくサイズが小さいため，治療方法は単独で治療の及ぶ範囲が小さくとも治癒する可能性が高い。一方で進行した病期の場合は病変の個数が多かったりサイズが大きかったりするため，治療の範囲を広げたり，複数の治療を組み合わせた強度の高い治療を行う必要があり，これを集学的治療と呼ぶ。広範な治療範囲や集学的治療はそうでない場合に比べて身体に与える負担が大きく，治療期間は長くなる傾向にあり，合併症や後遺症のリスクも一般に高くなる。根治的治療の場合は後遺症が以後の患者の人生において大きな問題となる場合があり，また緩和的治療の場合は治療に伴う有害事象が治療によるメリットを上回ってしまう場合があるため，どの治療を行う場合にも事前に治療の内容，スケジュール，期待される効果と有害事象についてよく患者に説明し，同意を得たうえで治療方法を決定する必要がある。

●**がんの経過と心理反応**　他疾患と比較したがんの特徴は，適切な治療が行われない場合に病状が週から月の単位で亜急性に進行して最終的に死に至ること，治療が一度で終了せず，治療期間が長期間におよぶ可能性があること，治療が終了しても病気の再発の可能性があり，定期的な経過観察が必要なことがあげられる。したがって患者は治療の有無にかかわらず自身の病状に対する不安と常に向き合わざるを得ない状況に置かれる。病状の悪化を知らされるときには患者は強いストレスにさらされ，抑うつ状態になりやすい。そのため患者と家族の心のケアは治療と同様に必要であり，がん患者の心のケアの専門家としての精神科医と心療内科医，臨床心理士のニーズが増してきている。　　　　［石木寛人・清水　研］

📖 **さらに詳しく知るための文献**

[1]　小林正伸（2014）『やさしい腫瘍学―からだのしくみから見る「がん」』南江堂.

生活習慣病

☞「生活習慣」p.14「メタボリックシンドローム」p.70「身体活動（運動・スポーツ）」p.196「栄養（食行動）」p.198「肥満と糖尿病患者へのカウンセリング」p.496「ライフスタイル療法」p.528

　生活習慣病とは食行動，身体活動，飲酒，喫煙などの生活習慣が発症と進行に関与する疾患の総称である。従来の「成人病」という呼称が1996年に「生活習慣病」へと改称され，小児期からの食育や生涯にわたる健康づくり，日常生活習慣を整えることでの予防的観点を含むものとなった。「健康日本21（第2次）」では国民の健康増進のための方針において，健康寿命を延ばすことや，社会生活を営むための心身の機能の維持向上と並んで，生活習慣病の発症および重症化の予防の徹底が謳われている（厚生労働省 2012a）。

●**各病態と健康リスク**　代表的な疾患として高血圧症，脂質異常症，糖尿病，心・脳血管障害（☞「心疾患」），悪性腫瘍（☞「がん」）がある。

　高血圧症は収縮期血圧140 mmHg以上，拡張期血圧90 mmHg以上を基準としている（日本高血圧学会 2014）。血圧上昇の要因には，食塩の過量摂取，飲酒がある。脳卒中や冠動脈など心血管疾患の発症リスクであり，リスク抑制のためには，減塩目標値6 g/日，節酒，禁煙のほか，体重の適正化など生活習慣の改善が推奨される。肥満を伴う高血圧の場合は約4 kgの減量により降圧効果がある。なお糖尿病が合併する場合，心血管リスクがさらに高まるためより厳格な血圧管理が必要となる。130／80 mmHgからを治療対象とし，これ未満を降圧目標値とする。

　脂質異常症（2007年に高脂血症から名称変更）は血中の中性脂肪（TG：トリグリセリド），LDLコレステロール（LDL-C）の高値やHDLコレステロール（HDL-C）の低値を示す病態であり，動脈硬化性疾患の危険因子となる。管理目標値（mg/dl）はLDL-C160未満，HDL-C40以上，TG150以下であるが，糖尿病や末梢性動脈疾患，非心原性脳梗塞などのハイリスク病態群ではより厳格なLDL-C120未満を目標とする。禁煙，運動とともに食生活の改善が基本となり，動物性脂肪，乳製品，卵黄に含まれる飽和脂肪酸やコレステロール摂取を控え，魚油，大豆製品，食物繊維の摂取が推奨される。

　糖尿病はインスリン作用不足による慢性の高血糖状態を主徴とする代謝疾患であり，成因により1型／2型に分類される。主に自己免疫性の1型に対し，2型は発症要因に膵β細胞からのインスリン分泌低下，インスリン抵抗性（血中のインスリン濃度に見合ったインスリン作用が得られない状態）の素因に加え，過食（高脂肪食），運動不足，肥満など生活習慣の環境要因が関与している。口渇，多飲，頻尿，体重減少のほかは無症状ゆえ，病識が少ないまま高血糖状態が慢性的に続くと小血管障害（神経障害，網膜症，腎症），大血管（脳血管，冠動脈）の

動脈硬化性疾患などの合併症に進展するリスクが高く，寿命や生活の質を著しく損なう恐れがある。過去1〜2か月間の平均血糖値を反映するHbA1cにおいて6.5%以上が診断基準の1つであり，血糖コントロール目標値は合併症予防のためには7.0%未満を目指す。食事療法，運動療法を治療の基本とし，血糖自己測定，経口薬内服およびインスリン自己注射などを継続することで良好な血糖値を保つ。食事療法では適正なエネルギー摂取量と栄養素バランスを学び，食事時間を規則正しく整え，間食や過食など量・内容の偏りを是正する。運動療法では血糖値やインスリン抵抗性の改善，減量効果のために，週3〜5日以上1日1万歩を目安に食後の歩行が推奨される。

●**包括的で予防医学的な視点** メタボリックシンドローム（MetS）は，内臓脂肪の蓄積を基盤として，脂質異常，高血圧，耐糖能異常など動脈硬化リスクが個人に多重に集積することにより動脈硬化性疾患のリスクが高まる病態概念であり，従来のシンドロームX，死の四重奏，内臓脂肪症候群などの概念と重なる。体脂肪の過剰な蓄積である肥満（BMI25以上）のうち，肥満症とは減量を必要とする健康障害（脂質異常，血圧や血糖の上昇）を有する病態であるか，皮下脂肪でなく腹腔内の内臓脂肪の蓄積が認められたものを指す。脂肪細胞において合成分泌されるアディポネクチンはインスリン感受性を高める防御作用をもっているが，内臓脂肪の蓄積によりアディポネクチンの分泌が低下しインスリン抵抗性を惹起することで各種生活習慣病発症の基盤となっている（松澤 2011）。このように内臓脂肪肥満を上流に位置づけ，インスリン抵抗性から惹起された高血圧，脂質異常，耐糖能異常ととらえ，下流の動脈硬化を予防するという包括的病態理解によって，上流の内臓脂肪を生活習慣の改善により積極的に減少させる予防的意義がみえてくる。日本におけるMetS診断基準は内臓脂肪蓄積（腹囲：男性85cm以上，女性90cm以上）を必須条件とし，脂質（高TG血症かHDL血症），高血圧（130／85mmHg），血糖値（空腹時血糖110mg/dl以上）のうち2項目以上に該当するものとしている。なお2008年度から始まった特定健診・特定保健指導は，健診結果からリスク判定しMetS該当者および予備軍を抽出したうえで保健指導レベルを設定し，MetS該当者には積極的支援，予備軍には動機づけ支援を行うというハイリスクアプローチを採る。また，ポピュレーションアプローチとして，厚生労働省推進のスマートライフプロジェクトは，産学官民が連携して運動，食生活，禁煙，健診受診を促進し，国民の生活習慣病リスクを未然に減少させ健康寿命を延ばす取り組みである。　　　　［巣黒慎太郎］

📖 **さらに詳しく知るための文献**

[1] 日本糖尿病学会編著（2018）『糖尿病治療ガイド2018-2019』文光堂．
[2] 門脇 孝監修，戸邉一之編（2009）『最新 メタボリックシンドローム診療マニュアル』医歯薬出版．

喫煙の害（禁煙）

☞「喫煙行動」p.200「アディクションとカウンセリング（喫煙行動・飲酒行動）」p.490

　喫煙による健康被害については多くの知見が蓄積されているが，健康被害の原因物質としては，煙中に含まれる約 4000 種類の化学物質の中でも，ニコチン，一酸化炭素，タールがよく知られている。

【ニコチン】　ニコチン（$C_{10}H_{14}N_2$）は毒物および劇物取締法指定の毒物で，嘔吐，末梢血管の収縮，血圧の上昇，心収縮力の増加などの生理作用をもつ。中毒量は 1〜4 mg/kg，致死量は 30〜60 mg/kg で，紙巻きタバコ 1 本あたり 10〜20 mg 含有する。燃焼煙中のニコチンは肺胞から血中に吸収され，代謝されてコチニン（$C_{10}H_{12}N_2O$）などの物質に変わり血中を漂い各種の薬理作用を示す。

【一酸化炭素】　タバコの煙には環境衛生基準許容量の 2000 倍もの一酸化炭素（CO）が含まれる。CO は酸素の 200 倍強くヘモグロビンと結びつくので，ヘモグロビンと酸素の結合を阻害する結果，喫煙者は酸素欠乏状態を継続し，息切れしやすく，赤血球が増えて動脈硬化リスクが高まる。

【タール】　タバコの煙には，粘着性の高い褐色の油状液体タールが含まれ，喫煙者の歯にこびりついてヤニとなる。アメリカ環境保護庁はタールをヒトにがんを起こすことが十分証明されたとされるグループ A 発がん物質に分類している。

　タバコの煙中には，刺激性の強いアンモニアや N-ニトロソアミン，カルボニル化合物，ホルムアルデヒドなどの発がん物質が多種含まれ，しかもフィルター越しに吸い込む主流煙中よりも，燃焼煙（副流煙）中の含有量が相当多いので，間接喫煙による健康被害に注目が集まっている。なおアイコス（フィリップ・モリス）やグロー（ブリティッシュ・アメリカン・タバコ），プルーム・テック（日本たばこ産業）などの加熱式電子タバコにも，紙巻きタバコ同様に相当量の有害物質が含まれている（Li et al. 2019）。

● 健康被害

【ニコチン依存症】　血中のニコチンは，血液-脳関門を通過して脳内に入り，腹側被蓋から側坐核を経てドパミンを放出し，前頭前野の報酬系に作用して喫煙行動を強化し，依存状態を形成する。

【心疾患】　ニコチンによる末梢血管の収縮は，血管の老化を早める。一酸化炭素は血中で酸素の運搬を妨げて，心疾患や脳血管疾患の危険因子となる。疫学調査から 1 日 1 箱の喫煙者は，非喫煙者の 1.7〜2.4 倍も虚血性心疾患に罹りやすい。男性喫煙者の心疾患死亡率は，1 日 20 本未満の喫煙者では非喫煙者の 4.2 倍，20 本以上喫煙者では 7.7 倍と高い。

【がん】　喫煙男性の臓器別がん死亡率を，非喫煙男性に対する相対リスクで示す

と，全がん 1.65 倍，肺がん 4.5 倍，喉頭がん 32.5 倍と，喫煙者は高い発がんリスクを負う。女性喫煙者の子宮頸がんによる死亡リスクは 1.6 倍である。なおニコチンそれ自体に発がん性はない。

男性死因の 10 位に位置する慢性閉塞性肺疾患（COPD）は，粉塵などによって肺胞が変性して呼吸器機能が低下する疾患で高齢者に多い。喫煙者の COPD による死亡率は非喫煙者の 1.29 倍ある。これら以外にも糖尿病，妊婦の早産・死産・流産の危険性の増加，子どもの成長への影響，アレルギー（湿疹，アトピー，花粉症）への影響がある。大気中の微少粉塵（PM2.5）並みにタバコの煙中の PM2.5 にも注意が必要である。

●**禁煙治療**　タバコによる健康被害を避けるため，禁煙が推奨される。子どもの頃からの禁煙教育は，喫煙者をつくり出さない禁煙の王道である。ニコチン依存症という精神疾患とみなされる禁煙希望者のために，バレニクリンの脳内ニコチン受容体への薬理作用により，喫煙行動を抑える治療法が確立され，禁煙外来として保険診療が受けられる。バレニクリンは製品名チャンピックスとして 2006 年に販売が開始されて以来，禁煙補助剤として有効性が示されてきているが，意識低下・消失などの意識障害，自殺念慮，奇異行為など副作用への注意が必要とされる。またアメリカ食品医薬品局（FDA）は，バレニクリンには他害行為リスクがあること，心臓循環器系疾患にある種の副作用リスクが増すと指摘している。

禁煙外来での保険診療が可能な対象者は，①ニコチン依存症と診断されていること，②常習的な喫煙者であること，③直ちに禁煙を希望していることの 3 条件を満たすものに限られる。ニコチン依存症の評価には自記式質問による依存度の測定には，身体依存には FTND (Fagerstrom Test for Nicotine Dependence; Heatherton et al. 1991) が，精神依存度には TDS (Tobacco Dependence Screener; 川上 2006) が用いられる。

3 か月のバレニクリンの処方により禁煙を成功した後，再喫煙を開始するなど半年後禁煙率は 50% にとどまる。そこで，禁煙を継続させるための動機づけ面接，ピアサポート（禁煙マラソン）など，健康心理学的取り組み（禁煙サポート）により 75% まで禁煙成功率を高めることができると期待されている。

[濱田咲子・山田冨美雄]

さらに詳しく知るための文献
[1] 日本禁煙学会編（2015）『禁煙学（改訂 3 版）』南山堂.
[2] 日本禁煙科学会編（2007）『禁煙科学』文光堂.
[3] 山野洋一ほか（2017）「喫煙者への健康心理学的援助の実際」羽鳥健司編著『臨床健康心理学』(pp.92-109), ナカニシヤ出版.

疼痛

☞「生物-心理-社会モデル」p.34「痛みの測定」p.234「神経生理学的・神経心理学的アセスメント」p.254「緩和ケア」p.396

　国際疼痛学会（International Association for the Study of Pain：IASP）による定義では，「痛みとは，実際に何らかの組織損傷が起こった時，あるいは組織損傷が起こりそうな時，あるいはそのような損傷の際に表現されるような不快な感覚体験および情動体験である」と定義されている。

●**痛みの分類**　時間経過による分類では，以下の2つに大別される。

・急性疼痛：原因が明確で，傷害を受けた組織の通常の修復期間を超えない，発症してから概ね3か月以内。主に侵害受容性疼痛である。

・慢性疼痛：「治療に要すると期待される時間の枠を超えて持続する痛み，あるいは進行性の非がん性疼痛に基づく痛み」とIASPでは定義されている。画像所見などで要因が同定できないことが多く，概ね3か月以上持続する。

　諸要因が複雑に絡まり形成される原因，機序による分類では，以下の3つに大別される。

・侵害受容性疼痛：生体を脅かす侵害刺激が加わり，神経組織以外の組織に対する実際の損傷または損傷の危険性があるときに，末梢体性感覚神経系の侵害受容器が活性化されることによって生じる痛み。炎症，外傷などにより起こり局在が明確である。

・神経障害性疼痛：神経系の原発性病変あるいは機能障害を契機，あるいは原因として生じる痛み。末梢および中枢神経の伝導路の異所性興奮と可塑的変化の結果生じ，感覚異常を伴うことが多い。アロディニア（異痛症）は，触刺激などの通常では痛みを引き起こさない刺激によって痛みが生じる神経障害性疼痛に特徴的な現象である。

・非器質性疼痛：以前は心因性疼痛と呼ばれていた心理社会的な要因が深く関わる痛みであるが，痛みを身体と心理に区別することは本質的に困難であり，精神科領域の分類基準も変遷してきた。DSM-Ⅲ（1980年）では心因性疼痛障害，DSM-ⅢR（1987年）では身体表現性疼痛障害，DSM-Ⅳ（1994年），DSM-Ⅳ-TR（2000年）では疼痛性障害と分類されていたが，DSM-5（2014年）では身体表現性障害に「疼痛」に関する小分類はなくなり，身体症状性障害（somatic symptom disorder）の「顕著な痛みを伴うもの」と分類されている。

●**生物-心理-社会モデルと集学的アプローチ**　痛みは「侵害受容性」「神経障害性」「心理社会的」な3つの要因からなり（Fordyce 1984），すべての痛みはこれら3つの要素に神経可塑性変化が加わる複雑系としてとらえる。

　慢性痛患者に対しては「痛みをとる」ことから，「痛み行動の減少，健康行動，

適応行動の増加,生活機能改善」に目標を転換する生物-心理-社会モデルで対応する必要があり,薬物療法,インターベンショナル治療,心理療法,運動療法などを適宜組み合わせ,心理職,リハビリを含む多職種,多診療科が協働する集学的アプローチを行うことが推奨されている。

慢性疼痛には,うつ病,身体症状症,睡眠障害,不安症,物質使用障害をはじめとする精神疾患の合併頻度がきわめて高く,その背景に,遂げられなかった発達課題,失感情症,失体感症,過干渉や虐待,いじめ,愛着障害,両親の不和,同胞葛藤などがしばしば認められ,発達障害やパーソナリティ障害も合併することもあるため留意が必要である(笠原ほか 2017)。

心理社会的な評価尺度として簡易疼痛評価 BPI(Brief Pain Inventory),PDAS(Pain Disability Assessment Scale),PCS(Pain Catastrophizing Scale),HADS(Hospital Anxiety and Depression Scale)などを用いる(有村ほか 1997)。

●慢性疼痛患者にみられる心理傾向
・破局的思考/破局化:抑うつや不安と独立して痛みに影響を与える心理因子で,物事を過度に否定的に予測する思考。痛みのことを繰り返し考える「反芻」,痛みの脅威を増幅してしまう「拡大視」,痛みに対して無力を感じる「無力感」の3つの側面からなる。評価尺度として PCS が用いられる。
・恐怖回避行動モデル:痛み体験を回避しようとすると,痛みに対する恐怖心が持続し,その結果,身体への注意集中や過度のとらわれが形成される。病気の情報や否定的な感情のために,痛みの破局化を生じ,恐怖心は維持され,痛みの慢性化につながるとするモデル(Lethem et al. 1983)。

●痛みの心理療法　セラピストが症状の準備因子,発症因子,持続因子を明らかにする情報を傾聴・共感し,患者自身が自らのストレス状態や痛みのもつ意味と役割に気づく過程を促進することが治療の導入になる

慢性疼痛に対するエビデンスに基づく心理療法として,認知行動療法,ACT(acceptance and commitment therapy),マインドフルネス・ストレス低減法(MBSR),マインドフルネス認知療法,行動療法,催眠療法,心理教育的カウンセリングなどが推奨されている。　　　　　　　　　　　　　　　　［笹良剛史］

📖さらに詳しく知るための文献
[1] 慢性疼痛治療ガイドライン作成ワーキンググループ編(2018)『慢性疼痛治療ガイドライン』真興交易医書出版部.
[2] 山本達郎・田代雅文編(2016)『慢性痛の心理療法 ABC』文光堂.
[3] 池本竜則編著(2016)『慢性疼痛診療ハンドブック』中外医学社.

人工透析

☞「生活習慣」p.14「闘病意欲」p.112「生活習慣病」p.288「疼痛」p.292「認知症」p.308「チーム医療」p.410「ライフスタイル療法」p.528

　腎臓は，心臓から駆出された血液のうち約20％が分布し，主に血液を濾過して体内の老廃物や過剰な水分を尿として体外に排泄し，体液量や浸透圧・血圧の調整を行っている。加えて，内分泌を調整してカルシウムの吸収や赤血球産生などにも関与しており，人体の恒常性維持にとって重要な臓器である。腎臓を構成する糸球体は損傷すると再生しないという特徴があるため，腎疾患は完治しない病気であり，患者は腎疾患と生涯つきあう必要がある。

　腎機能が失われると（末期腎不全），患者は腎臓の機能を代替する治療である透析療法（人工透析）や腎移植を受療する必要がある（日本腎臓学会ほか2018）。人工透析とは腎代替療法のうち，人工膜や患者自身の腹膜をフィルターとして用いて血液を濾過し，血液中の余分な水分や老廃物を除去する治療法をいう。血液を血管（手術で内シャントという太い血管を作成する）から体外に取り出し，人工膜が装着された透析器（ダイアライザー）を介して濾過や必要な物質の補充を行い，再び体内に戻すのが血液透析で，多くが外来で行われている（通院は週3回程度，治療時間は1回4～5時間程度）。腹部に留置したカテーテルから透析液（血液よりも浸透圧が大きい液）を腹腔に一定時間入れておくと，腹膜を介して血液中の余分な水分や老廃物が透析液側に移動する。その後透析液を再び体外に出すことで血液を濾過するのが腹膜透析で，多くが自宅で行われている（毎日4回程度，治療時間は1回30分程度，通院は月1回程度）。

　日本で約1330万人と推定されている慢性腎臓病（chronic kidney disease：CKD）患者のうち，2016年は約3万9000人が新たに透析療法を開始した。透析患者の増加数（新規導入数から死亡数を除した数）は年により幅があり年間約7000～1万人程度である。日本では血液透析患者が圧倒的に多い（2016年末で全透析患者の97.3％，腹膜透析は同2.7％）。なお，もう1つの腎代替療法である腎臓移植は，日本ではその数が少なく，2017年で献腎移植は年間180例程度，生体腎移植1500例程度である（日本移植学会　2017）。

●**人工透析患者に必要な支援**　糖尿病腎症は人工透析導入の原因となる疾患として1998年以降第1位を占めている。糖尿病腎症の患者は，それまでの糖尿病治療やセルフケアにおいて失敗や無力感を感じていることも多い。したがって患者のそれまでの人生という時間軸で疾病経験を理解し，心理面に配慮した支援を行うことがきわめて重要である（春木　2010）。

　糖尿病腎症を含む各種のCKDでは，重症度別の1～5期の病期（CKDステージ）ごとに必要な治療や生活習慣が提案されている。腎代替療法が開始され

る前の段階は保存期と呼ばれ，腎機能の低下を食い止めるために，食事（蛋白質，カリウムの摂取制限など）と服薬による治療を行う。患者は疾患や治療について学び，生活習慣を変え，維持する必要がある。末期腎不全の段階になると，本人の生活背景を考慮した腎代替療法の選択支援が必要となる。人工透析開始後も，腎移植を受けない限り生涯にわたり生活習慣の管理（食事・水分摂取管理，服薬など），および透析治療のセルフケア（血液透析では内シャント管理，腹膜透析では自分で透析を実施する手技の習得や腹部カテーテルの管理など）が必要となる。これらを医療チームの一員として支えるために，心理職には臨床心理学，リエゾン精神医学，行動変容，およびコンサルテーションの知識や技術が求められる。

次に，現在透析導入の平均年齢は 68.7 歳であり，高齢化が進む中で，各種疾患の合併例や認知機能障害の問題が増加している。こうした中，終末期ケアの支援，すなわち患者・家族・医療者の意思決定，患者の苦痛の緩和や家族への支援などが重要な課題である。現実に「見合わせ（終末期に透析を中止する判断）」，あるいは「非開始（透析を開始しない判断）」に関する議論が行われている。これらは倫理的な観点からも結論を出すのが難しい問題であるが，心理専門職は，こうした意思決定の場に関与する可能性が高くなっている。

●**人工透析患者の抑うつ状態**　透析患者への心理的支援を行う際には，メンタルヘルス，特に約 4 割の患者が臨床レベル（Palmer et al. 2013）とされる抑うつ状態について配慮を行う必要がある。透析患者は，身体的（尿毒症性精神障害などの身体的要因による精神症状，かゆみ，疼痛，不眠，性機能障害など）・心理的（生活制限，予後への不安など）・社会的（復職，家族関係の変化など）なストレスに持続的にさらされる。そしてこれらの心理社会的・生物学的な要因は相互に関連している。人は抑うつ状態のとき，腎疾患や透析の負担をより強く感じ，セルフケアに対するアドヒアランスや闘病意欲が低下する。周囲との交流が減ることで，セルフケアを支えてくれるようなソーシャルサポートの不足につながり，アドヒアランスの悪化をもたらす。また，健康に悪い行動（喫煙など）を招き，QOL を低下させ，炎症反応など生物学的要因の悪化を招く。各要因は双方向に影響を与え，互いに悪化させるプロセスを経て，身体状態の悪化や死亡率上昇を招くと考えられている（Shirazian et al. 2016；堀川 2016）。したがって支援では，抑うつ症状の有無だけでなく，各要因を包括的な観点でアセスメントし対応を考えることが必要である（中村ほか 2015）。　　　　　　　　　　［中村菜々子］

🕮 **さらに詳しく知るための文献**
[1] 鈴木伸一編著（2016）『からだの病気のこころのケア―チーム医療に活かす心理職の専門性』北大路書房.
[2] 羽鳥健司編著（2017）『臨床健康心理学（保健と健康の心理学 標準テキスト 4）』ナカニシヤ出版.

歯の健康

☞「健康行動」p.12「健康日本21」p.22「口腔保健行動」p.206「健康格差」p.210

　歯の健康は，食事や会話，表情などと密接に関係しており，QOLに直結する問題である。また，近年の研究では，歯の健康が全身の別な疾患にも影響することが明らかになってきているため非常に重要なテーマである。口腔の二大疾患はう歯と歯周病であり，ともに有病率が非常に高いことが知られており，多くの対策が実施されている。

●**う歯および歯周病**　う歯は歯垢を構成する細菌が生み出す酸によって歯に欠損が生じる感染性の疾患である。う歯は小学校や幼稚園で最も多い疾患であり，2017年度学校保健統計によると，幼稚園で35％，小学校で47％の有病率が報告されている（文部科学省 2018b）。また，成人期ではその有病率はさらに高まり，2016年歯科疾患実態調査によると，20代で84％，30代で96％，40代で99％に上る。このようにう歯の有病率は非常に高いものの，その本数は1970年代から減少を続けており（厚生労働省 2018c），学校保健統計の12歳の永久歯の平均う歯数は，最近10年間で半減をし，20年前と比較すると4分の1になっている（2017年：0.82本，2007年：1.63本，1997年：3.34本）。

　また，近年はう歯の地域格差が注目されている。健康日本21（第二次）の目標として，3歳児でう歯がない者の割合が80％以上の都道府県および12歳児の1人平均う歯数が1.0未満の都道府県の増加があげられているように，う歯の地域格差解消が必要であると考えられており，その背景にある社会経済的要因の重要性が指摘されている（国立健康・栄養研究所 2018）。

　歯周病は，歯を支える歯周組織に障害を与え，その結果として歯の喪失を招くような一連の疾患である。歯周病も，う歯と同様に非常に有病率の高い疾患であり，歯周病の初期段階である歯肉炎は，2016年歯科疾患実態調査によると，20代で61％，40代で71％，60代で78％に認められる。より重度の歯周炎も，20代で29％，40代で45％，60代で62％に認められる。また，歯肉炎は，10代でも25％にみられることから，若年者を対象とした早期の予防が必要であると考えられている。

　う歯，歯周病が強く関連する口腔の問題として歯の喪失があげられる。自らの歯で食べられるために必要な歯の本数を目安に，80歳で20本以上歯を残す8020運動が1987年に提唱された。運動が提唱された当初の1988年は8020達成者は7％であったが，2005年には25％，2016年には51.2％となり，自らの歯で食事をとれる高齢者が急速に増えている。一方，高齢者の歯が長く維持されることによって，本来歯がなくなり歯周病がなくなっていた高齢者に，歯周病に

まつわる問題が生じるようになってきている。その1つが誤嚥性肺炎であり，高齢者は肺炎を繰り返すことが多く，高齢者では死因の上位を占めている。肺炎は誤嚥によって生じている場合が多く，誤嚥によって歯周病菌が食べ物や異物とともに肺に入ってしまうことで肺炎が生じる。歯が残っていない場合は，歯周病に罹患することがないため，歯周病菌に由来する問題は生じないが，歯が残存することによって歯周病菌に関わる問題が生じ，高齢者に対する口腔の健康の重要性がますます高まってきている。

●**口腔の全身疾患への影響**　口腔状態は，口腔に関わる QOL のみならず，全身疾患にも影響することが知られている。例えば，自分自身の歯を 20 本以上有している個人は，転倒のリスクが減少するとともに，要介護認定を受ける可能性も低くなる。さらに，認知症のリスクが低下するという報告もある。

　また，歯周病が全身疾患に及ぼす影響も注目されており，冠動脈心疾患，糖尿病，早産・低体重児出産，誤嚥性肺炎のリスクを歯周病が高めることが知られている。特に，歯周病と糖尿病は双方向に影響し合うことがわかってきており，歯周病は口腔に限らず，全身の健康を維持・向上するためにも重要であることが認識されてきている。

●**口腔疾患の予防**　う蝕および歯周病予防の中心の1つは歯科健診であり，乳幼児を対象とする1歳6か月児歯科健康診査および3歳児歯科歯科健康診査，学童期の児童・生徒を対象とする学校歯科健康診断，40歳，50歳，60歳，70歳を対象とする歯周疾患検診が行われている。これらの歯科健診は，母子保健法，学校保健安全法，健康増進法に基づいて実施されるが，定期的な歯科健診も推奨され，健康日本21（第二次）でも，過去1年間に歯科健診を受診した割合の増加が目標の1つとなっている。

　また，う蝕および歯周病の予防に効果的な方略も明らかにされている。う蝕の予防には砂糖摂取量の制限やフッ化物応用が効果的であり，特にフッ化物応用は，歯のエナメル質結晶の安定化・再石灰化，抗菌作用などのう蝕抑制メカニズムも明らかにされ，歯磨剤などに広く利用されている。歯周病の予防には禁煙やブラッシングが効果的である。特に喫煙が循環器疾患，がん，糖尿病などが含まれる非感染性疾患に共通するリスク要因であることが知られていることから，禁煙の実施が強く推奨されている。これらう蝕・歯周病に効果的な方略は，患者の口腔保健行動を主体とする健康行動に関わるため，歯科健診の受診とともに，行動科学的な観点からの理解と対応が行われている。　　　　　　　［松岡紘史］

さらに詳しく知るための文献
[1] 安井利一ほか編（2017）『口腔保健・予防歯科学』医歯薬出版.
[2] 日本歯周病学会編（2016）『歯周病と全身の健康』医歯薬出版.

周産期医療

☞「ストレスに対するソーシャルサポート」p.154「うつ病と自殺予防」p.324「チーム医療」p.410「妊娠・出産に伴う健康問題」p.584「産後の健康問題と育児」p.586

　赤ちゃんの誕生は，家族にとって新しい歴史の幕開けであり，親としての自覚と成長をもたらしてくれる「出会い」である。周産期とは，医学的には「在胎22週から出産後7日前後」を指すが，こころの周産期は妊娠に気づいたときから始まるといわれる。周産期は，母親と赤ちゃんにとって出産（出生）を境に大きな変化が生じる時期でもある。母親にとっては妊娠期・出産期・産褥期へ，赤ちゃんにとっては胎児期・出生・新生時期へと変化する時期である。周産期を通して起こる身体とこころの変化は，母親になるための大切なプロセスであるが，不安定になりやすい時期でもある。橋本（2000）は，周産期において生命の危機，こころの危機，関係の危機が潜むと述べており，健康心理学上からも支援すべき多くの課題を抱えているといえよう。今や，女性の社会進出は当たり前のことになったが，仕事をもちながら育児を両立させるには解決すべき課題が多く，ストレスフルな状況下での育児を余儀なくされている。育児に関するこころの危機はますます深刻・加速化する傾向にある。その背景には，十分な育児サポートを得られない孤立育児があると思われる。

●周産期における危機

① **生命の危機**　かつて，周産期には母子ともに多くの命が失われ，特に出産は命がけの出来事であった。医療技術の進歩と周産期医療の整備により，日本の新生児死亡率は1％以下となり，世界で最も赤ちゃんが安全に生まれる国となった。また妊産婦死亡率も，世界でトップクラスの低い割合となった。しかしながら周産期は他の時期に比べ，母親にとっても赤ちゃんにとっても，一生の間で生と死が最も隣接する時期であることに変わりなく，生命の危機が潜む。

② **こころの危機**　赤ちゃんの誕生は喜びであり，周りからの祝福に包まれる一方，これまでの生活スタイルは一変し，親としての新たな役割への適応を余儀なくされる。その著しい変化において戸惑いや不安も大きく，こころの危機が生じやすい。しかし大半は一過性で，その後は周囲の支えやわが子との交流を通して，親としてのアイデンティティを再構築し，安定していく。

　ただ，その後も精神的な不安定さが持続する場合がある。マタニティブルーズやうつ病などのメンタルヘルスの不調が続くと，育児や家事にも支障をきたす。またその自責の念から，自殺や母子心中へと追い込まれる場合もあり，家族のサポートや保健師などによる訪問支援の必要性が唱えられている。

③ **関係の危機**　産後のメンタルヘルスの不調は，その後の子どもとの適切な関係を築きにくくさせるだけでなく，子どもの発達にも影響を及ぼしかねない。産

後うつ病の母親は，子どもとの情緒的な関わりが少なく，相互交流が保ちにくいといわれている。それゆえ子ども自身も認知発達の遅れや，母親へ愛着が沸きにくいため親子関係に支障をきたすなど，マイナスの影響が報告されている。

●**周産期医療の発展と課題** 1947年の新生児死亡率は31.4（出生千対），妊産婦死亡率も16.8（出産万対）と，70年前には多くの赤ちゃんと母親の命が失われていた。その後，周産期・新生児医療はめざましい発展を遂げ，周産期をめぐるリスクは世界一低い値にまで激減した。以前なら救われることのなかった命は，NICU（Neonatal Intensive Care Unit：新生児集中治療室）などによって救われるようになったが，一方でNICUにおけるこころの危機が問題となってきた。

妊娠・出産，その後の育児は本来「自然の営み」であり，母親と赤ちゃんは温かく見守られた環境で，互いの交流を通しながら関係性を育んでいた。当初，NICUは治療環境としてとらえられており，赤ちゃんとゆっくり過ごす時間や空間を保証するという視点はなかった。赤ちゃんの命を救うことが優先され，自然の営みは後回しにされてきた。その結果，母親と赤ちゃんは関係を築くことができず，わが子として受け入れられないというこころの問題が生じるようになった。

これらの反省に基づき，今ではNICUは治療環境であるとともに，自然の営みの場であるとの認識へ変化した。実際には，赤ちゃんの成長発達を少しでも助けるためのカンガルーケアや，ポジショニング，処置や過剰な光刺激や音刺激による外的ストレスをできる限り減らし，ケアしようとするディベロップメンタルケア（Goldson 1999）などの取り組みが行われている。このように，赤ちゃんを取り巻く環境は随分改善されたが，自然の営みからははるかに遠い環境にある。母親から切り離され，過酷な治療を受ける赤ちゃんの心理面や母子関係への影響も検討すべき課題となっている。NICUに入院することは，わが子が死ぬかも知れないという恐怖と不安につながり，自然の相互作用は阻まれる。母親にとって，わが子がNICUで治療を受ける姿は痛々しく，健康に生むことができなかったことへの自責の念や無力感に苛まれることが多い。父親も予期せぬ光景に直面し，不安や将来への絶望感に陥り，なかなか現状を受け止められないことが多い。結果，家族の危機に至ることも少なくない。こうしたNICUに入院する赤ちゃんをめぐるこころの危機に対応するために，周産期医療センターなどにおける公認心理士の活躍が期待されている。チームの中で，家族の傷ついた心を癒やすだけでなく，先端医療を受けることによる葛藤に寄り添い，ともに生き，支える役割を担っていく必要がある。

[兵藤好美]

📖 **さらに詳しく知るための文献**
[1] 坂元正一監修，中村正雄・中山摂子編著（2004）『周産期管理・看護マニュアル』メディカ出版．
[2] 吉田敬子（2000）『母子と家族への援助』金剛出版．

小児疾患とその対応

☞「受療行動」p.278「アドヒアランス」p.280「チーム医療」p.410「行動療法」p.452「子育て支援」p.534

　小児疾患とは，胎児期もしくは新生児期から小児期に発症する病気の総称であり，先天性疾患，急性疾患，慢性疾患など多岐にわたる。特に近年では，小児医療の著しい進歩により，以前は生命予後が悪かった疾患の長期生存が可能となったことで，慢性疾患が増加・多様化している。代表的な疾患として，悪性新生物（白血病，脳腫瘍など），腎疾患（ネフローゼ症候群，IgA腎症など），呼吸器疾患（慢性肺疾患，気管支喘息など），心疾患（先天性心疾患，不整脈など），内分泌疾患（成長ホルモン分泌不全性低身長症，バセドウ病など），糖尿病，神経・筋疾患（ウエスト症候群，筋ジストロフィーなど）がある。これらの病気に罹患し治療することは，子どもの心身の成長発達，情緒不安定，自尊感情の低下，社会的スキルの不足などさまざまな影響を及ぼすため，健康な子どもと比べて心理社会的問題を抱えるリスクが高い（Thompson et al. 1992）。小児疾患への対応においては，子どもが罹患する疾患への対応（disease oriented pediatrics）と，子どもの健全な発育への総合的支援（health oriented pediatrics）をバランスよく実践していくことが重要である。病気や治療により生じるさまざまな困難を克服し，自身の病気とうまくつき合いながら充実した生活を送ることができるように支えていくこと，また，病気の子どもの親やきょうだいも含めた家族単位で支えていくことが求められている。

●**病気・治療への適応支援**　採血，注射，服薬や食事・運動制限など，治療にはさまざまな苦痛や制限が伴うため，不安・抑うつ症状を呈する子ども，医療処置を拒否したり，自己管理行動が不十分になる子どもは少なくない。子どもが自分の病気を理解し，安心して治療に臨めるように，疾患の病態，治療や生活上の制限の必要性など，子どもの発達段階に応じた丁寧な説明が必要である。また，医療処置の痛みや苦痛に対しては，モデリング，リラクセーションや系統的脱感作法，オペラント技法などの行動的技法が有効である。服薬や自己注射などアドヒアランスの問題に対しては，自己管理行動に影響を及ぼす刺激の統制，行動した際に賞賛や報酬を与えるなど，学習理論に基づいた介入が用いられている。

　ところで，小児疾患患者が成人に達した後は，小児医療から成人医療への移行が必要となるが，円滑に行われていないのが現状である。これには，小児医療と成人医療の連携不足など医療システム上の課題だけでなく，患者が成人になっても子ども扱いをしている家族や医療者の態度，患者自身の精神的未熟さや依存的態度，治療に対する理解や意欲の低さも影響している。そのため，医療者や家族など子どもの支援者は，子どもの発達に合わせて適度に距離をとりながら，子ど

も自身が自立し，治療の主体となれるよう促していくことが重要である。

●**社会生活への適応支援**　治療で長期的な入院をすることにより，集団生活や同世代との対人交流の機会が不足するため，退院後の生活で不適応が生じる可能性がある。特に就学中の子どもに対しては，入院中から原籍校との連絡を密に行い，医療機関と教育機関が連携して復学支援を行う必要がある。また，子どもたちは，頻回な通院や日常生活の制限，外見の変化（満月様顔貌，脱毛，術後瘢痕）などで周囲との違いを意識するようになると，他者からの評価を気にしたり，他者に自分の病気をどう説明するかについて悩むようになる。その都度，本人の想いに耳を傾け必要な情報提供を行うこと，ロールプレイなどを用いて伝え方の練習をすることが重要である。

さらに，小児疾患で療養（経過観察）している成人（キャリーオーバー）の社会的自立も課題である。彼らは合併症，晩期障害や再発不安を抱えており，進学，就職，結婚，妊娠などのライフイベントにおいて困難に直面することが多い。定期受診の際は，患者の身体面だけでなく心理社会的側面にも気を配り，医師，看護師，心理師やソーシャルワーカーなど多職種連携しながら継続的に自立支援を行うこと，また，院外でも社会的援助システムを整えていくことが求められている。

●**子育て支援**　子どもが病気に罹患することは養育者にも大きな影響を及ぼす。子どもの病気の経過や将来に対する不安，自責の念，経済的問題，親自身のライフプランの変更など，さまざまな問題を抱えている。また，病気の子どもの親は，子どもに対して過保護・過干渉になりやすい，あるいは，拒否的な態度をとったり愛着形成が不十分になるなどの傾向がある。親の心理的適応は子どもの心理的適応とも関連するため，親自身に対する心理的支援は重要である。具体的には，親に対する問題解決スキル訓練や，認知行動療法，家族療法などが行われている（Kazak et al. 2004；Sahler et al. 2005）。

●**きょうだい支援**　病気の子どものきょうだいは，家族との分離や生活スタイルの変化などを経験するため，孤独感，罪悪感，不安感など精神的な負担も多く，学校不適応や心身症などを呈する場合もある。病気の子どもの支援者は，きょうだいに対しても積極的に声をかけたり，病気に関する説明を行いながら，きょうだいの不安や疎外感を和らげることが重要である。また，きょうだいが親と過ごすための時間や場所をつくる，きょうだいの学校の先生と連携するなどの支援も有効である。

［柳井優子］

📖 **さらに詳しく知るための文献**

[1] 谷川弘治ほか編（2009）『病気の子どもの心理社会的支援入門』ナカニシヤ出版．
[2] 鈴木伸一編著（2016）『からだの病気のこころのケア―チーム医療に活かす心理職の専門性』北大路書房．

神経・筋疾患

☞「QOL」p.8「ヘルスリテラシー」p.208「緩和ケア」p.396「グリーフケア」p.478「遺伝カウンセリング」p.494

　神経・筋疾患とは，中枢神経（脳・脊髄），末梢神経，神経筋接合部，筋肉に病変が起こり，運動障害などを引き起こす病気の総称である。その多くは治療法が確立しておらず，長期にわたって療養を必要とするため難病とされており，神経難病や神経・筋難病とも呼ばれている。疾患により患者の身体機能が失われていくばかりではなく，日常生活をはじめ，社会的役割，人間関係，人生設計などの変化や喪失を患者や家族に生じさせる場合が多い。そのため，医療的ケアだけでなく心理的ケアや社会的ケアなど多面的な支援が必要となる。

●**日本における難病対策**　日本の難病・希少疾患対策は世界に先駆けて推進されてきた。1972 年の「難病対策要綱」の策定から始まり，調査研究の推進，医療施設等の整備，医療費の自己負担の軽減，地域における保健医療福祉の充実・連携，QOL の向上を目指した福祉施策の推進を中心に実施されてきた。2014 年に成立した「難病の患者に対する医療等に関する法律」（難病法）によると，難病は，①発病の機構が明らかでなく，②治療方法が確立していない，③希少な疾病であって，④長期の療養を必要とするものとしている。その中でも，患者の置かれている状況からみて良質かつ適切な医療の確保をはかる必要性が高いもので，①患者数が本邦に置いて一定の人数（人口の約 0.1％程度に相当する数）に達しない，②客観的な診断基準（またはこれに準ずるもの）が確立しているものを指定難病とし，医療費助成の対象となっている（厚生労働省 2014a）。

　医療費助成や障害者総合支援法による社会保障制度は治療の選択や療養を継続していくうえで患者・家族に大きな影響を与える。そのため，さまざまな疾患を支援すべく法律の改正により徐々に支援対象疾患が増加している。その一方で，症状の重症度により対象から除外されるなど認定要件を満たさない疾患もあり，より多くの患者・家族への支援を進めつつ，将来にわたって持続可能で公平かつ安定的な社会保障制度の確立に向けて検討が繰り返されている。

●**神経・筋疾患の特徴とメンタルサポート**　神経・筋疾患の主なものに，神経変性疾患（パーキンソン病・脊髄小脳変性症など），免疫性疾患（多発性硬化症・重症筋無力症など），遺伝性疾患（筋ジストロフィー・ハンチントン病など）がある。いずれも運動障害が主体となるものが多いが，疾患によって自律神経障害などさまざまな症状が起こる（神田 2018）。例えば，神経変性疾患の筋萎縮性側索硬化症（amyotrophic lateral sclerosis：ALS）は，運動ニューロンが変性し全身の筋肉が萎縮していく進行性の病気である。四肢・体幹の筋力低下や構音障害が生じるためリハビリテーションで機能維持をはかりながら，福祉用具の利

用など生活環境を整えるサポートが必要となる。さらに症状が進行し嚥下障害や呼吸障害が起こってくると，胃瘻や気管切開，人工呼吸器装着の有無など医療処置に関する選択が必要になる。そのため疾患受容や障害受容，生活変容への適応などのメンタルサポートや，患者自身がどのような人生を歩んでいくかということを含めた療養に関する意思決定支援が重要となる（Oliver et al. 2000）。筋疾患の1つである筋ジストロフィーは筋肉の壊死や再生困難などの症状が起こる疾患で，遺伝子の変異が原因となる。運動機能の低下が主な症状だが拘縮や変形，呼吸機能障害，心筋の障害，嚥下障害，消化管障害などのさまざまな障害や合併症を伴い，どの遺伝子が障害されているかによって症状に特徴がある（貝谷 2015）。遺伝子の変異は親世代から引き継がれる場合と突然変異による場合があり，遺伝子によって体質や疾患発症のリスクが明らかになるため，患者や家族は就職，結婚，妊娠出産などの社会生活上の問題や，遺伝子検査によって家族関係や人間関係に問題が生じることがある。そのため遺伝カウンセリングによって，それぞれの人が遺伝に関して正確に理解したうえで，自分自身でその問題に対処していけるような支援が行われている。

　根本的な治療方法が確立されていない難病は，病初期から緩和ケアが必要となる。WHO（2000）は緩和ケアはその対象を終末期に限定せず QOL の向上を目指すアプローチだとしている。日本では厚生労働省難治性疾患克服研究事業などで難病患者の QOL についての研究が進められてきた。難病の患者・家族に生じる問題は，身体的，心理的，社会的，スピリチュアルな問題がそれぞれに影響し合っているため，多職種が連携しながら患者を支援していくことが求められる。そして，長期にわたる療養生活を送りながらも社会参加の機会が確保され，地域で尊厳をもってそれぞれがその人らしく生きることができるような支援が大切である。

●**家族ケア**　家族の一員が難病になったとき，家族もまた患者同様に衝撃を受け，家族内役割の変更や経済・社会活動の変化，介護を担うなどさまざまな変化を余儀なくされる。長期の介護生活は身体的，精神的負担が伴うため，現在では社会福祉サービスによって負担の軽減ははかられているが十分とはいえない。また，療養生活の中で細やかな選択や治療方針の決定を患者から委ねられることもあり，家族には大きな責任と負荷がかかる。そして，介護を担う一方で家族も1人の人間であり，家族自身が自分の人生を歩んでいけるような支援も必要である。さらに患者の死を予見しての予期悲嘆や遺族ケアなどのグリーフケアも重要となる。

［西山麻美］

📖 **さらに詳しく知るための文献**
[1] オリバー，D. ほか編／中島 孝監訳（2017）『非悪性腫瘍の緩和ケアハンドブック―ALS（筋萎縮性側索硬化症）を中心に』西村書店．
[2] 貝谷久宣監修（2015）『筋ジストロフィーのすべて』日本プランニングセンター．

安楽死・尊厳死

☞「QOL」p.8「緩和ケア」p.396

　医療の発達に伴い，長寿が可能となった現代において，長生きすることが必ずしも幸福であるとは限らなくなってきた．人生の最終段階でその人の生活の質，生命の質（QOL）が著しく低下することがあり，当人にとってはそれが生きることよりも苦しいことがある．

　安楽死の定義はさまざまであるが，共通の概念は「医療者による，安らかな死に導くための人為的な介入によってもたらされる死」である．安楽死には，医師等が患者の命を意図的に短縮させることを目的として介入する積極的安楽死と，無駄な延命のための生命維持治療を差し控えたり，中止したりすることによって，患者の死を妨げない消極的安楽死がある．日本では消極的安楽死を「尊厳死」と呼ぶ．また，それぞれに患者の依頼がある場合（自発的安楽死）と明確な同意がない場合（非自発的安楽死）がある．

　一方，病気に伴う身体的精神的苦痛を和らげる「緩和ケア」の中で，患者の苦痛の緩和を目的に患者の意識を持続的に低い状態にするよう鎮静剤を投与する場合がある．これは通常の緩和ケアによっては苦痛を緩和できない患者に対して行われるもので，結果的に死を早める可能性があると指摘されており，生命倫理の観点からは間接的安楽死と分類される．

●**積極的安楽死の許容要件**　日本では，医師が患者に致死量の薬剤を投与したことによる患者死亡事件（東海大学安楽死事件，1991年）が起き，法廷によって積極的安楽死の一般的許容要件が提示された（1995年横浜地裁）．具体的には，(1) 耐え難い肉体的苦痛があること，(2) 死が避けられずその死期が迫っていること，(3) 肉体的苦痛を除去・緩和するために方法を尽くしほかに代替手段がないこと，(4) 生命の短縮を承諾する明示の意思表示があること，の四要件である（判例時報1530号 1995：28-42）．

●**消極的安楽死（尊厳死）**　人生の最終段階における医療の決定プロセスに関するガイドライン（2007年作成，2015年改訂）では，「人生の最終段階における医療やケアは，患者本人による意思決定が基本」であり，「生命維持治療の開始・不開始の決定や医療内容の変更，生命維持治療の中止などは，多専門職種の医療従事者から構成される医療・ケアチームによって，医学的妥当性と適切性を基に慎重に判断すべきである」とされている（2015年版）．しかし，例えば，患者本人は延命医療を望んでいないにもかかわらず，昏睡などにより，意思表示ができない中で延命医療がなされる場合はままみられる．そこで，意思決定ができなくなった場合に備え意思決定ができるうちに自分で自分の希望を文書で明示したも

のとして「事前指示」がある。そして，事前指示の1つとして，どのような医療を望み，どのような医療を望まないのかなど，医療の選択を明示したものをリビング・ウィルと呼ぶ。

●**間接的安楽死**　患者の苦痛の緩和を目的に患者の意識を持続的に低い状態にするよう鎮静剤を投与する医療行為を鎮静（セデーションもしくは苦痛緩和を目的とした鎮静）と呼ぶ。この鎮静は患者に苦痛の緩和をもたらす一方で，意識低下によって通常の人間的な生活を送れなくなる（日本緩和医療学会編 2010）。生命の短縮の可能性がある鎮静は，苦痛を緩和するほかの方法を尽くし，そのような問題が伴ってでも行うことが最善であると判断されるほどに患者の苦痛が耐えがたいときに許容されうる。

●**日本における安楽死・尊厳死に関する意識調査**　一般国民2527人を対象にした2008年の調査によると，「安楽死」「尊厳死」「リビング・ウィル」への関心は高かった（「非常に関心ある」もしくは「少し関心がある」の回答の割合79.5％）。また，家族と話し合いをしている者は話し合っていない者よりも，これらに関心があるとする回答割合が高く，年代が上がるにつれて関心が高まる傾向もみられた（厚生労働省 終末期医療のあり方に関する懇談会 2010）。

●**積極的安楽死が認められている国・地域**　日本では積極的安楽死が法的に認められておらず，東海大学安楽死事件の医師は殺人罪で有罪の判決を受けた（判例時報1530号 1995：28-42）。一方，海外では，積極的安楽死が認められている，もしくは医療者による自殺ほう助が処罰の対象とならない国や地域がある。具体的には，オランダ，ベルギー，ルクセンブルク，スイス，アメリカ合衆国の一部の州などである。積極的安楽死では，医師が致死的な薬剤を静脈注射などで直接患者に投与するが，自殺ほう助は医療者が用意した致死的な薬剤を，患者自身が服用したり点滴のコックをひねったりして体内に入れる。世界的にも安楽死の議論をけん引してきたオランダでは2002年から医師による安楽死が行われており，その法的枠組みに関する評価を継続的に公表している。スイスには他国からの渡航者に対しても自殺ほう助を提供する団体がある。

　健康寿命が長く自律的な自己決定を重視する諸外国と，家族を含めた意思決定を重んじる日本では安楽死・尊厳死の考え方の相違が予想される。よって，尊厳ある死について，今後も日本社会の中で議論をしていく必要がある。

[中田亜希子・岸 太一]

📖 **さらに詳しく知るための文献**

[1]　甲斐克則・谷田憲俊責任編集（2012）『安楽死・尊厳死（シリーズ生命倫理学5）』丸善出版．
[2]　赤林 朗編（2005）『入門・医療倫理Ⅰ』勁草書房．
[3]　松田 純（2018）『安楽死・尊厳死の現在―最終段階の医療と自己決定』中公新書．

高次脳機能障害とリハビリテーション

☞「中枢神経系」p.60「認知機能（記憶）の生物学的基礎」p.66「医療における専門職」p.408

　高次脳機能障害とは，外傷性脳損傷や脳血管障害などの脳損傷に起因する認知障害全般を指す。巣症状としての失語・失行・失認のほか記憶障害，注意障害，遂行機能障害，社会的行動障害などが含まれる。これらの基本的な関係を図1に示す。複数の症状をあわせもつことが一般的である（中島 2006）。

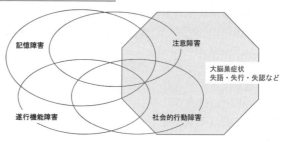

図1　高次脳機能障害像の基本概念［原ほか（2015）より作成］

●主な高次脳機能障害

【失語】　発語に関する筋や末梢神経，知能や意識，聴力の障害がないにもかかわらず，言語による表現や文字の理解ができない状態である。症状によって，運動性失語，感覚性失語，全失語，伝導性失語，健忘性失語，超皮質性失語に分けられる（田崎ほか 2016）。

【失行】　運動障害がなく行うべき動作を理解しているにもかかわらず，動作を行うことができない状態である。代表的なものに観念運動失行，観念失行，肢節運動失行，着衣失行，構成失行などがある（田崎ほか 2016）。

【失認】　感覚（視覚，聴覚，触覚など）を用いて，対象が何かを判定できない状態である。視覚失認，視空間失認，聴覚失認，触覚失認，身体失認が区別される（田崎ほか 2016）。

【記憶障害】　前向性および逆行性の健忘が認められる状態である。前向健忘では，受傷後あるいは発症後に新しい情報やエピソードを記憶することが困難になる。逆行健忘では受傷後あるいは発症以前の記憶，特にエピソードや体験に関する記憶が障害される（厚生労働省社会援護局障害保健福祉部・国立障害者リハビリテーションセンター編 2008）。

【注意障害】　注意を維持する持続性注意，複数の刺激の中から目標とする刺激を選択する選択性注意，複数の作業を同時に行う場合に注意を采配する注意の配分などに支障をきたした状態である。ほかに，方向性注意が障害されると，障害側と反対側の空間の刺激を見落とす症状（半側空間無視）を呈する（厚生労働省社会援護局障害保健福祉部・国立障害者リハビリテーションセンター編 2008）。

【遂行機能障害】　目的に適った行動の計画から実行のいずれかまたは両方の障害

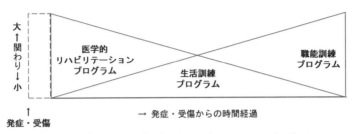

図2 発症・受傷からの経過に応じたリハビリテーションプログラム
[厚生労働省社会援護局障害保健福祉部・国立障害者リハビリテーションセンター編（2008）]

を指す．行動の計画障害では，衝動的な行動となったり，行動を開始することが困難になったりする．行動の実行障害では，社会的に不適切な行動をとることがある（厚生労働省社会援護局障害保健福祉部・国立障害者リハビリテーションセンター編 2008）．

【社会的行動障害】　社会的行動障害には，意欲・発動性の低下，情動コントロールの障害，対人関係の障害，依存的行動，および固執などがある（厚生労働省社会援護局障害保健福祉部・国立障害者リハビリテーションセンター編 2008）．

●高次脳機能障害のリハビリテーション　リハビリテーションでは，まず，画像診断や神経心理学的評価を行い個人の症状を理解したうえで，目標設定，プログラム立案が行われる．リハビリテーションプログラムは，医学的リハビリテーションプログラム，生活訓練プログラム，および職能訓練プログラムに大別される（図2）．医学的リハビリテーションプログラムでは，医師の指示のもと，個々の障害の対処，心理カウンセリング，薬物療法などが行われる．個々の障害の対処では，主に，障害された機能の反復使用によって，神経回路の再形成を目指す．心理カウンセリングでは，不安，落ち込み，フラストレーションなどへの対応が望まれる．生活訓練プログラムおよび職能訓練プログラムでは，障害の対処のみならず，日常生活や職業で必要とされる技能の獲得を目指す．具体的には，代償手段の獲得，障害の認識向上，家族や職場へのアプローチを含む環境の調整が行われる．リハビリテーションの過程においては，医師，公認心理師，言語聴覚士，作業療法士，理学療法士，看護師，介護士，医療ソーシャルワーカー，家族らによるチームアプローチが必須である．　　　　　　　　　　　　　　　[三浦佳代]

📖 さらに詳しく知るための文献
[1] 宇野　彰編著（2002）『高次神経機能障害の臨床　実践入門―小児から老人，診断からリハビリテーション，福祉まで』新興医学出版社．
[2] 先崎　章（2009）『高次脳機能障害　精神医学・心理学的対応ポケットマニュアル』医歯薬出版．
[3] 山田規畝子（2011）『壊れかけた記憶，持続する自我―「やっかいな友人」としての高次脳機能障害』中央法規出版．

認知症

☞「生涯発達」p.16「認知機能（記憶）の生物学的基礎」p.66「神経生理学的・神経心理学的アセスメント」p.254

　認知症とは，1度獲得した認知機能が後天的な脳の障害によって持続的に低下し日常生活に支障をきたすようになった状態をいう（浦上 2011）。認知症の原因としては，アルツハイマー病，レビー小体によるもの，前頭側頭葉変性症などの脳の変性疾患が代表的である。これらはそれぞれアルツハイマー型認知症，レビー小体型認知症，前頭側頭型認知症と呼ばれ，脳血管障害に関連して生じる脳血管性認知症ともに4大認知症とされている。

●**分類と症状**　代表的な認知症とその特徴的病理変化および症状を下表に示す。前頭側頭型認知症は，ピック病が95％を占めることからピック病の特徴を示した。

病理・症状	変性性認知症			脳血管性認知症
	アルツハイマー型認知症	レビー小体型認知症	前頭側頭型認知症（ピック病）	
脳の病理変化	・海馬を含む大脳皮質全体の萎縮 ・アミロイドβ蛋白増加による老人斑の形成 ・タウ蛋白増加による神経細胞の死滅	・脳幹や大脳皮質でのレビー小体の蓄積による神経細胞の変性	・前頭葉および側頭葉の萎縮 ・ピック球の蓄積	・脳梗塞に伴う神経細胞壊死
特徴的な症状	・記憶・見当識障害 ・失認・失行・失語 ・物とられ妄想	・幻視 ・自律神経症状 ・視覚失認 ・パーキンソニズム	・人格変化 ・社会的行動の障害 ・常同・強迫行動 ・滞続言語 ・食行動異常	・感情失禁 ・歩行障害 ・意欲低下 ・実行機能障害

　上記に加え，軽度の記憶障害はあるが認知症の診断基準には及ばない境界域の状態として軽度認知障害（mild cognitive impairment：MCI）という概念があり，この状態からの治療により認知症への移行を防ぐ効果が期待されている。

●**検査と診断**　認知機能検査，CT，PET，MRI検査のほか，ふるまいや会話でのやりとりなども診断の手がかりとなる。代表的な認知機能検査には，改訂長谷川式簡易知能評価スケール（Hasegawa Dementia Rating Scale-Revised：HDS-R），Mini-Mental State Examination（MMSE）などがある。一方，認知症の症状はうつ病やせん妄の症状と類似するものがあり，これらの疾患との鑑別が重要である。

●**中核症状と周辺症状**　認知症の症状は，中核症状と周辺症状に分けられる。中

核症状とは，脳の障害によって現れる症状で，「物忘れ」とも表現される記憶障害が代表的であり，ほかに見当識障害，実行機能障害，判断力障害，失認，失行，失語などがある。通常の物忘れでは，例えば昨日の夕飯に何を食べたかを忘れるのに対し，認知症の物忘れは，夕飯という出来事自体を憶えていないという特徴がある。一方，周辺症状とは，中核症状に付随して周囲の環境や人との関わりにおいて現れ，抑うつ，不安，焦燥，妄想，幻覚，徘徊，暴言・暴力，食行動異常などがある。行動・心理症状（behavioral and psychological symptoms of dementia：BPSD）とも呼ばれる。周辺症状は，介護者にとって問題とみなされやすく，両者の関係を悪化させる要因にもなりやすい。

●リスク要因　近年，アルツハイマー型認知症のリスク要因としてアポリポタンパクE遺伝子との関連や生活習慣病，特に糖尿病との関連が示され，糖尿病があると老人斑の形成や神経細胞の変化が進行しやすくなると考えられている。また，糖尿病に加え高血圧や脂質異常症は脳血管障害のリスクにもなる。

●認知症の人への支援　認知症の人への理解を促し支援する方法として，T. キットウッド（Kitwood 1997）による認知症の人の立場で考えるパーソンセンタードケア，回想法，認知症の進行を遅らせるため見当識障害や認知機能に働きかける方法などがある。認知症の人は記憶障害によって自分の行動や思考の記憶がなく，物事の手順ややり方，末期には身近な人の記憶も失う。したがって，自分の行動の不確かさや今ここでの環境や人を理解できないことへの不安，自分の欲求や苦痛を表現できないことなどが相まって，周辺症状として出現することがある。一方，認知症がない人からみるとその症状は理解し難く，問題行動とみなされがちである。

　認知症の人にはその時々でその人なりのものの見え方があり，その人の立場に立つと行動の意味がみえ，以前とは違うその人らしさがみえてくる。認知症をもつ人の行動には何らかの理由がある。このことを理解し，認知症の人の生活史，取り巻く環境や人とのやりとりでの反応，生理的欲求や体調など，多側面から全体的に症状の理由を探り，それに相応しい対応を心がけることで認知症をもつ人の心の安定が確保され，症状の落ち着きが期待できる。意思決定や判断して行動することが難しくなっても，認知症の人の立場で考え，人としての権利やその人らしさを尊重して関わることを忘れてはならない。

　加えて，認知症をもつ人を介護する家族も，家族の変化を理解して受け入れられず，不安や葛藤とともに精神的身体的に多大な介護負担を抱えている。このことを慮り，時期を逸することなく適切に支援する必要がある。

［藤野秀美］

◻さらに詳しく知るための文献
［1］河野和彦監修（2016）『ぜんぶわかる認知症の事典』成美堂出版．
［2］日本心理学会監修（2016）『超高齢社会を生きる―老いに寄り添う心理学（心理学叢書）』誠信書房．

心身症

☞「自律神経系活動」p.52「内分泌系活動」p.54「免疫系活動」p.56

　心身症とは，身体疾患の中で，その発症や経過に心理社会的な因子が密接に関与し器質的ないし機能的障害がみとめられる病態のことであり，神経症やうつ病など他の精神障害に伴う身体症状は除外する，と定義される疾患カテゴリーの呼称である。心身症イコール軽度な精神疾患のことと誤解されがちであるが，あくまで身体疾患であり，精神疾患はここに含まれない。アメリカ精神医学会の『精神疾患の診断・統計マニュアル』（DSM-5；APA 2013）では「心身症」の病名は存在しないが，「他の医学的疾患に影響する心理的要因」という名称を用いて，事実上，心身症とほぼ同じ内容の病態を診断できるようにしている。

表1　DSM-5の「心身症」診断基準［DSM-5（2014）pp.317-318より作成］

身体症状症および関連症群　□他の医学的疾患に影響する心理的要因
A：身体症状または医学的疾患が（精神疾患以外に）存在している。
B：心理的または行動的要因が以下のうち1つの様式で，医学的疾患に好ましくない影響を与えている。 （1）その要因が，医学的疾患の経過に影響を与えており，その心理的要因と，医学的疾患の進行，悪化，または回復の遅延との間に密接な時間的関連が示されている。 （2）その要因が，医学的疾患の治療を妨げている（例：アドヒアランス不良）。 （3）その要因が，その人の健康へのさらなる危険要因として十分に明らかである。 （4）その要因が，基礎的な病態生理に影響を及ぼし，症状を誘発または悪化させている，または医学的関心を余儀なくさせている。
C：基準Bにおける心理的および行動的要因は，他の精神疾患（例：パニック症，うつ病，心的外傷後ストレス障害）ではうまく説明できない。

　上述の疾患名のどちらであれ，多くの身体疾患にはそもそも多かれ少なかれ心理・社会的，環境的の因子が関わっている可能性があり，身体疾患のどれが心身症で，どれが心身症でないかという線引きは困難である。それゆえ現実的には，心因性が疑われる，すなわち定型的な症状の発現ではない状態像に対して，エビデンスに基づいた本来の治療のステップを進めるとともに，心理行動的アセスメントとその改善のためのサポートを実施して症状の軽減または悪化の防止に成功するなら心身症であると判断することが多い。表2に例示した疾患はこれまでに診療各科にて，心身症として扱われたことがある代表的な例である。

●原因　心理的ストレスは，内分泌系，自律神経系，免疫系などに広く影響を及ぼすことが知られており，これらは心身相関と呼ばれる現象である。心身相関は生体の生命維持に適応的な機能を付加する一方で，慢性，もしくは過度なストレス状況下では心身症の発症・維持要因になる。中でもネガティブな情動の喚起ま

表2　心身症の例

（呼吸器領域）	気管支喘息，過換気症候群，神経性咳そう，慢性閉塞性肺疾患など
（循環器領域）	本態性高血圧症，起立性調節障害，狭心症など
（消化器領域）	過敏性腸症候群，胃・十二指腸潰瘍，機能性ディスペプシアなど
（内分泌・代謝領域）	肥満症，摂食障害，甲状腺機能亢進症，心因性多飲症，糖尿病など
（神経・筋肉領域）	筋収縮性頭痛，片頭痛，慢性疼痛，痙性斜頚，自律神経失調症など
（皮膚領域）	アトピー性皮膚炎，円形脱毛症，多汗症，湿疹，皮膚掻痒症など
（整形外科領域）	慢性関節リウマチ，線維筋痛症，腰痛症，関節痛，肩こり，痛風など
（泌尿・生殖器系）	夜尿症，神経性頻尿，心因性インポテンスなど
（耳鼻咽喉科領域）	耳鳴り，心因性難聴，アレルギー性鼻炎，心因性失声症，吃音など
（歯科・口腔外科領域）	顎関節症，口腔乾燥症，舌痛症など

たは持続は，交感神経の興奮を過剰にするとともに，視床下部−下垂体−標的臓器系の内分泌をかく乱し，成長ホルモンの分泌能や免疫を抑制するなど，全身に作用する。一方，心身症患者の中には，感情の言語化や表情による表出が困難な例も多く，ネガティブな感情を認知しにくい失感情症がしばしば現れる。

●**治療と対処**　心身症の治療ステップは大きく5段階に分けられる。第1段階は，治療者−患者間の十分な信頼関係の構築と治療への動機づけである。心身症の治療においては，身体面の症状のみならず心理・社会・環境面も含めて全人的に見守ることが必要であり，そのために行われるインテーク面接では，医師だけでなく，看護師やカウンセラーによる面接も行われ，多面的な情報収集を行う。第2段階は，薬物療法などを用いて症状の除去または軽快をはかるとともに，ストレスからの解放を目指してリラクセーション技法の習得・実践や，環境調整などが行われる。ストレスの低減によって症状が軽快する徴候があれば心身症であると確信できる。第3段階は，患者自身による心身相関の理解の促進の段階である。心理検査や精神生理学的検査は診断のために役立つだけでなく，患者自身の自己理解を促進することにも有益である。また行動日記などをつけてみて，自分自身の行動やストレスと症状との関連性を見つけ出せるようにするとともに，よりよいストレス対処方法を模索する。第4段階は新しい適応方式の習得の段階である。認知の偏りや行動の修正をはかりつつ，対人態度やライフスタイルの見直しを行って，生活習慣の再設計に挑戦する。この段階では認知行動療法が用いられることが多い。第5段階はセルフコントロールの確立と，再発防止策の検討の段階である。治療の終結後は，患者自身による健康行動が維持できるようにするとともに，初期症状を早めに発見し，再発の防止のために早期に受診ができるような自覚を促す。

［富家直明］

📖 **さらに詳しく知るための文献**

[1] 芦原　睦（2010）『心身医学おもしろレクチャー——心身医学と臨床心理学の接点』チーム医療.
[2] 永田勝太郎編（2007）『心身症の診断と治療——心療内科新ガイドラインの読み方』診断と治療社.

過敏性腸症候群

☞「心身症のメカニズム」p.72「ストレス関連疾患」p.160「認知行動療法によるストレスへの介入」p.164「心身症」p.310「認知行動療法」p.458

　過敏性腸症候群（irritable bowel syndrome：IBS）は，高頻度な消化器心身症であり，炎症や腫瘍などの器質的疾患が存在しないにもかかわらず，大腸を中心とした下部消化管の機能異常により腹痛，腹部膨満感などの腹部不快感，便秘・下痢などの便通異常が慢性的に持続する機能性疾患である。病態としては遺伝子，消化管運動異常，腸内細菌，心理社会的因子，内臓知覚過敏，消化管免疫，脳腸ペプチドなどが関与し，脳腸相関の概念が重要視されている。なお，症状の発現・維持・増悪には総じてストレスが関与するが，特異な認知（思考）様式や，うつ，不安，人生早期の被虐待経験，睡眠不足，不規則な食習慣などもリスク要因になる。生命に関わる疾患ではないものの，症状による心理的負担や行動の制限などを伴うため，社会生活への影響が大きく，社会経済的損失は多大である。

●**診断基準**　1978年にA. P. マニング（Manning）の診断基準が最初に発表された後，1992年にRome基準が発表され，世界的に広く用いられるようになった。以降，デルファイ法を用いるなどして基準の問題点を改善し，最新のエビデンスを集約して改訂が重ねられている。2016年に発表されたRomeⅣ基準では，腹痛あるいは腹部不快感が，最近3か月の中の1週間のうち少なくとも平均1日以上出現しており，かつ次の3項目の2項目以上の特徴を示す場合，IBSと診断される。3項目とは，①排便と関連している，②排便頻度の変化と結びついている，③便性状（外観）の変化と結びついている，である。また，便性状に基づき下痢型，便秘型，混合型，分類不能型の4つのサブタイプに分類される。腹部膨満・膨隆，おなら，腹鳴，げっぷなどのガス症状を訴える患者がIBSとされる場合もあるが，診断基準を満たさない場合，機能性腹部膨満などの診断になる。

●**疫学**　先進国では10％前後の罹患率であり，女性に多いとされる。好発年齢は10〜20歳代であり加齢とともに減少するが，70歳代以降で再度頻度が高くなる（福土 2004）。下痢型と便秘型の比率は2：1であり，下痢型は男性に多く，便秘型は女性に多い。また，診断基準は満たすものの医療機関を受診していない潜在的患者（未患者）はnon-patient IBSまたはhealthy IBSと呼ばれ，症状保有者の75％を占めるというデータもある（Drossman & Thompson 1992）。105人の未患者を3年間追跡したデータによると，37人（35.24％）で症状が増悪しIBS患者へと移行していた（Fujii & Nomura 2008）。

●**標準的な診断と治療**　IBSが疑われる消化器症状が認められた場合，腫瘍や炎症などを伴う器質的疾患が同時に想定される。そのため，血液検査や大腸内視鏡検査，理学的所見などを通じ除外診断が行われた後，診断が確定する。一方，近

年は積極的診断もなされており，アラームサイン（50歳以上，体重減少，血便，発熱，関節痛，家族歴等の病歴，甲状腺膨大，メビウス徴候，肝脾腫大，腹部腫瘤，口腔内腫瘍などの理学的所見）が否定されれば，IBS診断の特異性は98％以上であり，器質的疾患を見逃すことはほぼないとされる（Vanner et al. 1999）。治療は，病態生理に関する基本的な説明の後，増悪因子と考えられるストレッサー，食事，生活習慣（睡眠・休養・運動など）が認められれば，改善を促す指導が行われる。例えば食事では低残渣食を避け，高繊維食を推奨する。また，香辛料やアルコール，カフェイン，炭酸飲料，特定食品と症状の関連を査定する。ストレッサー回避のアイデアや，簡単なストレスマネジメント法（コーピング）が提供される場合もある。その上で，必要に応じて薬物療法が行われる。具体的には，ポリカルボフィルカルシウムを中心とした高分子重合体や，トリメブチンなどの消化管運動調整薬がまず処方されることが多い。ストレスや心理的要因の影響が強い事例に対しては，抗うつ剤や抗不安薬が適用される。いずれも対症療法的であり，薬物治療で改善が認められないケースも散見される。簡易精神療法や自律訓練法などのリラクセーション法が併用される場合もある。

● **IBSに対する認知行動療法**　国内外でエビデンスが認められている非薬物治療として，認知行動療法があげられる。プライマリケアの段階から心理教育的にエッセンスが用いられるほか，難治例・遷延化事例にも適用される。まず，患者自身の病態理解を深める一環として，5パートモデル（認知，行動，感情，身体，状況〔引き金〕）によるケースフォーミュレーション（CF）が行われる。軽症例では，この時点で症状が改善することも少なくない。本人にとって抽象的に理解されていた病態が再概念化され，自己コントロール可能性のあるものとして理解されるからである。CFにより症状が発現，維持される悪循環が同定されると，背景にある認知の歪み（例えば破局的思考）や，行動の偏り（例えば電車や教室など，すぐにはトイレに行けない場所を避ける）が認められる。それらに対して，認知再構成法や，エクスポージャー療法などの技法を用いて対処していく。具体的には，ストレッサーや症状に対する認知のバリエーションを増やしたり，スモールステップで苦手な場面に曝露していくことで，症状をコントロールする術を体験的に学んでいく。結果，症状の低減が認められることが多いが，治療の目標は，症状をゼロにすることではなく，うまくつき合いながら日常生活を送りQOLを向上させることである。　　　　　　　　　　　　　　　　　〔藤井　靖〕

📖 **さらに詳しく知るための文献**

[1] 佐々木大輔編（2006）『過敏性腸症候群—脳と腸の対話を求めて』中山書店．

[2] トナー，B. B. ほか／野村　忍監訳，菅谷　渚ほか訳（2011）『過敏性腸症候群の認知行動療法—脳腸相関の視点から』星和書店．

摂食障害と食行動異常

☞「栄養（食行動）」p.198「食行動のカウンセリング」p.488

　摂食障害は，思春期・青年期女性を中心に増加する精神疾患である。DSM-5（APA 2013）では，「食行動障害および摂食障害群」に分類される。DSM-5における摂食障害の分類では，いわゆる「拒食症」や「過食症」のみならず「異食症」などといった食行動異常についても扱われている（表1）。
　食行動障害および摂食障害群の主な下位カテゴリーのうち「神経性やせ症／神経性無食欲症」「神経性過食症／神経性大食症」は，いわゆる拒食症と過食症を指し，摂食障害の中核をなすものといえる。

●**神経性やせ症／神経性無食欲症と神経性過食症／神経性大食症**　神経性やせ症／神経性無食欲症（anorexia nervosa：AN）の特徴として，強い肥満恐怖を持ち低体重を保つための行動を呈することがあげられる。また，ANには，摂食制限型と過食・排出型が存在する。有意に低い体重（正常の下限を下回る体重。子どもや青年の場合は期待される最低体重を下回る体重）である場合，過食・排出を呈していてもANに分類される。一方，神経性過食症／神経性大食症（bulimia nervosa：BN）の特徴は，体重の増加を防ぐための不適切な代償行動（例えば，自己誘発性嘔吐や下剤，利尿剤の乱用など）が反復すること，自己評価がボディイメージや体重により過度に影響されていること（瘦身体に価値を置き，瘦身である自分は価値が高いと認識する）などがあげられる（表2）。

●**摂食障害の発症因──ボディイメージの問題**　家族関係（あるいは母子関係）の問題や成熟拒否，社会文化的風潮による影響や生物学的要因など，摂食障害の発症維持因は1つに限定することはできず，先行研究においても多様に指摘

表1　摂食障害（食行動障害および摂食障害群）の下位カテゴリー
　　　［DSM-5（2014）pp.323，326，328，332，338-339，343を参考に作成］

名　称	特徴（例）
異食症	ティッシュペーパーなど栄養がない，本来摂取すべきではないものを摂取する
反芻症／反芻性障害	食物の吐き戻しを繰り返し，吐き戻された食物を再び噛んだり，飲み込んだりする
回避・制限性食物摂取症／回避・制限性食物摂取障害	食べることに無関心であることや食べた後に嫌悪すべき結果が生じることへの不安を有する
神経性やせ症／神経性無食欲症	肥満に対する強い恐怖を有し，食物を食べない。低体重である。低体重である際，過食・嘔吐することもある
神経性過食症／神経性大食症	身体像への不満足感を有し，大量に食物摂取をした後に，不適応的な方法（嘔吐や下剤乱用など）により排出する
過食性障害	苦しいくらい満腹になるまで食べ，そののちに自己嫌悪や抑うつ気分，罪責感を呈する

表2 摂食障害の診断基準［DSM-5（2014）pp.332, 338-339 より作成］

神経性やせ症／神経性無食欲症 Anorexia Nervosa	神経性過食症／神経性大食症 Bulimia Nervosa
・カロリー摂取制限 ・有意に低い体重 ・体重増加 ・肥満に対する強い恐怖 ・体重増加を妨げる持続した行動 ・体重や体型の体験の仕方における障害，自己評価に対する体重や体型の不相応な影響，または現在の低体重の深刻さに対する認識の持続的欠如	・反復される過食 ・食べることを抑制できない感覚 ・不適切な排出行動（purging；自己誘発性嘔吐や下剤乱用による排出など） ・過食と不適切な代償行動がともに平均して3か月に渡り少なくとも週1回は起こっている ・自己評価は体型および体重の影響を受ける

されてきた．こうした中，ボディイメージの障害はANとBNに共通する臨床的特徴であり，摂食障害の有力な発症維持要因であるといえる．

　ボディイメージの障害は，ボディイメージの歪みとボディイメージの不満足感から構成され（Garner & Garfinkel 1981），ボディイメージの不満足感を低減させる方略として，極端なダイエット行動が生じ，極端なダイエット行動を継続することで摂食障害に進展することが指摘されている（Stice & Shaw 2004）．ボディイメージの歪みは「実際には痩身体であるにもかかわらず，痩身であるとは認識できていない状態」であり，過度の痩身を目指す原動力ともいえる．そして，痩身を目指す背景には，「痩身であることが高価値であるという社会文化的影響」が存在し，痩身を獲得することは自己の価値を高める方略であると考えることができる（Polivy & Herman 1987, 2002）．すなわち，痩身の獲得は，単にやせることを目的とするのではなく「他者から高い評価を得ることができる自分」を獲得することといえる．一般女子学生を対象に行われた研究では，他者評価への懸念がボディイメージの不満足感ややせ願望を強め，極端で不健康なダイエット行動を発現・維持し，その結果として摂食障害の臨床症状が生じるといった一連の心理・行動的なプロセスも示されている（山蔦 2017）．

●**摂食障害の治療**　現在，摂食障害に対して認知行動療法（cognitive behavioral therapy：CBT）の効果が認められている．イギリスの治療ガイドラインであるNICEガイドライン（National Institute for Health and Clinical Excellence）では，摂食障害の標準的治療法としてCBTが推奨されている．また，対人関係療法（interpersonal psychotherapy：IPT）や精神分析療法なども，摂食障害罹患者のバックグラウンドや病型によって使い分けることや統合した形で適用することが必要である．　　　　　　　　　　　　［山蔦圭輔］

📖 **さらに詳しく知るための文献**
[1]　西園マーハ文（2013）『摂食障害治療最前線―NICEガイドラインを実践に活かす』中山書店．
[2]　石川俊男ほか編（2005）『摂食障害の診断と治療―ガイドライン2005』マイライフ社．

不安症

☞「不安のアセスメント」p.246「認知行動療法」p.458「リラクセーション法」p.468「ソーシャルスキルトレーニング(SST)」p.510「トラウマに対する心理的支援」p.548

　不安症とは，過剰な恐怖および不安と，それに関連する行動を特徴とした著しい生活支障が生じる障害である（下山ほか 2016）。

　不安症の発症・維持メカニズムは，不安の生起と維持に分けて説明されている。不安の生起は，古典的条件づけによって説明される。この理論では，無条件に恐怖を引き起こすような刺激とともに，中性的な手がかりが呈示されると，その手がかりが恐怖の条件刺激となると説明されている。不安の維持は，オペラント条件づけによって説明される。人は一度，特定のものや状況を恐れるように条件づけられると，それに近づくことで不安が生じるようになる。その不安に伴い，恐怖対象を避ける行動をとると，一時的に恐怖が低減する。このような回避・逃避行動は，一時的には不安の緩和に役に立つが，根本的な恐怖対象の克服にはつながらないことが指摘されている。そのため，恐怖対象に曝露するたびに回避行動を行い，それらが習慣化することで，生活に大きな支障が生じるようになる。

　不安症に対する治療法としては，薬物療法と心理療法がある。薬物療法においては選択的セロトニン再取り込み阻害薬（SSRI），心理療法においては認知行動療法が特に有効であることが指摘されている。不安症に対する認知行動療法は，2016年の診療報酬改定に伴い，DSM-Ⅳ-TRの不安障害の基準に基づいて，パニック障害，社交不安障害，強迫性障害，心的外傷後ストレス障害（DSM-Ⅳ-TR時の疾患名である）が保険点数化され，厚生労働省からマニュアルも開示されている。

●パニック障害　パニック障害（panic disorder, DSM-5ではパニック症）は，予期せぬパニック発作（強い恐怖・不安，複数の身体症状を伴う発作）を2回以上経験し，再び発作が起こることへの予期不安や発作の結果として死んでしまうことへの恐怖が持続する疾患である。パニック症者は，「また発作が起こるかもしれない」という予期不安から，身体反応に過敏になり，パニック発作が起こりそうな状況・場所や，発作が起きたときに逃げることや助けを得ることができない場所を避けるようになる。その回避行動が習慣化することで日常生活に支障をきたすようになる。認知行動療法の技法の主要な構成要素は，心理教育，リラクセーション法，内部感覚エクスポージャー，in vivo エクスポージャー，認知再構成法などである（坂野 2012）。これらの技法を通して，回避行動による悪循環を理解し，パニック症者が恐れる発作の前兆ととらえている身体症状や，回避している状況・場所に繰り返し曝露を行う。それらの経験を繰り返し体験することで，「この身体の感覚は発作の前兆だ」「発作が起こったら死んでしまう」と

いった破局的な認知から，状況に則した認知に修正を行う．

●**強迫性障害** 強迫性障害（obsessive-compulsive disorder：OCD，DSM-5 では強迫症）は，強迫観念（繰り返し生じる，不安や不快にさせる思考やイメージ）と強迫行為（強迫観念を打ち消すための行動）を特徴とする疾患である．OCD 患者は，強迫行為により，一時的に強迫観念を打ち消し不安が緩和するが，徐々に強迫観念や不安がより容易に生じやすくなる．その結果，強迫行為に費やす時間が増え，日常生活に支障をきたすようになる．DSM-5 では，OCD は不安症のカテゴリには含まれず，特定の事象へのこだわりに関連する「強迫症および関連症群」に移行した．認知行動療法の技法の主要な構成要素は，心理教育，曝露反応妨害法などである（坂野 2012）．不安を喚起する課題にあえて取り組み（曝露），強迫行為を行わずに（反応妨害），不安が自然に軽減していく体験をすることが重要視されている．

●**心的外傷後ストレス障害** 心的外傷後ストレス障害（posttraumatic stress disorder：PTSD）は，トラウマ（心的外傷）に対する反応として起こった症状が長期間続き，生活に支障をきたす疾患である．主な症状として，トラウマティックな出来事の再体験症状（フラッシュバック，悪夢など），関連刺激からの回避症状，認知と気分の否定的な変容（自責，他責，他者からの解離など），過覚醒症状（怒り，集中困難，睡眠障害など）を特徴とする．認知行動療法の技法の主要な構成要素は，心理教育，リラクセーション法，持続エクスポージャー療法などである（坂野 2012）．安全が確保された状態で不安を喚起させる状況に直面させることで，情動を処理する．

●**社交不安障害** 社交不安障害（social anxiety disorder：SAD，DSM-5 では社交不安症）は，他者によって注視されるかもしれない社交状況に関する著名または強烈な恐怖または不安を特徴とした疾患である．SAD 患者は，自己の内的な反応や他者の否定的な反応に過度に注意を向ける傾向があるため，社会的場面を危険だと誤って認知し，社会的場面を回避する．それが習慣化することで日常生活に支障をきたすようになる．認知行動療法の技法の主要な構成要素は，心理教育，ビデオフィードバック，注意シフトトレーニング，行動実験などである（坂野 2012）．社会的場面から回避行動や安全確保行動をせずに曝露することで，自分が社会的場面で起こるだろうと予測する破局的な予期が実際には起こりづらいことを体験的に学べるようにする．　　　　　　　　　　［伊藤理紗・鈴木伸一］

📖 **さらに詳しく知るための文献**

[1] Andrews, G. et al.（2002）*The treatment of anxiety disorders: Clinician guides and patient manuals*, Cambridge University Press.（古川壽亮監訳（2003-05）『不安障害の認知行動療法 1～3』星和書店．）
[2] 鈴木伸一・神村栄一（2005）『実践家のための認知行動療法テクニックガイド』北大路書房．

睡眠障害

☞「睡眠の生物学的基礎」p.68「睡眠とカウンセリング」p.492「睡眠に関する健康心理学的支援」p.530

　睡眠障害にはさまざまな病態があり，診断には『睡眠障害国際分類第3版』(International Classification of Sleep Disorders：ISCD-3；AASM 2014) や『精神疾患の診断・統計マニュアル第5版』(DSM-5；APA 2013) が利用される。近年では，精神疾患や身体疾患の背後に睡眠障害が存在し，症状悪化要因であるだけでなく，治療予後や再発要因としても指摘されるようになっている。

●**睡眠障害の診断方法**　睡眠障害は，医師による問診のほかに，客観的な睡眠状態と主観的な睡眠状態を測定する検査を用いて診断される。客観的な睡眠状態を測定する検査には，①睡眠ポリグラフ検査 (Polysomnography：PSG)，②反復睡眠潜時検査 (Multiple Sleep Latency Test：MSLT)，③アクチグラフ検査 (Actigraphy：Act) が代表的である。PSGとMSLTはともに脳波検査であり，PSGは夜間睡眠時の状態を，MSLTは日中の眠気の強さを判定する。Actは活動計であり，夜間の活動計の記録から睡眠状態を割り出す検査である。主観的な睡眠状態を測定する検査としては，睡眠日誌が代表的であり，毎日の睡眠状態と日中の活動を記録していくものである。

●**不眠症の特徴と治療**　夜間の睡眠問題とそれによる日中の支障（例：疲労感，やる気の低下）を特徴とする。客観的な睡眠検査に特徴的な所見は認められない。短期不眠障害と慢性不眠障害に大別され，短期不眠障害はストレスフルなイベントに起因して生じることが多い。生物学的には適応的な反応であり，3か月未満で消失する。一方，慢性不眠障害は3か月以上続くことが多く，①生活習慣の問題，②過覚醒の問題，③不安感から生じる回避行動，④睡眠に対する非機能的な信念などが維持要因として働いている（岡島 2017）。いったん罹患すると長期化しやすく，さまざまな精神疾患，身体疾患と合併する。薬物療法，認知行動療法による治療が中心である。

●**睡眠関連呼吸障害の特徴と治療**　睡眠中のいびきや無呼吸／低呼吸，呼吸努力関連覚醒反応，日中の耐えがたい眠気や疲労感を特徴とし，PSG所見から診断される。閉塞性睡眠時無呼吸 (obstructive sleep apnea：OSA) が一般によく知られている。OSAの主なリスク要因は体重増加であるが，下顎骨の大きさや位置，扁桃肥大などの形態異常によっても発症しうるため，やせ型の人でもOSAになることがある。OSAは高血圧，冠動脈疾患，2型糖尿病，うつ病などさまざまな疾患のリスク要因となる。経鼻持続陽圧呼吸療法 (continuous positive airway pressure：CPAP) や口腔内装置 (oral appliance) による治療が中心であるが，CPAP着用率増加や体重減少，残遺不眠などに対して認知行動療法が適

用されることもある。

●**中枢性過眠症の特徴と治療**　日中の耐えがたい眠気を特徴とし，PSG および MSLT 所見から診断される。ナルコレプシーは，神経伝達物質（オレキシン）の問題による病態であり，日中の睡眠発作や情動脱力発作，および入眠期レム睡眠（sleep-onset rem period：SOREMP）の出現が特徴である。SOREMP では，睡眠麻痺（金縛り）や入眠時幻覚（霊的現象が多い）を伴うことが多い。また，個々人に必要な睡眠時間が慢性的に不足していると睡眠不足症候群が生じ，眠気以外にも感情制御が困難になる。ほかにも，特発性過眠症，種々の疾患に伴う過眠症などがある。治療としては日中の覚醒を維持するための薬物療法と睡眠衛生教育が中心となる。

●**概日リズム睡眠-覚醒障害の特徴と治療**　この障害は，体内リズム（概日リズム）と社会リズム（学校，仕事など）がズレることによって，入眠困難や睡眠維持困難および日中の眠気が生じる。Act と睡眠日誌による検査をもとに診断される。睡眠-覚醒相後退障害は，いわゆる宵っ張りの朝寝坊で，若者に多い。遅刻や昼夜逆転の生活，気分障害の発症につながりやすい。睡眠-覚醒相前進障害は，いわゆる早寝早起きで高齢者に多い。ほかにも，神経変性疾患患者や睡眠衛生不良者に多く認められる不規則睡眠-覚醒リズム障害，シフトワーカーに多い交代勤務障害などがある。メラトニンの服用と高照度光療法，睡眠衛生教育が中心となる。

●**睡眠随伴症の特徴と治療**　睡眠と覚醒の移行中に生じる複雑な運動，行動，感情，知覚，夢，および外傷や睡眠分断を特徴とし，PSG 所見から診断される。代表的なものとして，睡眠時遊行症（夢遊病），睡眠時驚愕症（夜驚症），睡眠関連摂食障害（眠り食い），レム睡眠行動障害，悪夢障害などがある。現時点では薬物療法が中心であり，悪夢障害に対しては認知行動療法が適用される。

●**睡眠関連運動障害の特徴と治療**　①常同的な運動による睡眠や入眠の妨害，および②歩行や非常同的な四肢運動と，それによる日中の眠気や疲労感を特徴とする。むずむず脚症候群は，夕方以降に生じる下肢の不快感によって，動かさずにはいられない強い衝動が起こる。動かすことで一時的に症状は緩和する。高齢者に多くドパミン作動系の機能障害が関与している。また，鉄欠乏が重症化と関連することが知られており，妊娠中にも発症する。その他にも周期性四肢運動障害や睡眠関連歯ぎしりなどがある。現時点では，薬物療法が中心であるが，残遺不眠に対しては認知行動療法が適用されることもある。　　　　　　　　　　　　　　　　　　　〔岡島　義〕

📖 **さらに詳しく知るための文献**

［1］内山　真編（2019）『睡眠障害の対応と治療ガイドライン（第3版）』じほう．

重篤な精神疾患への対応

☞「高次脳機能障害とリハビリテーション」p.306「精神科リハビリテーション」p.322

　精神疾患はその多くが慢性的な経過をたどり，日常生活・社会生活に及ぼす影響も大きい。近年は，国も「入院医療中心から地域生活中心へ」という方策を進めている（厚生労働省「みんなのメンタルヘルス総合サイト」）。中でも統合失調症，双極性障害，器質性精神障害は，生涯にわたる疾病管理が重要であり，地域における包括的なケアが今後ますます重視される。

●**統合失調症**　幻覚，妄想などの陽性症状と感情鈍麻，自発性減退，社会的ひきこもりなどの陰性症状からなる特有の症候群を呈し，慢性に経過することが多い代表的な精神障害である（尾崎ほか編 2018）。青年期に好発し，罹患率は約0.8％である。

　病因はいまだ解明されていないが，遺伝的要因（統合失調症への何らかの遺伝的な脆弱性）と環境的要因（対人的な緊張などに代表される環境的なストレス負荷）の両方が関わっていることが明らかとなっている。近年の画像診断などの進展により，主に前頭葉，側頭葉に軽度の脳萎縮が認められることが明らかになってきたが，病理像，活動性などの統一した見解はない（尾崎ほか編 2018）。また，ドパミン放出量と陽性症状の強さが関連すること，前頭葉のドパミン伝達が低下していることが陰性症状に関連することは確認されており，近年は，グルタミン酸の受容体の一種，NMDA受容体が機能低下を起こすことで，ドパミン経路の機能低下が起こるNMDA受容体機能低下仮説が注目されている（森 2016）。

　初回エピソードや再発急性期は，陽性症状が主体で，慢性期は陰性症状が主体である。経過はさまざまだが，急性期症状を2～5年の間に波状に繰り返し，慢性期に至るものが多い。したがって，早期に十分な治療を行うことが重要といわれている。

　治療は，抗精神病薬を中心とする薬物療法と認知行動療法，家族療法に代表される心理社会的療法の併用が基本である。2015年に日本神経精神薬理学会は『統合失調薬物治療ガイドライン』を作成し，抗精神病薬単剤治療（副作用の少ない非定型抗精神病薬が第一選択）が基本であること，ガイドラインは薬物治療に限定しているが，心理社会的療法や医療福祉との協働など包括的な治療が必要であることを明記している。

●**双極性障害**　躁病エピソードを伴う双極性障害Ⅰ型と1回以上の軽躁エピソードと1回以上の抑うつエピソードを伴う双極性障害Ⅱ型，最長2年間に躁病エピソード，抑うつエピソードは満たさないが，軽躁状態，抑うつ状態が繰り返し認められる気分循環障害に大別される（尾崎ほか編 2018）。青年期に好発し，日本における生涯有病率は，0.4～0.7％といわれている。

病因は，遺伝的要因が比較的高く，双極性障害をもつ成人親族の発症危険性は平均の10倍といわれている．近年，全ゲノムを対象とした解析が実施され，電位依存性カルシウムチャネル遺伝子（CACNA）などとの関連が報告されている（尾崎ほか編 2018）．さらに，加藤らの研究チームは，ミトコンドリア機能障害がセロトニン神経の活動変化を引き起こすことを発見し，新しい治療法の開発が期待されている（Kato et al. 2018；日本医療研究開発機構 2018）．

精神疾患の中でも自殺危険性が高く，生涯自殺危険度は一般人口の少なくとも15倍と考えられている．中でも，1年に4回以上の病相を繰り返すものは，急速交代型（ラピッドサイクラー）と呼ばれ，自殺危険性が高く難治性である．また，再発を繰り返す症例が90％以上を占め，慢性の経過をたどることが多いため，再発予防が重要である（森 2016）．

治療は，病相の経過へ対応ができるよう本人および周囲に対する心理教育と気分安定薬を主とした薬物療法の併用が基本である．抑うつ状態に対する抗うつ剤（特に三環系抗うつ薬）の使用は躁転リスクが高いことが指摘されているため，基本的には推奨されない．躁状態では病識が乏しく，長期にわたる服薬の必要性もあるため，アドヒアランスを高めていくことは重要である．

●器質性精神障害　脳の器質病変が原因で発現する精神障害である．病因とは無関係にいくつかの共通する精神症状が出現する．急性期はせん妄に代表される意識障害が中心の症状を呈し，慢性期には，認知機能低下，記憶障害，人格の変化，情意面の障害が起こり，幻覚妄想が出現することもある（尾崎ほか編 2018）．

脳の機能障害の原因には，外傷，中毒，感染性（脳炎や梅毒，プリオン病など），血管性（脳梗塞や脳出血など），奇形，腫瘍，変性（アルツハイマー病，ハンチントン病，パーキンソン病，前頭葉・側頭葉変性，小脳変性など），自己免疫性（多発性硬化症や全身性エリテマトーデスなど），てんかん性，代謝・内分泌性などがある（川野編 2015）．精神神経症状や画像診断，脳波，血液，髄液など各種検査の所見から脳の器質病変を確認し，全体像を把握することが重要となる．基礎疾患への治療とともに，精神神経症状に対しては，状態像に適した薬物療法を選択し，対症的に治療を行っていく．

脳を含む身体疾患，外傷に基因する認知機能の障害全般により日常生活・社会生活に制約がある状態は，高次脳機能障害と呼ばれている．高次脳機能障害に対しては，発症・受傷からの相対的な期間と目標によって，医学的リハビリテーションプログラム，生活訓練プログラム，職能訓練プログラムが標準的訓練プログラムとして提唱されている（国立障害者リハビリテーションセンター 2008）．

［宮城真樹］

さらに詳しく知るための文献

[1]　尾崎紀夫ほか編（2018）『標準精神医学（第7版）』医学書院．

精神科リハビリテーション

☞「精神保健（メンタルヘルス）」p.10「エビデンス・ベイスド・メディスン（EBM）、エビデンス・ベイスド・プラクティス（EBP）」p.36「アドヒアランス」p.280「ソーシャルスキルトレーニング（SST）」p.510

　「リハビリテーション」とは，本来は無実の罪や破門，名誉の喪失などで人間として望ましくない状態に陥った人を再び望ましい状態に立ち戻らせることを意味し，今日では「機能回復訓練」や「社会復帰」と訳される（上田 1987）。
●**発展の経緯**　W.A. アンソニーと R.P. リバーマン（Anthony & Liberman 1986）は「精神科リハビリテーション」の歴史的な発展を①道徳的治療の時代，②精神障害をもつ人の公的な職業リハビリテーションへの包摂，③地域メンタルヘルス思想の発達，④心理社会的リハビリテーションセンター活動，⑤「効果的なメンタルヘルス的介入」としてのスキルトレーニング技法の発達，の5つの段階で示している。ただ，日本では精神科リハビリテーションの主たる対象者である統合失調症，再発を繰り返す大うつ病，双極性障害など重症の精神障害者に対して長く入院中心の精神科医療が提供され，地域中心のメンタルヘルスシステムが本格的に検討され始めたのは2000年代に入ってからで海外で上記のプロセスが完了した後であった。このため国内では，退院促進や地域生活の維持に関するエビデンスが示唆されたソーシャルスキルトレーニング（SST）や心理教育などの支援技法（上記のプロセスの⑤にあたる）が1980年代に「輸入」されて先に普及し，その後に②から④に該当する公的な地域ケアシステムの整備が追いかける形で現在に至っている。こうした背景のためか，「精神科リハビリテーション」といえば，当事者の病気に関する知識を増やし，服薬アドヒアランスを高め，病状の悪化，再発，再入院を防ぐための一連の支援技法を指す，と考えている臨床家は多い。しかし近年では，当事者が「精神疾患の破局的な影響を越えて，自らの成長として人生の中に新たな意味や目的を見出す」ことを意味する「リカバリー」（Anthony 1993）に着目し，より包括的な支援システムとして「精神科リハビリテーション」をとらえることが西欧諸国では常識となりつつある。
●**定義と提供されるべき支援**　The United States Psychiatric Rehabilitation Association（USPRA，現在の Psychiatric Rehabilitation Association，精神障害リハビリテーション学会）では精神科リハビリテーションを「深刻な機能障害を起こすあらゆる精神的不調を伴う診断をもつ人々のリカバリー，完全な地域への統合，生活の質の向上を促進するものであり，精神科リハビリテーションにおけるサービスは協働的で，当事者志向性で，個別的で，ヒューマンサービス領域の必須要素であり，なおかつ科学的根拠に基づくべきである。それは生活や仕事，学び，自身の選択による社会的環境における成功と満足のために，当事者のスキルを発達させ，また彼らの潜在的な可能性を増やすために必要な資源にアクセスすることに焦点を当てる」（Pratt et al. 2014）と定義している。この定義

に沿えば精神科リハビリテーションにおいて提供されるべき支援の範囲は非常に広範である。P. E. ディーガン（Deegan 1996）が指摘するように「リカバリーは旅（過程）であり，生き方であり，構えであり，日々の挑戦の仕方」である。このため支援過程で重視すべきことやゴールとして設定される事象は一様ではない。ただ G. ソローニクロフトと M. スレイド（Thornicroft & Slade 2014）はリカバリーを具現化する二次的なアウトカムとして仕事をもつこと，パートナーをもつこと，家族や友人と近しい関係があること，自由な立場で投票など市民としての権利を行使するなどをあげており，これらはゴールの一例といえる。

USPRA の定義の後半部分である「当事者のスキルを発達させ，また彼らの潜在的な可能性を増やすために必要な資源にアクセスすることに焦点を当てる」という部分も示唆に富むものである。M. ファーカスとアンソニー（Farkas & Anthony 2010）は「心理社会的支援」と「精神科リハビリテーション」は取り違えて用いられがちな用語であるが同じものではない，「精神科リハビリテーション」とは領域（field）かつ精神保健システムなのであり，薬物療法や危機介入，その他の基本的な支援サービスと連動するものである，と述べ，包括的な枠組みとして Choose-Get-Keep Model（CGK Model）を示している。

このモデルによれば，「Keep」の段階が USPRA の定義における「当事者のスキルを発達させ」る支援で SST，認知行動療法，心理教育など個々の支援技法を指しており，「Get」の段階が「必要な資源にアクセスする」支援でこれらはソーシャルワークや就労支援の一部（当事者の志向にあった仕事探しなど）が該当する部分である。もっとも初期の段階である「Choose」はその人のリカバリーゴールを踏まえたアセスメントに該当し，近年では当事者研究やピアサポート，リカバリーカレッジによる支援が含まれる部分である。

●今後の展望　先述のように，日本の「精神科リハビリテーション」はまだまだ「悪化や再入院防止を目的とした個別の技法やプログラム」を指して語られることが多い。しかし今日，当事者によるリカバリーを掲げた活動は急速に広まっており，早晩これを踏まえない実践はサービスユーザーでもある当事者から選択されない事態も予測される。アメリカでは CGK Model を州全体のメンタルヘルスシステムとして導入し，その効果やコストなどを検討する研究も行われている（Ellison et al. 2011）。日本の地域中心のメンタルヘルスシステムの運用は緒に就いたばかりであるが，こうした取り組みも視野にいれて，専門職が本当に当事者ニーズにあった支援を提供できる仕組みがつくれるか否か，日本の精神科リハビリテーションは変革のときを迎えているといえよう。　　　　［佐藤さやか］

◻さらに詳しく知るための文献
[1] 池淵恵美（1999）「精神科リハビリテーションの新しい理論的・技術的枠組み―個人と環境の相互作用に焦点をあてて」『日本社会精神医学会雑誌』8，49-54．
[2] Pratt, C. W. et al.（2014）*Psychiatric rehabilitation*（3rd ed.），Elsevier．

うつ病と自殺予防

☞ 「抑うつのアセスメント」p.248
「認知行動療法」p.458 「対人関係療法」p.462

　うつ病とは，「抑うつ気分の持続」と「興味または喜びの喪失」を主な症状とした気分の障害である。精神疾患の中でも有病率が高く，生涯のうちで約15人に1人が罹患するとの報告もある（川上 2016）。うつ病の診断基準には，一般的に，DSM-5（Diagnostic and Statistical Manual of Mental Disorders, Fifth Edition；APA 2013）の「抑うつエピソード」が用いられる。9つの項目（表1）のうち5つ以上が同じ2週間の間に存在する場合は，うつ病（大うつ病性障害）と診断される。また双極Ⅰ・Ⅱ型障害や持続性抑うつ障害（気分変調症）は，うつ病の症状と重なる部分が多い。双極Ⅰ型障害では抑うつエピソードが躁病エピソードに先行したり後に続いたりする場合が多い。躁病エピソードは，気分の高揚，過活動，意欲亢進，観念奔逸，誇大妄想などのうち3～4つ以上が1週間以上続いた状態である。双極Ⅱ型は軽躁病エピソードと抑うつエピソードの両方を体験しており，軽躁病エピソードは気分高揚や過活動などの症状が少なくとも4日間持続している状態をいう。持続性抑うつ障害は，抑うつエピソードほどではないが，抑うつ気分がほとんど1日中，少なくとも2年間以上続いた状態である。

●**うつ病の治療と予防**　うつ病の治療は，重症度によって異なる。日本うつ病学会のガイドライン（日本うつ病学会 2016）によると，軽症の場合は，患者背景や病態理解に努め，支持的精神療法と心理教育を行い，必要に応じて，SSRI（選択的セロトニン再取り込み阻害薬）やSNRI（セロトニン・ノルアドレナリン再取り込み阻害薬）などの新規抗うつ薬や認知行動療法を選択することが推奨されている。中等症～重症の場合は，軽症における治療の選択肢に加えて，三環系抗うつ薬や電気けいれん療法が推奨されており，必要に応じてベンゾジアゼピン系受容体作動薬の併用やリチウ

表1　うつ病の症状［DSM-5（2014）pp.160-161 より作成］

(1)	ほとんど1日中の抑うつ気分
(2)	ほとんど1日中，活動における興味または喜びの著しい減退
(3)	体重減少や食欲減少，または体重増加や食欲増加
(4)	不眠または過眠
(5)	精神運動焦燥（落ち着きのなさ）または制止（動きがのろい）
(6)	疲労感または気力のなさ
(7)	無価値観または過剰・不適切な罪責感
(8)	思考力や集中力の減退，または決断困難
(9)	死についての反復試行，特別な計画はないが反復的な自殺念慮または自殺企図，または自殺するためのはっきりとした計画

ムなどの増強療法，認知行動療法や対人関係療法といった心理療法の併用が選択される。一方で，心理療法単独による治療は推奨されていない。また児童・青年期のうつ病では，成育歴を含めた患者背景や病態の包括的理解，心理教育，環境調整，支持的な介入，家族への支援が行われるべき介入であり，必要に応じて抗うつ薬や認知行動療法，対人関係療法が選択肢となる。一方で，三環系・四環系抗うつ薬，ベンゾジアゼピン系薬は推奨されていない。

　うつ病の予防は，日本では児童・青年期を中心に行われており，小・中学生（石川ほか 2010）を対象とした一次予防の効果や，大学生のハイリスク群を対象（白石 2005）において有効性が報告されている。これらの予防プログラムは，集団形式で認知行動療法を援用しており，適切な対人関係の対処能力を高める社会的スキル訓練や，うつ病に発展しやすいネガティブな思考パターンに着目する認知再構成法，正の強化を得やすくする行動活性化などの技法が用いられている。

●**自殺とその予防**　うつ病が重症化すると，「この世から消えてしまいたい」「死んで楽になりたい」といった自殺念慮が頻繁に浮かんだり，自殺に至るケースがある。実際，自殺者のうち約20％はうつ病に悩んでいたという統計がある（警察庁 2017）。したがって，うつ病が疑われる場合は，自殺リスクのアセスメントや自殺予防も心にとどめておく必要がある。一般的に，自殺のリスクファクターとしては，過去の自殺企図，うつ病をはじめとした精神疾患，アルコールや薬物の依存，絶望感，孤立感，ソーシャルサポートの欠如，ネガティブな生活ストレスやライフイベント（失業や経済的損失，関係性の喪失など），大きな身体的または慢性的疾患，過去の自殺企図，家族の自殺歴などが指摘されている（WHO 2012b）。自殺念慮について評価をする場合は，「自殺したいと思ったことがあるか」など直接質問することに加えて，BDI-Ⅱ（Beck Depression Inventory）やSDS（Zung Self-rating Depression Scale）といった抑うつ症状評価尺度を用いて，客観的に確認することも必要である。もし，「死にたい」「消えてしまいたい」ということが話されたり，評価尺度で自殺の危険性が確認されたときは，自殺企図の明確な計画や手段，時期を考えているかどうかを尋ねる。そこで危険性が高いと判断された場合は，自殺しないように約束させたり，精神科受診や入院治療などについて話し合う。また緊急性が高い場合や未成年の場合は，家族に知らせ，1人にしないことやメンタルヘルスの専門家につなげるように協力を依頼する。

［松永美希］

📖 **さらに詳しく知るための文献**
[1]　大野　裕（2014）『「うつ」を治す（最新版）』PHP新書.
[2]　松本俊彦（2015）『もしも「死にたい」と言われたら―自殺リスクの評価と対応』中外医学社.

適応障害

☞「対人ストレス」p.370「復職支援」p.434「児童期・青年期のストレスマネジメント」p.506「成人期のストレスマネジメント」p.508「問題解決療法」p.522

　適応障害とは,「何らかのストレス要因の反応として,1～3か月以内(ICD-10〔WHO 1992〕では1か月以内)に多くの人に通常では表れないほどの身体的,精神的,行動的に何らかのストレス反応が出現し,社会的(職業,学業,家庭など)に影響を及ぼすほどの機能の障害が起きていること」と定義される。なお,死別反応やうつ病,急性ストレス障害などのほかの精神疾患(障害)の診断基準を満たす場合は,それらの診断基準が優先される。また,そのストレス要因が除かれれば,6か月以内に健康を取り戻すことができる。しかし,一部は6か月以上症状が遷延し,他のストレス障害,うつ病性障害,不安症などとして,治療が継続される場合もある。通常よくみられるストレス要因には,病気,職業・学業上の変化や問題,経済的問題,離婚など家庭の問題などがある。また,ストレス反応としては,頭痛,不眠,倦怠感などの身体的症状,落ち込み,不安などの精神的症状,ギャンブルや買い物などの濫費,アルコールの多飲や薬物乱用,遅刻や欠勤,家庭内不和などの行動上の問題があげられる。

●診断の曖昧さの問題　適応障害の診断は,DSM-ⅢR (1987) に掲載されて以来,ほかの診断が明らかではないが何らかのストレス要因と心理的,身体的,社会的,行動的症状や障害との因果関係が認められている場合に通常の診療場面で診断をつけることができる。臨床上では,特に心療内科外来,総合診療,救急医療,総合病院のコンサルテーション・リエゾン精神医学分野などでは,比較的一般的で便利な診断名である。一方で,診断基準を正確にとらえるとすれば,特異的な症状がないだけでなく,「そのストレス因に不釣り合いな程度や強度をもつ著しい苦痛」との基準があり,それぞれの価値基準をもつ医師が同様に診断することは困難であるなど,「適応障害」の疾患概念は常に批判がある。疫学的研究で通常よく用いられる構造化面接法にも,SCID (Structured Clinial Interview for DMS-Ⅳ) にのみ「適応障害」が含まれているだけであり,疫学的研究自体が少ない。さらに,構造化面接と臨床面接による「適応障害」の診断頻度を比較すると,臨床面接の方が構造化面接よりも割合が高い傾向も指摘されており,結果の信頼性や妥当性に疑問が残る。また,「適応障害」の治療や生物学的に基準となる要素の研究なども少ない (Carta et al. 2009)。これらのことから,2013年にDSM-5 (APA 2013) が作成される際に,「適応障害」の診断基準の議論があったが,ほとんど大きな変更はなかった。

●「適応障害」の治療　このように診断自体が曖昧であるため,「適応障害の治療」の有効性を研究することが難しい。しかしながら,ストレス要因(例えば,

乳がんなどの身体疾患や職場ストレス）や休職や不登校といったストレス反応を統一し対象とした介入研究はみられる。また，適応障害とうつ病を同じ群とした薬物療法や心理社会的アプローチの研究もみられる。それらの研究や精神科医や心理師の臨床活動から，有効性が高いと考えられている治療法を以下にまとめた。

　最も優先される治療はストレス対処法を身につけるなどの心理療法（精神療法）である。しかしながら，その病態像が重症である場合，環境調整がさらに優先される。つまり，重症化，遷延化，うつ病への移行を防ぐためにも，ストレス要因の除去や軽減が可能である場合は，まずは休養などにより，ストレス要因の除去を行う必要がある場合がある。その際，本人は客観的に自分の置かれている状況や自身の精神症状を把握することが困難で，ストレス要因にさらされ続けることがしばしばあり，周囲の人の早期の気づきや指摘や指示が必要となることもある。

　薬物療法は，「適応障害」においては，補助的治療と考えられているが，問題解決やストレス要因への対処を行うためのエネルギー獲得や自信を取り戻すために，抗うつ薬，抗不安薬，睡眠薬などを短期的，少量投与を目標とし，対症療法としての薬物療法を行うことも少なくない。診断基準に「個人的素質あるいは脆弱性は，適応障害の発症の危険性と症状の形成においてより大きな役割を演じている」とあり，個人のもつ「個人的素質」や「脆弱性」が発症に関わっていると考えられていることから，発達障害群（神経発達症群）などの認知能力の凸凹やセロトニンやメラトニンなどの神経伝達物質やホルモン量などの個人差の影響を考えることが治療や再発防止のために重要である。また，心理療法よりも，即効性のある薬物療法が可能であること，また「身体疾患」など，そのストレス要因が除去できない場合や，心理療法を行ってもうまくいかず，「個人的素質」や「脆弱性」を補えない場合もあるため，薬物療法が必要な場合がある。

　心理療法は，本人のストレス対処法の評価を含めたケースフォーミュレーションを行った後，本人に不足している対処法の学習を援助する方法が一般的である。しかし，それだけではストレス要因の対処が困難な場合は，環境調整として，復職などによるストレス要因の調整，家族などのソーシャルサポートや社会資源（経済的資源，専門家などの相談者など）の利用などが必要となる場合もある。また，状況の客観的理解，認知の柔軟性の向上，個人的素質や脆弱性を含めた自己理解なども必要に応じて心理療法の中で扱われる。具体的な方法としては，ストレスマネジメント，問題解決療法，アサーション（自己主張訓練法）である。その他，各種自己理解のための心理検査，認知行動療法，対人関係療法，ブリーフサイコセラピーなどが行われることもある。

[川瀬英理]

さらに詳しく知るための文献

[1] 原田誠一編（2011）『適応障害（こころの科学セレクション）』日本評論社.

嗜癖・依存1：
分類・問題点

☞「ストレス関連疾患」p.160「心身症」p.310「摂食障害と食行動異常」p.314「不安症」p.316「睡眠障害」p.318「重篤な精神疾患への対応」p.320「嗜癖・依存2」p.330

近年，依存や嗜癖に関する国民的関心が高まっている。アルコール依存や薬物依存・薬物乱用に対する対策は言うに及ばず，2016年に成立した「特定複合観光施設区域の整備の推進に関する法律（通称IR法）」に関連したギャンブル依存対策など，多くの依存症対策が政策として位置づけられるようになった。

その一方で，嗜癖・依存に対する無知・無理解や偏見は根強く残っている。松本（2016）は薬物依存を「病気」ではなく「犯罪」とみなす専門家が少なくないことを指摘している。そこで本項では嗜癖・依存について概説する。

●**嗜癖・依存とは**　精神医学では依存（dependence）とは「物質摂取をやめようと思っても簡単にはやめられない生物学的状態」とされる（中山・樋口 2011）。そして，嗜癖（addiction）は「その人にとって利益をもたらしていた習慣が，自己調節機能を持たずに続けられた結果，不利益をもたらすことになったにもかかわらず，その習慣が自動化し，制御困難になった行動」とされている（安田 2004）。どちらも「やめようと思ってもやめられない」状態である点では共通しているが，依存はその対象が「物質」であり，嗜癖は「習慣」となっている点が異なる。しかし，近年では嗜癖の対象に薬物などの物質が含まれており，看護領域では両者を区別せず，「アディクション」と呼んでいることをふまえ，本項では両者を合わせて「アディクション」と呼ぶこととする。

●**アディクションの種類**　アディクションは「物質依存」「行為依存（プロセス依存とも呼ばれる）」「関係依存」の3つに大別される。

「物質依存」とは，ある物質を摂取することで引き起こされる変化や快感によって，その物質に執着・依存している状態を指す。対象となる物質としてはアルコールや薬物（覚せい剤，麻薬，大麻，脱法ドラッグ，カフェインなど），たばこ（ニコチン）などがよく知られている。物質依存は古くから精神疾患として治療の対象とされており，ICD-10においては「精神作用物質使用による精神および行動の障害」に，DSM-5では「物質使用障害」に分類されている。

「行為依存」とは，ある行為から得られる快感によって，その行為に執着・依存している状態を指す。典型的なものとしてはギャンブル依存や買い物依存，ネット依存，リストカット（手首自傷症候群），クレプトマニア（窃盗症）があり，摂食障害を行為依存からとらえる立場もある。2018年のICD改訂（ICD-11）ではインターネットゲームのやりすぎで日常生活に支障が生じる「ゲーム症・障害（gaming disorder）」が新たに加わった。DSM-5では，行為依存は「非物質関連障害」に分類されている。

「関係依存」とは，ある特定の人物や生物との関係に強く依存している状態をいう。典型的なものとしては共依存や恋愛依存，セックス依存，DV（配偶者間暴力），虐待，ペット依存などがある。

●**アディクションの問題**　違法薬物を除けば，アディクションの対象となる物質の摂取や行為そのもの（買い物，ギャンブルなど）は，健常者においてもみられる。しかし，継続的に対象物質の摂取や行為を繰り返すと，徐々に同じ摂取量や頻度では，当初得られていた快感などが得られなくなる。これを「耐性」と呼ぶ。耐性が形成されると，物質の摂取量や行為の頻度が増え，物質摂取や依存対象となる行為をコントロールできなくなる。この状態を「精神依存」と呼ぶ。アルコール依存を例にすると，家じゅうのアルコールを探し回ったり，借金をしてでも酒を買いに行ったりする。また，常にアルコールのことばかり考え，ほかのこと（仕事や学業，家事，人間関係など）への注意が向かなくなる。

精神依存が進行すると，やがて「身体依存」が生じる（ただし，行為依存や関係依存ではあまり身体依存は生じない。また，物質依存においても身体依存が少ない物質もある）。身体依存とは物質依存でいうところの「ブツ（ヤク）が切れた」状態であり，手の振戦（ふるえ）や不眠，発汗，不安，焦燥感，集中力の低下といった「離脱症状」が生じる。そしてこの離脱症状を避けるためにますます依存物質の摂取などにのめりこむ，という悪循環に陥る。そのため，アディクションの進行を止めようとする家族や職場・学校の同僚などの周囲の人間との間に軋轢が生じて人間関係の悪化が生じ，社会的孤立が進行する。また，対象物質の購入や行為の頻繁な繰り返しで生じる経済的困窮などもアディクションではよくみられる。そして，このような累積した苦痛からの逃避のため，アディクション行為が繰り返され，重症化していく。

このほか，アディクションはその進行に伴い，健康上の問題を生じさせるほか，幻覚や妄想により，他者に危害を加える（暴力・傷害行為など）といった事態を引き起こすことがある。さらに，当事者のアディクションの悪化が家族のアディクションを生むこともある。ゆえに，アディクションはその当事者だけでなく，家族などを含めた周囲の健康に関する問題としてとらえる必要がある。

［岸　太一］

📖 **さらに詳しく知るための文献**
［1］和田　清編（2013）『依存と嗜癖—どう理解し，どう対処するか（精神科臨床エキスパート）』医学書院．
［2］渡邊敦子（2017）「嗜癖行動」岸　太一・藤野秀美編著『健康・医療心理学（保健と健康の心理学標準テキスト6）』ナカニシヤ出版．
［3］蒲生裕司・宮岡　等編（2015）「特別企画　依存と嗜癖—やめられない心理」青木省三ほか監修『こころの科学』182，日本評論社．

嗜癖・依存2：
危険因子・介入

☞「ストレス関連疾患」p.160「心身症」
p.310「摂食障害と食行動異常」
p.314「不安症」p.316「睡眠障害」
p.318「重篤な精神疾患への対応」
p.320「嗜癖・依存1」p.328

　前項では嗜癖・依存を「アディクション」としてまとめ，その分類や問題点について概説した。本項ではアディクションの危険因子や介入について概説する。
●**アディクションの危険因子**　ここではアディクションの危険因子を生物-心理-社会モデルから概観することとする。
　まず，生物的要因としては，遺伝的要因や神経学的要因があげられる。アルコール依存ではアルコールを分解する酵素の遺伝子の違いがその発症に影響を与えていることが知られている。ギャンブル依存においても，遺伝的要因の関与が指摘されている（Grant et al. 2009）。
　また，神経学的観点からは，中脳辺縁系ドパミン神経，いわゆる「報酬系」や背側線条体を介した行動の自動化過程，海馬・扁桃体を介した連合記憶過程などとアディクションとの関連が指摘されている（廣中 2015）。
　次に，心理的要因としては，パーソナリティや認知機能などがあげられる。衝動性や刺激希求性，強迫性，情緒不安定性，アレキシサイミアについてアディクションとの関連が指摘されている（Lejoyeux et al. 1997）。また，反社会的パーソナリティを危険因子としてあげている研究もある。さらに，低い自尊心や抑うつ的パーソナリティも将来的なアディクションの予測因子である。
　認知機能に関しては，依存対象に関する認知の歪みやアディクション行動に対する合理化，ストレス状況におけるコーピングレパートリーの少なさ，失敗から学習する能力の低下やモニタリング能力の低下のほか，反応抑制および認知的干渉の減弱などが指摘されている。さらに，その他の心理的要因として，虐待などによる心的外傷体験，社会的孤立もアディクションの危険因子とされている。
　社会的（環境的）要因としては，物質依存の場合にはその依存対象物質へのアクセスが容易であることが指摘されている。これはギャンブル依存や性依存などの非物質関連障害においても同様の指摘がなされている。さらに，高ストレス環境は依存物質の摂取を高める。また，アディクションの「維持」因子として，家族のイネーブリング（手助けが逆に回復を遅らせてしまう周囲の行為）は重要な社会的（環境的）因子である。
●**アディクションへの介入**　アディクションは「否認の病気」といわれる。アディクションに陥った人が自身がアディクションであることを率直に認めることはほぼない。そのため，まずは本人が「アディクションに陥っている」ことを認めることが介入の最初の目標となる。その際には，当事者の家族などの働きかけが重要となるが，その関わり方に関するプログラムとして，CRAFT（Community

Reinforcement and Family Training）があり，その有用性が確認されている。

アディクション当事者への治療的介入は薬物を用いた介入と心理療法などの非薬物的介入の2つに大別される。ここでは非薬物的介入について述べる。

アディクションに対する非薬物介入としては，①動機づけ面接，②認知行動療法，③自助グループなどがある。

動機づけ面接はアディクション治療のために開発された技法で，患者の主体性を重視した治療技法である。動機づけ面接は，①共感の表現，②矛盾の拡大，③抵抗を伴う進展，④自己効力感への支援の4つの原理に基づいている。動機づけ面接は近年ではアディクションに限らず，生活習慣病やほかの問題行動などにも適用されるようになっている。

アディクションに対する認知行動療法では患者の依存対象に関する認知の歪みの修正や陰性感情への対処，セルフマネジメント・コーピングスキルの獲得などを目指す。このほか，認知行動療法に基づいたプログラムとして，アメリカで広く用いられているマトリックスモデルや，マトリックスモデルをベースに開発されたSMAARP（Serigaya Methamphetamine Relapse Prevention Program）などがあり，一定の効果をあげている。

自助グループとは同じ問題を抱えた当事者および家族の自発的なつながりによる集団である。アディクション関連の自助グループとしては，アルコール依存における断酒会やAA（Alcoholics Anonymous），薬物依存におけるDarc（ダルク），ギャンブル依存におけるGA（Gamblers Anonymous）などがよく知られている。

●アディクションの解決に向けて　日本のアディクションへの介入は「処罰」の色彩が強い。しかし，アディクションは決して「本人の意思次第」で解決するものではなく，疾患ととらえる必要がある。よって，ほかの疾患と同様，「問題解決に向けた支援」が求められる。また，薬物依存に関しては，薬物摂取から生じる種々の被害の減少に主眼を置いた取り組み（ハームリダクション）がなされるようになっている。この考えは買い物依存や性依存といった，ほかのアディクションへの介入においても非常に重要な考えであろう。　　　　　　　　　　［岸　太一］

📖 さらに詳しく知るための文献

[1] Namrata, R., & Tian, P. O. (2010) *A cognitive behavioral therapy programme for problem gambling. THERAPIST MANUAL*, Routledge.（原田隆之監訳（2015）『ギャンブル依存のための認知行動療法ワークブック』金剛出版.）

[2] William, R. M., & Stephen, R. (2002) *Motivational interviewing second edition preparing people for change*, Guilford Press.（松島義博・後藤　恵訳（2007）『動機づけ面接法―基礎・実践編』星和書店.）

[3] 松本俊彦ほか編著（2017）『ハームリダクションとは何か―薬物問題に対する，あるひとつの社会的選択』中外医学社.

職場のメンタルヘルス

☞「職場のメンタルヘルス対策」p.426
「従業員援助プログラム（EAP）」p.428「過重労働対策」p.430「復職支援」p.434「治療と仕事の両立支援」p.436「認知行動療法」p.458

　職場のメンタルヘルスとは産業領域で，個人だけでなく職場などの組織集団に対しても行われる，こころの健康づくりのさまざまな取り組みを指す。仕事に従事し，社会との接点をもつことは，生きがいややりがいにつながり，心身のさまざまな活動量が上がるポジティブな影響がある一方で，過度の緊張が慢性的に続くような状況においては，心身の健康を損なうネガティブな影響が生じやすいことも否定できない。したがって，労働者の心身の健康を守るために，事業者には，労働者が生命，身体などの安全（心身の健康を含む）を確保しつつ労働できるよう，必要な配慮をしなければならないという安全配慮義務が定められている。したがって職場のメンタルヘルスを考えていく際には，事業者に義務づけられている取り組みを実施し，さらに，それ以外の効果的な活動も検討していくという組織へのアプローチの視点と，労働者が自分のメンタルヘルスを守るためのセルフケア行動を開始し，継続するための個人へのアプローチの視点の両方から活動全体をとらえる必要がある。

　職場のメンタルヘルスをとらえる場合には，一次予防（未然防止），二次予防（早期発見・早期治療），三次予防（再発予防）という予防の段階の考え方，それに加えて誰が中心になって行う活動（ケアの主体）であるのかという観点から，労働者による「セルフケア」，管理監督者による「ラインによるケア」，産業保健スタッフなどが担う「事業場内産業保健スタッフ等によるケア」，事業場外の機関や専門家による「事業場外資源によるケア」の4分類で活動を分けている。

●**一次予防**　一次予防では，事業者に義務づけられているストレスチェックの活用方法の1つである組織診断結果に基づく職場環境改善，またセルフケアにつながる取り組みとしては，ストレスチェックの個人結果をフィードバックし，ストレス状況を把握するきっかけづくりとその状況に合わせた情報提供などが含まれる。情報提供の手法は，対面での研修，Webを活用した記事や動画配信，e-learning，スマートフォンなどを活用したアプリ支援などアクセスのしやすさが考慮された方法がある。その際に用いられるセルフケアコンテンツの内容は，日常のストレス状況のとらえ方や対処行動の振り返りから改善のヒントとなる情報提供，リラクセーション，マインドフルネスなど生活に取り入れやすい認知行動的アプローチが用いられている。

●**二次予防**　二次予防では，事業者に義務づけられている医師による面接指導があり，ストレスチェックの結果に基づく高ストレス者面談，長時間労働者を対象とする長時間残業面談などがこれにあてはまる。長時間残業は，脳血管疾患のリ

スクを高め，慢性的な過度の疲労状態が続くことによる過労死などの労働災害が生じるリスクを高める．面談の際には，身体面の状況確認に加えてメンタル面についても確認することが推奨されており，早期発見・早期治療につながることもある．そして，日常生活においては，管理監督職が部下の不調に早く気づき，適切な対応をすることが重要であるため，対応力を高めるためのラインケア研修などを定期的に実施することが重要になる．さらに，メンタルヘルス不調の部下に気づいた上司の依頼を受けて，就業可否判断をするための状況確認や受診勧奨などの継続フォローをするための，産業医や保健師・看護師や心理職といった産業保健スタッフの体制もあわせて整えていく必要がある．

●三次予防　三次予防では，休務者の職場復帰支援による再発予防と職場適応支援があり，「心の健康問題により休業した労働者の職場復帰支援の手引き」（厚生労働省 2009）といった標準的な職場復帰のステップを示したマニュアルなども整えられている．職場復帰の際には，①症状の回復や，②日常生活を送るうえでの社会機能の回復だけでなく，③休務前と同じ職場に復帰した後に再度不調にならずにいられそうという感覚をもてているかも重要になる．この点に関しては，休務中の通院だけでなく，公的機関や医療機関が実施しているような職場復帰を支援するリワーク施設などを活用し，プログラムへの参加を通して，自分の悪循環のパターンの振り返りや，早期に自分で気づける不調のサイン，また気づいた後に自分で対処できるような対処方法の策定などの認知行動的アプローチを活用することも効果的である．

　また，少子高齢化による労働人口確保の必要性もあり，病気を抱えながら働く労働者など，さまざまな事情をもった労働者の両立支援も重視されている（厚生労働省 2016c）．したがって職場のメンタルヘルス対策は，単に職場のストレス対策としてのメンタルヘルスの視点だけでなく，病気を抱えながら働く際のメンタル面のケアや，主治医と連携しながら職場での配慮事項を検討すること，また支える側の職場の上司や同僚のサポートなど，扱う領域は多岐にわたっており，社内外との連携が求められるようになっている．しかしながら，職場のメンタルヘルス対策の範囲が広い一方で，職場内の人的なリソースは限られていることが多いため事業場外の資源の活用なども必要となる場合がある．例えば，全国各地域にある産業保健総合支援センターなどの公的機関の支援でさまざまな体制づくりのアドバイスを求めることや，EAP（employee assistance program）といわれる事業場外資源を提供する企業から不足するリソースを補うことなどが考えられる．このように体制づくりをしながら個別の事例への対応を進めていくといった，組織と個人の両方の対策が重視される領域であるともいえる．　　　　　　　　　［田上明日香］

さらに詳しく知るための文献

[1] 廣 尚典（2013）『要説産業精神保健』診断と治療社．

バーンアウト

☞「バーンアウト尺度」p.264「職場のメンタルヘルス」p.332「感情労働」p.360「職場のメンタルヘルス対策」p.426「職場のポジティブメンタルヘルス」p.438

　医療，福祉などの領域で働く対人援助職は，離職率が高いといわれているが，その要因の１つにバーンアウト（燃え尽き症候群）がある。バーンアウトとは，援助者が高い理想や使命感をもって，対象者（患者，クライエントなど）への援助を行う中で，心身ともに疲弊し，燃え尽きてしまうというストレス状態であり，心理的な疲労である情緒的消耗感，対象者の人格を無視するなどネガティブな態度を示す脱人格化（非人間化），仕事の充実感や満足感と関連する個人的達成感の低下の３つを主な特徴としている（Maslach & Jackson 1981）。

　この中で，情緒的消耗感がバーンアウトの中核とされるが，それ自体は一般的な心理的ストレス症状と共通している。しかし，脱人格化（非人間化）や個人的達成感は仕事との関係で生じるものであり，バーンアウトとほかのストレス概念とを区別する特徴となっている。バーンアウトは必ずしも病気ではないが，十全に仕事ができないという点で不適応的である。またバーンアウトしてしまうと，その後心身の病気につながるなど，健康が阻害されるようになる。さらに，脱人格化（非人間化）によって，対象者が必要な援助を受けられなかったり，害を被ることもあるという点で重大な問題である。

　現在ではバーンアウトの概念は拡大され，対人援助職に限らない職業一般の症状として，先の３つを含むより大きな概念である疲弊感，仕事から距離を置くようになるシニシズム，仕事に対する自信ややりがいの喪失である職務効力感の低下でとらえることもある。なお闘病，スポーツ，結婚や子育てなどに関しても「燃え尽き」という言葉が用いられることがあるが，バーンアウトは仕事に関連したものであるということが，多くの研究者間で合意されている。バーンアウトの測定法に関しては，項目「バーンアウト尺度」を参照されたい。

●**バーンアウトの原因**　バーンアウトのリスク要因としては，理想主義，完全主義といった個人特性もあるが，それ以上に職場環境の影響が大きいとされる。つまり，過重労働，職場の人間関係などがバーンアウトの原因となる。また，対人援助職の場合，仕事の対象者が何らかの困難に陥っていることから，ネガティブな感情にさらされやすいという点でストレスフルであり，そうした対象者に対して，十分な援助が行えない，どう対応すればよいかわからない，よい関係が築けない，などで悩むことがある。さらに対人援助職が抱える感情面での負担に着目したのが，感情労働（emotional labor）という考え方である。感情労働は，対人援助職だけでなく，人と接するサービス業（外食産業や美容関係，娯楽施設など）などにもあてはまるが，これらの仕事の働き手は，客や利用者の感情に敏感

であることが求められる。また，本当の感情を隠して望ましいとされる感情を表出したり，自分に働きかけて望ましい感情を感じるようにしたりするなど，自分の感情を調整することが仕事の一部となる。そのため，自分の本当の感情を感じられなくなり，いわば人間らしさ，自分らしさを失うことになる。荻野ほか（2004）によると，感情への敏感さは情緒的消耗感と，本音と異なる感情を表出することは脱人格化（非人間化）と関連している。

●バーンアウトの予防や対策　一般的に，心身の健康の悪化の対策や予防として休養が大切である。しかしバーンアウトに陥った人は，休暇中は軽快するものの，仕事に復帰するとすぐにバーンアウト状態に戻ってしまう（Westman & Eden 1997）。すなわち，休むだけでは解決しないのである。バーンアウトを含む職務ストレスへの介入法は，個人を対象にするか，組織や環境を対象にするかで大別でき，リラクセーション，認知行動的技法といった個人への取り組みの方がよく用いられている。しかし個人への介入は，情緒的消耗感や身体症状の訴えを減らすものの，脱人格化（非人間化）や個人的達成感には効果がないことが指摘されている（Maslach 2003）。このことは，バーンアウトが仕事に関連しているのに，個人を対象としたストレスマネジメント法の多くが，仕事の問題自体の改善を目指していないことを考えれば当然ともいえる。

　しかしながら一方で，職場や環境に焦点をあてた介入が有効であることを見出した研究も少ない（Van der Klink et al. 2001）。こうした中，M. P. ライターとC. マスラック（Leiter & Maslach 2005）は「仕事とうまくつき合うための6つの戦略（six strategies for improving your relationship with work）」を提唱した。「6つの戦略」では，先行研究から導かれた職務ストレスの6領域である仕事の負担，裁量権，報酬，共同体，公平性，価値観のどこで不適応が生じているかを明らかにし，具体的な解決策を自ら計画実行することを支援する。すなわち，この方法は個人を対象とするが，問題を抱えた当人が職場や仕事上の問題に取り組むことを主眼としているという特徴がある。さらに健康心理学的視点からは，バーンアウトの対極としてのエンゲイジメントという考え方が重要である。すなわち，バーンアウトの発症を防止するのではなく，仕事に熱意をもち，より積極的に取り組めるよう援助していく，というポジティブな観点からアプローチしていくことが有益であると思われる。　　[増田真也]

📖 さらに詳しく知るための文献
[1]　久保真人（2004）『バーンアウトの心理学―燃え尽き症候群とは』サイエンス社.
[2]　ライター, M. P.・マスラック, C. ／増田真也ほか訳（2008）『バーンアウト―仕事とうまくつきあうための6つの戦略』金子書房.

ひきこもり・ニート

☞「児童期・青年期の発達障害」p.96
「成人期の発達障害」p.98「学童期の健康教育」p.188「思春期・青年期の健康教育」p.190「学校適応とその対応」p.338

　ひきこもりとは，厚生労働省によると「様々な要因の結果として社会的参加（義務教育を含む就学，非常勤職を含む就労，家庭外での交遊など）を回避し，原則的には6か月以上にわたって概ね家庭にとどまり続けている状態（他者と交わらない形での外出をしていてもよい）を指す現象概念である。なお，ひきこもりは原則として統合失調症の陽性あるいは陰性症状に基づくひきこもり状態とは一線を画した非精神病性の現象とするが，実際には確定診断がなされる前の統合失調症が含まれている可能性は低くないことに留意すべきである」とされている（厚生労働省 2010）。

　また，ニートとは，Not in Education, Employment, or Training（NEET）の頭文字をとった用語であり，教育，就労をしておらず，そのための訓練も受けていない状態のことを指している。ニートは現在，若年無業者と表現されており，「15〜34歳の非労働力人口のうち，家事も通学もしていない者」と定義されている（内閣府 2018）。

　ひきこもりやニートは関連する概念と混合されやすい。例えば，ひきこもりとは，家庭外での交遊のないニートといえる。また，家庭外での交遊のない不登校もひきこもりとなる。さらに，ニートと不登校は，学籍の有無によって分けることができる。

●**ひきこもりの現状と自立支援**　ひきこもりに関する実態調査がいくつか行われている。Koyama et al.（2010）によると，ひきこもり状態にある人がいる世帯は，低めに見積もって約23.3万世帯であるとされている。また，内閣府が15歳から39歳を対象に行った調査によると，趣味の用事のときだけ外出する「準ひきこもり」を含めた広義のひきこもりの推計は2010年点で69.6万人であったが，2015年時点で54万人に減少したと報告されている（内閣府 2016a）。

　ひきこもりと精神疾患は関連の強いことが明らかにされている。Kondo et al.（2013）は，DSM-IVの分類に基づくと，ひきこもり状態にある人のうち，35.3％が通常，幼児期，小児期または青年期に初めて診断される障害で，29.2％が不安症，21.7％がパーソナリティ障害，17.6％が気分障害，12.2％が統合失調症およびほかの精神病性障害の診断に合致する状態であったとしている。

　こうした実態を踏まえて，厚生労働省はひきこもりの評価・支援のガイドラインを作成している（厚生労働省 2010）。このガイドラインによると，地域連携ネットワークによる支援，家族への支援，当事者への支援という3つの観点からの支援が提唱されている。地域連携ネットワークにおいては，医療機関，保健

機関，福祉機関，教育機関，特定非営利組織，就労支援機関といった多機関連携の必要性が示されている。また，家族支援においては，家族しか来談していない事例の相談，家族に向けた心理・社会的支援について示されている。さらに，当事者への支援においては，個人的支援段階，中間的・過渡的な集団との再会段階，社会参加の試行段階といった段階的支援の必要性が示されている。

家族支援に関しては，コミュニティ強化と家族訓練（community reinforcement and family training：CRAFT）を応用した支援についてメタアナリシスが行われている。その結果によると，家族がCRAFTを応用した支援を受けることで，61.5％の事例においてひきこもり状態にある人が受療または社会参加に至っているとされている（野中・境 2015）。

●若年無業者（いわゆるニート）の現状　若年無業者に関しては，子供・若者白書において統計がとられている。「子供・若者白書」（内閣府 2018a）によると，15〜39歳の若年無業者の数は，1995年の55万人から2002年に80万人程度に急増し，2008年，2012年の83万人をピークに減少に転じ，2017年で71万人となっている。71万人のうち，15〜19歳が7万人（9.8％），20〜24歳が14万人（19.7％），25〜29歳が15万人（21.1％），30〜34歳が17万人（23.9％），35歳〜39歳が18万人（25.4％）となっている。この割合は，1995年時点の55万人のうち，15〜19歳が9万人（16.4％），20〜24歳が13万人（23.3％），25〜29歳が12万人（21.8％），30〜34歳が11万人（20.0％），35歳〜39歳が10万人（18.2％）と比較すると，近年，30代以降の割合が増加していることがわかる。若年無業者のうち，非求職の理由に関しては，病気・けがや勉強中を除くと，「知識・能力に自信がない」が10.7％，「探したが見つからなかった」が11.0％，「希望する仕事がありそうにない」が6.2％となっている。

●ひきこもり・若年無業者（いわゆるニート）への健康心理学的支援　ひきこもりと若年無業者に対する健康心理学的支援としては予防があげられる。文部科学省（2014a）は，2006年度に中学校第3学年に在籍し学校基本調査において不登校として計上された者（4万1043人）を対象とし，その5年後の状況を追跡している。その結果によると，就業のみが34.5％，就学のみが27.8％，就学・就業が19.6％，非就学・非就業が18.1％であったとされている。つまり，不登校のまま中学校を卒業したものの5人に1人がひきこもりや若年無業者に近い状態になっているといえる。このことから，学校教育における不登校段階からの予防がひきこもりや若年無業者の対策として求められている。　　　　　　　　　　　　　　　　　　　　　　　　　　　　　　　　　　　［境　泉洋］

📖 さらに詳しく知るための文献
[1]　齊藤万比古編（2012）『ひきこもりに出会ったら—こころの医療と支援』中外医学社.
[2]　境　泉洋・野中俊介（2013）『CRAFT ひきこもりの家族支援ワークブック—若者がやる気になるために家族ができること』金剛出版.

学校適応とその対応

☞「学校のストレス」p.132「子どものストレス評価」p.172「ソーシャルスキル」p.352「友人関係」p.366「児童期・青年期のストレスマネジメント」p.506

　学校におけるいじめ，暴力，非行などの問題行動や不登校，中途退学といった学校不適応を示す児童・生徒は増加傾向にあり，その背景も複雑化している（文部科学省 2018c）。いじめとは，「児童等に対して，当該児童等が在籍する学校に在籍している等当該児童等と一定の人的関係にある他の児童等が行う心理または物理的な影響を与える行為（インターネットを通じて行われるものを含む）であって，当該行為の対象となった児童等が心身の苦痛を感じているものをいう」と定義されている。また，不登校とは，「何らかの心理的，情緒的，身体的あるいは社会的要因・背景により，登校しないあるいはしたくともできない状況にあるために年間30日以上欠席した者のうち，病気や経済的な理由による者を除いたもの」と定義されている。2013年には「いじめ防止対策推進法」が施行され，学校と家庭，地域が連携して計画的・組織的にいじめ問題へ対応していくことが求められている。

●**学校適応**　学校適応をどのようにとらえ，どのように測定・評価するのかについては，研究者によってさまざまであり，統一した理論的見解は得られていないのが現状である。従来の学校適応に関する研究は，友人関係や教師との関係，学業，学校ストレスなどとの関連から検討されているものが多い。そのような中，原田・竹本（2009）は，学校適応の包括的な定義として，「学校適応とは，主観的および客観的に児童・生徒が学校生活を肯定的にとらえており，かつ，学校側からの要請にも適切に応えている状態，およびその状態に至る過程である」としている。また，学校適応にはさまざまな側面が含まれており，友人関係や学業などの1側面のみを取り上げ，学校生活全般における意識や行動を同一水準でとらえることには問題があると指摘されている。そこで近年は，学校適応を従来の加算モデルから階層モデルとしてとらえ直すことが重視されている。大対ほか（2007）は，学校適応をとらえる枠組みとして「学校適応アセスメントのための三水準モデル」を提唱し，児童・生徒の学校適応は，個人の行動特徴（水準1），個人の行動に対する環境からの強化（水準2），児童・生徒が学校環境において受ける総合的な強化量（水準3）の三水準からアセスメントを実施することが望ましいと述べている。水準1のアセスメントでは，児童・生徒が感情や認知を含めた適応に必要な行動をどのくらい身につけているかという行動的機能を検討する。水準2のアセスメントでは，学業や対人場面において児童・生徒の行動が仲間や教師からどのくらい強化され，形成されているのかという環境効果に注目した学業的・社会的機能を検討する。水準3のアセスメントでは，個人の行

動と環境との相互作用の結果として生じる児童・生徒の学校適応感（学校環境に対する感情や認知）を検討する。このように学校適応を階層的にとらえることにより，児童・生徒の行動特徴が，その後どのように強化・形成され，学校適応感につながっていくのかを理解することができ，学校適応状態の把握だけでなく，学校不適応の予防や学校適応を促進するための介入効果を検証する際にも有効となる。

●学校適応への対応　学校現場では，児童・生徒が学校生活で直面するさまざまな問題の解決を援助し，学校生活の質の向上をはかるための心理教育的援助サービスを充実させることが重要となる。心理教育的援助サービスとは，「一人ひとりの児童・生徒の問題状況と危機状況への対応を援助し，子どもの成長を促進していく教育活動」と定義されている（石隈　2014：7-30）。心理教育的援助サービスは，児童・生徒が必要としている援助のレベルに応じて，一次的援助サービス，二次的援助サービス，三次的援助サービスの3段階から構成される。一次的援助サービスは，すべての児童・生徒を対象とし，一般的な発達過程に起こり得る問題への対処能力の向上を援助する予防的・発達促進的援助サービスである。二次的援助サービスは，問題を抱え始めている児童・生徒をスクリーニングし，その問題が重大化しないように早期発見，早期介入を目指す援助サービスである。三次的援助サービスは，いじめや不登校，軽度発達障がいなどの問題を抱える児童・生徒を対象とし，個別の教育計画を立てるとともに援助チームを組み，対応していくことである。児童・生徒の問題解決には，周囲にいる援助者がそれぞれの立場や専門性を活かして，さまざまな情報を収集し，援助の計画と実践を行うことが必要である。

　また，学校不適応の予防を目的とした介入は，大きく分けて「認知的アプローチ」と「行動的アプローチ」がある。認知的アプローチは，セルフコントロール訓練を中心とした認知-行動アプローチと，問題解決スキルやソーシャルスキルの訓練を中心とした社会-認知アプローチの2つに分けられる。行動的アプローチは，モデリングやシェイピングなどの手法を用いて目標行動の増進や適応的な行動への変容を目指すものである。さらに，近年では社会適応的行動における感情機能の役割が重視されており，感情へのアプローチを含めた予防的介入プログラムとして社会性と情動の学習（social and emotional learning：SEL）プログラム（Elias et al. 1997）が注目されている。　　　　　　　　　　　　　　［北見由奈］

📖 さらに詳しく知るための文献
[1]　岡田有司（2015）『中学生の学校適応—適応の支えの理解』ナカニシヤ出版.
[2]　福岡教育大学心理教育相談室監修（2007）『子どもの学校適応を促進しよう—新しい校内研修のためのテキスト』ブレーン出版.
[3]　大久保智生（2005）『青年の学校適応に関する研究』ナカニシヤ出版.

児童虐待

☞「家庭のストレス」p.136「ストレス予防」p.158「妊婦・授乳婦への健康教育」p.184「家族関係」p.368「急性ストレス障害・PTSD」p.540「産後の健康問題と育児」p.586

　児童虐待とは，親ないし親に代わる養育者が，養育する児童の心身にネガティブな影響を与えたり，傷つけたりする不適切な関わりや行動を包括的に表す言葉である。その定義や構成要件は時代によって変化し，あるいは国によっても異なり，一律に明確な定義をすることは困難な構成概念といえる。

●**児童虐待のとらえ方と現状**　日本では，2000年に成立・施行された「児童虐待の防止等に関する法律（児童虐待防止法）」において，児童虐待は以下の4種類に区分される。すなわち，身体に外傷を生じさせる（おそれがある）暴行を加える「身体的虐待」，児童に性的な行為をする（させる）などの「性的虐待」，必要な食事や医療を与えない・著しい不潔・自動車内などへの放置といった，養育者としての監護を著しく怠る「ネグレクト」，著しい暴言や拒絶・差別的扱い・目の前でのDV（domestic violence）行為など，心理的な外傷を与える「心理的虐待」である。

　全国の児童相談所が受けつけた児童虐待相談（2017年度速報値）13万3778件のうち，約54％が心理的虐待，約25％が身体的虐待，20％がネグレクト，約1％が性的虐待の割合となっており，近年は心理的虐待の増加が著しい。この背景には，家庭内でのDV事案のように，児童に対する間接的な被害も虐待とみなされることが周知され，警察から児童相談所への通告数が増加したことが背景にあるとされる。また，性的虐待は，相談として表面化しない潜在的な事案が多い可能性や，取り組みの遅れが多方面で指摘されている。

●**児童虐待の通告義務と支援機関**　児童虐待防止法では，第25条において，児童虐待を受けたと思われる児童を発見した者は，速やかに福祉事務所あるいは児童相談所等に通告しなければならないという「通告義務」が規定されている。すなわち，児童虐待を発見した者は，我々一般市民であっても，それを看過せずに通告しなければならない義務をもつ。

　虐待に関する通告や相談は，各行政機関の窓口でも直接受けつけが可能であるが，「児童相談所全国共通ダイヤル」に架電することで，近隣の児童相談所につながる仕組みが導入されている。2015年7月には，より覚えやすい3桁の「189」に電話番号が変更され，通告や相談をしやすくする環境整備が行われた。また，児童虐待の増加や死亡事例が止まないことを受け，市町村における相談体制の強化や，2022年度を目標に全国の児童福祉司数を2000人程度増員することが，「児童虐待防止対策の強化に向けた緊急総合対策」として閣議決定された（2018年7月）。

　児童虐待に関する相談窓口としては，市町村に「家庭児童相談室」と呼ばれる

相談機関が設置されて相談を受けつけている。「児童相談所」は，医学的・心理学的判定が必要な場合など，より高度で専門的な対応を行う。児童相談所は都道府県および政令指定都市に設置義務があり，中核市と特別区（東京23区）は設置が可能と規定されている。2018年10月現在，全国に212箇所の児童相談所が設置され，このほかにも開設準備を進めている自治体がある。

●**被虐待児童への対応と虐待予防**　児童相談所が児童虐待の通告を受けた後は，児童福祉司や児童心理司が社会的・心理的な側面から，児童本人や養育者，関係機関等に対する調査を行う。必要に応じて，児童精神科医や小児科医による診察や診断が行われる場合もある。これらの調査・アセスメントの結果を踏まえ，児童相談所内での援助方針会議においてその後の方針や措置が決定する。この際に，児童を家庭から離して安全確保をする必要がある場合には，児童相談所が一時保護を実施することもある。

　なお，実際に虐待の事実が認定された場合でも，すべての児童が家庭から離れて施設などに入所するわけではない。虐待相談への対応として，児童相談所が施設入所など社会的養護の措置を行う割合は，2015年度において4.0％と限定的である。その他の大半のケースは，在宅のまま養育者や児童の経過観察あるいは相談支援を継続する，いわゆる面接指導となっている。

　児童虐待は，児童虐待防止法で「将来の世代の育成にも懸念を及ぼす」ことが言及されているように，中長期的にもさまざまな悪影響を持続的にもたらす。被虐待児童本人は，心的外傷後ストレス障害（PTSD）をはじめ，精神疾患の発症率の向上，養育者とのアタッチメント形成不全のため人間関係の構築や情緒的な反応に障害をきたす愛着障害を抱える可能性がある。近年では，被虐待経験が海馬や扁桃体などの脳機能に変容をもたらすというエビデンスも蓄積され，その影響は成人した後にも及ぶことが明らかになっている（McCrory et al. 2017）。

　これらの諸問題は，虐待を受けた者が親になったときに，自らも子に対して虐待行為を行ってしまう虐待の「世代間連鎖」につながるリスクをも高める。現状において児童相談所は主に虐待の通告に基づいて支援を開始する機関であり，二次予防（早期発見，悪化の予防），三次予防（社会復帰，問題の固定化の予防）的な役割を担っている。しかし，虐待が及ぼす影響の深刻さを考慮すれば，児童虐待に対する一次予防（発生の予防）的な対策の検討や知見の蓄積が望まれる。

［関谷大輝］

📖 **さらに詳しく知るための文献**

[1]　児童虐待問題研究会編著（2018）『Q&A 児童虐待防止ハンドブック（全訂）』ぎょうせい.
[2]　厚生労働省雇用均等・児童家庭局総務課（2013）『子ども虐待対応の手引き（平成25年8月改正版）』(http://www.mhlw.go.jp/seisakunitsuite/bunya/kodomo/kodomo_kosodate/dv/dl/130823-01c.pdf)

ハラスメントの予防と対応

☞「職場のストレス」p.134「職場の人間関係」p.358「職場のメンタルヘルス対策」p.426「ジェンダーとセクシュアリティ」p.558「セクシュアルダイバーシティ」p.590

　ハラスメントは，人権に関わる重要な問題であり，平等に関する法律のもとでは差別の一形態と位置づけられている。日本おいては，2017年に男女雇用機会均等法や育児・介護休業法が改正され，新たに妊娠・出産・育児休暇に関するハラスメントについても防止措置を講じることが事業主に義務づけられた。しかし，これらの対象は職場に限定されたものであり，教育・研究・医療などの場面で発生するいじめや嫌がらせを考慮した包括的な概念とは言い難い（成瀬・川畑 2016）。

●**ハラスメントの定義**　イギリスの労働関係紛争の解決を支援するための機関である *The Advisory, Conciliation and Arbitration Service*（Acas 2015）によると，ハラスメントは「保護された特性に起因して，個人の尊厳を侵害する行為，または個人に対して威圧的，敵対的，下劣的，屈辱的，攻撃的な環境をつくることを目的もしくは効果とした望ましくない行動」と定義されている。保護された特性には，年齢，障がい，性別の再割り当て，人種，宗教や信念，性別，性的指向が含まれる。望ましくない行動には，口頭または書面による暴言，不快な電子メール，つぶやき，ソーシャルネットワーキングサイトへのコメント，イメージと落書き，身体的なジェスチャー，顔の表情，ジョークが含まれる。また，ハラスメントは加害者の意図とは無関係に，被害者が望ましくない行動に対し嫌悪感や不快感を生起したか，もしくは脅迫的，屈辱的に感じたかが重視されるきわめて主観的な問題である。

●**ハラスメントの種類**
【法律で規定されているハラスメント】
（1）職場における妊娠・出産等に関するハラスメント：職場において行われる上司・同僚からの言動（妊娠・出産したこと，育児休業などの利用に関する言動）により，妊娠・出産した女性労働者や育児休業などを申出・取得した男女労働者などの就業環境が害されること〈男女雇用機会均等法，育児・介護休業法〉。
（2）職場におけるセクシュアルハラスメント：職場において行われる，労働者の意に反する性的な言動に対する労働者の対応により，その労働者が労働条件について不利益を受けたり，性的な言動により就業環境が害されたりすること。セクシュアルハラスメントには，同性に対するものも含まれ，被害者の性的指向や性自認にかかわらず，性的な言動であれば該当する〈男女雇用機会均等法〉。
【その他のハラスメント】
（1）職場におけるパワーハラスメント：同じ職場で働く者に対して，職務上の

地位や人間関係などの職場内の優位性を背景に，業務の適正な範囲を超えて，精神的・身体的苦痛を与える，または職場環境を悪化させる行為のこと。行為類型として，①身体的な攻撃，②精神的な攻撃，③人間関係からの切り離し，④過大な要求，⑤過小な要求，⑥個の侵害が示されている（厚生労働省 2012b）。
(2) アカデミックハラスメント：大学などの教育・研究に関わる場面において，地位や権限を利用した不適切な言動を行い，相手に権利の侵害や妨害をもたらすこと。例えば，単位や正当な評価を与えない，指導を拒否するといった権利侵害や，誹謗中傷や暴言・暴力といったものなどが含まれる。近年では，立場が弱い学生が，立場の強い教員に対して行う嫌がらせ（academic contrapower harassment）もハラスメントの概念として認められている（DeSouza 2011）。
(3) 上記のほかに，ドクターハラスメント（医師や看護師などの医療従事者が患者や患者家族に対する心ない発言や行動により個人の尊厳を侵害すること）やアルコールハラスメント（飲酒やイッキ飲みの強要，意図的な酔いつぶし，酔ったうえでの迷惑な発言・行動により個人の尊厳を侵害すること）などがある。

●**ハラスメントの予防**　ハラスメントにより人格が傷つけられ，仕事への意欲や自信を喪失するだけでなく，うつ病や心的外傷後ストレス障害（PTSD），頭痛・腹痛などの精神的・身体的症状が生起し，休職や退職，さらには自殺に至る場合もある。ハラスメントに関する問題は，解決するまでに多くの時間と労力が必要とされる。そのため，問題が発生しないように一次予防対策を組織的に講じることが重要となる。一次予防対策としては，①組織のトップがハラスメント防止・解消に努めることを明示する，②就業規則に関係規定を設けたり，予防・解決に関するガイドラインを作成したりする，③アンケートなどを実施し，実態を把握する，④研修などを通して教育を行う，⑤ハラスメント防止・解消に関する組織の方針や取り組みについて周知・啓発を行う，⑥対応責任者の決定，外部専門家との連携，相談窓口の設置などにより，相談や解決の場を提供することが重要であるとされている（厚生労働省 2016d）。また，再発予防への取り組みとして，取り組み内容やルール（規定）の定期的検証および見直しを行うとともに，行為者への再発防止研修の実施，事例発生時のメッセージ発信，職場環境改善などに取り組むことが大切である。2019年5月には，職場でのパワーハラスメント防止を義務づける「女性活躍・ハラスメント規制法」が成立し，セクハラ，パワハラ，マタニティハラスメントを「行ってはならない」と明記された。　［北見由奈］

📖 **さらに詳しく知るための文献**
[1] 水谷英夫（2018）『予防・解決 職場のパワハラ セクハラ メンタルヘルス（第3版）』日本加除出版.
[2] 杉原保史（2017）『心理カウンセラーと考えるハラスメントの予防と相談―大学における相互尊重のコミュニティづくり』北大路書房.

医学教育と健康心理学

　健康心理学はその誕生の経緯などから，医療領域での貢献が期待されている心理学の1つである。2017年に心理職の国家資格である「公認心理師」が誕生し，その期待は大きくなっている。その一方で，医師や看護師が患者心理や医療における心理的側面への理解を深めていくことも重要であり，近年の医学教育では行動変容に関する理解に関するプログラムが組まれるようになっている。

　例えば，世界的な医学教育分野別認証機関の1つである世界医学教育連盟による「グローバルスタンダート」では，行動科学がカリキュラムに含まれていることを求めている。行動科学は厳密には健康心理学とは異なる側面があるが，ここで求められている内容は，健康心理学に含まれるものも多い。そして，日本の医学教育分野別認証団体である「日本医学教育評価機構」による「医学教育分野別評価基準日本版」はグローバルスタンダードに基づいて策定されているので，日本においても行動科学に関する教育プログラムの実施が求められている。

　また，日本の医学教育カリキュラムの標準的内容を示した「医学教育モデル・コア・カリキュラム」では，「医学一般」というカテゴリーの中に「人の行動と心理」という項目が設定されている。この項目の内容はいわゆる「心理学一般」に近いが，その中に「行動変容における理論と技法」という小項目が設定されており，また，ほかの項目でも「行動変容」という語が登場している。現在，医学生が臨床実習に参加するための試験である「共用試験」がこの「医学教育モデル・コア・カリキュラム」に準拠した内容となっていることも併せて考えれば，行動変容に関する学修は医学生にとっては必修の内容であると言ってよいだろう。なお，アメリカの医科大学・医学部では医師免許に関する試験が3種（Step1, 2, 3）あり，最初の試験である Step1 には行動科学が含まれている。

　次に医学教育の集大成となる，医師国家試験における健康心理学に関連した問題を具体的にみていくことにする。過去5年でみると，第108回（2014年），第110回（2016年），第112回（2018年）と，3回の試験で，行動変容ステージモデルが出題されている。正直，「行動変容に関する理論や技法は他にもあるだろう」と文句を言いたい気持ちもあるが，行動変容ステージは保健師や薬剤師などの国家試験でも出題されており，医療従事者養成の世界では，「行動変容＝行動変容ステージモデル」という認識なのかもしれない。医療従事者養成に関わる身としては，この点について反省する必要がある。

　また，心理学に関するものとしては，医師国家試験では「治療」というカテゴリーの中に「その他の治療」として種々の心理療法（医学領域では「精神療法」と呼ばれる）が含まれているほか，心理検査に関する内容が「心理・精神機能検査」として出題されている。さらに，医療面接や障害受容，QOLに関する問題では，心理学の知識が要求されるものがある。しかし，これらの問題が心理学・健康心理学と関連しているとは作問側も受験側もあまり認識していないようである。健康心理学で扱う対象や領域について，今後より一層その社会的認知に努めなければならない。　　　　　　　　　　［岸　太一］

第 8 章

対人・集団・社会

[編集担当：田中共子・福岡欣治]

　ここでは，健康心理学のもつ社会性に焦点をあてる。人の一生では，周囲の人や集団，そして生活する社会と，関わりをもたずに生きていくことは難しい。外界のさまざまな要素が人の心身の健康を左右し，健康はそれらの複雑な相互作用とともにある。そして我々の生きる現代の社会は，戦後の民主化や都市化に続いて，国際化，高齢化，情報化などの波を迎え，急速に変貌している。地球規模で健康を考え始めるとき，我々は人の健康の多様性と新たな問題の兆しに気づき，方法を工夫して次の研究を拓いていくという課題と向き合う。

　本章では健康の問題について，社会心理学の概念を含む学際的な視点に基づき，他者との関わり，集団との関わり，そして広い意味での社会との関わりから解説する。社会に生活してさまざまな関わりを紡ぎつつ，健康を維持し増進していくには，これから何をしたらよいのであろう。現代とそして未来の健康のあり方を知り，明日の健康をつくり出していく視座へとつなげたい。

[田中共子・福岡欣治]

自己注目・自己意識

☞「自己概念」p.82「自己受容」p.86
「自己開示」p.348

　自己注目に関する研究は，客体的自覚理論に端を発する（Duval & Wicklund 1972）。この理論では，人が自覚状態になったとき，すなわち人が自分自身の方へ注意を向け自らが自らを注目の的として意識する状態になったとき，どのような影響が認知・感情・行動へ現れるかを理論化した。その後，特性としても概念化され，普段から自己に注意を向けやすい性格特性（自己意識特性）に関する研究も始まった（Fenigstein et al. 1975）。このように自己注目には，状態（自覚状態）と特性（自己意識特性）の両側面がある。なお，注意を向ける自己の側面は公的自己と私的自己に分けて考えられることが多い。公的自己とは自己の容姿や振る舞いなどの他者から観察され得る側面，私的自己とは感情，動機，思考，態度など他者が直接観察できない，その人のみが体験し得る側面のことをいう。

●**社会心理学研究におけるパラダイム**　自覚状態に関する研究では，実験操作によって自覚状態を導入しその後の変化を調べることが多い。公的自覚状態の操作として，他者から観察されている状況におく，ビデオカメラを向ける，大きな鏡を置いたりビデオ撮影したりして実験参加者に視覚刺激として自分に接するなどが用いられる。私的自覚状態の操作としては，一人称で文章を書かせる，自己紹介文を書かせる，内省させる，上半身が映る程度の小さな鏡を置いて自分に接するなどが用いられる。一方，自己意識特性についての研究では，公的自己意

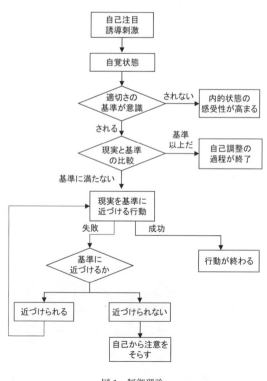

図1　制御理論

識，私的自己意識，対人不安の3つの下位尺度をもつ自己意識尺度（Fenigstein et al. 1975）が用いられることが多い。

●**制御理論** 客体的自覚理論を発展させた理論である（Carver & Scheier 1981）。人が自己に注意を向けた後，行動の適切さの基準が意識されない場合，感情や身体状態など内的知覚経験に対する感受性が高まる（例：感情がより強く経験される）。一方，行動の適切さが意識された場合，その場での行動の適切さの基準と現在の自己の状態を比較する。現在の状態が基準を上回っていれば自己調整の過程が終了し自覚状態から脱するが，基準に達しない場合，基準に近づけるように行動する。行動したことで，現在の状態が基準に達した場合も自己調整の過程は終了するが，基準に達しない場合，自己の行動を基準に一致させることができる可能性を推測する。基準に達する可能性が高いと判断すれば再び基準に一致させようと行動するが，可能性が低いと判断すればそのような試みは放棄され，ネガティブな感情を経験し自覚状態を回避するよう行動する。なお，理論の背景には，人は目標を設定しその目標を追求して行動する存在であるという人間観（自己調整する人間）がある。

●**自己注目と精神的健康** 自己注目については社会心理学において多くの研究を生み出してきた。自己注目には，自分の行動を適切さの基準に近づけるよう制御したり，自己認識を深めたりといったポジティブな機能があると考えられている。その一方，健康心理学との接点では，自己注目は，抑うつ，対人不安，妄想，近年では摂食障害やアレキシサイミアなどの不適応にも関連することが示されている。このうち，最も多く研究されているのが抑うつである（メタアナリシスとして Mor & Winquist 2002）。1990年代に自己注目の持続（自己没入）や反芻が抑うつの発生や悪化に関連することが示されていたが，その後，機能的な自己注目と非機能的な自己注目を分ける試みがなされた。例えば性格5因子論と動機の点から，適応と関連する自己内省（知的好奇心によって動機づけられた自己注目しやすい特性）と，不適応と関連する自己反芻（自己への脅威，喪失，不正によって動機づけられた自己注目しやすい特性）が区別された（Trapnell & Campbell 1999）。自己内省は開放性と関連し自己理解を促して精神的健康に寄与する一方，自己反芻は抑うつや性格5因子論の神経症傾向と関連すると考えられている。自己反芻と自己内省は性格特性であり質問紙で測定されるが，近年は，情報処理的な観点から，適応的な自己注目と不適応的な自己注目の特徴を明らかにする研究が進んでいる（Watkins 2008）。　　　　　　　　　　［坂本真士］

📖 **さらに詳しく知るための文献**
[1] 中村陽吉編（1990）『「自己過程」の社会心理学』東京大学出版会.
[2] 坂本真士（1997）『自己注目と抑うつの社会心理学』東京大学出版会.
[3] 丹野義彦・坂本真士（2001）『自分のこころからよむ臨床心理学入門』東京大学出版会.

自己開示

☞「内分泌系活動」p.54「認知機能(記憶)の生物学的基礎」p.66「ストレスにおける認知的評価」p.162「急性ストレス障害・PTSD」p.540「トラウマに対する心理的支援」p.548

　自己開示とは「自分自身をあらわにする行為であり，他人たちが知覚しうるように自身を示す行為」と定義される（Jourard 1971）。一方，コミュニケーション行動としてとらえた場合，自己開示は「特定の他者に対して，自分自身に関する情報を言語を介して伝達すること」と定義される（小口・安藤 1989）。

●**自己開示と心身の健康**　自己開示という概念は提唱された当初から「自分のことを他の人に知らせるようにしている人は，心身が健康である」と主張されていた（Jourard 1971）。諸研究を展望し，自己開示そのものは心身の健康を増進させるが，聞き手の負担となる場合は，他者からの拒絶を招くかもしれない，と結論づけられている（Kowalski 1999）。つまり，対人的相互作用の結果によっては心身の健康を増進させない可能性も示唆されている。ただし，厳密には，自己開示そのものと精神的健康の関係は明確ではなく，状況に応じて自己開示を適切に行える能力が高いと精神的健康も高いことのみが示唆されている（佐藤 2004）。

●**筆記開示の研究**　その点において，自己開示全般ではなく，トラウマ（心的外傷）に関する情動や思考を1人で筆記によって開示すること（以下，筆記開示）が心身，とりわけ身体的健康に効果があることについては，実証的な結論が出ている。以下，そうした研究の創始者であるJ. W. ペネベーカー（Pennebaker）の研究成果と，後続の研究成果について概説する。

　最初の報告は，その効果，および何を筆記することが効果的なのかを検討するために，以下のデザイン，教示，指標で行われた（Pennebaker & Beall 1986）。健常大学生46人がトラウマ感情群，トラウマ事実群，トラウマ連合群（感情と事実の両方を筆記する），統制群に無作為に配置された。各群とも，1日15分間，4日連続で筆記開示が行われた。トラウマ連合群に対する教示の概略は以下のとおり「あなたの人生でもっとも精神的に動揺したトラウマティックな経験について書き続けて下さい。文法や綴り，あるいは文章構成は気にしないで下さい。筆記している間，その経験に関する心の奥底にある考えや感情を論じて下さい。（中略）重要なことは，あなたが積極的に心のもっとも奥底にある感情や考えに触れることです。何が起こったのか，その出来事についてどのように感じたのか，そして今，その出来事についてどのように感じているかを書くのです」。

　筆記による即時的効果の指標である血圧，ネガティブ気分に関しては，概してトラウマ連合群で増大を示している。長期的効果について，大学の健康センターへの月平均訪問回数に関しては，トラウマ連合群だけで変化が認められず（他群では増大），健康の維持効果が認められた。日常的には，嫌な体験を話すとスッ

キリとするが，トラウマに関して感情や思考を筆記によって開示すると，むしろ血圧やネガティブな気分が増大する。しかしながら，長期的には筆記開示によって健康が維持・増進されている。

●**筆記開示の効果と作用機序**　この後，ペネベーカーを含めた多数の研究者によって筆記開示の研究が行われた。その結果，筆記開示は喘息や関節リウマチの患者の呼吸機能や症状の改善，ワーキングメモリ（WM）容量の増大などが報告されている（Lepore & Smyth 2002）。WM は，干渉ないし妨害に際して注意を維持し制御する能力だが，筆記開示によって一貫した物語（narrative）が形成され，トラウマに関する侵入的・回避的思考が減少し，結果として WM 容量が回復し，問題解決能力が向上すると考えられている。筆記開示には効果があるといえるのか？という点について，欧米における複数のメタアナリシスの論文が展望された結果，有意だが「小さい」効果量があると結論づけられている（Pennebaker 2018）。

　筆記開示の作用機序については諸説があるが，トラウマに関する認知的再評価の増大が考えられ，そのように構造化された筆記開示（構造化開示）こそが，これまでの開示法（自由に感情や思考を書くという点で，以降「自由開示」と呼ぶ）よりも効果的だろうと仮説が立てられた（伊藤ほか 2009）。

　分析の結果，ストレスホルモンとして知られるコルチゾールについては，構造化開示，自由開示，統制開示各群で実験前と比較して 2 週間後，3 か月後に低下し，筆記手続きの差異にかかわらず，低減効果がみられた。しかし，1 か月後フォローアップ時に統制群のコルチゾールのみ上昇し，ベースラインに戻ることが確認され，トラウマの開示は内分泌系の改善効果を維持させる可能性が示唆された。WM 得点については，構造化開示群が統制群と比較して，変化量が大きい傾向を示した。構造化開示群において，トラウマを多様な視点からとらえ，整理し直すことで，トラウマ記憶の体制化が促進され，WM 容量の向上を示した可能性が考えられる。このように，仮説は立証され，その作用機序は認知的再評価であることが示唆された。

〔佐藤健二〕

さらに詳しく知るための文献

[1] Lepore, S. J., & Smyth, J. M. eds.（2002）*The writing cure: How expressive writing promotes health and emotional well-being*, American Psychological Association.（余語真夫ほか監訳（2004）『筆記療法―トラウマやストレスの筆記による心身健康の増進』北大路書房.）

[2] Pennebaker, J. W.（1997）*Opening up: The healing power of expressing emotions*, Guilford Press.（余語真夫監訳（2000）『オープニングアップ―秘密の告白と心身の健康』北大路書房.）

[3] Kowalski, R. M., & Leary, M. R.（1999）*The social psychology of emotional and behavioral problems: Interfaces of social and clinical psychology*, American Psychological Association.（安藤清志・丹野義彦監訳（2001）『臨床社会心理学の進歩―実りあるインターフェイスをめざして』北大路書房.）

ソーシャルサポート

☞「ストレスコーピング」p.140「ストレスに対するソーシャルサポート」p.154「ソーシャルサポートのアセスメント」p.262

　ソーシャルサポート（「ソーシャル・サポート」とも表記される）は，健康心理学において頻繁に取り上げられてきた。例えば M. J. フリードマン（Friedman 2011）のハンドブックにも，「コア概念（core concepts）」の1つとして章立てされている。また，社会心理学や産業・組織心理学などの他領域，さらには社会福祉学や看護学・社会学など隣接学問にも登場する，領域横断的・学際的な概念でもある。

●ソーシャルサポートが表すもの　ソーシャルサポートの概念はしばしば対人関係の良好さと関連づけられ，近年では「受容と排斥」という括りでも議論される（浦 2012）。ただし，「良好な対人関係＝ソーシャルサポート」というわけではなく，より特定の機能に注目している。「ソーシャルサポート・ネットワーク」の概念を提案した G. キャプラン（Caplan 1974）は，精神的な健康の維持における専門家でない身近な人々の果たす役割を強調した。その役割は「サポート」すなわち直接および間接の援助であり，単に他者との関わりがあるとか，その数（量）が多いとか（これらは社会的な関係の「構造的」側面とされる；Holt-Lunstad & Uchino 2015），あるいは「親密である」ということ以上のものである。

　なお，初期の頃には，「結果として疾病の回復に寄与する環境的要因のすべて」（Beels 1981）のようにソーシャルサポートをとらえようとする議論もあったが（稲葉ほか 1987 も参照），現在ではそのような視点はとられていない。

●ソーシャルサポートの構成要素　ソーシャルサポートの機能，言い換えればサポートの内容として広く知られているのは，「情緒的」「道具的」の2区分である（Vaux 1988）。前者は何らかの問題を抱えたときの心理的負担を和らげ，後者は問題それ自体を直接あるいは間接に解決することに寄与する。ただし，対人関係は必ずしもこのような機能別に形成されているわけではないため，例えば親しい人の「助言」という行為が受け手にとって両方の意味をもつことは少なくない。

　他方，対人関係におけるサポートは，具体的な行為あるいは相互作用として実行されるだけでなく，そのようなことが予期あるいは期待される（何かあれば，そのようなことをしてくれる）ことによって影響を与えることもある。前者は「実行されたサポート（受領あるいは受容されたサポート）」，後者は「知覚されたサポート（サポートの利用可能性あるいは入手可能性）」と呼ばれ，それぞれが心身の健康との関連において検討されてきた（Barrera 1986）。

　さらに，同じサポートであっても，それが誰からのもの，誰について知覚され

るものであるかによって,受け手にとっての意味は異なる。例えば家族は義務的かつ規範的にサポートが期待される(「家族だから」何とかしなくてはならない)一方,友人との関係は親密さに基づいて形成される(もはや親しくなくなった場合「友人」とは言いがたい)(稲葉 1998)。予期しない相手からのサポートは,不適切であったり負担感を生じさせたりすることがある。

●ソーシャルサポートの効果　ソーシャルサポートの効果として知られているものに,「ストレス緩衝効果」と「直接効果」がある。前者はストレッサーに直面した際にその悪影響を抑制する効果,後者はストレッサーの有無にかかわらず存在する有益な効果である。これらは背反的にとらえられてきた時期もあったが,実際には両方が起こり得る。

ストレス緩衝効果は,R. S. ラザルス(Lazaras)らの心理学的ストレスモデルと結びつけてしばしば議論される(Cohen & Wills 1985)。サポートの利用可能性を高く見積もれることは,ストレッサーに対する対処可能性を高める。また,対処に際して,あるいは何らかの否定的反応(例:抑うつ)が生じた後に実際にサポートが得られることで,対処が促進されたり反応が軽減されたりする可能性がある。

直接効果は,従来から個人のアイデンティティや所属欲求の基盤として議論されてきたが(Rhodes & Lakey 1999),近年はアタッチメントとの関連で主張されることも多い。周囲の他者との愛着関係は,安全な避難所(傷付きを癒やす)とともに安全基地(新たな探索を促進させる)として働き,個人に有益な結果をもたらすと考えられている(Feeney 2004 ; Feeney & Collins 2015)。

●健康心理学におけるソーシャルサポート　ソーシャルサポートは領域横断的かつ学際的な概念であるが,特に健康心理学ならではの議論として,以下の2つをあげておきたい。

1つは,生理学的反応との関連である。身体的健康との関連を説明し得るメカニズムとして,ソーシャルサポートが心臓血管系の反応(血圧など)を低めること,コルチゾール反応を抑制すること,免疫系に作用することなどが明らかにされている(Pietromonaco & Collins 2017)。

もう1つは,健康行動との関連である。例えば多理論統合モデル(Prochaska & DiClemente 1983)にはその構成要素に「援助関係(helping relationships)」が含まれており,健康行動を促進することがモデル化され実証されている(Prochaska et al. 2015)。健康行動の実践(松本 2002a, 2002b)においても,ソーシャルサポートは主要な理論の1つとして重視されている。　　　　[福岡欣治]

📖 さらに詳しく知るための文献
[1]　橋本　剛(2005)『ストレスと対人関係』ナカニシヤ出版.
[2]　浦　光博(2009)『排斥と受容の行動科学—社会と心が作り出す孤立』サイエンス社.

ソーシャルスキル

☞ 「ストレス反応」p.152「ストレスに対するソーシャルサポート」p.154「対人ストレス」p.370「ソーシャルスキルトレーニング(SST)」p.510

　ソーシャルスキルはかつては行動的側面が強調され,「相互作用を行う個人が目的を達成するのに効果がある社会的行動」(Argyle 1981) を指していた。しかし,その後の心理学界の潮流であった認知を重視する立場から批判がなされ,今日の国内外の研究では明確な定義を避け,個人特性が行動に影響する全体的な認知行動プロセスとして扱われることが多くなっている。

　この観点では,ソーシャルスキルは対人場面において,個人が相手の反応を解読し,それに応じて対人目標と対人反応を決定し,感情を統制したうえで対人反応を実行するまでの循環的な過程であると定義される(相川 2009)。この定義は,実行された行動とその背景にある個人特性の両方を包含し,ソーシャルスキルを対人相互作用場面での一連の認知行動過程ととらえている。

●**ソーシャルスキルの構成と特徴**　ソーシャルスキルには声の大きさや話す速度といった言語的な表現様式に加えて,表情や身振りといった非言語的な表現様式,さらには発話の間合いや社会的文脈にそった話題内容であるかどうかといった個人の判断や認識の仕方に至るまで,さまざまな認知や行動が含まれる。対人相互作用場面で,相手にこちらの意図を伝える要素,意図が伝わった程度を感受する要素,意図が伝わった程度によって行動を修正する要素の3要素を中心に5つのプロセスから構成されている(図1)。

　社会的事象に関する多様な知識が体制化された社会的スキーマが,対人的文脈を推論する際の認知的枠組みとなり,ソーシャルスキルを発動させる役割を担っている。社会的スキーマに基づいて,相手の対人反応を解読し,その結果を受けて,対人目標が決定される。続いて,対人目標を達成するために,どのような対人反応を用いるべきかを決定し,対人目標と対人反応の設定に関わる意思決定過程で生じた情動を,対人場面に相応しい状態にコントロールしたうえで,設定した対人反応を実行する(相川 2009)。

　これらの過程から構成されるソーシャルスキルは,次の特徴がある。①具体的な対人場面で用いられる。②対人目標を達

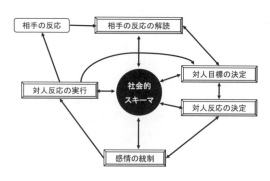

図1　ソーシャルスキルの生起過程モデル [相川 (2009)]

するための目標指向的なものである。③「相手の反応の解読」または「対人目標の決定」から始まり、「対人反応の決定」や「感情の統制」を経て、「対人反応の実行」に至るまでの認知的過程と実行過程のすべてを指す時系列的概念である。④言語的ないし非言語的ないくつかの明確な対人反応として実行され、この実行過程が他者の反応を誘発する。⑤他者の反応と自分の反応をフィードバック情報として取り入れて変容する、他者と自分との相互影響過程である。⑥学習により獲得される。

なお、ソーシャルスキルを身につけてもらうための教育訓練は、ソーシャルスキルトレーニングと呼ばれ、系統的な学習メカニズムが考案されている。

●**ソーシャルスキルと健康** ソーシャルスキルの不足は、さまざまな心理的問題を誘発する。適切なソーシャルスキルを未学習な人や不適切なソーシャルスキルを誤学習した人は、他者からの肯定的反応を少量しか受け取れないために、対人関係の開始や維持が困難となり、社交不安を生じさせる（ソーシャルスキル欠損仮説；Leary 1983）。また、ソーシャルスキルの不足による対人場面における正の強化子（本人にとってポジティブな事態）の減少は、抑うつを引き起こすリスク要因になる（抑うつの行動理論；Lewinsohn 1974）。さらに、ソーシャルスキルの不足は、対人ストレスを多く受ける結果を招き、抑うつ状態を引き起こし、ひいてはうつ病発症を促進することが指摘されている（ソーシャルスキル-ストレス仮説；Segrin & Abramson 1994）。非行や犯罪といった反社会的行動、職場の人間関係に起因する職場不適応、家庭内のトラブルや離婚、ドメスティックバイオレンス、幼児虐待のほか、アルコール依存やうつ病などの精神医学上の問題の背景にもソーシャルスキルの不足を指摘する研究が多くみられる（Segrin 2001）。

一方、ソーシャルスキルはソーシャルサポートの獲得に関与する要因であることから（Cohen et al. 1986b）、心理的ストレスプロセスにおける認知的評価とコーピング方略を左右し、ストレス反応の個人差を生み出す個人資源として位置づけられている（Lazarus & Folkman 1984）。近年の研究では、ソーシャルサポートを得るためのソーシャルスキルのみならず、他者にソーシャルサポートを与えるためのソーシャルスキルについても関心が向けられており、情動的サポートを他者に提供するソーシャルスキルの不足が、対人ストレスを生成することなどが知られている（Harzberg et al. 1998）。対人関係でのストレス状況下において、個人がソーシャルサポートを利用可能な状態にしておくために、ソーシャルスキルが重要な役割を担っているといえる。　　　　　　　　　　　　［田中健吾］

📖 **さらに詳しく知るための文献**
[1] 相川 充（2009）『人づきあいの技術—ソーシャルスキルの心理学（セレクション社会心理学 20）（新版）』サイエンス社．
[2] Segrin, C.（2001）*Interpersonal processes in psychological problems*, Guilford Press.（田中健吾監訳（2011）『対人プロセスと心理的諸問題—臨床社会心理学の視座』晃洋書房．）

援助行動

☞「ポジティブ心理学」p.30「ストレスに対するソーシャルサポート」p.154「ソーシャルサポート」p.350「援助要請行動」p.356

　援助行動とは，外的報酬や返礼を目的とせず，自発的に行われる，他者に利益をもたらす行動のことである（松井・浦 1998）。類似概念として向社会的行動があるが，これは他者に利益をもたらす行動であればすべて含まれる包括的概念であり，よって向社会的行動は援助行動の上位概念と考えられる。向社会的行動の具体例としては，対人的相互作用としての援助行動のみならず，不特定多数間で行われる募金や献血，ボランティアなども含まれる。ただし，報酬を伴う職務としての（警察官や消防士などによる）人命救助や，（医療，看護，教育，心理臨床などの）専門的対人援助も向社会的行動に含まれるか否かについては，見解の分かれるところである。

　また，利他（愛他）行動という類似概念もある。これは援助行動とほぼ同義に用いられることもあるが，外的報酬のみならず内的報酬（自己満足など）も期待しない，すなわち利他的動機のみに基づく援助行動として定義されることもあり，この場合は援助行動の下位概念として位置づけられる。一方，進化心理学では動機などを考慮せず，自身がリスクを取りコストを払うことで他者に利する行動をすべて利他行動と称する傾向にある。

●**心理学における援助行動研究の展開**　心理学における援助行動研究は，1964年のキティ・ジェノヴィーズ事件（女性が暴漢に襲われた際，目撃者が 38 人いたにもかかわらず，ほとんどの人が救助や通報などを行わずに，女性が死に至った事件）を契機として行われた，傍観者効果研究（Darley & Latané 1968）に端を発している。傍観者効果とは，他者が危機に瀕しているとき，それを目撃している傍観者の人数が多いほど，かえって援助行動が生起しにくくなる現象のことである。それ以降，援助行動は主に社会心理学や発達心理学において，援助行動生起のプロセスモデル，援助行動の規定因としてのパーソナリティ，状況要因などを主なトピックとして研究されてきた。

　健康心理学における援助行動に関連する研究テーマとしては，ソーシャルサポートと援助要請があげられよう。ソーシャルサポートとは，個人の心身の健康を維持・促進する機能を有する身近な対人関係や対人的相互作用のことである。ただし，サポート授受のメカニズムやプロセス，およびそれらの関連要因に関する議論は，実質的には援助行動研究における同様の議論と重複している部分も多い。また，援助要請とは，個人が何らかの問題に直面したときに，他者からの支援を求めることであるが，これもコスト-利得分析の観点など，援助行動研究の影響を少なからず受けている。ソーシャルサポートと援助要請はともに，健康心

理学の中心的問題意識である「心身の健康を維持・促進する心理行動的プロセス」ともみなされるので，健康心理学でも多くの研究が行われている。それに対して，援助行動研究は一過性の対人的相互作用を扱うものが多く，かつその多くは健康指標との関連も扱わない（健康指標との関連を扱うものはソーシャルサポート研究とみなされる）ので，健康心理学の興味関心と直接的には合致せず，それゆえ健康心理学における援助行動研究は，案外少ないのが実情である。

　あえて，健康心理学の興味関心と関連するような援助行動研究の主要知見をあげるならば，援助行動と共感の関連にまつわる議論があげられよう。共感が援助行動を促進することは多くの研究で指摘されており，その理由としてまずあげられるのは D. バトソン（Batson 2011）による「共感によって，苦境にある人を助けたいという愛他的動機が高まり，援助行動が促進される」という共感-利他（愛他）性仮説である。しかし，R. チャルディーニほか（Cialdini et al. 1987）は，「共感が高いと，他者の苦しみを自身の苦しみのように感じるので，そのネガティブ気分を緩和するために向社会的になる」という否定的状態解消モデルに基づき，自身の悲しい気分を緩和し得ると思われるときに援助行動が促進されるという利己的動機説を提唱している。実際のところ，利己的動機と利他的動機は併存し得ると想定するのが妥当であろうが，利己的動機説は，援助行動への従事が援助者自身のストレスを緩和し得る可能性を示唆した先駆的研究としても解釈可能であろう。

●援助行動による健康の維持・促進効果　上記に関連して，近年の援助行動研究では，援助行動による援助者側の健康維持・促進効果が注目されている。援助行動と心身の健康の関連については，これまでソーシャルサポート研究において，被援助者の健康維持・促進効果の観点から議論されることが多かった。しかし近年，援助されるよりもむしろ援助することによって心身の健康が維持・促進されることが，多くの研究で指摘されている。例えば，ボランティアを行うことは，若者から高齢者までの心理的ウェルビーイングを促進するのみならず，若者では薬物乱用や非行などの問題行動を抑制し，高齢者では罹患率や死亡率を抑制する（Piliavin & Siegl 2015）。また，国や地域の経済力を問わず，通文化的に募金はウェルビーイングを促進する（Aknin et al. 2013）。これらの知見は，援助行動が心理的ウェルビーイングとしての自律性や自己実現を促進するものとして，ポジティブ心理学の観点からも興味深い現象であろう。　　　　　　　　　　［橋本　剛］

□さらに詳しく知るための文献
[1]　高木　修・竹村和久編（2014）『思いやりはどこから来るの？─利他性の心理と行動』誠信書房.
[2]　ダニエル・バトソン，C. ／菊池章夫・二宮克美訳（2012）『利他性の人間学─実験社会心理学からの回答』新曜社.

援助要請行動

☞「ストレスコーピング」p.140「ヘルスリテラシー」p.208「受療行動」p.278

　援助要請行動とは，何らかの困難や問題を経験した際に，他者に援助を求める行動のことであり，代表的な定義では「個人が問題の解決の必要性があり，もし他者が時間，労力，ある種の資源を費やしてくれるのなら問題が解決，軽減するようなもので，その必要のある個人がその他者に対して直接的に援助を要請する行動」(DePaulo 1983) とされる。具体的には，家族や友人など身近な人に悩みを相談する行動や，深刻な問題を抱えた場合にカウンセラーや精神科医などの専門家のもとを訪れる行動などが該当する。問題対処という広い視点からいえば，援助要請行動はストレスコーピングの1つであるといえるが，数あるコーピングの中でも，対人的な行動であるという点が特徴である。

●**援助要請の促進・抑制要因**　ウェルビーイングの維持・促進には，社会の援助資源を充実させることが重要である。しかし，いかに援助資源が充実したとしても，それが利用されなくては意味がない。そして実際，人は困難を抱えた際に必ずしも援助要請を行う訳ではないことが明らかになっている。

　援助要請を促進・抑制する要因は数多く存在する (水野・石隈 1999)。もちろん，どのような要因が援助要請に影響するかは，問題やサービスの種類，個別の現場の事情によっても異なると考えられるが，領域や問題の種類にかかわらず共通する要因も存在する。基本的な要因としては，性別や文化，年齢，教育歴などデモグラフィックな要因があげられる。また専門家への援助要請であれば，時間の確保や移動距離，費用負担などの物理的な要因も想定される。

　しかし実際は，援助要請に対しては物理的な要因よりも，心理的要因の方が影響が大きいと考えられている。心理的援助の専門家については，心理的要因として，利益の予期やスティグマなどが重要な要因とされている (Li et al. 2014)。利益の予期とは文字どおり，援助を受けることに対して予期するポジティブな結果のことである。素朴に考えた場合，援助要請が行われないのは，何か心理的な不安や抵抗感があるのではないかということが想定されがちだが，実際は，抵抗感や不安が援助要請を妨げているというよりも，利益が期待できないために援助要請を行わないという部分が大きいと考えられている。

　スティグマとは，特定の属性をもつ他者に対する偏見やステレオタイプのことであり，特定の属性をもつことによって社会から受ける否定的評価や排除であるパブリックスティグマと，特定の属性をもつ本人がパブリックスティグマを内在化し，自ら自尊感情の低下を経験するセルフスティグマの2つに分類される。精神疾患や性志向，HIVに関する問題など，社会の理解や受容が十分であるとはい

えない問題は多く存在する。こうした問題を抱える者がスティグマを知覚することで，問題を開示することをためらい，援助要請が妨げられると考えられている。

●**援助要請の促進** 前述の内容を踏まえるならば，援助要請促進のためには，利益の予期を高めたりスティグマを低減させたりすることが必要であると考えられる。こうした変数を変容させるため，学校現場における心理教育プログラムや，インターネットなどを介した情報提供などさまざまな形の介入が試行されている。しかし残念ながら，十分に効果のある方法は確立されておらず，現在も模索が続いている。一方，より大規模な取り組みとして自治体や国レベルでの政策や啓発キャンペーンなどがある。代表的なものとしては，イギリスの心理療法アクセス改善（Improving Access to Psychological Therapies：IATP）政策や Time to Change キャンペーン，オーストラリアのヘッドスペース（headspace）事業などがあげられ，これらについてはすでに一定の成果が報告されている。

また，本人の自主的な援助要請を期待するだけでなく，周囲の他者がそれを後押しすることも重要である。実際，心理的支援の専門家を利用する多くの者は他者の勧めが後押しとなって援助要請を決断していることが多い。そのため，援助要請の勧めが促進されるよう，援助要請者自身でなく，その周囲の人々へ働きかけることも重要な視点である。日本の例としては，2015年に義務化されたストレスチェックをとおした医師への受診の勧めや，自殺対策としてのゲートキーパー養成による専門家の援助への橋渡しなどがあげられる。

●**適切な援助要請という視点** 必要な時に適切な援助を求めること自体は重要なことであるが，困難時にいつも援助要請を行えばよいというものでもない。援助要請の傾向にはいくつかパターンが存在し，どうしても解決が困難な場合は援助要請するが，基本的には自身で問題に取り組む援助要請自立型，問題が深刻でなくても安易に援助要請をする援助要請過剰型，問題の程度にかかわらず一貫して援助を要請しない援助要請回避型という3つに大別される（永井 2013）。

援助要請過剰型のように，些細なことで援助要請を繰り返している場合，相手から否定的な対応を受け，状況が悪化する可能性もある。専門家への援助要請においても，問題対処への主体的態度を放棄し，解決を専門家に委ねたり，さまざまな専門家に援助要請を繰り返したりする場合などもある。こうした援助要請は，当人のウェルビーイング改善に必ずしも資するとは限らない。時に他者に頼り，時に自ら問題に向き合いながら，自らのウェルビーイングの維持・増進に自律的に取り組んでいくことが，望ましいあり方であるといえる。　　　　［永井 智］

📖 **さらに詳しく知るための文献**

[1] 水野治久監修，永井智ほか編（2017）『援助要請と被援助志向性の心理学―困っていても助けを求められない人の理解と援助』金子書房．

職場の人間関係

☞「職場のストレス」p.134「ストレスに対するソーシャルサポート」p.154「職場のメンタルヘルス」p.332「ハラスメントの予防と対応」p.342「ソーシャルサポート」p.350「対人ストレス」p.370

　人間関係とは，狭義には個人間の相互作用を基礎にして形成される持続的かつ心理的結びつきである対人関係のことであり，広義には集団や組織での人間に関する諸問題を意味する。集団や組織における人の行動は，組織や職務の設計や構造，規則などの制度的側面，職場環境などの物理的側面，人と人のつながりや組織・集団への感情，態度などの人間的側面から規定される。職場の人間関係の特徴には，垂直的・水平的な関係と公式・非公式な関係があげられる。垂直的・水平的な関係は，組織や職務がいかに設計・構造化されているかによって構築される。具体的には，垂直的関係は組織内の権限や指揮命令に基づく上司と部下との関係，水平的関係は部署間の関係や同僚との関係などである。一方，公式・非公式の関係は，組織によって公式に規定された関係かどうかである。すなわち組織目標に向けて組織によって職務や役割が明確に定められた公式的な関係と，組織で働く人の共通の利害，友情や社会的関係への欲求などから自発的もしくは自然発生的に形成される非公式な関係である。

●**研究対象としての職場の人間関係**　研究対象として職場の人間関係が注目されたのは，ウエスタン・エレクトリック社のホーソン工場で行われたホーソン研究に始まる。照明条件や休憩条件，労働時間などの労働環境を変化させることによる生産能率への影響の解明を目的とした，労働条件と生産性に関する実験である。これらの条件と生産性との間に有意な関係はなく，集団への所属，同僚やリーダーとの関係といった社会的欲求や，職場の公式的な関係よりも非公式な関係の中でつくられた規範やルールの方が，従業員の生産行動に強く影響を与えることが示された。職場の人間関係に関する研究はその後も積み重ねられ，組織で働く人のメンタルヘルスや組織コミットメント，職務満足感などに影響を与えることが知られる。近年では，職場の人間関係の問題として職場いじめやハラスメントが話題にのぼることも多い。

●**職場の人間関係と精神的健康**　職場の人間関係がよくないと，それ自体がストレス要因（ストレッサー）になる。C. L. クーパーと J. マーシャル（Cooper & Marshall 1976）は，職場のストレス要因を5つに分類し，そのうちの1つに職場の人間関係をあげている。厚生労働省により毎年実施される労働安全衛生調査でも，強いストレスを感じる要因に仕事の質や量，仕事の失敗・責任の発生，そして対人関係が上位にあげられている。また，職場の人間関係をストレス要因ではなく，ストレス要因の影響を強めたり弱めたりする要因として検討した研究もある。組織で働く人がストレスを感じても職場の人間関係が良好であれば，有

効なサポート源になることを示している。この人間関係のもつストレスを和らげる効果は，ソーシャルサポート研究により知見が蓄積されている。アメリカ国立労働安全保健研究所（National Institute of Occupational Safety and Health：NIOSH）の職業性ストレスモデルでは，職業に伴うストレス要因が心理的・生理的・行動的急性反応を引き起こし，疾病に至ることがあり得るというモデルを提示しているが，対人葛藤のような対人関係に関するものをストレス要因にあげる一方で，緩衝要因として上司・同僚・家族からのソーシャルサポートを位置づけている。また，職場の人間関係が，組織で働く人のウェルビーイングに直接影響をもつことも明らかにされている（澤田 2013）。

●**職場の人間関係と組織コミットメント**　職場の人間関係は，組織で働く人の職務態度や行動に重要な意味をもつ。J. E. マチューと D. M. ザヤック（Mathieu & Zajac 1990）は，集団やリーダーと個人との関係の一面を表す集団凝集性やリーダーシップの形態が先行要因として組織コミットメントに影響をもつこと，その結果，求職意図や離職意図，実際の離転職に影響を与えることを示している。田尾ほか（Tao et al. 1998）は，職場の人間関係が良好であれば「他の会社ではなく，この会社を選んで本当によかったと思う」という組織への愛着要素，「この会社に自分を捧げている」などの内在化要素，「この会社を辞めると，人になんと言われるかわからない」などの規範的要素が高められる一方で，「この会社で働き続ける理由の1つは，ここを辞めることがかなりの損失を伴うからである」などといった，消極的な帰属意識である存続的要素が抑制されることを明らかにしている。また，同僚，上司という人間関係の対象によって，組織コミットメントを構成する要素に与える影響が異なることも明らかにされている（高木 2003）。

●**職場の人間関係と職務満足感**　職場の人間関係は，職務満足感に影響をもつ重要な要因である。F. ハーツバーグ（Herzberg）は2要因理論を展開し，職務満足に影響をもつ要因を動機づけ要因と衛生要因に分類した。この理論において，職場の人間関係は，職務満足感の喚起に関わらない衛生要因に位置づけられている。しかし一方で，職場の人間関係に関する満足感が職場環境と職務内容への満足感を規定する（安達 1998）などの実証研究による反証もあり，ハーツバーグが分類したようにすっきりと2要因が分かれないことや，重複する要因の存在が指摘されている。　　［宮道 力］

📖 **さらに詳しく知るための文献**

[1] 高木浩人（2003）『組織の心理的側面―組織コミットメントの探求』白桃書房．
[2] 田尾雅夫編著（1997）『「会社人間」の研究―組織コミットメントの理論と実践』京都大学学術出版会．
[3] Herzberg, F. (1966) *Work and the nature of man*, World Publishing.（北野利信訳（1968）『仕事と人間性―動機づけ―衛生理論の新展開』東洋経済新報社．）

感情労働

☞「職場のストレス」p.134「職場のメンタルヘルス」p.332「バーンアウト」p.334「職場の人間関係」p.358「職場のメンタルヘルス対策」p.426「職場のポジティブメンタルヘルス」p.438

　感情労働とは，対人的な関わりを求められる職業において，客やクライエントに望ましい感情的経験をさせるために，サービス提供者である労働者が，感情の表し方や感じ方を管理する必要がある仕事や職業を指す．例えば，クレーマーのような客に対して，本心では怒りや拒絶を感じていながらも，笑顔で丁寧な応対を装うといった例が該当する．感情労働という概念は，アメリカの社会学者である A. R. ホックシールドによる著書 *The Managed Heart* において提唱された（Hochschild 1983）．以後，社会学の分野にとどまらず，心理学や看護学，経営学などの他領域においても参照されると同時に，諸分野において多様な研究が進められている．

●**感情作業と感情労働の特徴**　我々は普段の社会生活における対人コミュニケーションの中でも，その場の状況に応じて感情の管理を行っている．このように，金銭的な報酬や給与が発生しない日常生活において行われる感情管理は感情作業と呼ばれる（Hochschild 1983）．この感情作業が，職業的な報酬や給与が生じる文脈，すなわち仕事の中で一定の条件のもとに用いられる場合に，これを感情労働と呼ぶ．

　ホックシールドは，さまざまな領域の感情労働に共通する特徴として，①客との直接的なコンタクトが求められる，②他者に対して何らかの感情表現をすることが求められる，③雇用者側が研修や指導などを通じて労働者の感情面の活用をトレーニングする場合がある，という3点をあげている．肉体労働では労働者の肉体や身体が，頭脳労働では知識や情報が活用されるのと同様に，感情労働では労働者の感情の抱き方や表し方が，組織的な目標のもとに管理下に置かれ，勤務中の他者とのコミュニケーションにおいて適切に用いることを要求されるのである．

　一般に，サービス産業における感情労働では，ネガティブな感情を抑え，ポジティブな感情を表出することを求められる場合が多い．しかし，例えば教員が子どもを叱る場合や，犯人と対峙する際の警察官のように，意図してネガティブな感情表現を用いなければならない職業も存在する．近年はサービス産業化が進展しており，特に日本では「おもてなし」が重視される風土があるため，多くの職業が感情労働的な側面を有するようになっている．

　ただし，一口に感情労働といっても，職業や職種，あるいは従事する職務によって，その程度には差が生じる．感情労働の程度は，1人の客やクライエントに対する感情管理にどの程度の時間をかけねばならないかという「持続時間」，

どの程度の頻繁に感情管理を求められるかという「頻度」，どの程度の強さの感情経験があるかという「強度」，どのような種類の感情を経験するかという「感情の多様性」といった側面から測定することが可能である。このほかにも，感情労働の諸側面を概念化して測定する試みが行われており，国内においても職域ごとに感情労働に関する尺度が複数開発されている。

●**感情労働者が行う「演技」**　感情労働において労働者が行う感情の管理は「演技（acting）」にたとえられ，表層演技と深層演技の2種類の演技形態に大別することが可能である（関谷・湯川 2014）。表層演技とは，表情や仕草，言葉づかいなど，他者（主に客やクライエント）から観察することが可能な外面的な要素を望ましいあり方に調整することを指す。つまり，表層演技は，本心にかかわらず笑顔を見せたり，謝罪の言葉を口に出したりするなど，外面だけを望ましい形に調整すれば足りる。一方の深層演技は，外面のみならず，本心のレベルから感情のあり方を変化させようとする試みを指す。すなわち，深層演技では，自分自身の感情の抱き方や感じ方といった内面を，職業上望ましい状態に適合させることが必要となる。これらの結果，「表出された（職業上求められる）感情」と「本心，真の自己」との間に矛盾や乖離を生み出すことにつながる。こうして生じた感情的な葛藤状態は，感情的不協和と呼ばれる（Abraham 2000）。

●**感情労働に伴う諸影響と課題**　感情労働は一般に，労働者にストレスをもたらす要因（ストレッサー）として位置づけられることが多い。感情労働ストレスによって生じる諸影響は，バーンアウトの促進をはじめ，職務満足感の低下，不安や抑うつ，遅刻や欠勤，離転職といった多様な事柄が指摘されている（Bono & Vey 2005）。特に，表層演技や感情的不協和は，労働者に対するネガティブな影響が大きい。これまでに数多く行われてきた感情労働研究においては，感情労働のネガティブな側面が主に着目されてきた。

　一方で，健康心理学的な観点からは，感情労働のネガティブな側面ばかりを単に列挙するにとどまらず，それに対してどのような具体的対処方略があり得るのかを，実践的な見地から提示していく必要がある。また，労働は我々にネガティブな影響ばかりをもたらすのではなく，ワーク・エンゲイジメントのように，仕事を通じた成長や発見，充実感ややりがいといったポジティブな効果とも関連するものである（島津・江口 2012）ことを踏まえ，働きがいのようなポジティブな視点からも，感情労働との向き合い方を検討していくことが望まれる。[関谷大輝]

📖 **さらに詳しく知るための文献**

[1] 田村尚子（2018）『感情労働マネジメント―対人サービスで働く人々の組織的支援』生産性出版．
[2] 武井麻子（2006）『ひと相手の仕事はなぜ疲れるのか―感情労働の時代』大和書房．
[3] 関谷大輝（2016）『あなたの仕事，感情労働ですよね？』花伝社．

社会的感情

☞「ポジティブ感情」p.106「ネガティブ感情」p.108「ソーシャルサポート」p.350「羞恥と健康」p.576

　社会的感情は明確な学術用語として用いられることは少なく，その定義は曖昧である．しかし，対人関係や他者とのやりとりの中で生じる感情を総じて社会的感情と呼ぶことが多い．この社会的感情に関しては，社会的感情という大きな枠組みでの検討がなされているわけではなく，個別の感情としての研究が進められている．これらの感情についてはそれぞれさまざまな機能をもっていることが明らかにされつつあり，それはいずれも WHO 憲章前文にあげられている健康の一側面，「社会的ウェルビーイング（social well-being）」と関わっている．他者とのよりよい結びつきを考えるという点においても，社会的感情の検討は重要である．社会的感情とされるものには罪悪感，嫉妬や妬み，孤独感，ユーモアなどさまざまあるが，ここでは他者の面前で生じることが多い羞恥や恥，および他者との関係の中で生じる尊敬と感謝を代表的な社会的感情として取り上げる．

●**羞恥や恥**　羞恥（embarrassment）や恥（shame）は代表的な社会的感情の1つである．その感情状態はネガティブなものであり，いずれも他者の面前で行われた自らの行動を振り返って，その行動が望ましくないものであると認識した際に生じる．羞恥は日常行動の阻害因となることが指摘されており，接客行動，異性との対人行動，医療サービス利用行動（12章参照）などさまざまな社会的行動を抑制する．また恥についても健康との関わりが指摘されてきている．例えば恥と抑うつは，失敗への帰属様式がいずれも内的で全体的で安定的であるという点において共通していることや，特性として恥を感じやすい傾向が抑うつや不安，強迫神経症傾向，妄想観念との正の相関が見出されていることなどがあげられる．

　しかしこれらの感情には適応的な機能も存在する．羞恥や恥は他者の面前における不適切な自らの行動の修正を促す．また，赤面や視線回避といった独特のディスプレイは，社会的規範の共有を他者に伝えることで他者からの印象悪化を防いだり，向社会性評価を高めることによって信頼や協力を獲得しやすくする機能ももつ（Feinberg et al. 2012）．

●**尊敬**　尊敬（respect）は，ポジティブな社会的感情の1つとして位置づけられることが多い．尊敬は，自らが価値を置いている領域で，自分よりも優れていると主観的に認知できる他者を尊び敬う感情と定義される．他者に対する尊敬は，道徳的行動や利他行動の促進と密接な関係があることも指摘されている．この尊敬に関する健康心理学的重要性の1つに，「尊敬の自己ピグマリオン過程」がある．J. リーと K. W. フィッシャー（Li & Fischer 2007）によると，尊敬は優れた他者の性質を獲得するよう個人を動機づけ，その他者への追随を促す．そ

してその結果として，優れた特質を入手あるいは自己の中に見つけ，優れた他者と自己認識が一致する方向に変化していくことになる。これが自己ピグマリオン過程である。尊敬やその関連感情について整理した武藤（2018）は，こういった尊敬の機能を軸に個人の成長や発達を考察している。

●感謝　近年研究が盛んになっているポジティブな社会的感情の1つが感謝（gratitude）である。感謝とは，個人にとって価値があると評価しているものを，他者が意図的に提供してくれた，もしくは提供してくれようとしたときに感じる肯定的感情である。感謝は，他者から提供された恩恵を意識したときの感情であるといえるが，感謝の多様性を指摘した蔵永・樋口（2011）によると，その他にも「何事も起こらず平穏に暮らしている」といった状況等でも生じうる。またこの感謝を意識することは，ソーシャルサポートの獲得や主観的ウェルビーイングの増加につながっていることが指摘されている。例えばR. A. エモンズとM. E. マッカロー（Emmons & McCullough 2003）は，参加者に対して感謝日記（その日1日を振り返って感謝したことを5つ記載させる）をつけさせ，その効果を検討している。実験の結果，日記を課されない条件や面倒だったことを記載させる条件に比べて，感謝日記条件においては人生への満足度やポジティブな気分が高くなり，また体調不良の減少や運動量の増加といったように身体的な健康状態の好転にもつながることが示された（ただしこの効果の頑健性や再現性については議論もある。詳しくは Davis et al. 2016 参照）。

また感謝はその表出における対人的機能も注目されている。何らかの恩恵の提供に対して感謝を表明することは，次の恩恵提供の可能性を高めることにつながる。つまり感謝によって他者との互恵性が強まることになる。こういった感謝の対人的機能について，S. B. アルゴー（Algoe 2012）は，Find, remind, & bind 理論にまとめた。すなわち感謝の機能とは，自己にとって有益な他者を「見つけ（find）」「記憶しておき（remind）」「その他者との結びつきを促す（bind）」ことにあるとしている。まさに感謝によって，より健康的で適切な人間関係の構築が促されるというのである。

古代ローマの哲学者キケロは感謝についてこのように述べている。「感謝は最も優れた徳の1つであるというだけではない。ほかのすべての徳の源であるのだ」と。人間関係を構築することは，そこからさらなる恩恵を我々に提供してくれる。この人間関係の構築が感謝によって促されるというアルゴーの理論は，キケロと主張を一にするものであるといえよう。

［樋口匡貴］

□さらに詳しく知るための文献
[1]　有光興記・菊池章夫編著（2009）『自己意識的感情の心理学』北大路書房．
[2]　武藤世良（2018）『尊敬関連感情の心理学』ナカニシヤ出版．
[3]　大平英樹編（2010）『感情心理学・入門』有斐閣アルマ．

ユーモア

☞「ポジティブ心理学」p.30「パーソナリティ」p.78「レジリエンス」p.92「ポジティブ感情」p.106「ストレスコーピング」p.140

　ユーモアという言葉は，長い歴史の中でその意味を大きく変えてきた。本来，ユーモアとはラテン語で液体を表す言葉であったが，四体液説（Humorism）を提唱したギリシャのヒポクラテス，彼の知見をローマに伝えたガレノスを経て，病気の原因や気質の違いを意味するようになった。さらに16世紀後半，ベン・ジョンソン（Ben Johnson 1598）が Every Man in His Humour の中で，4つの気質（ユーモア）に対応する性格を滑稽に描いたことで，同時代の気質喜劇という変わり者の人間模様を描くジャンルの確立につながった。これ以降，次第にユーモアという言葉から病因としての意味は失われ，滑稽な振る舞いそのものや，それによって生じるおかしみや笑いを指すようになった。このような歴史的背景をもつユーモアは，哲学，医学，文学，心理学などさまざまな領域で研究の対象となっているが，その定義は研究者，研究領域間で一致していない。

●**心理学におけるユーモアの定義**　上野（1992）は，ユーモアを「おかしさ」「おもしろさ」という心的現象を表すもの（本項では後述のユーモア感覚と区別するためにユーモア感情とする），ユーモア感情を引き起こす個々の刺激事象をユーモア刺激と定義した。また，ユーモアをもたない社会の存在が認められていないことから，ユーモアは人類に普遍的な特性とする考えもある。R. A. マーティン（Martin 1998）は，ユーモアを個人特性に似たユーモア感覚と定義し，①ユーモア刺激を理解し使用するユーモア認知能力，②ユーモア刺激を鑑賞する美的感覚，③笑う傾向，ユーモア刺激で他者を楽しませる習慣的行動パターン，④明朗性などの情動に関連した気質特性，⑤世界のありようを肯定的に受け入れる態度，⑥ストレス場面でユーモアコーピングを用いる傾向の6つに分類した（Martin 2007）。その機能や役割の観点から，ユーモアをより狭義に定義した研究もある。S. フロイト（Freud 1928）は，普段抑制されている思考や感情をジョークによって表出し，笑うことで抑圧された負のエネルギーが発散されることから，ユーモアを最も適応的な防衛機制と述べている。G. W. オルポート（Allport 1961）や A. H. マズロー（Maslow 1954）は，社会適応的，自己実現的な人は，自己のもつ問題を俯瞰し，それを笑うことのできる適応的なユーモアスタイルをもつと述べている。

●**ユーモアと健康**　喜劇や映画などのユーモア刺激によって引き起こされるユーモア感情は，抑うつや不安感などのネガティブ気分を改善する効果があるが，ユーモア刺激を長期にわたり提示しても健康状態の改善が認められないとする報告があることから，その影響は短期的，一時的な効果に限定されると考えられて

いる。一方，明朗性や楽観性などのユーモア感覚を構成する個人特性は，高い幸福感や長期的，日常的なユーモア感情と関連することが報告されている。長期間にわたりユーモア感情を感じやすい人は，高い免疫反応をもち，病気の兆候を示しにくく，長寿などの身体的健康を示しやすい。加えて，他者との社会的結びつき，サポート知覚，適応的対処方略など，高い社会的健康も示しやすい。ユーモア刺激やユーモア感情によって引き起こされる笑顔や笑いは，強い気分改善効果をもっているが，仮にそれらが意図的（つくり笑いや笑いエクササイズなど）であったとしても，肯定的気分を喚起することが報告されている。また，ストレッサーに対する見方を変えるユーモアコーピングが，ストレス反応に対する緩衝効果をもつことが報告されている。しかし，欧米で得られた知見は必ずしも日本人を対象とした研究で再現されておらず，文化的視点から日本人特有のユーモアコーピングを検討する必要性が指摘されている（椛本・山崎 2010）。

●ユーモアスタイルと健康　日常生活で使用されるユーモアの個人差をユーモアスタイルといい，マーティンほか（Martin et al. 2003）による分類が多くの研究で受け入れられている。他者を楽しませたり他者との緊張関係を解消する目的で使用される「親和的ユーモア」，自分の人生を面白可笑しくとらえ，ネガティブ感情調節の機能をもつ「自己高揚的ユーモア」，皮肉やからかいなど，他者を批判し嘲笑する「攻撃的ユーモア」，他者の機嫌をとったり他者からの承認を得るために，自分の真の気持ちを隠し，自分を犠牲にする「自虐的ユーモア」の4分類である。このうち自己高揚的ユーモアは，フロイトやオルポートらの述べたユーモアに相当すると考えられており，親和的ユーモアとともに健康的ユーモアとされている。これら健康的ユーモアスタイルを用いやすい人は，抑うつ，不安，否定的感情が低く，自尊心が高く，肯定的感情を感じやすい。ただし，親和的ユーモアの効果は，自己高揚的ユーモアに比べて弱い傾向がある。一方，自虐的ユーモアと攻撃的ユーモアは健康を阻害するユーモアに分類され，不安や抑うつ，低い自己効力感や幸福感，自己の適性や能力への気づきにくさと関連している。さらに，これらのユーモアスタイルの違いは，対人関係の質にも影響することが指摘されている。健康的ユーモアは，重要な他者との関係性をより親密であると評価し，友人からのサポートへの高い満足感，孤独感や対人不安感の低さと関連している。一方，自虐的ユーモアは，これら他者との良好な関係性と負の関係性を示し，回避的アタッチメントスタイルや社会的スキルの欠如と関連する。

[藤原裕弥]

📖 さらに詳しく知るための文献
[1]　上野行良（2003）『ユーモアの心理学―人間関係とパーソナリティ』サイエンス社.
[2]　Martin, R. A.（2007）*The psychology of humor*, Academic Press.（野村亮太ほか監訳（2011）『ユーモア心理学ハンドブック』北大路書房.）

友人関係

☞「ソーシャルサポート」p.350「対人ストレス」p.370

　健康維持と増進の要因はバイオ（bio），サイコ（psycho），ソーシャル（social）各側面において多様である。このうち，ソーシャルの側面からの重要な要因に友人関係がある。『大辞泉』（2012）によれば，友人とは「互いに心を許し合って，対等に交わっている人」とされる。しかしながら，社会的に使われる「友人」の定義は広範で，その用法は各々の主観的語感に依存しているとさえいえる。

　心理学領域において，友人関係と適応あるいは健康に関する研究はこれまでも非常に多く，そこでは友人関係あるいは対人関係ないし交友関係が，我々の生活に寄与，または負荷する要素として取り扱われている。つまり，友人関係のもついわば健康増進（促進）的意味と適応阻害的側面として記述されているといえる。前者について，例えば友人から得られる有形無形のソーシャルサポートはストレッサーの影響を緩衝する効果を有しており，その結果としてストレス反応としての心身の健康に肯定的な影響を及ぼすことが知られている。また，後者については対人ストレスといったキーワードなどで研究が進められており，橋本（1997）では，上記のように個人へのサポート資源になる対人的ネットワークの多さは，一方ではディストレスの最も強い規定因になることも指摘されている。近年では，ソーシャルメディアを介した直接的接触を伴わない友人関係についての言及もあり，前述のように，友人関係の定義そのものが問われる状況となっている。

●**児童期から青年期における友人関係**　この時期の友人関係については，その多くが学校適応感すなわち個人の社会的機能性との関連で検討がなされている。例えば藤原ほか（2014）では，対人感謝尺度を構成する中で，当該尺度はポジティブ感情や共感性，友人関係の良好さと正の関連を見出している。また，地井（2010）は，中学生に対して登校回避感情と自己肯定意識に関する調査を行い，男子では「充実感」「学校への反発感傾向」「友人関係における孤立感傾向」が登校嫌悪感に影響しており，女子では，「充実感」「自己閉鎖性・人間不信」「学校への反発感傾向」が影響していたと報告している。つまり，この時期，友人関係の良好さやその主観的認識は，他者への柔和な態度を醸成し，社会適応を促進する要素となっているといえるだろう。他方，友人関係への不満は，自他への否定的感情を誘発させやすく，結果として適応上の問題の背景となりやすいと考えられる。

●**成人期から老年期における友人関係**　この時期における対人関係あるいは交友関係の意味については，しばしば個人の生活満足度や主観的幸福感との関連で記述されている。

　また，他者との接触頻度と生活満足度との関連に言及している調査（村

田 2018)では，他者との接触や友人数が多いほど生活に満足している割合が高く，特に40～50歳代の中年男性では，悩みごとの相談相手の人数によって生活満足度が大きく異なることが報告されているという。60歳以上の高齢者を対象とした友人関係に関する調査においては，男性では友情の持続時間（期間）は女性よりも長く，男女ともに友情への満足度は自覚的な幸福と正の相関があることが示唆されている（山岡・松永 2013）。また，友人関係への期待と主観的幸福感について言及している報告では，現実の友人関係が「気楽であり」「有用である」者ほど，主観的幸福感は高かった。また，男女とも気楽な関係を期待している者ほど，主観的幸福感は高かった。これらの結果に性差はなかった（和田 2012）という。

　成人期から老年期においてもまた，友人関係は個人の生活満足度や幸福感といった，「健康で充実した」生活と関連していることが一貫して示されているといえる。しかしながら，友人関係のどのような機能がそれに寄与しているのかについては，これまでのところ十分に触れられてはいない。この点に関し，対人関係と主観的幸福感との関係について検討した前野・松本（2010）では，多数との対人関係は生活満足と直接的な関連をもたず，数多くの交友をもつことよりも多様な交友関係をもつことが，生活満足を高めると指摘している。このことは，単に友人が多いという事実自体が個人の生活満足度に貢献するのではなく，多様な友人関係による多彩な活動経験や，それによる新たな活動に対する自己効力感の形成や維持さらには類似活動への探索や参加といった形で現実生活を「豊かに」感じさせていると考えられる。

●ソーシャルメディアを介した友人関係　ソーシャルネットワーキング（SNS）を介した友人関係と健康や生活の質の関係については，近年しばしば検討がなされている。一般に，インターネット依存や悪意ある他者との接触による問題などが懸念されている。しかしながら，上東ほか（2016）はSNSを介した交流が，共感力や現実の友人関係，QOL（生活の質）を連鎖的に向上させ，その促進効果が現実の友人関係やQOLに与える影響は，SNS疲れやテクノ・ネット依存症傾向の悪影響よりも強いこと，さらにはネット共感力が現実共感力を向上させる可能性も指摘している。経験としての友人関係の持ち方に新たな側面が加わったといえる現在では，その意義や影響についてさらなる検討が必要となるだろう。

［東條光彦］

さらに詳しく知るための文献

[1] 永房典之編著（2008）『なぜ人は他者が気になるのか？―人間関係の心理』金子書房.
[2] 岡田 涼（2013）『友だちとのかかわりを促すモチベーション―自律的動機づけからみた友人関係』北大路書房.
[3] 岡田 努（2010）『青年期の友人関係と自己―現代青年の友人認知と自己の発達』世界思想社.

家族関係

☞「家庭のストレス」p.136「成人のストレス評価」p.176「家族療法」p.464

　家族関係は個人の健康にさまざまな影響を及ぼすことが知られている。例えば，有名なものとしてはT. ホームズとR. レイ（Holmes & Rahe 1967）による社会的再適応評価尺度がある。結婚を50としてライフイベントのストレッサーの評価を行ったところ，配偶者の死が100点であったことをはじめ，離婚（73点），別居（65点）といった家族にまつわるライフイベントが高得点であった。

●ストレッサーとしての家族関係　家族関係がストレッサーとして働く1つの要因として，家族の発達段階の移行がある。個人のライフサイクルと同様，家族にもライフサイクルがあり，原家族からの独立を経て，結婚により家族が誕生し，その家族の終焉に至るまでをM. マクゴールドリックほか（McGoldrick et al. 2011）は7段階に分け発達課題を示した。それらは①未婚の若い成人の巣立ちの段階，②結婚による新しい家族を形成する段階，③小さな子どものいる家族の段階，④思春期の子どものいる家族の段階，⑤子どもの巣立ちの段階，⑥中年期後期の家族，⑦晩年期の家族である。家族の発達課題は，例えば第1段階においては，自分の育った家族における自己分化の確立（関係性の中で個を維持し，個人の中で感情過程と知的過程の調和を保つ能力）が課題の1つとなる。第6段階においては，自分たちの世代の役割が移行していくことを受け入れ，より若い世代が中心的な役割を果たすようサポートすることなどが課題となる。すなわち，段階の移行に伴い自身の役割の変化を受け入れたり，家族システムの再調整を行ったりすることが課題となり，それらは個人にとってもストレッサーとして働く。また，発達段階の移行期をはじめとする家族の変化が求められる状況では，家族の構造や機能を安定的に保ち留まろうとする働き（モルフォスタシス）に加えて，変化を起こそうとする働き（モルフォジェネシス）も生じるため，これらのバランスを取りながら進んでいくことが必要となる（Speer 1970；布柴 2008）。

●家族にかかるストレッサー　マクゴールドリックほか（McGoldrick et al. 2011）によると，個人および家族には水平的ストレッサーと垂直的ストレッサーがかかっている。水平的ストレッサーとは家族の発達に伴い生じるストレスであり，①家族ライフサイクルの移行によるもの，②予測不可能な出来事によるもの（不慮の死，トラウマ〔心的外傷〕，事故，慢性疾患，失業，災害など），③歴史的，経済的，政治的出来事によるもの（戦争，景気の後退，政治状況など）を含む。一方，垂直的ストレッサーとは，比較的長く継続的に個人や家族に影響を及ぼすストレッサーである。さまざまなシステムのレベルに存在し，個人レベ

ルでは生得的能力の程度（例えば先天的異常），家族レベルでは世代を超えて家族が受け継いでいる負因（暴力の繰り返しなど），さらにより大きなシステムであるコミュニティや社会レベルで家族が長く置かれている状況にまつわるもの（差別，偏見など）といったものがこれにあたる。水平的ストレッサーが家族や個人に及ぼす影響の大きさは，垂直的ストレッサーの状況によって変わる。例えば，先のライフサイクルのうち，第3段階で子どもを家族に迎える際には水平的ストレッサーが経験されるが，母親自身が自分の親との間に良好な関係を体験したことがないという世代にわたる垂直的ストレッサーの影響があれば，そのストレスはより大きなものとなりうる。

●**家族関係のポジティブな影響**　一方で家族関係は個人にポジティブな影響を与えることも示されている。例えば，福岡・橋本（1997）は，大学生と中年期成人の男女を対象として，家族および友人関係のソーシャルサポートが個人の抑うつに及ぼす影響を検討した。その結果，家族関係がストレスに対して緩和的効果をもつことが部分的に示された。しかし，家族関係から得られるソーシャルサポートの意味合いは，性別や個人がライフサイクルのどこに位置づけられるのかとそれによって期待される役割によって異なり，こうした視点が家族の影響を読み解くうえで重要であることが示された。また，家族の影響について，重大なライフイベントとの関連で検討した研究もある。坂口ほか（1999）は，1年以内に配偶者と死別し，子どもと同居している寡婦および寡夫を対象とした研究を行った結果，配偶者と死別した者は，健在である既婚者に比べ，精神的健康度が低いものの，配偶者死別群の「不安，不眠」「うつ傾向」は，家族の凝集性（まとまりの良さ）と表出性が高い適応家族において最も良好であることが見出されている。

さらに，心身の疾患に対する治療の際にも家族関係は重要となる。例えば統合失調症患者の家族研究においては，入院直後に「批判的コメント」「敵意」「情緒的巻き込まれ」が多い家族（高EE〔emotional expression〕家族と呼ぶ）においては，それらが少ない家族（低EE家族）と比較して退院後の患者の再発率が高いことが示され（Brown et al. 1962），その後も数多くの追試が行われてきた。しかし続いて，家族に疾患に関する情報提供をはじめとする心理教育を行うことによって，家族のEE，ひいては再発率も低下させうることが示されるようになった（Leff et al. 1985）。家族関係が患者に及ぼす影響の再認識とともに，治療の際に家族も視野に入れる必要性が示され，家族心理教育は現在では統合失調症に限らず多くの疾患の治療で行われている。

　　　　　　　　　　　　　　　　　　　　　　　　　　　　［興津真理子］

📖 **さらに詳しく知るための文献**

［1］日本家族研究・家族療法学会（2013）『家族療法テキストブック』金剛出版．

対人ストレス

☞「トランスセオレティカルモデル」p.32「ライフイベント理論（ストレス刺激説）」p.128「ストレスコーピング」p.140「ストレス反応」p.152「ウェルビーイング」p.156

　対人関係に起因するストレスフルな（嫌な）出来事のことを対人ストレッサーと呼ぶ。対人ストレッサーは，日常生活で最も頻繁に経験されるストレッサーの1つであり，仕事や経済状況といったほかの種類のストレッサーと比べて，メンタルヘルスに対してより大きな悪影響を及ぼす。対人ストレッサーに対するコーピング（対処方略）のことを対人ストレスコーピングという。対人ストレスコーピングは，メンタルヘルスの2つの側面，すなわちストレス反応，不安，抑うつなどのネガティブなメンタルヘルスと関係満足感，幸福感，QOL（生活の質）などのポジティブなメンタルヘルスの両方に影響を与える。

●**対人ストレッサー**　対人ストレッサーは大きく3つに分類される（橋本 2005，2006）。1つ目は対人葛藤であり，他者が自分に対してネガティブな態度や行動を示す状況のことである。具体的には，「自分の意見を相手が真剣に聞こうとしなかった」「相手が都合のいいように自分のことを利用した」といった状況が該当する。2つ目は対人過失であり，自分に非があって相手に迷惑や不快な思いをさせてしまう状況のことである。例えば，「相手に対して果たすべき責任を，自分が十分に果たせなかった」「自分のミスで相手に迷惑や心配をかけた」などの状況があげられる。3つ目は対人摩耗であり，自他ともにネガティブな心情や態度を明確に表出してはいないが，円滑な対人関係を維持するためにあえて意に添わない行動をしたり，相手に対する期待はずれを黙認したりするような状況のことである。例としては，「自分のあからさまな本音や悪い部分が出ないように気を遣った」「その場を収めるために，本心を抑えて相手を立てた」などの状況がある。

　対人ストレッサーの経験頻度は，対人関係の種類によって異なる。発達段階にかかわらず，小学生から大学生において，友人関係では対人過失や対人摩耗と比べて，対人葛藤の経験頻度が低い。一方，親子関係では対人葛藤や対人摩耗と比べて，対人過失の経験頻度が高い。

●**対人ストレスコーピング**　対人ストレッサーと同様に，対人ストレスコーピングもまた，大きく3つに分類される（加藤 2000，2003）。1つ目はポジティブ関係コーピングであり，対人ストレッサーを生じさせる対人関係（ストレスフルな対人関係）に対して，積極的にその関係を改善し，よりよい関係を築こうと努力するようなコーピングである。例えば，「相手を受け入れるようにする」「相手の気持ちになって考えてみる」などがあげられる。2つ目はネガティブ関係コーピングであり，ストレスフルな対人関係に対して，そのような関係を放棄・崩壊

させるようなコーピングである。例として,「話をしないようにする」「関わり合わないようにする」などがある。3つ目は解決先送りコーピングであり,ストレスフルな対人関係を問題とせず,時間が解決するのを待つようなコーピングである。具体的には,「あまり考えないようにする」「何もせず,自然のなりゆきに任せる」などが含まれる。

対人ストレスコーピングの使用頻度は,発達段階にかかわらず,小学生から大学生において,ポジティブ関係コーピングや解決先送りコーピングと比べて,ネガティブ関係コーピングの使用頻度が低い。対人ストレスコーピングとメンタルヘルスとの関連については,一般に以下のような傾向がみられる。①ポジティブ関係コーピングの使用頻度が高いほどストレス反応,不安,抑うつが増大し,加えて関係満足感,幸福感,QOLも増大する(ただし,無関連となることも少なくない)。②ネガティブ関係コーピングの使用頻度が高いほどストレス反応,不安,抑うつが増大し,関係満足感,幸福感,QOLが減少する。③解決先送りコーピングの使用頻度が高いほどストレス反応,不安,抑うつが減少し,関係満足感,幸福感,QOLが増大する。すなわち,3種類のコーピングのうち,メンタルヘルスに最もよい影響を与えるのは,解決先送りコーピングということになる。

●対人ストレス過程における社会的相互作用モデル　対人ストレスコーピングとメンタルヘルスの関連を説明するモデルが「対人ストレス過程における社会的相互作用モデル」である(加藤 2006)。このモデルによると,対人ストレスコーピングは2つの過程を通してメンタルヘルスに影響を与える。第一過程は,コーピングの使用が実行者自身のメンタルヘルスに「直接的」に影響を与える過程である。一方,第二過程は,コーピングの使用が受け手の感情・行動・関係性を仲介し,実行者自身のメンタルヘルスに「間接的」に影響を与える過程である。ポジティブ関係コーピングは,メンタルヘルスを第一過程では低下させ,第二過程では向上させる。ネガティブ関係コーピングは,両過程ともにメンタルヘルスを低下させる。解決先送りコーピングは,両過程ともにメンタルヘルスを向上させる。

加藤(2007)によると,ポジティブ関係コーピングとネガティブ関係コーピングは,ストレス反応や抑うつに対しては主に第一過程を通じて,関係満足感やQOLに対しては主に第二過程を通じて影響を及ぼす。解決先送りコーピングは,ストレス反応,抑うつ,関係満足感,QOLいずれに対しても主に第一過程を通じて影響を及ぼす。　　　　　　　　　　　　　　　　　　　　　　[谷口弘一]

📖 さらに詳しく知るための文献
[1] 橋本　剛(2005)『ストレスと対人関係』ナカニシヤ出版.
[2] 加藤　司(2007)『対人ストレス過程における対人ストレスコーピング』ナカニシヤ出版.
[3] 加藤　司(2008)『対人ストレスコーピングハンドブック―人間関係のストレスにどう立ち向かうか』ナカニシヤ出版.

社会的排斥

☞「痛みの測定」p.234「ソーシャルサポート」p.350

　仲間外れやいじめは，対象となった者の健康にさまざまな悪影響を及ぼす。他者からの無視や拒絶にみられる社会的排斥は，単に受け手の社会的健康を阻害するだけなく，心の痛みとして身体的，精神的にも受け手の健康を傷つけるのである。

　進化の過程において，人の生存や健康には他者とのつながりが欠かせなかった。このため，現代に生きる我々にも他者とのつながりを希求する所属欲求が備わっていると考えられている。他者から拒否されたり排斥されることは，この所属欲求を脅かす状況であるため，その警告反応として我々にはいくつかの特徴的な反応が生じる。

●排斥により生じる心の痛み　N. I. アイゼンバーガーほか（Eisenberger et al. 2003）は，他者から排斥された場合の脳反応が，身体に痛みを感じた際の脳反応と類似している可能性を示している。彼らの研究では，サイバーボール課題を用いて排斥経験を操作した。この課題は，モニターを通じて3人のプレーヤー間でボール回しをするもので，実験の前半では全員の間で交互にボールがパスされるが，後半に入ると3人のうち2人のプレーヤー間でのみパスが回され，1人のプレーヤーには一切ボールが回ってこなくなるというものである（図1）。実験参加者をこのボールが回ってこなくなるプレーヤーに割り当てることで，排斥された状態が操作された。この手続きによって，排斥を経験した実験参加者の脳血流を調べると，脳内の前部帯状回背側部（dACC）と右腹側前頭前野（rVLPFC）が活性化していた。これらの領域は身体的な痛みを経験した場合の評価や制御に関わる領域と一致している。また，その後の研究で，実験室における身体的な痛みへの感受性とサイバーボール課題後の社会的痛みの程度に正の相関があることも示されている（Eisenberger et al. 2006）。これらのことから，排斥を経験することによる社会的痛みには身体的な痛みと共通した神経基盤をもつことが示唆される。

　また，アイゼンバーガーほか（Eisenberger et al. 2003）の研究では，上記の脳部位の

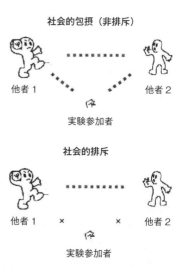

図1　サイバーボール課題における排斥の操作（上が受容されている場合で下が排斥された場合）［小野田（2010）］

活性化の程度は排斥経験後のディストレスの強さとも関連しており，前部帯状回背側部（dACC）の活性は不快さと正の相関を，右腹側前頭前野（rVLPFC）の活性は不快さと負の相関を示した。したがって，前部帯状回背側部（dACC）が排斥経験による社会的痛みの感じやすさに対応し，右腹側前頭前野（rVLPFC）がその制御に対応しているといえる。

●排斥後の反応　排斥により生じる心理的反応として，個人の所属感覚が低下する以外に，状態自尊心，統制感，存在の有意味性においても低下がみられる。つまり，排斥されることで，その時点での自身に対する評価が低下し，他者との相互作用に対する影響力を限られたものと考えやすくなり，自分の存在を意味のないものと感じやすくなる。K. D. ウィリアムス（Williams 2009）によると，排斥後の行動がどのようなものになるかは，上記の中でどの感覚の変化が生じたかによって異なる。所属感覚や状態自尊心が低下した場合，人は関係性を取り戻すことに動機づけられ，社会的な手がかりに注意を向けやすくなったり，他者への同調を示しやすくなったりする。一方，統制感や存在の有意味性が低下した場合，それらを回復しようと他者への攻撃的な行動や態度，報復や非難，他者への統制を強める。

●排斥後の悪影響を調整する条件　排斥を経験することによる社会的痛みの程度は，他者から受容されている程度によって異なる。日常生活においてソーシャルサポートを得やすい人は，排斥を経験したとしても前部帯状回背側部（dACC）があまり活性化しない。また，恒常的に他者からの受容を感じやすい特性自尊心の強い人でも同様の結果が示されている。他者から受容されている感覚をもちやすい人は，排斥を経験したとしてもその悪影響を受けにくいといえる。また，排斥による社会的痛みを制御できる程度に個人差のあることも確認されている。その1つが拒絶への感受性である。これは，他者からの拒絶を不安をもって予期し，それを知覚しやすく，またそれに対して過剰反応するような個人特性を指す。E. クロス（Kross 2007）の研究では，排斥を暗示するような絵画を見た場合に，拒絶感受性の強い人ほど右腹側前頭前野（rVLPFC）の活性の程度が低かった。このことは，拒絶感受性の高い人があまり社会的痛みを制御できない可能性を示している。そして，ほかの研究（Ayduk et al. 2008）では，拒絶感受性の高い人が他者から拒絶されるとその相手に対して攻撃的に振る舞うことも示されている。これらのことから，拒絶感受性の高い人は，排斥を経験した後の社会的痛みを自身の中でうまく制御できず，他者に対する行動の中で制御しようとするのだといえる。

［相馬敏彦］

📖 さらに詳しく知るための文献
[1] 浦　光博（2009）『排斥と受容の行動科学――社会と心が作り出す孤立』サイエンス社．
[2] 浦　光博・北村英哉編著（2010）『個人のなかの社会（展望 現代の社会心理学 1）』誠信書房．

スピリチュアリティ

☞「健康」p.6「健康観のアセスメント」p.238「安楽死・尊厳死」p.304「緩和ケア」p.396「がん患者へのカウンセリング」p.500

　人間の健康を理解し援助するためには包括的な観点が不可欠であり，WHO（世界保健機関）の健康の定義における身体的・心理的・社会的な健康の概念や，医療における人間理解としてのBPS（Bio-Psycho-Social）モデルが重視されている。しかし，例えば終末期ケアなど，通常の医科学的支援だけでは十分な対応ができない状況では，科学や社会通念を超越した観点から人間や健康を理解する必要性が出てくる。その際に重要となる概念がスピリチュアリティと宗教である（杉岡2014）。1998年にWHOで健康の定義が再検討された際に，健康の概念にスピリチュアルな観点を追加することがイスラーム系諸国から提案されたが（臼田ほか2004），死の危機などの特別な状況に限らず，健康に関わる行動や食事などについて研究するだけでも，本来は文化や宗教を考慮する必要がある。

　スピリチュアリティと宗教は，いずれも自己の存在や人生に独自の意味や価値を与える点で共通しているが，異なる概念である。心理学においては，W. ジェームズ（James）やA. H. マズロー（Maslow）が，スピリチュアリティの発現である宗教経験や至高体験などの超越的体験を，組織宗教の文脈から切り離して研究したが，本項でも，スピリチュアリティを個人的・体験的なものとして，宗教を組織的・思想的なものとして区別して扱う。また，V. E. フランクル（Frankl）のように，人間の精神（spirit）を身体や心理とは別次元のものとする観点から，心身の健康や病気という軸とは独立した次元にスピリチュアリティを位置づける（図1）。

●健康における科学と宗教とスピリチュアリティの位置づけ　西洋自然科学の目的は普遍的な真理の探究であり，個人的な価値や意味を扱わない。そのため，病気や死などネガティブなものとして共通理解を得られる対象に限定して，消極的健康（health）に関する医科学的研究や実践が行われてきた。しかし，積極的健康（ウェルビーイング）を扱う場合は，何が良くて（well）何がポジティブなのか価値基準を設ける必要があり，文化や宗教の問題を考慮せざるを得なくなる。人々の健康支援に携わる者は，不可避的に価値や意味の問題に関わるので，相手だけでなく自分がどのような価値観や思想をもっているか，自覚している必要がある。また，死を迎えて病気の回復や健康が望めないときな

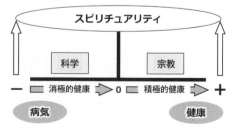

図1　スピリチュアリティの位置づけ

どは，患者自身にとっても支援者にとっても，存在や人生に新たな意味や価値を賦与する独自の物語が必要になる。組織的な宗教の教えや個人的な超越的体験（スピリチュアリティの発現）が，その役割を果たすことが期待される。

●**実践におけるスピリチュアリティ**　超越的体験は，死の危機や災害などによる喪失体験において，自己の本質と直面することで生起することがある。そのような極限の状況にある人々への支援の場を中心に，スピリチュアルケアの実践が展開されている。研究と教育も進められ，2012年から日本スピリチュアルケア学会の認定資格として「スピリチュアルケア師」が養成されている（鎌田編 2014-16）。日本を筆頭に世界中で高齢化が進む一方，医療制度が経済的に破綻しつつあり，「死すべき存在」としての人間や自己の問題に直面する人々の増加が見込まれる今，スピリチュアリティを考慮することの重要性はますます高まると思われる。スピリチュアルケアの文脈でのスピリチュアリティの定義として，「人生の危機に直面して「人間らしく」「自分らしく」生きるための「存在の枠組み」「自己同一性」が失われたときに，それらのものを自分の外の超越的なものに求めたり，あるいは自分の内面の究極的なものに求める機能」（窪寺 2004：8）がある。しかし，スピリチュアリティの発現は，マズローが自己実現者の特徴として至高体験を見出したように，危機的状況に限らず日常生活においても，大自然の中や瞑想やスポーツの場などで体験される幅広いものである（坂入 1999）。

●**スピリチュアリティの研究**　スピリチュアリティの定義に関して H. G. コーニック（Koenig 2008）は，臨床実践で用いる際には幅広い内容を包含するとしても，科学的研究のための定義は限定的であるべきだとし，スピリチュアリティ自体とその結果としての良好な状態を区別すべきことを指摘している。そこで，スピリチュアリティを単に「超越的な存在や本質的な自己を体感する機能」ととらえ，「その体験を通して自己の価値や人生の意味がもたらされる」と分割して考えることで，研究や多様な領域での活用が可能になる。すでに，スピリチュアリティや宗教が心身の健康にどのような影響をもたらすか，メンタルヘルスや障害受容，免疫系・内分泌系・心血管系の機能などへの効果に関する多様な研究が進められている（Koenig 2008）。また，超越的体験に関しては，その特徴や状況に共通性があり，何らかの神経基盤があることが想定されるため，脳科学的な研究も行われている（Jeeves & Brown 2009）。　　　　　　　　　　　　［坂入洋右］

📖 **さらに詳しく知るための文献**
[1]　鎌田東二編（2014-16）『講座スピリチュアル学』全7巻，ビイング・ネット・プレス．
[2]　Koenig, H. G.（2008）*Medicine, religion, and health: Where science and spirituality meet*, Templeton Press.（杉岡良彦訳（2009）『スピリチュアリティは健康をもたらすか—科学的研究にもとづく医療と宗教の関係』医学書院．）
[3]　杉岡良彦（2014）『哲学としての医学概論—方法論・人間観・スピリチュアリティ』春秋社．

文化と健康

☞「スピリチュアリティ」p.374「健康の地域差 (日本)」p.384「健康の地域差 (世界)」p.386

　健康の定義として一般的なものは，WHO（世界保健機関）憲章による「健康とは，単に疾病がないとか虚弱でないというばかりでなく，肉体的，身体的，社会的に完全に良好な状態である」（日本 WHO 協会 2010）であろう。しかし健康であるかどうかは，その個人が生活する文化的文脈に基づいて考えられる身体状態であり文化の影響を大きく受けている。また，正常・異常という概念は，個人の行動規範の背景にある共通の信念と価値に基づいており，ある文化で健康とみなされていることでも，別の文化ではきわめて不健康とみられることもある。文化にはさまざまな概念があるが，M. レイニンガー（Leininger 1991）は「ある特定の集団の思考や意思決定やパターン化された行為様式を支配する学習され共有され伝承された価値観，信念，規範，生活様式」と定義する。こうした文化は，家族，社会集団の形成，個人の成長や発達，コミュニケーション，宗教などに影響を及ぼし，複雑に接触，融合し変化を遂げている。すなわち，異なる文化的背景をもつ人の健康を考える場合には，文化が個人の健康行動や病気に対する認識や，周囲の人々の保健医療サービスに対する態度に影響を与えることや，健康に対する価値観や習慣が異なることを理解することが重要となる。

●**健康観の文化差**　健康の問題について考えていく場合には，その社会における信念や価値観に基づく文化的な解釈が求められる。肉体的・精神的・社会的に病気がないことを健康であるとする文化がある一方で，自然と逆らわず調和し生活することが健康であると考える伝統的社会も数多く存在する。医療人類学では，「疾病」は個人の生物学的・心理的・身体的プロセスにおける不調や不適応，「病い」は疾患や不快なことに対する反応として考えることができ，病者にとってはどんな「疾病」でも，固有の苦しみを伴った「病い」となる。「病気」とは，「疾病」と「病い」の両方を含み，病者，医師，そして周辺の人々とのやりとりからの影響を受ける，社会的な経験の過程を表す概念とみなせる（池田・奥野編 2007）。つまり，文化によって健康観は異なり，社会的文化的な解釈を伴って，人は自らが病気かまたは健康な状態であるかを判断している。例えば，ある文化圏では，子どもに寄生虫がいることは普通のことであり病気ではなく，サハラ以南アフリカではマラリアは日常茶飯事のことで病気と認識されない。さらに，多くの文化には民族病が存在し，その社会においてのみ文化的に「病気」として解釈される身体状態がある（Skolnik 2017）。例えば，メキシコにおける女性の「ススト」は過重な労働と多くの子どもの育児，かつ夫からの暴力などが原因で脱力感に襲われる状態であるが，この身体状態を西洋医学による診断では疲労感，伝

統医療では魂が衝撃を受けた状態として扱われる(武井 1993)。
● **文化に根差した健康法**　病気の原因に対する考え方は文化によって異なるが,同様に健康な状態を維持するための健康法も多様性が認められる。例えば,西洋医学に基づく考え方では,インフルエンザや肺炎といった疾患に罹患した場合,その原因となるウイルスを特定し排除,治療を行おうとする。東洋的な伝統医療に重きをおく文化では,病気を体温,活力,臓器の異常の「身体のバランス」,恐怖,悲しみの「感情」として考え,自覚症状や病態に対し漢方やアロマセラピー,心理療法,食事療法などといった治療が行われる。東洋における代表的な伝統療法には,中国伝統医学(漢方を含む)のほか,インド伝統医学,ユナニ医学,チベット医学がある。それらの治療法には中国伝統医学では薬草治療や気功・経穴・鍼灸,インド伝統医学ではアーユルヴェーダ・ヨーガ・瞑想,ユナニ医学では4体液説に基づいた複合の薬草処方・瀉血療法,チベット医学では中国医学やペルシャの医学が統合され,薬草治療・鍼灸・吸角療法などがある(上馬場 2004)。西洋医学における医療関係者は薬剤師,看護師,助産師,医師,歯科医師がいる。伝統的医療では,病気の原因を魔女,悪魔,悪霊の憑りつきの「超自然現象」ととらえることから,土着的なシャーマン,産婆,聖職者,魔女,魔術師,僧侶などがいるし,中国伝統医学には治療師,漢方医,鍼灸師が存在する(Skolnik 2017)。このように文化によって異なる健康観に対して,さまざまな健康法が存在する。しかし,多くの文化で人々は西洋医学と東洋医学を併用し,まずは民間療法として常備薬の内服や水分摂取や休養を考え,回復が困難な場合に病院での受診や医療関係者へ相談をするといった行動をとるのが一般的である。
● **健康に影響を与える文化**　個人が属する文化の健康信念に基づいて行動することで,良くも悪くも文化が集団の健康観を形成し,身体的・精神的健康に影響を与える場合がある。例えばアフリカや中東,イスラームに存在する女性の陰核切除からの感染,社会構造に根ざした女性差別や食事の不平等,就学する環境がなく避妊知識をもたないことによるHIV感染リスクの増加,宗教における輸血・血液製剤の使用禁止による医療行為の制限などがある。しかし,他の地域での行為が非合理的にみえても,その社会文化的文脈においては自然との調和のとれた健康状態であるという可能性も考えられる。自己が属する文化的解釈や枠組みを超えて,その個人の属する文化から健康を考える必要があろう。　　　[畠中香織]

📖 **さらに詳しく知るための文献**

[1] Skolnik, R.(2017)*Global health 101, Intersectoral approaches to enabling better health*, Jones & Bartlett Learning.(木原正博・木原雅子訳(2017)『グローバルヘルス—世界の健康と対処戦略の最新動向』メディカル・サイエンス・インターナショナル.)
[2] 池田光穂・奥野克巳編(2007)『医療人類学のレッスン—病いをめぐる文化を探る』学陽書房.

異文化適応

☞「ソーシャルサポート」p.350「ソーシャルスキル」p.352「文化と健康」p.376「異文化滞在者」p.380「EPA」p.382

　異文化適応とは，慣れ親しんだ環境を離れて異文化環境に滞在するとき，新しい環境に慣れて過ごせるようになることをいう。「異文化」の範囲としては，主に異なる国や地域，民族などが想定されてきた。しかし異質さをもった環境への移行であれば，家風や社風のように，多かれ少なかれ異文化性に向き合う。

　「適応」は，初期には精神医学的な病的状態がみられないことを指し，医学モデルによる見方が強かった。その後，当該社会での問題や困難の少なさ，満足感などの主観的評価も対象にするようになっていった。今日では，新たな社会文化的環境にどのくらい馴染めたかという，文化変容や社会的達成も注目されるようになっている。臨床心理的な適応観から社会心理的な適応観に，とらえる範囲が拡大してきたといえるだろう（Ward et al. 2001）。

●**異文化環境への移行と健康**　国際化が進む今日，異文化との邂逅はかつてよりずっと身近である。国や地域が遠く離れるほど，いわゆる文化間距離が広がる。文化が異なれば，当たり前と思ってきたことが通用しなくなる。ゲストからすれば，例えば言葉が通じない，社会常識がわからないことで，社会的有能性の低い状態に陥る（迫・田中 2017）。社会の多数派となるホストからみれば，社会的カテゴリーの違う少数のゲストが，意識的であれ無意識的であれ，従来の常識に従わないと感じると，違和感が有形無形の社会的圧力に結びつくことがある。

　困難は異文化ストレス（田中 2005）の高さだけではない。環境移行者は親しんだ環境を離れ，根こぎ感を抱えている。かつてのソーシャルサポート源から切り離されており，新しい関係が築かれるまで支援源は弱く，ストレスの緩衝材も少ないのである。そして不慣れな食物や気候などが，直接体調に響くこともある。食の不連続にどう対応するかは，異文化滞在者の健康管理における課題となる（田中・中野 2016）。

　こうして社会文化的に異質な環境に置かれた環境移行者は，健康に関するハイリスク集団となる。在外法人の精神疾患の罹患率をみると，国内より高いことが指摘されている（稲村 1980）。

●**異文化適応の理論**　移行者の心理に最初に注目したのは，人類学者の K. オバーグ（Oberg 1960）で，カルチャーショックという語を提案した。その後新環境に慣れれば気持ちは上向くことに気づき，一端落ち込み回復する U 字型の模式図で表した U カーブ仮説が登場する。新環境に順応した人が帰国すれば逆カルチャーショックに出会うことを加えて，W 字型の模式図で示したのが W カーブ仮説である。異文化滞在は単なる災難ではなく，成長の側面もあるとの見

方は，1975年のA．アドラー（Adler 1975）の5段階説にみられる。「1．異文化との接触」では，新しさに目を奪われて高揚する，ハネムーン期である。違いを整理する枠組みは未発達で，自文化に即した行動をとる。「2．自己崩壊」では，異文化に対峙して悩み始める。混乱，喪失，孤独，不全感などを抱え，抑うつ的になる。「3．自己再統合」に進むと，ホスト社会を批判し，怒り，不安，神経過敏，敵意を抱えて自己主張を強める。同時に，自尊心が育ってくる。「4．自律」では，文化的な差異と共通点を認識できるようになり，共感をもってホストを受け入れて対人関係ができてくる。自制心をもって異文化に馴染んだ行動がとれる。「5．独立」の段階では，両文化を適切に評価し，文化差を受け容れて，異文化を楽しむ。選択力がついて責任をもった行動ができる。ホストと愛情を交換し，滞在の意義を見つけ，創造的で自己実現的な面が育っていく。

　本人の能力や資質としては，一般に仕事や学業上の力，語学力，当該社会で有用な異文化間ソーシャルスキル（Okunishi & Tanaka 2011）の高さ，および柔軟性，創造性，好奇心といったパーソナリティやストレス耐性などが，適応に有利といわれる。しかしホスト社会の多文化化度合いや差別，遭遇する社会的場面，滞在目的，抱える達成課題，周囲のソーシャルサポートなどさまざまな影響要因との相互作用がある。しかも時間経過に伴って変わる過程性の変化なので，実際はかなり複雑な現象といえる。近年では，異文化適応を社会心理的適応と臨床心理的適応の二面に分けて測定したC．ワードら（Ward & Kennedy 1994）の研究，ホスト文化の受容とエスニック文化の保持の二次元から，文化変容態度の4セルモデルを示したJ．W．ベリー（Berry 1997）の研究が知られ，世界各地で適用が試みられている（Lee & Tanaka 2017）。

●健康心理学からみた異文化適応研究の可能性　ゲスト研究のほかに，ホスト個人の反応やホスト社会の態度，異文化接触の邂逅場面の全体的なダイナミクス，多文化集団における規範や協働に注目する研究がみられる。近年は，ネガティブな事象の実証や治療の研究だけではなく，心理教育などの手法で問題を予防しようとする動きや，異なる文化との邂逅に創造性の向上など積極的な意味を見出そうとする研究もある。問題の分析を活かして予防，そして価値創造の支援へと歩みを進める展開は，健康心理学の歩みとなじむ。世界の流動性がさらに高まる中で，ポジティブサイコロジーの発想を加えながら，越境の健康心理学を拓いていくことが期待される。

[田中共子]

📖 さらに詳しく知るための文献

[1] 神山貴弥・田中共子（2000）「外国人に対する社会的支援」平井誠也編著『思いやりとホスピタリティの心理学』（pp.209-223），北大路書房．
[2] Ward, C. et al.（2005）*The psychology of culture shock*, Taylor & Francis e-Library, Routledge.

異文化滞在者

☞「ウェルビーイング」p.156「異文化適応」p.378

　今日は交通の発達とグローバル化により，国を超えての移動が増えつつある。留学や駐在など目的達成のため短期的に移動する人もいれば，人生を送る場として中長期的に移動先で生活する人もいる。日本国内でも2017年の在日外国人（外国人登録法は2012年に廃止）数は256万1848人で，近年10年間における比較では約1.3倍の増加となり，増加傾向にある。2017年の日本社会では，外国人人口が総人口の2.02％を占めている。

　言語や文化など母国と異なる環境で暮らす生活は，短期的には好奇心を刺激するものではあるが，長期的には受け入れ先の文化や生活習慣と母国のものとの間で葛藤やストレスを引き起こす可能性がある。田中（1998）は，異文化環境は一種のストレス環境であると述べている。具体的には，言語，差別，アイデンティティ，国籍，価値観，宗教，規範などによるストレスが考えられる。川瀬（2009）は，食べ物はアイデンティティとも深く関連していることから，食も異文化ストレスの要因にあげている。

　これらのストレスは移動先での生活において心理的健康にも身体的健康にも影響を及ぼす。加えて対人関係の組み直しも，ソーシャルサポートの減少と結びつき，ストレスのバッファーが弱まる。

●**異文化滞在者のメンタルヘルス**　異文化滞在者のメンタルヘルスに影響する要因として，「差別」や「エスニックアイデンティティ（自民族アイデンティティ）」が考えられる。多くの研究が，差別を意識することが異文化滞在者のメンタルヘルスに否定的な影響を与え，エスニックアイデンティティ保持がメンタルヘルスに肯定的な影響を与えると報告している。差別は強いエスニックアイデンティティを引き起こし，エスニックアイデンティティは差別から心理的ウェルビーイング（psychological well-being）への負の影響を防ぐ要因として機能する。

　アメリカにおける移民のうち，アメリカ生まれのアジア系移民・アフリカ系移民・ラテン系移民を対象にした研究では，強い民族文化的求心性は差別経験を増加させ，その経験が不利なメンタルヘルスにつながるとされている（Begeny & Huo 2018）。マイノリティのメンタルヘルスにはその社会の差別が関係しており，エスニックアイデンティティは防衛的な機能を果たしていることがうかがえる。

　日本で生活をしている外国人はその在留資格により，一般永住者（永住許可申請をし，許可された者），特別永住者（第二次世界大戦の終結以前から引き続き居住している者）および留学や技能実習などに分けられる。それぞれの人数と主

な出身国は一般永住者（約75万人：中国29％，フィリピン17％，ブラジル15％），特別永住者（約33万人；韓国89％，朝鮮9％），留学（約31万人；中国39％，ベトナム23％），技能実習（約27.5万人；ベトナム45％，中国28％，フィリピン10％）（2017年現在）であるが，これらの法的な在留資格にかかわらず日本で暮らす外国人にとっては，エスニックアイデンティティが自己肯定感や自尊心を支える重要な基盤となる。

●異文化滞在者の身体的健康　異文化滞在者の「身体的健康」を考えたとき，生命を支えていくために毎日続く「食」が大きく関与する。異文化滞在者における体重増加や体調の崩れの報告は多い。田中・中野（2016）は，在日留学生の健康行動についての調査で，体重増加，朝食抜き，女子は甘いもの摂取の増加などの不健康な行動を報告している。ハワイ系の日系人は，アメリカ式の食になって心筋梗塞など心臓血管系の病気が増えているとの報告もある。文化受容が健康増進と結びつくとは限らない。

　なお，トルコにおけるシリア難民においては，差別は身体的健康に否定的な影響を及ぼしていたと報告されている（Çelebi et al. 2017）。またアメリカにおけるラテン系移民ではエスニックアイデンティティが身体的健康に肯定的な影響を及ぼしていたという（Ai et al. 2014）。総じて，異文化滞在者の身体的健康は，差別を意識することから否定的な影響，エスニックアイデンティティからは肯定的な影響を受けていると考えられる。

●異文化圏での健康維持　異文化圏において健康面でハイリスクになりやすいのは，短期滞在者より中長期滞在者だといわれている。時間の経過とともにホスト文化との関わりが深まると，エスニック文化保持が複雑な意味をもつようになり，社会文化的な葛藤が生じることがある。異文化滞在者が心身の健康を保持しながら，心地よく受け入れ社会で生きていくということは，さまざまな異文化ストレスを受けた際にどう対応するかということと関係する。すなわち，個々人の異文化滞在者は自分にとって実現可能性が高く，健康に有益な対応方法を身につけるのが課題であろう。　　　　　　　　　　　　　　　　　　　　　　　［李　正姫］

さらに詳しく知るための文献
[1]　田中共子・中野祥子（2016）「外国人留学生における食の異文化適応―異文化間食育への示唆」『異文化間教育』44，117-128．
[2]　日本健康心理学会編（2002）『健康心理学概論（健康心理学基礎コース1）』．
[3]　川瀬洋子・相良順子（2009）「在日韓国人の母親における異文化ストレスと関連要因の検討―ニューカマー（new comer）の場合」『聖徳大学児童学研究所紀要（児童学研究）』11，19-26．

EPA

☞「異文化適応」p.378「異文化滞在者」p.380

　経済連携協定（Economic Partnership Agreement：EPA）による看護師・介護福祉士候補者の受け入れは，2008年からフィリピン・インドネシア，2014年にはベトナムとの間で始まり，日本の看護・介護の現場での国際化が進んでいる。政府間の協定に基づく受け入れであるEPA制度の特徴は，送り出し国の看護教育修了者，高学歴の候補者が来日し，約1年の日本語研修後に日本の病院や介護施設で就労しながら，看護師または介護福祉士国家試験の合格を目指すことにある。滞在期間は看護3年・介護4年であり，国家資格の取得後は，在留期間の更新回数に制限がなくなる（1回の在留期間の上限は3年，図1）。受け入れ側である施設は，国内唯一のあっせん機関の国際厚生事業団（JICWELS）を通して手続きを進める（厚生労働省 2017d）。

●**制度と施設の対応**　施設は求人・求職情報の提供，現地面接・合同説明会の実施など数回のマッチングを行う。外国人の受け入れは2人以上5人以下（1か国）が原則であるが，施設ですでに外国人が就労している場合では1人の受け入れが認められる。施設には就労研修，国家試験への準備対策，日本語習得支援対策のすべてを担う責任がかかる。研修責任者や3年以上の実務経験のある研修支援者の配置，日本の生活習慣修得の機会を設け，日本語の継続的な学習や職場への適応促進の努力など

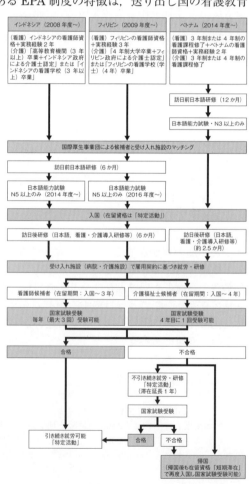

図1　EPAに基づく看護師・介護福祉士候補者の受け入れの枠組み［国際厚生事業団（2016）をもとに作成］

が義務づけられている．さらに施設は求人申込手数料，あっせん手数料，滞在管理費，送り出し国への支払いが求められ，就労後も約30～50万円の経費が必要となる．政府側からは集合研修，通信添削，模試，学習プログラムの配布，施設間の情報共有ネットワーク，相談窓口の開設などの対応策をしている（JICWELS 2018）．

●**看護・介護現場の国際化** 2017年度までの受け入れ候補者数は，看護師1203人，介護福祉士3529人であり，今後も介護福祉士候補者の受け入れの増大が予測されている．受け入れの傾向は，介護福祉士候補者の入国者数が，看護師候補者よりも多い傾向があり，介護福祉士国家試験の合格率が高いことが原因の1つと考えられる．候補者の来日理由には家族の経済的な補助，日本の技術習得などがあり，施設の受け入れ理由には国際貢献や職場活性化，人員不足の対応，将来的な外国人労働者受け入れ準備などである（角田 2017）．候補者の業務内容は，食事介助，排泄介助，移動介助，入浴介助，与薬，申し送りなどがある．畠中ほか（2018）の研究では，受け入れ施設は外国人の優しい性格や真面目な人柄が評価できる，職場の活性化や異文化交流の場となる，外国人との関わりが高齢者の健やかさを向上する効果が期待できるといった報告もある．

●**文化・ケアの差に起因する健康問題** 日本と他のアジア諸国は地理的に近いが，言語や宗教，コミュニケーションスタイル，さらにケアや健康に関する概念は異なり，文化や職場に連続性がない．ケア知識や日常会話レベルの日本語があっても，看護や介護の方法，職場の慣習やあり方には文化差がある．これらは，外国人のみならず施設・組織，日本人スタッフ，患者・高齢者とのトラブルや健康問題を潜在させる．現場からは，外国人の日本語の読み書きの能力不足，コミュニケーションのすれ違い，母国と日本の職場慣習や生活習慣の違いからのトラブルなどが報告されている．外国人には国家試験の問題が難しく，就労しながら合格を目指すことには過重な負担を感じる．日常業務における言語や意志疎通の困難から精神的に不安定になる者も多い．施設や日本人スタッフでは，EPA制度開始以前には外国人と共働する機会は乏しく，受け入れ・指導体制は十分に整わず，現場の人手不足も背景に，外国人への指導が困難となりストレスを抱えることがある．患者や高齢者の側は，外国人からケアを受けることに対し概ね満足しているという報告がある．しかし，両者のコミュニケーション不足は生命の危険を招いたり，ニーズに即したケアを提供する障害ともなりうる．ケア現場での健康問題の予防や緩和には，文化やケアの差への気づき，日本の生活習慣・文化理解へのサポートなどが効果的である． ［畠中香織］

📖 **さらに詳しく知るための文献**
[1] 国際厚生事業団（2018）「EPAに基づく外国人看護師・介護福祉士受け入れパンフレット」．
[2] 塚田典子編著（2010）『介護現場の外国人労働者—日本のケア現場はどう変わるのか』明石書店．

健康の地域差（日本）

☞「健康」p.6「健康寿命」p.18「健康日本21」p.22「健康格差」p.210「健康キャピタル」p.212「健康状態の指標」p.240

　健康の地域差とは，地域の違いによる集団間の健康状態の差である。日本の健康政策は1978年より開始され，2000年には「21世紀における国民健康づくり運動（健康日本21）」が策定され，これを中核として国民の健康づくりを推進してきた（厚生労働統計協会 2017）。2013年度には「健康日本21（第二次）」が策定され，2022年度までの予定で推進されている。この基本的な方向として，健康寿命の延伸と健康格差の縮小が掲げられ，「あらゆる世代の健やかな暮らしを支える良好な社会環境を構築することにより，健康格差（地域や社会経済状況の違いによる集団間の健康状態の差）の縮小を実現する」と宣言された。健康寿命の延伸と健康格差の縮小は，生活習慣の改善や社会環境の整備によって実現されるべき最終的な目標とされ，2022年の具体的な目標値が設定された。この方針を受けて，自治体の間での健康格差の実態を明らかにし，その縮小に向けた取り組みが強化された。この評価に用いられる健康の指標として，最も重要なものとして健康寿命が取り上げられた。

●**健康寿命**　健康寿命は，2000年にWHO（世界保健機関）が「健康上の問題で日常生活が制限されることなく生活できる期間」と定義した指標である。厚生労働省が公開している生命表と国民生活基礎調査の「あなたは現在，健康上の問題で日常生活に何か影響がありますか」という質問項目への回答結果を使って，3年に1度算出されている。平均寿命は，都道府県別にみると男女間に比較的高い相関関係があることが報告されており，男女ともに長いのは長野県と滋賀県であり，短いのは青森県であった。平均寿命は地域固有の影響を受けている可能性が高く，食習慣や生活習慣の影響が考えられる。一方，健康寿命は都道府県別にみると，平均寿命に比べて男女間に差があり，男女の相関は中程度となっている。男性で最も健康寿命が長い山梨県と最も短い秋田県では2.0歳差があった。女性では最も長い愛知県と最も短い広島県では2.7歳の差があった。1990年から2015年のデータを都道府県別で分析した研究結果からは，平均寿命，健康寿命とも，地域格差が広がりつつあることが示されている（Nomura et al. 2017）。

　格差を広げている要因探索のため，各都道府県における保健システムの主なインプット（1人あたりの医療費，人口あたりの医師数，看護師数，保健師数）と健康アウトカム（年齢調整死亡率および死亡と障害を含む包括的な健康指標である疾病負荷）を取り上げ，その相関関係を検討しているが，有意な相関はみられなかった。さらに行動習慣や，代謝系，環境および職業上のリスクなどの健康のリスク要因についても検討しているが，顕著な相関関係は認められなかった。こ

れらの結果から，健康の地域差については，これ以外の影響要因についてのさらなる検討が必要と結論づけられている。

●健康の地域差に影響を及ぼす要因　健康の地域差に影響を及ぼす要因は複合的であり，疾病についても同様の状況がある。2016年より「全国がん登録」が開始され，がん罹患の地域差が明らかになってきた。食道がんの罹患率は，1位が秋田県であり，東京都，宮城県，新潟県と続いている。また胃がんの罹患率は，1位が秋田県であり，新潟県，山形県，石川県と続いている。これの地域差は，地域の生活習慣や食習慣と関連がある。食道がんのリスクファクターはアルコールであり，罹患率の高い都道府県はアルコール消費量の多い地域と一致する。また胃がんのリスクファクターは食塩摂取であり，食塩摂取量の多い地域と一致する。しかし，青森県と長野県ではがんへの罹患率は同程度であるにもかかわらず，がんによる死亡率は青森県で高くなっている。この差は，医療機関の充実度の差である可能性が指摘されている（NHKスペシャル取材班 2017）。

このように健康や病気への影響要因は複雑である。WHOでは健康格差を生み出す要因として，所得，地域，雇用形態，家族構成という4つをあげている。さらに社会疫学研究では，近年ソーシャルキャピタルと健康の関係が論じられている。ソーシャルキャピタルとは，「ネットワークやグループの一員である結果として個人がアクセスできる資源」であり，人々のネットワークが，ポジティブな健康行動に結びつくとされている（Berkman et al. 2014）。健康の地域差が，複合的な要因によって発生していることを考えると，健康寿命の地域差を縮小していくためには，その地域に適した介入が必要となる。そのためには，まずはその地域の特徴を知り，その土地で暮らす人々の生活と生活習慣の背景をよく理解することが求められる。

●地域における健康格差対策の事例　高齢者を対象にした健康格差対策として，「ポピュレーションアプローチ」を導入した埼玉県幸手市の2012年から展開している「幸手プロジェクト」は，先駆的事例として注目されている。ポピュレーションアプローチとは，健康へのリスクが高いハイリスクグループの人だけではなく，その地域に住む健康状態のよい人も含めてアプローチする方法である。幸手市は，今後急増する後期高齢者や要介護者への対策という喫緊の課題を抱え，一方で人口に対する医師の数が全国最低レベルという状況下にあった。その打開策として，近隣の医療施設とのネットワークの構築と，病院が自ら地域に出向く仕組みをつくって，地域のつながりをつくることでソーシャルキャピタルを高めた，興味深い実践例である。　　　　　　　　　　　　　　　　　　[塚本尚子]

📖 さらに詳しく知るための文献
[1] 近藤直己（2016）『健康格差対策の進め方—効果をもたらす5つの視点』医学書院.
[2] Marmot, M.（2016）*The health gap*, Bloomsbury Publishing.（栗林寛幸監訳（2017）『健康格差』日本評論社.）

健康の地域差（世界）

☞「健康の地域差（日本）」p.384「情報化と健康」p.392

　世界の健康の地域差では，低・中所得国や，社会的に弱い立場にある少数民族を抱えるオーストラリア，カナダ，あるいは社会保障などの国民負担率の低いアメリカのような高所得国では，集団間で健康指標に非常に大きな格差がみられる。一方で，北欧やヨーロッパの一部の高所得国のように，国内での健康格差があまりみられない国もある（Skolnik 2017）。

　また，基本的な健康指標に関する世界のデータ（平均寿命，妊産婦死亡率，新生児死亡率，乳児死亡率，3歳児未満児死亡率）を参照することで，きわめて大きな格差が存在することがわかる。

●**健康の地域差への対策**　健康の地域差は，1980年のイギリスで公表されたブラック・レポート報告を契機に注目されるようになった（近藤 2012）。WHO（世界保健機関）ヨーロッパ地域委員会は，「健康の社会的決定要因（social determinants of health：SDH）」（Wilkinson & Marmot 1998）を公表し，2003年の第2版においては，「社会格差，ストレス，幼少期，社会的排除，労働，失業，社会的支援，依存症，食品，交通」の10項を示した（Wilkinson & Marmot 2003）。その後，2008年5月にWHOの「健康の社会的健康決定要因に関する委員会報告書」（WHO 2008）に基づき，2009年のWHO総会で加盟諸国に，健康の社会的決定要因に着目し，健康格差の是正に向けた取り組みを進めることを勧告する決議が行われた。主な勧告の内容は，①日常生活状況を改善する，②権力，資金，リソースの不公平な分配に対処する，③問題を測定して理解し，対策の影響を評価するといった3つであり，先進国の一部の地域には，政府として健康格差是正の数値目標を掲げた取り組みが進められている。

●**発展途上国と先進国**　2007年以降，世界の人口の過半数が都市部に居住している状態となっている（WHO/UN-HABITAT 2010）。発展途上国と先進国といった見方より，近年では急速な都市化により，都市人口の増加がもたらす健康格差といった問題が注目されている。WHO/UN-HABITAT（2010）の「隠れた都市の姿：健康格差是正を目指して」では，都市部において貧富の差が著しく，顕著な健康格差が存在することを指摘している。そして，都市化の進行と人口の高齢化という国際保健上の課題に対し，WHOは2010年に「Urban Heart（Urban Health Equity Assessment and Response Tool，都市における健康の公平性評価・対応ツール；狩野 2016）を開発した。これは健康格差対策に取り組むチーム形成に始まり，評価指標を定め，データを収集し，健康格差の実態を「見える化」し，優先課題を決め，対応を特定するという一連の流れを支援する

マネジメントツールである（近藤 2017）。これにより，一部の先進国では，健康の社会的決定要因を考慮した実行性ある健康格差対策が進められている。

●**保健医療**　S. スコルニク（Skolnik 2017）は，保健医療サービスへのアクセスとそのカバレッジ（カバーする範囲）の問題を検討する際には，多角的な観点から考える必要性を示している。地理的可能性，利用可能性，経済的アクセス可能性，受容可能性の5つである。一方で，個人側の要因としては，医療への自発的受診や，質の高い医療を受けるためには，医療者らとのコミュニケーションが必要であり，保健医療に関する知識・理解（ヘルスリテラシー）が重要である（近藤編著 2013）。

　このように，世界の健康の地域差に関して検討を進めるには，健康には社会的決定要因が関連しており，都市化の進行と人口の高齢化，保健医療へのアクセスなどを視野に入れて検討することが必要であろう。近藤（2017）は，健康格差の縮小に向けて，健康格差の生成メカニズムを解明し，介入可能なエントリーポイントや方法を探し出し，政策やパッケージにできる手がかりを得る必要があると指摘している。さらには，健康の社会的要因に着目し，それを変えるような環境介入型の「ポピュレーションアプローチ」（リスクをもたない人を含む人口集団全体を対象とする）への実例研究を積み重ねることを重要視している。これらの指摘に対して，健康心理学で蓄積されてきた多くの研究成果をグローバルな視点で展開することにより，健康格差の是正の一助となることが期待される。

●**具体的な研究成果事例**　竹中（2018）は，「こころのABC活動」を開発し，情報発信の媒体に冊子やリーフレットを活用し，その効果を報告している。このようなヘルスリテラシーを高める活動は，メンタルヘルス問題の一次予防として期待されている。ターゲットとなるコミュニティを明確にして，ヘルスリテラシーを高める活動は，健康心理学領域の研究の参考になるであろう。野中ほか（2019）のストレスへの対処方法や，大竹（2014）の喫煙に関する研究も参考となる。そして認知機能が低下した高齢者の身体活動への支援（原田ほか 2017）や脳卒中者の活動性向上を目指す研究（三浦ほか 2019）は，これから人口の高齢化を迎える国にとって，高齢者の健康増進を目指すうえで，健康心理学が担う役割が大きいことを示している。

［山本恵美子・畠中香織］

📖 さらに詳しく知るための文献

[1] Skolnik, R.（2017）*Global health 101, Intersectoral approaches to enabling better health*, Jones & Bartlett Learning.（木原正博・木原雅子監訳（2017）『グローバルヘルス—世界の健康と対処戦略の最新動向』メディカル・サイエンス・インターナショナル.）
[2] 近藤克則（2017）『健康格差社会への処方箋』医学書院.
[3] 竹中晃二（2018）「メンタルヘルス・プロモーション—その普及啓発」『ストレス科学』32，313-322.

医療安全

☞「医療者-患者関係」p.38「レジリエンス」p.92「ストレスに対するソーシャルサポート」p.154「職場のメンタルヘルス」p.332「バーンアウト」p.334

　医療安全は，医療従事者が医療サービスを提供するうえでの最重要課題である。「医療事故」の定義は，医療に関わる場所で医療の全過程おいて発生する人身事故一切を包含し，医療従事者が被害者である場合や廊下で転倒した場合なども含まれる（岩崎 2004）。健康の維持，回復，促進などを目的とする医療が，人の健康を損なうことがあってはならず，健康の側面からも医療事故への対策は重要な課題といえる。1999年1月，患者を取り違えて手術するという重大な医療事故が起こった。その後も，血液凝固阻止剤と消毒薬を間違えて点滴，薬剤の量を間違えて注射などの医療事故は後を絶たず，医療への信頼を大きく揺るがした。また医療事故発生要因の7割がヒューマンエラーによることから，その対策としてヒューマンエラーに関する研究が，盛んに行われるようになってきた。

●**ヒューマンエラーと医療現場**　「計画された一連の人間の精神的・身体的活動が，意図した結果に至らなかったものであり，その失敗が他の偶発的事象の介在に原因するものでないすべての場合」がヒューマンエラーである。その背景には，次の5つがある。(1)個人の特性，(2)教育・訓練・表示の問題，(3)職場の性格上の問題，(4)作業の特性や環境条件，(5)人間-機械系の人間工学的設計上の問題など。特に個人の特性に関しては，①正確度の限界，②体力の限界，③行動の速さの限界，④計算能力と知覚能力の限界があげられる（林 1984）。

　医療現場は，エラーを引き起こしやすい環境にある。多職種が集合し，限られた時間の中で必要な情報の授受をしながら，各々の課題を正確に遂行しなければならない。また，平素から機械や器具の扱いにも熟知しておくことが求められる。作業中断や多重課題状態がしばしば生じ，時間的切迫感や緊張感も強い。こうした状況はバーンアウトや早期離職を引き起こし，健康心理学の観点からも問題となっている。加えて，スイスチーズモデル（Reason 1997）で説明される「エラーを未然に防ぐことができる防護壁」，すなわち物的・人的・組織的な対策が，医療の現場ではきわめて少なく脆弱である。

●**ヒューマンエラー対策**　ヒューマンエラー対策には，エラーの発生防止と拡大防止の2側面がある。ヒューマンエラー低減への戦略として河野（2004）は，次の戦術的エラー対策の4段階（ステップⅠ〜Ⅳ）と11のエラー対策を提唱している。

　第1ステップは，エラーや危険を伴う作業遭遇数を減らすことであり，危険性をはらむ作業を(1)やめる・なくすことである。第2ステップは，各作業におけるエラーの確率を低めることである。間違った作業が(2)できないようにすることのほか，(3)わかりやすくする，(4)やりやすくすること。人への対策とし

ては，何が起きるかを（5）知覚させる，（6）予測させる，（7）安全優先の判断をさせる，（8）能力をもたせることである．第3ステップは，何らかのシステムを使って多重のエラー検出策を設けることである．（9）自分で気づかせる，（10）エラーを検出することである．第4ステップは，被害や間違った作業が起こっても最小とすべく，（11）被害に備えることである．

●**アクシデントとインシデント**　「医療事故」は，患者に与える影響レベルによって区分され，「医療事故」に相当するのがアクシデント，事故に至らなかった出来事はインシデント（偶発事象）と呼ばれる．また，「大事故は突然起こるのではなく，1件の重大事故が起こるまでには29件の中程度事故があり，その背景には300件の微少事故がある」とされ，これらはハインリッヒの法則（Heinrich 1929）と呼ばれる（小山 2004）．医療現場では重大事故の背後に潜む，微少なヒヤリ・ハット事例を収集し，インシデントレポートとして医療事故防止に活用されるようになっている．ただ，報告件数は職種によって大きな差があり，レポートの報告に関する認識には，まだ著しい隔たりがあることが問題視されている．

●**医療安全の具体的方策**　何よりも大事なことは，アクシデントと呼ばれる医療事故の再発を防ぐことである．なぜ起こったのかを明らかにし，発生メカニズムを明らかにする必要がある．その解決策として根本原因分析法（root cause analysis：RCAと呼ばれる分析が用いられる．分析のポイントは，出来事を時系列に整理することと，要素ごとに分類することである．時系列事象関連図を作成し，「なぜ」という問いかけをくり返していくなぜなぜ分析によって根本原因を追求していくなどする．要素分類においては，事故発生に関わった個人（L）にとどまらず，個人を取り巻くP（患者），m（管理），S（ソフトウエア），H（ハードウエア）E（環境），L（周りの人）について分析するP-mSHELLモデルが活用されている（河野 2004）．RCAが事後対策の手法であるのに対し，有効な未然防止の方法として故障モード影響解析（failure mode and effect analysis：FMEA）が知られている．業務上発生が予測される不具合を抽出し，事前に対策を立てるための信頼性解析手法である．

　近年，E.ホルナゲルほか（Hollnagel et al. 2015）がレジリエンスエンジニアリングという考え方を提唱し，医療安全の考え方に大きな影響を与えている．それにより医療安全は，医療事故すなわち有害事象時の失敗原因に注目する管理から，医療事故防止等の成功に注目する管理へと大きな転換期を迎えようとしている．　　　　　　　　　　　　　　　　　　　　　　　　［兵藤好美］

📖**さらに詳しく知るための文献**
[1]　芳賀 繁（2000）『失敗のメカニズム―忘れ物から巨大事故まで』日本出版サービス．
[2]　大山 正・丸山康則編（2001）『ヒューマンエラーの心理学』麗澤大学出版会．
[3]　大山 正・丸山康則編（2004）『ヒューマンエラーの科学』麗澤大学出版会．

混合研究法でみる社会と健康

☞「文化と健康」p.376「調査研究」p.596「実験研究」p.598「観察研究」p.600「介入研究」p.602

　混合研究法とは，単一の研究プロジェクトの中で，数量的データを統計的に分析する量的研究法とインタビューや観察などの記述データを解釈的に分析する質的研究法の両方を用いて，データを収集，分析，統合し，一方の研究法のみでは得ることのできない，現象に対する包括的な理解を目指す方法論的アプローチである。混合研究法は 1990 年頃より急速に発展し，その定義，手続き，そして評価のあり方については，今なお活発な議論が続いている。さまざまな研究分野で使用が広がりつつある混合研究法であるが，2000 〜 08 年の間に国際学術雑誌に掲載された混合研究法を用いた経験的研究（以下，混合型研究）のうち，全体の 67％が保健医療分野の論文であったことが報告されている（Ivankova & Kawamura 2010）。このことから混合研究法の有する有用性が，近年，健康心理学を含むヘルスリサーチ全般において広く認識されている現状がうかがえる。

●混合研究法誕生の歴史的背景　混合研究法は，1980 年代を中心に展開した，人間科学研究における方法論の優位性をめぐる量的研究者と質的研究者間のパラダイム論争を乗り越える方法として誕生した。現在は，量的研究主導型から質的研究主導型まで，認識論的に多様な混合研究法が存在する。21 世紀に入る頃には，混合研究法への関心が，アメリカ国立衛生研究所（National Institutes of Health：NIH）の後押しにより，保健医療分野に急速に広がった。教育心理学者 J. W. クレスウェル（Creswell）を中心に 2011 年にその初版がまとめられ，2018 年 1 月には第 2 版が出版された NIH の『健康科学における混合研究法のベストプラクティス』（NIH Office of Behavioral and Social Sciences 2018）は，研究助成金の応募者と審査委員のために準備された混合型研究の手続きおよび評価方法に関する手引きである。この手引は，チームアプローチによる混合型研究の実施を推奨している。

●混合型研究の手続き　混合型研究を実施する際には，特に以下の 3 要素間の整合性に留意する必要がある。それらは，①リサーチクエスチョン，②研究デザイン，③量的・質的研究結果の統合方法である。これら 3 つは有機的なつながりをもち，混合研究法の目的が決まれば研究デザインが決まり，研究デザインが決まれば量的・質的研究結果の統合方法も決まる。研究者はまず，混合研究法を用いる適切性を，リサーチクエスチョンに照らし合わせて検討する必要がある。混合研究法を使用する限り，単一の研究アプローチのみでは得られない，「1 ＋ 1 ＝ 3」の知を構築することが求められる（Fetters & Freshwater 2015）。ここで「3」にあたるのが混合型研究によって生成されるメタ推論のことである。メタ推

論とは,「混合型研究の質的工程および量的工程の結果から得た推論の統合を通じて生成される結果のこと」(Teddlie & Tashakkori 2009, 訳 2017：110) である。優れたメタ推論の生成は,研究デザインとデータの統合方法における適切な検討によって可能となる。混合型研究の最終目標であるメタ推論の生成とその報告の両方が,ジョイントディスプレイ(量的・質的研究のそれぞれの結果を同一図表内に並置したもの)の活用によって支援される(Fetters 2019)。

●**健康科学における混合研究法の利用**　混合研究法の初学者が健康科学の分野において混合型研究を実施する際に特に有用となるのが,クレスウェル(Creswell 2015)による混合研究法デザインの類型である。彼は混合研究法デザインを,3つの基本型デザインと,これらのデザインが特定の目的のもとに1つの研究の中で複合的に組み合わされる応用型デザインに分類している。基本型デザインには,①量的・質的データを並列的に収集・分析(データ変換を含む)し,それぞれの結果を比較することで2つの異なるデータの統合をはかる収斂デザイン,②量的研究の結果を後続の質的研究によって説明・深化することでデータの統合をはかる説明的順次デザイン,そして,③質的研究で探索的に得られた結果を,後続の量的研究で使用する尺度の開発や検証される仮説の生成につなげることでデータの統合をはかる探索的順次デザインがある。特に探索的順次デザインは,グローバルヘルス研究において,異文化を対象に研究を実施する際に有効である。応用型デザインは,いずれも保健医療や公衆衛生の分野において頻繁に用いられるものである。介入デザインは量的研究によって介入の効果検証を行うためのランダム化比較試験が主目的となり,質的データは研究プロセスの異なるタイミングにおいて収集され,介入の開発,参加者の選定,参加者の介入経験の探究,アウトカムの説明といった目的のために補助的に利用される。多段階評価研究デザインは,量的・質的データの両方を用いて,ヘルスプロモーションを目的とするプログラムの開発および長期間にわたる評価の実施において使用される。社会的公正デザインは,病者,障害者,高齢者,子ども,マイノリティといった社会的弱者のアドボカシーや,コミュニティに基礎を置く参加型アクションリサーチを実施する際に用いられる。

　混合研究法がもつ利点は,社会と個人を分析の俎上に同時に載せることで,包括的に現象をとらえることを可能にすることである。健康心理学研究において混合研究法を用いることで,研究者は,健康に関する社会全体の数量的傾向のみに着目していては看過しがちな個々人のもつ多様性や,数量的傾向の背景にあるメカニズムや文脈を質的研究により明らかにすることができる。　　　　　［抱井尚子］

さらに詳しく知るための文献

[1]　抱井尚子(2015)『混合研究法入門―質と量による統合のアート』医学書院.

情報化と健康

☞「ウェルビーイング」p.156「ヘルスコミュニケーション」p.214「ICTの活用(eHealth)」p.216「自己開示」p.348「プライマリヘルスケア」p.424

　我々が情報に触れる手段は時代とともに変容し，多様化している。テレビや新聞を代表とするマスメディアに加え，パソコンや携帯電話を用いたインターネットの利用は，個人に莫大な情報を提供する。また，スマートフォンが広く普及し，ソーシャルネットワーキングサービス（social networking service：SNS）を介したコミュニケーションは，若い世代を中心に日常的なものになっている。さらに，活動量計などを備えたウェアラブル端末は，健康づくりに必要な情報を即座に利用者にフィードバックし，サービスロボットは，高齢者の介護などを補助している。現在の我々の生活は，このような情報通信技術（information and communication technology：ICT）によって支えられている。

　しかし，情報に溢れる社会は，我々の心理的，社会的，身体的健康に好ましくない影響も及ぼしうる。例えば，情報過多により意思決定を行うことが困難になったり，情報化を牽引するインターネットの長時間利用は，睡眠障害などの弊害を引き起こす可能性もある。目まぐるしいICTの発展の中，いかに問題となりうる側面について対策し，かつ個人および社会としての課題解決に向けて活用できるかが，我々のウェルビーイングを促進するうえで重要になる。

●**インターネットと健康**　インターネットとの関わり方は，我々の健康に重要な影響を及ぼす。代表的な例として，インターネット依存（インターネットに過度に没入し，日常生活や心身に悪影響が生じている状態）があげられる。生じうる典型的な問題は，成績低下，ひきこもり，人間関係の不和などである。総務省情報通信政策研究所（2013）の調査によれば，高校生は他の年代と比較し，インターネット依存傾向の高い者の割合が高い。

　インターネットとの関わりにおいて，eヘルスリテラシーの重要性も指摘されている。eヘルスリテラシーとは，情報ネットワークから健康情報を見つけ，内容を理解および評価したうえで，取得した知識を健康問題の解決に向けて活用する能力である（Norman & Skinner 2006）。現状では，個人が容易に，さまざまな情報にアクセスできるものの，インターネット上の健康に関する情報の中には，不確実なものも混在している。そのため，健康情報を適切に評価し，取り扱うためのリテラシーを育むことが求められる。

●**SNSと健康**　インターネットを利用したサービスであるSNS（LINE，Facebook，Twitterなど）は，個人情報の開示やコミュニケーション，SNS特有のストレスなどの観点から，我々の健康に影響を及ぼすことが指摘されている。SNSの特徴の1つに，利用者が自身のプロフィール上に表示される個人情

報を自由に編集でき，公開範囲を設定できることがあげられる。太幡・佐藤（2016）は，自己情報の公開の仕方によっては，利用者に望まない結果をもたらす可能性があることを指摘し，SNS上での自己情報公開を規定する心理的要因について検討している。SNSは，知人の拡大やつながりの強化に寄与すると考えられるが，情報公開の仕方によっては，利用者の健康を脅かす危険もはらんでいることに注意したい。また，SNSは，他者とのコミュニケーションを行う際のツールとして積極的に利用されており，コンピュータを介したコミュニケーションであるCMC（computer-mediated communication）の一種である。CMCの特徴として，対面や電話などの従来のコミュニケーションと比較した際，利用者の心理的負担がより少ないことなどがあげられる。その一方で，SNSの中でも友人とのコミュニケーションを主眼とするLINEに焦点をあてた研究によれば，高校生におけるLINEでのやりとりに対する認知には，ポジティブな認知（例：気軽さ，つながり感）に加え，ネガティブな認知（例：既読無視への不安，即時的返信へのとらわれ）もあるという（時岡ほか2017）。岡本（2017）は，「一度投稿すると，情報がどこまで広がるか分からず不安である」「楽しそうな投稿を見ると嫉妬してしまう」といった，「情報拡散不安」や「社会的比較」などの要因で構成されるSNSストレスを同定している。SNSとのつき合い方は，我々の心身の健康に大いに影響を及ぼすものとなってきている。

●**社会的課題に対するICTの活用**　ICTの発展に伴い，個人の健康などに関するデータを，パーソナルヘルスレコード（personal health record：PHR）として，さまざまなサービスに活用することが可能になってきている。総務省では，2016年度より3年間，①妊娠・出産・子育て支援，②疾病・介護予防，③生活習慣病重症化予防，④医療・介護連携という4つのライフステージに対応させたPHRサービスモデルの開発と，個人の多様な情報を管理し，さまざまなサービスに活用できる連携基盤の確立を目的とした，「PHR利活用研究事業」を実施している（総務省 2017）。例えば，腕時計型ウェアラブル端末は，日々の活動量や心拍数，睡眠時間などを記録することが可能であり，健康促進や生活習慣病の予防などの観点から注目されている。また，高齢者の介護補助や見守りに利用できるサービスロボットは，少子高齢化社会において求められるニーズの1つといえる。

　これからもICTにより，我々のあらゆる生活場面においてより情報化が進むだろう。それに応じて，この研究領域が扱うべきトピックも急速に変化する可能性がある。情報化が引き起こしうる健康問題への対応，および情報の有益な活用法を検討することが，この分野における課題といえる。　　　［八田直紀・北見由奈］

🕮 **さらに詳しく知るための文献**
［1］三浦麻子ほか編著（2009）『インターネット心理学のフロンティア―個人・集団・社会』誠信書房．

異文化と健康――国際化時代における実践

　国際化時代の健康心理学を考えたとき，次の3つは興味深い視座といえるだろう。1つ目は，社会文化的なカラーがその地の人々の健康をどう形づくるかという，比較文化健康心理学ともいえる発想で，基礎的な実証研究が期待される。2つ目は，異なる社会や文化との邂逅や，その場への移行のインパクトから，どう健康を守るか。そこでは健康心理学は，異文化間心理学や異文化間教育との接点で展開する，いわば異文化間健康心理学である。3つ目は，地球規模で人や物が移動する中で，どのような健康の向上策が考えられるか。例えば医療ツーリズム，医療面の国際貢献，パンデミック対応など，健康教育に加えて政治経済や公衆衛生など，実社会の問題を視野に入れた学際的な視野が求められよう。名づけるなら国際健康心理学であろうか。

　とりわけ，上記2つ目の着眼点は，健康心理学の「実践の学」としての側面とよく馴染むように思われる。環境のインパクトに個人レベルでどのように対処しうるか，異文化対応能力を教育によって向上させられないかと考えていく。健康教育の視点から使えそうな方法は，いくつか開発されてきている。

　異文化間ソーシャルスキル学習は，新たな地で求められるソーシャルスキルを認知行動的に学んで，援助資源の獲得や問題発生の予防，不適応の軽減をはかる（田中 2007, 2018）。当該文化の発想を理解し，行動パターンを使いこなす。母文化と相手文化をともに理解し，それらに基づいた行動が当該社会で行われたときの意味と影響を知ったうえで，行為を主体的に選択する。学習は認知行動療法の方法にならって，小集団で行われ，アセスメント，課題呈示，ロールプレイ，フィードバックなどで小段階方式の学習が行われる。社会的行動は当該社会の文化の中で意味をもつので，ソーシャルスキルは世界共通ではない。文化文法や文化行動を学んでおくと有用と考える点で，文化学習の面をもっている。語彙，文法に力点を置く語学学習とは異なり，対人行動としての意思疎通に力点を置く。学んだ行動は現地で実践され，反応を確認して行動レパートリーに定着していく。

　環境移行の経験者による自助グループも，移行者の心の支えになる（高濱・田中 2012）。留学から帰国した学生は，不在の間にまわりの人や社会が変化しており，浦島太郎の気分になる。自分は変化や成長を遂げていて元と同じでないうえ，海外体験を共有したり共感したりしてくれる人が周囲にいないとなると，孤独感も感じる。いわゆる逆カルチャーショックの状態である。困難を分かち合い，体験を前向きに活かす仲間として，経験者同士の交流は意味がある。

　社会文化的な環境の不連続性は，健康教育の再考も促す。在米日本人移民は，アメリカ風の食事になって肥満や心臓血管系の疾患が増えた。異文化適応の負の側面といえる。沖縄では，アメリカ風の食材が伝統食に代わって平均寿命が短くなった。文化受容の負の側面だろう。留学生も食の不連続性に戸惑っている（田中・中野 2016）。

　国際的流動性の中で，どうしたら自分の健康を守り続けられるのか，健康の維持・増進のためにできる新たな実践とは何か。国際化時代の健康心理学は，新しい問いに向き合っている。

［田中共子・福岡欣治］

第9章

ヘルスケアシステム

［編集担当：島津明人・當目雅代］

　日本健康心理学会（1997）では，ヘルスケアシステムとは「ある社会で，住民が必要とするヘルスサービスを供給するためにできる限りの人的・物質的資源を導入するシステム」としている。また，ヘルスサービスとは，「健康保持，健康回復のための個人，地域・公的サービス活動の個人または諸機関による施行」としている。

　保健・医療・福祉の分野では心理職がヘルスケア行動に関する専門職として活動している。この章で取り上げるヘルスケアシステムの人的・物的資源として，医療の分野では，医療保険制度・医療従事者など，福祉の分野では福祉制度・福祉従事者など，地域の分野では地域包括ケアシステム・プライマリヘルスケア，産業保健の分野では，メンタルヘルスケア・支援制度などである。心理職が多職種と連携していくことでヘルスケアシステムの理解につながることを目指す。　　　［當目雅代］

緩和ケア

☞「がん」p.286「安楽死・尊厳死」p.304「感染症・疾病対策」p.400「チーム医療」p.410「がん患者へのカウンセリング」p.500

　緩和ケアは「生命を脅かす疾患による問題に直面している患者とその家族に対して，痛みやその他の身体的問題，心理社会的問題，スピリチュアルな問題を早期に発見し，的確なアセスメントと治療を行うことによって，苦しみを予防し和らげることで，QOL を改善するアプローチである」と定義されている（WHO 2002）。2019 年現在，日本において緩和ケアの対象となる疾患は主に，がん，後天性免疫不全症候群（エイズ），末期心不全である。緩和ケアが病気と診断された早期から適応されるものであるのに対し，ホスピスケアはいわゆる末期の患者と家族を対象としており，緩和ケアの中でも終末期に限定したケアといえる。

●**緩和ケアの歴史**　緩和ケアは，1967 年イギリスの C. ソンダース（Saunders）のホスピス活動に始まる。それは，死にゆく患者に安らかに余生を送ってもらえるよう，全人的苦痛をチームでケアしていくものであった（三浦 2011）。患者は痛みやほかの身体症状といった身体的苦痛だけではなく，不安や抑うつなどの精神的苦痛，仕事，家庭，経済上の問題などの社会的苦痛，人生の意味への問いや罪の意識といったスピリチュアルペインを抱えている。これらの苦痛は互いに関係しており，全人的苦痛とは，その人を全体としてとらえすべての苦痛を緩和することが必要という考えである（内布 2014）。1986 年には WHO によって，がん疼痛に対して医師による薬物療法だけでなく，心理社会的側面のケアやスピリチュアルケアなどを担う多職種によって提供するチーム医療の考え方が示された（世界保健機関 1996）。また，診断の早期から緩和ケアを提供することで生存期間が延長することが報告されるなど（Temel et al. 2010），緩和ケアの重要性は広く認識されていった。

●**日本における緩和ケアの現状**　日本の緩和ケアは，がんを中心としたホスピスケアとして入院施設から始まった。1981 年以降がんが死因の第 1 位となったことを背景に（厚生労働省政策統括官 2018），2006 年がん対策基本法が成立し，国の施策として緩和ケアが推進されていった。厚生労働省（2018e）は，緩和ケアを医師，看護師，公認心理師の専門家によるチーム医療とするよう義務づけている。緩和ケアの対象となる患者と家族は，病気の再発や転移，日常生活の障害の進行，苦痛症状の増強といった経過の中で，さまざまな喪失を経験し，不安，苛立ち，孤独感，恐れ，抑うつなどが現れる。そのため，医療チームは患者と家族の状況をアセスメントし，連携して専門的ケアを提供する。緩和ケアの提供場所は，施設緩和ケアと在宅緩和ケアに大別される。施設緩和ケアは，ホスピスや緩和ケア病棟において緩和ケアを専門的に提供するものである。一般病棟が治療

を目的とする場なら，緩和ケア病棟は患者とその家族ができるだけ穏やかに過ごすことができる生活の場といえる。緩和ケア病棟は，患者と家族が自宅と近い環境で自分らしく過ごすことができるような工夫がされている。しかし，現実的には治癒困難な病状になってから緩和ケア病棟に入院することも多く，患者と家族にとっては新しい環境に適応するためのストレスが生じている現状もある。一方，在宅緩和ケアは，在宅緩和ケアチームが自宅で療養する患者を訪問し，専門的な緩和ケアを提供する。しかし，在宅では家族にかかる負担も大きい。そのため，自宅で実施しにくいケアを施設で補うとともに，介護にあたっている家族の休息を確保するための緩和ケア専門の緩和デイケアなどもある。

●**緩和ケアにおける倫理的課題** 患者と家族は治療経過の中で，難しい意思決定を重ねていく。治癒が望めなくなり病状が悪化していくにつれて，その意思決定は生命に関わるような重要な問題をかかえ，複雑かつ厳しくなる。例えば，延命治療を受けるか否かといった，治療の中断や中止に関する意思決定や，治療を受けていた病院に継続して入院できなくなった場合，どこで療養するのかといった意思決定も生じる。緩和ケアで最も重要なことは，患者の自律性であり，自発的な意思決定である。そのため，医療者と患者が話し合い，協働して意思決定する意思決定の共有（shared decision making：SDM）が重要である（川崎 2014）。また，病状の進行による将来の意思決定能力の低下に備え，病状が安定している時期から患者・家族と医療者が話し合いを繰り返し，治療や療養の方針を決めていくアドバンス・ケア・プランニング（advance care planning：ACP）がある（日本がん看護学会教育・研究活動委員会コアカリキュラムワーキンググループ 2017）。患者の病状が進行するにつれ直面する倫理的課題に対応するためには，これらのプロセスを通して，患者の価値観や生き方などを尊重しながら，患者・家族と医療をはじめとする緩和ケアを担う多職種間で話し合い，価値判断していくことが重要となる。

●**緩和ケアの今後の展望** 日本の緩和ケアは，がんを中心として発展してきたが，生命を脅かすすべての疾患を有する患者と家族に適応されるべきものである。今後は小児や高齢者を含め，非がん疾患患者に対しても緩和ケアが適応されていくことが期待される。また，緩和ケアは診断および治療が開始されたときから，「いつでもどこでも切れ目のない質の高いケア」として提供されるべきである（厚生労働省 2016e）。緩和ケアは家庭こそがケアの第一の場所として重視している。2016年に訪問診療等に在宅緩和ケア加算が認められたことを契機として，さらなる在宅緩和ケアの充実がはかられることが望まれている。［小笠美春］

📖 **さらに詳しく知るための文献**
[1] 日本医師会監修（2017）『がん緩和ケアガイドブック（新版）』青海社．
[2] 柏木哲夫（2006）『定本 ホスピス・緩和ケア』青海社．

看護制度

☞「緩和ケア」p.396「医療施設の種類と役割」p.406「医療における専門職」p.408「チーム医療」p.410

　看護は，あらゆる人々を対象とし，健康の保持増進，疾病の予防，健康の回復，苦痛の緩和を行い，その人らしい生をまっとうできるよう支援することを目的としている。看護制度とは，看護マンパワー施策・看護教育制度・看護職の処遇（井部・中西 2017）を指す。看護マンパワーには，保健師・助産師・看護師・准看護師の4つの職種があり，保健師助産師看護師法という法律により定義・免許・試験・業務・罰則が規定されている。保健師・助産師・看護師の国家試験受験資格を得るための教育課程を看護基礎教育という。

●**看護職の種類**　保健師助産師看護師法（保助看法）には，各職種の定義と業務内容が規定されている。保健師は第2条において「厚生労働大臣の免許を受けて，保健師の名称を用いて，保健指導に従事することを業とする者」，助産師は第3条において「厚生労働大臣の免許を受けて助産または妊婦，じょく婦もしくは新生児の保健指導を行うことを業とする女子」，看護師は第5条において「厚生労働大臣の免許を受けて，傷病者若しくはじょく婦に対する療養上の世話または診療の補助を行うことを業とする者」，准看護師は第6条において「都道府県知事の免許を受けて，医師・歯科医師または看護師の指示を受けて，傷病者若しくはじょく婦に対する療養上の世話または診療の補助を行うことを業とする者」と定義されている。いずれも「医師法」や「歯科医師法」の規定に基づいて行う場合はこの限りではない。助産師・看護師・准看護師の免許を有さない者が，規定されている業務を行った場合は法律上罰せられる。保健師・助産師の免許取得には，看護師免許を有することが前提とされている。保健師の業務は看護師でも実施できるが，「保健師」の名称を用いることは保健師にしかできない。これを名称独占という。助産師は女性だけに限られており，男性が免許を取得することはできない。准看護師は，独自の判断により業務を行うことができず，医師または看護師の指示のもとで業務すると規定されている。看護師の業務に示されている「療養上の世話」とは，看護師が主体的に判断し実施するケアである。これには患者の入院や治療に伴い生じる症状の観察や，日常生活行動が制限された場合に伴う食事，清潔，排泄などの援助がある。また「診療の補助」とは，医師・歯科医師の指示を受けて行う採血，注射などの医療処置をいう（手島 2017）。看護マンパワーの確保として，1992年「看護師等の人材確保の促進に関する法律」が制定されている。看護職は，2016年166万人を超えているが，看護師不足の状態は続いている（日本看護協会 2018）。

●**看護教育制度**　看護基礎教育制度は複雑な制度であり，医師や薬剤師教育の大

学教育のように一本化されていない。これは看護のマンパワー確保の観点から多様な選択肢を設けているためである（井部・中西 2017）。看護師の教育課程を修業年限からみると，5年一貫教育，専修学校および短期大学での3年間，大学での4年間，准看護師免許取得後2年間などのコースがある（図1）。国家試験の受験資格を得るためには，文部科学省と厚生労働省の合同省令である「保健師助産師看護師学校養成所指定規則」で規定された必要単位を修得しなければならない。看護師学校養成所の数は，2017年843校あり，そのうち大学数は1989年では12校であったが現在267校となっている（日本看護協会 2018）。看護基礎教育の大学化が進んでいる背景として，社会のニーズの多様化，医療の高度化に伴い質の高い看護実践能力を有した看護職の養成が求められている（茂野ほか 2016）。

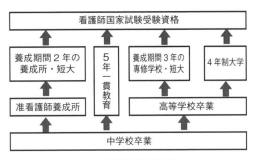

図1 看護基礎教育制度

●**看護職の資格認定制度** 看護職は専門性を獲得・向上するための資格制度を有している。看護職能団体である日本看護協会が認定する資格に，専門看護師，認定看護師，認定看護管理者がある。専門看護師（certified nurse specialist：CNS）は，認定審査に合格し，ある特定の専門看護分野において卓越した看護実践能力を有することを認められた者をいう。教育機関は，看護系大学院修士課程で行われる。特定分野には，がん看護，精神看護，地域看護など13分野がある（2018年現在）。認定看護師（certified nurse：CN）は，認定審査に合格し，ある特定の看護分野において，熟練した看護技術と知識を有することが認められた者をいう。日本看護協会が認定した教育機関において6か月以上の教育が行われる。特定分野には，救急看護，皮膚・排泄ケア看護，緩和ケアなど21分野がある（2018年現在）。認定看護管理者（certified nurse administrator：CNA）は，認定審査に合格し，管理者として優れた資質をもち，創造的に組織を発展させることができる能力を有すると認められた者をいう。看護管理の修士号取得者や日本看護協会によるファーストレベル，セカンドレベル，サードレベルの段階的な教育課程を修了した者が認定される。いずれの資格認定制度も5年ごとに認定更新がある（ライダー島崎ほか編著 2018）。　　　　　　　　　［當目雅代］

📖 **さらに詳しくしるための文献**
[1] 手島 恵監修（2018）『看護者の基本的責務―定義・概念／基本法／倫理（2018年版）』日本看護協会出版会．
[2] 杉森みど里・舟島なをみ（2016）『看護教育学（第6版）』医学書院．

感染症・疾病対策

☞「がん」p.286「神経・筋疾患」p.302「緩和ケア」p.396「治療と仕事の両立支援」p.436「がん患者へのカウンセリング」p.500「HIV/AIDSカウンセリング」p.502「性感染症」p.578

　ヘルスプロモーション推進には政策による下支えが重要であり，日本では厚生労働省によって健康づくりと疾病対策のための施策が行われている。施策として，健康増進対策，保健対策，感染症対策，疾病対策，医療対策がある。ここでは感染症対策および疾病対策のうちのがん対策と難病対策について概説する。

●**感染症対策**　感染症の分類には，1類（危険性がきわめて高い）から5類（発生・拡大を防止すべき）があり，「感染症の予防及び感染症の患者に対する医療に関する法律（感染症法）」によって規定される。感染症法に基づく感染症発生動向調査では，5類感染症の一部を除き全数把握される。そのうち最も多い感染症は結核で，年間約2万5000人に発生しており（国立感染症研究所 2017），罹患率は他の先進諸国に比べて約2～5倍高い（WHO 2017）。なお季節性インフルエンザは指定医療機関のみが報告する定点把握の対象であり，毎年100万人以上の報告がある（国立感染症研究所 2017）。感染症対策の基本は，病原体の除去，感染経路の遮断，宿主の感受性対策の3つであり，日本では，主に感染症法，検疫法，予防接種法に基づいて行われる。病原体・感染経路対策としては，発生予防と蔓延防止のための措置（隔離，就業制限，消毒，入港禁止など），医師・獣医師の届出，発生状況の把握および原因の究明，健康診断などが行われる。さらに結核，インフルエンザ，エイズ，性感染症などには特定感染症予防指針が作成され，それぞれの疾患に応じた発生予防と蔓延防止，知識の普及啓発，医療提供，研究開発の推進，国際的な連携など，総合的な対策がはかられている。また，ウイルス性肝炎については肝炎対策基本法に基づく指針により，治療法の開発・研究などが実施されている。宿主の感受性対策には予防接種があり，勧奨接種と任意接種がある。勧奨接種は，予防接種法で努力義務が規定されたもので，乳幼児期から学童期の若年者は麻しん，風しん，結核等13種類，高齢者は肺炎球菌，インフルエンザの2種類が該当する。

●**がん対策**　悪性新生物（がん）は1981年以降死因1位で，近年の動向では年間約37万人が亡くなっている（厚生労働統計協会 2018）。がん対策は1984年より開始され，2019年時点では，2016年に改正・施行された「がん対策基本法」（図1）に基づいた，がん対策推進基本計画（以下，基本計画）に沿って実施されている。基本計画はまず，国が第一節から第五節の基本的施策を踏まえて策定し，それをもとに地方公共団体において地域の特性を踏まえた基本計画が策定される。医療従事者及び患者を含めた国民は，基本計画に協力するよう努める責務がある。

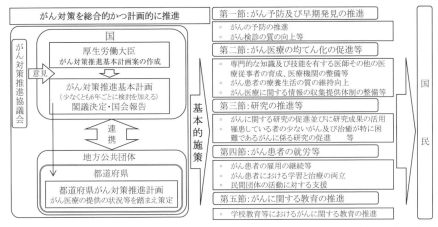

図1 がん対策基本法(平成18年法律98号)(平成18年6月成立,平成19年4月施行,平成28年12月改正・施行)[厚生労働統計協会(2018)p.169]

●**難病対策** 難病は難病の患者に対する医療等に関する法律(難病法)第一条により「発病の機構が明らかでなく,かつ,治療方法が確立していない希少な疾病であって,当該疾病にかかることにより長期にわたり療養を必要とすることとなるものをいう」(総務省行政管理局 2018)と規定されている。2015年に施行された難病法に基づく対策には,医療提供体制の確保や人材の養成,病態の解明や治療法の開発などの調査研究の推進,医療費助成の拡充,福祉サービスの充実や就労支援の充実,療養生活環境の整備などがある。2019年時点で,医療費助成の対象となる指定難病は,難病法施行以前に比べ約6倍となる331の疾病が指定されている(厚生労働統計協会 2018)。指定難病は,難病のうち患者数が人口の0.1%程度に相当する数に達せず,かつ当該難病の客観的な診断基準または客観的な指標による一定の基準が定まっており,医療の確保の必要性が高いとして厚生労働大臣が指定するもので,潰瘍性大腸炎,筋萎縮性側索硬化症,パーキンソン病などがある。指定難病患者であって一定以上の重症度である者は医療費助成の対象となり,所得額,生命の維持に欠くことのできない装置(人工呼吸器など)の装着などによって上限額が定められている。　　　　　[野々口陽子]

📖 **さらに詳しく知るための文献**
[1] 厚生労働統計協会(2018)『厚生の指標増刊 国民衛生の動向』65.
[2] 厚生労働省(2018)「がん対策推進基本計画(第3期)」.
[3] 総務省行政管理局(2018)「e-Gov法令検索(難病法,難病法施行令,難病法施行規則,感染症法,感染症法施行令,感染症法施行規則,予防接種法,予防接種法施行令,予防接種法施行規則,検疫法,検疫法施行令,検疫法施行規則,肝炎対策基本法,がん対策基本法)」.

医療費と医療保険制度

☞「医療における各種法律」p.404
「医療施設の種類と役割」p.406

　日本の医療保険制度は，すべての国民が何らかの医療保険に加入する国民皆保険制度，受診する医療機関を自由に選択できるフリーアクセス，医療をサービスとして受け取る現物給付の３つの特徴がある（井部 2017）。この医療保険制度は，職域保険，地域保険，後期高齢者医療制度の３つに大別される。

●**医療保険制度**　職域保険には，健康保険，船員保険，共済組合があり，被用者保険とも呼ぶ。健康保険には主に中小企業の従業員を対象とする全国健康保険協会管掌組合健康保険（協会健保），主に大企業の従業員を対象とする組合管掌健康保険（組合けんぽ）がある。船員保険は船員を対象とし，共済組合は国家公務員，地方公務員，私立学校教職員を対象としている。職域保険は組合や協会が保険者となり，従業員が加入して被保険者となる。保険料は組合と従業員が５割ずつ負担する。被保険者が扶養している家族も対象となる。地域保険には国民健康保険がある。市町村および５人未満の事業所を対象とする国民健康保険組合が保険者となり，農業者，自営業者，被用者保険の退職者などが被保険者となる。世帯主と世帯員の各々が対象となるため，被扶養者はない。保険料は所得や資産に応じて決定され，市町村で格差がある（井部・中西 2017）。後期高齢者医療制度は，75歳以上および65～74歳で一定の障害のある状態と認定を受けた人を対象としている。都道府県単位ですべての市町村が加入する後期高齢者医療広域連合が運営している。保険料は一人ひとりから徴収される。保険財源は被保険者の保険料が約１割，公費負担５割，後期高齢者支援金４割である（藤内 2017）。いずれの医療保険制度においても，加入できる保険に被保険者の選択権はない。

●**保険診療のしくみ**
保険診療を受けるためには被保険者（患者）

表１　医療保険制度の概要

		被保険者	保険者
職域保険（被用者保険）	健康保険	一般被用者等	全国健康保険協会
			各健康保険組合
	船員保険	船員	全国健康保険協会
	共済組合	国家公務員	各省庁等共済組合
		地方公務員	各地方公務員共済組合
		私立学校教職員	私立学校振興・共済事業団
地域保険	国民健康保険	一般国民（農業者・自営業者等）	各市町村
			各国民健康保険組合
		被用者保険の退職者	各市町村
後期高齢者医療制度		75歳以上および65～74歳で一定の障害の状態にあり広域連合の認定を受けたもの	後期高齢者医療広域連合

［厚生労働統計協会（2017）を一部改変］

は医療保険者（組合など）に保険料を支払い，被保険者証の交付を受ける。病気やけがをした場合，厚生労働大臣から保険医療機関として指定を受けた病院や診療所を受診する。患者は一部負担金を支払い，保険医療機関は診療報酬を審査支払機関に請求する。審査支払機関の審査後に医療保

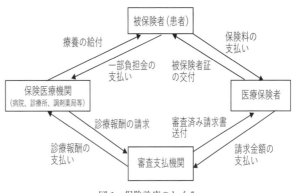

図1　保険診療のしくみ
[厚生労働統計協会（2017）を一部改変]

険者は審査支払機関をとおして保険医療機関に診療報酬を支払う（図1）。診療報酬とは，保険医療機関が患者に提供した医療サービスの対価であり，診療項目ごとに点数が加えられ，1点の単価は10円である。診療報酬を医療機関に支払う方式は出来高払いで，ひとつひとつの医療行為の単価が合計される。出来高払い方式では，病気の治療や処置にかかった分だけ医療費が発生するため過剰診療が問題となり，医療費高騰につながった。そこで2003年から入院患者に対して診断群分類に基づく1日あたりの診療報酬が定められた包括評価方式（diagnosis procedure combination：DPC）が導入され，出来高支払い方式と組み合わされて算定している（厚生労働統計協会 2017）。

●医療給付　被保険者が受ける医療費負担軽減のための医療給付は，医療サービスそのものを給付する現物給付である。現物給付には療養の給付，訪問看護療養費，高額療養費，入院時食事療養費，入院時生活療養費がある。療養の給付とは，病気やけがをしたとき，指定された医療機関に保険証を提示すれば診察，薬剤・治療材料，処置・手術・その他の治療などを受けることができる。医療費は原則7割が給付され，3割が自己負担となる。訪問看護療養費は在宅で療養している患者が，訪問看護ステーションから訪問看護を受けたときに給付される。高額療養費は療養費が高額となった場合，自己負担限度額を超えた分は申請すれば超過分が給付される。入院時食事療養費は被保険者や被扶養者が負担する食事療養標準負担額を除いた食事費用が給付される。入院時生活療養費は療養病床に入院する65歳以上の人に，生活療養標準負担額を除いた入院に伴う生活費が給付される（福田ほか 2017；増田ほか編 2015）。

[當目雅代]

📖 さらに詳しく知るための文献
[1] 全国健康保険協会（https://www.kyoukaikenpo.or.jp/）
[2] 杉本敏夫監修（2017）『保健医療サービス（新・はじめて学ぶ社会福祉5）』ミネルヴァ書房．

医療における各種法律

☞「感染症・疾病対策」p.400「医療費と医療保険制度」p.402「医療施設の種類と役割」p.406「社会福祉制度」p.414

　すべての健康支援に関する法規は，日本国憲法第25条の「すべて国民は，健康で文化的な最低限度の生活を営む権利を有する」が基盤である。健康支援の中でも医療活動については，医療法が医療と医療を行う施設に関する基本法となっている。医療法は，病院や診療所などの医療提供施設の存立そのものを規定している。また，医療法は良質な医療を提供するために，その時代のニーズに応じて改正されることで，都道府県の実情に応じた医療提供体制の確保をはかっている。医療に加わる専門職者が職務を正しく遂行するために，医療法をはじめ，医療サービスに関する法律，医療専門職に関する法律などがある。

●**医療サービスに関する法律**　日本では，健康保険法と国民健康保険法によって国民皆保険制度が制定されており，誰もが必要なときに，適切な医療が受けられるようになっている。さらに，医療保険制度とは別に，病気の種類や患者の条件によって，法律に基づいて医療費の全額または一部を国や地方自治体が負担する公費医療負担制度がある（安藤・栗林 2018）。公費負担医療制度には，①医療保険優先で，医療費の全額が公費対象であるが，所得に応じた自己負担がある場合，②医療保険優先で，医療費の全額が公費対象となる場合，③医療保険優先で，医療費の5％が自己負担となる場合，④全額が公費対象となり，かつ公費負担となる場合の主に4パターンがある。公費負担医療制度の利用には，本人あるいは代理人が保健所や市町村の窓口，福祉事務所に出向いて申請し，受給券や手帳などが交付されなければならない（医療事務総合研究会 2017）。

　ここでは公費医療負担に関する法律と制度を紹介する。生活保護法による制度には，「医療扶助」がある。これは生活困窮者に対して医療の給付を行う制度のことで，福祉事務所から医療券が交付されれば，患者は指定医療機関を自己負担なしで受診することができる。母子保健法による制度には，「養育医療」がある。これは身体の発育が未熟なまま生まれた1歳未満の乳児に対し，市町村から養育医療券が交付されれば，指定養育医療機関での入院治療費の一部が公費で負担される制度である。障害者に対する制度には，障害者総合支援法による「更生医療」「育成医療」「精神通院医療」がある。「更生医療」とは，身体障害者福祉法に規定する身体障害者として認定され，身体障害者手帳が交付されている18歳以上の者を対象とする制度である。これらの障害者に対し，手術などの治療により障害の除去，軽減ができると認められる場合，指定自立支援医療機関で受けた更生に必要な医療費の一部が給付される。「育成医療」とは，身体に障害があるか，または疾患に対する治療を行わなければ将来一定の障害を残すと認められる

18歳未満の児童を対象とする制度である。これらの児童に対し，手術などの治療により障害の除去，軽減ができると認められる場合，指定自立支援医療機関で受けた必要な医療費の一部が給付される。「精神通院医療」とは，精神保健福祉法に規定する精神疾患またはてんかんでの通院による精神医療を続ける必要がある病状の者に対して，指定自立支援医療機関への通院のための医療費の一部が給付される制度である。さらに，難病法による治療研究給付制度などもある。治療研究給付とは，原因が不明で治療法も確立していない指定難病（2018年4月現在331種類）と診断された者に対して，指定医療機関での治療のための医療費の一部が給付される制度である。医療施設において患者が利用できるサービスの情報提供や調整は，医療ソーシャルワーカーが担当している。

●**医療専門職に関する法律**　医療に携わる専門職においては，医師は医師法，歯科医師は歯科医師法，看護職は保健師助産師看護師法，薬剤師は薬剤師法，栄養士は栄養士法などにより，任務，資格，権利義務，業務の範囲などが規定されている。国は安全な医療を提供するため，重要な業務を行う医療専門職に対して免許制度を定めている。医療専門職者はそれぞれ定められた試験に合格し，免許を受けなければ業務に携わることはできない。また，医療専門職には業務の範囲の制限，義務，禁止事項があり，医師以外の医療専門職者は，医師の指示のもと，限られた範囲の業務を行うという制限がある。さらに，医療行為を適切に行えない者，犯罪や不正行為があった者などの欠格事由がある者には免許が与えられないことが定められている。

　また，医療専門職者は共通して，患者の個人情報や秘密をむやみに漏洩しない「守秘義務」が課せられている。医療専門職者は，診療上患者の身体的，心理的，社会的情報など，あらゆる個人情報を取り扱う。医療専門職者が守るべき個人情報は，患者の氏名，生年月日，居住地，家族構成，経済状況などの基礎的情報のほか，健康状態，病歴，症状の経過，診断名，予後および治療方針など，診療記録に記載されている内容すべてが含まれる（厚生労働省個人情報保護委員会 2017）。さらに，診療記録に記載されていないものであっても，患者の個人を特定するあらゆる情報を守秘しなければならない。もしも，診療上の知り得た情報が患者の同意なくほかに漏れてしまった場合，守秘義務違反および個人情報保護法違反として，法的に罰せられることとなる。これらの医療専門職に関する法律は，各職種の役割や責任を果すための基準および規範が含まれており，職業倫理の基盤となっている。

［小笠美春］

📖 **さらに詳しく知るための文献**

[1] 中央法規出版編（2018）『医療六法 平成30年版』中央法規出版．
[2] 安藤秀雄・栗林令子（2018）『すぐに役立つ公費負担医療の実際知識 2018年版―実例・図解による請求事務マニュアル』医学通信社．

医療施設の種類と役割

☞「医療における各種法律」p.404

　日本では「医療法」の定めにより，医業を行うための場所は診療所と病院に限定されている。病院はその機能や対象患者によって類型が分けられ，一定の機能を有する病院として要件を満たした病院（地域医療支援病院，特定機能病院，臨床研究中核病院）は名称独占が認められ一般病院と区別される。

　2025年にはいわゆる団塊の世代が75歳以上となり，今後，高齢化の進展により医療・介護の需要が増える中において，2019年時点では地域医療構想の実現に向けた取り組みがなされており，その中の1つとして病床の機能の分化および連携の推進が進められている（厚生労働統計協会 2018）。医療法において，病床の機能とは，病院または診療所の病床において提供する患者の病状に応じた医療の内容とされ，一般病床および療養病床においては，高度急性期機能，急性期機能，回復期機能，慢性期機能の4つに区分される（厚生労働省 2018f）。現状では各医療機関がこれらのうち3つから4つの病床の機能をもっているが，今後，地域医療構想が策定され，各医療機関における取り組みが進むと，病床の機能がさらに収れんされていく。その中で，医療需要に合わせて各医療機関がもつ病床の機能を発揮できるように，役割分担がなされていくことになる。

●**診療所**　診療所とは，「医師または歯科医師が，公衆または特定多数人のため医業または歯科医業を行う場所であって，患者を入院させるための施設を有しないものまたは19人以下の患者を入院させるための施設を有するものをいう」（医療法第1条の5の2；厚生労働省 2018f）。診療所の構造設備等に厳密な規定はない。厚生労働統計協会（2018）によると2016年時点で，無床診療所は9万3900施設で増加傾向にあり，一方，有床診療所は7629施設で減少傾向にある。診療所は主にかかりつけ医として地域で患者を支える役割を期待されている。有床診療所においては，在宅医療はもちろん，その病床は主に慢性期機能を担う。

●**病院**　病院とは，「医師または歯科医師が，公衆または特定多数人のため医業または歯科医業を行う場所であって，20人以上の患者を入院させるための施設を有するものをいう」（医療法第1条の5の1；厚生労働省 2018f）。2016年時点で病院は8442施設ある（厚生労働統計協会 2018）。病院の従業者，施設設備などは，厚生労働省令および都道府県の条例の規定により備えられるが，精神病患者，感染症患者，結核患者，長期療養患者を対象とする病床（それぞれ精神病床，感染症病床，結核病床，療養病床）における基準は，一般病床とは異なる。一般病床を主として有する病院が一般病院と称される。一般病院においては，主に急性期，回復期，慢性期の病床の機能を提供する役割を期待されており，さら

に，患者の退院後の生活を支える外来医療や在宅医療における役割も担う。

●**地域医療支援病院** 地域医療支援病院とは，「紹介患者に対する医療の提供」「医療機器の共同利用の実施」「救急医療の提供」「地域の医療従事者に対する研修の実施」により，第一線の地域医療を担うかかりつけ医などを支援する能力を備え，地域医療の確保をはかる病院として都道府県知事が承認するものである。地域医療支援病院は，病床数200床以上で，一般病院より高度な設備を備えている。さらに患者にとって身近な地域での医療提供を充実させるため，紹介率に3水準の規定があり，そのいずれかを満たさなければならない。2016年4月時点で524施設（厚生労働省2017d）が承認を受けている。地域医療支援病院は，主に急性期機能を必要とする患者を対象として医療を提供する役割をもつといえる。

●**特定機能病院** 特定機能病院とは，「高度の医療を提供する能力」「高度の医療技術の開発および評価を行う能力」「高度の医療に関する研修を行わせる能力」の3つの機能を有している病院である。特定機能病院は厚生労働大臣の承認を得て称することができる。承認要件として，全28診療科（内科：呼吸器・消化器他10診療科，外科：呼吸器・消化器他6診療科，他12診療科）を備え，400床以上の病床を有することや，医師は約2倍，看護師は約1.5倍など，一般病院より多く人員配置することなどを満たす必要がある。2017年4月時点で85施設（厚生労働省2017d）が承認されている。特定機能病院は，高度急性期機能を必要とする患者を対象として医療を提供する役割をもつといえる。

●**臨床研究中核病院** 臨床研究中核病院とは「特定臨床研究に関する計画を立案し実施する能力」「他の病院または診療所と共同で特定臨床研究を実施する際の主導的な役割を果たす能力」「他の病院または診療所に対し，特定臨床研究実施に関する相談に応じ，必要な情報提供，助言その他の援助する能力」「特定臨床研究に関する研修を行う能力」を有している病院であり，厚生労働大臣の承認を得て称することができる。承認要件として，全28診療科のうち10診療科を備え，400床以上の病床を有すること，臨床研究支援・管理部門に携わる人員の配置，過去3年間の臨床研究実績等を満たす必要がある。2017年4月時点で11施設（厚生労働省2017d）が承認を得ており，すべて特定機能病院である。

［野々口陽子］

さらに詳しく知るための文献

[1] 厚生労働統計協会編（2018）『国民衛生の動向 2018 / 2019』厚生の指標第65巻9号（増刊）．

[2] 厚生労働省（2018）「厚生労働省法令等データベースサービス（医療法，医療法施行規則，医療法の一部を改正する法律の施行について健政発第639号，医療法施行規則の一部を改正する省令の施行について医政発0330第35号）」(https://www.mhlw.go.jp/hourei/)

[3] 厚生労働省（2015）「地域医療構想策定ガイドライン」(https://www.mhlw.go.jp/file/05-Shingikai-10801000-Iseikyoku-Soumuka/0000088511.pdf)

医療における専門職

☞「看護制度」p.398「チーム医療」p.410「介護における専門職」p.420

　専門職とは，高度な知識と技術に基づき，人々の利益となる活動に取り組む職業のことである。医療は人の命に関わるため，専門職の存在が不可欠である。医療の専門職の多くは，国家資格として法律により医療行為が規定されている。国家資格を有する医療専門職は全国で約300万人であり，年々増加傾向にある（厚生労働省 2017d）。これらの専門職は，患者と家族を中心として，多様なニーズに応えるために異なる立場からアプローチを行っている。医療における専門職には，医師，看護師，薬剤師，理学療法士，作業療法士などがあげられる（図1）。

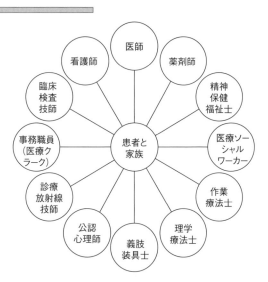

図1　患者と家族を取り巻く専門職

●**医師**　医師は病気の診断や治療，傷病の予防，公衆衛生の普及などを主な業務とする。医師が行う医療行為には，絶対的医行為と相対的医行為がある。絶対的医行為とは，必ず医師が行わなければならない高度な危険を伴う行為のことであり，手術の執刀や処方などがある。相対的医行為とは，医師の指示や監督のもとに看護師や薬剤師などが実施可能な行為のことであり，静脈注射や採尿などがある（小沼 2007）。医師は医療の責任者であり，チーム医療において患者と家族を中心とした輪の中軸としての役割を担う。医師の総数は約32万人で年々増加しており，就業別割合は病院が約6割，診療所は約3割である（厚生労働省 2016f）。臨床医として診療を行うためには，卒後2年間の研修を受けることが義務づけられている。医師は専門分化が進んでおり，専門領域に特化することでより高度で専門的な医療を提供している。しかし，専門領域に特化することで個々の医師が対応できる医療の範囲が狭まり，患者がスムーズに医療を受けることができないといった問題が生じている。近年，新たな専門医として総合的な診療能力を有する総合診療専門医を位置づけるなど専門医制度のあり方が見直されている。

●**薬剤師**　薬剤師は，医師の処方箋に基づいて調剤を行うことが主な業務であ

り，医師，歯科医師を除き，薬剤師でない者が調剤を行うことは禁止されている。2012年度より医薬品の適正使用による治療効果の向上と副作用の防止，チーム医療の推進などを目的として，薬剤師の病棟業務が導入され，業務が拡大された。病棟の薬剤師は，入院患者への服薬指導，患者の状況を把握したうえでの処方設計，医師や看護師への医薬品情報の提供などの役割を担う。薬剤師の教育課程には4年制と6年制があり，国家試験受験資格を得るには原則6年制課程を卒業する必要がある（早瀬 2013）。薬剤師の総数は約30万人で，就業別割合は薬局約6割，病院・診療所約2割，医薬品関係の企業約1割で薬局が半数以上を占めている（厚生労働省 2016f）。

●リハビリテーション関係専門職　リハビリテーションの専門職には理学療法士，作業療法士，言語聴覚士，義肢装具士などが含まれる。理学療法士および作業療法士法により，理学療法士は，身体的な基本動作を訓練し，電気刺激や温熱などを用いて基本的動作能力の回復をはかることを主な業務とし，作業療法士は，手芸や工芸などの作業を行い，応用動作や社会適応能力の回復をはかることを主な業務とすることが定められている。また，医師の指示のもとに診療の補助業務として，理学療法，作業療法を提供することも定められている。理学療法士の総数は約14万人，作業療法士の総数は約8万人であり（厚生労働統計協会 2017），いずれも増加傾向にある。これまでの運動療法，物理療法以外に，新しい治療法の開発や訓練で得られる効果を高める試みが進められ，臨床で活用され始めている。また，高齢化に伴い要介護者が増加し，在宅医療における訪問リハビリテーションの需要が高まっている。

●医療ソーシャルワーカー，精神保健福祉士　医療ソーシャルワーカー（medical social worker：MSW）は，保健医療の場において，患者の抱える経済的，心理的社会的問題の解決，調整を援助し，社会復帰の促進をはかる福祉の専門職である（厚生労働省 2002）。医療ソーシャルワーカーは国の業務指針に基づいて業務を行っているが，法制上の資格としては位置づけられていない。各個人が業務指針に基づいた業務を遂行し，より一層専門職としての評価を得ていくことが課題となっている（野田 2011）。精神保健福祉士（psychiatric social worker：PSW）は，精神障害者の抱える生活問題や社会問題の解決のための援助，社会復帰に向けての支援などを行う精神保健領域の福祉専門職であり，1997年に国家資格となった。高齢化による認知症患者の増加や，ストレスによる精神疾患患者の増加などに伴い，さらに役割を発揮していくことが求められている。　　　　[天野功士]

さらに詳しく知るための文献
[1] 鷹野和美編著（2002）『チーム医療論』医歯薬出版．
[2] 福原麻希（2013）『チーム医療を成功させる10か条―現場に学ぶチームメンバーの心得』中山書店．

チーム医療

☞「緩和ケア」p.396「医療における専門職」p.408

　医療の高度化・専門化に伴う医師の業務の増大，さまざまな専門職が連携をとり合うことによる医療の質の向上などを背景に，チーム医療の必要性が高まり，2009年にチーム医療の推進に関する検討会が設置された。この検討会にて，チーム医療とは，医療に従事する多種多様なスタッフが，各々の高い専門性を前提に目的と情報を共有し，業務を分担しつつも互いに連携・補完し合い患者の状態に的確に対応した医療を提供することであると定義された（チーム医療の推進に関する検討会 2010）。チーム医療では，患者の問題解決に向けて患者を中心としたチームが編成されている。医療現場では，医療安全チーム，感染対策チーム，栄養サポートチーム，緩和ケアチーム，呼吸器ケアチーム，褥瘡管理チームなどがある。

●**チームの形式**　チーム医療は，専門職の階層性，役割，連携・協働の有無により3つの形式に分類されている（図1）。マルチディシプリナリーモデルは，医師の指示に基づき，各専門職が与えられた役割を果たす。インターディシプリナリーモデルは，各専門職がチームの意思決定に主体的に関与し，連携をとりながら役割を果たす。トランスディシプリナリーモデルは，各専門職が専門分野を超えて横断的に共有された役割を果たす（菊池 2002）。

●**医療安全チーム**　1999年の手術患者の取り違え事故や血管内への消毒薬誤注入事故をきっかけに医療安全対策への重要性が指摘され始めた。その後，医療機関では，専門職が連携をとり合い，医療安全チームを組織するようになった。医療法では医療機関に安全管理委員会を編成し，組織の壁を越えた安全管理を行うことを義務づけている。委員会の実働隊として，医療安全チームが組織されており，患者が安全で安心して医療を受けられる体制の構築が進められている。医療

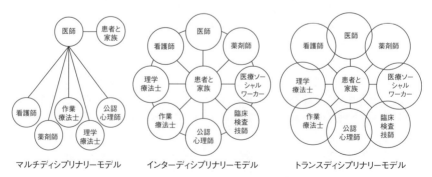

図1　チーム医療の3つの形式 ［菊池（2002）pp.2-15 より一部改変］

安全チームは医師，看護師，薬剤師，事務職員などで構成されている。主な活動としては，医療安全に関する職員向けの教育研修の実施，病院内の巡視や指導，医療事故発生時の情報収集から事故後の対応，再発防止策の提案などがある（福原 2013）。

●**感染対策チーム（infection control team：ICT）**　病院内におけるメチシリン耐性黄色ブドウ球菌（methicillin-resistant staphylococcus aureus：MRSA）などの感染拡大が問題となり，効果的な感染防止対策を講じることが重要となっている。医療法では医療機関に感染対策委員会を組織することを義務づけており，委員会の下部組織として感染対策チームが日常活動を担っている。感染対策チームは，医師，看護師，薬剤師，臨床検査技師などで構成され，病院内の巡視や指導，細菌や微生物の動向の監視，病院内研修による感染対策の啓発などを行い，病院内の感染治療の適正化に努めている。また，重大な感染が発生した際には，すみやかに調査を行い，対策を講じることにより，感染の拡大を最小限に抑える取り組みをしている。

●**栄養サポートチーム（nutrition support team：NST）**　1970年頃に栄養状態が低下した患者に対して，中心静脈栄養法が開発され，中心静脈栄養法の発展と普及に伴い栄養管理への関心が高まった。栄養状態の低下があると，期待される治療効果を得ることができず，創傷治癒の遅延や合併症を発症する可能性が高くなる。そこで，栄養管理に関する専門職が連携し，専門的に栄養管理を行う栄養サポートチームが組織された。医師，看護師，薬剤師，管理栄養士，言語聴覚士などで構成され，入院時の栄養状態の評価，病棟内での症例検討などを行っている。また，チームで病棟をラウンドし，栄養状態に問題がある患者を対象として，栄養アセスメントと栄養療法の助言を行っている。栄養サポートチームの介入により，褥瘡発生率の減少，経口栄養の増加などが期待されている（東口 2004）。

●**緩和ケアチーム**　緩和ケアチームとは，緩和ケアを専門とする医師，看護師などを含めたチームによる緩和ケアの提供体制のことである（日本緩和医療学会 2013）。1990年頃から緩和ケアが浸透し，それに伴い多くの専門職が参与し，多方面から緩和ケアを提供する緩和ケアチームの重要性が高まった。緩和ケアチームは，医師，看護師，薬剤師，公認心理師，ソーシャルワーカーなどで構成されている。その対象は，がんに限らず医療では治療の手立てがない難病患者などであり，病院内の部署からの支援依頼を受け，身体症状の緩和，精神的サポート，治療の意思決定支援，社会資源の紹介，退院調整などを行っている。　　［天野功士］

📖 **さらに詳しく知るための文献**

[1]　水本清久ほか編著（2011）『インタープロフェッショナル・ヘルスケア実践チーム医療論—実際と教育プログラム』医歯薬出版．

医療観察・保護観察

☞「エンパワメント」p.226「重篤な精神疾患への対応」p.320「チーム医療」p.410「地域包括ケアシステム」p.422

　医療観察・保護観察とは，心身喪失または心神耗弱の状態で殺人や放火などの重大な他害行為を行った者に対して，病状の改善と病状に起因する再他害行為の防止をはかり，社会復帰を促進するために，継続的かつ適切な医療とその確保に必要な観察，指導，および援助を提供することである。心身喪失または心神耗弱とは，精神の障害のために，善悪の区別がつかないなど，通常の刑事責任を問えない状態のことである。このような精神の障害に起因した他害行為に対する専門的治療や退院後の医療継続のための仕組みとして，2003 年に「心身喪失等の状態で重大な他害行為を行なった者の医療及び観察等に関する法律（医療観察法）」が成立し，2005 年に医療観察制度が始まった。この制度は，審判の手続き，医療機関における入院治療，地域社会における支援の 3 つから成り立っている。

●**審判の手続き**　対象行為（殺人，放火，強盗，強制性交等，強制わいせつ，および傷害）を行った者のうち，心神喪失または心神耗弱と認められて不起訴処分となった者，または心神喪失により無罪または心神耗弱により刑を軽減する旨の確定裁判（実刑は除く）を受けた者について，検察官が地方裁判所に申立てを行う。申立てがなされた後，ただちに 2 か月（最長 3 か月）の鑑定入院となる。鑑定入院では，裁判官と精神保健審判員（医師）の計 2 名から構成される合議体の審判において，評決権のない精神保健参与員（精神保健福祉士）の意見を踏まえた処遇の要否とその内容が決定される。決定は，原因となった精神障害と同様の精神障害を有していること，精神障害の改善のために本制度の医療が必要であり，治療可能であること，本制度の医療を受けさせなければ，その精神障害のために再他害行為を行う具体的・現実的な可能性があること，の 3 つの観点に関する鑑定に加え，裁判所の依頼に基づいて社会復帰調整官が行った生活環境調査の結果と鑑定医の意見を考慮して，入院，通院，あるいは不処遇のいずれかの決定が下される。

　この一連のプロセスにおける刑事責任能力鑑定と医療観察法鑑定では，知能検査と心理検査が用いられており，臨床心理技術者に実施と評価のサポートが求められる。なお，医療観察法鑑定では，医師，看護師，精神保健福祉士，作業療法士，臨床心理技術者の多職種チームで，治療反応性について共通評価項目（「内省・洞察」「共感性」「衝動コントロール」など）の評定を行う。

●**医療機関における入院治療**　厚生労働大臣が指定する医療機関（指定入院医療機関は 2018 年 1 月 1 日現在，33 か所 833 床）で，医師，看護師のほか，作業療法士，精神保健福祉士，または公認心理師らの多職種チームが専門的な入院治

療を提供する。入院期間は，原則として6か月ごとに入院継続の裁判所決定を経る必要があり，指定入院医療機関の管理者や対象者等の申立てに応じて，入院の継続，通院治療に移行，または処遇の終了のいずれかの決定がなされる。入院治療では，心理的アプローチとして，リスクアセスメント，心理教育，家族支援などが行われる。

●**地域社会における支援**　当初審判で通院となった者，あるいは入院治療を経て通院治療に移行となった者は，保護観察所の社会復帰調整官が中心となって作成する処遇実施計画に基づいて，原則として3年間，地域において指定通院医療機関（2018年1月1日現在，病院，診療所，薬局，および訪問看護の総数3524か所）による医療を受ける。この通院期間中は，保護観察所の精神保健観察に付され，必要な医療と援助の確保が図られる。なお，一般の精神保健福祉制度の医療や支援のもとに地域での生活が可能な状態となれば，期間満了前でも処遇終了となるが，処遇の延長が必要な状態であれば期間延長（最長通算5年間）の決定がなされ，入院医療を要する場合には入院の決定がなされる。

指定通院医療機関においても，多職種チームで，継続的な通院医療を提供する。精神保健観察には，対象者の守るべき事項が定められ，社会復帰調整官が適当な接触を保ち，通院医療の確保に向けた見守りや指導等を行う。地方自治体や障害福祉サービス事業者などは，精神保健福祉法や障害者総合支援法などに基づき援助を行う。また，これらの地域処遇関係者は，社会復帰調整官が中心となって作成する処遇実施計画に基づき，原則として対象者や家族も参加するケア会議で情報の共有をしながら，地域処遇関係者でチームとなって処遇を行う。処遇の実施にあたっては，対象者の権利と義務について十分に説明すること，病状と事件の関係の理解を促すこと，障害理解と対象行為の理解を促すこと，そして病状悪化などへの対応方法を記したクライシスプランを協働して作成することが重要であるとされている。なお，アセスメントの観点として，再他害行為を予測するためのリスクアセスメントだけではなく，再他害行為の抑制要因としての個人の長所に焦点をあてた保護要因の評価の試みが展開されている。その代表的なアセスメントツールとしてSAPROF（de Vogel et al. 2012）があげられ，「セルフコントロール」や「ソーシャルネットワーク」などの健康心理学のエンパワメントと密接に関連する要因が採用されている（野村 2017）。　　　　　　［野村和孝］

さらに詳しく知るための文献

[1]　五十嵐禎人（2011）『医療観察法鑑定入院における対象者の診療に関する指針』厚生労働科学研究費補助金（障害者対策研究事業）「医療観察法鑑定入院制度の適正化に関する研究」．
[2]　五十嵐禎人編（2018）「特別企画　治療のための司法精神医学」『こころの科学』199，日本評論社．

社会福祉制度

☞「ノーマライゼーション」p.40「児童期・青年期の発達障害」p.96「成人期の発達障害」p.98「社会的排斥」p.372「福祉施設の種類と役割」p.418

　社会福祉とは，障害・老齢・貧困・疾病など何らかの生活上の困難を伴う人に対し，制度・サービス・人的支援といった社会資源を活用して生活課題を解決する試みである。社会福祉には広義と狭義の定義があり，広義には人々の暮らしを支える社会の仕組みとそれらに関わる活動のすべてを指し，狭義には1950年の社会保障制度に関する勧告で示された社会保障を構成する4分野の1つと解される。その目的は，健康で文化的な最低限度の生活を有する権利を保障したうえで，人々の自立支援と社会参加を促してノーマライゼーションを推進することである。社会福祉は一般的な社会政策の欠陥を補充したり，政策を代替する新しい実践をもって社会問題へ対処するといった補充性を特徴とする（仲村 1991）。

●**社会福祉制度の仕組み**　福祉サービスを提供する事業を社会福祉事業という。第1種社会福祉事業は利用者の権利擁護の観点から特に強い公的規制が必要とされる事業であり，主に入所施設サービスが該当し，原則として国・地方公共団体・社会福祉法人しか経営することができない。第2種社会福祉事業は第1種社会福祉事業よりは人権侵害の危険性が少ないとされる事業であり，主に在宅サービスが該当し，経営主体の制限はない。

　社会福祉事業は長らく措置制度に基づいて運用されてきた。措置制度は行政機関が福祉サービスの要否，内容，提供主体などを決定し，サービス事業者に委託して福祉サービスを提供する仕組みである。措置制度における費用負担は，所得などの利用者の負担能力に応じて負担額が決められる応能負担が原則である。2000年の社会福祉基礎構造改革以降は，利用者がサービス提供者との直接契約に基づいてサービスを利用する契約制度が措置制度に代わって多くの福祉分野のサービス利用の主流となっている。契約制度における費用負担は，受けたサービス量に応じて負担額が決められる応益負担が適用されることが多い。

　社会福祉は全分野に共通する基本的事項を定めた社会福祉法を基盤にして，高齢者福祉・障害者福祉・子ども家庭福祉・低所得者福祉に大きく分類される（図1）。

●**高齢者福祉**　老人福祉法では高齢者の心身の健康保持や生活の安定という基本理念が掲げられている。かつては老人福祉法に基づく措置制度により介護サービスの提供が行われていたが，2000年の介護保険法施行後は介護サービス提供の主な役割は同法に移行した。ただし，老人福祉法には緊急時などやむを得ない場合の市町村による福祉の措置義務は残されており，養護老人ホームの運営や老人クラブへの助成などと合わせて高齢者福祉を基本的な部分で支えている。

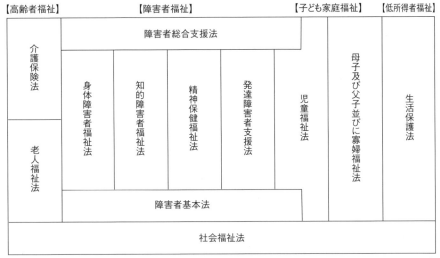

図1 社会福祉の代表的分野［いとう総研資格取得センター（2017）より一部改変］

　高齢者の所得保障として老齢年金のほか，市町村民税非課税世帯を対象に介護サービス利用料を軽減する社会福祉法人などによる利用者負担軽減制度や，低所得者に対して施設入所などにかかる居住費・食費の上限を定めた負担限度額認定制度がある。

●**障害者福祉**　障害者基本法では障害者の自立や社会参加，共生社会の実現が基本理念として掲げられている。かつては身体障害・知的障害・精神障害の3区分が長らく維持され，福祉サービス関連法制もそれに対応する形で整備されていた。2005年の障害者自立支援法（現・障害者総合支援法）施行に伴い，障害の区分にかかわらず利用者ニーズに応じたサービスを提供するための仕組みが成立した。障害者総合支援法のサービスは，自立支援給付と地域生活支援事業に大別される。自立支援給付は利用者の個別の必要に応じて提供されるサービスで，介護給付，訓練等給付，自立支援医療がある。地域生活支援事業は，都道府県と市町村が地域の特性や本人の状況に応じて柔軟な形態により実施する事業で，相談支援事業，日常生活用具給付等事業などがある。

　障害者の所得保障として障害年金のほか，常時特別の介護を要する在宅の重度障害者に対する特別障害者手当がある。また障害者手帳を取得することで公営住宅の優先入居や所得税，住民税，相続税などの減免の措置が受けられる。

［藤田益伸］

📖 **さらに詳しく知るための文献**

[1] 川島芳雄（2017）『保健医療福祉職に必要な社会福祉学』丸善プラネット．

介護報酬と介護保険

☞ 「社会福祉制度」p.414「福祉施設の種類と役割」p.418「介護における専門職」p.420「地域包括ケアシステム」p.422

　介護保険制度とは，高齢人口の増加による介護ニーズの増加と，核家族化による家族規模の縮小，介護する家族の高齢化による家族介護の限界，という背景を受け創設された社会保障制度の1つである。1997年に介護保険法が成立し，2000年4月より施行された。介護保険の目的は，①多くの国民にとって不安要因である高齢期の介護問題に対する社会的支援の提供，②介護が必要になっても自立した質の高い日常生活が送れるための要介護者の自立支援，③介護が必要になっても利用者の希望を尊重して，多様な事業主体から多様なサービスを総合的かつ一体的に受けられる利用者本位とサービスの総合化，④社会保険制度の導入の4点にまとめられる（岡田・橋本編 2018）。

●**介護保険の仕組み**　介護保険制度は，給付と負担の対応関係が明確な社会保険方式をとっている。40歳以上の全国民が介護保険に加入し，保険料を支払うことで，高齢者の介護を社会全体で支える仕組みになっている。保険者は市町村であり，保険料を納付していた被保険者が，65歳以上になって介護や日常生活の支援が必要な状態になったときに，手続きを経て介護サービスを受けることができる。また40歳から64歳までの人の場合には，初老期の認知症や，脳血管疾患など，老化を原因とする病気（特定疾患）によって，介護や支援が必要になった場合にも介護サービスを利用することができる。介護給付および予防給付の財源は，利用者負担分を除いて50％は公費負担，50％が被保険者の保険料負担でまかなわれている。介護保険の被保険者は年齢により，65歳以上の第1号被保険者と，40歳以上65歳未満の第2号被保険者に区分されており，給付の条件や保険料の算定，徴収方法が異なっている。介護保険の給付には，要介護・要支援の認定が必要であり，その手続きは①認定の申請，②訪問調査等，③介護認定審査会の審査および判定，④市町村の認定と被保険者への通知というプロセスで進められる。認定は，ケアの必要度によって決定され，要支援1，2と要介護1〜5の7区分となっている。必要度は，入浴，排泄などの直接生活介助，洗濯，掃除などの間接生活介助，徘徊に対する探索などの認知症の行動・心理症状（behavioral and psychological symptoms of dementia：BPSD）関連行為，歩行訓練などの機能訓練関連行為，輸液の管理などの医療関連行為の5分野について，それに費やす介護時間に基づき算定される。要支援1は，掃除や身の回りの世話の一部に助けを必要とする状態で，介護に要する時間が25分以上35分未満，要介護5は，歩行，排泄，食事などで全面的に介護を必要とする状態で，介護に要する時間が110分以上という判断基準が設けられている。要介護（支援）認定を受けると，介

護サービスの利用にかかる相談，ケアプランの作成が開始される。ケアプランの作成にあたっては，本人や家族が作成することも可能であるが，専門的な知識をもったケアマネジャーによることが多い（福田ほか 2017）。

●サービス　介護保険の給付形態は，指定事業者が提供するフォーマルなサービスに限定されている。要支援者は，介護予防支援や介護予防サービス，地域密着型介護予防サービスなどを利用することができ，その費用は介護保険によって予防給付を受けることができる。要介護者は，居宅介護支援や居宅サービス，施設サービス，地域密着型サービスなどを利用することができ，介護給付を受けることができる。居宅サービスには訪問介護や訪問入浴介護，訪問看護などがあり，施設サービスには介護老人福祉施設や，介護老人保健施設，介護療養型医療施設などが用意されている。提供されるサービスの内容は一律ではなく，本人との相談によって作成されたケアプランに沿って，これらを組み合わせながら，それぞれの高齢者に適した介護が提供される。介護サービスによって発生する費用（介護報酬）は，原則として厚生労働大臣が定める基準によって定められており，介護給付費単位表に基づき各サービスの単位数に1単位の単価を乗じて算定する。介護報酬は1単位あたり10円であるが，地域差をなくすためにサービス事業者や施設の所在する地域による区分によって違いがある。利用者は介護報酬の1割または2～3割（一定以上の所得がある第1号被保険者）を負担する。居宅サービスを利用する場合，要介護度の区分に応じて，利用量に上限が設定されている（福田ほか 2017）。

●今後の課題　介護保険の大きな課題は，財政的問題と介護人材の確保である。団塊の世代が75歳以上となる2025年には，認知症や独居の高齢者が急増し，介護給付金が約21兆円になることが予測されている。現在，介護費用は医療費の1.5倍の速さで増加しており，安定的に制度を持続し，良質なサービスを提供し続けるために，改革の推進が求められている。しかし介護保険の財源確保には，非常に複雑な問題がある。介護費用の増加を，介護報酬の引き下げによって対処することは，2018年現在問題となっている介護職員の他分野へのさらなる流出につながりかねないリスクがある。生産年齢人口減少に伴い労働力人口が減少する中，必要な介護職員数は倍増する現状がある。国が推進している地域包括ケアシステムを実現するためには，介護人材の確保と質の向上は喫緊の課題である。介護職員が安心してやりがいをもって働き続けられる，よりよい仕組みが必要である。

［塚本尚子］

📖 さらに詳しく知るための文献

[1] 石田成則・山本克也編著（2018）『社会保障論』ミネルヴァ書房.
[2] 池上直己（2017）『日本の医療と介護―歴史と構造，そして改革の方向性』日本経済新聞出版社.

福祉施設の種類と役割

☞「認知症」p.308「社会福祉制度」p.414「介護報酬と介護保険」p.416

　福祉施設は，障害者，児童，高齢者，生活困窮者などの社会生活を営むうえで何らかの支障がある者を入所または通所させて，援護・指導・訓練などを通じて自立支援をはかることを目的とする施設の総称である。本項では厚生労働省（2015a）とクーリエ（2011）の分類をもとに高齢者関連施設について解説する（図1）。

●**介護保険施設**　介護保険施設とは，介護保険法上の施設サービスに規定された介護老人福祉施設・介護老人保健施設・介護医療院のことを指す。介護老人福祉施設は，入浴，排泄，食事などの介護その他の日常生活上の世話，機能訓練，健康管理および療養上の世話を行う施設である。老人福祉法上は特別養護老人ホームとも称され，原則的に要介護3～5の者が入所できる。介護老人保健施設は，看護，医学的管理のもとにおける介護および機能訓練その他必要な医療ならびに日常生活上の世話を行う施設である。要介護1～5の者を対象に在宅復帰を前提としたリハビリテーションを中心に病院と自宅の中間的な役割を担っている。介護医療院は，長期的な医療と介護のニーズを併せもつ要介護1～5の者に対し，長期療養のための医療と日常生活上の世話を一体的に提供する施設である。

●**特定施設入居者生活介護**　特定施設入居者生活介護は，特定施設において介護その他の日常生活上の世話，機能訓練および療養上の世話を行うサービスであり，介護保険法の居宅サービスに該当する。特定施設とは介護付有料老人ホーム・養護老人ホーム・軽費老人ホーム・サービス付き高齢者向け住宅のうち，介護保険を利用して必要な介護サービスを受けられるよう整備された施設を指す。特定施設は入居基準によって，要介護1～5に限定される介護専用型と，自立でも入居可能な混合型の2種類がある。また介護サービス提供方法によって，特定施設の職員が介護サービスを提供する一般型と，特定施設から外部の介護サービス事業者に委託する形で介護サービスを提供する外部サービス利用型に分けられる。

●**認知症対応型共同生活介護**　認知症対応型共同生活介護（グループホーム）は，認知症である要支援2以上の者に対し，介護その他の日常生活上の世話および機能訓練を行う。10人未満の少人数グループを1つの生活単位に分け，馴染みの関係の中で共同生活することによって認知症の症状緩和がはかられている。

●**老人福祉施設**　老人福祉施設とは，老人福祉法に規定された養護老人ホーム・特別養護老人ホーム・軽費老人ホーム・老人デイサービスセンター・老人短期入

9. ヘルスケアシステム

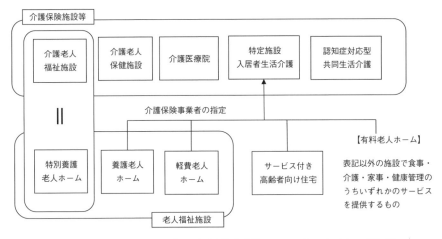

図1 高齢者関連施設の分類［いとう総研資格取得センター（2017）より一部改変］

所施設・老人福祉センター・老人介護支援センターを指す。このうち養護老人ホームは，環境上および経済的事情により居宅での生活が困難な者を入所させ，自立した日常生活に必要な養護を行う施設である。

●**その他の施設** サービス付き高齢者向け住宅は，高齢者向けの賃貸住宅または有料老人ホームであってバリアフリー構造を有し，介護・医療と連携して状況把握，生活相談サービスなどを提供する施設である。高齢者住まい法に規定された施設であり，都道府県知事への登録制度が国土交通省・厚生労働省の共管制度として創設されている。

有料老人ホームは，介護などの供与をする事業を行う施設であって老人福祉施設等厚生労働省令で定める施設でないものと老人福祉法で規定されている。常時1人以上の高齢者に対し，居住空間の提供に加えて，食事，介護，家事，健康管理のうちいずれかのサービスを提供すると有料老人ホームの届出が必要になる。介護が必要になると退去しなければならない健康型，施設外部の介護サービス事業者と介護サービスの契約を結ぶ住宅型，特定施設入居者生活介護の指定を受けて当該施設から介護サービスが提供される介護付の3種類がある。　　［藤田益伸］

さらに詳しく知るための文献

[1] 全国社会福祉協議会（2018）『よくわかる社会福祉施設―教員免許志願者のためのガイドブック（第5版）』全国社会福祉協議会．

介護における専門職

☞「社会福祉制度」p.414「介護報酬と介護保険」p.416「福祉施設の種類と役割」p.418「地域包括ケアシステム」p.422

　介護保険制度は，2000年度の制度創設以来，18年が経過した2018年度現在，65歳以上被保険者数が約1.6倍に増加する中で，サービス利用者数は約3.2倍に増加した。介護保険制度は，高齢者の介護を支える制度として，定着・発展している（厚生労働省 2018g）。介護保険サービスに関わる主な専門職には表1に示したように，介護支援専門員，社会福祉士，介護福祉士などがある。これらの専門職は，国が掲げる地域包括ケアシステムの構築に向け，重要な役割を担っている。団塊の世代が75歳以上となる2025年を目途に，重度な要介護状態になっても住み慣れた地域で自分らしい暮らしができるよう，住まい・医療・介護・予防・生活支援が一体的に提供される地域包括ケアシステムの構築の実現を目指している（厚生労働省 2013b）。

●**介護人材の確保**　しかしながら，少子高齢化の進行などにより，労働力人口が減少し，介護を支える人材不足が懸念されている。利用者のニーズに的確に対応できる質の高い介護人材を安定的に確保していくことが課題であるが，離職者が多い現状がある。

　これに対し厚生労働省は，介護人材の確保に向け，介護福祉士を中核的な存在と

表1　介護における専門職

●**介護支援専門員**　介護支援専門員とは，要介護者や要支援者の人の相談や心身の状況に応じるとともに，サービス（訪問介護，デイサービスなど）を受けられるようにケアプラン（介護サービス等の提供についての計画）の作成や市町村・サービス事業者・施設等との連絡調整を行う者とされている。また，要介護者や要支援者の人が自立した日常生活を営むのに必要な援助に関する専門的知識・技術を有するものとして介護支援専門員証の交付を受けた者とされる。[介護保険法第7条第5項]
●**社会福祉士**　社会福祉士は，社会福祉士及び介護福祉士法に基づく名称独占の国家資格であり，社会福祉士の名称を用いて，専門的知識及び技術をもって，身体上若しくは精神上の障害があること又は環境上の理由により日常生活を営むのに支障がある者の福祉に関する相談に応じ，助言，指導，福祉サービスを提供する者又は医師その他の保健医療サービスを提供する者その他の関係者との連絡及び調整その他の援助を行うことを業とする者をいう。[社会福祉士及び介護福祉士法（昭和62年法律第30号）第2条第1項]
●**介護福祉士**　介護福祉士は，社会福祉士及び介護福祉士法に基づく名称独占の国家資格であり，介護福祉士の名称を用いて，専門的知識及び技術をもって，身体上又は精神上の障害があることにより日常生活を営むのに支障がある者につき心身の状況に応じた介護（喀痰吸引その他のその者が日常生活を営むのに必要な行為であって，医師の指示の下に行われるもの（厚生労働省令で定めるものに限る。）を含む。）を行い，並びにその者及びその介護者に対して介護に関する指導を行うことを業とする者をいう。[社会福祉士及び介護福祉士法（昭和62年法律第30号）第2条第2項]

9. ヘルスケアシステム

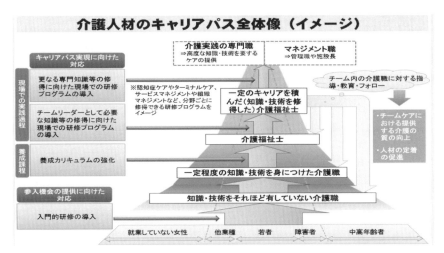

　介護人材の確保にあたっては，介護人材のすそ野を拡げ，介護未経験者を含む多様な人材の参入を促進し，介護分野に参入した人材が定着していくような環境作りが重要であるとの方向性から，「介護人材のキャリアパス全体像」が示されている．

図1　介護人材の機能とキャリアパスについて［厚生労働省 2016］

して位置づけ，介護福祉士の機能・役割について，現在および今後も進展する介護ニーズの多様化，高度化に対応できるよう検討を進めている（図1；厚生労働省 2016g）．特に，訪問介護員（ホームヘルパー）養成の研修課程は見直され，2013年に「介護職員初任者研修」が開始され，2018年には「生活援助従事者研修課程」が創設された．今後は，研修修了者を含めた介護人材の定着が期待される．
●**介護を支える健康心理学研究**　介護に関わる人材確保に向けては，各専門職が抱えるストレスマネジメントや自己効力感を高める研究を進めることが求められており，働く者の健康を支えるうえで健康心理学が担う役割は大きい．また，健康心理学における高齢者が病を背負いつつも QOL 維持に関する研究や，社会参加に関する研究で得られた知見を介護専門職に還元することで，介護の具体的な活動支援に貢献できるであろう．　　　　　　　　　　　　　　　　［山本恵美子］

📖 **さらに詳しく知るための文献**
[1]　小川まどか・長田久雄（2007）「介護職のストレッサーと健康度との関連」『健康心理学研究』20, 10-17.
[2]　三浦佳代ほか（2018）「在宅脳卒中者を対象とした活動および参加状況尺度の開発」*Journal of Health Psychology Research*, 31, 43-51.
[3]　村山陽ほか（2018）「高齢者における慢性型ストレッサーの特徴」*Journal of Health Psychology Research*, 31, 21-30.

地域包括ケアシステム

☞「医療施設の種類と役割」p.406
「社会福祉制度」p.414「福祉施設の種類と役割」p.418

　団塊の世代が75歳以上となる2025年以降は，国民の医療や介護の需要がさらに増加することが見込まれ，地域包括ケアシステムの構築が推進されている。

　地域包括ケアシステムとは，高齢者が要介護状態などになっても，可能な限り，住み慣れた地域や自宅で生活し続け，人生最期のときまで自分らしく生きられるように，概ね30分以内に駆けつけられる圏域で（地域包括ケア 2008），個々人のニーズに応じて，「医療」「介護」「介護予防」「住まい」「日常生活の支援」を一体的に提供できる仕組み，体制である。またこのシステムは，保険者である市町村や都道府県が，地域の自主性や主体性に基づき，地域の特性に応じてつくり上げていくことが求められ，地域における医療および介護の総合的な確保の促進に関する法律（医療介護総合確保推進法，2014年6月成立）で法定化されている。

●**5つの構成要素**　地域包括ケアシステムの5つの構成要素は，相互に関係していることを「植木鉢の絵」として表現されている（図1）。「本人の選択と本人・家族の心構え」のうえに，地域での「すまいとすまい方」の基礎をなす（植木鉢）があり，その中の「介護予防・生活支援」（植木鉢に満たされる養分を含んだ土）が土台となって初めて専門職が提供する「医療・介護・保健・福祉」が十分な力を発揮することを示している（三菱UFJリサーチ 2017）。

●**「自助・互助・共助・公助」**　地域包括ケアの5つの構成要素を実際に担うのは誰かという視点から「自助・互助・共助・公助」を区分している。

　何か問題が発生して解決を迫られたとき，まず求められるのが自助（自分）であり，その問題に家族隣人が手を差し伸べるのが互助である。自助，互助で解決できないときシステム化された自治組織が支援するのが共助であり，なお解決し得ない場合に行政の保護，すなわち公助が発動するとされる。地域の中で質の高いケアを包括的に提供する体制を構築するためには，「自助・互助・共助・公助」がバランスよく機

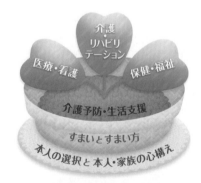

図1　地域包括ケアシステムの「植木鉢」
〔三菱UFJリサーチ＆コンサルティング「〈地域包括ケア研究会〉地域包括ケアシステムと地域マネジメント」（地域包括ケアシステム構築に向けた制度及びサービスのあり方に関する研究事業），平成27年度厚生労働省老人保健健康増進等事業，2016年〕

9. ヘルスケアシステム

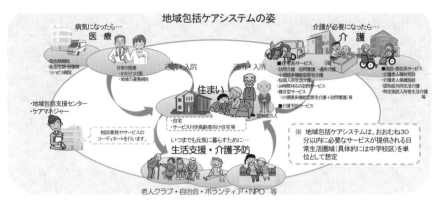

図2 地域ケアシステムの姿［厚生労働省「地域包括ケアシステム」］

能することが理想とされている（三菱UFJリサーチ 2017）。

●**地域ケアシステムの姿**　高齢者がいつまでも元気で暮らすために，老人クラブ・自治会・ボランティア・NPOなどの生活支援と介護予防を利用する。

介護が必要になれば，在宅系サービス（訪問介護・訪問看護・通所介護・小規模多機能型居宅介護・短期入所生活介護・24時間対応の訪問サービス・複合型サービス・介護予防サービス）や施設・居宅系サービス（介護老人福祉施設・介護老人保健施設・認知症共同生活介護・特定施設入居者生活介護など）を利用する。

病気になり医療が必要になれば，まず，かかりつけ医に受診し，必要に応じて地域の連携病院を紹介され通院・入院する。かかりつけ医とは，なんでも相談できるうえ，最新の医療情報を熟知して，必要なときには専門医，専門医療機関を紹介でき，身近で頼りになる地域医療，保健，福祉を担う総合的な能力を有する医師のことである（大嶋 2016）。さらに高度な治療が必要になれば，急性期病院を紹介され，必要な治療を受けた後，亜急性期・回復期リハビリ病院で集中リハビリを受け，退院後は日常の医療へと連携される。それぞれの医療サービスが役割分担し，連携を強化することで，高齢者の早期社会復帰を可能とする。地域包括支援センターやケアマネジャーは，医療から介護への円滑な移行促進と相談業務やサービスのコーディネートを行っている（図2）。　　　　　　　［光木幸子］

📖 さらに詳しく知るための文献

［1］大嶋伸一監修，鳥羽研二編集代表（2016）『これからの在宅医療—指針と実務』グリーン・プレス．

プライマリヘルスケア

☞「世界保健機関」p.20「健康日本21」p.22「地域包括ケアシステム」p.422

　1970～80年までの健康課題は，伝染病・感染症と慢性の非伝染性疾患の2つに大きく分けられ，先進国はがんや脳血管疾患などの慢性疾患対策，途上国は感染症対策が求められていた。しかし，1978年（アルマ・アタ宣言の年）以来，途上国の死亡率は低下し，がんや糖尿病などの慢性疾患が増加しつつある（松田 2014）。

　プライマリヘルスケア（primary health care：PHC）とは，人々の健康状態を改善させるのに必要なすべての要素を，地域レベルで統合する手段である。それは国の保健システムに組み込まれており，予防，健康増進，治療，社会復帰，コミュニティ開発活動のすべてを含むものである（神馬 2016）。

　PHCは，人々に欠くことのできないヘルスケアであり，それは，実践的かつ科学的に確かであり，社会的にも受け入れられる手段と技術に基づいてなされる。さらに，PHCは自助と自己決定の精神にのっとり，開発の段階に応じて負担でき維持できる費用の範囲で，住民の全面的な参加のもとに広く享受され，地域社会全体にわたる社会経済開発のためにも不可欠な役割を果たす。PHCの実践は，人々が暮らし，働く場所になるべく近いところでヘルスケアを提供し，その後に生じる継続的なヘルスケアプロセスの第一歩が始まる（神馬 2016）。

●**PHCの展開**　1978年以降は，PHCの考えに基づいて，世界中，どこの国にいても，どこの地域で生活しても，どんな人種，経済水準であっても，男女の差なく，信仰の有無を問わず，教育水準の高低に関係なく，ある程度の健康水準であることが人権として認められた（松田ほか編 2010）。

●**アルマ・アタ宣言**　1978年にWHO（世界保健機関）／国連児童基金（United Nations Children's Fund：UNICEF）によって採択されたアルマ・アタ宣言で，「2000年までに世界のすべての人々に健康を（HFA：Health for All by the Year 2000）」の目標を実行する世界戦略としてPHCの理念を打ち出した。宣言の第1条では，健康は基本的人権であること，健康は世界全体の社会目標であること，その実現のためには健康をこえた教育・経済などの諸分野が関与すべきことが述べられた（神馬 2016）。HFAの目標達成のために提供するサービスとして，基本的活動8項目①健康問題とその予防方法・対策に関する健康教育，②食糧の供給と適正な栄養の促進，③安全な飲料水の供給と衛生施設の整備，④家族計画を含む母子保健サービス，⑤主要な感染症に対する予防接種，⑥感染症の予防と対策，⑦簡単な病気や外傷の治療，⑧必須医薬品の供給が示されている（丸井ほか編 2012）。

●**PHCの4原則**　1979年に，WHOヨーロッパ地域事務局長のL. A. カプリオ

(Kaprio) は，8項目の活動がなされるのと同時に，どのようなプロセスを経て実践され，持続的に発展させていけるかに注目し，PHC の4原則を提唱した．その原則は，①ニーズ指向性，②住民の主体的参加，③資源の有効・効率的活用，④他分野との協調と統合である（神馬 2016）．

①ニーズ指向性とは，最も重要な原則で，住民のニーズに従ってサービスを提供することである．②住民の主体的参加とは，PHC には不可欠の原則で，主体は住民・患者であるということである．この原則は，保健・医療・福祉の意思決定は当事者の自己決定によるという生命倫理原則にもつながっている．③資源の有効・効率的活用とは，もの・金・土木や建築施設といったみえやすい資源や整備，住民の主体的な自己決定を促すための情報やその判断を助けるための教育者や支援者という人的資源，ニーズに優先順位をつけ，効果的に資源を活用するということである．④他分野との協調と統合とは，協調はコーディネートのことで，情報をチームで共有し，ニーズに沿った活動が展開されるように，資源を活用して，当事者の参加に結びつけていくといった行為である．また，統合は，個々の活動が全体として効率よく運営できるように，また，ニーズに適合すべく再編成していく活動である．つまり，協調とは足並みをそろえていくこと，統合とは共通の目標に向かっていくことである（松田ほか編 2010）．

● **PHC の活動を担う人的資源**　PHC の活動を行う人的資源として，①地域保健従事者，②伝統的施術者，③専門的保健従事者をあげている．1985 年に WHO 事務局長が「PHC における看護職への期待」の声明を出し，その中で看護職は病院から住民の生活する地域へ役割を変化させ，職種間チームに積極的に参加をして，住民への健康教育やヘルスワーカーの指導を行い，PHC 組織の指導者となることの期待を述べている．1986 年には「PHC ニーズにあった看護教育と看護実践」のテクニカルレポートを出し，多くの発展途上国の看護教育カリキュラムで予防や地域中心の教育を充実させている（新福・近藤編 2004）．

● **21 世紀の健康戦略**　WHO は，1998 年の第 51 回世界保健総会にて，21 世紀の健康戦略である「21 世紀・すべての人々に健康を」（HFA 21 世紀）を掲げ，世界保健宣言の5項目①基本的人権としての健康，②21 世紀の HFA 政策が必要である，③PHC を目指し保健システムの開発を続ける，④世界が一致してすべての人々のウェルビーイングを目指す，⑤すべての人々に 21 世紀 HFA のビジョンを共有すべく働きかける，と述べている．また世界保健報告 2008 年度版においても「PHC―Now more than ever（今こそプライマリヘルスケア）」を取り上げている（松田ほか編 2010）．　　　　　　　　　　　　　　　［光木幸子］

📖 **さらに詳しく知るための文献**

[1] 松田正己ほか編（2010）『変わりゆく世界と 21 世紀の地域環境づくり―やってみようプライマリヘルスケア（第3版）』やどかり出版．

職場のメンタルヘルス対策

☞「ストレスチェック制度」p.432
「復職支援」p.434「産業保健における各種法律」p.440

　日本の職場のメンタルヘルス対策は，労働安全衛生法およびそれに基づく指針である労働者の心の健康の保持増進のための指針によって運用されている。労働者健康状況調査および労働安全衛生調査（実態調査）では，仕事や職業生活に関することで強い不安，悩み，ストレスを感じている労働者の割合が2016年では59.5％に上ることが明らかにされている。事業場内における心理職は，心の健康づくりスタッフの一員として，職場のメンタルヘルス対策を支援している。

●**労働者の心の健康の保持増進のための指針**　2006年，労働安全衛生法に基づく指針として，労働者の心の健康の保持増進のための指針（厚生労働省 2015b）が制定された。本指針では，各事業場において，衛生委員会などの機会を通じて心の健康づくり計画を策定し，4つのケアを計画的に推進することを求めている。4つのケアとは，セルフケア，ラインによるケア，事業場内産業保健スタッフ等によるケア，事業場外資源によるケアを指す。セルフケアとは，労働者個人が自身の抱えているストレッサーに気づき，それに対して適切に対処（コーピング）することである。ラインによるケアとは，管理監督者によるケアを指す。管理監督者は，部下のメンタルヘルス不調を早期に発見し，相談に乗り，必要に応じて事業場内産業保健スタッフ等につなぐ役割を果たすことが求められている。事業場内産業保健スタッフ等とは，産業医，衛生管理者，保健師，心理職など，事業場内に存在する産業保健に関する専門的知識をもつ人々を指す。事業場内産業保健スタッフ等は，専門的知識を活用して，事業場の心の健康づくり計画の策定について中心的役割を果たすとともに，セルフケアやラインケアが効果的に実施されるように労働者や管理監督者を支援することが求められている。事業場外資源には，医療機関，産業保健総合支援センター，リワークを提供する施設などさまざまなものがある。事業場外資源は，主にメンタルヘルス不調により休業した労働者が発生したときに活用される。特に，独立行政法人高齢・障害・求職者雇用支援機構や医療機関が実施しているリワークは，メンタルヘルス不調により休業した労働者の復職準備性を高めるために有益であるといわれている。

●**労働者健康状況調査**　労働者健康状況調査は，労働者の健康状況，健康管理の推進状況などを把握し，労働者の健康確保対策，自主的な健康管理の推進など労働衛生行政運営の推進に資することを目的として，5年に1回の頻度で実施されてきた。本調査は2012年で廃止されたが，2013年より労働安全衛生調査（実態調査）が開始され，その中で現在の自分の仕事や職業生活に関することで強い不安，悩み，ストレスとなっていると感じる事柄があるかが聴取されている（た

だし 2014 年調査ではこの質問項目は含まれていない）。回答は「仕事の質・量」などの選択肢から主なもの 3 つ以内を選ぶ形式であり，さらに 2015 年からは「雇用の安定性」「会社の将来性」の 2 項目が選択肢に含まれている。仕事や職業生活に関することで強い不安，悩み，ストレスを感じている人の割合は，2013 年が 52.3％，2015 年が 55.7％，2016 年が 59.5％であった。また，強い不安，悩み，ストレスを感じる具体的内容は，2016 年は「仕事の質・量」が 32.0％と最も多く，次いで「仕事の失敗，責任の発生等」（22.9％），「対人関係（セクハラ・パワハラを含む）」（18.2％）であった。

●**職場のメンタルヘルス対策に関わる専門職**　職場のメンタルヘルス対策に関わる専門職には，産業医，衛生管理者，保健師，心の健康づくり専門スタッフなどが含まれる。このうち，事業場内の産業医，衛生管理者，保健師は事業場内産業保健スタッフと呼ばれ，これに事業場内の精神科医や心理職などの心の健康づくり専門スタッフや人事労務管理スタッフなどを含めると事業場内産業保健スタッフ等と呼ばれるようになる。産業医は，職場のメンタルヘルス対策において中心的な役割を果たす医師であり，その業務範囲は健康教育・健康相談，事業場における心の健康づくり計画の策定に対する助言・指導，就業上の配慮が必要なときの事業者への意見具申，事業場外資源との連絡調整，個人の健康情報の保護など幅が広い。原則として常時 1000 人以上の労働者を使用する事業場では専属産業医を 1 人以上選任しなければならないが，労働者 1000 人未満の事業場では，月数回程度勤務する嘱託産業医が選任されている場合が多い。そのため，職場のメンタルヘルス対策を効果的に推進するためには，事業場内産業保健スタッフ等との連携や活用が必要となっている。労働者の心の健康の保持増進のための指針（厚生労働省 2015b）では，衛生管理者は，産業医からの助言・指導等を踏まえて，具体的な教育研修の企画および実施，職場環境等の評価と改善，心の健康に関する相談ができる雰囲気や体制づくりを行うこととされている。保健師は，産業医や衛生管理者と協力しながら，セルフケアやラインによるケアを支援し，教育研修の企画・実施，職場環境等の評価と改善，労働者および管理監督者からの相談対応，保健指導等にあたることとされている。心理職も含まれる心の健康づくり専門スタッフは，事業場内産業保健スタッフと協力しながら，教育研修の企画・実施，職場環境等の評価と改善，労働者および管理監督者からの専門的な相談対応等にあたるとともに，当該スタッフの専門によっては，事業者への専門的立場からの助言等を行うことも有効であるとされている。　　　　　　　　　　　［大塚泰正］

📖 **さらに詳しく知るための文献**
[1] 島津明人編著（2017）『産業保健心理学』ナカニシヤ出版．
[2] 川上憲人（2017）『基礎からはじめる職場のメンタルヘルス―事例で学ぶ考え方と実践ポイント』大修館書店．

従業員援助プログラム（EAP）

☞「職場のストレス」p.134「職場のメンタルヘルス対策」p.426「ストレスチェック制度」p.432「復職支援」p.434

　従業員援助プログラム（employee assistance program：EAP）とは，従業員が抱えるさまざまな問題の解決を支援するプログラムである。この問題とは，健康問題，家庭問題，アルコール，ストレスなどの問題を指す。もともとは，アメリカにおいてアルコール問題を抱えた従業員への支援プログラムとしてスタートし，1990年後半以降日本においても展開された。日本EAP協会によれば，EAPは次の2点を援助するためにつくられた職場を基盤としたプログラムである，と定義されている。

　①職場組織が生産性に関連する問題を提議する。
　②社員であるクライエントが健康，結婚，家族，家計，アルコール，ドラッグ，法律，情緒，ストレスなどの仕事上のパフォーマンスに影響を与え得る個人的問題をみつけ，解決する。

　日本においては産業医を中心に据えた産業保健体制がとられているため，日本のEAPはメンタルヘルス対策における事業場外資源によるケアとして位置づけられることが多いが，事業場外資源により提供される場合を外部EAP，事業場内資源により提供される場合を内部EAPと区別する。

　日本における内部EAP・外部EAPが提供しているサービスは提供機関によって多少異なるものの，コンサルテーション，個人カウンセリング，メンタルヘルス教育研修，ストレスチェック，組織の危機に対する支援が主たるものである。

●コンサルテーション　人事スタッフ・産業保健スタッフや管理職が対応に苦慮した事例に対して医師やカウンセラーからその対応方法について専門的見地からアドバイスをするものである。対象となる事例には次のようなものがある。

　①メンタルヘルス疾患が疑われる従業員への対応，②職場で問題行動（度重なる対人トラブル，ミス，クレームなど）を起こす従業員への対応，③メンタルヘルス疾患により休職中の従業員への対応，④職場復帰後の従業員への対応，⑤事故などの発生時のメンタルヘルスに関する対応。

●個人カウンセリング　従業員が抱える問題の解決が必要な場合，社内外に設置された相談窓口に相談することができる。自ら相談を申し込む場合（セルフリファー）と上司や人事などから勧められて相談を申し込む場合（マネジメントリファー）がある。また，相談の方法として，対面カウンセリングのほか，メール，電話によるものもある。外部EAPに設置されたメール相談，電話相談は従業員だけでなくその家族も利用できることが多い。メール相談，電話相談ともに匿名での相談が可能であるため，相談に対して抵抗感のある相談者にとっても敷居が低いと考えられる。寄せられる相談は仕事に関することだけでなく，健康上

9. ヘルスケアシステム　じゅうぎょういんえんじょぷろぐらむ（EAP）

の問題，家族の問題などさまざまな問題が含まれ，必要なサポート資源の情報提供も行う。相談において自傷のリスクがあると判断された場合には，本人に了解を得る努力をし，事業場内産業保健スタッフと連携する。本人の了解が得られない場合も守秘義務より本人の安全確保が優先される。メール相談，電話相談の利用件数および相談傾向は個人情報の保護に留意しながら一定期間ごとに報告書にまとめられ，事業場に報告され，メンタルヘルス対策に反映されることとなる。

●メンタルヘルス教育研修　メンタルヘルス教育研修はメンタルヘルス予防の要であり，事業場内産業保健スタッフなどで実施している事業場も多いが，事業場内産業保健スタッフのスキル，リソース，コンテンツに限界がある場合，事業場内産業保健スタッフが不在の場合，EAP に次のような研修が依頼される。

① ラインケア研修：経営層，管理職，新任管理職を対象に実施され，組織におけるメンタルヘルス対策の必要性と意義，管理監督者の役割と対応法を学ぶことを目的とした教育研修である。管理職によるラインケアは，二次予防（メンタルヘルス不調の早期発見対応）だけでなく，一次予防（職場環境改善）においても重要である。

② セルフケア研修：一般社員，新入社員，管理職を対象に，個人のセルフケア能力を向上させるために，メンタルヘルスの基礎知識やストレスマネジメントのスキルを学ぶことを目的とした教育研修である。

③ 事業場内産業保健スタッフ向け研修：人事労務担当者・産業保健スタッフなど事業場内のメンタルヘルス対策を担う人たちを対象に，メンタルヘルス事例に対応するためのスキルを学ぶことを目的とした教育研修である。

●ストレスチェック　労働安全衛生法の改正に伴い 2015 年 12 月より従業員 50 人以上の事業場においてはストレスチェック実施が義務づけられた。ストレスチェック制度は一次予防を目的としており，セルフケア促進と職場環境改善を目指している。ストレスチェックの実施を外部 EAP に委託する事業場も多い。高ストレス者へのフォロー，面談にとどまらず，現在は努力義務となっている集団分析を実施し，その後の職場環境改善にも携わることが求められている。

●組織的な危機に対する支援　事業場にとって「危機」となる出来事が生じた際に，従業員のこころのケアを行う。「危機」となる出来事には，地震，津波などの災害のほか，従業員の自死，事故死などがあげられる。このような従業員や組織への衝撃が大きい出来事が起きた場合に，従業員への影響を最小限にするために，カウンセラー，精神科医による専門的な支援が提供される。また，組織再編時やリコールが発生した際なども同様の取り組みを行うことがある。　［大庭さよ］

📖 さらに詳しく知るための文献
［1］大庭さよ（2016）「外部 EAP の活用」金井篤子編『産業心理臨床実践』（pp.165-171），ナカニシヤ出版．
［2］市川佳居（2017）「職場のメンタルヘルス対策のシステム―内部 EAP と外部 EAP」島津明人編著『産業保健心理学』（pp.49-65），ナカニシヤ出版．

過重労働対策

☞「産業保健における各種法律」p.440

　海外において過労死が「KAROSHI」として国際的にも通じる言葉になるという不名誉な出来事もあり，日本の働きすぎの問題は早期に改善すべき諸問題の1つに位置づけられる。それに対して近年では，働き方改革などで日本の労働者の働き方を見つめなおそうとする機運が高まっている。とりわけ，2014年11月に施行された過労死等防止対策推進法により，過労死や過労自死に関する実態把握や対策の推進が国の責務として位置づけられたことは大きな意味をもっている。以下では，日本の長時間労働の実態と，新しい過重労働対策として注目されている「勤務間インターバル制度」を紹介する。

●**長時間労働**　年間総実労働時間は1993年では年間1920時間であった（厚生労働省 2017e）。そして，年々減少して2015年には年間1734時間になっている。しかし，一般労働者とパートタイム労働者の年間総実労働時間の結果を分けて見た場合に，一般労働者は1993年から2015年まで約2000時間台で推移して大きく変わらないこと，パートタイム労働者は1993年では1200時間台で徐々に減って2015年では1000時間台であることがわかる。つまり，両者のデータを合算して平均値としてしまうことで，全体の労働時間が減少傾向にあるように見えるが，フルタイムの労働者における労働時間は依然として高い水準にあることを考慮すれば，日本における長時間労働の問題は今なお，深刻な問題であることが指摘できる。

●**勤務間インターバル制度**　勤務間インターバル制度とは，上記の働き方改革等を契機として，新しい過重労働対策として注目を集めている欧州連合（EU）諸国で導入されているワークルールである。この制度は，勤務終了後から次の勤務開始時までのインターバル（連続休息時間）を規定しており，EU労働時間指令（2003/88/EC）に基づくものである。主な内容は①24時間につき最低連続11時間の休息を付与すること，②7日ごとに最低連続24時間の休息日を付与すること，③週の平均労働時間が時間外労働を含めて48時間を超えないことというものである。日本の労働時間規制は労働時間の長さを規制しているが，長時間労働の抑制にあまり歯止めがかかっていないのが現状である。一方，本制度は，労働者の疲労回復に重要なオフの時間を直接的に規定している点で，従来の労働時間規制に比べて，過重労働対策としての高い効果が期待されている。しかし，勤務間インターバルが11時間確保された場合でも，21時に退勤して8時に出勤ということになるので，1か月の所定，法定とともに時間外労働時間は80時間相当になる。実は，この時間外労働時間の水準は「過労死ライン」に相当する働き方である。勤務間インターバルという言葉は新しいが，その本質はこれまで警

鐘が鳴らされてきた過労死ラインと同じところにあることがわかる。したがって，11時間の勤務間インターバルを守ることは，最後の砦としての意味合いが強いといえるだろう。

しかし，これまでの過重労働対策では長時間労働に歯止めがかからなかったことを考えれば，疲労回復をより重視した休息期間を定める本制度は，過労死の予防のみならず，働く人々の健康やワーク・ライフ・バランスを守るうえでも，その意義は大きいと思われる。また，勤務間インターバルと疲労回復に関する知見は，実はEU諸国においても，特に日勤者を対象とした知見は数少ない。なぜなら，そもそも11時間未満のインターバルを下回るような働き方があまりみられないことが，その理由にあたる。そこで，日本において，その種の関連性を検討した知見が近年，徐々に蓄積されつつある。それらの知見によれば，勤務間インターバルが短い場合，循環器負担に影響することや，メンタル不調の従業員の増加につながることが示唆されている（久保 2017）。加えて，最新の知見では11時間未満のインターバルでは客観的な睡眠時間が5時間程度となることも明らかになっている（Kubo et al. 2018）。1日5時間未満の睡眠時間はさまざまな疾病のリスクとも関連性が指摘されていることからも，11時間のインターバルの確保は労働者の健康確保の視点からも重要だと考えられる。なお，日本において勤務間インターバル制度を導入している企業はまだ少ないものの，厚生労働省が中小企業に対して導入補助のための助成金を設立したことや，「勤務間インターバル制度導入事例集」を作成し，ホームページにて無料で公開するなどして，本制度の普及を促すような取り組みをしている（厚生労働省 2017f）。

●**心理的距離**　近年の情報通信機器の発達に伴って，オフであっても疲労回復が阻害されるような状況も一方で考えられる。例えば，終業後，職場から離れたとしてもスマートフォンによって電車やバスの中，あるいは就寝前の自宅で，簡単にオフでも仕事の心理的な拘束を受ける場面がそれにあたる。ドイツの産業保健心理学者であるS.ゾンネンタークとC.フリッツ（Sonnentag & Fritz 2007）は，疲労の回復には勤務後や休日などのオフにおいては，仕事（職場）から物理的に離れるだけでなく，心理的にも仕事の拘束から離れるような状況が重要であるとして，心理的距離という概念を用いて研究を進めている。また，勤務間インターバル制度が導入されているEU諸国においても，情報通信機器によるオンとオフのメリハリがなくなることは問題視されており，勤務時間外においては仕事に関わるメールや連絡を規制する「つながらない権利」がフランスでは2017年から施行されている。　　　　　　　　　　　　　　　　　　　　［久保智英］

📖 さらに詳しく知るための文献

[1] 久保智英（2017）「近未来を見据えた働く人々の疲労問題とその対策を考える―オンとオフの境界線の重要性」『労働安全衛生研究』10, 45-53.

ストレスチェック制度

☞「ストレス予防」p.158「職場ストレスのアセスメント」p.252

　労働安全衛生法が改正され，ストレスチェックは，個々人のセルフケアおよび職場主体の職場改善活動につなげることを目的に，常時50人以上の労働者を雇用する事業場に対し実施義務化された制度である。義務化の背景には，仕事や職業生活に関して強いストレスを感じている労働者が数多くいること，精神障害にかかわる労災請求・認定件数が増加していること，諸外国に比べ自殺者数が依然多いことなどがあげられる。

　ストレスチェックの質問項目には，①職場における心理的な負担の原因，②心身の自覚症状，③ほかの労働者（上司，同僚など）による支援に関する項目を含める必要がある。それらを包括的に取り扱うものとして，職業性ストレス簡易調査票があげられる。独自の調査票を使用することも可能であるが，性格・適性検査を付け加えることは，ストレスチェックの目的から外れるため注意が必要である。また，ストレスチェックはうつ病などの精神疾患のスクリーニングを行うものではないことにも留意し，質問項目を選定する必要がある。なお，ストレスチェックを実施することは事業者の義務であり，全員受検することが望ましい。しかし，定期健康診断と異なり，労働者に受検義務はなく，受検しない労働者を不当に扱うことは禁じられている。ストレスチェックを円滑に実施するためには，関係者が制度の趣旨を正しく理解し，連携・協働することが何より重要である。そのため，周知方法や実施体制について，衛生委員会などの場を活用し，審議，決定する手続きが必要である。

●**セルフケア・医師面接**　ストレスチェックを実施する目的の1つは，労働者自身がストレス状態を把握し，ストレスへの気づきを促し，メンタルヘルス不調の未然防止につなげることである。そのため，結果をもとに労働者自身がストレス状態を確認し，必要に応じ早期にストレス対処を講じることが望まれる。ただ，個人結果を返却したのみでは効果が限定的であるため，セルフケアに関する助言，指導を行うことでさらなる効果が期待できる（Kawakami & Tsutsumi 2016）。また，ストレスが高かった者（高ストレス者）は，医師面接を受けることが可能である。ただ，義務化された範囲では，希望者に対し医師面接を実施することとなっており，希望者が少ないことが課題となっている。希望者が少数の理由はいくつか考えられるが，面接内容がどのように会社（上司，人事など）に伝わるかわからないという不安が強くあると思われる。情報提供については，本人の意向への十分な配慮が必要であり，誰に何をどのように伝えるかは，本人の了承を得て決定する必要がある。また，医師面接を行う前に，看護師，保健師および公認

心理師などが補足的面談を行うことで，面接の敷居を下げ，多くの労働者を個別にフォローする対策を講じることも有用と考えられる．現在，医師面接によるストレス軽減効果の科学的根拠は明確ではないが，医師面接を通して，医学的な視点で助言を受けることは，一定の有用性があると考えられる．

●**職場環境改善**　制度上は努力義務となっているが，ポピュレーションアプローチを行ううえで職場環境改善は非常に有用である．個人に焦点をあてたアプローチは一時的，限定的（Karasek 1992）であり，職場環境等の改善による有用性が示唆されている．また，職場環境改善による費用対効果が検討されており，経済的利点がある可能性も示唆されている（吉村ほか 2013）．職場環境改善をどのように定義し，位置づけるかによって実施方法は異なるが，主に2段階のステップが考えられる．まずは集団分析を行った結果を管理職などにフィードバックし，次に必要に応じ産業保健スタッフなどが職場介入を行うという流れである．現在，多くは衛生委員会などでの討議にとどまっており，実際に職場環境改善を行った事例は少ない．

　集団分析結果を管理職にフィードバックする際の留意点としては，集団分析結果はあくまでストレスという1つの切り口から見える職場状況であるため，数値だけではわからない部分について丁寧に対話することが肝要である．産業保健スタッフは，集団分析結果の数値が表す意図，可能性などを管理職に説明し，管理職から職場で生じている問題点あるいは職場の強みなどを確認していく．また，集団分析結果は上司の成績表のような意味合いではないこと，個人特定をするものではないことなどを説明することが必要である．

　産業保健スタッフが職場介入する方法はいくつか考えられるが，どのような方法を行うにしても，職場ニーズにマッチした方法を選択する必要がある．アクションチェックリストなどを活用した全員参加型によるグループワークは，参加者全員で職場の現状を共有でき，非常に効果的であると考えられる．また，研修型は，レジリエンス，アンガーマネジメントなど，多様なニーズに合わせた研修プログラムが考えられる．職場環境改善は，短期的な視点だけでなく，中長期的な視点をもち，各職場に置かれた状況を踏まえ，職場，健康部門，その他関連部署との連携を通し，ブラッシュアップしていく活動である．

　ストレスチェックが契機となり，一次予防を主体とするメンタルヘルス対策が活性化することは望ましいことであるが，そもそもメンタルヘルスの問題は複合的な要因を含んでいる．そのため，ストレスチェックの枠組みのみで対策を考えた際，十分な方略を見出せないことも多いため，多面的なアプローチを模索する姿勢が求められる．

［春藤行敏］

📖 **さらに詳しく知るための文献**
[1] 厚生労働省「労働安全衛生法に基づくストレスチェック制度実施マニュアル」．
[2] 川上憲人ほか（2014）『健康いきいき職場づくり』生産性出版．

復職支援

☞「職場のメンタルヘルス対策」p.426「治療と仕事の両立支援」p.436

　近年「リワーク」という言葉が社会に，中でも職場で産業保健や人事労務に携わる人々に浸透してきている。一般に，患者の医療機関における復職支援の取り組みをリワークプログラムと呼んでいるが，その目的は「単に復職を果たす」ことではなく，「復職後，再発なく就労を継続できること」にある。再発予防や就労継続を支援するためには，作業能力の回復だけではなく，職場における対人関係能力の向上やストレス対処能力の改善，疾病受容と適応的自己の確立といった「リカバリー」への支援が本質的に重要である。したがって，リワーク（Re-work）の本質は Return to work よりもさらに踏み込んだ Recovery through work にあるといえる。つまり，リワークは単に職場に戻るということを超えた，ライフキャリアを全うするための支援なのである（秋山 2018；図1）。そして，これらの目的を可能にするためにリワークプログラムが備えるべき要素には，①通勤を模倣して定期的に通える場所および日課，②対人関係能力を向上させるための集団プログラム，③一定のノルマがある作業プログラム，④再発予防のセルフケアにつながる心理社会教育プログラム，の4つが不可欠である（有馬 2010）。

●リワークプログラムの効果　これまでに，リワークプログラム利用者が非利用

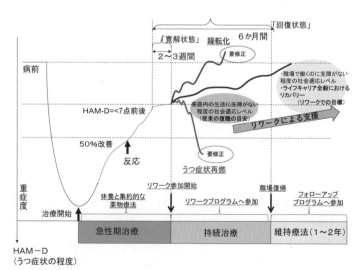

図1　回復過程のイメージ［Frank et al.（1991）；Kupfer（1991）をもとに作成］

者と比べて復職後の就労継続が良好だという報告がいくつかなされている。例えば，五十嵐(2013)らが行った「6医療機関のリワークプログラム利用者」と「22企業の健康管理室より情報を得たリワークプログラム非利用者」の計323人に対して，propensity scoreによる共変量調整法を用いたマッチングを行い，そこで抽出した100人を対象にアウトカム指標を復職後の就労継続日数とした就労継続性の比較調査では，Log-rank検定の結果，リワークプログラム利用者は非利用者

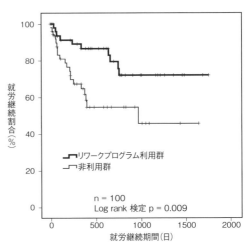

図2 復職後の就労継続性の比較［五十嵐（2013）より作成］n = 100（Log rank 検定 p = 0.009）

と比較して就労継続性が有意に良好であった（p = 0.008）（図2）。

●**職場との連携の重要性** 職場の産業保健スタッフと主治医側が，労働者の罹患している精神疾患の病態について共通の認識をもつことは，再発・再燃の予防の観点からきわめて重要である。

例えば，うつ病にアルコール依存症，パーソナリティ障害や自閉症スペクトラム障害などが合併している事例や双極性障害（スペクトラムを含む）のような事例では，前景に立っているうつ状態よりも，背景にあるそれらの疾病が根深いためしばしば難治例，再発例となりやすい。さらに，就労パフォーマンス低下を来す要因が，労働者を取り巻く作業環境よりもむしろ個別の疾病要素に強く認められることはよくあり，職場での作業環境調整や就労配慮によっても解決されないことが多い。こうしたケースでは，まず根本となる病気の治療を優先した方が，労働者および企業側双方にとって好ましいことが多い。

労働者が罹っている病態の見立てを企業の産業保健スタッフに正確に伝えることは，職場での就労配慮や予後の改善の点からきわめて重要である。主治医側の見立てやアドバイスを産業保健スタッフに正確に伝えることは，治療そのものと同じぐらいに労働者の職場復帰を成功させるための重要な要素であり，リワークプログラムでは，そうした連携にも力を入れている。　　　　　　　　　　［有馬秀晃］

📖 **さらに詳しく知るための文献**

[1] 有馬秀晃・秋山 剛（2018）「うつ病の復職支援のエビデンスと実践」『臨床精神医学』47, 1075-1081.

治療と仕事の両立支援

☞「職場のストレス」p.134「職場の人間関係」p.358「感染症・疾病対策」p.400「復職支援」p.434「がん患者へのカウンセリング」p.500

　近年の診断技術や治療方法の進歩により，かつては「不治の病」とされていた疾病においても生存率が向上し，「長くつき合う病気」に変化しつつあり，労働者が病気になったからといって，すぐに離職しなければならないという状況が必ずしもあてはまらなくなってきている。また，労働者の高齢化が進む日本においては，高齢化そのものにより慢性疾患の発症リスクが高まる。このような要因により，一定の配慮のもとに就労を継続する治療と仕事の両立支援が必要な労働者の数は増加すると考えられる。さらに，働くことは単に経済的な理由のみならず，患者のQOLの維持，向上のためにも重要なことである。そのような状況から，日本では治療と仕事の両立支援（以下，両立支援）への関心が高まっている。

●**両立支援を進めるうえでの課題**　効果的に両立支援を進めるためには，患者と受け入れる職場，そして主治医の視点から課題を整理し，調整をする必要がある（図1）。例えば，合理的配慮は，当事者からの申し出に応じて行われる。そのため，両立支援を受けるためには，患者は職場に対して自分の病気のことを報告し，さらに必要な支援を職場から受けるためには，必要な支援の内容について職場と話し合う必要がある。それ以外にも多くの課題があるが，これらの課題を，当事者一人で調整することはとてもハードルが高い。そのため，これらの課題を調整する役割として，両立支援コーディネーターが養成されている。両立支援コーディネーターは患者に寄り添って，心理的なサポートをしながら，これらの課題を調整することが期待されている。また，職場においては，当事者が病気のことを申し出しやすい職場環境の醸成が求められる。

●**疾患に対する誤解**　両立支援を必要とする当事者が罹患している疾患の中には，がんや高血圧や糖尿病といったある程度イメージのつく疾患だけではなく，聞きなれない疾患名のために，イメージがつきにくい疾患も多くある。疾患についての知識が十分でないことが原因で，「仕事はできないのではないか」といった誤解が生じやすい。そのため，当事者が就労を継続しようとすると，上司を含めて職場の同僚が対応に戸惑い，そのことを当事

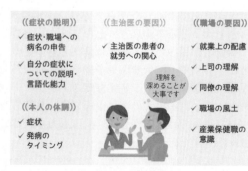

図1　職場で両立支援を進めるうえでの課題

者がストレスに感じてしまい，うまく職場復帰ができても，その後退職を選択する当事者もいる。また，両立支援を必要とする慢性疾患の患者の多くは，疲労，痛み，認知能力の低下，不安，うつ症状などの外見からでは判断できない身体的，精神的な症状を有している。その原因は，疾患そのものの症状の場合と，治療の副作用としての症状の場合がある。外見から判断できないために本人の仕事ぶりについて偏見や誤解が生じやすい。このようなことが生じないように，職場に対して適切な情報を提供して，当事者と職場の間を調整することが重要である。

●**当事者への継続的なサポート**　がんや難病といった両立支援を必要とする慢性疾患に診断された者の多くは一時的に大きな精神的衝撃を受ける。多くの場合は数週間で回復するが，病気の診断が主要因となってメンタルヘルス不調に陥る場合もある。そのため事業者は，病気と診断された労働者のメンタルヘルスの状態を把握し，治療の継続や就業に影響があると考えられる場合には，産業医や保健師，看護師などの産業保健スタッフらと連携するなどして，適切な配慮を行うことが望ましい。また，診断時だけではなく，治療開始時，終末期など，病気の状態に応じて当事者のメンタルヘルスの状態は変化する。このように両立支援の状況は，その時々で刻々と変化することから，継続的な心身両面からのサポートが大切である。

●**両立支援を進めやすい職場環境**　両立支援を効果的に進めるためには，通院や，心身の体調の面から働き方に制約がある人でも働きやすい職場環境，つまり職場のダイバーシティとインクルージョンを促進するような職場環境の醸成が重要である（Vooijs et al. 2015；Eguchi et al. 2017）。そのような職場環境の醸成のためには，人事制度面（ハード面）の充実が必要である。両立支援に関する制度としては，休暇制度や勤務制度の柔軟な運用が求められる。時間単位の年次有給休暇の取得，傷病休暇・病気休暇，時差出勤制度，短時間勤務制度，在宅勤務（テレワーク），試し出勤制度などがある。また，ハード面だけではなく，組織の理念や価値観などのソフト面への配慮も必要である。例えば，両立支援が必要な従業員に対して，単に安全面から検討するだけではなく，本人のやりがいや価値観など，キャリアカウンセリング的な視点についても考慮する姿勢がそれにあたる。働き方に物理的な制約があっても，本人のモチベーション次第で仕事の成果は変わってくるだろう。そのため一方的に配慮を押しつけるのではなく，本人の意向にも留意をする必要がある。　　　　　　　　　　　　　　　　［江口　尚］

📖 **さらに詳しく知るための文献**

[1] 厚生労働省（2016）「事業場における治療と職業生活の両立支援のためのガイドライン」
（https://www.mhlw.go.jp/stf/seisakunitsuite/bunya/0000115267.html）

[2] 江口　尚（2018）『中小企業経営者・人事担当者向け―治療を続けながら働くためのハンドブック』（http://www.med.kitasato-u.ac.jp/~publichealth/bs/）

職場の
ポジティブメンタルヘルス

☞「ポジティブ心理学」p.30「レジリエンス」p.92「職場のストレス」p.134「職場のメンタルヘルス」p.332「職場のメンタルヘルス対策」p.426「ワークライフバランス」p.592

　近年，サービス業の増加のような産業構造の変化，裁量労働制や技術の進歩，在宅勤務などの多様な働き方の変化など，労働者を取り巻く社会環境の急激な変化により，労働者個人の精神的な不調や疾病管理に主眼がおかれていた従来の職場のメンタルヘルスの視点だけでは改善が難しい状況が生じてきている。職場のポジティブメンタルヘルスとは，このような社会背景をうけ，産業保健心理学領域においても，個人や組織の強みや成長，生産性といったポジティブな要因に注目し，個人や組織の活性化を通じて，より広義のメンタルヘルス増進に取り組むという動きが出始めたことにより，広まった考え方である。

●職場のポジティブメンタルヘルスとワーク・エンゲイジメント　職場のポジティブメンタルヘルスの中核ともいうべき概念の1つが，W. B. シャウフェリほか（Schaufeli et al. 2002）が提唱したワーク・エンゲイジメント（work engagement）という，燃え尽き：バーンアウト（burn out）の対概念に位置づけられる概念であり，「仕事に関連するポジティブで充実した心理状態であり，活力（vigor），熱意（dedication），没頭（absorption）によって特徴づけられる。エンゲイジメントは，特定の対象，出来事，個人，行動などに向けられた一時的な状態ではなく，仕事に向けられた持続的かつ全般的な感情と認知である」と定義される。すなわち，活力，熱意，没頭の3要素から構成された複合概念である。端的にいえば，ワーク・エンゲイジメントが高い労働者は，仕事にやりがいと誇りを感じ，熱心に取り組み，仕事から活力を得ている状態，すなわちイキイキしている状態にある。また，ワーク・エンゲイジメントが高い労働者は，心身の健康が良好であり，生産性も高いことなど，さまざまなポジティブなアウトカムがあること明らかになっている（Shimazu et al. 2015）。ワーク・エンゲイジメントの規定要因は，仕事の資源（job resources）と個人の資源（personal resources）が明らかとなっている。仕事の資源は，上司からの支援，上司によるコーチング，仕事のコントロール，承認，報酬といった組織的要因などが含まれる。個人の資源は，ある行動（例えば，仕事の作業）をできるという自信である自己効力感（self-efficacy），楽観性，回復力・粘り強さといったレジリエンス（resilience）などが考えられる。つまり，職場のポジティブメンタルヘルスの対策を講じるためには，作業レベル・部署レベル・事業場レベルといった職場の各水準（Schaufeli & Bakker 2004）に目を向け，これらの仕事や個人の資源を充実させることで労働者のワーク・エンゲイジメントを向上させるという視点をもつとよい。

●**健康経営,働き方改革とポジティブメンタルヘルス** 健康経営とは,「従業員の健康保持・増進の取組が,将来的に収益性などを高める投資であるとの考えのもと,健康管理を経営的視点から考え,戦略的に実践すること」であり,従業員の健康増進にとどまらず,「従業員の活力向上や生産性の向上等の組織の活性化をもたらし,結果的に業績向上や組織としての価値向上へ繋がることが期待される」とされる(経済産業省 2018)。このように従業員の健康を経営課題と考え,資源を投資する(健康投資)という考え方は,職場の資源を充実させることで,ワーク・エンゲイジメントの向上を通じて心身の健康のみならず生産性の向上をもたらすという,まさに職場のポジティブメンタルヘルスとマッチした考え方といえる。また,働き方改革は,社会環境の変化を受け,「投資やイノベーションによる生産性向上とともに,就業機会の拡大や意欲・能力を存分に発揮できる環境をつくる」ために,「働く方の置かれた個々の事情に応じ,多様な働き方を選択できる社会を実現することで成長と分配の好循環を構築し,働く人一人ひとりがより良い将来の展望を持てるようにすること」を目指している(厚生労働省 2019)。近年の研究では,オフのすごし方や仕事の生活の調和(ワーク・ライフ・バランス:work–life balance)とワーク・エンゲイジメントの関連が明らかにされつつある。例えば,日々の休み方,つまりリカバリー経験(recovery experience)が日々のワーク・エンゲイジメントと関連があること(Sonnentag & Fritz 2007)やワーク・エンゲイジメントが家族に伝わることや家庭の満足度の向上に関連があること(島津ほか 2013)が示された。働き方改革は,文字どおり「働き方」に意識が向きがちであるが,ワーク・エンゲイジメントを軸にして働き方改革をとらえてみると,いかに働くかということだけではなく,その裏側にあるいかに休むか,オフを過ごすかといった視点も取り入れることで,ワーク・エンゲイジメントの向上を通じ,結果的に働き方改革の目指す生産性を向上させ意欲を発揮できる環境づくりに寄与するものと考えられる。

このように,ワーク・エンゲイジメントを中心とした職場のポジティブメンタルヘルスの実践そのものが政府の推進する健康経営ならびに働き方改革の実現に結びつくといえる。逆にいえば,健康経営や働き方改革を具体的に行おうと考えた際には,労働者のワーク・エンゲイジメントに注目し,それを向上させるべく,社内外のさまざまな水準の職場・個人資源を充実させるような施策を検討すると効果的であるといえる。

[原 雄二郎]

📖 **さらに詳しく知るための文献**

[1] 島津明人(2014)『ワーク・エンゲイジメント―ポジティブ・メンタルヘルスで活力ある毎日を』労働調査会.
[2] 島津明人編著(2015)『職場のポジティブメンタルヘルス』誠信書房.
[3] 経済産業省(2016)『企業の「健康経営」ガイドブック』経済産業省.

産業保健における各種法律

☞「労働安全衛生」p.26「職場のストレス」p.134「職場のメンタルヘルス対策」p.426「過重労働対策」p.430「ストレスチェック制度」p.432

　産業保健においては，人事労務管理および労働安全衛生管理における各種法律を理解する必要がある。人事労務管理の基本となる労働条件は，労働基準法に規定されている。一方，労働安全衛生管理における基本事項は労働安全衛生法に規定されている。

●**労働契約と労働法**　労働者と使用者との関係は，法的には，労働契約（民法上は雇用契約）に基づく（水町 2011）。労働契約は，労働者が使用者に使用されて労働し，使用者がこれに対して賃金を支払うことを約束する契約である。労働契約において，使用者は労働者に比べて優位な立場に立つので，当事者の自由な決定に委ねると，労働者が劣悪な労働環境下で放置される結果をもたらす恐れがある（山田 2017）。そのため，労働基準法，労働安全衛生法などの労働法（労働問題に関する法律の総称）によって規制が加えられている。

　労働者の健康管理に関しては，労働安全衛生法による規制のほか，雇用契約において使用者が労働者に負う義務として，安全配慮義務がある。これは「使用者は，労働契約に伴い，労働者がその生命，身体等の安全を確保しつつ労働することができるよう，必要な配慮をするものとする」というものであり，労働契約法（5条）に規定されている。

●**労働基準法を含む労働三法**　労働三法とは労働者の権利を具体的に定めた法律である。労働基準法は，労働条件の最低基準を定めた法律であり，賃金，労働時間，休憩，休日，時間外・休日労働，深夜労働，年次有給休暇，解雇の制限などについて規定している。時間外・休日労働は労働基準法では禁じられているが，労使協定（労働基準法36条に基づくことから36〔さぶろく〕協定と呼ぶ）を結び，行政官庁に届けた場合には，協定の定めにより，時間外・休日労働をさせることができる。

　労働組合法は，労働者が使用者との交渉において対等の立場に立つことを促進し，労働者の地位の向上をはかることを目的とした法律であり，労働三権（団結権，団体交渉権，争議権）を保障し，労働組合，不当労働行為，労働協約，労働委員会などについて規定している。労働関係調整法は，労働関係の公正な調整を図り，労働争議の予防または解決を目的とする法律であり，労働争議について自主的解決を原則としながら，労働委員会による調整方法として斡旋・調停・仲裁・緊急調整の四種を定めている。

●**労働安全衛生法**　職場における労働者の安全と健康を守り，労働災害を防止することを目的とする法律である。法律では，労働災害防止計画，安全衛生管理体

制，労働者の危険又は健康障害を防止するための措置，機械等並びに危険物および有害物に関する規制，労働者の就業に当っての措置，健康の保持増進のための措置，快適な職場環境の形成のための措置，安全衛生改善計画などについて定めている。

労働安全衛生法においては，厚生労働大臣は労働災害防止計画を策定しなければならないとされている（6条）。これに基づき，現在は，第13次労働災害防止計画（2018～22年）が策定されている。

安全衛生管理体制では，常時50人以上の労働者を使用する事業場では，衛生管理者（12条）および産業医（13条）を選任し，衛生委員会（18条）を設置しなければならない。

健康の保持増進のための措置として，例えば，事業者は労働者に対して医師による健康診断を実施する義務がある（66条第1項）。一方，労働者は，事業者が行う健康診断を受け，労災の防止に協力する義務を負う。また，事業者は，月100時間超の時間外・休日労働を行い，疲労の蓄積が認められ，本人の申出がある場合に，医師による面接指導を実施し，事後措置を行わなければならない（66条第8項）。これが長時間労働者への面接指導制度である。さらに，常時50人以上の労働者を使用する事業場では，労働者に対し，心理的な負担の程度を把握するための検査を行わなければならない（66条第10項）。これがいわゆるストレスチェック制度である。

●その他の産業保健に関連する法律　過労死防止対策推進法（2014年）において過労死が定義され，過労死などの防止のための対策が定められている。厚生労働省は「脳血管疾患及び虚血性心疾患等（負傷に起因するものを除く）の認定基準について」（1995年）という通達を示し，過労死事案の認定要件を定めている。また，業務による心理的負荷を原因とした精神障害や自殺については「心理的負荷による精神障害の認定基準」（2011年）を示し，同様に認定要件を定めている。

職場のセクシュアルハラスメント対策については，男女雇用機会均等法（11条）において，使用者による雇用管理上必要な措置を義務づけている。障害者雇用促進法は改正がなされ，障害者に対する差別禁止，合理的配慮の提供義務が規定されている（2016年施行）。また，法定雇用率の算定基礎の対象に，新たに精神障害者が追加できることとなった（2018年施行）。　　　　　　　　　　［種市康太郎］

📖さらに詳しく知るための文献
[1] 水町勇一郎（2011）『労働法入門』岩波新書．
[2] 北村尚人（2016）「職域におけるメンタルヘルス対策」金子和夫監修，津川律子・元永拓郎編『心の専門家が出会う法律―臨床実践のために（新版）』（pp.125-144），誠信書房．

産業保健における相談機関

☞「職場のメンタルヘルス対策」p.426「過重労働対策」p.430「治療と仕事の両立支援」p.436「産業保健における各種法律」p.440

　事業者は労働安全衛生法に基づき，職場における快適な職場環境の実現と労働条件の改善を通して労働者の安全と健康を確保することが求められている。その実現のために事業場では規模に応じて総括安全衛生管理者，安全管理者，衛生管理者，安全衛生推進者，産業医などが選任され，定められた労働安全衛生体制のもと，労働者も参加する衛生委員会で討議を行いながら衛生面や健康確保のために活動（産業保健活動）することが必要である。法的要求はないものの産業看護職や心理職も事業場内で活動することがある。産業保健活動を通して労働条件・労働環境に関連する健康障害の予防，労働者の健康の保持増進や福祉の向上に寄与できるが，産業保健活動が不十分なために労働災害や過労死，過労自殺などといった問題が生じると事業者は安全（健康）配慮義務違反を問われるなど経営上のリスクともなりかねない。

　事業者やこれら労働衛生に関わる産業保健スタッフあるいは労働者自身が労働衛生・産業保健に関する専門的なサポートをうけるにはいくつかの方法がある。

　主たる相談機関には，産業保健活動総合支援事業（厚生労働省 2014b）により運用されている産業保健活動全般のサポートをするための産業保健総合支援センターやその地域窓口（通称：地域産業保健センター）がある。相談内容は限定されるが都道府県労働局雇用環境・均等部(室)では女性活躍推進法などに関する相談，働き方改革・労働時間の見直しといった産業保健にも関連する相談のほか，さまざまな労働相談に対応しており，ハローワークでは，事業者が行う障害者への合理的配慮の提供などについて相談することができる。その他，年度によるが厚生労働省委託事業として労働衛生関係の相談窓口が企業や財団に設置されていることがある。2018年時点では化学物質管理に関する相談窓口，受動喫煙防止対策にかかわる相談支援，在宅ワーク支援といった事業などが展開されている。

　また報酬を支払って厚生労働省の名簿登録を受けて開業している労働衛生コンサルタントを活用して労働衛生・産業保健に関して相談する方法もあり，日本労働安全衛生コンサルタント会でコンサルタント名簿を確認することができる。

●**産業保健活動総合支援事業**　産業保健活動総合支援事業は　産業保健を支援する3つの事業（1993年以降展開されてきた産業保健を支援する3つの事業〔地域産業保健事業，産業保健推進センター事業およびメンタルヘルス対策支援事業〕）を一元化し，産業保健活動総合支援事業実施要領（2014年要領第7号）により，2014年4月から開始された事業場の産業保健活動を総合的に支援する事業である。国の補助事業として労働者健康福祉機構が実施主体となり，地域の

医師会などの協力を得ながら産業保健業務基準に基づき運営されている（労働者健康安全機構 2014）。

●**産業保健総合支援センター**　各都道府県に設置された産業保健総合支援センターが事業全体を統括し，事業者や産業保健スタッフなどを対象に，産業保健全般に関して支援を行っている。内容は産業保健関係者からの専門的な相談への対応，産業保健スタッフへの研修，メンタルヘルス対策の普及促進のための個別訪問支援，管理監督者向けメンタルヘルス教育，事業者・労働者に対する啓発セミナー，治療と仕事の両立支援，産業保健に関する情報提供などである。

　産業保健相談の実施のため，産業医学，労働衛生工学，メンタルヘルス，保健指導，労働衛生関係法令などの各分野の専門家が産業保健相談員として委嘱されている。

　また「労働者の心の健康の保持増進のための指針」で事業場に求められているメンタルヘルス対策の普及促進のためにカウンセラーや社会保険労務士などがメンタルヘルス対策促進員として事業場を訪問し，こころの健康づくり計画作成，事業場内体制の整備，職場復帰支援プログラムの作成などメンタルヘルス対策の取り組みを支援している。

　医療技術の進歩などにより仕事をしながら治療を受けている人が増加し，「職場における治療と職業生活の両立支援のためのガイドライン」が出され，また，がん対策基本法には事業者の責務としてがん患者の雇用継続に配慮するように努めることが追加され，事業場での両立支援の推進が求められるようになったことに対して両立支援促進員が事業者や人事担当者，産業保健スタッフからの両立支援に関する健康管理，就業上の配慮内容，職場環境の整備に関してセンター内や電話，事業場訪問によって支援を行っている。さらに患者（労働者）と事業場との就業上の措置や職場復帰など個別調整も行っている。

●**地域窓口（地域産業保健センター）**　地域産業保健センターは概ね監督署管轄区域に設置され，主に労働者数 50 人未満の小規模事業場を支援する役割を担っている。小規模事業場を対象にメンタルヘルスを含む労働者の健康管理についての相談対応や健康診断の事後措置（健康診断結果についての医師の意見聴取），長時間労働者に対する面接指導などの相談対応や医師による職場巡視など戸別訪問などを行う。中小企業の小規模事業場に対して優先して支援を実施できるようにするため，2019 年度からは企業内の事業場に産業保健活動について総括的に指導を行う産業医がいる小規模事業場は支援対象に含まれないことになった。

〔森田哲也〕

📖 **さらに詳しく知るための文献**
[1] 厚生労働省（2013）「産業保健を支援する事業の在り方に関する検討会報告書」．
[2] 「労働衛生のしおり（各年度版）」中央労働災害防止協会．

心理学の新しい応用領域——産業保健心理学

　産業保健心理学とは，労働生活の質を高め，労働者の安全・健康・幸福（ウェルビーイング）の保持・増進のために心理学の知見を適用する心理学の応用領域である。産業保健心理学が扱う「対象」は多岐にわたっており，労働者個人だけでなく，労働者が所属する組織や労働者を取り巻く職場環境も，研究や実践の対象とする。また，取り上げる「内容」も，ストレス，疾病，ケアなどのネガティブなアウトカムだけでなく，生産性，動機づけ，キャリアなどのポジティブなアウトカムも含まれる（図1）。つまり，産業保健心理学は，幅広い対象（個人-組織・環境）と内容（ネガティブ-ポジティブ）を扱う学際的な領域と位置づけられるだろう。

　表1は，産業保健心理学における2つの国際誌（*Journal of Occupational Health Psychology*〔JOHP〕，*Work & Stress*）に掲載されている論文に，主要なキーワードが何件含まれているかを示したものである。表1をみると，ポジティブな内容（喜び，幸福，満足感，フロー，ワーク・エンゲイジメント）が含まれる件数（JOHP 1124件，Work & Stress 917件）は，ネガティブな内容（怒り，不安，抑うつ，苦痛，バーンアウト）が含まれる件数（JOHP 1902件，Work & Stress 1607件）の約58％であることがわかる。

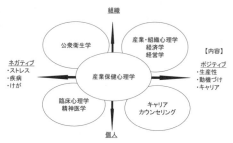

図1　産業保健心理学と関連する学問領域

　心理学の領域では，2000年前後から，人間がもつ強みやパフォーマンスなどポジティブな要因にも注目する動きが出始めている。働く人々の幸せ（ウェルビーイング）を総合的に考える場合，今後，ネガティブな要因だけでなくポジティブな要因にも注目した研究の増加が望まれる。

［島津明人］

表1　産業保健心理学に関する2つの主要雑誌に掲載された論文でヒットした用語数の内訳（2018年7月28日現在）

ネガティブな用語	論文数			ポジティブな用語	論文数		
	JOHP	Work & Stress	合計		JOHP	Work & Stress	合計
怒り (anger)	201	119	320	喜び (joy)	23	13	36
不安 (anxiety)	432	414	846	幸福 (happiness)	116	77	193
抑うつ (depression)	420	370	790	満足感 (satisfaction)	613	586	1199
苦痛 (distress)	425	330	755	フロー (flow)	82	57	139
バーンアウト (burnout)	424	374	798	ワーク・エンゲイジメント (work engagement)	290	184	474
合計	1902	1607	3509	合計	1124	917	2041

注：Google Scholarにて検索オプションの"出典を指定"に各雑誌名を入れ，各キーワードを検索したヒット件数。

第10章

カウンセリング

［編集担当：伊藤 拓・山蔦圭輔］

　心身の健康保持・増進や，心身の不調や不適応の予防あるいは改善を目的とした支援を行う際，カウンセリングや心理療法の適用は重要な選択肢の1つとなる。カウンセリングならびに心理療法は，支援対象者のニーズに応えることを目的とした専門的な知識や技法に基づく行為である。また，カウンセリングや心理療法など心理的支援において，根拠に基づく実践（evidence based practice：EBP）が重視され，カウンセリングや心理療法を行う支援者は，科学者-実践家モデル（scientist-practitioner model）に基づく支援を行い，科学的立場から効果的な方法を選択し適用することが推奨されている。また，健康心理学領域では特に，健康心理カウンセリングと呼ばれる方法に基づき，メンタルヘルスのみならず健康行動を維持することやよりよい健康行動への変容を支える支援も実践されている。
　本章では，カウンセリングと心理療法について，その概要や位置づけを紹介し，また，各種心理療法の理論と実践方法，健康行動変容のためのカウンセリング，身体疾患患者に対するカウンセリングについて概説する。

［山蔦圭輔・伊藤 拓］

カウンセリングとは

☞「来談者中心療法」p.448「面接技法」p.480「予防的・開発的カウンセリング」p.482

　「カウンセリングとは，精神的健康，ウェルネス，教育，キャリアの目標を達成できるように，多様な個人，家族，グループをエンパワーする職業的な関係」と定義されている。この定義は，カウンセリングとは何かを専門的な知識のない一般の人々に知ってもらうために，アメリカの主要なカウンセリング組織が議論を重ねて作成し，アメリカカウンセリング学会をはじめとした29のカウンセリング組織が正式に同意したものである（Kaplan et al. 2014）。
　一般的に，カウンセリングの対象となる側をクライエントと呼び，実施する側をカウンセラーと呼ぶ。なお，カウンセリングと類似したものに心理療法があるが，両者を区別する場合と区別しない場合がある（Sommers-Flanagan & Sommers-Flanagan 2015）。心身の健康保持・増進や心身の不調や不適応の予防あるいは改善を目的とした支援を行う際，カウンセリングの適用は重要な選択肢の1つとなる。

●**カウンセラーの態度条件と来談者中心療法**　カウンセリングでは一般的に，傾聴や共感といったカウンセラーの態度条件が重視され，カウンセラーには，それらの本質的理解と技術の修得が求められる。カウンセラーの態度条件として，純粋性，無条件の肯定的関心，共感的理解がよく知られている。これは，来談者中心療法の創始者として知られるC. R. ロジャーズ（Rogers 1957）によって提唱された，建設的なパーソナリティの変化をもたらすための条件の一部である。これらの条件は密接に関連している。
　例えば，カウンセラーはカウンセリング場面において，自分自身がどのような感情を抱いているのかを理解し，偽ることなく（純粋性），クライエントの境遇をあたかも自分のことであるかのように体験し理解する（共感的理解）ことが求められる。また，ここでは，クライエントを批判・非難することなく興味関心をもつ（無条件の肯定的配慮）ことも不可欠である。これらの態度条件のもと，カウンセリングが実施されることで，クライエント自身が体験する現実とクライエントの理想（例えば「○○でなくてはならない自分」や「○○であるべき自分」）との一致度が高まること，すなわち自己一致状態に移行することが来談者中心療法をベースとしたカウンセリングの目標となる。
　近年，カウンセリングや心理療法などを用いる心理的支援において，科学者-実践家モデルに基づき，その効果を検証することやより効果的な方法を用いること，すなわち根拠に基づく実践（evidence based practice：EBP）が推奨されている。そのためカウンセラーには，実践家として自己研鑽することと合わせて，

科学者・研究者としての姿勢をもち能力を高める努力が必要不可欠である。カウンセリングの対象者は「よくなる」ことを目指した人間である。カウンセラーは，他者を人間として尊重するあたたかさやさしさをベースに，専門家としての技能を十分修得する必要がある。

●**開発的カウンセリングと治療的カウンセリング**　カウンセリングは開発的カウンセリングと治療的カウンセリング（問題解決的カウンセリング）に大別することができる。開発的カウンセリングでは，カウンセラーから傾聴され共感される体験を通して，クライエントのさらなる成長や自己実現を促すことが目的となる。なお，来談者中心療法における支援，それ自体を指すこともあり，その対象者は幅広い。一方，治療的カウンセリングでは，主として，クライエントの有する不適応や問題を解決することが目的となる。治療的カウンセリングでは，開発的カウンセリングと同様にカウンセラーには傾聴し共感する態度が求められるが，加えて治療的介入（例えば，症状の軽減を目的とした心理療法の適用）が行われる。来談者中心療法（開発的カウンセリング）をベースとしてさまざまな心理療法を用いて症状を軽減し問題を解決することが治療的カウンセリングといえるだろう。

●**健康心理カウンセリング**　健康心理学領域において行うカウンセリングは，健康心理カウンセリングと呼ばれることがある。健康心理カウンセリングは，健康に関する問題について，その適応を目指して行われるカウンセリングとされ，クライエントのライフスタイルの改善を促進し，QOLを高めること，クライエントに生起する体験（自己実現，自己効力感など）の促進をはかることを目的とする支援であるとされる（野口 1997）。この定義をみると，第一次予防に際し，健康心理カウンセリングの果たす役割は大きい。さらに，健康行動の喚起や維持を目指し，禁煙指導や食生活の指導を行う際，行動変容を目的とした健康心理カウンセリングを実践することも効果的である。加えて，ライフステージや性別，また病に合わせた健康支援についても，健康心理カウンセリングが果たす役割は大きい。例えば，高齢者のヘルスプロモーションや女性特有の身体的症状，がんや遺伝的疾患を対象としたとき，QOLの向上や各種予防を念頭に置いた専門的支援である健康心理カウンセリングが有益である。　　　　　　［山蔦圭輔・伊藤 拓］

📖 **さらに詳しく知るための文献**

[1] Rogers, C. R.（1942）*Counseling and psychotherapy: Newer concepts in practice*, Houghton Mifflin.（末武康弘ほか訳（2005）『カウンセリングと心理療法―実践のための新しい概念（ロジャーズ主要著作集1）』岩崎学術出版社.）

[2] Rogers, C. R.（1951）*Client-centered therapy: Its current practice, implications, and theory*, Houghton Mifflin.（保坂 亨ほか訳（2005）『クライアント中心療法（ロジャーズ主要著作集2）』岩崎学術出版社.）

[3] 佐治守夫ほか（2007）『カウンセリングを学ぶ―理論・体験・実習（第2版）』東京大学出版会.

来談者中心療法

☞「自己受容」p.86「カウンセリングとは」p.446「精神分析的心理療法」p.450「予防的・開発的カウンセリング」p.482

　来談者中心療法とは理想自己（概念）と現実自己（経験）の不一致に悩むクライエントが，支持的で支援的な態度に統合されているカウンセラーとの心理的接触によって自分を大切に考えるようになり，自己が再構築されることを目指す心理支援法である。また，上記の条件が揃った空間を母性的風土と呼び，治療的な人格変容が起こる場と定義されている。この治療仮説は自己理論と呼ばれ，同じく方法論はカウンセリングの支持的方法，または指示をしない姿勢から非指示的カウンセリングと呼ばれることもある。

●**成立の経緯と日本への展開**　発祥の地，アメリカでは1940年代まで指示によってクライエントの行動や認知，洞察の変化をはかるアプローチが主流だったが，来談者中心療法の提案者C. R. ロジャーズ（Rogers）は指示に偏った方法論を批判する文脈の中で非指示的にクライエントやその人生の営みを暖かく支持することの効果を説いた（Dryden & Mytton 1999）。カウンセリングの語源「counsel」は「助言，または，熟考して提案すること」であり，本来のカウンセリングは指示的な介入である。しかし，ロジャーズとその仲間たちの精力的な活動によって，傾聴と呼ばれる非指示的で支持的な関わり方がカウンセリングの要件の1つとされるようになった。日本には1950年代頃から友田不二男，伊東博，佐治守夫らを中心に紹介され，「カウンセリング≒来談者中心療法≒傾聴」というイメージが定着した。教育領域を中心に他者の存在に目を向けた傾聴的な姿勢を表す「カウンセリング・マインド」なる和製英語もつくられている（渡辺 1996）。

●**基本的方法論**　ロジャーズは傾聴および母性的風土を実現するカウンセラーの基本的な態度として無条件の肯定的配慮，共感的理解，そして自己一致（純粋性）を重視した。無条件の肯定的配慮とは「受容的態度」または「支配欲のない愛情」とも言い換えられているが，その本質はカウンセラーがクライエントを大切な存在として扱い，この世に存在することそのものを祝福する肯定的な姿勢を取ることを意味している。悩みごとを話し合うカウンセリング場面においては，クライエントの抱えている問題や心情，これまでの人生と今後の希望，そしてクライエントの人間性，これらに積極的に関心をもつことが重要である。この積極的な関心から「クライエントのことを聴きたい」という真に迫った態度が生まれ，クライエント側には「私はカウンセラーに興味をもたれ大切にされている」という実感が得られることが重要である。共感的理解とはクライエントの内的な枠組みや感情体験をカウンセラー自身も経験する試み，または経験するためにクライエントの内界で生じている「現象」を自身の中に構成する試みである。この試みによってクライエントに安心感や信頼感を提供できると考えられている。自

己一致とはクライエントに対する純粋な姿勢で，純粋性と呼ばれることもある。このことはクライエントに対して嘘や偽りのない存在であることを意味している。例えば，カウンセラーの受容的な応答や共感的なリアクションが真実味に欠けていたとしたら，クライエントを傷つけてしまうかもしれない。カウンセラーは真心を込めて受容的な態度を取り，全力で共感する必要性を説く概念といえる。

　この方法論の目指すところをロジャースは「私（カウンセラー）に大切にされることで，クライエントは自分を大切にするようになる」（日本・精神技術研究所『グロリアと3人のセラピスト』）と表現している。丁寧に傾聴することの治療的意義を強調した方法論であり，後の統合的心理療法の議論における共通要因アプローチではこの方法論をあらゆる心理療法の基礎なるものと位置づけている（杉山ほか 2007）。ただし，統合失調症への適用（ウィスコンシン・プロジェクト）で期待通りの成果が得られなかったなど，限界も示唆されている。したがって，共通要因ではあるが，万能の方法論ではないと考えられている。

●**心理科学・精神病理学との乖離と源泉**　さらにロジャーズは同時代に活躍した行動主義の心理学者 B. F. スキナー（Skinner）とは激しい論戦を繰り返すなど，来談者中心療法を精神分析や行動主義などの心理科学とは一線を画す試みを精力的に行った。その中で来談者中心療法の理論的背景を現象学に求めた。当時の現象学は欧州の精神病理学における患者の病的体験を理解する方法論として採用されていたが，ロジャーズは来談者中心療法をヒューマニスティックな試みとするために現象学に接近したとされる。ロジャーズは児童の心理アセスメントには積極的であった一方で，病理への診断的アプローチには消極的な姿勢（診断不要論）を示すなど精神病理学とも一線を画していた。このようにそれまでの心理支援や精神病理へのアプローチとの違いを強調していた。ただし，その源泉をたどる研究によると精神分析の非主流派とされる O. ランク（Rank）や S. フェレンツィ（Ferenczi）の治療論を継承している可能性も示唆されている（久能ほか 1997）。実際，来談者中心療法は両者の影響を受けた H. コフート（Kohut）の方法論との類似性が指摘されることが多い。

●**心理支援における評価**　心理療法としての評価については比較的重度の精神疾患，特に統合失調症には良い効果がみられないことが知られている（本山 2012）。その一方で心理療法の共通要因やカウンセリング心理学の基本的方法の1つとしては高く評価されている。特に開発的カウンセリングにおいては，病理や問題に注目するのではなく本来持っている能力や健全な側面に注目する態度が基本姿勢として重用されている。そのため教育や産業など人材育成を目指した心理支援では絶対的な基盤の1つとして評価されている。　　　　　[杉山 崇]

📖 **さらに詳しく知るための文献**

[1] Rogers, C. R., & Skinner, B. F. (1956) Some issues concerning the control of human behavior. *Science*, 124, 1057-1066.
[2] 久能 徹ほか（1997）『ロジャーズを読む』岩崎学術出版社.

精神分析的心理療法

☞「ブリーフセラピー」p.466「芸術療法」p.470

　精神分析的心理療法とは，S.フロイト（Freud）が19世紀末に創始した精神分析の治療理論や基本原則を修正，応用した心理療法と定義されている（小此木ほか編 2002）。したがって，精神分析理論が実践の基盤として重要になる。

　面接の設定など治療構造の面からみると，精神分析は寝椅子を用いた自由連想法による面接を週4回以上行うが，精神分析的心理療法は，寝椅子ではなく対面法を週1回から3回程度行うという違いがある。現在，精神分析による臨床実践は非常に少なく，精神分析的心理療法の方が多く行われており，日本では特に週1回の面接が主流となっている。

　このように精神分析的心理療法が主流となったのは，精神分析の発展に伴い，フロイト時代のヒステリーなど，古典的な精神神経症だけでなく，パーソナリティ障害や精神病領域へ，そして成人だけでなく，子どもへと治療対象が広がり，病態水準や年齢に応じた技法の修正が行われるようになったことがあげられる。例えば，病理が重い場合や言語発達の途上にある場合，寝椅子による自由連想法の適用は困難である。また，医療保険制度など，社会経済的理由により面接頻度を減らすことや面接の短期化への要請なども主流となった背景にある。

　技法的には，精神分析は明確化，直面化，解釈，徹底操作が基本になり，セラピストとクライエントの間に展開される転移の分析に焦点があてられるのに対し，精神分析的心理療法の場合は，先の技法に加え支持的要素が多くなることもある。またセラピストに対する陽性の転移が分析の対象とならず，セラピストがそれを認識しても，しばらくは分析せず抱えておくことも多くなる。

　精神分析的心理療法の基盤となる精神分析の治療理論は，フロイト以後，イギリスのクライン学派，独立学派，アメリカの自我心理学派などさまざまに発展しているが，ここでは心理学との接点が多く，人間の健康的で適応的な側面への注目も多い自我心理学を取り上げる。

●**構造論と力動論**　初期のフロイトは意識，前意識，無意識の3層構造からなる局所論を唱えた。前意識は意識化しようとすれば可能な層にあるが，無意識は，自由連想など特殊な方法を用いない限り自力では意識化できない層にある。しかし，フロイトは1923年の『自我とエス』以降，抑圧された無意識の内容よりも抑圧する主体である自我に焦点を当て，局所論に，自我，超自我，エスを加えた構造論を展開した。超自我とは幼児期に親から取り入れた本能的欲求の禁止であり，道徳律や良心は超自我の機能にあたる。また自我理想として働き，自尊心を高めることもある。エスは，生物学的に規定された本能的欲動に由来する心

的エネルギーである。そしてこれらの力動的関係，つまり意識，前意識，無意識の3層と自我，超自我，エスの力と外的な現実の要請など，諸力の相互作用から心的現象を理解する力動論へと発展した。フロイトはさらに自我の防衛機制は不安によって生じることや，各種の神経症に特有の防衛機制などを論じている。

技法的にも初期の精神分析は，自由連想法や夢分析を通じて，過去に抑圧され，忘れられた体験を意識化することを重視していたが，次第に自我の防衛とセラピストへの転移を分析することへと大きな発展を遂げた。

●**防衛機制と自我心理学**　この流れを受け継いだのがフロイトの娘で児童分析を創始したA.フロイト（Freud）である。A.フロイトは抑圧以外にも退行，反動形成，隔離，打ち消し，投映，取り入れ，昇華，置き換え，知性化など，自我の防衛機制を詳細に論じ，父の理論を発展させた。さらにH.ハルトマン（Hartmann）は，フロイトの防衛的な自我機能だけではなく，知覚，記憶，試行，言語，運動などエスや超自我から独立し，それらの葛藤に巻き込まれない自律的な自我機能に注目した。そして自律的自我は現実検討能力，環境への適応機能，個人の内界の防衛機能，統合機能などをもつものとして自我心理学を完成させた。E. H. エリクソン（Erikson）はハルトマンを受け継ぎ，自我の発達を社会文化的な環境への適応過程とし，アイデンティティやライフサイクルの理論によって自我心理学を発展させた。

●**発達論**　フロイトは性的欲動を満たす身体部位をから人間の発達を口唇期，肛門期，男根期，エディプス期，潜在期，性器期の6段階に分けたが，エリクソンはこのフロイトの発達論を受け継ぎつつ上述の視点から8つの発達段階の図式によるライフサイクル論を展開した（乳児期の「信頼」対「不信」，幼児期の「自律性」対「恥・疑惑」，幼児後期の「自発性」対「罪悪感」，学童期の「勤勉性」対「劣等感」，思春期・青年期の「アイデンティティ」対「アイデンティティ拡散」，成人期の「親密性」対「孤立」，壮年期の「世代性」対「停滞」，老年期：「統合性」対「絶望」）。各発達段階を心理社会的な危機の状態と考え，それを乗り越え，発達課題を達成し自我に統合していくことが必要と考えたのである。

自我心理学的な精神分析的心理療法では，以上のような力動論，自我の諸機能，発達論などを踏まえてクライエントのアセスメントを行い病態水準や年齢に応じた関わりや介入をしていくことになる。

近年日本では精神分析的心理療法と精神分析が理論的，実践的に連続性をもつと考えるのか，両者がその本質において異なるのかをめぐって議論が盛んである。

［古田雅明］

📖 **さらに詳しく知るための文献**
［1］馬場禮子（1999）『精神分析的心理療法の実践』岩崎学術出版社.
［2］北山 修監修，髙野 晶編著（2017）『週一回サイコセラピー序説』創元社.

行動療法

☞「エビデンス・ベイスド・メディスン (EBM), エビデンス・ベイスド・プラクティス (EBP)」p.36
「行動科学」p.44「認知行動療法によるストレスへの介入」p.164

　行動療法とは，行動主義の観点から，実証的な学習理論に関する研究をその背景に志向する治療技法の総称である（Rachman 2015）。行動療法の基礎的な概念は，1911年の E. H. ソーンダイク（Thorndike）の著作に確認できるが，1953年の B. F. スキナー（Skinner）らの研究プロジェクトにおいて，明確な用語として最初に使用された。行動療法の大きな特徴としては，心の働きを「個人と環境の相互作用」からとらえ，個人の観察可能な行動の機能に焦点をあてることがあげられる。したがって，その治療の基本原則は，学習の原理を応用して適応行動を増やし，不適応行動を減少させることになる。

●**行動療法における学習の原理**　行動療法では，適応的もしくは不適応的な行動は，それに先立つ外界からの影響（先行条件），もしくは行動によって伴う外界変化の影響（後続結果）から形成されると想定している。スキナーは，先行条件に影響される行動をレスポンデント行動，後続結果に影響される行動をオペラント行動と大きく分類した。

●**レスポンデント行動**　レスポンデント行動とは，いわゆる刺激（先行条件）によって誘発される行動を指す。例えば，J. B. ワトソン（Watson）は，生後9か月の幼児がねずみ（条件刺激）に触れると同時に金属棒をハンマーで叩き衝撃音（無条件刺激）を鳴らし，恐怖反応（無条件反応）を引き起こし続けたところ，やがて幼児がねずみに対して恐怖反応（条件反応）を示すことを確かめた。これは恐怖反応を誘発する無条件刺激を対呈示することによって，条件刺激に対して恐怖反応が学習されたレスポンデント条件づけの一例である。他方で，この原理に従うと，恐怖反応のような複雑な情動反応でさえも学習されたものであるとみなされ，同様の原理を用いれば解除が可能であると理解される。例えば，拮抗条件づけを利用した系統的脱感作法は，このレスポンデント条件づけの原理を応用する。拮抗条件づけとは，恐怖反応を引き起こしている状態に対して，それらと両立しない反応（弛緩反応）を同時に引き起こす（脱感作）ことによって，それらの反応を段階的（系統的）に消去していく手続きである。系統的脱感作法では，恐怖反応を引き起こす場面を程度の低いものからリスト化（不安階層表）し，自律訓練法などのリラクセーション技法と併用して恐怖場面のイメージ化を行うことで，段階的に恐怖刺激に曝露していく。なお近年の研究によって，恐怖や不安反応に対しては，拮抗反応は必ずしも必要ではなく，恐怖反応に対して無強化であることが重要であることが明らかにされてきた（Marks 1975）ことから，現在では段階的な恐怖刺激への曝露のみを行うエクスポージャー法が不安症

治療の主流となっている。
●オペラント行動　一方で，オペラント行動とは，後続結果から影響され形成された行動を指す。例えば，喫煙行動は，喫煙の結果として得られる快感覚から行動が維持されていると考えられることから，オペラント行動の一種である。オペラント条件づけにおける後続結果の働きは2つある。1つは，特定の行動の起こりやすさ（生起頻度）を変える働きであり，もう1つは，先行条件と行動との関係を変える働きである。どちらの場合でも，後続結果によって行動の生起する頻度が以前よりも増えた場合は強化，減った場合には弱化といわれ，特定の行動の生起頻度が後続結果によって変動する関係は，強化随伴性と呼ばれる。オペラント条件づけの原理を応用した方法としては，例えば，最終的な目標行動に結びつく行動をスモールステップで段階的に形成するシェイピング法，適切な反応に対してトークン（代用貨幣）を与えるトークン・エコノミー法などがある（嶋田・野村 2008）。
●行動療法による治療の実際　行動療法では，前述の方法以外にも，モデルの観察によって得られる「観察学習」，自己教示による言語化などの行動の制御を重視する「セルフコントロール」に基づいた技法などが存在する。しかしながら，いずれの技法を採用するにあたっても，まずクライエントの問題行動や症状について綿密なアセスメントを行い，治療仮説を立てることが行われる。この際，特定の先行条件下で特定の行動が起きたときに，特定の後続結果が起こるという三項随伴性から問題行動の発生や維持を査定する方法は行動分析と呼ばれ，行動分析は一連の行動の機能を同定する機能分析の最小単位となっている。行動療法では，多くの疾患への治療効果が示されているが，特にうつ病，注意欠如・多動症（attention-deficit hyperactivity disorder：ADHD），強迫症においては，薬物療法と同等の効果が認められている（Flora 2007）。また，精神疾患のみならず，喫煙や過食など，健康行動にも効果をもたらすことが明らかになっている。現在では，学習は認知の体制化もしくは再体制化によって説明されるとする「情報処理理論」と有機的に組み合わさり，認知行動療法として多くの疾患へ適用されており，近年では第3の波と呼ばれる新世代の行動療法が注目を集めている。弁証法的行動療法，アクセプタンス＆コミットメント・セラピー，機能分析的心理療法，行動活性化療法をはじめとするこれらの治療法においては，特定の行動や認知を，それが機能する背景・状況（文脈）を含めて評価することがより一層強調されており（Hayes & Hofmann 2017），行動療法の特徴である「機能」重視の志向性が，再度関心を集めている。

［荻島大凱・嶋田洋徳］

📖 さらに詳しく知るための文献
［1］　山上敏子（1990）『行動療法』岩崎学術出版社．

理性感情行動療法
（論理療法）

☞「認知療法」p.456「認知行動療法」p.458

　Rational emotive behavior therapy（REBT）は，アメリカの心理学者 A. エリス（Ellis）によって提唱された心理療法，カウンセリング技法である。名称は，効果的なクライエント支援を目指す理論の発展に沿って，最初は1955年にrational therapy，1961年に rational emotive therapy に，そして1993年には REBT となり現在に至っている。日本語の訳は訳者や年代によって，理性感情行動療法，論理療法，合理情動行動療法などが用いられている。エリスは古代ギリシャやローマの哲学者，また孔子，老子，仏陀のような東洋の考え方を検討し，彼らの現象的な考え方を J. B. ワトソン（Watson）や B. F. スキナー（Skinner）の行動療法に統合し，認知行動療法の基礎を築いた。その原点にあるのは人間は意識に現れたかたち（象）や言葉を問題にして葛藤に陥りがちであるが，その考え方を変えることによって，その人の人生を前進するための行動変容を導く，という考え方である。

● **REBT の理論の枠組み**　エリスは，人間は人生の目標を設定して，それを達成しようと一生懸命努力しているときが幸せであり，その過程に障害が生じるとしても，自分の目標達成のためには現実に即してビリーフ（認知）を変えることによってよりよい有意義な人生が送れると考えた（Ellis 1994）。エリスによれば，人は自分の個人的な好みや望みを絶対的な要求にまでエスカレートさせることが多く，その要求を，自分自身，他者，世の中に対して向ける。情動的，行動的な障害には認知的な前提があり，この認知は通常，絶対的な評価という形をとる。エリスはクライエントの心理的問題を把握・介入する理論の枠組みを ABCD で説明した。「A（Activating event）」はその人に関わっている出来事を，「B（Belief）」はその出来事についてもっているビリーフ（信念，認知，思考，観念，思い込み）を，「C（Consequence）」はその人の感情的，行動的反応であり，「D（Dispute）」はビリーフを論破することを表している。（A）が（C）の直接的な原因として関与していると考えられがちであるが，それは稀で，（B）が（A）と（C）の間の主要な媒介として関わっている（Ellis & Dryden 1987）。すなわち「人の心を悩ますものは，出来事そのものではなく，その人の出来事に対する判断である」（エピクテトス，A.D.1）である。介入の過程で論破（D）により，非理性的ビリーフを理性的ビリーフに導き，変えていくことが REBT の理論をもとにしたカウンセリングや心理療法の主要な技法である。エリスは，人間は本来基本的に，①誰でも曲解し，非理性的な考え方をもつ傾向がある，②しかし，その非理性的な考え方を理性的なものに変える力をもっている，そのとき

にカウンセリングが必要になると述べた。

●**理性的であること**　ビリーフには，理性的ビリーフ（rational Belief：適切でその人の目標達成を妨げないもの）と，非理性的ビリーフ（irrational Belief：独断的，絶対的で目標達成を妨げ，「ねばならない」「すべきである」で表現されるもの）がある。以下のような表現には非理性的なビリーフが含まれていることが多い。状況に関して，「～でなければならない」「～べきだ」「恐ろしい，大変だ！」「もう我慢できない」「絶対に～」「決して～」という考え方をする。そして「私はいつも1番でいるべきだ」「上司は私の面倒を見ないから上司失格！」「彼の無責任な行動に我慢できない！」など自分の願望とは異なる現実に悩む。理性的であるとは，「～であれば望ましいが，そうでなくても私は耐えることができ，前進できる」という考え方のもとに，それをサポートし，自分自身を混乱させないような具体的で現実に即した新しい考え方を選択することである。

●**健康心理学とREBT**　REBTは生活習慣の改善において，認知の変容を切り口にして行動を変えるときに有効である。エリスはREBTを用いた介入で，認知，感情，行動は個々に体験されるものではなく，特に心理的混乱時には重なり合って生じることと，その葛藤からの脱出に認知の果たす役割が重要であることを明らかにした。さまざまな場面で身体的不調につながる怒りの処理方法に関して，過去への洞察，怒りの発散，タイムアウト，環境を変える，などの方法があるが，根本的な解決法は，怒りの対象への非理性的なビリーフ（認知）を吟味し，変え，その考え方を持ち続ける限り前進できない状況から抜け出すことであるとエリスは主張した（Ellis 1998）。エリスがあげる心理的健康を保つ条件の中で特徴的な①欲求不満耐性の高さ，②不確かさの受容は，複雑，多様化する社会で健康で柔軟に生きていくために，また，他者や状況に対する非理性的ビリーフから生じる絶対的な要求を緩和・減少させるために効果的である。REBTのセラピストは，クライエントが自分自身の心理的混乱をよく観察し，これらの考え方の根本までさかのぼってとらえ，自分の非理性的な思考プロセスに気づき，自己決定の明確な方法を獲得できるように訓練する。これは，自分の思考，感情，行動は自分で動かし健康を目指すという健康心理学の観点と重なっている。

[野口京子]

📖 **さらに詳しく知るための文献**
[1] Ellis, A., & Dryden, W.（1987）*The practice of rational emotive behavior therapy*, Springer Publishing.（稲松信雄ほか訳（1996）『REBT入門』実務教育出版.）
[2] Ellis, A.（1994）*Reason and emotion in psychotherapy*, Carol Publishing Group.（野口京子訳（1999）『理性感情行動療法』金子書房.）
[3] Ellis, A.（1998）*How to control your anger before it controls you*, Birch Lane Press.（野口京子訳（2004）『怒りをコントロールできる人，できない人—理性感情行動療法（REBT）による怒りの解決法』金子書房.）

認知療法

☞「健康行動」p.12「認知行動療法によるストレスへの介入」p.164「抑うつのアセスメント」p.248「うつ病と自殺予防」p.324「認知行動療法」p.458

　認知療法とは，クライエントが自分自身の思考の妥当性と有用性を検討するのを手助けするための構造的かつ協同的な心理療法である（Beck & Dozois 2011）。1960年代にアメリカの精神科医A. T. ベック（Beck）によってうつ病の治療方法として開発され，その後，不安症，パーソナリティ障害，統合失調症，自殺予防などへ対象を広げていった（Beck & Dozois 2011）。1995年，アメリカ心理学会第12部会は「実証的に支持を得た心理療法」の「十分に立証された治療法」に，うつ病への認知療法をあげた（Task Force on Promotion and Dissemination of Psychological Procedures 1995）。同報告によると，うつ病に対する認知療法は，アメリカ心理学会認定の臨床心理学博士課程コースの89.6％で教えられていた。

●**認知理論**　認知療法は認知理論に基づいて行われる。認知理論では，不適応的な認知システムが活性化することによって，感情，行動，身体面に不適応な相互作用的な反応が生じ，うつ病などの精神病理が促進されると考える（Beck & Dozois 2011）。認知システムには，表面レベルの認知である自動思考と，深層レベルの認知である認知スキーマが想定されている。

　認知スキーマとは，これまでに蓄積された情報を組織化した認知構造のことであり，入力される情報のスクリーニングや分類，解釈に影響を与える。認知スキーマは，通常は適応的な処理を行うが，不適応的な認知スキーマが活性化されると，情報処理に否定的なバイアスが生じ，柔軟性が乏しくなり，精神病理が活性化されると考えられている。不適応的な認知スキーマの活性化は，自動思考として顕在化する。自動思考とは，意図によらず自動的に心に浮かぶ肯定的あるいは否定的な思考である。例えば，うつ病になりやすい人は，自己とその経験，未来に対して否定的な見方をする傾向がある不適応的な認知スキーマをもつとされ，それが否定的なライフイベントなどによって活性化されると，「自分は役に立たない」「だめな人生だ」などといった否定的な自動思考が生じる。すると，抑うつ感情が強まり，動悸などの身体面の症状，対人交流を避けるなどの行動が生じるなどして，認知，感情，行動，身体面の悪循環のサイクルが活性化し，抑うつ症状が進展すると考えられている。不適応的な認知スキーマは，人生早期のアタッチメントの不足や虐待などの有害な出来事の経験によって形成されていくと考えられている。

●**認知療法の仮説と技法**　認知療法の主要な仮説は，①適切なトレーニング，動機づけ，注意があれば，人は自らの思考の内容とプロセスに気づくことができ

る，②出来事に対する考え方，解釈のあり方が感情面および行動面の反応に影響を与える，③直面する環境への認知面および行動面の反応を意図的に変容することで，人はより機能的で適応的になり得るというものである（Beck & Dozois 2011）。これをベースに，不適応的な信念・思考を特定したり，信念・思考に対する証拠や反証例を吟味し，代替的な解釈を考えたり，信念・思考の妥当性を検証したりする。認知療法を行う際には，認知モデルに基づいたケースフォーミレーションが行われる。

　その結果をもとに，問題を解決するための目標を設定し，その目標を達成するための介入技法を選択する（Beck 1995）。さまざまな技法が用いられるが，代表的な技法として認知再構成法がある。認知再構成法は，クライエントが自らの認知を特定し，その妥当性を検証するのを手助けするために用いられる（Beck & Dozois 2011）。認知モデルに基づいて思考を記録するシートに，特定の状況において生じた，認知（自動思考），感情，行動などを記入し，その認知の妥当性や有用性を検証し，より適応的な認知を案出する。認知療法においては行動活性化などの行動変容技法も用いられるが，その目的は行動の変容自体ではなく，行動変容を通した認知の変容となる。

　認知療法を行う際に欠かせないのが，セラピストとクライエントが協力して，日常生活におけるクライエントの思考とその結果（影響）をデータとして用いて実証的に検証作業を行うことであり，協同的経験主義と呼ばれる（Beck & Dozois 2011）。これを実践する際にセラピストがリードするのがソクラテス式対話であり，自分の思考の妥当性やより適応的な認知などについて，クライエント自身が考え，気づき，発見できるように，セラピストによるさまざまな質問が行われる。

●健康心理学との関連　認知療法の認知再構成法は，健康行動を変容するための学習・認知理論の1つに位置づけられている（Ogden 2012）。さらに，認知再構成はストレスマネジメントの一技法として用いられるとともに，リューマチ性関節炎，多発性硬化症，過敏性腸症候群などさまざまな身体疾患から生じる痛みや抑うつへの心理社会的介入の1つとして用いられている（Sarafino & Smith 2016）。

［伊藤　拓］

📖さらに詳しく知るための文献
[1] Beck, A. T. et al. (1979) *Cognitive therapy of depression*, Guilford Press.（坂野雄二監訳（2007）『うつ病の認知療法（新版）』岩崎学術出版社.）
[2] Beck, J. S. (2011) *Cognitive behavior therapy* (2nd ed.), Guilford Press.（伊藤絵美ほか監訳（2015）『認知行動療法実践ガイド―基礎から応用まで（第2版）』星和書店.）
[3] 伊藤絵美（2008）『事例で学ぶ認知行動療法』誠信書房.

認知行動療法

☞「行動療法」p.452「認知療法」p.456「予防的・開発的カウンセリング」p.482「ソーシャルスキルトレーニング（SST）」p.510

　心理臨床の現場におけるクライエントの訴えは，抑うつや不安などの情緒的な問題，頭痛や腹痛といった身体的に表現される問題，不登校や対人関係困難など生活上の問題などさまざまである。こうした不適応問題の形成と維持，とりわけ外顕的な行動や反応は，学習理論を背景とする行動療法によって改善することが可能である。一方，それらの形成，維持には，個人の予測や判断，信念や価値観など認知の問題が関連していることもしばしばあることから，このような個人の予期や判断，信念や価値観といった内的な反応も適応に関連していると考えられる。つまり，認知行動療法で治療の標的としてあげられるのは，クライエントの不適応状態に関連する行動的，情緒的，認知的な問題であり，認知行動療法は，それらを学習理論をはじめとする行動科学の諸理論や行動変容の諸技法を用い，適応的な反応に変容させる実践的支援法である。

●**アセスメント**　認知行動療法を用いて効果的に治療を行うためには，クライエントが困難を感じる状況で具体的にどのような情緒的，行動上，生理的，認知的な経験をしているかを適切に査定することが必要である。そのため，認知行動療法のアセスメントでは，クライエントの症状を①行動的側面，②情緒・生理的側面，③認知的側面に分けて多面的に評価する（多面的アセスメント）。さらにクライエントの症状を特定の場面でみられる具体的な反応（反応パターン）と多くの場面で共通してみられる反応（反応スタイル）の2つに分けて評価し，そして症状がなぜ維持されているのかを3側面の相互関係という視点から評価する（機能分析的アセスメント）することによって症状を分析し理解することが重視されている。

　これらのアセスメントを通してクライエントの問題点が整理できたら，クライエントが自分の状態を正確に把握できるよう，心理教育的なセッションを設けることが大切である。心理教育を通してクライエントが自分の状態を正確に理解することによって治療への動機づけを高め，維持することができるためである。

●**治療技法**　こうした過程を経て理解されたクライエントの問題に対し，認知行動療法では，先に述べた学習理論をはじめとする背景理論に基づくきわめて多様な治療技法が提唱されている（表1に示す）。これらの治療技法は，それぞれが特定の症状や問題に応じた治療プログラムとなっている一方で，①クライエントが自己の行動や認知を自ら観察し，②具体的な対処法を獲得する中で，③より適応的な考え方を身につけていくという共通点をもっている。また，近年では，クライエントの文脈的かつ体験的な変化に注目した，第3世代の認知行動療法と

呼ばれる技法も発展している。例えば，アクセプタンス＆コミットメント・セラピー（ACT）では，クライエントに「今，この瞬間」を，主観的な価値判断抜きに受け入れ（アクセプタンス），自らが選んだ価値に従った目標に沿って行動する（コミットメント）ことにより，不快な気分に対して過剰な反応をしないよう促していく。こうした考え方は，表1のような従来型認知行動療法が，前述の問題の行動的側面，情緒・生理的側面，認知的側面に対するいわば直接関与を試みているのに対し，3側面相互の関係性へのアプローチであるといえるだろう。

表1　認知行動療法の治療技法

対象とする不適応の側面	主たる技法
主として情緒・生理的側面技法	系統的脱感作法 曝露法（エクスポージャー法）　　など
主として行動的側面技法	シェイピング法 トークンエコノミー法 ソーシャルスキルトレーニング　　など
主として認知的側面技法	認知再構成法 論理療法　　など

　これらの各種技法を実践的に適用する場合，多くは面接場面での教育的な関わりに加え，クライエントとともに設定されたホームワークを実践するよう求め，その結果を面接場面で吟味するという，いわば面接とクライエントの生活場面を往還しながら進めることになる。それにより，面接過程で問題が焦点化しやすいばかりではなく，クライエント自身も容易に変化を実感でき，治療への動機づけが維持されやすくなるためである。

●**健康心理学への寄与**　認知行動療法における多様な治療プログラムは，症状や問題をもったクライエントの生活改善に貢献するのみならず，現時点では大きな齟齬をきたしていない健康な個人の生活の維持向上に対しても有用であるといえる。例えばソーシャルスキルトレーニングは，うつ病患者へのアプローチに用いられているのみならず，児童生徒の学校適応を支援する場面での活用例もみられる。こうしたことから，認知行動療法は，健康心理学においてもユーザーに重要かつ具体的な発想や手立てを提供するカウンセリングの枠組みであるといえるだろう。

［東條光彦］

📖**さらに詳しく知るための文献**
[1]　坂野雄二監修，鈴木伸一・神村栄一（2005）『実践家のための認知行動療法テクニックガイド―行動変容と認知変容のためのキーポイント』北大路書房．
[2]　宮下照子・免田　賢（2007）『新行動療法入門』ナカニシヤ出版．

交流分析

☞「精神分析的心理療法」p.450

　交流分析（transactional analysis：TA）は，E. バーン（Berne）が1957年に発表した理論に基づく人間性心理療法である。個々の自我状態の構造分析，二者関係における交流パターン分析，ゲーム分析，脚本分析などからなる。その簡明さから心理臨床場面を越えて教育現場のカウンセリングや産業領域のコンサルティングへと広まり，精神分析の口語版とも称されるようになった。M. M. & R. L. グールディング（Goulding）夫妻はTAとゲシュタルト療法とを統合した再決断療法を編み出した。

●**自我状態の構造分析**　TAでは，①自他肯定，②自己否定・他者肯定，③自己肯定・他者否定，④自他否定の4つの基本的構えに着目したうえで，自我状態を親（parent：Ⓟ），大人（adult：Ⓐ），子ども（child：Ⓒ）に分けて理解する。Ⓟは厳格で父性の色濃い批判的な親（critical parent = CP）と慈愛溢れる母性に満ちた養育的な親（nurtural parent = NP）との2つに分類される。CPは良心，正義，理想主義に根差す反面，権威主義的で非難や叱責といった側面を秘め，NPは共感的，保護的である一方で，干渉，過保護といった側面を有する。Ⓒについても，天真爛漫で自由な子ども（free child = FC）と自己抑制をして協調性の強い順応した子ども（adapted child = AC）の2つに分類される。FCは直観力や創造性に優れるものの傍若無人さや無責任さを併せもち，ACは承認欲求に基づいて従順であるものの，ともすると消極的で過剰適応につながりやすい。Ⓐは冷静で理性的で現実的であるが，感情面を軽んじて柔軟性に欠け打算的になってしまう側面がある。S. フロイト（Freud）の心的構造論をあてはめるならば，Ⓟは超自我（superego, Überich）に，Ⓐは自我（ego, Ich）に，Ⓒはイド／エス（id, Es）に対比できる。こうした自我状態は，J. M. デュセイ（Dusay）の考案したエゴグラムによって分析表示でき，日本では東大式エゴグラム新版TEG® Ⅱが広く用いられている。

●**交流パターン分析**　二者関係のコミュニケーションは⒫，Ⓐ，Ⓒのやり取りに基づき，相補的交流，交叉的交流，裏面的交流の3パターンに大別される（図1）。TAでは，挨拶や笑顔など肯定的なものから，叱責や非難など否定的なものをも含め，相手の存在を認める働きかけをストロークと呼ぶ。人は肯定的ストロークを得るべく，閉鎖（ひきこもり），儀式，雑談，活動，ゲーム，親交といった社会的状況を通じて時間の構造化をする。

●**ゲーム分析**　ストロークが不足すると，表面的にはもっともらしい建て前の交流をしておきながら，本音を隠した裏面的交流を繰り返し，破壊的な結末を迎え

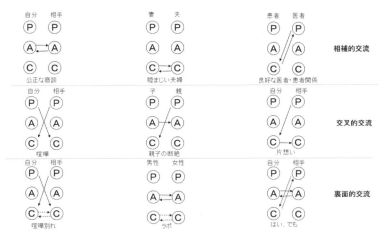

図1 交流パターンの例［杉田（2000）p.27の図を改変］

る。TAではこれをゲームと呼び，［C（con）＋ G（gimmick）＝ R（response）→ S（switch）→ X（cross-up）→ P. O.（pay-off）］なる公式で表される。また仕掛けにかかった犠牲者が迫害者の立場に陥るなどの反応は「カープマン三角形」として図式化される。こうした切り換えは混乱を惹起し，怒り，劣等感，罪悪感，無力感，敗北感などといった不快なラケット感情をもたらす結末に至る。

●**脚本分析** 無意識のうちにさまざまな主題に貫かれて形成される人生の青写真を脚本という。①存在するな，②男（女）であるな，③子どもらしくあるな，④成長するな，⑤成功するな，⑥実行するな，⑦重要な人物になるな，⑧仲間に入るな，⑨愛してはならぬ，⑩健康であるな，⑪考えるな，⑫感じるなというような，親のⒸから子どものⒸへと言語的・非言語的に伝えられる禁止令と呼ばれるメッセージや，①完璧であれ，②人を喜ばせよ，③努力せよ，④強くあれ，⑤急げといった，自身のⓅとⒸの間で起きる拮抗禁止令と呼ばれるドライバー（駆り立てるもの）が，基本的構えの歪みに影響を及ぼすことで形成される。

［黄田常嘉］

📖 さらに詳しく知るための文献

［1］池見酉次郎ほか（1974）『セルフ・コントロール』創元社．
［2］池見酉次郎ほか（1979）『続セルフ・コントロール』創元社．
［3］杉田峰康（2000）『新しい交流分析の実際—TA・ゲシュタルト療法の試み』創元社．

対人関係療法

☞「うつ病と自殺予防」p.324「対人ストレス」p.370「認知行動療法」p.458「急性ストレス障害・PTSD」p.540「食行動と性・ジェンダー差」p.574

　対人関係療法は，1984年，うつ病に対する科学的根拠のある期間限定の精神療法として，G. L. クラーマン（Klerman），M. M. ワイスマン（Weissman），B. J. ランスヴィル（Rounsaville），E. S. シェブロン（Chevron）によって初めて紹介された（Klerman et al. 1984, 訳1997）。その原型は，1960年代末に計画されたうつ病に対する外来薬物療法（三環系抗うつ薬）との無作為統制試験で用いられた研究用の精神療法に遡る（Weissman 2006）。当時は薬物療法やほかの精神療法との慎重な無作為統制試験が優先されたため普及は大幅に遅れたが，繰り返し有効性が確認されたことにより1984年に初の対人関係療法専門図書の発刊となった。現在，気分変調症・双極性障害・摂食障害・心的外傷後ストレス障害（PTSD）・社交不安症などの治療法としても進化を遂げ，科学的根拠のある精神療法として広く知られるようになった。

　対人関係療法を用いた実際の治療では，病気の発症・経過と関連する現在進行中の親，配偶者，親友など「重要な他者」との人間関係上の諸問題を詳細に吟味し，吟味した内容を題材にしながら，患者の対人関係スキルの向上や精神症状の軽減を目標とする（Weissman et al. 2000）。さらに，「医学モデル」を採用する点，4つの「問題領域」を設定する点，期間限定の治療を行う点に，クラーマンらが述べる対人関係療法の主要な特徴をみることができる。

●「医学モデル」の採用　対人関係療法では，うつ病などの精神疾患を，遺伝・早期の人間関係・環境ストレス・パーソナリティなどが複雑に絡み合って発症する多因子疾患とし，治療可能なものとみる。実際，治療初期の段階から精神疾患の可能性を探り，該当すれば精神疾患に罹患していることを積極的に告げ，治療対象とする。決してパーソナリティを治療対象とはしない。同時に，「病者の役割（ほかの身体疾患同様，精神症状が治るまでの期間は，一定の社会的役割や責任は免除されるが，専門家と協力し治すための努力を第一優先とする役割）」を与える。こうしたプロセスを患者のペースに合わせて進めることで，患者は，うつ病など精神疾患をもつ患者がとらわれがちな自己の人間的弱さ，気力のなさなどが現在の問題を引き起こしたとの考えから脱し，実際は医学的病気の状態にあり，加えて治すための方法があるという具体的な展望をもつに至る。

●4つの「問題領域」の設定　うつ病などの精神疾患の発症・経過に関与する対人関係問題を，過去ではなく操作可能な現在進行中の4つの「問題領域」に集約する。その4つとは，重要な他者との死別（悲哀），重要な他者とのいさかい（対人関係上の役割をめぐる不和），環境の変化に伴う人間関係上の変化（役

割の変化），長期にわたる親しい人との関わりのなさ（対人関係の欠如）である。治療では，患者の対人関係問題と病状との関連性をもとに，4つの「問題領域」から1～2つの問題が選択され，取り組むべき焦点とされる。これらの焦点化は，効率的な治療が可能となる理由の1つである。

●**期間限定の治療セッション**　対人関係療法は大きく初期（3～4セッション），中期（9～10セッション），終結期（2～3セッション）の3期に分けられる（水島 2009）。初期は治療の基礎をつくる時期である。「医学モデル」のもと，病歴を聴取し診断名を告げる，病気についての説明とともに「病者の役割」を与える，薬物治療の必要性を評価する，「重要な他者」との人間関係について詳細に聴取する，病気と関連するライフイベントをみつける，主要な「問題領域」を決定する，病気と「問題領域」のつながりを説明する，対人関係療法の説明を交えながら治療契約を結ぶ，といった手順を踏む。こうした手順を丁寧に進めることで，患者は自身の状態や今後の方向性について明確な知識を得ることが可能となり，安心して治療に取り組むことができるようになる。

中期は「問題領域」に取り組む時期である。取り組む課題や目標は「問題領域」によって異なるが，基本となる取り組みは，毎回患者から提供されるここ1週間で起こった病状悪化のイベントや感情が揺さぶられた体験を題材に，そのときの「気持ち（感情・気分）」「対人的出来事（やりとり）」を明らかにしその関連性を探ることである。大きな苦痛をもたらした出来事の場合，コミュニケーション分析を用いてそのときの発言や味わった感情を具体的に細かく振り返り，次に同じような出来事が起こった場合どのようなコミュニケーションができるか話し合い（決定分析），実際にロールプレイで練習するなどの技法も用いる。こうした基本的取り組みをベースにしながら「問題領域」に取り組むことで，患者は治療場面で学んだコミュニケーションを日常生活で活用し，成功体験を重ねるようになる。

終結期は地固めの時期である。これまでの治療を振り返り，症状や対人関係の変化，獲得したスキル，今後必要となるスキルなどを確認する。また，再発に向けての注意事項を確認し追加治療の必要性についても十分に検討する。

対人関係療法は合理的かつ戦略性に富む精神療法である一方，それを可能にする治療者の役割が特に重視されている。患者の代弁者としての温かい立場，患者への無条件の肯定的関心，治療に対する希望的・楽観的構え，「共同研究者」としての姿勢，などがその例である。　　　　　　　　　　　　　　［安達圭一郎］

📖 **さらに詳しく知るための文献**
[1]　水島広子（2009）『対人関係療法マスターブック―効果的な治療法の本質』金剛出版．
[2]　Weissman, M. M. et al. (2007) *Clinician's quick guide to interpersonal psychotherapy*, Oxford University Press.（水島広子訳（2008）『臨床家のための対人関係療法クイックガイド』創元社．）

家族療法

☞「交流分析」p.460「対人関係療法」p.462「ブリーフセラピー」p.466

　家族療法とは，1950年代後半から欧米で始まった心理療法であり，日本には1980年代半ばに紹介された。一般的に多くの心理療法は，セラピストとクライエントとの1対1の個人面接で行われ，クライエントの問題解決や症状の消失を目指すが，家族療法では，個人の問題や症状を理解し解決するにあたって，個人にとっての最も重要な環境である家族との関係性を理解して働きかけ，家族関係の変化によって問題を解決しようとする。例えば，子どもの問題の場合，子どものみならず両親も同席してセラピストと会う家族合同面接という形態を取ることが多い。しかし，家族と会うから家族療法というのではなく，システムとして個人の問題や症状，そして家族をとらえているかどうかが重要である。

●**システムとしての家族**　家族療法にはさまざまな立場があるが（日本家族研究・家族療法学会編 2013），それらが共通して立脚しているのが，一般システム理論（遊佐 1984）である。一般システム理論では，研究や援助の対象をその対象を取り巻く環境（文脈）との関係を考慮して理解しようとする。すなわち，個人を理解しようとすれば，その個人の環境である家族，学校，職場，地域などとの関係を考慮することになる。また，物事を原因-結果という直線的因果律に基づいて理解をするのではなく，ある原因はある結果をもたらすが，その結果が原因となって別の結果をもたらし，それがまた原因となって……というような円環的因果律で理解する。そのため，家族療法では何らかの問題や症状を呈している個人は，本人の問題や病理もあるかもしれないが，家族がうまく機能できなくなっていることを表している人であるとみなされ，IP（identified patient：患者とみなされた人）と呼ぶ。

●**多世代家族療法**　システムの属性の中でも，家族の発達（歴史）というマクロなプロセスを重視する家族療法であり，代表的なアプローチとしては，M. ボーエン（Bowen）の家族システム理論と I. ボスゾルメニィ゠ナージ（Boszormenyi-Nagy）の文脈療法（日本家族心理学会編 2019）があげられる。多世代家族療法では，子どもに何か問題や症状がみられた場合，子どもの父親と母親はもちろんのこと，そのさらに上の世代，すなわち子どもにとっては祖父母やその上の世代との関係も視野に入れる。つまり，現在の子どもとの関係の中で，父親と母親が適切に子どもに関われなかったり，子どもが抱えている苦悩に対する共感的な理解が難しい場合に，父親と母親がそれぞれの源家族（生まれ育った家族）でどのような体験をしていたのか，それが現在の親子関係や夫婦関係にどのような影響を与えているのかを理解しようとするのである。また，セラピストの基本的姿

勢として，多方向への肩入れ（multidirected partiality）が重視されている。これは，家族メンバー一人ひとりに対して積極的な関心をもって共感的応答をし，一人ひとりと信頼関係を築きながら，葛藤状態にある家族の対話を促進していくものである。

●**構造派家族療法**　システムの属性の中でも，家族の構造を重視する家族療法であり，創始者はS.ミニューチン（Minuchin）である。家族における夫婦・母子・父子・きょうだいなどさまざまな関係をとらえて家族構造を把握し，家族構造を変化させることで問題や症状を解決する。家族構造の1つの指標としての境界（baundary）は，家族メンバー間の心理的距離と関わりの度合いを表すものである。例えば，日本の家族では，母子の境界が曖昧でお互いに過剰に関わりすぎている一方で，父親は子どもや母親との境界が堅固になっていて関わりが希薄で父親不在といえる状態になっており，子どもに問題や症状が現れていることがある。こうした構造がみられるとき，構造派家族療法では父親と母親とが協力して，子どもとは一線を画す明瞭な世代間境界を築くことが目標になる。

　セラピストの基本的姿勢としては，ジョイニング（joining）がある。セラピストは，葛藤状態にある家族と信頼関係を築き，家族が抱えている問題に変化をもたらすために，家族システムの中に仲間として加わる。具体的には，家族に今までどおりにコミュニケーションや行動を続けるよう支持しその交流の流れに治療者がついていく追跡（tracking），家族特有の交流のルールに従いこれまでの構造を維持することを尊重する調節（accommodation），家族の言語的非言語的側面を観察し，言葉遣い，比喩的な表現，感情表現，仕草などを意識的無意識的に模倣するマイム（mimesis）がある。また，家族ライフサイクル上の家族の適応プロセスを重視するが，近年ではそれに加えて，家族の成人メンバーの過去をより重視するようになっており，多世代家族療法との共通点もみられるようになっている。

●**ブリーフセラピー**　システムの属性の中でも，機能というミクロなプロセスを重視するアプローチである。特に，家族メンバー間のコミュニケーションの連鎖や悪循環に焦点をあてることから，コミュニケーション派とも呼ばれる。個人の心理はブラックボックスとみなされ，なぜこのような問題が起こっているかという原因追究や個人療法で重視される洞察や内省は重視されないし，多世代家族療法や近年の構造派家族療法のように，家族の過去の歴史を扱うこともしない。また，家族としての成長とか関係の改善といった抽象的な目標ではなく，具体的で小さな行動変容が重視される。　　　　　　　　　　　　　　　　［野末武義］

📖 **さらに詳しく知るための文献**
[1] 中釜洋子ほか（2008）『家族心理学―家族システムの発達と臨床的援助』有斐閣ブックス．
[2] 日本家族心理学会編（2015）『個と家族を支える心理臨床実践Ⅰ―個人療法に活かす家族面接（家族心理学年報33）』金子書房．

ブリーフセラピー

☞「ポジティブ心理学」p.30「精神分析的心理療法」p.450「家族療法」p.464「催眠療法とリラクセーション法」p.468

　ブリーフセラピーは，短期的で，効果的，効率的な治療を志向する心理療法（白木 1994）を指す用語として用いられているが，定まった定義はない。短期療法と訳されることもある。ブリーフセラピーの勃興期に K. バートン（Barten 1971）は，ブリーフセラピーの特徴として，セラピストが能動的な役割をもち，期間限定的，目標志向的，行動志向的で，現在の適応の向上に焦点をあて，現在の問題や困難の解決を目的とする点などをあげている。この特徴は，伝統的な精神分析と相反的である。

●**誕生の背景**　ブリーフセラピー誕生以前の心理療法（主に精神分析）の技法は，自由連想法などによる記憶や感情の詳細な探索に限定されており，治療に要する期間，コストがかかりすぎ，即座の恩恵を目指すものでなかった（Barten 1971）。それらは，動機づけが高く，言語理解に優れた中産階級の人が，即座の効果を目指さないといった前提を受け入れられる場合に最も向いているという。一方で，早期介入や危機介入，原因が直近にある適応上の問題，複雑でない不安や抑うつ，アルコール依存症や統合失調症のような長年続く疾患などには向いていなかった。さらに，感情の探究より，問題解決や症状軽減といった援助を求めるニーズが生じていた。このようなさまざまな背景から，自由連想法などでは心理療法へのニーズに応えることが困難になり，新たなアプローチが求められていたことがブリーフセラピーの誕生につながった（Barten 1971）。1960年後半から1970年代にかけて家族療法の発展と関連して，多くのブリーフセラピーが開発された（de Shazer et al. 1986）。

●**MRI ブリーフセラピー**　MRI ブリーフセラピー（Weakland et al. 1974）はブリーフセラピーの代表的モデルの1つである。MRI とはアメリカカリフォルニア州のパロ・アルトに1958年に設立された非営利の研究・研修・心理療法サービス機関 Mental Research Institute の略称である。MRI は家族療法およびブリーフセラピーの研究と実践をリードしたことで知られる。この方法は，MRI のプロジェクトとして設立されたブリーフセラピー・センターで開発された。基本的な仮定は①心理療法に人々がもち込む問題は，クライエントやクライエントと影響し合う他者が行っている行動によって維持される場合にのみ持続する，②もし，そのような「問題維持行動」が適切に変容されるか，減少されるかすると，問題は，その性質，原因，期間にかかわらず，解決または消失するというものである。介入の際には「問題維持行動」の代わりとなる行動，またはその悪循環のシステムに変化をもたらす行動を行う課題が出される。

●ソリューション・フォーカスト・ブリーフセラピー　もう１つの代表的なブリーフセラピーで，医療，教育，福祉，司法矯正，産業など幅広い領域で用いられているのがソリューション・フォーカスト・ブリーフセラピー（solution-focused brief therapy：SFBT）である（De Jong & Berg 2013；de Shazer et al. 1986）。解決志向ブリーフセラピーと訳されることや，解決志向アプローチと呼ばれることがある。最大の特徴は，クライエントの解決を構築するためには，問題について必ずしも詳しく知る必要はないと考え，クライエントの問題点，弱み，過去に焦点をあてず，クライエントのできている点，強み，未来に焦点をあてることである。介入においては，クライエントが抱える問題が解決した未来の状態を詳細に明らかにしたり，問題の程度が軽かったり問題が存在しないときの条件を整理したりする。それらを通して，クライエントの強みやリソースを明らかにしつつ，クライエントが取り組む目標をつくり出し，その目標を踏まえた課題が出される。強みに焦点をあてるなどの特徴からポジティブ心理学との親和性が強く，SFBTとポジティブ心理学および認知行動療法（cognitive behavioral therapy：CBT）を統合したポジティブCBTが提唱されている（Bannink 2012）。

●M. H. エリクソンの影響　MRIブリーフセラピーおよびSFBTの理論と技法は，家族療法の影響とともに，M. H. エリクソン（Erickson）による心理療法の影響を強く受けている。エリクソンは，アメリカの精神科医であり，催眠療法をベースに独創的な治療を行ったことで知られる。彼の心理療法の原則には，症状に焦点をあてた非病理学的モデル，積極的で指示的な治療者の役割，能力と強みへの着目，課題の提示による面接室外での治療，患者とその周囲にあるさまざまなものの「利用」などがある（Zeig & Munion 1999）。エリクソンの影響を受けたブリーフセラピーはほかにもあり，エリクソンがブリーフセラピーの発展に与えた影響は大きい（宮田編 1994）。なお，日本にブリーフセラピーを導入した中心人物である宮田（1994：13）は，編書『ブリーフセラピー入門』において，エリクソンの影響を受けたブリーフセラピーを主に取り上げている。それらには，MRIブリーフセラピー，SFBTに加えて，エリクソン（ゼイク）モデル，ストラテジック（ヘイリー・マダネス）モデル，神経言語プログラミング（NLP）モデル，オハンロンモデルなどがある。　　　　　　　　　　　　　　　［伊藤　拓］

📖 さらに詳しく知るための文献
［1］宮田敬一編（1994）『ブリーフセラピー入門』金剛出版．
［2］森 俊夫・黒沢幸子（2002）『森・黒沢のワークショップで学ぶ解決志向ブリーフセラピー』ほんの森出版．
［3］De Jong, P., & Berg, I. K.（2013）*Interviewing for solutions*（4th ed.），Brooks/Cole．（桐田弘江ほか訳（2016）『解決のための面接技法（第4版）』金剛出版．）

催眠療法とリラクセーション法

☞「自律神経系活動」p.52「ストレス予防」p.158「ストレスに対する心理療法」p.168「臨床動作法」p.474「リラクセーション法」p.518「マインドフルネスストレス低減法」p.526

　暗示によって誘導された特殊な意識変容状態である催眠状態（トランス）や心身のリラクセーションの治療的活用は，古くから宗教的な行法や儀式などにおいて行われていたが，科学的な知見に基づく催眠療法は，J. A. シャルコー（Charcot）やA. A. リエボー（Liebault）らの研究を通して19世紀後半に始まった。催眠療法では，一定の手続きを用いて治療者が患者を催眠状態に誘導し，直接的な暗示を用いて症状や問題の改善をはかる。しかし，他者による誘導に抵抗を感じる者もおり，M. H. エリクソン（Erickson）の催眠療法のように，間接的な暗示やイメージを用いて柔軟な枠組みで実施する方法が発展してきた。また，自分で心身の状態を調えるためのトレーニング法として，自律訓練法や漸進的筋弛緩法や弛緩反応などが開発され普及している。これらの技法はリラクセーションをもたらすだけでなく，自己理解やストレスマネジメントに役立つスキルの習得に有効であり，集団で指導し各個人が継続的に実施することが可能なので，医療に限らず教育・産業・スポーツなどの健康心理学に関わる幅広い領域で，予防や健康増進，能力発揮のために活用するのに適している。

●**催眠状態（トランス）と誘導法**　トランスと呼ばれる催眠誘導によって生じる特殊な心理状態では，被暗示性，イメージ想起，リラクセーションなどが促進される。これらの状態を活用して，暗示療法やイメージトレーニングなどと併用して催眠が実施されることがある。臨床実践における催眠状態への誘導では，信頼関係を基盤として各個人の心理的メカニズムに応じた適切な誘導法が工夫されるが，催眠現象の研究においては，後倒法や振り子法などの標準的な誘導方法が定められている。例えば，スタンフォード催眠感受性尺度に基づく催眠誘導法では，立位後倒（体が倒れる）から始めて手の移動などの暗示を経て催眠状態に導入し，イメージ体験や後催眠暗示などの後，解催眠（覚醒暗示）をして終了する（斎藤 2009）。

●**自律訓練法**　催眠状態の生理学的研究を進めたO. フォークト（Vogt）が，治療的な暗示を用いずとも，特殊な注意集中とリラクセーション状態を継続的に体験すること自体に健康に有益な効果があることを見出し，予防的休息法として提案した。J. H. シュルツ（Schultz）がこの研究を発展させ，心身の状態を自分で段階的に調整する自己トレーニング法として体系化し，自律訓練法を開発した（Schultz & Luthe 1969）。標準練習では，腕や脚の重量感（筋弛緩）や皮膚の温感（末梢の血流），心臓や呼吸の周期的な動き，腹部の温感と前額部の涼感（頭寒足熱の感覚）などに注意を向け，それらの状態や変化を段階的にモニタリ

ングしていく。その際に，能動的にコントロールしようとせず，自分の身体を信頼して自然な変化を見守るような受動的注意を保ち，多様な反応をそのまま体験する受動的受容の態度で練習に取り組むことが重要である。標準練習は，1～2分の短い練習（受動的注意とリラクセーション）の終了時に必ず消去動作と呼ばれる軽運動（アクティベーション）を実施し，これを2～3回繰り返して5分程度で行う。体験を振り返って練習記録をつけながら，これを毎日2～3回継続して実施することにより，自己の心身に関する体験的理解が深まっていく。

●リラクセーション法　リラクセーション法には，環境調整や音楽やマッサージ機器などの外的な補助を活用して即時的なリラクセーション効果を得ることを目的とするものと，自己の心身を快適な状態に調整するスキルを身につけるためのトレーニングがある。ストレスマネジメントや健康の維持増進，仕事や試験やスポーツなどでの能力発揮といった健康心理学的課題に関しては，特に後者が重要であり，その代表的な技法として弛緩反応や漸進的筋弛緩法などがある。H. ベンソン（Benson 1975）は，自律神経系の反応として，ストレス状況で交感神経系が優位な状態になる危急反応とは反対に，瞑想法などの実践によって副交感神経系が優位になる弛緩反応が生じることを見出した。そして，高血圧の改善など心身の健康維持に有効な方法として，呼吸の感覚に注意を向けて「ひとつ」と心の中で繰り返しながら心身の状態をそのまま見守る方法を実践することを提案した。しかし，自律神経系の状態を直接制御することは難しいため，随意的に調整できる骨格筋や呼吸を活用する方法が広く活用されている。例えば，E. ジェイコブソン（Jacobson）の漸進的筋弛緩法では，身体各部位の筋群に順番に注意を向けて，力を入れて筋緊張を数秒間維持した後に，力を抜いて弛緩した感覚を20秒程度味わうことを各部位について段階的に繰り返していく（五十嵐 2015）。筋弛緩法も呼吸法も，心身の状態のアクティベーション（筋緊張・吸気）とリラクセーション（筋弛緩・呼気）を繰り返して，その際の感覚の変化を味わうことが技法の中核であり，即時的なリラクセーション効果を求めるよりも，自己の心身に関する学習の蓄積という認識で実践を継続することが望ましい。

[坂入洋右]

📖さらに詳しく知るための文献
[1] 松木 繁編著（2017）『催眠トランス空間論と心理療法─セラピストの職人技を学ぶ』遠見書房.
[2] 松岡洋一・松岡素子（2009）『自律訓練法（改訂版）』日本評論社.
[3] 坂入洋右（2004）「リラクセーション法」内山喜久雄・坂野雄二編『エビデンス・ベースト・カウンセリング（現代のエスプリ別冊）』（pp.155-165），至文堂.

芸術療法

☞「ストレスに対する心理療法」p.168「精神分析的心理療法」p.450

　芸術療法とは，クライエントとセラピストの信頼関係を基盤に，表現媒体を介して行われる心理療法または心理療法的アプローチである。クライエント自らが絵を描くといった創作表現を通じて，いわく言い難い自らの情緒体験やイメージを解放し，受け手であるセラピストとともに作品を眺めて対話を重ねることで，自己理解が深まり，心身の回復や成長につながる。児童から高齢者まで幅広い年齢層での適用が可能であり，創作表現を通じて五感が総動員されることから，情緒表現が磨かれ，また他者との関係づくりが緩やかに促進される点に独自の特徴がある。

　精神科医や臨床心理士，公認心理師をはじめ，作業療法士，看護師，福祉施設職員，養護教諭，スクールカウンセラーなどさまざまな職種の人々が，それぞれの目的と専門性に基づき，医療，福祉，教育，司法の領域で芸術療法を実践している。心理職の場合，個人面接への導入と，集団療法での活用が一般的であろう。

　芸術療法という名称は，欧米圏に端を発する art therapy に由来し，主に描画表現を用いた精神療法を指していた。その後日本では，芸術療法の名のもとに絵画はもとより，造形や音楽など多種多様な技法が包括され，それぞれに発展を遂げた。

●**芸術療法の歴史**　芸術療法の流れを大別すると，表現病理学ならびに芸術家の病蹟学に代表される理論研究と，心理療法としての臨床実践の意義や技法の開発が中心の臨床研究があげられる。前者は，1882 年の C. ロンブローゾ（Lombroso）の精神障害と芸術的創造性の先駆的研究に始まり，1922 年にハイデルベルグコレクションとして知られる精神病患者の膨大な作品群をまとめた H. プリンツホルン（Prinzhorn）の『精神病者の描画』はあまりにも有名である。その後，M. ナウムブルグ（Naumburg 1966）やクリス（Kris 1952）をはじめとする欧米圏の研究者ないし臨床家たちに引き継がれた。後者は，クライエントとセラピストの関係性に根ざした心理療法としてのあり方を重んじ，精神分析や分析心理学その他の理論を背景にさまざまな表現技法が開発され（Rubin 1987；Bach 1990），さらにはクライエントの年齢・知的水準・病態水準に応じたアプローチの工夫といった数々の臨床実践的知見が研究として蓄積された。

●**芸術療法の機序と注意点**　哲学者の S. K. ランガー（Langer 1942）は，我々の想像力に直接に訴える，感情表現に相応しい言語としての芸術の価値を世に問うているが，クライエントがそれまで語り得なかった胸の内を作品の制作を通じて示すことができたとき，作品はいわば「生の言葉」として直に他者の心を揺さぶり，双方の情緒体験が喚起され，自ずと交流が生まれるケースは少なくない。

また作り手が自らの作品を通じて新たな発見をし，内省が深まるといった自己成長プロセスにつながることも，多くのセラピストが指摘するところである。

ナウムブルグ（Naumburg 1966）によれば，芸術療法において，クライエントが内的体験を描画や造形を通じて表現するにつれて，自分の内側から生じたイメージを自ずと言葉にする傾向が高まり，言語を用いる心理療法のプロセスの促進につながるとされている。すなわち芸術療法は，言語化を抑制するものではなく，むしろクライエントの自己表現を言語においても芸術表現においても高め，ひいては他者との交流を促進し，社会に対しより開かれたありようをもたらすものだといえよう。

芸術療法の有益性について中井久夫（1976，1979）は，作品を介することで「関与しながらの観察」を可能にすることや，行動化や転移が穏やかなものとなること，言葉による語りを助けること，などをあげている。施行上の注意点としては，不眠や自我機能の低下など特定の状態の人には禁忌とし，押しつけや強制ではなく自由な態度で取り組めるよう工夫すること，巧拙ではなくメッセージに注目することの大切さをあげている。また山中康裕（1998）は芸術療法が「芸術」の名のもとに「美の追求」に偏り，苦痛や醜いものの表現が制限される可能性を危惧している。言葉で表現し得ない人間の喜怒哀楽のあらゆる面が，媒体を通じて初めて表現されることにこそ芸術療法の臨床的な本質があり，美へのこだわりが情緒表現の防衛とならないよう，注意が必要であろう。

●**芸術療法の諸技法**　すべての技法に共通するのは，セラピストはクライエントの創作を傍らで見守ること，完成後は作品をともに眺めシェアリングを行うことの2点であり，これらは芸術療法を施行する際の必須要件である。クライエントの負担が大きい場合は中断を促すことも必要なサポートである。代表的な技法は次のとおりである。①絵画療法（自由画・写生・静物画・模写・フィンガーペインティング・なぐり描き・スクィッグル，交互色彩分割法，枠つけ法，風景構成法，人物画，HTP（House-Tree-Person），S-HTP（Synthetic-House-Tree-Person），動的家族画，動物家族画，バウムテスト，星と波描画テスト，雨中人物画，交互スクリブル物語統合法ほか多数），②箱庭療法，③コラージュ療法，④音楽療法，⑤陶芸療法，⑥詩歌療法，⑦俳句療法，⑧連句療法，⑨物語療法，⑩ダンス療法，⑪サイコドラマ・心理劇。実施や解釈の方法が技法により異なるため，詳細は各技法の専門書を参照されたい。　　　　　　　　　　　　［香月菜々子］

📖 **さらに詳しく知るための文献**

[1] 徳田良仁ほか監修（1998）『芸術療法1 理論編』岩崎学術出版社．
[2] 中井久夫（1976）「"芸術療法"の有益性と要注意点」『芸術療法』7, 73-79．
[3] Naumburg, M.（1966）*Dynamically oriented art therapy: Its principles and practice*, Grune & Stratton.（中井久夫監訳（1995）『力動指向的芸術療法』金剛出版．）

日本独自の心理療法

☞「ストレスに対する心理療法」p.168「心身症」p.310「不安症」p.316「うつ病と自殺予防」p.324「嗜癖・依存1」p.328「嗜癖・依存2」p.330「臨床動作法」p.474

　内観療法と森田療法は，臨床動作法と併せて日本で創始された心理療法としてまとめて紹介されることが多い。それはこれらの療法が西洋中心で開発が進んだ心理療法の諸理論には含まれない東洋思想や人間観が介入技法および治癒像に反映されているからにほかならない。ここでは内観療法と森田療法の概要を述べたうえで，両技法の共通点，相違点を解説する。

●**内観療法**　吉本伊信により浄土真宗の修行法である「見調べ」をもとに開発された心理療法である。以下，三木ほか編（2007）および奈良内観研修所（2018）の記述を参考にその概要を述べる。吉本は，自己変化を継続させ進化させるには，実践の継続が重要であると考え，修行法から宗教的な意味や苦行を除き，誰もが可能な自己探求法を創始し，内観と命名した。内観の基本形は，内観道場などに1週間宿泊して実施する「集中内観」と日常生活の中で1人で行う「日常内観」がある。内観では，自分にとって重要な他者との関係で，①相手からしてもらったこと，②相手にして返したこと，③相手に迷惑をかけたこと，の3つのテーマについて具体的事実をおよそ3年ごとに区切って思い出し，トイレに行く以外は屏風で囲まれた場所に1人で座り，自分自身を見つめる作業を1週間続ける。その間，1〜2時間ごとに訪れる面接者に3〜5分ほど感じたことや考えたことを報告しながら進めていく。これらを通じて，ありのままの自分および他者の姿をとらえられるようになり自他受容が増すこと，自己中心性からの脱却がはかられ人間への多面的理解の獲得が促進されること，現実的で柔軟な視点が獲得されるといった効果が得られる。内観療法は，対人関係にまつわる悩みや人生の悩み全般のほか，心身症，依存症，うつ病などの心の問題にも有効とされる。

●**森田療法**　1919年頃に森田正馬によって開発された。もともとは内向性，過敏性，完全欲，健康への欲求といった性格特徴を有する森田神経質の治療に有効とされていた心理療法であるが，近年ではうつ病や身体疾患，スクールカウンセリング領域などにも適用範囲が広がっている。以下，北西・中村編（2005）の記述を参考にその概要を述べる。森田療法では，人が不安や苦痛を経験した際に，それらに注意がとらわれやすい傾向を「ヒポコンドリー性基調」と呼ぶ。また，不安を取り除こうとして不快な状況を回避しようとはからうことによってかえって不安に注意がとらわれる悪循環（「精神交互作用」と呼ぶ）を想定する。森田療法では，こうした悪循環が人々のよりよく生きたいと願う気持ちの強さ，すなわち「生の欲望」が強いからこそ生じる健康な側面の表れであると理解することが特徴である。治療では，不安の裏に想定される「生の欲望」に基づく行動

を通して，不安の有無にかかわらず自らが望む生活を送れるように支援する。その過程で，不安などのネガティブな感情もあえて取り除こうとせず抱えられる態度が醸成される。伝統的な入院治療では，食事やトイレ以外は横になり不安と向き合う絶対臥褥期（1週間前後），掃除や雑草取りなど軽作業を行う軽作業期（1週間前後），作業量や作業範囲をより負荷がかかるものにした重作業期（1～2か月），入院中に身につけた態度を実際の社会生活で実践する社会復帰期（1週間～1か月）の4期を経て治療が行われる。近年では入院施設の減少，クライエントの病態水準の変化などの要因から，入院によらず日常生活の中で治療に取り組めるよう開発された外来森田療法が主流となっている。

●**両技法の共通点と相違点**　共通点としては，一定期間施設に入所し，症状は不問に付しつつ治療者と生活をともにする中で，ありのままの自分を受け入れられること，自他に対する認知や行動に対する柔軟性の獲得を目指すことなどがあげられる。清濁併せ呑むかのごとく，ネガティブな過去の体験や感情なども含め否定しない態度の獲得を目指す両技法は，西洋の心理療法にみられる，人間の意志の力をもってネガティブな感情をポジティブな方向にコントロールできることをよしとする西洋思想とは異なる，悩みの原因を問わない東洋思想における円環的因果律，東洋的自然観の反映が見て取れる。その他，両技法とも施設運営において創始者の妻の存在が治療上重要な役割を果たしていたといわれており（長山・清水 2006），はからずとも家庭的環境において父性，母性の両面からクライエントを支える治療構造がつくられていた点は興味深い。一方，注意深く両技法を眺めると，治療の取りかかりとして，内観療法では「他者」に対するとらえ方や意味づけの変容を「内省」によって目指すが，森田療法では「自己」のもののとらえ方や言動のクセに「日常生活の行動」を通じて気がつけるよう目指す点に相違点が見出せる。両技法とも治療が進展した後に到達する心境については，自他受容や柔軟性の獲得などに共通点がみられる。しかし，治療の取りかかりにおいて行われるアプローチの相違は，例えばクライエントが施設に入所して内観に取り組めるまでの治療動機や自己統制力を有しているか否か，あるいは外来森田療法を用いて受容・共感的に接しつつ，まずは行動変容を促す方がクライエントにとって治療に取り組みやすいか否かなど，技法の適用しやすさに影響を及ぼす要素と考えられる。したがって，両技法には共通点が多いが，適用にあたっては主訴や治療動機，本人のパーソナリティなどを適切に見立てたうえで決定する必要がある。　　　　　　　　　　　　　　　　　　　　　　　　　　　　［松浦隆信］

📖 **さらに詳しく知るための文献**
[1]　森田正馬（2004）『神経質の本態と療法―森田療法を理解する必読の原典（新版）』白揚社.
[2]　川原隆造ほか編（2004）『東洋思想と精神療法―東西精神文化の邂逅』日本評論社.
[3]　吉本伊信（1983）『内観への招待―愛情の再発見と自己洞察のすすめ』朱鷺書房.

臨床動作法

☞「催眠療法とリラクセーション法」
p.468「日本独自の心理療法」
p.472「災害支援とトラウマケア」
p.546

　臨床動作法の起源は，脳性まひ児の不自由動作の改善法として日本で独自に開発された「心理リハビリテイション」（成瀬編 1973）にある。それ以前は，脳性まひ児の不随意運動や不随意緊張は脳障害に起因するものであり，心理学的な支援方法によってアプローチすることは不可能と考えられていた。しかし，成瀬悟策は，催眠リラクセーションによって脳性まひ児の緊張が弛み，暗示によって身体を動かすことができることを発見した。この発見によって，脳性まひ児の動作不自由の形成過程には，もともとの慢性的な身体の緊張や動作の遂行に伴って生じる過剰な緊張によって歪められたボディイメージの要因と，一生懸命に頑張って身体を動かそうとする過剰な「意図−努力」の要因との間の悪循環が関与しているという仮説を打ち立てた。そして，この仮説に基づいて慢性緊張のリラクセーションによってボディイメージの修正と「意図−努力」の修正をはかる「心理リハビリテイション」が考案された。

　その後，「心理リハビリテイション」は「動作訓練」と名称を変更し，肢体不自由特別支援学校の指導方法に取り入れられるようになった。また，1970年代後半からは，動作訓練を応用したリラクセーションによって自閉症スペクトラム児や注意欠如多動症児において情緒や行動の安定がもたらされることが発見された。さらに1980年代になると，統合失調症患者における自発性の回復や，気分障害や不安症患者における症状の改善などが相次いで報告されるようになった。これらの発見によって，動作訓練は単に脳性まひの動作の改善だけでなく，感情・認知・行動の全般においてセルフコントロールの改善をもたらすことが示唆された。そこで，「動作訓練」を心理臨床の分野に汎用的に導入するために，「動作法」や「臨床動作法」という名称が用いられるようになった。

●**臨床動作法における動作課題**　臨床動作法では，クライエントはセラピストの援助のもとで動作課題を行う。そのための主要な動作課題は，「リラクセーション課題」「身体を動かす課題」「姿勢を整える課題」である。

　リラクセーション課題は，躯幹弛め，背弛め，肩弛めなどの特定部位の慢性緊張を弛める動作課題から構成されている。リラクセーション課題では，クライエントはセラピストの援助によって自分の身体の緊張を主体的に弛めることが求められる。緊張を弛めることによって，クライエントは弛めた身体部位を自分の身体の一部として明瞭に感じたり，生き生きとした身体感覚を感じたり，身体と気持ちがしっくりとつながるような安定感を感じたりすることができる。そして，こうした体験に基づいて自分の気持ちや感情をポジティブにとらえ直すことがで

きるようになる。

　身体を動かす課題は，腕上げ，背反らし，上体曲げ，躯幹ひねりなど，特定の部位を動かす動作課題から構成されている。クライエントは主体的なコントロール感のもとで自分の身体を動かすことによって，自分の身体に対して能動的に働きかける主体的な努力の体験を深めることができる。同時に，セラピストの援助に対して主体的に応じることによって，他者に対して主体的に関わる実感を深めることができる。また，セラピストとの間での協調的な動きの体験を通して，他者との協調関係や相互理解の基盤を育むことができる。

　姿勢を整える動作課題は，タテに座る，タテに立つ，右足（左足）や右腰（左腰）に体重を乗せる，直立で前傾するなど，身体軸を体験する動作や重心を移動させて身体軸を自在に使いこなすバランス動作などから構成されている。これらの動作課題を通して，クライエントは，大地をしっかりと踏みしめて立っている感じや自己の存在感，自己の安定感などを体験することができる。また，身体をタテにする姿勢づくりによって身体の内部に安定した自分自身の拠り所を実感することができる。その結果，外界に対して安定した関わりができるようになる。

●**臨床動作法の今後の発展**　臨床動作法では，クライエント自身が自分の身体を弛めたり動かしたりする体験を通して，心と身体の調和的なつながりを体験できるようにすることが重要である。そのため，援助においてはクライエントの主体性を尊重することや，クライエントとセラピスト間での体験の共有を大切にすることが求められる。近年の臨床動作法は，クライエントの体験を大切に受け止め，クライエントの人生に敬意を払いながら，クライエントの心と身体の調和的なつながりを援助する方向にある。こうした考えのもとで新たに開発された方法として，「SART 主動型リラクセーション療法」の開発（大野編著 2005）や「とけあい動作法」（今野 2005）などがある。

　また，近年の心理臨床ではマインドフルネス認知療法に代表されるように，主体のあり方の重要性が認識されている。臨床動作法は，安定した心と身体の体験に基づいて，さまざまな問題との間に適切な心理的な距離を取ることを可能にし，問題の本質的なテーマに対する洞察をもたらすことが明らかになってきている。将来，臨床動作法は従来の心理療法との活発な交流を通して，心身の統合を目指したより洗練された独自の心理療法へと発展する可能性があるといえる。

［今野義孝］

さらに詳しく知るための文献

[1] 今野義孝（2005）『とけあい動作法―心と身体のつながりを求めて』学苑社.
[2] 成瀬悟策編（1973）『心理学的リハビリテイション』誠信書房.
[3] 大野博之編著（2005）『SART 主動型リラクセイション療法』九州大学出版会.

回想法

☞「高齢者に対する支援」p.532

　回想法とは，高齢者に過去を想起して語るように促すことで自尊心の回復や抑うつ感情の軽減などさまざまな心理的効果を導く対人援助手段である。アメリカの精神科医 R. N. バトラー（Butler 1963）は，高齢者が行う回想を「過去の未解決の葛藤の解決を促す自然で普遍的なプロセス」とみなし，そのプロセスをライフレヴューと名づけた。

　ライフレヴューは E. H. エリクソン（Erikson 1950；Erikson et al. 1986）が指摘した老年期における「自我の統合 対 絶望」という発達課題とも関連する。エリクソンは課題を解決する具体的な手段は，過去の人生のさまざまな経験を想起して再吟味してそれらの感覚の折り合いをつけることだと指摘した（Erikson et al. 1986）。援助技法としての回想法の有用性は欧米を中心に広く注目を集め，日本でも高齢者の医療・介護・福祉などの場面において広く実践されている。これまでに回想法の実践的研究も蓄積されている（野村 1998；黒川 2005）。

●高齢者の回想の分類　これまでの研究から高齢者の回想はさまざまなタイプに類型化されている。例えば P. T. P. ウォンと L. M. ワットの研究（Wong & Watt 1991）では，高齢者による回想は統合的，道具的，情報伝達的，談話的，逃避的，脅迫的の6つのタイプに分類され，心理的ウェルビーイングと特定の回想のタイプが関連する可能性が指摘された。

　現在広く実践されている一般的回想法とバトラーによるライフレヴューとはやや異なる概念だと考えられており，その目的，理論的背景，プロセス，効果などに相違がある（Haight & Burnside 1993）。例えば一般的回想法の主な目的は，楽しみを提供して心理的ウェルビーイングを高めることである一方で，ライフレヴューの目的は自我の統合の促進だとされる。B. K. ハイト（Haight）らはライフレヴューの重要な特徴として，過去の人生が発達段階に沿って時系列に従って語られる構造化，1人の聴き手との間で語られる個別性，そして過去の出来事のもつ意味を評価することなどをあげ，自らが積み重ねてきた面接技法を構造的ライフレヴューとして体系化した（Haight & Haight 2007）。

　なお一般的回想法とライフレヴューは実践場面では複雑に交差して表出されやすく，両者を厳密に区別することは必ずしも適切ではない。野村（1998）はこれらの相違に個人回想法とグループ回想法の相違，そして一般高齢者と認知症など特殊なニーズのある高齢者の相違を加えた3つの次元から回想法を理解することを提案している（図1）。

　回想法が援助手段として有意義な理由として，比較的健康な一般高齢者と認知

症高齢者のそれぞれに効果が期待されることがある。これまでの研究では，一般高齢者には人生満足度の増加や自尊心の回復などの効果が（Haight & Hendrix 1995），また認知症高齢者には情動機能の回復や問題行動の軽減，対人交流の増加などの効果が指摘されている（Kiërnat 1979）。近年，エビデンスに基づく医療という考えが医学やその関連領域で広まると，それまでの効果評価研究の

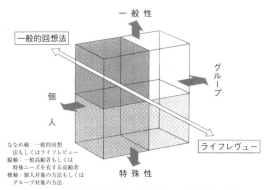

図1　一般的回想法とライフレヴューの対象と方法
［野村（1998）p.9］

結果に基づいて回想法は「おそらく効果がある治療法」として承認された（Chambless et al. 1996）。また近年では，認知症の予防に対する回想法の効果が期待されており，その実証的検討が期待されている。

●回想法の実施方法　ここではグループ回想法の実施方法について概略を述べる。グループ回想法は通常6～10人程度の高齢者に対して行われ，およそ1時間のセッションを週1回程度のペースで6～8回継続して行う。スタッフは司会進行を行うリーダーと，ADL（日常生活活動作能力）や視聴覚に低下がみられる参加者のサポートを行うコ・リーダーの役割を受けもつ。各セッションでは故郷や遊び，青春時代のような大まかなテーマが設定される。セッションの進行は初めの挨拶，参加者の自己紹介，回想のきっかけとなる材料の提示，参加者の回想，終わりの挨拶などからなる。懐かしい音楽や玩具，駄菓子，当時の写真など五感を刺激するさまざまな材料を用意することも有効である。参加者に思い出の品を持参するよう依頼してもよい。

　回想法は心理の専門職に限らず，看護師や介護士，ソーシャルワーカーなどさまざまな立場の援助者が自らの強みを生かして取り組むことができる一方，スタッフは高齢者の語ることをありのままに受容，尊重できる「よい聴き手」になることが重要である（Lewis & Butler 1974）。聴き手の重要な役割は積極的に傾聴することだが，参加者が過去を振り返るのを促すためスタッフはマイクロカウンセリングの技法（アイビィ 1985）や集団における治療的要素（Yalom 1995）などを理解していることが望ましい。　　　　　　　　　　　　　　　　［野村信威］

📖 さらに詳しく知るための文献
［1］野村豊子編集代表（2011）『Q & A でわかる回想法ハンドブック―「よい聴き手」であり続けるために』中央法規出版.

グリーフケア

☞「ストレスコーピング」p.140「ICDとDSM」p.282「うつ病と自殺予防」p.324「トラウマに対する心理的支援」p.548

　グリーフとは，主に死別などの喪失体験に対するあらゆる心理的，身体的，精神的，情緒的，行動的反応の総体を指し，日本語の「悲嘆」という呼称よりも広範な意味を有する。グリーフケアとは喪失体験をもつ人が失った対象（人，動物，もの，事柄など）に対して感じるさまざまな感情，思考，体験，認知や意味（の変化），心身の反応などに向き合い，その人に寄り添いながら支援することである。支援の対象は喪失体験の当事者であり，グリーフを経験する可能性のある人は，遺された家族・親族，友人知人や恋人・婚約者，親しい関係者など多岐にわたる。グリーフケアに関わる支援者には当事者の家族・親族，友人知人，ピア（元当事者），医療関係者（医師，看護師，助産師，保健師など），宗教家（僧侶，牧師など），葬儀関係者（葬儀社スタッフなど），学校関係者（学校の教職員），福祉・司法関係者（施設職員），行政機関の職員，遺産相続の専門家（税理士など），傾聴ボランティアなど多岐にわたる。ケアの方法は傾聴やグループワークなどさまざまである。海外では死別ケアと呼ばれることが多い。

●**グリーフのプロセス（理論・モデル）**　従来からグリーフにはプロセスがあると考えられてきた（段階論，Bowlby 1980）。段階論とはグリーフの大きな流れが数段階程度あるとされ，概ね衝撃や不信感・呆然感から情緒的混乱や社会的ひきこもりを経て，徐々に回復に至るという説である。いわゆるグリーフワーク（喪の作業，悲嘆の作業）仮説についても同様で，段階的プロセスが想定されている。ただしグリーフは個人差や環境からの影響が大きい。プロセスについても「具体的な境目を伴った直線的なプロセスではなく」「重なり合い，個人によってさまざまに変わる流動的な」ものである（Shuchter & Zisook 1993：23）。これに対し，近年では段階論と異なるいくつかの理論モデルが提唱されている。例えばグリーフの二重過程モデル（Stroebe & Schut 1999）はストレスコーピングの考え方を応用したものである。喪失体験後のストレスを喪失体験に関連したストレスと適応に関連したストレスに大別し，遺族は両者を揺らぎながら日常生活に適応するという考え方であり，この「揺らぎ」がグリーフワークとされている。またグリーフのプロセスとは遺族による死別後の意味の再構成であるという理論（構成主義）もある（Neimeyer 2001）。こうした理論・モデルではしばしば喪失体験前後の内的，外的要因を包括的に取り上げている。

●**複雑性グリーフ**　グリーフは多くの場合，半年から1年程度で穏やかになり，日常に戻るとされる。しかしケースによっては強いグリーフが何年も続き，日常生活に大きな支障をきたすことがある。これを複雑性グリーフと呼ぶ（複雑性の代わ

りに遷延性，長期化，持続性などの呼称を用いることもある）。欧米各国で90年代頃から複雑性グリーフに関する診断基準試案と実証研究が多く行われてきた。DSM-5では研究用診断基準案として持続性複雑死別障害 (persistent complex bereavement disorder：PCBD) が，ICD-11 (International Classification of Diseases 11 Revision) では正規の診断カテゴリーとして遷延性悲嘆障害 (prolonged grief disorder：PGD) が，それぞれ収載された。中核症状は故人への持続的な思慕やあこがれ，故人や死の状況へのとらわれであり，強い激しい感情的苦痛を伴う。複雑性グリーフを経験すると，日常生活の困難だけでなくうつ病や，心的外傷後ストレス障害 (posttraumatic stress disorder：PTSD) など他の精神疾患や高血圧・心臓疾患など身体疾患を発症しやすくなる，自殺念慮を高めやすい，死亡率が高まるなど，心身の問題との関連が多く指摘される。エビデンスのある治療技法の1つに複雑性グリーフ治療 (complicated grief treatment：CGT) (Shear et al. 2005) がある。対処の困難で複雑化しやすい喪失体験として，災害や戦争など行方不明者の家族や長期に避難を余儀なくされる災害被災者などに生じやすい不明確で不確実な「曖昧な喪失 (ambiguous loss)」(Boss 2006) や，犯罪被害，自死などトラウマ化しやすい死別などがあり，ケースによっては専門的な心理治療やトラウマケアを要する。グリーフケアの支援者はトラウマケアの専門家に関する情報を日頃から収集し，連携体制をつくることが重要である。

●**グリーフケアの基準** 数多くの災害や犯罪被害者，遺族支援などが始まるにつれ，多くの団体や学会などがグリーフケアに関わる民間資格をつくるなど，日本のグリーフケアは高まりをみせている。グリーフとはあくまで当事者の選択に関わることがらであり，当事者本位の判断を最大限尊重することが第一である。しかし当事者本位であるがゆえに，元当事者のピア支援者が当事者の困難な問題を1人で抱え込んでしまうなど，リスクの高い状況も同時に生まれやすい。イギリスでは複数の民間団体がグリーフケア支援サービスの計画，支援サービスへの認識とアクセス，アセスメント，サポートとスーパービジョン，教育と訓練，リソース，モニタリングと評価などの諸点からグリーフケアの基準を作成，公表している (Bereavement Services Association 2014)。日本では当事者主体や団体個別の取り組みは比較的行われているものの，インターネットでの啓発的な情報公開（例えば，http://jdgs.jp/）を除けば，団体・学会横断的な取り組みや職種を超えた取り組みはいまだ少ない。今後は日本でも当事者を含む多くの個人や団体，専門家が協働して緩やかに連携しつつ，グリーフケアに関する大枠的な基準づくりが求められる。　　　　　　　　　　　　　　　　　　　　　［富田拓郎］

📖 **さらに詳しく知るための文献**

[1] 高橋聡美編著 (2012)『グリーフケア―死別による悲嘆の援助』メヂカルフレンド社.
[2] 坂口幸弘 (2010)『悲嘆学入門―死別の悲しみを学ぶ』昭和堂.

面接技法

☞「トランスセオレティカルモデル」p.32「アセスメントの意義と役割」p.230「カウンセリングとは」p.446「認知療法」p.456「認知行動療法」p.458「ブリーフセラピー」p.466

　面接技法とは，面接者とクライエントの相互交流を通じて，心理的問題のアセスメントや改善を行う技法であるといえる。健康心理学における面接技法は，運動習慣や禁煙などの生活習慣に関する行動変容，不安や抑うつなどの心理面，慢性疾患に関する健康の問題に対する認知行動療法などで活用される。

　また，ストレス予防や健康増進を目的とした心理学的介入においても，面接が行われる。その際に重要となる点には，適切な面接の実施に加え，対象者の動機づけの理解と促進，アセスメントを踏まえた効果的な面接の実施などがあげられる。

●**トランスセオレティカルモデルと動機づけ**　健康問題に関わる面接では，動機づけが重要な要素となる。トランスセオレティカルモデル（Prochaska & DiClemente 1983）は，前熟考期，熟考期，準備期，実行期，維持期，終末期の変容ステージにおける変化を連続的にとらえている。このモデルでは，各ステージにおいて行動変容に対する動機づけの水準が異なるとしている。具体的な方略としては，意識的高揚，ドラマティックリリーフ（dramatic relief），自己再評価，環境再評価，情動的喚起，社会的解放，拮抗条件づけ，援助関係，強化管理，環境統制，コミットメントなどがある。

　例えば，準備期は1か月以内に行動変容に向けた行動を起こす意思があり，行動変容を示す動機が高まっている段階である。この時期には，いくつかの行動を起こしている場合も多い。そのため，コミットメントにより決意表明を他者に示して行動を確約し，それに伴い行動を継続する強化管理を行い，行動変容を増やす報酬を準備することが有効になるといえる。

　一方，前熟考期では，6か月以内に行動を起こす意図がなく，一般的には動機づけが低い。積極的な働きかけを面接で行うことにより，かえって否定的な態度を高め，反発的な姿勢を強める可能性もある。対象者の抱える問題が，がんや糖尿病などの疾患のリスクである場合，将来的に生命に危険を及ぼす可能性もある。そのため，情報提供や成功したケースなどのポジティブな情報を提示し，拒否感なく行動変容へつなげることが求められる。意識変容や環境再評価により，自己の置かれた状況や状態について理解を促し，新たな行動習慣を獲得する支援も求められる。「そんなこと言われても，お酒は好きだし運動は苦手だし，あれこれやれそうにもないなあ」という反応を示す場合，セラピストは，一緒に取り組んでくれる人が誰かを考えてみたり，生活の中で体を動かす時間がいつなら容易なのかを提案してみたりすることも行動変容を促すきっかけとなる。

●**構造化面接と半構造化面接** 対象者の理解を進める心理的アセスメントにおいては，構造化面接や半構造化面接を用いることが多い。構造化面接は，質問項目が固定化されたものであり，結果として回答も固定化されたものとなる。半構造化面接は，質問項目に一定の固定化された項目があるものの，面接の状況により柔軟に変更ができるものである。そのため，回答についても自由度があるといえる。

カウンセリング・心理療法で行われるインテーク面接・初回面接では，主訴に加え，その経緯・相談歴，家族の状況，相談・通院歴，身体的症状，本人を取り巻く学校や職場などの社会的要因など，さまざまな内容が聴取される。面接場面においては，受容や共感などのカウンセリングの要素が重要となる。これらの内容は，対象者によって内容が異なり得るものの，一定程度の共通項目がある点からすれば，半構造化面接であるとも考えられる。

例えば，半構造化面接の代表的なものに，Structured Clinical Interview for DSM-5 Disorders-Clinician Version（SCID-5-CV；Michael et al. 2016）がある。また，心的外傷後ストレス障害（PTSD）に特化した構造化診断面接尺度に，Clinician-Administered PTSD Scale for DSM-Ⅳ（CAPS）がある。これらのツールは，規定の研修を受け，習熟した専門家の指導や訓練を受けることで，有効なアセスメントとなる。面接によるアセスメントは，個々の対象者に応じた技能の熟達により効果を上げる部分と，確立されたアセスメントツールを利用可能となる技能の双方からなるともいえる。

●**個別の心理面接技法** 心理療法の発展に伴い，さまざまな面接技法が種々の問題に効果を上げている。認知療法・認知行動療法においては，クライエントとカウンセラーが一緒になって非機能的認知を客観的に検証していく，協同的経験主義が重要となる（大野 2010）。エクスポージャーの技法を用いた前後においては，認知的変容を促す面接が功を奏することもある。マインドフルネス認知療法では，認知の機能を変えることに重点を置く。また，解決志向ブリーフセラピーにおいては，ミラクルクエスチョンやコンプリメントなどの方略がある（長谷川ほか 2013）。セラピストにとっては，自身の専門とする技法に加えて，どの問題にどの技法が有効であるのかについて，エビデンスを踏まえ経験を積むことが求められる。また，それと同時に日々研さんを積むことも重要であるといえる。

[城月健太郎]

📖 **さらに詳しく知るための文献**

[1] 髙橋三郎監訳（2017）『SCID-5-PD—DSM-5 パーソナリティ障害のための構造化面接』医学書院.

[2] Michael, B. et al.（2016）*Structured clinical interview for DSM-5 disorders-clinician version（SCID-5-CV）*, American Psychiatric Association Publishing.

[3] 飛鳥井望（2003）「CAPS（PTSD 臨床診断面接尺度）日本語版の尺度特性」『トラウマティックストレス』1, 47-53.

予防的・開発的カウンセリング

☞「ストレス予防」p.158「職場のポジティブメンタルヘルス」p.438「児童期・青年期のストレスマネジメント」p.506「成人期のストレスマネジメント」p.508「アサーショントレーニング」p.514

　予防的・開発的カウンセリングとは，症状や問題の解決や改善を目的として行う心理支援や心理療法といった「治す」カウンセリングに対して，問題発生を未然に防ぐ支援やクライエント自身の能力を開発する支援，そしてこれらを実現するために，クライエントが所属する生活空間がもつサポート力を高めるような支援を行う「育てる」カウンセリングを指す（中釜 2004）。そもそもカウンセリング自体が，キャリア開発，各自の心理的能力の開発，心理的障害などの治癒・回復の支援といった要素から成り立っており（日本カウンセリング学会資格検討委員会 2016），予防的・開発的な内容を含んでいることを忘れてはならない。したがってその活動内容が特に予防的・開発的である場合に，予防的・開発的カウンセリングと呼ばれる。実施される領域は，学校教育，産業領域や地域保健など多様である。実施形態としては，個別はもちろん集団で実施されることも多い。また，個人の支援や能力の開発と同時に，環境整備もその活動に含まれる（例えば，1人で問題を抱え込まずに相談できる体制・システムづくり，問題が起きる前から個人が心身の健康を保ち，自己実現を行えるような環境づくりなど）。カウンセリングの専門家はもちろん，専門家と連携して現場の実践者（学校教育では教師，産業領域では産業保健スタッフなど）が行うことも多い。予防的・開発的カウンセリングにおいても，他の心理的支援と同様に，倫理に配慮する，エビデンスに基づく，危険を避ける，実践を評価する，といった配慮が重要である（American Psychological Association 2014）。以下では予防と開発の両側面から説明するが，例えば，個人の主張性を伸ばすアサーション・トレーニングは，能力開発という点では開発的であり，主張性の向上が結果として対人ストレスの発生予防になるという点では予防的であるといえる。この例のように各活動は予防的・開発的両方の目的で実施しうるため，「予防的・開発的」カウンセリングと総称されることも多い。

●**予防的カウンセリング**　問題発生の未然防止や重症化防止活動は，予防的カウンセリングと呼ばれる。予防の分類方法は複数あるが，一次〜三次予防の分類から予防的カウンセリングを整理すると，まず一次予防的なカウンセリングには，将来起きうる問題を予測して，可能な限り未然に防ごうとする役割がある。具体的な例としては，薬物防止プログラム，自殺予防プログラムなどの心理教育プログラム，教育・産業・医療などの現場での予防的なコンサルテーション活動などがあげられる。一次予防的カウンセリングのうち，日本の健康心理学の領域では，ストレスマネジメントに関する知見が充実している。また，健康心理学とい

う専門性を生かすと，心理的な健康に加えて身体的な健康の増進を支援するカウンセリング，すなわち休息や睡眠，栄養，運動などの基本的な生活習慣を身につける個別あるいは集団への支援も，広い意味では健康心理学に基づく予防的カウンセリングに含まれると考えられる。次に，問題や症状を発現し始めた者への早期対応を行う二次予防的なカウンセリング（自殺予防の例でいえば，自殺に傾いている人に早期に気づき，支援を行って自殺を食い止める），問題や症状を経験した後の復帰を支援する三次予防的なカウンセリング（同じ例でいえば，不幸にも自殺が生じた後の遺族への支援やケアを行い，事後の連鎖や群発を防ぐこと）も行われている。

●**開発的カウンセリング**　開発的カウンセリングでは，問題や疾病の発生予防という点を超えて，自立して豊かな社会生活を送ることに寄与するようなキャリアを開発する支援や，社会でよりよく生きていくための心理的な能力の開発の支援（知的能力，情緒的能力，性格・適性・対人関係能力などに気づき，伸ばす）が行われている。症状の緩和や問題の解決ではなく，自己実現や心理的成長がカウンセリングの目標となる。学校教育における実践例としては，人権教育，ライフスキル教育（日常生活で生じる多様な問題や課題に対して，建設的・効果的に対処するために必要な能力の開発），キャリア教育（自己の将来の夢，目標，希望をもち，その実現に向けて必要な知識や技能を学び，自分の人生を主体的に生きる力の開発），対話のある教育（対話を通じて自己理解・他者理解を深め，自己信頼感・他者信頼感を育てる教育），ピアサポート・トレーニング（お互いの気持ちを十分に聞き，支え合うスキルを開発することを目指す場合は開発的，問題が小さいうちに自助努力で解決することを目指す場合は予防的といえる），あるいは進路指導や学業相談などがあげられる（文部科学省 2003）。こうした実践例以外にも，学校教育やその他の場面で開発的カウンセリングは実践されている。キャリア・カウンセリング（キャリア計画その他のキャリア開発に関する諸問題やコンフリクトについて，専門家が個人または集団に働きかけ，援助するカウンセリング）やエンカウンター・グループ（メンバーがそれぞれ本音を言い合うことにより，互いの理解を深め，自分自身の受容と成長，対人関係の改善などを目指す活動）が開発的カウンセリングの代表的な例である。その他，自己理解や人間関係づくりの促進を目指すプログラム開発，コミュニケーションの活性化を目指す集団的アプローチ，行事などを通じて良質な人間関係を体験する機会をつくり出すことなどが開発的カウンセリングに含まれる。　　　　　［中村菜々子］

📖 **さらに詳しく知るための文献**
[1] 木村 周（2018）『キャリア・コンサルティング理論と実際（5訂版）』雇用問題研究会．
[2] 楡木満生・田上不二夫編（2011）『カウンセリング心理学ハンドブック（上巻）』金子書房．

自助グループ

☞「自己開示」p.348「ソーシャルサポート」p.350「カウンセリングとは」p.446

　自助グループ（self-help group）は，同じ悩みや障害，体験をもつ人たちによってつくられたグループである。通常，セルフヘルプグループとカタカナ表記することが多い。専門職によって導かれない点，料金が発生しない点，参加者の数に制限が加えられないという点において，自助グループは治療グループと異なる。また，自助グループは友情や情緒的支援，経験知，アイデンティティ，所属感といった専門職が提供できない多くの利益を参加者に提供できるという点においても特徴的である（VandenBos 2007）。自助グループには，病気や障害（精神障害，乳がん，不妊症など）をもつ人たちのグループ，嗜癖（アルコール依存，薬物依存，ギャンブル依存など）をもつ人たちのグループ，被害（犯罪被害，DV〔domestic violence〕など）に遭った人たちのグループ，死別をした人たちのグループ，不登校やひきこもりの人たちのグループ，専門職のためのグループなど，数多くのグループが存在する。

●**自助グループの古典的モデル**　こうした自助グループの原型は，アメリカで1935年に設立されたアルコール依存症の人たちのグループである。アルコホーリックス・アノニマス（Alcoholics Anonymous：アルコール依存症者匿名協会），いわゆるAAである。「12のステップ」（①私たちはアルコールに対して無力であり，思いどおりに生きていけなくなっていたことを認めた，②自分を超えた大きな力が私たちを健康な心に戻してくれると信じるようになった，など）を通じて禁酒を相互に助け合おうとする人たちによるボランティアグループであり，世界的に活動を行っている。参加者に求められるのは，飲酒をやめたいという意志をもつことのみである。AAの活動は自助グループとして最も歴史が古く，その後，ほかの障害や病気にも応用され，世界的に拡がっていった。AAは自助グループの古典的モデルとなっている。日本では，1950年代にAAを原型として断酒会が結成され，その後1970年代にいわゆるAAが導入されている。

●**自助グループとサポートグループ**　自助グループと類似したものにサポートグループ（support group）がある。自助グループもサポートグループも，参加者が同じ悩みや問題を共有し，互いに支え合ったり，情報を提供し合ったりする点で基本的な枠組みはほとんど同じである。両者の違いは，グループの発起人が当事者性をもつかどうか，メンバーと同じ問題を共有しているかどうか（高松 2004），専門家が主導的役割を担うかどうかという点にある。例えば，精神障害者のグループで，発起人自身が精神障害を有しており，同じ立場で参加すれば，それは自助グループと呼ばれ，発起人が精神科医などの専門家であれば，サ

ポートグループと呼ばれる。サポートグループの特徴は，専門家やファシリテーターの助言，指導を受けながら問題の受容や改善，解決を目指す点にある。ファシリテーターは促進者という意味で，参加者同士の話し合いや自己開示を促す役割を担う者である。参加者が話しやすい雰囲気をつくり，お互いにサポートし合うことができるように努める役割である。

共通の問題や悩みを抱える参加者全員が平等の立場に立ち，お互いが支え合い，互いの体験や気持ちを分かち合えるところに自助グループの意義がある。主な目的は，①問題の解決や軽減，②問題とのつきあい方を学ぶ，③安心していられる場所をつくる，④情報交換，⑤社会に対して働きかけをすることである（高松 2004）。特に偏見や差別を抱える問題に対して，⑤の意義は小さくない。自助グループに参加することで，同じ問題や悩みを抱えた仲間と出会い，孤立感から解放される。専門家などには話しにくいことでも仲間には自己開示がしやすく，自分の問題や気持ちを整理したり，自己理解も深まったりする。仲間の支えによって問題の解決や改善への意欲が高まる。そして，参加者が相互に支え合う過程で，自分の課題と向き合い，自分で自分の身を助ける（self-help）ことができるようになる。つまり，当事者がグループのほかのメンバーを援助することで自らを援助する原動力となる効果（ヘルパー・セラピーの原理）も期待されるのである。さらに，自助グループに参加する過程で所属感や情緒的支援，役割モデル，問題への対処の方法，経験知，サポートネットワークの拡がりなどが得られたりする。

●ピアサポートとピアカウンセリング　自助グループに近い形態としてピアサポートやピアカウンセリングがある。ピアサポートとは仲間同士（ピア）の支え合い（サポート）という意味であり，仲間でお互いに支え合うために行うミーティング形式の活動である。同じ悩みを抱える人たちが定期的に集まり，お互いの近況や経験を報告し合い，メンバーから出される話題（人間関係の問題など）について話し合う。ファシリテーター役のスタッフが側面からピアサポートの活動を支えることが多い。

一方，ピアカウンセリングとは，同じ問題を抱えた者同士が対等な立場で相談し合うことである。例えば，発達障害をもつ子どもの親同士が子育てのことや学校での集団生活のことなどを互いに相談して，問題を共有したり，気持ちの安定を得たりすることである。親同士や大学生同士など，同じ立場の者同士で互いに相談し助け合うという点で，ピアサポートよりも相談の比重が大きい。［上野徳美］

📖 さらに詳しく知るための文献
[1]　高松 里（2004）『セルフヘルプ・グループとサポート・グループ実践ガイド』金剛出版.
[2]　岩田泰夫（2008）『セルフヘルプグループへの招待』川島書店.
[3]　高松 里編（2009）『サポート・グループの実践と展開』金剛出版.

運動行動，身体活動のカウンセリング

☞「健康行動」p.12「生活習慣」p.14「健康日本21」p.22「身体活動（運動・スポーツ）」p.196「カウンセリングとは」p.446「問題解決療法」p.522「行動活性化療法」p.524「ライフスタイル療法」p.528

　近年，生活習慣病の予防や健康増進のために，運動行動や身体活動を促進する必要性が叫ばれている。身体を動かすこと，具体的には，安静状態よりも多くのエネルギーを消費する活動を「身体活動」と呼ぶ。身体活動とは，ジョギングやスポーツだけでなく，歩行，通勤・通学，階段昇り降り，または家事などの生活活動も含めた概念である。身体活動の中で，ジョギングや筋力トレーニングなど，計画的・継続的に実施される活動を「運動」と呼ぶ（厚生労働省 2013a）。

●「生活活動」と「運動」　厚生労働省は，2013年に「健康づくりのための身体活動基準2013」（アクティブガイド）を公表した。これは，「健康づくりのための運動基準2006」（エクササイズガイド）を改訂し，どのような身体活動をどの程度行えばよいかを示したガイドラインである。名称を「運動基準」から「身体活動基準」に変更して，生活活動の重要性を強調している。

　アクティブガイドでは，すべての世代に共通する方向性として，「＋10（プラス・テン）」という考え方を示している。これは，現在の身体活動量を少しでも増やし，毎日の生活活動を今よりも10分間増やそうという呼びかけである（例えば，今より毎日10分ずつ長く歩くことを目指す）。

　アクティブガイドでは，運動よりも開始することが容易な，生活活動の促進が推奨されている。しかし，生活活動よりも運動を推奨した方がよい場合もある。一般的に，生活活動よりも運動の方がエネルギー消費量は大きいので，運動の方が身体的な恩恵は多く得られ，細切れの時間でなく，まとまった時間を取って仕事や日常生活から離れて運動を行うことで，気晴らし効果も得られる。余暇時間の身体活動は，余暇時間以外の身体活動よりも抑うつに効果があると報告している研究もある（Pickett et al. 2012）。アクティブガイドにおいて，家族や仲間と一緒に身体を動かすことが推奨されているが，誰かと一緒に身体を動かすことを重視する際には，生活活動よりも運動が勧められるべきであろう。

●運動を促進する方法　アクティブガイドでは，対象者を層に分けて，層ごとにアドバイスを変えること（セグメント別アドバイス）が提案されている。そこでここでは，変容ステージという考え方を紹介する。

　変容ステージは，行動変容ステージモデル（Prochaska & DiClemente 1983；トランスセオレティカルモデルとも呼ばれる）の中心的な要素であり，アメリカスポーツ医学会が刊行している『運動処方の指針』（American College of Sports Medicine 2017b）においても，運動行動を理解するための理論の1つとして紹介されている。この変容ステージを考慮しながら，カウンセリングを行うことが

有効である。

変容ステージでは，行動に対する準備性や継続性によって対象者を分類する。運動で考えると，運動を行っていない者は，「行っていないし行おうと思っていない」という前熟考期と，「行っていないが行うつもりはある」という熟考期に分かれる。運動を不定期に行っている準備期を挟んで，定期的に運動を行っている者は，「行っているが始めたばかり」という実行期と，「長期間継続して行っている」という維持期に分けられる。

運動を促進するための方略について，前熟考期と熟考期を例に示す。前熟考期の人は，運動の恩恵（例：ストレス解消になる）を感じておらず，運動を行うことによる負担（例：筋肉痛になる）ばかりを感じていることが多い。そこでまずは，運動の必要性を感じてもらい，身体を動かすことに関心をもってもらうことを目指す。熟考期の人は，運動の恩恵を感じているが，同時に負担も感じている。そこで，ちょっとした運動を始めるようなきっかけづくりをする。そのために，運動開始の障壁となっている要素を明確にすることが有効である。

●**生活活動を促進する方法**　身体活動の中でも，とりわけ生活活動の促進には，問題解決療法が効果を発揮する。問題解決療法は，行動をよりよい方向に向けて工夫するための技法であり（伊藤 2011），生活活動の水準を高めるために用いやすい。

まず，対象者の生活活動の水準が低い状況を具体的に分析する。多くの人は，問題を理解する前に，問題を解決しようとしてしまう傾向にあるが，まずは現状を明らかにする必要がある（伊藤 2011）。その対象者はどの時間帯の生活活動水準が低いのか，何曜日の水準が低いのか，水準が高いのはどのような時期か，といったさまざまな角度から対象者の生活活動を分析する。

生活活動の水準が低い理由はさまざまである。身体活動に関する正しい情報が不足しているから，生活活動の水準を高めようとして挫折した経験があるから，もしくは，身体を動かすことをとにかく考えたくないからなどの理由が考えられる。その人の水準が低い理由を理解してから，方略を考えることが効果的であろう。

対象者の状況が明らかになったら，生活活動の水準が低い現状が改善された状況を明確にイメージする。そして，その好ましい状況を導くための具体的な方略を考え出して，その方略を実行に移すための計画を立てる。方略を実行する際は，スモールステップを心がけ，生活活動のレパートリーを増やすことを目指す。

問題解決療法のほかには，具体的に行動を生起させ，接近行動の循環を目指す点で，行動活性化療法も生活活動の促進と相性がよいと考えられる。　［荒井弘和］

📖 さらに詳しく知るための文献
[1]　竹中晃二編（2012）『運動と健康の心理学』朝倉書店.
[2]　中込四郎編（2018）『スポーツ心理学（シリーズ心理学と仕事 13）』北大路書房.

食行動のカウンセリング

☞「QOL」p. 8「メタボリックシンドローム」p.70「摂食障害と食行動異常」p.314「カウンセリングとは」p.446「肥満と糖尿病患者へのカウンセリング」p.496

　食行動に関するカウンセリングを実践することは，肥満や肥満に付随する身体的問題の予防，あるいはやせ願望に基づく危険で極端なダイエット行動から生じる摂食障害の予防に奏功する。この食行動に関するカウンセリングを実践する際，健康行動の持続やヘルスプロモーションなど，健康心理学領域で核となる考え方を基盤とすることが求められる。またカウンセリングのうち，心身の健康保持・増進を目的にライフスタイルの改善や QOL の向上などをはかるカウンセリングを健康心理カウンセリングと呼ぶ（野口 1997）。食行動に関するカウンセリングが，肥満に付随する身体的問題の予防や摂食障害予防であるとするのであれば，食行動に関するカウンセリングを実践する際，特に健康心理カウンセリングの立場を重視する必要がある。

●**肥満と健康心理カウンセリング**　肥満症診断ガイドライン 2016（日本肥満学会 2016）では，肥満の定義について4種が示されている（表1）。また，「新しい肥満の判定と肥満症の診断基準」（日本肥満学会肥満症診断基準検討委員会 2000；表2）が発表され，肥満が単に「太っていること」ではなく，疾患であると認識されるようになった。

　肥満症のうち，現時点では健康障害を合併していない場合であっても，将来的に健康障害を発症するリスクが高い肥満を内臓脂肪型肥満と呼ぶ。また，内臓脂肪の蓄積や脂質の異常などが確認された場合，メタボリックシンドロームと診断される。メタボリックシンドロームと診断された場合，食事療法と運動療法により

表1　肥満の定義〔日本肥満学会（2018）をもとに作成〕

1. 肥満とは脂肪組織が過剰に蓄積した状態である。
2. 肥満の判定には BMI（Body Mass Index: BMI kg/m^2）を用いる。
3. 日本では疾病合併率が最も低い，BMI 22 kg/m^2 を標準体重とする。
4. 日本では，BMI $\geq$ 25 kg/m^2 を肥満と判定する。

表2　肥満症の診断〔日本肥満学会肥満症診断基準検討委員会（2000）〕

1. 肥満（BMI $\geq$ 25 kg/m^2）と診断されたもののうち，以下のいずれかの条件を満たす場合，肥満症と診断し，疾病単位として取り扱う。
   1) 肥満に起因ないし関連する健康障害を有するか，あるいは，健康障害の合併が予測される場合で，減量を要するもの（減量により改善する，または進展が防止されるもの）
   2) ウエスト周囲長によるスクリーニングで内臓脂肪蓄積を疑われ，腹部 CT 検査によって確定診断された内臓脂肪型肥満。この場合，健康障害を伴いやすい高リスク肥満と位置づける。

生活習慣を改善することが求められる。ここでは，体重ならびに内臓脂肪を減少させることが目的となるが，日本肥満学会によるガイドラインでは，メタボリックシンドロームの減量治療目標を「現在の体重から3～6か月で3％以上減少」，高度肥満では「現在の体重から3～6か月で5～10％減少」としている。

肥満症やメタボリックシンドロームの治療に際し，生活習慣の改善が求められ，特に食行動の改善が必須である。ここでは，行動変容を目的とした行動カウンセリングや行動療法的なアプローチが奏功するだろう。また，食行動の改善が求められる支援対象者の準備段階に応じた支援も求められる。例えば，トランスセオレティカルモデル（transtheoretical model：TTM）（Prochaska & DiClemente 1983）に基づき，支援対象者のモチベーションなどに応じた具体的取り組みが肝要となる。加えて，対象者のパーソナリティをはじめ，対象者のさまざまなバックグラウンドを十分に知り，対象者に合わせた方法を用いることも重要であるとされる（竹中 2009）。こうしたことからも，行動変容を目的とした支援を実践することと同時に，対象者の生活状況や訴えに傾聴し共感するなど，カウンセリング的アプローチも必要不可欠である。

●やせ願望に基づくダイエットと極端な痩身　女性を対象にみると，低体重（やせ）は，日本の場合，低体重者比率が12.24％と39か国中10位の位置にあるとされる（今田 2007）。特に思春期・青年期女性が有するやせ願望は，摂食障害の誘発因子となる。また，低体重であることから生じる身体的問題（骨粗鬆症や月経周期の異常など）も深刻である。やせ願望が喚起される背景に，現代社会の「痩身が美しく高価値である」といった風潮が存在する（Polivy & Herman 1987, 2002）。したがって，痩身を求めるための危険で極端なダイエット行動は，単にやせることを目的とした行動ではなく，「価値の高いやせた自分」を手に入れ，他者に認められるための行動であると理解することもできる。

したがって，「やせたい」という欲求とその欲求を充足するために行われる危険で極端なダイエット行動について支援を行う際，社会的集団において，支援の対象者がどのような対人関係を築き，どのように他者評価を認識していて，どのような自己像をもつのかなど，行動面（ダイエット行動）のコントロールのみならず，心理的側面を扱った十分な支援を実践することも望まれる。

やせ願望が「痩身が美しく高価値である」といった風潮から影響を受けているのであれば，幼少期からの適切な情報提供も必要である。また，危険で極端なダイエット行動は摂食障害のリスクファクターとなることからも（Stice & Shaw 2004），未然に防ぐことを目的とした予防的観点からの健康心理学領域における知見を活かした専門的支援の実践が求められる。　　　　［山蔦圭輔］

📖 さらに詳しく知るための文献
[1] 日本肥満学会編（2016）『肥満症診療ガイドライン2016』ライフサイエンス出版.
[2] 今田純雄・和田有史編（2017）『食行動の科学―「食べる」を読み解く』朝倉書店.

アディクションとカウンセリング（喫煙行動・飲酒行動）

☞「喫煙行動」p.200「飲酒行動」p.202「依存症のアセスメント」p.272「喫煙の害（禁煙）」p.290「カウンセリングとは」p.446「認知行動療法」p.458「面接技法」p.480

　喫煙行動・飲酒行動の継続により，身体的および心理的な依存（アディクション）が形成され，喫煙や飲酒行動が剥奪された（喫煙や飲酒を禁止されている場所など）依存者には，自己コントロール障害や離脱症状，渇望，喫煙衝動が生じる。

　喫煙および飲酒行動の共通した身体的依存の症状として不安感やイライラ感の増大がみられる。特に飲酒行動では，手の震え，吐き気，心拍数や血圧の上昇（自律神経症状）などが生じ，重症化することによって虫が身体を這うなどといった幻視や突然物音が聞こえてくるなどの幻聴，全身が硬直し意識消失を伴うけいれん発作などが生じる場合もある。

　一方，心理的依存の症状としての喫煙行動では，単に物質的なニコチンの影響だけではなく，喫煙という習慣化された行動自体を求める。したがって，日常生活の中で喫煙が習慣化されている場面では喫煙したいという気持ちや喫煙行動が生じる。また飲酒行動では，飲み始めると止まらないことや酔いつぶれるまで飲むことなど自らの意思で飲酒をコントロールすることができなくなる。この状態が日常化すると，常に体内にアルコールが残存するために，数時間おきに飲酒を求める状態になる。

　ニコチンやアルコール依存に対するスクリーニングは，依存状態の把握および認知や行動改善のためのカウンセリングを受けるきっかけや継続につながり，身体的・心理的依存の症状を緩和・改善していくために効果的である。

●**喫煙行動に対するカウンセリング**　喫煙者が禁煙を開始した際に個別にカウンセリングを行う場合「ABR方式」が用いられる。厚生労働省が定めるガイドラインでは，ABR方式は，A（ask：喫煙状況の把握），B（brief advice：短時間の禁煙アドバイス），R（refer：禁煙治療のための医療機関などの紹介）から構成されており，禁煙支援の時間が確保できない場合に短時間支援として用いられることが多い（Department of Health and Human Services 2013）。具体的な流れとしては，まずAの段階で問診票を用い喫煙状況を把握，Bでは喫煙者を対象に禁煙の重要性を高めるアドバイスおよび禁煙のための解決策の提案を行う。最後にRとして行動変容ステージ（前熟考，熟考，準備，実行，維持）の準備期（1か月以内に禁煙しようと考えている）に位置する喫煙者を対象に禁煙治療のための医療機関などの紹介を行う。

　一方，標準的支援（ABC方式）ではAおよびBは「ABR方式」と同様の支援が行われ，C（cessation support：禁煙サポート）の段階において，行動変容ステージの準備期の喫煙者を対象に，①禁煙開始日の設定，②禁煙実行のための問題解決カウンセリング，③禁煙治療のための医療機関などの紹介を行う。この支援で

は，初回に個別面接を行い，禁煙開始日を設定した喫煙者に対し，その後2週間後，1か月後，2か月後，6か月後と電話によるフォローアップを行う．

また，日本においては，「短時間に全員に行う支援」の基本としてアメリカ医療研究・品質局（AHRQ 2008）の禁煙ガイドラインに示されている5A（Ask, Advise, Assess, Assist, Arrange）を参考に，認知行動療法を組み込んだ禁煙指導法も用いられている．さらに，禁煙に対して消極的である場合は，5R（Relevance, Risk, Reward, Repetition, Roadblock）を参考に禁煙の動機づけを向上させる支援を行っている．

●飲酒行動に対するカウンセリング　2013年に改訂されたアメリカ精神医学会の精神疾患の診断・統計マニュアルDSM-5（Diagnostic and Statistical Manual of Mental Disorders, 5th edition；2013年改訂）における物質使用障害の診断基準では，依存（dependence）と乱用（abuse）の区別がなくなり，使用障害（use disorder）として統一された．これにより，診断基準の幅が広がり，比較的軽度の依存者も医学的な診断，治療の対象となった．アルコール依存症・アルコール使用障害の治療プログラムでは，患者が病気の特徴を知ることから始まり，自分自身の飲酒に関する問題点を振り返り，アルコール依存症・アルコール使用障害であることを自覚する必要がある．また，断酒の必要性を自覚し，自助グループに参加することで自分と同じ境遇にある他者とのコミュニケーションから支持と共感を得ることで断酒の継続や再発予防を目指す．特に，国内でも提唱されているSBIRT（screening, brief intervention, referral to treatment）の構成要素であるBI（brief intervention：減酒支援）は，患者に対する治療プログラムにとどまらず，アルコール依存症・アルコール使用障害に至る前段階の者が飲酒の量を減らす対策として大きな役割を果たしている（「精神科治療学」編集委員会編 2013）．BIでは，主に動機づけ面接やコーチングの理論をもとに飲酒だけでなく生活習慣の行動変容を目指す行動カウンセリングとして取り入れられている．このカウンセリングにおいて重要視されている点は，患者へのフィードバック，目標設定と対処法の考案，目標達成像のイメージ構築である．具体的には，飲酒量をチェックしていくことで飲酒問題を客観的に評価し，その問題点についてフィードバックを行う．また，達成可能な飲酒量の目標を月，週，日単位で自ら設定し，節酒や断酒に向けての対処法を具体的に考えるとともに，飲酒日記などを通してセルフモニタリングを行うことが治療の効果をより向上させる．　　　　　　　　　　［満石　寿］

📖 さらに詳しく知るための文献
[1] 厚生労働省健康局がん対策・健康増進課（2004）『禁煙支援マニュアル（第2版）』（http://www.mhlw.go.jp/topics/tobacco/kin-en-sien/manual2/index.html）
[2] 稗田里香（2017）『アルコール依存症者のリカバリーを支援するソーシャルワーク理論生成研究』みらい．

睡眠とカウンセリング

☞「睡眠の生物学的基礎」p.68「睡眠障害」p.318「カウンセリングとは」p.446「認知行動療法」p.458「睡眠に関する健康心理学的支援」p.530

　睡眠の問題を訴えるクライエントは潜在的に多く，その対処法としては薬物療法が一般的である。一方で，睡眠の問題が，時間生物学的な問題や精神的な問題，身体的な問題によって生じている場合もある。また，どんなに効果の高い治療法だとしても治療動機づけが低ければ提供は難しい。近年では，いくつかの睡眠障害に対して，認知行動療法（cognitive behavioral therapy：CBT）が適用され，その有効性が明らかになっている。

●**カウンセリング前後の睡眠状態を測る**　クライエントの睡眠問題を把握するうえで必ず利用されるのが睡眠日誌である。これは，いわゆるセルフモニタリングであり，毎日の睡眠状態と日中の活動を記録していくものである。また，カウンセリングによる効果検証にも有用である。夜間睡眠に関するものとして，①就床時刻，②就寝時刻，③中途覚醒回数，④中途覚醒時間（再入眠に要した合計時間），⑤最終覚醒時刻，⑥起床時刻，⑦服用薬の種類・量に関する項目，日中に関するものとして，⑧起床時の熟睡感，⑨昼寝した時間，⑩睡眠による日中の支障度に関する項目で構成される。これらの項目を利用して，入眠潜時（②−①），中途覚醒時間（④），臥床時間（⑥−①），睡眠時間（⑤−②−④），睡眠効率（［睡眠時間／臥床時間］×100）を算出する。このほかにも，重症度の変化を把握するために，信頼性と妥当性の高い質問紙（例えば，Athens Insomnia Scale〔AIS〕，Insomnia Severity Index〔ISI〕，Pittsburgh Sleep Quality Index〔PSQI〕）を用いることもある。

●**不眠症に対する認知行動療法**　現在，睡眠障害の中で最も有効性が明らかにされているのが不眠症に対する認知行動療法（CBT-I）である。現在，アメリカ心理学会（APA）の Division 12（https://www.div12.org）では，CBT-I は不眠症に対するエビデンスが高いことが示されている。また，アメリカ内科学会やヨーロッパ睡眠学会のガイドラインでは，不眠障害に対する第1選択治療として CBT-I の実施が推奨されている（Qaseem et al. 2016；Riemann et al. 2017）。CBT-I の構成要素としては，刺激制御療法，睡眠制限療法，リラクセーション，睡眠衛生教育，認知再構成法が一般的である。近年では，刺激制御療法と睡眠制限療法は，組み合わされて睡眠スケジュール法として利用されることが多い。CBT-I は，個人形式，集団形式，セルフヘルプ形式（書籍，インターネット）で提供されており，4〜6セッションという短期介入で有効率70〜80％，寛解率50％の効果が期待できる（Morin et al. 1999）。

　CBT-I と薬物治療との比較では，同等かそれ以上の治療効果が期待できるこ

とが示され（Morin et al. 1999），さらに CBT-I には減薬促進効果が認められることも指摘されている（岡島 2014）。近年では，うつ病や心的外傷後ストレス障害（posttraumatic stress disorder：PTSD）などの精神疾患，がんや慢性疼痛などの身体疾患に併存する不眠症状に対しても CBT-I が有効とされ，さらには，CBT-I による不眠の改善は，主疾患に伴う症状（例えば，うつ病の抑うつ症状，慢性疼痛の痛み症状）の軽減をもたらすこともメタアナリシスによって示されている（Okajima & Inoue 2018）。

●概日リズム睡眠-覚醒障害に対する認知行動療法　睡眠-覚醒相後退障害（delayed sleep-wake phase disorder：DSWPD）は，時間生物学的な問題（睡眠覚醒リズムの後退）が主な要因であるため高照度光療法が行われるが，実施率の低さが指摘されている。加えて，入眠前の認知的過覚醒や非機能的信念（例えば，「今寝床に入って寝つけないと，日中に休憩しないとイライラしちゃうかも」）といった特徴もある（Richardson et al. 2016）。青年期の DSWPD に対して，高照度光療法に CBT（認知再構成法が中心）を加えた 6 セッションの親子カウンセリングでは，待機群よりも入眠潜時と抑うつ症状が改善し，寛解率は 87% という高い治療効果が期待できることが示されている（Gradisar et al. 2011）。その他にも，不規則型睡眠-覚醒リズム障害を呈する青年に対して，CBT-I 技法を適用したことで改善に至った症例報告（岡島ほか 2014）や，双極性障害の睡眠-覚醒リズムに対する修正 CBT-I は，睡眠教育群に比べて睡眠問題の改善だけでなく，双極性障害の再発予防にもつながることを示した研究もある（Harvey et al. 2015）。

●閉塞性睡眠時無呼吸障害に対する認知行動療法　閉塞性睡眠時無呼吸（obstructive sleep apnea：OSA）に対する第 1 選択治療は，経鼻持続陽圧呼吸療法（continuous positive airway pressure：CPAP）である。しかし，その有効率の高さにもかかわらず CPAP の着用率は低い。このような現状に対し，睡眠と CPAP に関する教育にリラクセーション法を加えた CBT 群では，通常の CPAP 治療群に比べて CPAP 着用率が有意に増加することが明らかにされている（Richards et al. 2006）。その他にも，CPAP の着用，未着用にかかわらず，体重減量プログラムを実施することで，酸素飽和度低下指数が改善することも明らかにされている（Kajaste et al. 2004）。また，睡眠時無呼吸障害に併存する不眠障害に対する CBT-I は，不眠障害に対するそれと遜色ない治療効果が認められている（Sweetman et al. 2017）。　　　　　　　　　　　　　　　　　　　　　［岡島　義］

📖 さらに詳しく知るための文献
[1] 岡島　義・福田一彦監訳（2015）『睡眠障害に対する認知行動療法—行動睡眠医学的アプローチへの招待』風間書房．

遺伝カウンセリング

☞「遺伝子」p.62「カウンセリングとは」p.446

　遺伝カウンセリングとは，遺伝性疾患の患者・家族またはその可能性のある人（クライエント）に対して，生活設計上の選択を自らの意思で決定し行動できるよう臨床遺伝学的診断を行い，遺伝医学的判断に基づき遺伝予後などの適切な情報を提供し，支援する医療行為である（福嶋 2016）。遺伝カウンセリングにおいては，クライエントと遺伝カウンセリング担当者との良好な信頼関係に基づき，さまざまなコミュニケーションが行われ，この過程で心理的精神的援助がなされる。遺伝カウンセリングは決して一方的な遺伝医学的情報提供だけではないことに留意するべきである（福嶋 2016）。

●**遺伝学的検査**　遺伝子関連検査には，①病原体遺伝子検査，②ヒト体細胞遺伝子検査，③ヒト遺伝学的検査の3つの分類がある。ヒト遺伝子変異には体細胞変異と生殖細胞系列変異があるが，前者は，例えば悪性腫瘍などにみられる後天的に生じる変異で次世代に受け継がれることはない。それに対し，後者は個体を形成するすべての細胞に共通して存在し，遺伝情報として子孫に伝えられ得る変異である。「医療における遺伝学的検査・診断に関するガイドライン」における「遺伝学的検査」とは，生殖細胞系列における遺伝子変異もしくは染色体異常に関する検査，およびそれらに関連する検査を指す。すなわち，遺伝カウンセリングにおいては，すでに発症している患者の診断を目的とした検査なのか，保因者検査や発症前検査，易罹患性検査なのか，治療方法の選択にかかわる薬理遺伝学検査なのか，出生前検査や先天代謝異常症に関する新生児マススクリーニングなのか等に配慮する必要がある。

●**遺伝学的診断**　遺伝学的検査結果により，その個人が生来的に保有し，次世代

表1　遺伝情報の特性

- 生涯変化しないこと
- 血縁者間で一部共有されていること
- 血縁関係にある親族の遺伝型や表現型が比較的正確な確率で予測できること
- 非発症保因者（将来的に発症する可能性はほとんどないが，遺伝子変異を有しており，その変異を次世代へ伝える可能性のあるもの）の診断ができる場合があること
- 発症する前に将来の発症をほぼ確実に予測することができる場合があること
- 出生前診断に利用できる場合があること
- 不適切に扱われた場合には，被験者および被験者の血縁者に社会的不利益がもたらされる可能性があること

［日本医学会（2011）「医療における遺伝学的検査・診断に関するガイドライン」より抜粋］

に引き継がれる可能性のある診断結果を指す。遺伝学的診断では，遺伝情報の特性（表1）を十分に考慮する必要がある。

●**染色体異常**　染色体は1対の相同染色体を形成しており，ヒトでは，男女に共通な常染色体（1番〜22番）44本と性染色体（女性：XX，男性：XY）2本の合計46本から構成されている。染色体異常には，数的異常（異数性：neuploidy）と構造異常（structural abnormality）がある。女性の加齢により常染色体の数的異常は増加し，出生後に生存可能な異数性には，21トリソミー（ダウン症候群），18トリソミー，13トリソミーが，性染色体の異数性として代表的なものに，ターナー症候群（45, X）とクラインフェルター症候群（47, XXY）がある。構造異常では，ゲノム量の不均衡の有無により，表現型に影響が出る不均衡型（unbalanced）と影響しない均衡型（balanced）が存在し，代表的構造異常として，ロバートソン転座（Robertsonian translocation）がある。ロバートソン転座保因者の表現型は正常であるが，精子や卵子の染色体に不均衡が生じ，不妊やトリソミー出生の原因となる場合があり，次世代の生命誕生に関わる問題であることを理解する必要がある。

●**遺伝カウンセリング**　遺伝カウンセリングでは，クライエントが必要としている情報や支援が何かということをまず把握することが大切である。すなわち，家族歴や既往歴から心配して相談受診しているのか，すでに発症している患者の診断を目的とした検査なのか，保因者検査や発症前検査，易罹患性検査なのか，治療方法の選択に関わる薬理遺伝学検査なのか，先天代謝異常症や出生前診断に関するスクリーニングなのか等を理解する必要がある。出生前診断では，生命倫理的な要素を含むため，その対応には特に配慮が必要である。情報収集には質問を行うが，クライエント自身の発言の自由度を高めることが重要で，アイスブレイキングは自由に語る関係構築に役立つ。質問から導かれたクライエントの発言への傾聴，言い換えや要約によるフィードバックにより，遺伝カウンセリングの目標を明確にして，クライエントと遺伝カウンセラーの共同作業の方向性を共有することは，クライエントの必要とする情報提供につなげることができる。また，適切なタイミングで情報提供をすることにより，自己決定のための正しい理解につなげることができる。情報提供では，クライエントの理解度にあわせた対応が重要である。平易な表現が必ずしも最適とはいえず，クライエントの社会背景を踏まえた対応が，遺伝カウンセリングをより円滑に進めることを可能にする。

［片桐由起子］

■**さらに詳しく知るための文献**

[1] ナスバウム，R. L. ほか／福嶋義光監訳（2017）『トンプソン&トンプソン遺伝医学（第2版）』メディカル・サイエンス・インターナショナル．

肥満と糖尿病患者への
カウンセリング

☞「健康行動」p.12「トランスセオレティカルモデル」p.32「生活習慣病」p.288「摂食障害と食行動異常」p.314「カウンセリングとは」p.446「食行動のカウンセリング」p.488

　日本肥満学会は肥満の状態や程度を表す指標としての「肥満」と，その中で治療対象となる「肥満症」を定義している（p.488 表1，表2を参照）。肥満は2型糖尿病や脂質異常症，高血圧などをはじめとする健康障害が予測され，それらが合併しているか将来合併が予測される場合は医学的にも減量が必要とされ，肥満症として取り扱われる。一方，糖尿病はインスリン作用不足による慢性の高血糖状態を主徴とする代謝疾患群である（日本糖尿病学会編著 2018）。

●**肥満と糖尿病治療の背景**　両者の治療では食事療法や運動療法などをはじめとする生活習慣の変容，糖尿病治療ではそれらにさらに加えて薬物療法，自己血糖測定などが重症化や合併症発症の予防において重要である。どちらも患者本人が担う責任の範囲が非常に大きく，この自己管理の取り組みを絶えず維持し続けることに困難や負担が生じやすい。

　また，近年の研究では肥満になりやすい体質が存在することや，肥満になった後は減量後も摂食・エネルギー代謝調節システムの乱れが維持されることが示されている（Sumithran et al. 2011）。したがって，肥満発症後のリバウンドを予防することは生理学的にも難しい。他方，糖尿病は，自覚症状がなく（つらい症状がない）現状維持が続くこと（セルフケア行動に取り組んだ結果，変化がないこと）を目指す。行動科学では，行動した結果つらい症状が和らぐなど，取り組んだことによってよい変化が生じる行動は維持されやすい。すなわち，糖尿病の治療はその逆の文脈にあると考えられる。したがって，肥満治療，糖尿病治療はともに，患者が何らかの行動を維持したり増やすことが難しい状況に身を置いているといえるだろう。

　このように，肥満者や肥満症患者・糖尿病患者は，その治療に取り組むための困難さを経験している。この理解をカウンセリングを行ううえでの土台とし，その苦労を労いながら，取り組みが結果に効果的に結びつくための支援が必要とされる。

●**カウンセリングで行われる心理的支援**　肥満者と肥満症患者・糖尿病患者における心理的問題とそれに応じて必要とされる心理的支援について表1にまとめた。上述のように，他の病気の治療に比して，患者自身に求められることが格段に多い。食事や運動など，それらはすべてが「行動」であるという共通点をもち，医療者は患者に新たな行動が生起すること，そしてその行動が維持されることを期待している。したがって，患者から情報収集しながら，一緒に行動分析による戦略立案を行うことが有益である。患者の行動を分析して支援に活かす際には，一緒に整理してみようという姿勢で「協働的に分析する」という態度を大切

表1 肥満者，肥満症患者・糖尿病患者の心理的問題と必要とされる心理的支援
[五十嵐・中村（2016）；堀川・五十嵐（2013）より作成]

問題		心理的支援
疾患・現状の理解		・心理教育 （疾患や現状，およびそれによってもたらされる諸問題の理解と対処法の共有）
行動の問題		・食事療法，運動療法，薬物療法などのセルフケア行動促進のための行動科学的対応 （エンパワメントアプローチ，目標設定，動機づけのアセスメントとそれに応じた介入，環境調整，望ましい行動を増やすための行動的介入など）
心理の問題		・疾患に対するスティグマ ・疾患に対する認知的・感情的問題 ・減量やセルフケアと挫折の反復による自尊心の低下　　　　　　　　　　　　　　　　　　　　　　　　}への対応 ・体調不良や低血糖（糖尿病）などへの不安 ・疾患の転帰に対する不安
実存的問題		・自己の存在や意味の振り返り ・疾患と自己の存在の切り分け
精神疾患並存の問題	予防	・日常生活におけるその他のストレスマネジメント
	早期発見	・精神的状態のアセスメントとモニタリング （気分障害，不安症，物質依存，摂食障害，認知症など）
	治療とケア	・精神科医，精神科治療機関への紹介 ・精神症状に対する心理療法 ・精神症状を伴いながらのセルフケアを支える

にしたい。なぜなら，「相手の行動のよくないところを指摘する」「行動を変化させる」という意図で用いられれば，そこから得られる情報をもとに行動変容を試みようという患者の動機づけは高まらないからである。これらの治療に継続的に取り組む苦労の理解と関係性づくりが担保されていなければ行動変容のための有用な方略も機能し難いことを念頭に置いておくことが重要である。また，表1のとおり，肥満者と肥満症患者・糖尿病患者には複合的に心理的問題が生じうるため，そのカウンセリングで扱われる内容は行動変容に限らず，非常に多岐にわたっている。特に，行動変容が進まないときは，現状の理解のずれやその行動に取り組むことを妨害する他の心理的問題や実存的問題を検討することが必要となる。さらに，精神医学的問題の並存も考慮に入れながら，精神医療との協働も想定した関わりも必須である。

[五十嵐友里]

📖 **さらに詳しく知るための文献**
[1] 足達淑子（2008）『肥満の行動療法（ライフスタイル療法Ⅱ）』医歯薬出版．
[2] 日本肥満症治療学会メンタルヘルス部会編著（2016）『肥満症治療に必須な心理的背景の把握と対応』日本肥満症治療学会．
[3] 石井均（2011）『糖尿病医療学入門―こころと行動のガイドブック』医学書院．

心臓リハビリテーション患者へのカウンセリング

☞「タイプDパーソナリティ」p.120 「カウンセリングとは」p.446「認知行動療法」p.458「リラクセーション法」p.518

　心臓リハビリテーション（心リハ）は医学的評価，運動処方，冠危険因子の是正，教育およびカウンセリングからなる長期的で包括的なプログラムである。日本においては，当初，脊髄損傷や脳血管障害の受傷後の機能回復のみを対象として行われていたリハビリテーションが，整形外科的疾患，呼吸器疾患に対象を広げ，現在では心疾患とその危険因子（高血圧，糖尿病，肥満など）にまでその有効性が強調されるようになった。かつて心疾患発症後は，極力安静につとめ，運動などは論外であるという考え方であったが，現在ではできる限り早期の心リハが一般化している。

●心リハの目標　現在の心リハの目標は，医学的・心理的・社会的・公共医療的の側面など多岐にわたる運動療法のみならず，心理社会的問題へのカウンセリングを含む包括的心リハに発展した。現在の包括的心リハプログラムでは，医学的目標と同等あるいはそれ以上に心理社会的な側面に対する介入が重要視されている。さらに食事・運動・喫煙・飲酒などの生活習慣に関しても重要な介入目標になる。以上の治療的介入や行動変容については，健康心理学や健康教育の概念・知識および手法・技術が非常に有効である。

●心リハにおける心理的側面への介入手法　心リハ領域でよく用いられる代表的な心理学的介入方法としては，①一般心理療法，②認知行動療法，③自律訓練法，④系統的脱感作法などが用いられる。冠動脈心疾患（coronary heart disease：CHD）患者の心理学的問題への対応に関する大規模な臨床研究では，ENRICHD研究（Burg et al. 2005），SADHEART研究（Glassman et al. 2002）などによって，心理的介入の効果が報告されている。

●CHD患者におけるタイプDパーソナリティの心理的介入効果　タイプDパーソナリティは，心疾患の発症に関連する新たな心理特性であり，ネガティブ感情と社会的抑制の2つの要因から構成される。包括的心リハにおけるタイプDパーソナリティへの心理的介入プログラムと，通常のケアを比較した研究を対象とした大規模メタアナリシスが行われている（Linden et al. 2007）。これはマルチコンポーネント心理療法（うつや不快感情に対するストレスマネジメント，認知行動療法，行動療法などの中から数種類の手法を専門家が実施），および生理学的あるいは自己コントロール心理療法（瞑想，自律訓練法，バイオフィードバック，呼吸法，ヨガ，筋リラクセーションを実施）を行った場合と一般的な医学的ケアあるいは薬物，運動，栄養に関する患者教育を実施した場合における心理的効果や死亡率や心イベントの発症率について比較検討したものであ

る。その結果，死亡率が27％低下し，心イベントの発生率は43％低下した。さらに，心理的介入条件において，タイプD傾向が低下した群では，54％も死亡率を低下させると報告している。このことからタイプDに対する心理的介入を行うことにより，心疾患の予防，再発の防止への効果が示されている。

●**心不全患者に対する心理カウンセリング**　心不全患者における不安や抑うつの管理において，認知行動療法が適用されている。心不全患者の認知パターンの特徴は，倦怠感や呼吸困難などの身体症状が強い不安を喚起させ，些細な症状にも過大評価する心気的反応を示すことである。さらに極端にネガティブな認知が生じ，それによってさらなる生理的覚醒が増加し，適切な対処行動を阻害する（Rose et al. 2002）。さらに，その認知パターンが，身体に悪影響を与えるような食行動や喫煙行動，心疾患に関連する行動パターンなどを生じさせる。心不全患者に対する心理学的介入については，心筋梗塞や冠動脈バイパス術などの患者と同様，認知行動療法，自律訓練法など（あるいはその組み合わせ）が用いられる。

●**抑うつに対する認知行動療法の効果**　抑うつに対する認知行動療法について，治療効果および再発予防効果が認められ（Lynch et al. 2010），持続的な認知行動療法の実施は，薬物療法よりも再発率を有意に低下させることが示されている。さらにメタアナリシスの結果，認知行動療法の実施は，統制群やその他の精神療法（例えば，ブリーフセラピー，支持的心理療法）よりも治療効果が高い（Ekers et al. 2008），などさまざまな報告がなされている。

●**心不全に対する介入**　心不全患者の抑うつに対する治療法としては，①うつや不安に対するストレスマネジメント，②リラクセーション法（自律訓練法，バイオフィードバック，筋リラクセーション法），③マインドフルネス認知療法，④対人関係療法，⑤瞑想法，⑥呼吸法・ヨガなどがあげられる。

●**心不全患者に対する抑うつの治療効果**　心不全患者における運動療法，薬物療法，認知行動療法などの心理療法を用いた抑うつに対する効果についてメタアナリシスを行った結果が示されている。結果を概観すると，2つの研究（Kostis et al. 1994；Sullivan et al. 2009）において有意な効果が認められている。Sullivan et al.（2009）による大規模なランダム化比較試験研究では，心不全患者（N＝208）における抑うつに対する8週間の心理教育的介入（マインドフルネス認知療法，ストレス対処スキル訓練，サポートグループによるディスカッションからなる）の効果を検討した結果，心理教育的介入を受けた患者は，対照群と比較して有意に抑うつと不安の減少が報告されている。　　　　［石原俊一］

📖 **さらに詳しく知るための文献**
[1]　齋藤宗靖・後藤洋一編（2009）『狭心症・心筋梗塞のリハビリテーション（改訂第4版）』南江堂.
[2]　上月正博編著（2010）『現場の疑問に答える心臓リハビリ　徹底攻略Q＆A』中外医学社.
[3]　上月正博編著（2019）『心臓リハビリテーション（第2版）』医歯薬出版.

がん患者への
カウンセリング

☞「認知行動療法によるストレスへの介入」p.164「がん」p.286「スピリチュアリティ」p.374「緩和ケア」p.396「カウンセリングとは」p.446「催眠療法とリラクセーション法」p.468「問題解決療法」p.522

　診断，治療，治療の副作用，再発・転移，死に対する不安など，がん患者はあらゆる経過において，不安や抑うつを感じやすい。加えて，医療費，仕事，治療後の生活，健康管理，妊孕性（にんよう）などの問題もある。このような状況の中，がん患者は将来に対する漠然とした不安や不確実性の問題を抱えやすい。ここではまず，がん患者へのカウンセリングにおける治療構造とチーム医療における包括的アセスメントについて説明し，支持的精神療法，認知行動療法，その他のアプローチについて概説する。また，緩和ケアや家族への支援についても簡単に説明する。

●**治療構造と包括的アセスメント**　がん患者に対するカウンセリングでは，時期，回数および1回に費やす時間は，がん患者の身体状態，治療状況，そして精神状態によって異なる（岩満 2004）。例えば，終末期のがん患者は，カウンセリングを実施できる回数は限られており，身体状態も刻々と変化する。そのため，カウンセリングに際しては，がん患者の性格，既往歴，家族構成などを含めて，治療構造を柔軟に変更することが望まれる。なお，これらのカウンセリングを実施する前には，がん医療における包括的アセスメントを実施する。がん医療では，身体症状，精神症状，社会経済的問題，心理的問題，実存の問題の順にアセスメントを実施し，適切な医療者につないでいくといった多職種連携の意識をもつことが重要である。このアセスメントでは，精神症状と心理的問題（対人関係や疾病との取り組み方など）とを分けて考えることがポイントである（津川・岩満 2018）。

●**支持的精神療法**　支持的精神療法は，がん罹患に伴って生じた役割変化，がん罹患に伴う不安，抑うつ，喪失感などの心理的苦痛の軽減を目的に，その人なりの方法でがんを理解し適応していくことを援助する，がん医療において最も基本的なアプローチである（岩満 2015）。そのため，治療者は，患者に関心を寄せ，がん罹患によるさまざまな感情の表出を適切に促し，それを傾聴し，共感的に理解し，現実的な範囲で保証を与えていく。この一連のプロセスによって，がん患者と治療者との間に信頼関係が形成され，さらにはがん患者のカタルシス効果も期待できる。重要な点は，決して患者の話を批判したり解釈しないこと，今ここで（here and now）の感情に焦点をあてることである。不安や抑うつの感情を表出しても批判や解釈されずに受容されるといった体験は，がん患者にとって安心感をもたらし，さらには自己肯定感を高めることへとつながる。

●**認知行動療法**　がん患者に対する認知行動療法では，がんに伴う不安や抑うつなどの心理的苦痛の軽減，呼吸苦，嘔気，倦怠感などの身体症状の軽減を目的

に，さまざまな認知・行動的技法が実施される（藤澤 2017）。認知再構成法では，がん患者が抱く自動思考の妥当性を評価し，その自動思考が非現実的な場合（例：「何をしても仕方がない」）には，非現実的な思考（≒認知の偏り）を適応的な思考に修正する。一方，自動思考が現実的な場合には，問題に焦点をあてた問題解決療法を用いる。すでに問題解決的な手段をとっている場合には，不安を緩和するための注意そらしや，マインドフルネスなどを用いる。終末期のがん患者の「死が迫っている」という現実的な思考は，不可避な自動思考でもあるため，問題解決ではなく感情に焦点をあて，気持ちが楽になるような支援を検討する。その他，無理のない範囲で少しずつ活動を取り戻すための行動活性化，ストレス訓練，リラクセーション法（呼吸法，自律訓練法，漸進的筋弛緩法など），コーピング・スキル・トレーニングなどの行動的技法がある。リラクセーション法は，化学療法の副作用である予期悪心，嘔吐といった身体症状に対しても実施される。

●**その他のアプローチ**　がん患者に実施されるカウンセリングとして，主に高齢者に対して実施する回想法やディグニティセラピーなどがある（明智 2009）。また，心理教育，リラクセーション，ストレスマネジメント，および感情表出などを組み合わせて実施する集団療法もある（岩満 2015）。集団療法では，相互の体験や感情表出によるカタルシス効果や体験や感情の共有による孤立感の低下が認められるが，集団としての凝集性も高まる。

●**緩和ケア**　緩和ケアが対象とする苦痛は，身体的苦痛だけではなく，精神的苦痛，社会的苦痛，さらにスピリチュアルペインであり，緩和ケアでは患者を1人の人間として全人的に支えていくことを目指す（林 2010）。緩和ケアは，以前は，終末期に提供する（ギアチェンジ）と考えられてきたが，現在では，患者や家族が必要なときに提供する（パラレルケア）ことを重視しており，がん医療においても同様である。そのため多職種連携，すなわちチーム医療が不可欠となる。

●**家族への支援**　家族の一員ががんになると，家族も強いストレスを受ける。患者のケア，仕事，育児や家事などが重なり，家族は抑うつ，不眠，食欲不振などを生じやすく，心身ともに疲弊しやすい。また，将来に対する不安や恐れ，経済的な問題も抱えやすい。がん医療では，家族を第二の患者と呼び，家族への支援を重視している。緩和ケアの対象は患者だけでなく家族も含まれている。

［岩満優美］

📖 **さらに詳しく知るための文献**

[1] Watson, M., & Kissane, D. (2011) *Handbook of psychotherapy in cancer care*, John Wiley & Sons.（内富庸介ほか監訳（2013）『がん患者心理療法ハンドブック』医学書院.）
[2] 小川朝生・内富庸介編（2014）『ポケット精神腫瘍学―医療者が知っておきたいがん患者さんの心のケア』創造出版.

HIV/AIDS カウンセリング

☞「免疫系活動」p.56「アセスメントの意義と役割」p.230「自助グループ」p.484「羞恥と健康」p.576「性感染症」p.578

　HIV/AIDS カウンセリングでは，クライエントの QOL と身体的・精神的健康の維持・増進を目的とした実践が必要である。HIV の感染予防，AIDS の発症予防のためには，非 HIV 陽性者（血液の中に HIV 抗体があるかどうか不明な者を含む）を対象としたカウンセリング（心理教育を含む），当事者・親近者を含めた自助グループ活動も必要である。これらの支援においてはコミュニティ・アプローチも求められる。

●**HIV/AIDS に関する知識**　HIV とはヒト免疫不全ウイルス（human immunodeficiency virus），AIDS とは後天性免疫不全症候群（acquired immunodeficiency syndrome）の略称である。HIV によって免疫不全が生じ，日和見感染症や悪性腫瘍が合併したときに AIDS という診断になる。主な感染経路は，日本では性的接触によるものが多い。治療では，抗レトロウイルス療法（ART）によって持続的な HIV 増殖抑制が可能である。現在の課題は，①「いきなりエイズ（AIDS を発症して初めて HIV 感染がわかること）」に代表されるような，HIV に感染していたとしてもその発見が遅れてしまうこと，② ART の毒性，③長期間にわたる服薬疲れや治療に対するモチベーションの低下，④高齢化に関わる問題がある（照屋 2013）。

●**感染予防**　HIV 感染を防ぐには，HIV/AIDS に関わるさまざまな知識提供，心理教育の実施が不可欠である。最も有効なのが，性的接触時のコンドームの使用（セイファーセックス）である。カウンセラーは，性に対するクライエントの考え方，あるいはクライエントとその性的接触者との関係性を慎重に見立て，それに基づいた援助的な接近をはかる。カウンセリングにおける主な目標は，クライエントがより安全な性的接触への意識を醸成することや，パートナーとの日常的会話で気軽に話し合えるスキルを獲得すること，反社会的な行為に対する適切な援助資源の情報を獲得することなどがあげられる。感染予防のためには，コミュニティ・アプローチの視点は欠かせない。プロスペクト理論に基づいてエイズ検査受検への啓発を行い，受検によって獲得できる「利益」を伝達することが有効とされている（Apanovitch et al. 2003）。

　さらに，個人を対象としたものでは，パートナーとの性的接触場面に焦点をあてた「個別認知行動面接」（古谷野ほか 2014）が開発されている。個別認知行動面接では，HIV 感染の予防に対するクライエントとパートナーとの意識の乖離を埋めるために，クライエントのハイリスクな性行動やそれを許容する認知の修正を促し，各種問題の具体的解決策を考えられるような工夫が行われている。

●発症予防　ARTが確立したとはいえ，処方された薬を適切に内服し続けない限り，血液の中にいるウイルスが増加することや薬剤耐性を獲得することが危惧される。そして，結果的に免疫機能が低下し，AIDS発症につながる。こうした中，発症予防のカウンセリングでは，クライエントがHIVとともに生きていくことを決め，治療方針の決定に自らを積極的に参加させ，治療を能動的に求めていく姿勢（アドヒアランス）を維持することに寄与する実践が求められる。

　HIV陽性者の多くは感染判明初期，強いショックやパニック状態に陥っていることが少なくない。背景にはAIDSから連想される恐怖，あるいは医療従事者や周囲の他者への不信感，罪悪感，怒り，絶望感，茫然といったさまざまな情動が存在する。一般的に，何らかの病名告知後に，その強いショックによって抑うつ症状を呈することは正常な反応であって，それらの否定的な感情を伴う陳述に対して傾聴することが求められる。また，内服治療を開始する際には，服薬が自己管理できるようスケジュール表の作成，あるいは服薬に対する認知の偏りに対して，その修正を迫るアプローチが有効と考えられる。

　一方，長期療養に関わる問題もある。「服薬疲れ」や治療に対するモチベーションの低下である。一般的に，動機づけ面接，あるいは療養生活における問題点などに焦点をあてた関わりが有効と考えられるが，ここでは慢性的な疲労感やモチベーション低下の背景に対する理解が不可欠である。

　HIV感染症は性的接触が感染機会になりやすい。一方，その感染は，コンドームを使用しないなどのハイリスクな性行動によって生じたものと認識されやすい。こうした背景から，HIV陽性者は自責の念に駆られやすい。さらには，HIV/AIDSには強い社会的スティグマが存在する。そしてHIV陽性者自身にそれが強く内在化され，その結果，抑うつ症状を呈しやすい（Berger et al. 2003）。その結果，感染しているという事実を周囲に伝えられないまま過ごしてきた者も存在する。カウンセリングでは，クライエントに侵襲的にならないように留意し，ラポール形成を丁寧にする必要がある。場合によっては，他のHIV陽性者が参加している集団療法や，地域にある自助グループを紹介することも大切である。

　近年，日本のHIV陽性者の多くに，HIV自体がリスク因子となるHIV関連神経認知障害（HIV associated neurocognitive disorders：HAND）が存在することが明らかになっている（Kinai et al. 2017）。この病態は年齢や治療期間によってさまざまであり（Komatsu et al. 2019），カウンセラーはそれを考慮に入れた実践が求められている。　　　　　　　　　　　　　　　　　　　　[飯田敏晴]

📖さらに詳しく知るための文献
[1] 矢永由里子編（2017）『心理臨床実践―身体科医療を中心とした心理職のためのガイドブック』誠信書房.
[2] 矢永由里子・小池眞規子編（2013）『がんとエイズの心理臨床』創元社.

カウンセラーの職業倫理

　カウンセリングを実践する際，カウンセラーに求められる条件は多様である。その1つに，対人支援を業とするカウンセラーであるからこそ求められる職業倫理がある。カウンセラーの職業倫理のうち，ここでは秘密保持義務を中心にそれに関連するカウンセラーに求められるプロセス（説明と同意の取得）について触れる。

●**公認心理師に求められる法的義務**　カウンセラーと最も深い関連がある国家資格が公認心理師であり，公認心理師には法的義務（公認心理師法）が課せられる。これら法的義務は，カウンセラーとしての職業倫理と密接に関連することから，十分に理解したうえで対人支援の業務に携わることが必要だろう。

　公認心理師の法的義務のうち，秘密保持義務（守秘義務）は，クライエントを守るために公認心理師に課される重要な義務であり，違反した場合は「1年以下の懲役又は30万円以下の罰金に処する」とされている（厚生労働省 2008h）。一方で，自傷他害の恐れがあるケースや虐待が疑われるケースなどは，安全配慮義務が秘密保持義務を上回ること（守秘義務の範囲外になること）もあり，クライエントに関するより正確な情報を収集し，的確な判断を行うことも必要である。以上のような法的義務を踏まえ，秘密保持や安全配慮に努め，また，カウンセラーがこうした姿勢でカウンセリングを行うことを対象者に伝え，理解を促す必要がある。

●**説明と同意の取得（インフォームド・コンセント）**　秘密保持義務のみならず，カウンセリングの枠組みや限界，時間や料金などについても十分な説明を行い，同意を得る必要もある。これはインフォームド・コンセントと呼ばれ，口頭で説明するとともに同意書を取り交わすなど，書面による説明と同意書を取得することが望ましい。

　インフォームド・コンセントは，カウンセリングの開始時に行い，クライエントに十分な理解を求める必要がある（APA 2017）。そして，カウンセリングで行う内容，カウンセリングで守られるべきクライエントの権利やカウンセリングの限界について，カウンセラーが十分にクライエントに説明することは，カウンセリング場面への安心感を醸成することにもつながる。なお，インフォームド・コンセントで説明される各種内容は，「カウンセリングの枠」と表現されることがある。例えば，面接時間が50分であり，50分の時間の中では，クライエント自身の有する問題について十分かつ安全に（例えば，その話題が面接室の外に漏れることがない安全性）取り扱われることが理解されれば，50分という限られた時間を安心して過ごすことができる。また，50分の時間を終えたとき，クライエントは自身の生活へ戻る必要がある。したがって，限られた時間ではあるが，「カウンセリングの枠」があることで，面接場面という特別な環境からごく自然に日常へと戻ることも容易になる。

　インフォームド・コンセントの徹底は，信頼関係（ラポール）の形成にも影響する。インテーク面接時に強い信頼関係を形成することは困難であるものの，インフォームド・コンセントというプロセスを経て，信頼関係の第一歩を踏み出せることは紛れもない事実である。

［山蔦圭輔・伊藤 拓］

第 11 章
健康心理学的支援法・災害後支援

［編集担当：岡島 義・三浦正江］

　健康心理学とは，個人の心身の健康を保持・増進することを目指した学問領域である。これまでこの領域においては人の健康に関わる多様なテーマが取り上げられ，数多くの基礎研究が行われている。そして，それらの知見を基盤とした支援法が開発され，効果が検証されている。本章では，さまざまなライフステージにある，さまざまな特徴をもつ個人における健康の促進を目的として，認知，行動，情動，生活習慣などに焦点をあてた支援法を幅広く取り上げる。

　また近年，災害やそれに伴う避難などが個人の心身の健康に及ぼす影響が注目されている。そのため本章では，地震などの自然災害に加えて原子力災害についても取り上げ，被災後の心理的支援法を紹介する。被災による心理的影響には心的外傷後ストレス障害（PTSD）などのネガティブな影響や心的外傷後成長といったポジティブな影響などさまざまな側面があり，それぞれに対応した中長期にわたる支援が求められている。

［三浦正江］

児童期・青年期の
ストレスマネジメント

☞「学校のストレス」p.132「ストレスコーピング」p.140「ストレス予防」p.158「ストレスにおける認知的評価」p.162「ストレス免疫訓練」p.170

　ストレスマネジメントとは，個人のストレスを適切にマネジメントすること，すなわち軽減，改善あるいはコントロールすることを目的とした介入手法である。不安や緊張を低減するためにリラクセーション法を指導するなど，ストレス反応に直接的に働きかける対症療法的なものも狭義のストレスマネジメントであるが，近年では R. S. ラザルスと S. フォルクマン (Lazarus & Folkman 1984) の心理的ストレスモデルに基づき，ストレス過程全体（ストレッサー，認知的評価，コーピング，ストレス反応）をターゲットとした包括的・予防的なアプローチが主流である。

●**心理的ストレスモデルとストレスマネジメント**　ラザルスとフォルクマンの心理的ストレスモデル（トランスアクショナルモデル）では，「ストレッサーの経験」→「認知的評価」→「コーピングの実行」→「ストレス反応の表出」といった心理的ストレス過程が想定されており，特に認知的評価（ストレッサーの影響性や脅威性に関する一次的評価と対処可能性に関する二次的評価）とコーピングといった個人差変数が重視されている。つまり，同じ出来事（ストレッサー）を体験しても，それがどの程度ストレスフル（自分にとって重要で脅威的）か，あるいは対処できそうかという認知（的評価）によって，出来事に対して行うコーピングや表出されるストレス反応の種類や程度が異なる。また，どのようなコーピングをどの程度行うかなど，コーピングの実行もストレス反応の表出に大きな影響を与える。

　ストレスマネジメントでは，この理論に基づき，ストレスの生起過程における各変数に対するアプローチをそれぞれ考えることができる。具体的には，ストレスの源であるストレッサーを除去・減少させるための環境調整，ストレス反応を高める認知の変容，効果的なコーピングスキルの獲得・選択・実行，ストレス反応を軽減するためのリラクセーション法の習得である。

●**一次予防としてのストレスマネジメント教育**　児童期・青年期に特徴的にみられる不登校・いじめなどをはじめとした学校不適応や問題行動の背景の1つとして，学校生活におけるストレスがあると考えられている。そのため，これらの問題に対する予防的アプローチとして，学校教育現場におけるストレスマネジメント教育がある。これらの多くは学級単位で保健体育や総合的な学習の時間を用いて行われており，ストレスのメカニズムを理解し，ストレスに対する対処能力を高めてストレスとうまくつき合うためのスキル習得をねらいとしている。

　具体的には，ストレスの生起過程の理解（ストレッサーの存在やそれによって

心身のストレス反応が生じること），ストレス反応に影響する認知的評価の理解（出来事そのものというよりは，出来事のとらえ方などの認知によってストレス反応が規定されること），さまざまなコーピング方略の理解とレパートリー拡充（多様なコーピング方略の存在や機能，レパートリーの豊富さや組み合わせの重要性，新しいコーピング方略の獲得），リラクセーション法（呼吸法，漸進的筋弛緩法，自律訓練法など）の習得などがある。また，対人ストレスをマネジメントするためのソーシャルスキルやアサーションを取り上げたプログラム（ソーシャルスキル教育，アサーション教育），あるいは抑うつをターゲットとして認知再構成法を主要な構成要素としたプログラム（抑うつ予防教育）も行われており，広義のストレスマネジメントととらえることができる。さらに近年では，マインドフルネスを取り上げたプログラム（マインドフルネスストレス低減法）も注目されている。上記のようなストレスマネジメント教育は，小中高校生だけでなく大学生を対象としても行われており，日本においても一定の効果が報告されている。

●**臨床的介入としてのストレスマネジメント**　ストレスマネジメントは，ストレスによる不適応や何らかの問題を抱えた個人・小集団を対象として，臨床的な心理支援法の1つとしても用いられる。一次予防として実施される場合に比べて，対象となる個人の抱える問題や特徴を踏まえた内容となる。例えば，試験に対する不安や緊張が高い場合には，試験についてどのようにとらえているか（認知的評価）を話し合い，認知再構成法などを用いた変容を試みたり，普段行うコーピングを見直し，リラクセーション法を含む，より効果的なコーピングの習得や実行を検討するなどである。効果的なストレスマネジメントを行うためには，対象児童生徒が経験しやすいストレッサーや認知・コーピングの特徴を十分にアセスメントすることが重要である。

　また，災害ストレスに対するストレスマネジメントもあり，日本では阪神・淡路大震災以降に注目され，東日本大震災でも学級集団を対象とした複数の実践が報告されている。ストレッサーの経験によって心身にさまざまなストレス反応が生じることを知り，リラクセーション法によって急性ストレス反応を軽減することなどが行われる。実際する際には，心理的侵襲性が高くならないように，あえて具体的な被災体験は扱わないなどの配慮も必要である。被災後すぐの時期には臨床的な支援としての意味をもつが，その後の不安症などの発症に対する予防的な支援としても位置づけられている。　　　　　　　　　　［三浦正江］

📖 **さらに詳しく知るための文献**
[1]　坂野雄二監修，嶋田洋徳・鈴木伸一編著（2004）『学校，職場，地域におけるストレスマネジメント実践マニュアル』北大路書房．
[2]　服部祥子・山田冨美雄編（1999）『阪神・淡路大震災と子どもの心身』名古屋大学出版会．

成人期の
ストレスマネジメント

☞「トランスセオレティカルモデル」p.32 「ストレス免疫訓練」p.170
「ストレスチェック制度」p.432
「災害時の支援」p.544

　ストレスマネジメントとは，ストレス反応の低減，あるいはストレスに起因する疾患の予防や回復を目的に行われる介入の総称である．その適用の範囲はきわめて広く（図1；鈴木 2004），成人期を対象としたものは，主として学校以外の4領域で実施されている．

●**職場におけるストレスマネジメント**　2015年12月からストレスチェック制度が義務化されたことを受けて，職場でのストレスマネジメントは今後ますます重要な役割を担うことが期待される．一般に，職場で行われるストレスマネジメントの取り組みは，組織志向アプローチと個人志向アプローチに分けられる．組織志向アプローチでは，職場におけるストレッサーを減らし，緩衝要因（例：ソーシャルサポート）を増やしていくことによって，職場環境の改善と整備を行うことが中心となる．組織メンバーにアセスメント調査を実施し，組織としての強みや問題点を明らかにする中で，メンタルヘルス施策の計画を立案・実行し，その効果を検証していく手続きは，組織志向アプローチに基づく介入例である．一方，個人志向アプローチでは，個々の成員がストレスに対処する力を高め，ストレス反応を低減していくことを目指す．認知再構成法やリラクセーション，問題解決トレーニングやアサーションなどの認知行動的な技法が用いられることが多

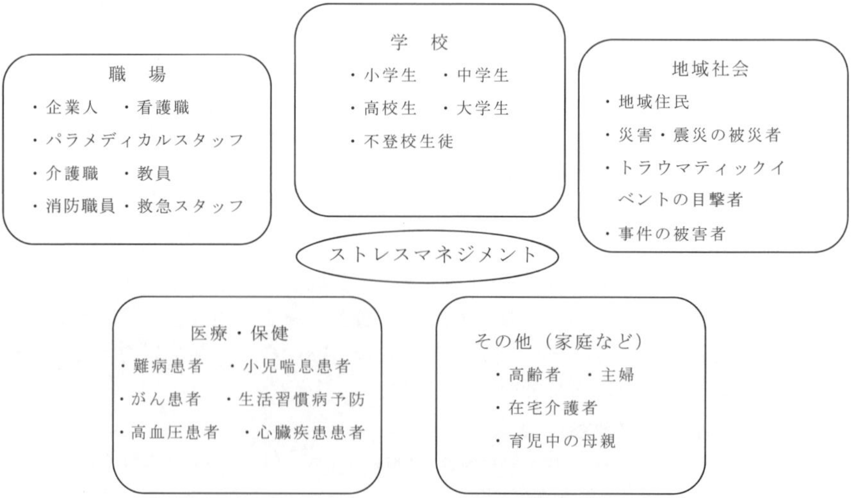

職場
・企業人　・看護職
・パラメディカルスタッフ
・介護職　・教員
・消防職員　・救急スタッフ

学校
・小学生　・中学生
・高校生　・大学生
・不登校生徒

地域社会
・地域住民
・災害・震災の被災者
・トラウマティックイベントの目撃者
・事件の被害者

医療・保健
・難病患者　・小児喘息患者
・がん患者　・生活習慣病予防
・高血圧患者　・心臓疾患患者

その他（家庭など）
・高齢者　・主婦
・在宅介護者
・育児中の母親

（ストレスマネジメント）

図1　ストレスマネジメントプログラムの適用領域［鈴木（2004）p.11 を一部改変］

く，近年ではマインドフルネストレーニングなどを取り入れたものも存在する。
　1つの職種に特化したストレスマネジメントも存在する。看護職や介護職を対象としたものでは，早期離職やバーンアウトの予防などが重要なテーマとなる。教員においては，精神疾患や病気休職がターゲットとなることが多く，例えば文部科学省は2013年に「教職員のメンタルヘルス対策について（最終まとめ）」で，ストレスマネジメントを取り入れた実践的な研修の充実を，教職員のメンタルヘルス不調に対する予防的取り組みとしてあげている。消防職員や警察官，自衛官らを対象としたものでは惨事ストレスへの対策に主眼が置かれ，外傷体験への理解を深める中で効果的にストレス反応を低減する方法が模索されている。

●**地域社会におけるストレスマネジメント**　地域社会においては，広く一般市民を対象とした一次予防的な関わりから，事件や事故，災害などの被害者，目撃者を対象とした二次予防・三次予防の取り組みまで幅広く行われている。一次予防の講座では，ストレスに関する正しい知識の普及と，セルフケアとしてできる対処法の教示が中心となる。災害被害者の例では，サイコロジカル・ファーストエイドに代表される，危機的状況における支援の枠組みの中で実施される。ここでは，集団式の体系立った介入というよりも，個別のニーズに合わせた援助に重点が置かれる。さらに近年では被災者だけでなく，援助を行う側に対してもストレスマネジメントを実施することの重要性が指摘されている。

●**医療・保健領域におけるストレスマネジメント**　ストレスマネジメントは，身体疾患患者が疾患を患ったことで経験するストレスの緩和や，病気の維持・増悪因子となる，ストレスに起因する行動の変容を目的に実施されることもある。トランスセオレティカルモデルやストレス免疫訓練などの考え方を導入することで，治療に対する動機づけを高め，対処スキルを身につけるとともに，将来起こり得る新たな問題への抵抗力を向上させることが目標となる。

●**その他の領域のストレスマネジメント**　これまでにあげた以外にも，核家族化，少子高齢化などの社会的背景に照らして，高齢者や在宅介護者，育児中の母親など，ストレスマネジメントが有効であると考えられる対象は多く存在する。高齢者大学や保健センターなどにおける導入例は存在するが，こうした対象への体系的なサービス提供の仕組みづくりは今後の課題となっている。ケアラーの支援という観点からは，地域包括支援センターなどの積極的利用が期待される。

[笹川智子]

📖 **さらに詳しく知るための文献**

[1] 坂野雄二監修，嶋田洋徳・鈴木伸一編著（2004）『学校，職場，地域におけるストレスマネジメント実践マニュアル』北大路書房.
[2] 竹中晃二編（2005）『ストレスマネジメント――「これまで」と「これから」』ゆまに書房.

ソーシャルスキルトレーニング（SST）

☞「アサーショントレーニング」p.514「アンガーマネジメント」p.516「問題解決療法」p.522

　ソーシャルスキルトレーニング（social skills training：SST）は，社会的スキル訓練や生活技能訓練とも呼ばれる介入手続きである。F. M. グレシャム（Gresham 1986）によると，ソーシャルスキルとは，「一定の状況下において，重要な社会的結果を予測するのに役立つ諸行動」と定義されている。このソーシャルスキルは，学習によって獲得することが可能であることと，ソーシャルスキルの実行が社会的強化，すなわち周囲の環境から与えられる肯定的反応を最大限に引き出すという2つの視点（Michelson et al. 1983）をもっていることから，ソーシャルスキルの獲得や遂行，修正を目的とした一連の手続きとして，SSTが発展してきた。

●**SSTの基本的実施方法**　SSTを実施する前に行われる手続きとして，SSTで習得する行動，すなわち標的スキルを選定することがあげられる。標的スキルは，周囲の環境から肯定的反応を引き起こすことができる行動であることが必須の条件である一方で，環境が異なれば，求められる行動も異なる可能性がある。そのため，SSTの対象者がすでに保持しているスキルに関するアセスメントに加えて，対象者を取り巻く環境において，どのような行動が求められているかという，環境のアセスメントも不可欠である。実際のSSTは，おおよそ5つの要素によって構成されている。第一に言語的教示がある。SSTへの導入として，どのようなソーシャルスキルを習得することをねらいとするのか，ソーシャルスキルを獲得することでどのようなメリットがあるのかなどを共有することを目的として行われる。第二にモデリングがある。モデリングとは，ソーシャルスキルを遂行することが求められる対人場面を示し，その状況にふさわしいとされるような行動を例示することで，対象者にそのスキルを学習させる手続きを指す。モデリングではどのような言葉で表現するかという言語的要素だけではなく，相手との距離や表情，声のトーンなど，非言語的要素を例示するためにも有用である。また，モデルがそのスキルを実行した結果として，どのようなメリットを得ることができたか，という随伴性の認知の理解を促進させるためにも重要である。第三に行動リハーサルがある。ロールプレイを用いて，対象者が実際にソーシャルスキルを実施してみて，そのときの認知や感情などを体験的に理解していく。また，繰り返し練習を行う中で，ソーシャルスキルを遂行する相手の立場や場面を変えてみることで，スキルのバリエーションを増やしていく。第四にフィードバックと強化がある。行動リハーサルで確認できた行動に対して，分化強化の手続きを基本としながら，対象者にどのような点がよかったのかを伝えていく。第五として維持および般化のための介入がある。訓練場面で習得したソーシャルスキルを日

常場面で遂行できるように働きかけを行いつつ，ホームワークを用いて遂行頻度や遂行の後の強化事態の出現の確認を行う。このような手続きによって，訓練場面で習得したスキルが日常場面に般化していること，訓練後も長期的に標的スキルの遂行が維持していることを確認する。

● **SSTの活用**　SSTは1970年頃からアメリカで実践が始まった。SSTが開発された当初の目的は，精神疾患のある成人を対象とした，就労能力の向上であり，精神科リハビリテーションの枠組みで実践されていた。日本においても1980年代末から統合失調症の入院患者やデイケアの利用者などを主たる対象として実施されはじめ，1994年に診療報酬化されたことなどを契機として，現在ではうつ病や不安症，パーソナリティ障害など，SST適用の対象も広がりをみせている。これらの疾患のある患者を対象とした場合には，個別のSSTに加えて，同様の疾患のある患者集団に対して実施される集団認知行動療法において活用されることも多い。医療分野と並んで，SSTが発展してきたのが教育分野である。1980年代末頃から引っ込み思案傾向や攻撃行動を示す幼児や児童を対象としたSSTが実践されはじめ，2000年以降は対人関係の改善やストレスマネジメントの一環として，学級集団などを対象とした集団SSTも実施されるようになり効果をあげている。また，神経発達症や知的能力障害のある児童生徒などを対象としたSSTも特別支援学校や特別支援学級，通級指導などで実施され，ソーシャルスキルの獲得や学校適応感および自己肯定感の向上に寄与することが報告されている。

● **SSTの展開**　SSTのうちの自己主張スキルであるアサーティブに特化した心理的支援法としてアサーショントレーニングがある。また，SSTを実施したあとに，日常生活への般化を促進させるうえで適切にソーシャルスキルを使い分けられることを確認する手続きとして，問題解決訓練が用いられている。さらには，アンガーマネジメントにおいて，怒りを喚起させる他者への対処法や対人関係ストレッサーの減弱を目的として，SSTが活用されることもある。また，SST単独での実施に加えて，SSTの維持や般化を確認することをねらいとして，標的スキルの遂行や遂行対象についてのセルフモニタリングを組み合わせての実施や（小関ほか 2009），SSTに加えて心理教育や認知再構成法（認知的再体制化）などを組み込んだ介入プログラムとして実践が行われるなど（佐藤ほか 2009），さまざまな形で活用されている。　　　　　　　　　　　　　　［小関俊祐］

📖 **さらに詳しく知るための文献**

[1] 佐藤正二・相川 充編（2005）『実践！ソーシャルスキル教育 小学校編―対人関係能力を育てる授業の最前線』図書文化社．

[2] 佐藤正二・佐藤容子編（2006）『学校におけるSST実践ガイド―子どもの対人スキル指導』金剛出版．

発達障害児のソーシャルスキルトレーニング (SST)

☞「児童期・青年期の発達障害」p.96
「ソーシャルスキルのアセスメント」p.244「ソーシャルスキル」p.352
「行動療法」p.452「ソーシャルスキルトレーニング (SST)」p.510

　対人関係上のトラブルを抱えている児童の中に発達障害群（神経発達症群）をもつ児童が多く存在している。そのような児童に，親や教員は対人関係上の指導をするが，トラブルが繰り返されることがある。例えば，学校という場面で，クラス替えがあった初日のことを想定してみよう。そのクラスに，いろいろなクラスメイトに積極的に話せる児童がいたとする。初対面であると，話しかけられた児童は，この児童が自分の興味のないことを中心に話しても嫌であると感じにくいが，数か月経っても同じままであると接することに嫌気がさしてしまう。ソーシャルスキルトレーニング（social skills training：SST）は未獲得のスキルの習得を目指すトレーニングであり，この児童の場合，自分のことを一方的に話すことができても，相づちをうつ，相手の話を聞くといったスキルを獲得するための訓練が必要となる。併せて，時間の経過とともに変わりゆく対人関係や，どのようなスキルを用いると相手がどのような気持ちになるのかを丁寧に学ぶ必要がある。このように発達障害児に対し SST を行う場合，その児童の障害の特徴を考慮しながら学習を促進させるような工夫が必要となる。

●発達障害児のソーシャルスキルの特徴と SST の効果　F. ノットほか（Knott et al. 2006）は，気分をコントロールする，仲間に入れるか尋ねる，「仲間に入れるように交渉する」スキルが，自閉症スペクトラム（autism spectrum disorder：ASD）児は定型発達の子どもよりも低いことを明らかにしている。岡島ほか（2017）も，自ら話しかける，仲間に入るなどの関係参加行動が ASD 群の方が低いことを明らかにした。6〜21歳の ASD 児・者に対する SST に関する近年のメタアナリシスによると，社会的コンピテンス（ES＝0.47, 95％ CI 0.16 to 0.78, P＝0.003），フレンドシップの質（ES＝0.41, 95％ CI 0.02 to 0.81, P＝0.04）が向上することが報告されている（Reichow et al. 2012）。

●実施されているプログラムとその内容　E. ローガソン（Laugeson）の研究チームは，2006年から UCLA PEERS プログラムに関する一連の研究を開始し，ローガソンほか（Laugeson et al. 2009）は，13〜17歳の思春期，F. フランクルほか（Flankel et al. 2010）は，児童期を対象とした12週の介入を行っている。PEERS プログラムは，子どもが友達関係を維持するために必要なことを学ぶために，親もセッションを受けることが特徴的である。標的スキルは，会話スキル，インターネットコミュニケーションスキル，適した友達を選ぶ，仲間への入り方，抜け方，協力する，スポーツマンシップ，からかい，いじめ，うわさへの対応，意見の相違があるときの対応である。介入技法は，教示，ロールプレ

イ，モデリング，行動リハーサル，フィードバック，ホームワークを含めたコーチング法を用いている。トレーニングの結果として，社会的スキルの知識の改善，社会的反応，社会的スキル全体の改善，自閉的こだわりの減少，仲間との相互作用の増加が認められ，14週後も維持していた。

K. ボーモントとK. ソフロノフ（Beaumont & Sofronoff 2008）は，7～11歳の子どもとその親，教師に対してJDTPプログラムを実施した。子どもは，コンピュータによるバーチャルリアリティミッションを少年探偵として，いろいろな問題を解決していく中でソーシャルスキルを学ぶ。親は，ペアレント・トレーニングを受け，教師には教材が示される。このプログラムを7週受けた結果，親評定による社会的スキルの向上，教師評定による社会的機能の改善，登場人物の感情コントロールが向上し，5か月間効果が維持していた。

岡島ほか（2014）は，7～13歳のASD児とその親を対象とし，SSTを6回，ペアレントトレーニングを6回行った。その結果，子どもの対人コミュニケーションや親のストレス反応が改善していた。標的スキルは，上手な話の聞き方，共感の仕方，温かい言葉かけ，上手な仲間の入り方，上手な頼み方であった。コーチング法で実施され，標的スキルを使用するための自由般化場面を設定した。

●**発達障害児へのSSTを行ううえで工夫すべき点**　第一に，子どもの逸脱行動に対して行動分析し，対応する。逸脱行動に対して大人の「注目」が後続事象となっていることが多いためである。実施者は，適切な行動をしている子どもに注意を払うように心がける。セッションへの参加が基準どおりでない児童にも，段階的に行動を強化する（例えば，母親の隣であってもセッションに参加できたとして認める）。第二に，「静かにする」「座って待つ」などの指示は，聴覚的な指示よりも絵カードを見せるといった視覚的な刺激を多く取り入れる。第三に，安心してセッションに参加できるようにセッション内でやることを明確にして伝える。第四に，課題にスモールステップで取り組めるような補助教材を用意しておく。教示を行う際，「相手の気持ち」を問うことによって，適切な行動について学ぶ場面がある。このような場面には，選択肢が書かれているシールを用意し，シールを貼るといった行為でも参加できるようにする。第五に，モデルを用いて概念やルールを可視化する。ソーシャルスキルを発揮すると相手はどう思うかについて，モデルに直接聞く。スキルを実施するうえのポイントを，行動，言葉，考えるという観点から明確化し，視覚的に整理する。定型発達児のSSTと比較して発達障害児の場合，具体的で，想像しなくても目に見えてわかることがより学習を促進させる。　　　　　　　　　　　　　　　　　　　　　　［岡島純子］

📖 **さらに詳しく知るための文献**
[1]　山本淳一・池田聡子（2005）『応用行動分析で特別支援教育が変わる』図書文化社.
[2]　山本淳一・池田聡子（2007）『できる！をのばす行動と学習の支援』日本標準.

アサーショントレーニング

☞「ストレス免疫訓練」p.170「ソーシャルスキル」p.352「児童期・青年期のストレスマネジメント」p.506「成人期のストレスマネジメント」p.508「ソーシャルスキルトレーニング (SST)」p.510

　アサーショントレーニングは主張性訓練とも呼ばれる認知行動的な支援技法である。これは，自分と他者をどちらも尊重する自己表現であるアサーションの，スキルと態度を習得することを目的としている。J. ウォルピ（Wolpe）が対人不安の抑制（逆制止）にアサーションを用いた行動療法の技法を基盤として，今日までさまざまに展開し，発展を遂げてきた。中でも1970年代以降，基本的人権の尊重を求める社会的な動きによってアサーション権という言葉が生まれたことは，この技法の展開，発展に多大な影響を及ぼした。攻撃的な言動によって他者を侵害するようなコミュニケーションでも，相手のことを優先して自己抑制することにより不満をため込むコミュニケーションでもない，アサーティブな自己表現を学ぶアサーショントレーニングは，教育分野や企業研修，女性支援や看護の分野，DV加害者の更正プログラムなどさまざまな領域で活用されている。

●**自己表現の3つの型**　アサーショントレーニングでは，自己表現を3つの型に分けている。これらは主張的であるかどうか，攻撃的であるかどうかという2つの観点から区分される。まず，主張的（○）ではあるが同時に攻撃的な（○）自己表現としてアグレッシブがある。次に，主張的ではなく（×）攻撃的でもない（×）自己表現としてノンアサーティブがある。これらはいずれも適切ではない自己表現として扱われる。そして，主張的（○）かつ攻撃的ではない（×）自他をいずれも尊重する適切な自己表現としてアサーティブがある（平木 2009）。

　アグレッシブとは，自分の意思や気持ちをはっきりと伝えることで他者を屈服させ，相手の気持ちを無視／軽視して踏みにじる自己表現である。そこには自分の思うとおりに物事を進めたいという強引な意図が含まれる。例えば大声で怒鳴ったり，言い負かそうとしたり，巧妙に相手や周囲を操作して自分が優位に立とうとしたりといったような場合である。このような自己表現を頻繁に用いる人は，結果として自分の言い分を押し通したことにはなるものの，本人は後味の悪い思いをすることになりがちである。また周囲から孤立し，敬遠されることにもなる。相手からの否定的評価や復讐心を生むことにもつながる。したがって，「返す刃」となって結局自分も傷つくことになる。

　ノンアサーティブとは，自分の意見や気持ちを言わなかったり，言えなかったりする自己抑制的な自己表現である。また本人は言ったつもりでも，小声であったり消極的な言い方であったりするために結果的に相手に伝わっていない場合もこれに含まれる。このような自己表現をしているときは，相手に譲ってあげているという自己犠牲的な気持ちと同時に，劣等感やみじめな気持ちが伴う。そし

て，相手の言いなりになることで不満や怒りが募っていく。これらの反動は自分よりも立場の弱い相手へのあてつけとなって現れることもある。このように，自分を大切にできないことによる苦痛を抱えながら，それを相手のせいにして自分の責任から目を背け，時に守るべき立場の誰かを傷つけながら自分を補償するという不健全な状態に陥ってしまうことになるのである。さらに，従った相手から軽蔑されたり，罪悪感やモヤモヤした気持ちを与えてしまったりすることもある。つまり，自己抑制して相手を立てているつもりであっても，結果的に自他ともに不満が残ってしまう可能性があるのである。

アサーティブは，上記のいずれでもない適切な自己表現であり，相手の気持ちや言い分を受け止めつつ，自分の気持ちや考えも伝えていき，互いが納得できて折り合えるところをともに探ろうとするものである。気持ちのよいさわやかな自己表現などと呼ばれる。また，児童に説明する場合には「ふわふわ言葉」などと表現されることもある（本田 2007）。

●アサーショントレーニングの実際　アサーショントレーニングは，アサーションを適応的な対人スキルの1つであるととらえてソーシャルスキルトレーニングの枠組みで行われることが多い。つまり，①教示，②訓練場面の選択，③モデリング，④ロールプレイ，⑤フィードバック，⑥般化訓練という一連の流れでアサーティブな自己表現を実践できるようになることを目指すパッケージ型の訓練または治療アプローチである。特徴的な点として，①教示で自分にも相手にも基本的人権があること，アサーション権は人が生得的に有する権利であることを学ぶことがあげられる。また，アサーティブな表現の具体的な実践ポイントとしてDESC（Describe, Express/Explain/Empathize, Specify, Choose：客主提選とも呼ばれる）を学び，ロールプレイや実践に取り入れることも特徴の1つである（島津 2014）。これは，状況を客観的・具体的に描写することで話し合いのベースラインを定めること（D），自分はどのように感じ，考えているかを相手の気持ちに共感しつつ伝えること（E），相手に望む行動やお互いに納得できるような解決策について具体的かつ特定可能な提案をすること（S），その提案ではうまく折り合えなかったときなどに落としどころを探りながら代替案を伝えて協働的な選択をすること（C）を意味している。これらを学習するプロセスを通して，その場に相応しく，自分も相手も尊重する自己表現のコツを習得し，実践できるようになることを目指すのがアサーショントレーニングである。　　　　　　［永作 稔］

📖 さらに詳しく知るための文献
［1］平木典子（2009）『アサーション・トレーニング―さわやかな「自己表現」のために（改訂版）』金子書房．
［2］平木典子（2012）『アサーション入門―自分も相手も大切にする自己表現法』講談社現代新書．

アンガーマネジメント

☞「怒りとストレス」p.144「ストレス予防」p.158「ストレス免疫訓練」p.170「怒りのアセスメント」p.250「認知行動療法」p.458「自己教示訓練法」p.520

　アンガーマネジメントは，重大な犯罪行為に及んだ者の怒りと攻撃行動の鎮静化を狙いとした矯正教育や治療プログラムの一環として，司法犯罪領域において注目されてきた背景がある。しかし，怒りは誰もが感じる基本的感情（Ekman 1992）の1つであり，経験される怒りの頻度，程度，持続時間が高まるほど，心疾患（冠動脈心疾患）の罹患率が高まることや，怒りが対人葛藤や摩擦を生じさせる性質を有していることから，怒りに伴う心理的，身体的，社会的問題の悪化を防ぐことは，重篤な怒りや攻撃行動といった問題を抱えていない人々にとっても重要な関心事の1つになってきた。自身の怒りに適切に対処していくための能力やスキルの獲得を目的としたアンガーマネジメントへの取り組みは，メンタルヘルスケアやストレスの一次予防の観点からも，司法犯罪領域のみならず，教育から産業といった多領域において広まりつつある。

●アンガーマネジメントの理論的基盤　アンガーマネジメントを目的としたプログラム（以下，アンガーマネジメント・プログラム）は，怒りのコントロールを目指すためのさまざまな技法パッケージの総称であり，一律に定まったプロトコルやマニュアルがあるわけではない。ただし，それらの多くに共通している特徴は，認知行動理論を中核的な理論に据えている点である。すなわち，怒りを認知的・感情(情動・生理)的反応の相互作用およびその結果である行動的反応としてとらえる考え方である。認知行動理論に基づくアンガーマネジメントのための初期の研究であるR. W. ノヴァコ（Novaco 1975）の怒りへのストレス免疫訓練の応用研究を皮切りに，その後も認知行動理論に基づくさまざまなアンガーマネジメント・プログラムの効果性に関するエビデンスが示されている（Lee & DiGiuseppe 2018）。これらのプログラムの構成要素は，主に2つのタイプに大別できる。1つめは，怒りの認知的・感情(情動・生理)的反応をターゲットとして，怒りへの内潜的な対処能力を増幅させる方法である。もう1つは，怒りに伴う社会的不適応や対人関係の葛藤を扱う対人スキルをターゲットとし，外顕的な対人スキルを向上させることによって，怒りのコントロールを目指す方法である。

●怒りの認知的・感情的反応に対応した方法　怒りの喚起は血圧の上昇といった生理的覚醒水準を高めるため，怒り感情への気づきを促すことが重要である。そのためセルフモニタリングを実施し，怒りを喚起しやすい場面とそのときの生理的・身体的反応の特徴を把握することが必要となる。また，怒りの生理的覚醒を鎮めるための呼吸法といったリラクセーション法を継続的に訓練することで，主観的に高まった怒りの状態が和らぎ，怒り喚起場面をより客観的に眺めることが

可能となるため，次の対処への準備が整う．さらに，怒りを導きやすい認知的反応，例えば敵意的思考や他者非難的思考といった他罰的思考（増田ほか 2005）に対して，認知の再体制化を促す自己教示訓練を軸としたストレス免疫訓練や非機能的思考記録表を活用した認知再構成法は，一定の効果が認められている．これらの技法を活用する際には，不安階層法になぞらえた怒り階層法を作成し，怒り喚起場面における怒りの程度の小さい場面あるいは大きい場面を想定しながら継続的に実施することが，怒りの認知的・感情的反応に対する対処能力の向上につながる．

●**怒りの行動的反応に対応した方法**　怒りの行動的反応として，攻撃行動が問題視されることが多いが，実際には怒りを感じたからといって，必ずしも攻撃行動に移行するとは限らず，その逆も然りで，攻撃行動がいつも怒りからもたらされるわけでもない．したがって，怒りを感じることと，その怒りにどのように対処するかは区別して考える必要性がある．つまり，感じた怒りを外的に表出したり，内的に抑制したりすることもあるため，アンガーマネジメントの対象者はまず，怒り喚起場面における適切な表出方法を学ぶことが目標となる．アサーショントレーニングやソーシャルスキルトレーニングは，怒りの対人スキル不足を改善する代表格である．例えば，特性的な怒りの高い者を対象としたソーシャルスキルトレーニングの実践例の中で，怒りの行動的反応の個人差を考慮することの重要性が指摘されている（金築ほか 2008）．すなわち，攻撃行動を頻繁に使うタイプには，視線の合わせ方，口調や声のトーンといったソーシャルスキルを直接的に訓練することだけでも，怒りの認知や攻撃行動の変容がもたらされるが，怒りを抑制するタイプには，抑制することの利点・不利な点を検討し，怒りの抑制を肯定的にとらえるポジティブな信念にも働きかけることがなければ，単にソーシャルスキルを学ぶだけでは，怒りへの適切な表出方法の獲得は難しいとされている．

●**アンガーマネジメントの今後の展望**　上述した2つのタイプの構成要素を，アンガーマネジメントの複合的なパッケージとして用いることは可能であるが，その際には，怒りの諸側面のアセスメントを行い，その人の怒り経験に適した技法を選択すること，そして怒りの問題性やプログラムの有効性に関する心理教育を行うことが大切である．また，どのような人（例えば，児童なのか成人なのかなど）に，どのような技法が有効であるかを，データに基づき検証を積み上げることが，より効果的なアンガーマネジメントの発展のためには必要である．　　　［金築智美］

📖 **さらに詳しく知るための文献**
[1] 湯川進太郎編（2008）『怒りの心理学—怒りとうまくつきあうための理論と方法』有斐閣．
[2] スコドルスキー，D. G.・スケイヒル，L.／大野 裕監修，坂戸美和子・田村法子訳（2011）『子どもの怒りに対する認知行動療法ワークブック』金剛出版．

リラクセーション法

☞「健康行動」p.12「自律神経系活動」p.52「ストレスコーピング」p.140「健康教育の展開(進め方)」p.182「催眠療法とリラクセーション法」p.468

　リラクセーション法とは，個人がその人らしく過ごすために，状態や状況に応じて自分を整える方法である。ストレス状態が高まりやすい現代社会に求められると位置づけられやすいが，伝統的健康法の1つである指圧やもみほぐし，ストレッチなどを含むタイ式マッサージは2500年以上前に遡る（日本トラディショナルタイマッサージ協会 2000）。これらの方法は「からだ」の側面から緊張状態を緩和することで，健康状態を維持増進し，自律神経系やホルモンなどのホメオスターシスを保つ方法である。さらにリラックスやリラクセーションという言葉は，14世紀後半の古いフランス語で「負担や刑罰から免除される」や「密度や密集した状態を緩い状態にする」意味を指し，ラテン語では「再度（re）緩める（laxus）」や「緩んだ状態へ戻す」ことで，緊張や不安から解放された状態として用いられている（Harper 2018a, 2018b）。人が生きるうえで，その人らしく生活を送るための永遠のテーマといえる。

　さまざまな方法が開発され研究と実践の蓄積が進む中，人の生活の中で緊張状態のネガティブな影響を緩和しより健康的な生活を送るための方法として，幼児から高齢者まで，第一次予防から第三次予防までの健康的な状態から何らかの健康障害とともに生活を送っている状態までと，ほとんどの人に対し用いられる方法である。多くの方法の中で，以下ではヘルスプロモーションや身体面，心理面の症状軽減あるいはコントロールに用いられる3つの方法を取り上げる。

●**呼吸法**　緊張や不安などを体験している場面では，意識していなくても，吸気を止めていたり，浅く速めの呼吸になる。成人の平均呼吸数は12〜18回／分であり，1日に1万7000〜2万5000回以上に呼吸している。休むことなく営んでいる呼吸を意図的に深く規則的に行うことで，心理状態に影響を及ぼすという「からだ」と「こころ」の密接な関係を活かす方法である。ベストパフォーマンスを行いたい場合には適度な緊張状態を，のんびりと穏やかな状態にしたい場合には緊張度を緩める効果を得ることができる。

　呼吸法では腹式呼吸を用いる。鼻腔を通した吸気と唇を少し開けて，あるいは鼻腔で呼気を行う。個人が自身の呼吸を個人のペースでゆっくりと行っても，専門家が吸気・呼気のカウントをして，それに合わせて行う方法のどちらでも構わない。前者の1人で行う場合には，禅瞑想の注意集中訓練の1つである数息観が使いやすい。「息を吸って吐く」を1回として，10回まで行い，10回まで数えたら1から数え直して続ける。途中で回数を忘れたり，別のことを考えていることに気づいても，そのまま続ける。深い呼吸ができるようになったら，穏や

かな落ち着く情景や言葉をイメージしながら行うことでより効果を高められる。

●**漸進的筋弛緩法** 筋肉の緊張状態を緩めようと脱力しても，緊張が抜けた状態になりにくかったり感じにくい状態は少なくない。漸進的筋弛緩法は，E. ジェイコブソン（Jacobson）が1930年代に開発したひとつひとつの筋肉を弛緩する方法で，不安や緊張状態は筋肉の緊張状態を強めるため，身体的緊張状態を緩めることで情緒面を効果的にコントロールできる。随意的に筋肉に力を入れた緊張状態（5～7秒）にした後で弛緩する（20～30秒）が，緊張状態では力み過ぎないように60～70％とし，弛緩する場合は少しずつではなく1度に行う。末梢の筋肉の弛緩状態に視点を向けるとその情報は中枢の大脳の興奮状態を抑制し，その変化は末梢部に伝わり筋緊張が緩むことでリラックス効果が得られる。ジェイコブソンは全身の筋肉を区分し3～6か月をかけて50回以上のセッションを行ったが，簡易法として複数の筋肉を同時に行う方法が用いられている。

●**自律訓練法** J. H. シュルツ（Schultz）が開発した自己（auto）に対し最適なホメオスタシス状態をつくり出すトレーニングの方法である。こころの中で，「落ち着いた状態」「こころが静か」などの言葉を繰り返すという「受動的集中」が求められる。10歳前後からほとんどの年齢層で，さまざまな健康障害の症状やネガティブ感情への対応だけでなく，ヘルスプロモーションから創造性の高まりなどの効果をもつ。背景公式から第6公式まで7段階あるが，導入とヘルスプロモーションには背景公式および第1公式の重感練習と第2公式の温感練習までが用いられやすい。しかし，指導する場合には，それぞれの公式に禁忌・準禁忌状態があること，必ず解除動作を行うことなどを適切に理解し，実施者自身がその効果を体験しておくことが求められる。

リラクセーション法の3つを取り上げたが，ほかにもさまざまな方法があり個人が用いやすい複数の方法をもち合わせていると，それぞれの状態や状況で使い分けてセルフコントロールをより行いやすくすることが可能である。しかし，それぞれの目的，留意点，禁忌状態などを理解して用いなければならない。これらの方法を心理教育や心理療法で紹介し，リラックス効果が得られやすい方法であることを理解しても，日常生活で効果的に活用できるとは限らない。ヘルスプロモーションや症状コントロールの方法として活用するためには一方的に説明するのではなく，それぞれの効果を体験的に知るとともに日常生活に取り入れる工夫の話し合いが必要になる。

[五十嵐透子]

📖 **さらに詳しく知るための文献**

[1] 藤原忠雄（2006）『学校で使える5つのリラクセーション技法』ほんの森出版.
[2] 五十嵐透子（2015）『リラクセーション法の理論と実際（第2版）—ヘルスケア・ワーカーのための行動療法入門』医歯薬出版.
[3] 成瀬悟策（2001）『リラクセーション—緊張を自分で弛める方法』講談社ブルーバックス.

自己教示訓練法

☞「ストレス予防」p.158「ストレス免疫訓練」p.170「認知行動療法」p.458「成人期のストレスマネジメント」p.508

　自己教示訓練法（self-instructional training：SIT）とは，D. マイケンバウム（Meichenbaum 1977）によって開発された，自己陳述を用いてセルフコントロールを促進させることを目的とした認知行動的技法である。自己教示訓練法が開発された背景には，マイケンバウムが統合失調症患者に対して行った「健康的な会話（healthy talk）」を促進させるオペラント訓練の研究がある。訓練を受けた統合失調症患者は適切で一貫性のある会話を自発するようになり，訓練場面以外への般化も確認されたが，このとき患者の多くが実験の教示内容を自分自身に話しかけている様子が観察された。このことから，マイケンバウムは自己陳述がセルフコントロールを促進させるという仮説を立て，自己教示訓練法につながる一連の研究を進めた。また，自己教示訓練法の手続きは，子どもの心理社会的な発達プロセスに関する L. ヴィゴツキー（Vygotsky）や A. R. ルリア（Luria）の研究に影響を受けている。これらの研究では，子どもがセルフコントロールを身につけるうえで重要なのは他者との会話であるとされていた。すなわち，会話の中で他者から受けていた指示（言葉）を，次第に簡略化して自分自身に言い聞かせるようになることで，セルフコントロールが促進されるというものである。マイケンバウムは，自己教示訓練法を開発するうえで，この発達プロセスを想定した手続きを組み込んでおり，初期の研究では，特に子どもの衝動性を改善させることを狙いとしたものが中心的であった。その後，自己教示訓練法は単独の技法としてだけではなく，マイケンバウムが体系化したストレス免疫訓練（stress inoculation training：SIT）において，自己陳述を用いた認知的技法として位置づけられている（Meichenbaum 1985）。

●**自己教示訓練法の方法**　自己教示訓練法の具体的な方法は，クライエントに合わせて柔軟に構成されるべきであるが（Meichenbaum 1977），技法の全体をつかむうえでは，4つの要素に分類して理解することができる。①クライエントは，モデルが自己教示を声に出しながら課題に取り組む場面をモデリングする。②クライエントは自己教示を用いて課題に取り組む練習を行う（行動リハーサル）。③クライエントは自己教示を用いてスモールステップで課題に取り組む。④課題に対して適切に取り組めたかどうかを評価し，適切であれば自己強化，および社会的強化が行われる。行動リハーサルでは，初めはモデルが声に出して教示を行いながらクライエントを誘導するが，次第に小さな声にしたり，唇の動きだけにするなど手がかりを取り除いていく。クライエントも，初めは声に出して自己教示を行うが，最終的にはクライエントが内言による自己教示を行いながら課題に

1人で取り組めるようになる。自己教示訓練法の効果を高めることを目的とした，手続きの工夫に関する研究も行われている。例えば，教示文の作成の仕方による効果の違いを検討した研究がある。実験者があらかじめ用意した教示文ではなく，実験者と実験対象者が相談して作成した自己教示文を用いた方が，効果が強いことが示されている。このことは，自己教示訓練法を実施する本人が構成している認知的枠組みに沿った言葉を用いることの有効性を示唆している。

●自己教示訓練法の効果　これまで，自己教示訓練法はさまざまな心理社会的問題に対して適用されている。子どもを対象とした初期の研究では，衝動性が強い子どもに自己教示訓練法が多く行われている。その結果，知能検査や学習課題の成績が向上したり，訓練前は衝動的に行ってしまっていた探索課題における走査方略がより熟慮型の子どもの方略に近くなるといった結果が示されている。また，統合失調症患者を対象とした研究では，自己教示訓練法によって思考障害が軽減したり，注意転換機能が改善されるという結果も報告されている。ただし，その効果は一貫しておらず，自己教示訓練の実施自体が難しいこと，般化が生じにくいことなどが課題として指摘されている。現在では，自己教示訓練法単独ではなく，自己教示を介入パッケージに取り入れた介入研究も多い。例えば，不安に対する認知行動療法や，アンガーマネジメント，ストレスマネジメントなどの介入プログラムの中に自己教示が取り入れられている。ほかにも創造性の養成のために自己教示を用いるなど，さまざまな問題を対象として研究が発展している（Meichenbaum 2017）。

●自己教示訓練法の発展　自己教示が行動に及ぼす影響が明らかにされたことで，認知行動療法における認知の役割がより強調された。マイケンバウムは，行動療法の技法を認知的観点から考察しており，両者を橋渡しする役割を担ったといえる。また，自己教示訓練法は，最新の心理療法とも関連している部分がある。新世代の認知行動療法として注目されているメタ認知療法では，抑うつや不安などのメカニズムを理解するうえで，メタ認知の役割を重要視している。マイケンバウムは，自己教示訓練法のプロセスでは，メタ認知の各要素（知識，モニタリング，コントロール）の働きが促進されていることを指摘しており，認知的技法の作用機序におけるメタ認知の重要性は1970年代にすでに指摘されていたことになる。ほかにも，自己教示によってセルフコントロールが促進されるという考え方は，アクセプタンス＆コミットメント・セラピーで重要視されるルール支配行動と共通していると考えられる。これらのことから，自己教示訓練法自体は古典的な技法ではあるが，臨床的な問題に対する効果が認められているだけではなく，現在の心理療法とも深い関連があり，再び注目すべき技法であるといえる。　　　　　　　　〔宮崎球一〕

📖 さらに詳しく知るための文献

[1] ドライデン，W.・レントゥル，R. 編／丹野義彦監訳（1996）『認知臨床心理学入門』東京大学出版会.

問題解決療法

☞「認知行動療法によるストレスへの介入」p.164「ストレスマネジメント行動」p.204「ソーシャルスキル」p.352「認知行動療法」p.458

　1960年代終盤から，社会的コンピテンスの促進に重点を置いた臨床的介入の研究が行われるようになり，その動向を受けて，1980年代にT. J. ズリラとA. M. ネズ（D' Zurilla & Nezu）によって構築された問題解決療法（problem solving therapy：PST）は，社会的問題解決の力を教育的に指導するために体系化されたプログラムとして誕生した。社会的問題解決は，「毎日の生活の中で直面する問題場面を処理するための効果的手段を識別し，発見する認知行動的（メタ認知）プロセス」と定義されている。PSTは，当初，うつ病の支援として開発され，その効果が実証されてきた（D' Zurilla & Nezu 1982, 1999；D'Zurilla 1986；Mynors-Wallis 1995）が，その後，社交不安，統合失調症，知的障害者，薬物依存などの心理的問題や，肥満，がん，冠動脈疾患などの身体疾患に伴う苦痛の緩和，ストレスマネジメント，人間関係，アルコールや喫煙などにも有効であることが示されている。

●**問題解決療法の理論モデル**　効果的な問題解決を行うには，相互的に作用する5つのスキル（問題解決志向性，問題の明確化／目標設定，問題解決策の創出，問題解決策の選択と意思決定，問題解決策の実行と評価）が必要であるとされる。PSTは，図1に示したように5つのスキルをStep1からStep5に沿って，段階的・教育的に指導できるよう構成されている。

●**問題解決療法の手続き**　(1) 問題解決志向性：「問題解決志向性」は，問題場面に遭遇した際に生じる，認知や感情を含む一連の反応である。積極的な問題解決を促す認知・感情として，自己効力感のある考え（「自分にはこの問題に立ち向かい，解決できる力がある」，問題は非脅威であるという考え（「問題はこわいものではなく，誰にも起こり得ることである」，気分の変化などを手がかりに問題を正確に明らかにしようとする力，回避的，衝動的反応を引き起こす感情を抑

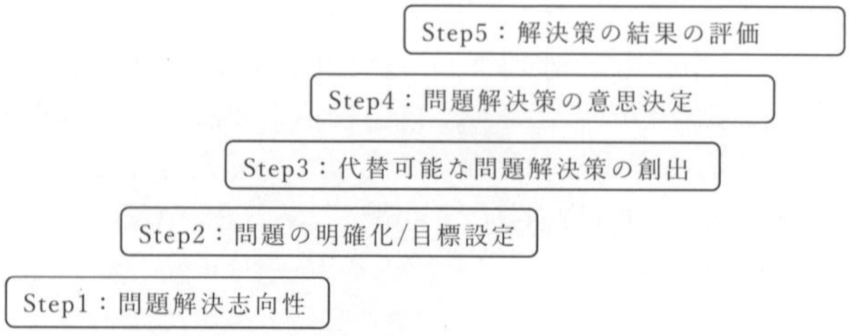

```
            ┌─────────────────────────┐
            │ Step5：解決策の結果の評価 │
            └─────────────────────────┘
         ┌─────────────────────────┐
         │ Step4：問題解決策の意思決定 │
         └─────────────────────────┘
      ┌─────────────────────────────┐
      │ Step3：代替可能な問題解決策の創出 │
      └─────────────────────────────┘
   ┌─────────────────────────┐
   │ Step2：問題の明確化/目標設定 │
   └─────────────────────────┘
┌─────────────────┐
│ Step1：問題解決志向性 │
└─────────────────┘
```

図1　ズリラとネズの問題解決療法 [D'Zurilla (1986)；D'Zurilla & Nezu (1982, 1999)]

制する力などがある。これらを養うために，認知療法の技法が用いられる。(2) 問題の明確化／目標の設定：ズリラと M. R. ゴールドフリード（D' Zullira & Goldfried 1971）は，「問題（Problem）とは，「〜でありたい（What I want）」／「〜であるべき（What should be）」という「理想の状態」と，「現在の状態（What is）」の差（ギャップ）であり，何かしらの障害によって有効な解決策をとることのできない状態」と定義している。つまり，問題を明確にする際，「現在の状態」を把握するだけでは不十分であり，自分がどうありたい，どうあるべきと考えているか」についても明らかにする必要がある。(3) 代替可能な問題解決策の創出：「ブレーンストーミング」の3つ（判断延期，数，多様性）のルールを用いて解決策を創出する。現在の体力や気分，サポート資源や経済状況などにより実行可能か否かを判断することなく（判断延期のルール），可能な限り多く（数のルール），バラエティ豊か（多様性のルール）に解決策を考える。(4) 問題解決策の意思決定：解決策のリストの中から実行するものを選択し，実行に移すことのできるよう，①解決策のコスト−ベネフィット分析，②SMART目標の設定などが役立つ。コスト−ベネフィット分析は，その解決策を実行することによって生じるコスト（負担・損失）とベネフィット（利益）を書き出し，それらの重要度を評定する。SMART目標のSは，「Specific：明確である」であり，その行動を実行している自分の姿がイメージできるぐらい具体的にする。Mは「Measurable：測定できる」であり，実行できたか否かを確認できる表現にする。Aは「Achievable：達成可能である」であり，スケジュールや体調などを考慮して，達成できる自信が6〜8割程度ある量や内容にする。Rは「Relevant：問題と関連している」であり，達成可能な解決策あっても，問題解決に有効か確認しておく。Tは「Timed：時間制限がある」であり，時間制限を設定して行動目標を立てる。(5) 問題解決策の結果の評価：最終的に解決策を実行した結果，現在の状態と理想の状態とのギャップに意味のある変動をもたらしたかどうかを評価する。Step1 から Step5 までのプロセスをワークシートを用いて可視化し，最後に，このプロセスが導き出した「よかったこと・よい影響」と「困難だったこと・課題」をモニターし評価することにより，プロセス全体の振り返りを行う。ギャップが小さくなるような意味のある変動をもたらしていれば，その問題解決の認知行動プロセスは，現在の生活の中で機能しているため強化されていく。一方，ギャップが埋まらない場合は，再度，この認知行動プロセスを見直しを行う必要がある。　　　　　　　　　　　　　　　　［本岡寛子］

📖 さらに詳しく知るための文献

[1] マイナーズ-ウォリス，L.／明智龍男ほか監訳（2009）『不安と抑うつに対する問題解決療法』金剛出版.
[2] ズリラ，T. J.／丸山 普監訳，中田洋二郎ほか訳（1995）『問題解決療法—臨床的介入への社会的コンピテンス・アプローチ』金剛出版.

行動活性化療法

☞「うつ病と自殺予防」p.324「行動療法」p.452「認知行動療法」p.458

　行動活性化療法では，随伴性を常に意識しながら，クライエントが嫌悪的な状況や体験から回避している文脈を明らかにし，単に楽しい活動を増やすのではなく，クライエント自身の価値や目標に沿って，行動を促進させ，行動のレパートリーを広げるようにアプローチする心理療法である。

●理論　行動活性化療法は，C. B. ファースター（Ferster 1973）の行動分析理論が基礎となっている。行動分析理論では，強化されるまでに非常に多くの活動が必要となる環境では，正の強化を受ける行動が減少し，嫌悪刺激を避ける回避行動を取りやすくなると考えられている。P. レヴィンソンほか（Lewinsohn et al. 1980）は行動分析理論の一部に注目し，正の強化に注目した行動活性化を確立させた。その後，うつ病の治療においては，認知的なアプローチが主要な技法となり，行動活性化は認知療法の複合的なパッケージの1つの技法として扱われるようになった。うつ病の認知療法の効果が示される一方で，認知療法のどのコンポーネントが有効であるかを検討した結果，行動活性化単独でも認知療法と同等の効果があることが示された（Jacobson et al. 1996）。そして，2000年代以降に新たな治療パッケージの開発が進み，行動分析理論に機能的文脈主義の観点が加えられ，C. R. マーテル（Martell）らによって『うつ病の行動活性化療法（Depression in Context）』のマニュアルが出版された（Martell et al. 2001）。

●実施方法　行動活性化療法では，まず心理教育を行い，価値と目標を明確化させることから始める。価値はクライエントにとって生活での指針となるため，価値を明確化させることで長期目標や短期目標を設定しやすくなる。うつ病に対する行動活性化療法の実施においては，段階的に実施する方法も提案されており（Kanter et al. 2009），まずは普段の生活の中で楽しみや達成感を感じることができるような単純な行動活性化から実施する。クライエントにとって楽しみや達成感を感じることができると予想した活動であっても，実際にそれを試してみないと本当に楽しみや達成感を感じることができるかは分からない。そのため，実際に活動した後にどのような結果になったか，行動することでどのように気分が変化したかを評価することが重要となる。もしうまく活動できない場合には，何が障壁となっていたかを検討し，障壁に対する対抗策を一緒に考え，クライエントが再度取り組めるように工夫し支援する。

　次に回避行動を変容させるために，行動活性化療法ではTrigger Response Avoidance-Pattern（TRAP）とTrigger Response Alternative-Coping（TRAC）という方法で機能分析を行う（Maretell et al. 2001；Addis & Martell 2004）。

TRAPでは，きっかけ-反応-回避パターンの随伴性を明らかにし，クライエントが不快な反応を取り除くために回避行動をとっており，回避することで不快な反応は維持，または悪化していることに気がつくように支援していく必要がある。これまで繰り返してきた回避行動が明らかになった後，TRACではクライエントが望んでいる生活目標（価値）に向かっていくことができるように，回避行動に代わる適応的な行動を明らかにしていく。TRACによって適応的な行動が明らかになれば，次はその適応的な行動を試す必要がある。そこで，行動活性化療法では，回避行動を変化させるステップとして，ACTIONツールがある。最初に，行動している文脈や気分から，行動の機能を検討する。その行動が回避行動として機能していないかを評価し（Assess：評価），回避行動に変わる行動を選択する（Choose：選択）。次に選んだ行動はとりあえず試し（Try out：挑戦），新しい行動は日課に取り入れ，気分の改善に役立ちそうな行動は習慣化させる（Integrate：取り入れ）。行動した後は結果を観察し，どのような結果になったかなどを検討する（Observe：観察）。最後に，あきらめず（Never give up：あきらめない）にこのACTIONツールを何度も繰り返し回避行動を変化させていく。

　反すうへのアプローチでは，反すうの内容に焦点をあてるのではなく，反すうの機能に注目する。そのために，まず反すうによる結果を重視し，反すうをすることで①問題解決の方向に進んだか，②以前は理解できなかった問題が理解できるようになったか，③自分を責める気持ちや抑うつ気分が減少したか，を評価する。反すうの機能を理解し，反すうであるとラベルづけができるようになった後は,反すうを合図にして目標に沿った適応的な行動へと変化させる（Rumination Cues Action：RCA：Maretell et al. 2001：Addis & Martell 2004）。

●適用　成人のうつ病に対する支援として始まった行動活性化療法はその有効性が示され，現在では不安症や依存症などさまざま疾患に対してもその適用が広がってきている。また，行動活性化療法はウェルビーングの向上にも効果があることが示されている（Mazzucchelli et al. 2010）。日本では，うつ病に対する臨床研究は少しずつ行われているものの，欧米と比較すると少なく，日本でもうつ病やその他の疾患に対する介入研究を積極的に進めていく必要がある。

[髙垣耕企]

さらに詳しく知るための文献
[1] 岡島 義ほか（2011）「うつ病に対する行動活性化療法―歴史的展望とメタ分析」『心理学評論』54, 473-488.
[2] Kanter, J. W. et al. (2010) What is behavioral activation? A review of the empirical literature. *Clinical Psychology Review*, 30, 608-620.

マインドフルネス
ストレス低減法

☞「認知行動療法によるストレスへの介入」p.164「認知行動療法」p.458「リラクセーション法」p.518「行動活性化療法」p.524

　マインドフルネスストレス低減法（mindfulness-based stress reduction：MBSR）とは，分子生物学者としてスタートしたJ. カバットジン（Kabat-Zinn）が，1979年にマサチューセッツ大学医学部で，難治性の慢性疼痛患者を対象にしたストレス・クリニックを創設し，マインドフルネスとハタヨーガを中心に据えたグループ療法プログラムを開始したのがその始まりである。医学部の中に設置されたことからもうかがえるように，当初は心身医学や行動医学の一分野として誕生したが，現在はアメリカ，ヨーロッパを中心に数百を超える専門のセンターやクリニックが開設されている。また，MBSRを再発性うつ病の支援に応用したマインドフルネス認知療法（mindfulness-based cognitive therapy：MBCT）が，精神医学や臨床心理学の分野で着実な実績を上げ世界中で実践されるようになるとともに，MBSRの実践領域や適用範囲も広がってきた。

●プログラムの内容とマインドフルネス　プログラムの内容は，ボディー・スキャン，ヨーガ瞑想，歩行瞑想，静座瞑想などの「正式なトレーニング」を順次練習し，マインドフルネスという心の使い方，自分の体験との関わり方を習得し，それをさらに「ふだんのトレーニング」を含めたホームワークを通して日常生活の中で実践できるようにしていくものである。マインドフルネスとは，今の瞬間の「現実」に常に気づきを向け，その現実をあるがままに知覚し，それに対する思考や感情にはとらわれないでいる心のもち方，存在の有様である（熊野 2011）。ここでの「現実」には，自分の思考，感情，身体感覚，記憶などの私的出来事も含まれるが，通常は「現実」と「観察する自分」との間にさらに解釈や評価をする思考，イメージ，感情などが入り込み，それらを現実や自分と取り違えてしまう。

　そこで，現実を思考で理解しようとするのではなく五感と自動思考を用いて直接感じ取る力を伸ばし，社会生活を送るために身につけてきた目的志向的に活動する心のモード（することモード）から，今の瞬間に留まりエネルギーを回復させる心のモード（あることモード）へ切り替え，等身大の現実や自分を感じ取ることができるようにしていく。ボディー・スキャンとは20〜45分程度の時間をかけて，足の先から頭のてっぺんまでの身体感覚を順番に感じ取っていく練習である。ヨーガ瞑想とはさまざまなポーズに伴う身体感覚に一定時間集中することを繰り返すハタヨーガを行うものである。歩行瞑想とは歩行の1歩1歩に伴う身体の動きや感覚に注意を向けていく方法である。静座瞑想とは20〜45分間程度，背筋を伸ばして座り，呼吸に伴う身体感覚，周囲の音，思考の流れ，そ

のすべてに順次注意を向けていく方法である．そして，ホームワークとしては，以上の瞑想トレーニングを毎日繰り返し実行していくとともに，日常生活中のさまざまな体験に気づくための課題が用意されている．また，セッション内外で体験したことについて他のメンバーとシェアリングをすることも重視されている．

●**奏功メカニズムと臨床的な効果の程度**　マインドフルネスの奏功メカニズムについては，注意制御の向上，感情調節の向上，自己認識の変容の3つがあげられ，それを裏づける膨大な脳科学データも得られてきている（Tang 2015）．注意制御の向上とは，マインドフルネスが体験に対する気づきの訓練であることから，注意の持続・転換・分割の能力がアップすることを指しており，反すうや心配などの低減を通して，思考と感情や身体症状の悪循環を含むさまざまな精神疾患，慢性疼痛，心身症などの効果に関わる．感情調節の向上とは，ネガティブな感情を抑制や回避をせずにそのままにしておくこと（アクセプタンス）によって，余分な労力を使わなくても時間の経過とともに自然と治まるようになることを指しており，うつ病や不安症などの感情障害に対する効果に関わる．自己認識の変容とは，心のモードの切り替えに関係して，自分に対する思考による理解（自己概念）が優位なモードから瞬間瞬間の体験が重視されるモードに切り替えやすくなることであり，自己認識の偏りが関わるさまざまな精神疾患や心身症などの効果に関わっている．なお，MBSRにストレス低減という語が含まれていることから，リラクセーション法との異同が問題とされることがあるが，リラクセーション法は集中瞑想（注意の持続・転換を多用する）との関わりが強く，マインドフルネスは観察瞑想（注意の分割を多用する）との関わりが強い．

　MBSRやMBCTなどマインドフルネスの実践を主たる介入手段とする方法の臨床的効果に関しては，B.コーリーほか（Khoury et al. 2013）によって，209研究（総被験者数＝12,145）を対象にした包括的なメタアナリシスが報告されている．その結果，介入前後の比較（n［研究数］＝72；Hedgesのg＝.55），待機統制群との比較（n＝67；g＝.53）ともに中程度の差が認められ，アクティブ治療群との比較（n＝68；g＝.33），ほかの心理療法群との比較（n＝35；g＝.22）でも優っていたが，認知行動療法・行動療法群との比較（n＝9；g＝－.07），薬物療法群との比較（n＝3；g＝.13）では差は認められなかった．そして，病態ごとの効果の大きさでは，介入前後の比較，待機統制群との比較の双方において，不安症やうつ病をはじめとした精神疾患で大きく（n＝26；g＝0.57，n＝18；g＝0.70），慢性疼痛やがんをはじめとした身体疾患ではやや小さくなっていた（n＝19；g＝0.43，n＝20；g＝0.48）．　　　　　　　　　　［熊野宏昭］

◻ **さらに詳しく知るための文献**

［1］　カバットジン，J.／春木　豊訳（2007）『マインドフルネスストレス低減法』北大路書房．

ライフスタイル療法

☞「ストレスコーピング」p.140「行動療法」p.452「睡眠とカウンセリング」p.492

　ライフスタイルは，生活様式・営み方，人生観・価値観・習慣などを含む個人の生き方を意味する。ライフスタイル療法とは広義には生活の質向上のためのライフスタイルへの働きかけを，狭義には疾病の予防，治療に必要な生活習慣改善をいう。その目的は習慣行動の変容で，主な介入法は認知行動療法（cognitive behavioral therapy：CBT）である。

　「ライフスタイル療法」は「生活習慣改善のための行動療法」として2001年に足達が編著となる著作（足達 2001）で提唱した。それ以前から世界保健機関やアメリカ国立衛生研究所は肥満や高血圧における生活習慣改善を lifestyle modification，lifestyle therapy, lifestyle measure として重視していた。

　日本でも高血圧，糖尿病，脂質異常症の各学会は，生活習慣改善を薬物療法に優先する基本治療としているし，抑うつや不安症でも睡眠や栄養確保は治療の基本になる。死因1位の悪性新生物の原因も，男性では53.3％，女性では27.8％が喫煙などの生活習慣とされる（国立がん研究センター 2018）し，急増が懸念される認知症，ロコモティブシンドローム（運動器症候群）やフレイル（虚弱）予防にも食事，運動や社会活動の改善が必要となる。

　このようにライフスタイル療法の対象は広範多岐に及びニーズは大きいが，専門家の不足から実践普及が進まず，これはCBTに共通した課題である。アメリカでは「ライフスタイル医学（lifestyle medicine）」（Mechanick & Kushno 2015）として臨床実践を根づかせようとする新しい動きがあるし，日本では医学教育のコアカリキュラムに行動科学が加わり（文部科学省 2017c），CBTの保険適用疾患が増えてきた。このように，本法の実践普及への動きは加速している。

表1　日本の各学会ガイドラインが推奨する生活習慣改善

	がん予防*	高血圧	糖尿病	脂質異常症	メタボリック症候群
禁煙/受動喫煙の回避	◎				
適正体重の維持		○	◎	○	○
食事	○	◎	○	○	◎
減塩	○	◎			
野菜・果物	○				
脂質			○	◎	
熱いものを避ける	○				
身体活動促進	○	○	◎	○	○
節酒	○	○			
感染防御	○				

※科学的根拠に基づくがん予防（国立がん研究センター）より

●**利点を活かした段階的ケアへの動き**　本法は行動変容支援であって目的は本人のセルフコントロールである。CBTは標準化しやすい治療構造の特徴を活かし，精神疾患を含む多領域で自己マニュアルやWebなどによる非対面治療の効果を早くから確認してきた。これは前述の専門家不足と普及に対する有力な解決策とされ，問題の重篤さや資源により，自助から専門的治療までを分ける段階的ケアモデル（図1，睡眠の例）が提唱されている。CBTでは当人の主体的取り組みが

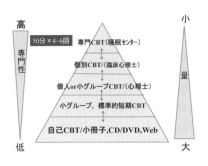

図1　段階的ケアモデル（問題に応じ自助〜専門治療まで）[Espie（2009）より改変]

鍵を握る。多忙な健康・医療現場では，知識教育は簡潔な教材の自己学習に委ね，課題実践への意欲の喚起，生じた行動変化の維持，促進に注力するのが実際的である。

●**各論では疾患固有の知識が必要**　生活習慣病では標的行動もCBT技法も共通点が多い（表1，表2）。肥満のCBTは過食の制御法としてほかに先駆けて誕生し，本法はライフスタイル療法の原型で初学者用にふさわしく，技法はほかの病態に応用可能である。しかし応用にあたっては，その疾患固有の医学知識，習慣行動と病態との関係の理解が不可欠である。常に患者の立場で知るべき知識，習得すべき習慣行動は何かという視点に立つと要点が簡潔に整理される。　　　[足達淑子]

表2　生活習慣病に共通するCBT技法（心理教育はすべてに共通）

技法	肥満	脂質異常症	糖尿病	喫煙*	高血圧	身体活動*	睡眠
目標行動の設定	◎	◎	◎	◎	○	◎	◎
行動契約	○	○	○	◎	○	◎	○
セルフモニタリング	◎	○	○	◎	○	◎	◎
刺激統制法	◎	○	○	◎	○	◎	◎
食べ方の修正	◎	△	○				
反応妨害法	◎	△		◎			
習慣拮抗法	○	○		◎			
認知再構成法	○	○	○		△	○	◎
社会技術訓練	○	○	○	◎			
オペラント強化法	◎	◎	◎	◎		◎	
リラックス		○			◎		◎
ストレス対処	○	○	○	◎	◎		◎

[足達編（2001）より改変]　※健康づくりのための行動変容教材調査より

📖 **さらに詳しく知るための文献**

[1]　足達淑子編（2014）『ライフスタイル療法Ⅰ（第4版）』医歯薬出版．
[2]　Feidman, M. D., & Christensen, J. F. eds.（2014）*Behavioral medicine*（4th ed.），McGraw-Hill Education.

睡眠に関する健康心理学的支援

☞「睡眠とカウンセリング」p.492
「高齢者に対する支援」p.532

　睡眠は健康的な生活の本質であり，身体的・精神的健康の維持に不可欠な要素である。しかし，24時間化した現代社会では生活が夜型化し，睡眠不足や不眠が常態化している。そのため，心身の健康と密接に関係するこれら睡眠問題の予防や対処は，今や医療の枠を超え，重要な生活課題となっている。本項では学校や職域・地域での睡眠健康支援について，実践例を交えて紹介する。

●**学校での睡眠教育の実践**　子どもに共通する睡眠時間の短縮を打開する方法として，睡眠教育は有効な支援である。睡眠教育では，睡眠改善をはかるために，睡眠に関する正しい知識を提供し，実際に良質な睡眠の取得を促す睡眠促進行動を獲得・維持させていくことが重視される。これは不眠の認知行動療法にも共通しており，科学的根拠に基づく正しい知識を提供することが睡眠を阻害するような誤った生活習慣や環境を整え，行動変容を促すための基本となる。児童・生徒に対する睡眠知識教育では，①概日リズムの規則性の確保（毎朝，太陽光で生体時計を，朝食で腹時計をリセット），②授業の合間・昼休みの短時間仮眠（10〜15分の仮眠），③帰宅後の仮眠の防止，④就寝前の脳と心身のリラックス（深部体温の低下）が重点項目となる。そして，子どもの行動変容を支えるために，養育者（古谷ほか 2015）や学校教員（田村・田中 2014）への睡眠教育も欠かせない。

　睡眠教育では，睡眠促進行動を獲得・維持させていくための工夫として，生活リズムチェックリストを活用する。これは，上記①〜④の内容を日常生活の中で実践できるように具体的な行動として記述したものであり，各自の睡眠促進行動の実践状況を査定し，適切な目標の設定を促すツールである。表1の各項目に対して，できているものには○，頑張ればできそうなものには△，できそうにないものには×で回答してもらい，△を指導のポイントとする。各自が△をつけた項目の中から実行可能な目標を1つ選択してもらい，週3日程度，実践してもらうことが大切である。目標のセルフモニタリングを通じて1つでも睡眠促進行動を改善できれば，それが突破口となり悪循環から少しずつ抜け出すことができる。

　以上の方法により，児童・生徒の睡眠知識が高まり，目標に設定した睡眠促進行動が改善し，睡眠時間が増加すること，睡眠不足や日中眠気が軽減することが報告されている（田村ほか 2016）。この効果は，学校の要望に応じて睡眠日誌によるセルフモニタリングを併用した睡眠教育でも確認されている（Tamura & Tanaka 2014, 2016）。また，高校生に対する睡眠教育の半年後の追跡調査では，寝つきや熟眠の満足度に改善維持効果が確認されている（Tanaka & Tamura 2016）。

●**働き世代への睡眠健康支援**　職域で実践される睡眠教育には，不眠対策とし

ての役割もあるため，不眠の認知行動療法の中核的技法である刺激制御療法と睡眠制限療法に関わる内容を網羅する必要がある。前者は寝室で眠くなるように再条件づけを行う方法であり，後者は臥床時間の短縮に

表1　生活リズムチェックリスト（中学生版）

次のことで，すでにできていることには○，頑張ればできそうなことには△，できそうにないものには×をつけましょう

1. 【　】毎朝，ほぼ決まった時間に起きる
2. 【　】朝起きたら，太陽の光をしっかり浴びる
3. 【　】朝食をきちく正しく毎日とる
4. 【　】夕方以降，帰宅後に居眠り（仮眠）をしない
5. 【　】夕食以降，お茶，コーヒー等カフェインはさける
6. 【　】夕食後に夜食をとらない
7. 【　】ぬるめのお風呂にゆっくりつかる
8. 【　】午前0時までに寝床（ふとん）に入る
9. 【　】寝る前は，脳と体がリラックスできるよう心がける
10. 【　】休日も起床時刻が平日と2時間以上ずれないようにする

より睡眠効率の向上をはかる方法である。これにより睡眠の質と量の改善に効果が期待できる。事実，新聞社員や看護師に対する支援では不眠症状が軽減し，睡眠時間が増加したことが確認されている（足達ほか 2010；Morimoto et al. 2016）。このようなセルフケア支援は，不眠治療の第1段階に位置づけられており（Espie 2009），その効果量も中程度に達しているため（Ho et al. 2015），一次予防としての睡眠教育の意義は大きい。

●行政と連携した地域での睡眠支援　地域での睡眠健康支援として，上記の手法を活用した睡眠教育に，生活リズム調整技法とストレス対処法を加えた快眠教室（週1回4週間）がある（田中ほか 2014）。この教室（90分）では，1回目に講義「睡眠」とグループワーク（GW）「不眠の悩み共有」，2回目に講義「生活習慣」とGW「目標行動の見直し，筋弛緩法」，3回目に講義「ストレス」とGW「良いところ探し」，4回目に講義「快眠と笑い」とGW「最近笑ったことの発表」，そして毎回最後に30分間の体操が行われている。この短期集中体験型の快眠教室の効果を検証した取り組みでは，快眠教室後に睡眠に加え，抑うつ感やQOL，活動量，眠気に改善が認められている。一方，上記3回目までの快眠教室を他の市町で実践した取り組みでは，入眠や中途覚醒，不眠重症度が改善し，睡眠時間が増加して，その効果は終了8週間後も持続していたことが確認されている（田村・田中 2015）。

上記の睡眠教育や快眠教室は，妊婦の不眠，うつ（渡辺ほか 2018）や高齢者の認知症の予防策としても活用されている。今後，睡眠健康支援の浸透には学校・家庭・職域・地域の連携が不可欠である。

［田村典久・田中秀樹］

さらに詳しく知るための文献
[1] 白川修一郎ほか監修（2019）『基礎講座　睡眠改善学（第2版）』ゆまに書房．
[2] 堀 忠雄編著（2008）『睡眠心理学』北大路書房．

高齢者に対する支援

☞「健康日本21」p.22「身体活動（運動・スポーツ）」p.196「睡眠に関する健康心理学的支援」p.530

　4人に1人が高齢者という超高齢社会を迎えた日本では，加齢に伴う生理的予備能の低下により，ストレスに対する脆弱性が高まり，生活機能が障害される者が少なくない。こうした状態はフレイル（虚弱）と呼ばれ，認知症の前段階である軽度認知障害とともに，身体的・精神的疾患や要介護状態の発現リスクと密接に関わっている。そのため，高齢者の健康問題への支援は，健康寿命の延伸に加え，家族や介護者のQOLの改善をはかるうえでも重要である。本項では，健康心理学的支援の中でも，特に睡眠，身体活動，認知訓練に着目した支援法を紹介する。

●**生活リズム健康法のススメ**　QOLの低下やうつ病と密接に関わる睡眠問題は，日本の高齢者の3人に1人に認められている。高齢者における睡眠悪化の要因として，同調因子の減弱やその受容能力の低下，生体時計そのものの機能低下などがあるが，日中の適正な覚醒維持機能の低下，特に夕方以降の居眠りが睡眠を阻害する大きな要因として考えられている。この問題を軽減するためのポイントは，夜間睡眠に影響しやすい午後3時以降の覚醒維持を確実にすることである。不眠で悩む高齢者を対象として，昼食後（午後1〜3時の間）30分の短時間仮眠と夕方（体温の最高期）の軽運動の習慣づけ指導を週3回4週間実施した取り組みでは，夕方から就床前にかけての居眠りが減少し，夜間睡眠や精神健康，脳機能が改善して，QOLやADLが向上したことが報告されている（Tanaka & Shirakawa 2004）。さらに，この短時間仮眠は循環器疾患や認知症の予防にも効果が期待されている。

　生活リズム健康法（睡眠教育と自己調整を組み合わせ，認知と行動の変容を促す方法）を活用して，高齢者に良好な睡眠の確保に重要な生活習慣の獲得を促す方法もある。表1は，不眠の認知行動療法の技法を日常生活の中で実践できるように具体的な行動として記述したものである。できているものには○，できていないけど頑張ればできそうなものには△，できそうにないものには×で回答してもらい，頑張ればできそうな項目（△）を指導のポイントとする。各自が△をつけた項目の中から，実行可能な目標を1〜3つ選択してもらうことが重要である。自己調整法（睡眠日誌を用いた目標行動のセルフモニタリング）を通して1つでも生活習慣を変えることができれば，それが突破口となり，悪循環から少しずつ抜け出すことができる。これまでに，高齢者に対して快眠教室と自己調整法を組み合わせた体験型の習慣づけ指導を行うことで，夜間睡眠が量的に改善し，日中の眠気が軽減することが報告されている（Tamura & Tanaka 2017）。

●**健康づくりのための身体活動**　高齢者が長く自立した生活を送るためには，身

表1 生活リズム健康法

次のことで，すでにできていることには○，できていないけど頑張ればできそうなことには△，できそうにないことには×をつけましょう

1. （　）毎朝，ほぼ決まった時間に起きる
2. （　）朝食はよく噛みながら毎朝食べる
3. （　）午前中に太陽の光をしっかりと浴びる
4. （　）日中はできるだけ人と会う
5. （　）日中はたくさん歩いて活動的に過ごす
6. （　）趣味などを楽しむ
7. （　）日中は，太陽の光に当たる
8. （　）午後1時から3時までの間で，30分以内の昼寝をする（55歳以上）
9. （　）夕方に軽い運動や体操，散歩をする
10. （　）夕方以降は居眠りをしない
11. （　）夕食以降，コーヒー，お茶を飲まない
12. （　）就寝する1時間前はタバコを吸わない
13. （　）寝床につく1時間前は部屋の明かりを少し落とす
14. （　）ぬるめのお風呂にゆっくりつかる
15. （　）寝床でテレビを見たり，仕事をしない
16. （　）寝室は静かで適温にする
17. （　）寝る前に，リラックス体操（腹式呼吸）を行う
18. （　）眠るために，お酒を飲まない
19. （　）寝床で悩み事をしない
20. （　）眠くなってから寝床に入る
21. （　）8時間睡眠にこだわらず，自分に合った睡眠時間を規則的に守る
22. （　）睡眠時間帯が不規則にならないようにする
23. （　）午後1時から3時までの間で，15～20分以内の昼寝をする（55歳未満）

体活動・運動を通した健康づくりも欠かせない。身体活動量の多い者は，少ない者と比べて循環器疾患やがんなどの非感染性疾患に加え，要介護状態を招く運動器障害などの生活機能障害が発現しにくい（Lee et al. 2012）。高齢者では，1回あたり30分の歩行（週に150分が目安）と，各10分の下肢筋力トレーニングやバランス訓練，柔軟体操を組み合わせた取り組みを2年以上継続することで，運動障害の予防に効果が期待できる（Pahor et al. 2014）。さらに週1回，1回あたり45分のダンスも有効であり，6週間継続することで筋力や筋持久力，バランス感覚，心血管機能が改善することが明らかにされている（Hwang & Braun 2015）。

●**脳トレを活用した健康支援**　記憶や推論など日常生活で必要な認知機能を鍛える認知訓練は，鍛えた脳領域に限定されるが，健康な高齢者の認知能力の改善に中強度の効果が認められている。近年では，この認知訓練と運動課題を組み合わせた認知症予防運動プログラムが開発され，軽度認知障害を有する高齢者の論理的記憶や言語流暢性機能の向上，認知機能（MMSE-J）の低下防止に効果が確認されている（Suzuki et al. 2015）。一方，懐かしい物や映像を見て思い出を語り合う回想法は，高齢者の抑うつ感や絶望感を軽減し，ウェルビーイングを向上させるという。回想法は認知症高齢者にも有効な支援策であり，実行機能や感情，社会的行動の改善に効果が期待できる（Akanuma et al. 2011）。

［田村典久・田中秀樹］

📖 **さらに詳しく知るための文献**

[1] 上里一郎監修，田中秀樹編（2006）『高齢期の心を活かす―衣・食・住・遊・眠・美と認知症・介護予防』ゆまに書房．

子育て支援

☞「家庭のストレス」p.136「妊婦・授乳婦への健康教育」p.184「幼児期の健康教育」p.186「周産期医療」p.298「児童虐待」p.340

　子育て支援という言葉は近年,より広く子どもを直接・間接的に支援する方略の総称として使われている。柏女（2017）は子育て支援とは,「端的にいえば,子どもが生まれ,育ち,生活する基盤である親および家庭,地域における子育ての機能に対し,家庭以外の私的,公的,社会的機能が支援的に関わること」と述べている。少子化が進行する日本においては,公私の支援機関が協働しすべての子どもと子育て家庭のニーズに対してきめ細かく対応することが強く求められている。

●**社会的背景と近年の動向**　日本では1950年代以降の高度成長期に,都市化・核家族化が進み,性別役割分業が一般化した。また職住分離により地域的集団よりも「職場」「学校」といった機能的集団が主要な人間関係形成の場となり,地域の人間関係の希薄化が指摘されるようになった。その後1970年代半ばからは共働き世帯の増加がみられ,さらに現在は晩婚化・非婚化が進んでいる。こうした社会的変化を背景に子育て環境は多様化し,妊婦および乳幼児健診の未受診問題や,産後うつ,虐待,待機児童問題など,子育てを取り巻く深刻な課題が山積している。

　一方,日本の子育て支援施策は1990年,合計特殊出生率が過去最低となった「1.57ショック」を契機として,さまざまな施策が展開されてきた。2012年にはいわゆる「子ども・子育て関連3法」が成立し,消費税が子育て支援の拡充に充てられることになった。これにより,国が財源を確保したうえで市町村が子どもの保育・教育を給付し,同時に保護者が地域資源を有効に活用できる制度の整備が目指されている（図1）。2015年には内閣府特命担当大臣（少子化対策）を本部長とした「子ども・子育て本部」が内閣府に設置され,「希望出生率1.8」の実現に向けこれから結婚や出産を目指す若者に対する支援も含めた「ニッポン一億総活躍プラン」が閣議決定された。これにより,近年はライフステージのさまざまな段階に対して「子育て期」を意識した支援が試みられている。

●**子育て支援の主な実践と課題**　妊娠期からの子育て支援体制として,日本では2016年から「日本版ネウボラ」とも呼ばれる「子育て世代包括支援センター」が創設された。この取り組みは母性,乳幼児の健康の保持および増進に関する包括的な支援を全家庭に対して行うことを目指している。よって家族発達を理解し就学までの親子のライフイベントに寄り添う予防的な視点も必要と考えられる。また子どもの就園・就学後には保育カウンセラー,スクールカウンセラーが児童期・思春期の育ちの支援を担っている。どちらも子どもだけでなく保護者や教職員に対する専門的援助が期待されており,心身両面の発達理解と,公衆衛生的視

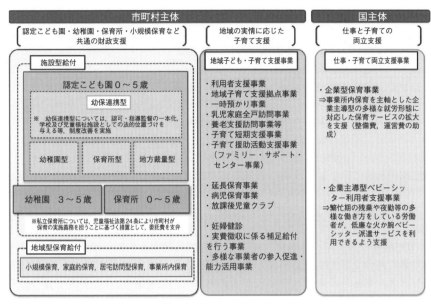

図1 子ども・子育て支援新制度の概要
[内閣府（2018b）「子ども・子育て支援新制度について」より]

点を踏まえた援助姿勢が活動の基礎として必要となる。一方，より家庭に近い場所で展開される地域子育て支援拠点事業においては，「子育て支援センター」「子育てひろば」「児童館」などが家庭育児の資源提供の場としても機能している。家庭教育支援については，健全で有効な子育て技術を親世代が獲得する場としてのペアレント・トレーニングが徐々に広がっており，親の自己調整の力を高めることも含めた心理教育の1つの形となっている。

　子育て支援はその効果を検討するうえでアウトカムとしての出生率の上昇が必須である。子育てが当事者の幸福を体現する取り組みとなり，それが各家庭だけではなくコミュニティや国家の安寧へとつながっていくためにも，他職種連携・地域連携の姿勢と高い専門的視点をもった心理援助技術が今後より一層求められる。　　　　　　　　　　　　　　　　　　　　　　　　　　　　　[北岸有子]

📖 さらに詳しく知るための文献
[1] 内閣府『子供・若者白書』（内閣府ホームページより閲覧可）
[2] 髙橋睦子（2015）『ネウボラ フィンランドの出産・子育て支援』かもがわ出版.
[3] 日本子どもを守る会編（2017）『子ども白書2017―「子どもを大切にする国」をめざして』本の泉社.

大規模自然災害（地震・津波など）による心理的影響と支援

☞「急性ストレス障害・PTSD」p.540「災害時の支援」p.544「災害支援とトラウマケア」p.546「トラウマに対する心理的支援」p.548

　心理的な影響のある大規模自然災害には，地震，津波，水害などがある。自然災害は突然訪れ，一瞬にして生死を分けるような状況に陥ったり，身体的な損傷や大切な人やモノを失ったりするなど，トラウマティック（心的外傷）体験となる。そして，避難，仮設住宅での生活や転居，転職など生活に影響を及ぼし，生活ストレッサーが継続することが大規模自然災害の特徴である。

●**自然災害時のストレス反応**　被災により心的外傷体験にさらされたことで生じる特徴的なストレス症状群は，発症の時期によって，急性ストレス障害（acute stress disorder：ASD）と心的外傷後ストレス障害（posttraumatic stress disorder：PTSD）に大別される。アメリカ精神医学会診断統計マニュアル第5版（DSM-5）の基準によれば，ASDは，症状は通常心的外傷後すぐに出現するが，診断基準を満たすには持続が最短3日，最長でも1か月必要である。一方，PTSDは，診断基準の症状の持続が1か月以上必要である。DSM-5では，心的外傷体験の曝露について，ASD，PTSDともに，①直接体験する，②直に目撃する，③近親者または親しい友人に起こった出来事を耳にする，④心的外傷的出来事の強い不快感をいだく細部に繰り返しまたは極端に曝露される，のうちいずれか1つ，またはそれ以上あてはまることが必要とされている。④については，仕事関連以外の単に「映像を見た」には適用されないが，子どもに対しては繰り返し放送される映像も大きな影響を与えることが指摘されている（小西 2012）。

　大規模自然災害の場合，余震が続いたり，被災者が避難所から仮設住宅などへ移るなど生活の安定に時間がかかるため，「出来事が終わった」という感覚が得られにくく，ストレッサーが持続的にやってくるため，急性期の症状の終わりが区別されにくい。また，急性期は特に過覚醒状態が顕著である（冨永 2014）ため，事実としての安全と主観的な理解としての安心が育成されるような身体的，生理的，物理的，環境的支援や必要な情報が提供されることが必要である。その1つとしてサイコロジカル・ファーストエイドが作成されている。さらに，急性期のデブリーフィングは，阪神・淡路大震災では使用されたが，東日本大震災では，トラウマティックな反応を助長させることや，言葉によって感情を思考の中に固定させてしまい，その後の介入が難しくなることから使用されなかった。

　急性期では，組織にもストレス反応様の頑なさが現れ，支援の質を低下させることが指摘されている（山本 2016）。東日本大震災発災時，独自の取り組みで成功しているという理由から外部からの援助や助言を受け容れようとしない学校の事例や，学校の取り組みに対する外部からの否定的な意見が負担になり，「守

秘義務」を盾に一切を隠そうとする例が報告された。

●**喪失反応** 大規模自然災害では，大切な人の喪失（死別）だけでなく，社会や人間に対する基本的な信頼感，自分への基本的な信頼感，将来への希望，財産や所有物，大切な物の喪失を経験する。また，雇用や社会的関係の状況，大学入試の中止や人事異動の凍結など機会の喪失もある。これらの喪失体験に対してさまざまな心と身体の反応を起こす。中でも大切な人を亡くした後に起こる反応のことを悲嘆（grief）という。この反応は，身体（例：不眠，食欲不振，頭痛，めまい），感情（例：悲しみ，怒り，無力感，罪責感），認知（例：否認，自責，他罰，絶望，孤立），行動（例：感情が抑えられない，退行，回避）などがみられ，この反応は時間経過とともに，多様にフェーズを変化させながら軽減していくのが通常である。さらに，大規模自然災害は死亡のほかに，行方不明という事態が残された者の負担を重くし喪の作業を阻害することや，遺体の扱いや儀式が丁寧でないことも特徴的である。これらにより複雑な悲嘆となり長期化・悪化する傾向にある。

東日本大震災では，被災で家を失った子どもより，被災した子どもを受け入れた家庭の子どもの方が適応は悪かったという報告から，被災者としてふるまえる方が適応はよく，さまざまな事情（被災状況や社会的立場）で被災者としてふるまえないと予後が悪いことが指摘されている（山本 2016）。

●**自然災害後の日常ストレス反応** 発災直後は，命を守ることを最優先してそれ以外を犠牲にしたうえで避難所生活がある。そして，時間が経過して犠牲にしたものを生活の中に戻したくなったときにストレッサーとして機能する。例えば，生きるか死ぬかの状況のときは，寝ているところを見られることは気にならなかったが，時間が経ち生活が落ち着くと気になりだす。このように，避難所生活では，徐々にプライバシー，食事，排泄，睡眠などが気になり，ストレッサーとなる。また，肉体的・精神的疲労から免疫機能が低下して，インフルエンザや肺炎などに罹りやすくなる。さらに，避難所の生活が長引くと，アルコールの過剰摂取の問題が出てくる。高齢者，授乳期の乳児をもつ母親，発達障害児など，対象に応じた個別の支援が必要であると指摘されている。

大規模自然災害の場合，被災者が多いため時間が経つほどに扱いや状況の格差が増大し，その格差を意識すると人間は処理できなくなるため，新たなストレッサーとなりうる。その結果，ストレス反応が出る人とそうでない人が出る。これがいわゆる「はさみ状格差」である。一方，警察官，自衛官，消防士，自治体職員や教師など支援者の支援も問題となる。例えば，被災地の学校の教師は，発災直後から，避難所対応，学校再開準備に労力を消耗させられるなど，教師の苦悩が報告されている。　　　　　　　　　　　　　　　　　　　　　　　　［大谷哲弘］

📖 **さらに詳しく知るための文献**

[1] 冨永良喜（2014）『災害・事件後の子どもの心理支援─システムの構築と実践の指針』創元社.

原子力災害による心理学的影響と支援

☞「レジリエンス」p.92「認知行動療法によるストレスへの介入」p.164「大規模自然災害（地震・津波など）による心理的影響と支援」p.536「急性ストレス障害・PTSD」p.540「災害時の支援」p.544

　原子力災害とは，原子力発電所の事故によってもたらされる災害のことであり，特に原子炉の破壊に伴う放射性物質（放射能を出す物質）の拡散が大きな問題となる。それは，放射性物質の放つ放射線が人体にさまざまな悪影響を与えるためである。例えば，一時的に多量の放射線を被曝した場合（高線量被曝），嘔吐，発熱，下痢，脱毛，紅斑などの急性的影響がみられるほか，死に至る可能性がある。また，白内障，白血病，発がんなどの晩発的影響や先天異常などの遺伝的影響リスクも指摘されている。一方で，低い線量の放射線に被曝した場合（低線量被曝），直接的な身体的影響は小さい（あるいはない）とされているが，放射線は目に見えず，感知することができないこともあり，健康被害への不安を覚える人が多く，心理学的影響は大きい。実際，東日本大震災に伴う東京電力福島第一原子力発電所事故の原子力災害では，低線量被曝が主な問題となっている。

●**被曝への不安**　被曝による自身の健康被害に対する不安に加えて，遺伝的な影響を不安視する人も少なくない。主として福島県の避難区域住民を対象とした調査（県民健康調査検討委員会 2018）によると，放射線が「後年に生じる健康障害（がんの発症など）」と「次世代以降の人（将来生まれてくる子や孫など）」に対して及ぼす影響に関する認識では，前者の約32.5％，後者の約36.1％で可能性の高さを懸念する回答が認められた。また，約40％の住民が，放射線に対する不安が原因で日常生活に何らかの支障を経験しているとの回答結果であった。

　さらに保護者の約70％が放射線影響などに対する不安を抱え，子どもの健康被害に対する被曝への不安は非常に強い（岡崎ほか 2017）。この結果は，スリーマイル島原発事故やチェルノブイリ原発事故後の報告でも明らかにされており，事故直後からの現状や健康被害に関する混乱した情報に伴い，特に小さな子どもをもつ母親で不安が強い（Bromet et al. 2011；Dew & Bromet 1993）。

●**長期的なストレス**　原子力災害による放射線の拡散に伴い避難を余儀なくされた人の中には，帰還が不可能あるいは帰還の見通しがたたない人もおり，居住，就労を含めた生活環境は（半）永久的な喪失状態にある。さらに，避難で家族の離散や家族関係の悪化が認められる場合も珍しくない。これらのことは，抑うつや絶望感の増加，楽しみや生きがいの減少などのさまざまな精神的苦痛を引き起こす。そして，意欲の低下やコミュニティの崩壊は，活動性を低減させ，生活習慣病，生活不活発病のリスクの増大など身体的にも大きな影響を与えている。加えて，避難を指示されている区域においては，十分なインフラ整備やコミュニティ再建が現実的に難しいため，単に放射線量が減少しただけで生活環境を修復でき

ず，もとの住宅に戻ることが容易ではない，ということも避難者のストレスを増幅させる理由の1つである．また，原子力災害では風評被害も大きなストレッサーとなる．放射線に対する誤った知識により「放射線がうつる」「○○県産のものは放射線で汚染されている」という流言が広がり，いじめや偏見，差別などが起こるのはその例である．そのため避難者は，原子力災害から受ける心身の苦痛のほかに，こうした二次的被害も被っている．

チェルノブイリ原発事故後の報告では，うつや不安，医学的に説明されない身体症状の増加，および原発事故の30年後，最も多くの人々に影響を与えたものは心理社会的問題であることが指摘されており（WHO 2006a），原子力災害がもたらすストレスが長期にわたっていることがわかる．

●**原子力災害後の支援** ものごとのリスクの特徴や深刻度に関する主観的評価をリスク認知という．放射線のリスク認知が高い，すなわち放射線の健康影響に対する可能性を高く評価する場合，精神的健康度を悪化させることがわかっており，リスク認知の評価やリスク認知に着目した支援が必要である．リスク認知に着目した支援としては，リスクコミュニケーションがある．リスクコミュニケーションとは，問題の理解や対応のために，リスクについて情報交換を行うものである．特に，原子力災害のリスクコミュニケーションでは，放射線リスクの認識には個人差が大きく，理解の程度も異なることから，科学的な根拠の羅列のようなトップダウン的で無機質な教育プログラムにならないよう配慮し，当人の置かれている状況や体験を踏まえて進めていくことが重要である．

また，原子力災害後にもたらされるさまざまなストレス反応を緩和させるための取り組みとして，ストレスマネジメント，リラクセーション法，母親教室（特に，被曝による子どもへの健康被害の不安低減を目的），レクリエーションプログラムなども有効な支援としては考えられる．いずれにしても，プログラムありきではなく，実際のニーズを反映させた取り組みを展開することが重要である．

そして，個人への支援に加えてコミュニティ支援が不可欠である．すなわち，身体的，心理学的影響への治療や援助のみならず，被災者の生活再建を念頭においた環境整備，サポート体制の構築・維持，人的・物的・社会的資源の提供などが求められる．そのためには up to date の情報を取り入れ，刻々と変化する被災者や被災地の現状を正確に把握し，継続的に関わっていく姿勢が必要となる．

［本谷 亮］

📖 **さらに詳しく知るための文献**

［1］千代豪昭編著（2014）『放射線被ばくへの不安を軽減するために 医療従事者のためのカウンセリングハンドブック—3.11.南相馬における医療支援活動の記録』メディカルドゥ．
［2］矢守克也（2013）『巨大災害のリスク・コミュニケーション—災害情報の新しいかたち』ミネルヴァ書房．

急性ストレス障害・PTSD

☞「適応障害」p.326「児童虐待」p.340「大規模自然災害（地震・津波など）による心理的影響と支援」p.536「災害時の支援」p.544「トラウマに対する心理的支援」p.548

　災害や事故，犯罪被害に遭うなど，いわゆる「トラウマ（心的外傷）」となり得るような強いストレスを伴う出来事を「心的外傷的出来事」という。急性ストレス障害（acute stress disorder：ASD）と心的外傷後ストレス障害（post-traumatic stress disorder：PTSD）は，この心的外傷的出来事をきっかけに発症する精神疾患である。DSM-5（APA 2013）におけるASD，PTSDの診断基準では，心的外傷的出来事は「実際にまたは危うく死ぬ，重症を負う，性的暴力を受ける出来事」と厳密に定義されている。このような出来事を直接体験する，出来事が他人に起こっている状況を目撃する，あるいは近親者や親しい友人に起こった心的外傷的出来事を耳にする，といった体験が，ASDまたはPTSDの発症につながるストレッサーとして定められている。加えて，心的外傷的出来事の中で強く不快感を抱く細部に繰り返し，あるいは極端にさらされるような体験（遺体収集の業務にあたるなど。仕事に関連するもの以外で，テレビや映像などによる曝露には適用されない）も，ASD・PTSDの発症ストレッサーになり得る（APA 2013）。一方で，このような基準では，虐待やいじめのような持続性・反復性のある体験を十分に説明しにくいなどの問題点を指摘する専門家もいる。

●**PTSDとASDの特徴**　PTSDとASDの相違点に，症状の持続期間がある。PTSDは，その診断基準を満たす症状および障害が1か月以上持続している場合に診断されるが，ASDではその持続時間が3日～1か月と定められている（APA 2013）。しかし，ASDの症状が1か月を超えて持続したところで，必ずしもPTSDと診断されるとは限らない。ASDとPTSDでは症状のほとんどが重複しているものの，持続期間以外の診断基準がすべて合致するわけではないからである。

　PTSDは，心的外傷的出来事を体験した後に認められる4つの症状（心的外傷的出来事に関連する侵入症状，回避症状，認知と気分の陰性変化，覚醒症状）を特徴とする。ASDもPTSDと同様の症状を有するが，さらに「解離症状」が加わる。解離症状には，自身の心や身体から遊離し，まるで外部の傍観者のように感じられる「離人感（自己や身体の非現実感，時間の流れが遅く感じられるなど）」，周囲に対する非現実感が持続的または反復的に体験される「現実感消失」があるが，ASDの解離症状にはさらに，出来事の重要な部分の想起不能（解離性健忘）も含まれる。PTSDの診断基準の項目にも，出来事が再び起こっているように感じたり行動したりする解離症状（フラッシュバックなど），出来事の重要な部分の想起不能があるが，ASDのように独立した診断基準として存在して

いない。なお，PTSDの診断基準を満たし，かつ離人感や現実感消失といった解離症状も認められる場合，DSM-5では「解離症状を伴うPTSD」と診断される（APA 2013）。

「侵入症状」は，心的外傷的出来事の苦痛な記憶がふいに蘇ってきたり（侵入想起），まるで再びその出来事を体験しているかのように感じたり（再体験，フラッシュバック），出来事に関連する夢を繰り返しみたりする症状である。出来事を連想するような刺激にさらされると（例えば，テレビで津波の映像をみるなど），強い苦痛や不快感などの情動反応，動悸やふるえなどの身体反応が生じたりすることがあるが，これらも侵入症状とみなされる。侵入症状と同様，出来事の記憶に関連した症状として「回避症状」がある。回避症状は，出来事について思い出したり考えたりする，またはこれらに伴う感情を避けようと努力し続けること，出来事を思い出させるようなものを避け続けること（例えば，体験した現場に近づかない，出来事に類似したドラマやニュースを避けるなど）を特徴とする。ほかにも，睡眠障害や過度の警戒心・驚愕反応，集中困難，激しい怒りの感情を示す「覚醒症状」がある。

PTSDの診断基準にはさらに「（出来事に関連した）認知と感情の陰性変化」があるが，ASDの診断基準では認知面の変化が含まれていない。PTSDにおける認知の陰性変化には，出来事の重要な側面の想起不能，自身や他者，世界に対する否定的な信念や予想（「私が悪い」「誰も信用できない」「世界は危険なところだ」など），自身や他者への非難につながる認識がある。PTSDとASDに共通する感情の陰性変化には，幸福感や愛情などの陽性の感情が感じられないことがあげられるが，PTSDでは重要な活動への関心や参加の著しい減退，他者から孤立あるいは疎遠となっている感覚も含まれる（APA 2013）。

●健康心理学的テーマとしてのトラウマ　ASDはPTSD発症の予測因子になり得るとは限らないことが確認されており（Bryant 2011），ASDの早期発見・早期介入が必ずしもPTSD発症を予防するものではないことが示唆されている。しかし，近年ではトラウマ関連疾患は精神医学や臨床心理学の領域にとどまらず，公衆衛生の問題としてもとらえられるようになってきている（Magruder et al. 2017）。PTSD症状の慢性化は心身面にも経済面にも長期的に悪影響を及ぼすことも明らかにされており，トラウマ関連疾患の発症・慢性化予防に向けた実践とその効果研究に注目が集まりつつある。　　　　　　　　　　　　［大澤香織］

📖 さらに詳しく知るための文献

［1］American Psychiatric Association（2013）*Diagnostic and statistical manual of mental disorders*（5th ed.），American Psychiatric Association.（日本精神神経学会日本語版用語監修，髙橋三郎・大野　裕監訳（2014）『DSM-5 精神疾患の分類と診断の手引』医学書院.）

心的外傷後成長

☞「生物−心理−社会モデル」p.34「レジリエンス」p.92「ウェルビーイング」p.156「急性ストレス障害・PTSD」p.540

　心的外傷後成長（post-traumatic growth：PTG）とは，心的外傷を引き起こすような大変つらい出来事や危機的な状況に直面した人が，さまざまなストレスを経験しつつ，それと向き合い，心のもがきを体験しながら，人間として成長する現象である。死別，交通事故，自然災害，病気など，幅広い内容の苦しみが人間としてのこころの成長のきっかけになり得ることが報告されている。成長として実感される内容は，身体面，心理面，社会面，精神性の側面（バイオ・サイコ・ソーシャル・スピリチュアル）と多岐に渡る。中でも特に以下に示す5つの領域でみられる。

●**PTGの5領域**　第一の領域は「他者との関係」であり，人とのつながりやつき合い方，人間関係への向き合い方にまつわる内容の成長である。第二の領域は，危機的な出来事をきっかけに「新たな可能性」が生まれてくるような変化である。具体的には仕事の変化や活動面での変化，興味の変化，出来事がなければ出会わなかったような人との新たな出会いなどがあげられる。第三の領域は「人間としての強さ」と呼ばれる内容であり，その経験を経ることによって，自分自身に気づいたり，それまでには自覚されていなかったような強さや自信を見出すことである。第四の領域は「実存的かつ精神性的な変容」であり，出来事がなければ日常生活においてあまり考えることもなかったような，人間の実存や人間の力を超えた事象に対する理解が深まることを指す。そして第五の領域は「人生に対する感謝」であり，その出来事を経てもなお生きていること，また以前には当然だと思ってきたことに特別なありがたさや尊さを感じることとして体験される。

●**PTGの理論モデル**　PTGが経験されるメカニズムは，PTGの理論モデルとしてまとめられている。このモデルは大きく7つの要因で構成されている。第一は，きっかけとなる出来事が危機的な性質を有していることである。これまで積み上げてきた将来の見通しや人間一般，社会一般に対する理解など，自分がこれまで「前提としてきた世界観や中核的信念を揺さぶる」ほどの衝撃をその出来事がもっていたと自覚されていることである。第二は，その衝撃によって「情緒的な苦痛」や葛藤が引き起こされている状態が一定期間あり，出来事直後には特にそれが深刻なものとして体験されていることである。第三は，その苦痛に伴って，ほぼ自動的に起こる認知的な熟考である。考えたくないときですら，また解決の糸口もみえない中で，同じことが頭の中をめぐる「侵入的熟考」がみられることである。第四は，この無限ループのように感じられる熟考を緩和させようとして行われるさまざまな営み，特に「自己分析・自己開示」である。書くことで

気持ちを落ち着かせようとして自分を表現する場合もあれば，信頼できる人に話すことで考えを整理しようとする場合もある。その際，特に話したことがしっかりと受け止めてもらえたという感覚，共有されたという経験が，PTG の実感に大きな影響を与えることが知られている。第五は，侵入的熟考に引き続く形で，その出来事に何らかの意味があったのではないかと内省的に探索するような「意図的熟考」である。これにより，出来事をきっかけとして揺るがされた世界観が，徐々に現在の状況に適応する形で再構築される。第六にはこれらのプロセス全体に及ぼす「社会文化的影響」があげられる。そして第七として，PTG という経験がナラティブ，つまり一人ひとりの人生の物語を形づくり，変化せざるを得なかった「現実の受容」につながることで，全体として知恵や英知，ウェルビーイング（心理的幸福感）がもたらされるという図式である。これらに加え，以上 7 つの要因に影響を及ぼすパーソナリティや，環境要因，過去経験，生育暦なども考慮する必要がある。また，PTG の前提条件としてレジリエンス特性が必ずしも必要というわけではないことが知られている。

● **PTG のとらえ方**　PTG はインタビューや事例研究，自由記述や尺度を用いた質問紙調査など幅広い手法によって研究されてきている。標準化されている尺度としては 21 項目からなる PTGI（Tedeschi & Calhoun 1996）やその拡張版である 25 項目からなる PTGI-X（Tedeschi et al. 2017）が用いられることが多い。また，本人の振り返りに基づく主観的成長に焦点を置く立場，出来事前後での客観的な変化に焦点を置く立場，その両者などさまざまな立場で PTG の理解を深めるための研究が実施されてきている。

● **PTG を高めるための支援**　PTG に特化したプログラムや治療的介入，心理療法はほぼないといってよい。むしろ現在のところ，認知行動療法や表現療法，筆記療法，実存分析，ナラティブセラピー，マインドフルネスといった既存の療法や心理健康教育に，あくまでもエッセンスとして追加するような形式で提案されている。PTG を経験することで，心的外傷後ストレス障害（PTSD）やストレス症状が消失したり軽減したりといった恩恵が必ずしもあるとは限らないことも一因だが，それ以上に PTG を介入の主軸，直接的な目的に据えることに，研究者や臨床家が慎重になっていることが理由だと指摘されている（宅・清水 2014）。

[宅 香菜子]

📖 **さらに詳しく知るための文献**
［1］近藤　卓編著（2012）『PTG 心的外傷後成長―トラウマを超えて』金子書房.
［2］宅　香菜子（2014）『悲しみから人が成長するとき―PTG』風間書房.
［3］宅　香菜子編著（2016）『PTG の可能性と課題』金子書房.

災害時の支援

☞「災害支援とトラウマケア」p.546

　地震や津波・風水害などの自然災害は，予期なく突然発生する。そして被災者の生活基盤（ライフライン）は一瞬にして機能を停止し，日常の生活が困難となる。航空機や列車，乗用車の事故による被害者，テロや犯罪などの被害者も同様である。

　死を免れた被災者の中には，身体的な外傷により緊急医療処置が必要なケースがあり，強い恐怖体験と喪失体験から急性の精神症状を呈し，医療的（薬物治療）措置が必要となるケースもある。

　死を免れ，外傷もない生存者（survivor）も，相応の恐怖体験と喪失体験をもつので，不安・うつ・混乱，過覚醒症状や回避行動が現れやすい。こうした被災者への支援活動は，災害直後から相応の時間経過を経て必要性が増す。通常，災害発生から72時間経過したあたりが目処となる。

● **PFA**　災害直後に緊急に設けられた緊急避難所などでは，WHO（世界保健機関）の推奨する心理的応急措置（psychological first aid：PFA）に沿った支援が有効である。Web上に公開されているPFAフィールドガイドによれば，心理専門職でない人でも，これに従って効果的な応急措置をとることができるとされる（WHO 2011）。

【PFAの内容】　PFA活動には①実際に役立つケアや支援の提供，②ニーズや心配事の確認，③生きていくうえでの基本的ニーズを満たす手助け，④被災者の話を聞く。ただし話すことを無理強いしない，⑤安心させ，心を落ちつかせる，⑥情報やサービス，社会的支援を得るための手助け，⑦危害を受けないよう手助け，の7つが含まれる。

【3つの効果】　PFAには，被災者の長期的な回復を促すための要素がある（Hobfoff et al. 2007；Bisson & Levis 2009）。すなわち被災者は，①安心して人々とつながり，落ち着いて希望がもつことができる。②社会的・身体的・情緒的な支援を受けられる。③個人としても，コミュニティとしても，自力で自分を助けられると感じることができる。

【PFAの対象者】　PFAが必要な人は，重大な危機的出来事に遭遇した直後で苦しんでいる人である。決して無理にPFAを押し付けず，自由意志に従うことが重要とされる。PFAを安易に提供せず，専門医などに紹介するのがよいとされる被災者は，①命にかかわる重傷を負い，救急医療が必要な人，②気が動転して自身や子どものケアができない人，③自傷の恐れがある人，④他人を傷つける恐れがある人である。

【PFA担当者の守るべきこと】　①安全，尊厳，権利を尊重，②相手の文化を考

慮した行動，③行政機関やその他の危機管理関係当局の緊急対応策の把握と遵守，④自身のケア，の4原則が重要とされる。

【PFA の活動原則】 PFA の活動原則は，①見る，②聞く，③つなぐの3つである（https://saigai-kokoro.ncnp.go.jp/pdf/who_pfa_guide.pdf）。

●避難所における支援 地震発生直後の緊急避難所として，避難者が雨露をしのぐために最低限度の生活空間が確保された体育館などの施設が提供される。板張りの床に1人分の空間を確保し，備蓄食料や飲料，衛生用品などを皆で分け合う。恐怖心と余震などへの不安から，照明は消されず，深夜も明るい。人々の動きや会話で騒々しく，眠るのに適した環境とはいえない。眠れぬ夜が過ぎ，災害発生24時間後には自衛隊など救護隊が到着し，弁当やお茶など支援物資が届けられる。2夜・3夜が過ぎる頃には緊急避難所で夜を明かす顔ぶれも定まり，一見落ち着きをみせるが，長引く余震やテレビ報道は，その都度フラッシュバックを喚起し，恐怖症状を呈する。寝つきが悪く，中途覚醒が頻発し，熟睡できないといった睡眠環境の悪化が原因となって種々の精神症状が現れる。

必要な支援は，まず被災者に熟睡できる環境を提供することである。夜は眩しい照明を消し，間接照明にする，段ボールで壁をつくって被災者に照明が直接当たらないようにするなどの環境づくりである。

被災体験を聞き取るなどの心理的介入ではなく，疲れを癒し，安静状態をつくり出すリラクセーション技法の提供は効果的であり，被災者からは常に喜ばれる。入浴施設を避難所に導入することによって，一時の平穏をもたらすことができる。また温かい飲み物や，食べ物の提供，甘いお菓子の差し入れはとても喜ばれるうえにリラクセーション効果もある。入浴困難な状況であっても，体温より少し温かいお湯をタライに入れ，足を浸して温め，リラックス効果のあるアロマ精油で足をマッサージする「足湯」は，入浴と類似した爽快感を与え，入眠を促す効果もあり，被災者の評判もよい。段ボール箱を積み上げて四方に壁を築き，ほかの被災者との間に個人のプライベートスペースを確保することは，避難所のよりよい住環境づくりとしても最適である。避難生活から来るうっとうしい気分を晴らすために，軽い運動を中心としたアクティベーション技法の提供は，うつ症状への対処法としても効果的である。

〔山田冨美雄〕

📖 **さらに詳しく知るための文献**

［1］服部祥子・山田冨美雄編（1999）『阪神・淡路大震災と子どもの心身—災害・トラウマ・ストレス』名古屋大学出版会.

［2］日本心理学会監修，安藤清志・村井 豊編（2016）『震災後の親子を支える—家族の心を守るために』誠信書房.

［3］アメリカ国立子どもトラウマティックストレス・ネットワーク，アメリカ国立 PTSD センター／兵庫県こころのケアセンター訳（2011）『災害時のこころのケア—サイコロジカル・ファーストエイド 実施の手引き（原書第2版）』医学書院.

災害支援とトラウマケア

☞「災害時の支援」p.544

　災害発生後，人はさまざまな心身の症状を訴える。直後の症状としては急性ストレス障害（acute stress disorder：ASD），時がたってから現れる症状は外傷後ストレス障害（posttraumatic stress disorder：PTSD）と呼ばれる。

●**急性ストレス障害**　恐怖や喪失などの外傷体験（traumatic experience）の結果，多過覚醒，不安，混乱，そして悲嘆感，憂うつ感などの症状を示す。これらは被災者固有の急性ストレス反応である。

●**外傷後ストレス障害**　ライフラインが復旧し，避難所生活から自宅に戻る頃，落ち着いたはずのASD症状が，物音やテレビの映像などから復活し，恐怖体験時の記憶が一瞬のうちにフラッシュバックとして蘇り，強い不安症状とともにパニック症状を起こすこともある。外傷体験後6か月を経てこのような症状が発生する場合をPTSDと呼ぶ。

●**外傷体験**　アメリカ精神医学会の精神疾患の診断・統計マニュアルDSM-5（APA 2013）では，「外傷体験」を，実際にまたは危うく死ぬ，重症を負う，性的暴力を受ける出来事への，以下のいずれか1つ（またはそれ以上）の形による暴露に限定している。①外傷的出来事を直接体験すること，②他人に起こった出来事を直に目撃すること，③近親者または親しい友人に起こった心的外傷的出来事を耳にすること，④外傷的出来事の強い不快感を抱く細部に繰り返しまたは極端に暴露される体験をすること。

●**ASD，PTSDの診断**　外傷体験の結果，以下の症状が現れる。
(1) 解離：周囲または自身の現実変容感覚，外傷体験の重要な側面を想起できない（解離性健忘）。
(2) 再体験（侵入）：外傷体験の反復的，不随意的，侵入的で苦痛な記憶の想起。反復的で苦痛な夢。これらに喚起される強烈で長引く心理生理的反応。
(3) 回避：外傷体験と関わる苦痛な記憶，思考，感情の回避と回避努力。苦痛な記憶，思考，感情を喚起するもの（人，場所，会話）の回避。
(4) 陰性気分：ポジティブ感情が持続できない。持続的で過剰に否定的な信念や予想，持続的な歪んだ認識，ネガティブな感情状態，重要な活動への関心の減退，孤立感，疎遠感。
(5) 過覚醒（覚醒亢進）：①睡眠障害，②苛だち・怒り，③警戒心，④集中困難，⑤驚愕反応，⑥無謀で自己破壊的な行動。

　ASDの診断は5症状領域の下位症状が9つ以上，または3日以上（1か月以内）激しい苦痛を感じ続け，その症状のために日常生活に支障が出る場合になさ

れる。

　PTSDの診断は，再体験，回避，陰性症状，覚醒亢進の4症状が1か月以上持続し，著しい苦痛や生活への支障が生じた場合診断される。

● **PTSDに対する心理的支援**　PTSDは自然災害のほか，列車や船舶，航空機，自動車などの事故による被害生存者や，遺族にもみられる症状で，海外の資料では1年半後でも1割の人に症状がみられるというが，日本での発症率ははるかに低い。とはいえ，これらの事故等を体験してから何十年たってもPTSD症状は癒えずに残る事例がある。

　PTSDの発症が危惧されるケースでは，心理専門職による心理的支援が求められる。医療的措置として精神科医と協働して心理的支援を行うにあたっては，PTSD症状の見立てが必要となる。このとき，対象者から外傷体験について聞き取ることは症状を悪化させる危険から不適当である。対象者が自ら自然に話し出すまでは，無理に体験を聞き出すことはせず，現在の症状を軽減するための手法が効果的である。

　事件や災害発生から72時間経過した後に必要な支援は，心身の興奮を鎮め，覚醒状態を低下させ，快適な気分に導入するリラクセーション（relaxation）技法が効果的である。これは，交感神経系亢進状態を副交感神経系の活動を高めることによって鎮めるもので，腹式呼吸法，漸進的筋弛緩法，自律訓練法，（マインドフルネス）瞑想法など複数を試し，対象者に合った技法を選ぶとよい（Greenberg 1999）。また日本独自の動作法を援用する技法や，エアロビック運動など身体活動に重点を置いたアクティベーション（activation）と組み合わせて用いるとよい（竹中・冨永編 2011）。

● **小中学校の生徒への心理的支援**　災害後に生じるストレス症状は自然な身体の反応であり，リラクセーション法やアクティベーションなどのストレスマネジメント技法によって鎮めることができることを平常授業の中で，「ストレスマネジメント教育」を通じて行うのがよい（服部・山田編 1999）。災害後の支援は，不安症状にはリラクセーション法，うつ症状にはアクティベーションが効果的である。また災害後に生じる児童生徒の混乱症状を鎮めるには，災害についての知識を学び，災害発生時の行動について振り返る学級ミーティングが効果的である（山田 2016）。

[山田冨美雄]

□ **さらに詳しく知るための文献**
[1] 服部祥子・山田冨美雄編（1999）『阪神・淡路大震災と子どもの心身―災害・トラウマ・ストレス』名古屋大学出版会.
[2] 日本心理学会監修，安藤清志・村井 豊編（2016）『震災後の親子を支える―家族の心を守るために』誠信書房.
[3] アメリカ国立子どもトラウマティックストレス・ネットワーク，アメリカ国立PTSDセンター／兵庫県こころのケアセンター訳（2011）『災害時のこころのケア―サイコロジカル・ファーストエイド 実施の手引き（原書第2版）』医学書院.

トラウマに対する
心理的支援

☞「児童虐待」p.340「大規模自然災害（地震・津波など）による心理的影響と支援」p.536「急性ストレス障害・PTSD」p.540「災害時の支援」p.544「災害支援とトラウマケア」p.546

　災害や事故，犯罪被害に遭うなど，トラウマ（心的外傷）となり得るような出来事（心的外傷的出来事）を体験した後，心的外傷後ストレス障害（post-traumatic stress disorder：PTSD）をはじめとするトラウマ関連疾患の発症が懸念される。トラウマを体験した者すべてがPTSDを発症するわけではないが，PTSDはいったん発症すると症状が慢性化しやすく，体験者の社会生活に及ぼす影響も大きい。そのため，いかにPTSD発症のリスクが高い者を早期に発見し，適切なタイミングで介入するかがPTSD発症，およびその症状の重症化・慢性化を予防するうえで重要となる。

●**トラウマ体験後の早期発見・介入**　PTSDの発症因子は，生物学的，心理社会的な側面などから研究されているものの，その決定因は明らかにされていない。しかし，戦闘地域から戻ってきた帰還兵や自衛隊員，消防士，救急救命士，警察官など，心的外傷的出来事にさらされる機会の多い職業に就いている者はPTSDの発症リスクが高いとされ，PTSDの早期発見・介入のための取り組みがなされている（例えば，帰還兵に対するプライマリケアなど）。また，2001年のアメリカ同時多発テロ事件をきっかけに開発されたサイコロジカル・ファーストエイド（Psychological First Aid：PFA）は，大規模災害や事件・事故によって多くの人が一斉にトラウマを体験した直後の介入として，2011年の東日本大震災でも活用された。しかし，このような取り組みを行っても，治療やカウンセリングが必要なトラウマ体験者の受診動機が低かったり，積極的な治療を受けない（対症療法や支持的カウンセリングを選択する）者も少なくなかったりする（Wang et al. 2005）。トラウマ体験者を取り巻く受診・援助要請の問題は，今後さらなる研究と対策が求められる。

●**PTSDに対する介入**　トラウマ関連疾患の中でも，特にPTSDに対する介入（治療）の代表的なものとして，「持続エクスポージャー（prolonged exposure：PE）」と「眼球運動による脱感作と再処理法（eye movement desensitization and reprocessing：EMDR）」がある。PEは，E. B. フォア（Foa）らによって開発された治療プログラムであり，基本的に12回の治療パッケージで構成されている。PTSD症状に対するノーマライゼーションを含む心理教育，危機介入のための呼吸法の練習を行った後，体験した出来事について現在形で話すように求める（イメージエクスポージャーの実践）。出来事について話してもらう中で，場面ごとの苦痛の程度（subjective unit of distressまたはdiscomfort：SUDS）を測定し，最もSUDSの得点が高い場面（ホットスポット）の記憶に集中して繰り返し曝露を行っていく。PEでは，トラウマに関連した恐怖や不安を喚起す

る刺激（状況や対象，場所など）に対する現実エクスポージャーも行うが，ホームワークでの実践が中心となる。PE では，生々しいトラウマの記憶やそれに関連する刺激に触れても，体験者本人が想像するような恐ろしいことは起こらないことを実体験し，「出来事は過去のものであって，記憶は真の危険ではない」ことを再学習することが重要となる。PE の治療効果は大きく，エビデンスが明確に示されていることから，アメリカ心理学会（American Psychological Association：APA）の第 12 部会（臨床心理学部会）では最も高い「強く推奨される」レベルの介入法として位置づけられており，日本でも 2016 年より保険診療の対象になっている。しかし，記憶に触れる恐怖から PE が導入しにくいケースや治療からのドロップアウトの問題があり，クライエントの動機づけをいかに高め，維持していくかが課題となる。そのためには，まずは心理教育を丁寧に行い，治療の中でも繰り返しその内容に触れることが重要となる。

　F. シャピロ（Shapiro）が開発した EMDR では，眼球運動を伴いながら出来事の記憶や関連するイメージを思い浮かべるが，PE のようにその詳細について語る手続きは含まれない。出来事の記憶やイメージを思い浮かべるだけでなく，出来事に対する適応的な認知の「編み込み」なども眼球運動を伴いながら行い，記憶と情動の再処理を進めていく。EMDR は PE よりもクライエントにかかる負担が少なく，その効果は PE と同等であるとする研究報告もあるが，その治療機序が不明確であるなどの点から，APA 第 12 部会では「条件つきで推奨」のランクに位置づけられている。

　近年，PE や EMDR に限らず，クライエントにかかる負担が少なく，かつ APA 第 12 部会において PE と同等に「強く推奨される」ものと認められた介入法も登場してきている。その 1 つに「認知処理療法（cognitive processing therapy：CPT）」があり，日本でもその効果研究が行われている。CPT は出来事のもつ意味や影響について紙に書き出して読み，その中で読みにくい箇所（スタックポイント）に焦点をあてて，その背景にある認知を探り，その再構成を行うことで症状の改善をはかる（近年では，筆記を行わない CPT が主流になりつつある）。また，A. エーラーズ（Ehlers）らが開発した認知療法のプログラムもあり，トラウマによって学習された文脈を現実的かつ適応的なものに変容することに重きが置かれている。このプログラムは，PE などに比べて治療からのドロップアウト率がはるかに低いこと（0 〜 3％程度）が注目される。日本でも，このような治療法の効果検証を積極的に行い，PTSD への介入法の選択肢を増やしていくことが必要である。　　　［大澤香織］

さらに詳しく知るための文献

[1] Foa, E. B. et al.（2009）*Effective treatment for PTSD: Practice guidlines from the international society for traumatic stress studies*（2nd ed.）, Guilford Press.（飛鳥井 望監訳（2013）『PTSD 治療ガイドライン（第 2 版）』金剛出版.）

精神症状／身体症状および習慣行動の改善，安定に寄与する睡眠の役割

これまで，睡眠問題は精神症状が不安定になったことによって生じる不随症状という印象が強かった。そのため，精神症状／身体症状を改善すれば睡眠問題も改善すると考えられてきたし，そういった考えは今も根強く残っている。しかし，近年の研究では，そのような伝統的な考え方とは反対の実証データが数多く報告されている。つまり，睡眠問題の改善が精神症状／身体症状の改善に関与するというものである。例えば，不眠を訴えるうつ病のクライエントに対して，4週間の不眠の認知行動療法（cognitive behavioral therapy for insomnia：CBT-I）を実施したところ，50％のクライエントが不眠症だけでなくうつ病までも寛解したのだ（Watanabe et al. 2011）。同様の研究成果は，心的外傷後ストレス障害（PTSD）などの精神疾患だけでなく，がんや慢性疼痛といった身体疾患の症状でも認められている。このことはメタアナリシスでも実証されている（図1）。CBT-Iによって睡眠状態（図1の「不眠重症度」「入眠潜時」「中途覚醒時間」「総睡眠時間」「睡眠の質」）が改善するのはもちろんのこと，精神症状／身体症状の改善・安定（図1の「主疾患に伴う症状」）と健康関連QOLの改善に大きく寄与することがわかっている（Okajima et al. 2018）。また，全般性不安症のクライエントを対象に行った行動活性化療法では，不安・抑うつ症状の改善に寄与したのは従来より指摘されていた心配や回避ではなく，睡眠の改善のみであったという報告もある（Okajima & Chen 2017）。

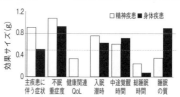

図1　併存不眠症に対するCBT-Iの有効性に関するメタアナリシス［Okajima & Inoue（2018）を一部改変］
効果サイズはHedges'gにて算出しており，点線（g＝0.5）より上は中程度の効果，実線（g＝0.8）より上は大きい効果であることを表している。

さらには，睡眠研究から新しい支援方法の可能性も示唆されている。1つを例にとると，学習当夜の睡眠は，記憶の固定化に重要な役割を果たしていることが明らかとなっていることから，心的外傷的出来事（traumatic event）に遭遇した当夜に完全断眠（徹夜）することで，PTSDの発症予防効果が期待できるのではないかというものだ。現時点ではトラウマ関連映像を用いた実験研究の段階ではあるが，その有効性が期待できそうである（Kuriyama et al. 2010）。その他にも，なかなか禁煙できない人々に対して，睡眠中に煙草の臭いと強烈な悪臭を対提示してかがせることで，日中の喫煙率が低下するといった研究報告（Arzi et al. 2014）のように，習慣行動の変容にも効果を発揮する。まさに「睡眠学習」である。

このように，精神症状／身体症状および習慣行動の改善・安定には睡眠が強く関与していることは間違いないようである。そのため，健康心理学的支援を行ううえで，支援する側が睡眠改善のための正確な知識をもち，適切な支援を提供することはクライエントの利益となるだろう。一方で，これまでは，不安・抑うつ，怒りといった不快感情に対する睡眠の関与について検討している研究に比べて，幸福感のような快感情との関連性については非常に研究が少ない。健康増進や快感情の安定といったポジティブな側面の向上に睡眠がどのように関与しているかについても明らかにしていく必要があるだろう。　［岡島　義］

第 12 章

性・ジェンダー

［編集担当：大竹恵子・飯田敏晴］

　性・ジェンダーに関する研究は，時代の変化とともに用いられる言葉や概念，その定義が変化し，それに伴って社会における理解やとらえ方も影響を受ける中で展開されてきた。生物学的な性差として女性／男性特有の健康問題は，従来から健康心理学をはじめ心理学や医学領域で扱われてきたテーマであるが，性のとらえ方やジェンダー，多様な性に関する研究は，時代とともに変遷し，一個人の中で生じる健康問題だけではなく，対人や集団，社会，文化といった複合的で多様な人間の相互作用によって生じる現象として変化しながら発展している。

　この章では，性やジェンダーに関する知見を，基礎，健康行動と予防・教育，社会というテーマからとらえ，健康心理学における研究成果について解説している。性やジェンダーという要因を扱ううえで多面的なアプローチは重要であり，さまざまな立場における人々の心的過程を理解し，健康に関連する行動に至るメカニズムを解明することは，健康心理学に課せられた責務と期待でもある。

［大竹恵子・飯田敏晴］

月経前症候群（PMS）

☞「月経周期」p.554「身体的健康における性差」p.560「メンタルヘルスにおける性差」p.564

　月経前症候群（premenstrual syndrome：PMS）とは，月経周期の黄体期に該当する月経開始前の基礎体温が高温相の時期に，日常生活に支障のあるさまざまな心身の不調が一群となって現れることを指す。1931年にR. T. フランク（Frank）が症例を月経前緊張症として報告したことを契機に1960年代以降注目されるようになった。症状の程度には個人差があるが，アメリカでは30代を中心に90％以上の女性が症状を自覚していると報告されている（Office on women's health）。日本の調査では15歳から45歳の対象者のうち52％は月経前に心身の変化を感じており，そのうち39.1％は日常生活への影響があることを報告している（相良ほか 1991）。PMSの原因および発症メカニズムはまだ明らかにされていない。水分の貯留，卵巣ホルモンの失調，栄養障害，アレルギー，糖代謝，神経伝達物質の問題，性ホルモンへの感受性，遺伝などの生物学的要因ばかりでなく，社会経済的要因，強いストレスを与える出来事や対人関係などの心理社会的な要因，ライフスタイルに伴う要因の影響も推察されているが，確証は得られていない。PMSの判断には，症状の周期性，症状の起きる時期（排卵の後から月経までの間），症状の程度（日常生活への影響）についての検討が必要である。周期的な症状の体験が重篤な場合は，月経前不快気分障害（premenstrual dysphoric disorder：PMDD）と診断される。

● **PMSの症状**　PMSの自覚は個人差が大きく，多様な症状が含まれる。主要な症状は，腹痛，乳房緊満感，腰痛，易疲労感，食欲亢進，にきび，吹き出物，眠気などの身体症状，いらいら，易怒性，食欲減退，不安感などの精神症状があげられている（日本産科婦人科学会編 2018）。

　また，ICD-10（WHO 1996）では，中程度の心理的症状や腹部膨満，胸部圧痛，体重増加，腫脹，疼痛，集中困難，睡眠障害，食欲の変化が症状としてあげられている。20代から40代の排卵周期の成熟期女性を対象とした即時的記録による調査では，主症状は精神症状としてのイライラであり，怒りやすい，身体症状としての乳房の張りも高い頻度で経験されていることが示された。症状群として，イライラ，怒りやすいを主症状とし，食欲増加などが関連する選択的セロトニン再取り込み阻害薬（selective serotonin reuptake inhibitor：SSRI）に反応する脳レベルでの問題が関与していると考えられる症候群と，乳房の張り，にきび，おりものが増えるを主症状とする卵巣ホルモンの作用が直接関与していると考えられる症候群の2群が抽出された（川瀬ほか 2004）。

● **PMDDの診断基準**　精神疾患の分類と診断の手引きであるDSM-5（APA

2013）の抑うつ症候群に含まれる PMDD の診断には，2 回以上の症状周期における前方視的な毎日の評価が必要とされている。症状は，ほとんどの月経周期において，月経開始前最終週に少なくとも 5 つの症状が認められ，月経開始数日以内に軽快し始め，月経終了後の週には最小限になるか消失すると規定されている。症状としては，著しい感情の不安定性，いら立ち，抑うつ気分，不安などの精神的な問題とともに，通常の活動における興味の減退，集中困難の自覚，倦怠感，食欲の著しい変化といった日常生活上の問題や乳房の膨張などの身体症状などがあげられ，先行する 1 年間のほとんどの月経周期にみられるとされている。

●**心身の不調への対処** PMS の原因は解明されておらず，黄体期の不調として報告される心身の各症状は，ライフイベントや身体活動，社会的活動など，日常生活上のさまざまな要因の関与も想定されるため，月経周期のみに直接の原因を帰着することは難しい場合が多い。しかし黄体期に多くの女性の QOL が低下していることを考慮すると，女性の健康を支援するうえで，不調を軽減するための方法を検討する必要がある。黄体期の心身の不調への対処としてまず最も重要なことは，自覚する症状の即時的記録によって自身のリズムを把握することである。松本ほか（1997）は，基礎体温の測定とともに随伴症状を記録し，PMS を把握できる冊子を開発した。そして月経前症候群の管理におけるスマートフォンアプリを用いた症状記録システムを開発し，この記録は診断だけでなく認知にも役立つことを報告している（江川ほか 2016）。PMS 症状の軽減にライフスタイルの修正が有効であることが報告されている。アメリカ政府の女性の健康部局では，研究エビデンスをもとに，PMS 症状の軽減のために有効な以下のようなライフスタイルを提唱している。定期的な有酸素運動は，抑うつや集中力低下，疲労などの症状に有効である。また健康な食行動をとり，黄体期にはカフェイン，塩分，砂糖の摂取を控えること，睡眠不足は抑うつや不安をもたらし，不機嫌などの PMS 症状を悪化させるので 8 時間程度の十分な睡眠をとること，健康的なストレス対処の方法（友人と話すこと，ヨガ，マッサージ，瞑想など）を用いること，喫煙しないことが推奨されている。PMDD が疑われる場合には薬物治療が中心となる。医療機関を受診し，うつ病や不安症などに有効な SSRI などの処方を受けて症状の軽減をはかる。PMS や PMDD の課題を抱える女性にとってはまず家族をはじめとする周囲の理解が必要である。

［森 和代］

📖 **さらに詳しく知るための文献**
［1］相良洋子（2002）『PMS を知っていますか』日本放送出版協会.
［2］松本清一監修（2004）『月経らくらく講座―もっと上手に付き合い，素敵に生きるために』文光堂.

月経周期

☞「月経前症候群（PMS）」p.552
「更年期障害」p.556「身体的健康における性差」p.560

　思春期を迎えると二次性徴が発現し，女児では，皮下脂肪の増加，乳房の発達，陰毛の発生，骨盤の発達とともに月経が初来する。

　日本産科婦人科学会の定義（1990）では，月経とは，通常約1か月の間隔で起こり，限られた日数で自然に止まる子宮内膜からの周期的出血を指す。月経周期は個人差が大きく，個人内の変動もある。月経周期日数（月経開始日より起算して次回月経開始前日までの日数）の正常範囲は25〜38日間で，その変動が6日以内である。月経持続日数の正常範囲は3〜7日，初経（初めて発来した月経）は10〜14歳とされている。卵巣機能の衰退または消失によって性成熟期後月経は永久的に閉止し，閉経となる。閉経時期は43〜54歳とされている。

●**月経周期のメカニズム**　月経周期は複雑なホルモン変化によって起きる。周期は，月経期，月経後排卵までの卵胞期，排卵期，排卵から次の月経までの黄体期に大別される。月経期にはエストロゲン（卵胞ホルモン），プロゲステロン（黄体ホルモン）は低値を示す。視床下部よりGn-RH（性腺刺激ホルモン放出ホルモン）が脳下垂体に作用して，ゴナドトロピン（性腺刺激ホルモン）を放出する。ゴナドトロピンにはFSH（卵胞刺激ホルモン）とLH（黄体ホルモン）の2種類があり，それらが卵巣に作用して卵胞の発達が始まり，エストロゲンが分泌されるようになる。卵胞期に卵胞はさらに成熟し始める。エストロゲンは排卵期に向けてさらに分泌量を増し，エストロゲンの分泌が子宮に作用して子宮内膜は増殖期に入る。卵胞が成熟して排卵が近くなるとエストロゲンが高まりLHのピークを起こす。これが成熟卵胞を刺激して排卵が起きる。排卵後エストロゲンとプロゲステロンが分泌されて黄体が形成され，黄体期になり子宮内膜は受精卵の着床準備段階となる。黄体からのプロゲステロンの分泌が体温中枢に作用して体温は上昇する。妊娠が成立しない場合，子宮内膜の上層は剥奪し，月経として体外に排出される（図1）。排卵周期では，基礎体温（睡眠後など安静時の体温）を測定すると，低温相と排卵後の高温相の二相性を示す。排卵周期の確立には各器官の成熟と同調が必要で，年月を要し，女子大学生を対象とした基礎体温による月経周期発達の検討では，女性年齢（初経後の年数）7年で性成熟に達することが示された（森ほか 1998）。月経周期は多様な要因の影響を受け，摂食障害による無月経や，戦時無月経の報告がある（松本 1999）。

●**月経随伴症状**　月経に伴う不快症状の程度には個人差があるが，腹痛や腰痛，イライラや気分の落ち込みなどの心身の不調を多くの女性が自覚している（Dalton 1978）。これらの随伴症状は，発育不全，ホルモン失調や自律神経失調

などの機能性の問題，子宮内膜症などの器質性疾患のように原因が明らかな場合もあるが，医学的原因の特定が困難な訴えも多い。月経への不安，恐怖，嫌悪，緊張などが誘因となる心因的要素が原因と考えられ，偽薬による改善がみられる（松本 2004）。月経は洋の東西を問わず，血のタブーに由来する「忌むべきもの」という社会的通念があり，心理的負担を感じさせやすいが，メカニズムを理解して，成熟した健康なリプロダクティビティを有する証として前向きにとらえる教育が重要である。月経周期を知らせる各種スマートフォンアプリも開発されており（須永 2017），ホルモンサイクルの把握や，セルフケアに役立てることができる。

●**月経随伴症状のケア**　月経への認識や対処は，女性の健康，QOL，性の受容に影響する。初経の低年齢化，非婚・晩婚化，少子化などのライフスタイルの変化により，現代女性の月経経験回数は激

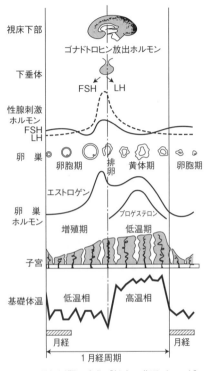

図1　月経周期の変化［松本・荻野（1989）］

増し，生涯 400 回から 450 回の月経経験をもつ。月経随伴症状の軽減は女性の健康を支える大きな課題といえる。ケアの方法として，ストレスマネジメントなどの情緒的方法，健康教育などによる原因理解などの認知的方法，自律訓練法やバイオフィードバックなどの生理的方法，運動や保温などの理学的方法，鎮痛剤などの薬物治療がある。随伴症状の予期不安を軽減するためにも，痛みの訴えがある場合には，積極的に鎮痛剤を服用することが推奨されている。理学的方法としては，血液循環の改善により骨盤内の充血を改善し，筋肉や靱帯の弛緩や気分転換の効果が期待できる身体活動「マンスリービクス」も開発され（松本・湯澤 1987），DVDによる普及で活用されている。　　　　　　　　　　　［森 和代］

📖 **さらに詳しく知るための文献**
[1] 松本清一（1999）『日本女性の月経（日本性科学大系Ⅲ）』フリープレス．
[2] 松本清一監修（2004）『月経らくらく講座—もっと上手に付き合い，素敵に生きるために』文光堂．
[3] 川瀬良美（2006）『月経の研究—女性発達心理学の立場から』川島書店．

更年期障害

☞「発達・加齢」p.74「アイデンティティ」p.84「文化と健康」p.376「月経周期」p.554「ジェンダーとセクシュアリティ」p.558

　女性は年齢とともに卵巣の活動性が次第に低下して閉経を迎えるが，日本では閉経の前後5年間計10年間を更年期と呼び，その間のさまざまな症状のうち器質的変化に起因しないものを更年期症状（climacteric symptoms），その中で日常生活に支障があるような重度の症状を更年期障害（climacteric disorder）としている（日本女性医学学会編 2014）。しかし，国際的には climacteric disorder という用語はなく climacteric symptoms という表現があるのみで，医学的には更年期障害の定義は明確ではない（水沼 2003）。更年期は，身体的変化以外にも心理社会的背景における種々の変化を経験する時期であるため，更年期障害には身体的要因のみならず心理社会的要因が強く関与する。男性も加齢による性ホルモンの低下によりさまざまな症状が出現するが，女性に比べて低下が緩やかで影響はあまり目立たない。厚生労働省（2008）は更年期障害を，40歳を過ぎた頃からみられる男女共通の問題としている。なお本項でも医学的定義を援用するが，実は更年期や更年期障害は，医療化やジェンダー，国の施策やイデオロギーなどの社会的要因によって構成される側面に留意する批判心理学的視点が必要なトピックでもある。

●閉経　個人差が大きいものの日本人の閉経年齢の平均は約50歳であり，初経年齢は時代とともに低下しているのに対し，閉経年齢にはあまり大きな変化はみられない。閉経の機序はまだ十分には確認されていないが，加齢による卵巣の変化が基本とされる。女性ホルモンともいわれるエストロゲンの血中濃度は，男性は加齢に伴い漸次低下するのに対し，女性は閉経後に急激に低下する。閉経は加齢に伴う変化であるが，例えば乳がんのホルモン療法による閉経においても更年期類似の症状が経験されることがあり，また女性アスリートの3徴候（female athlete triad：FAT）として，エネルギー不足と骨粗しょう症とともに，無月経の問題があげられる。近年は，加齢による性ホルモンの低下が学習や記憶に関係する脳機能に及ぼす影響なども論じられている（Koebele & Bimonte-Nelson 2017）。

●更年期　更年期は日本独自の言葉であり，漢字の意味からみれば「一回りして別のものになる決まった時期」（安部 1994）で節目を表すが，日常的な日本語の広い意味合いに対し，医学用語としての更年期は女性の卵巣機能に伴う5区分の1つを指す。日本では古くから，女性の多様な症状を漢方医学で「血の道」と称していた。明治期にドイツ医学から産科・婦人科学が導入された際，閉経前後のさまざまな症状を示す時期を意味する「klimakterisches Alter」の訳語とし

て当初は「変換期」があてられ，1902年には「更年期」が用いられたという（原 2014）。

●**更年期障害**　更年期障害は，自律神経失調症状，精神症状，その他の症状の3種に大別される（日本女性医学学会編 2014）。自律神経失調症状には，のぼせ・ほてり（ホットフラッシュ）や発汗などの血管運動神経症状のほか，息苦しさなどの胸部症状，疲労感や肩こりなどの全身的症状がある。精神症状としては情緒不安定や抑うつ気分，不眠などが，その他の症状には，運動器症状，消化器症状，皮膚粘膜症状，泌尿生殖器症状などがある。これらの症状は更年期女性に限定されるものではないが，更年期女性では発症率が高く，また症状が強く現れる。更年期障害の発現には，単にエストロゲンの減少による生理学的原因だけでなく，この年代の女性が経験する家族や生活などのさまざまな要因が関連すると考えられ，個人の生活史や心理社会的要因にも配慮した丁寧な個別対応が必要である。また文化的要因も関係しており，例えば月経という穢れがなくなることで女性の自由度が増す文化や年長者が尊敬される文化では，更年期障害はみられないという（安部 1994）。更年期症状に関する諸外国の研究では，例えばアメリカの大規模研究（study of women's health across the nation：SWAN）において，人種・民族に共通の心身症的症状と血管運動神経症状が見出されたものの，症状の程度は異なり（Avis et al. 2001），経済状態の悪さやストレスフルな出来事の多さ，老化や閉経への中立的・否定的態度が抑うつの高さと関連すること（Bromberger et al. 2007）が報告されている。

●**更年期における健康と心理学的課題**　更年期の主な健康問題としては，いわゆる更年期障害のほか，高脂血症や動脈硬化性変化，内臓脂肪の蓄積，骨粗しょう症，うつ病などがあげられる。これらに対する予防や治療的介入と関連して，この時期に生じるさまざまな心理社会的変化やその心理学的意味を検討することは，健康心理学にとって重要な課題である。アイデンティティ発達という視点からみれば，50歳前後の時期は，老年期への移行の始まりとして重要な転換期と考えられる（岡本 1994）。また，例えば閉経をどのようにとらえるかによって更年期症状は異なることが確認されており（高橋・堀毛 2009；田仲 2015），欧米を中心とした研究のレビューでも，閉経前に閉経に対して否定的な態度をもつ者は後にホットフラッシュを訴える頻度が高いことが確認されている（Ayers et al. 2010）。なお，女性の健康に関する大規模研究が欧米や日本で進行中であり，今後の研究成果が期待される。

[堀毛裕子]

📖 **さらに詳しく知るための文献**
[1] 安部徹良（1994）『更年期であるということ—こころとからだの声をきく』学陽書房．
[2] ロック，M.／江口重幸ほか訳（2005）『更年期—日本女性が語るローカル・バイオロジー』みすず書房．

ジェンダーとセクシュアリティ

☞「メンタルヘルスにおける性差」p.564「性同一性障害,性別違和」p.566「性行動」p.570「性的虐待,性暴力」p.580「セクシュアルダイバーシティ」p.590

　ジェンダーとセクシュアリティは密接に関連し明確な区分が困難であるため,独立した概念としてではなく,相互作用の理解が重要とされる。いずれも,生物学的,社会的側面を含む,人のさまざまな経験を包含し,アイデンティティやウェルビーイングに深く関係する広範な概念であるが,男女二元論に基づき,人々を一次元変数の男性もしくは女性のいずれか(つまり,人々を質の異なる,相対する,独立した男性もしくは女性)としてとらえ,男女差を強調し,男女類似性を軽視してきた歴史をもつ。そのため,トランスジェンダーやクィアを含む多様な人々を排除する概念であったとの批判もあった。しかし,近年,ジェンダーやセクシュアリティは,スペクトラムや流動性の視点が取り入れられるようになり,その排他性が薄れてきたといえる。

　ジェンダーとセクシュアリティに関する心理学の研究は増加傾向にあるが,まだ十分とはいえない。

●ジェンダー　ジェンダーは生物学的性別のカテゴリーである男女二元論に基づき,社会的・文化的に形成もしくは,構成された性別・特徴・特性として説明,定義されることが多い。

　日本WHO協会(2018)によるとWHO(世界保健機関)では,
- ジェンダーとは,特定の社会文化的背景においてすべての人々にとって適切であると考えられる行動,活動,期待や機会を形成する社会的に構築された役割である。同時にジェンダーとは,人々の間の関係性であり,それら人間関係における力関係でもある。
- ジェンダーは,生物学的性別カテゴリー(男性,女性)と関連するが,異なるものである。
- ジェンダーは,健康格差の決定要因であり,社会経済的地位,年齢,人種,障害,性的指向などとは関連しつつ別個のものである。

と定義,説明されていることからもわかるように,ジェンダーには文脈としての理解が求められる。

●ジェンダー規範　ジェンダーとジェンダー規範は切り離せない関係にある。前述のジェンダーの定義に含まれる「特定の社会文化的背景においてすべての人々にとって適切であると考えられる行動,活動,期待」(日本WHO協会 2018)はジェンダー規範の定義でもある。ジェンダー規範には,さらに,家庭,コミュニティ,社会などの集団において,他者(同性,異性,それ以外の人)からの扱われ方を含めることもある。集団がつくり上げたジェンダー規範に個人がそぐわ

ない場合には，偏見や差別を受けたり，社会的に排除されたりし，心身の健康上の悪影響があるとの報告がある。さらに，ジェンダー規範は，権力構造を形成し強化してしまう役割を担っているとの理解がなされている。

●**相違性** 一般のメディアなどでは，男女差（ジェンダー差）が存在すると主張されることも少なくない。しかし，多くのジェンダー研究者や女性研究者は，行動や能力の男女差（男女の類似性や相違性）といわれるものは人々の社会での経験から生み出され，社会文脈に依拠していることを示してきた。また，彼らは行動や能力における男女差の大半は社会的文脈を検討することにより消滅すると主張している。ジェンダーの相違性研究は，ジェンダーの階層性を支持するだけではなく，暗黙に相補性を仮定することで異性愛のみを正当化しているとの指摘もある。

●**セクシュアリティ** セクシュアリティは性的指向を意味する用語として限定的に使用されることも多いが，ジェンダーと同様，セクシュアリティは社会的・文化的に影響される，経験の多面的側面を含む広義な用語である。

　WHO（2006b）は，「セクシュアリティは，人生の中で中心的な側面であり，性，性自認とジェンダー役割，性的指向，エロティシズム，快楽，親密性，そして生殖が含まれる。セクシュアリティは，思考，空想，欲望，信念，態度，価値，行動，実践，役割，そして関係性として，経験され表出されるものである。セクシュアリティはこれらすべての側面を含みえるが，すべてが常に経験され，表現されるものではない。セクシュアリティは，さまざまな要因——生物学的な，心理学的な，経済学的な，政治的な，文化的な，倫理的な，歴史的な，宗教的な，スピリチュアルな要因——の相互作用の影響を受ける」との実用的な定義をしている。

　またアメリカ性的情報と教育協議会（Sexuality Information and Education Council of the United States；SIECUS 2012）では，簡易に「セクシュアリティとは『性的反応システムとしての身体的な構造，生理，生物化学；アイデンティティ，性的指向，役割，パーソナリティ；思考，感情，関係性』を含む，『個人の性的な知識，信念，態度，価値，行動』である」と定義づけておりセクシュアリティの定義は広範であることがわかる。そのため研究などでセクシュアリティという用語を使用する際には，そのセクシュアリティが何を意味するのか明確にしなければならない。セクシュアリティは可変的・流動的であり，セクシュアリティ発達は出生前に始まり，生涯にわたって発達し変化するものであるとの理解も求められており，セクシュアリティはすべての年齢層で人々の生活に重要な役割を果たしている。セクシュアリティの差異（男女差や個体差）についても，ジェンダー同様，差異を表出させえる文脈の理解が重要となる。　［柘植道子］

◻ さらに詳しく知るための文献

[1] アンガー，R. K. 編著／森永康子ほか監訳（2004）『女性とジェンダーの心理学ハンドブック』北大路書房．

身体的健康における性差

☞「健康」p.6「妊婦・授乳婦への健康教育」p.184「がん患者へのカウンセリング」p.500「月経周期」p.554「更年期障害」p.556

　日本は世界的にみても長寿国と呼ばれ，日本人の平均寿命は男性は81歳を，女性は87歳を超えている。この女性の方が男性よりも平均寿命が長いという生物学的な性差は，日本だけではなく先進国はじめ諸外国でも認められる。身体的健康（physical health）とは，寿命や病気の罹患などの生死にも関連する医学的な身体状態を意味する健康指標の1つである。

　日本では20世紀に衛生栄養環境の改善と疾病構造の変化が生じ，がん／悪性新生物，心疾患，脳血管疾患が長年，三大死因とされてきたが，2011年以降は人口の高齢化の影響を受けて肺炎が死因の上位を占めるようになっている。これらの身体疾患のうち，がんや心疾患の罹患率や死亡率には生物学的な差異がみられる。また，女性特有の月経や妊娠・出産に関連する健康問題も存在している。厚生労働省は，平均寿命と健康寿命（日常生活が制限されずに健康で自立した生活が可能な期間）の差について，男性よりも女性の方が大きいことから，女性の健康支援対策事業を展開している。

●がん／悪性新生物　がんは男女ともに罹患率，死亡率が高い疾患だが，男女で違いがある。死亡率は，男性は肺，胃，大腸，肝臓，膵臓の順で，女性は大腸，肺，膵臓，胃，乳がんの順で高く，がん全体の発生率を比較すると男女で共通する部位は女性の方が男性よりも死亡率が低い。一方，罹患率では，男性は胃，肺，前立腺，大腸，肝臓の順で，女性は乳房，大腸，胃，肺，子宮の順で高く，とりわけ女性特有の部位（乳房，子宮）が高い割合を占めている。

　女性の乳がんは，罹患率，死亡率ともに1975年以降，増加傾向にあり，年齢別では30歳代から増え，40歳代後半と閉経後の60歳代の割合が高い。子宮がんは子宮頸がんと子宮体がんに分けられるが，特に子宮頸がんは20歳代から30歳代の罹患率が高く，死亡率も緩やかな増加傾向にある。これらの女性特有のがんにはマンモグラフィによる乳がん検診や自己チェック，子宮がん検診による早期発見と予防対策が強化されている。また，乳がんの治療では，乳房の全摘出あるいは部分切除によってボディイメージが変化し，女性としてのアイデンティティの喪失感やうつ状態が引き起こされやすくなるため，乳房再建手術や補正下着を着用したり，サイコオンコロジーというがん医療における心理的サポートが有効である。

　一方，男性の前立腺がんは，2000年以降，罹患率が増加傾向にあり，60歳以上の高齢者に多い。この背景には生検方法の診断技術の向上やPSA（prostate special antigen，前立腺特異抗原）検査の導入による早期発見の可能性が高まったことが関連している。

●**心疾患** 心疾患とは，冠動脈性心疾患あるいは虚血性心疾患とも呼ばれ，狭心症や心筋梗塞などが含まれる病態である。この疾患は罹患率，死亡率ともに高く，死因の上位を占めるが，そこには性差が存在する。日本の男性の虚血性心疾患の罹患率は，女性に比べて3～5倍高く，死亡率についても70歳代までは男性の方が高いが，80歳代以降は女性の死亡率が急増し，男性の数値を超える。このような性差は欧米諸国においても示されており（Mehta et al. 2016），その理由の1つとして女性の月経サイクルが大きく関連している。月経サイクルにおけるエストロゲンの抗動脈硬化作用が心疾患の発症リスクを抑えているため，女性の心疾患の発症年齢が約10年，男性よりも遅いのである。しかし，閉経後にはHDL（high-density lipoprotein）コレステロールが低下し，LDL（low-density lipoprotein）コレステロールが上昇するため，この保護作用は失われ，70歳代では男性と同等，80歳以降では男性の死亡率を超えるのである。心疾患のリスク要因として，生活習慣以外にタイプA行動パターンと呼ばれる怒りや攻撃性に関する特性や，タイプDパーソナリティと呼ばれるネガティブ感情の社会的抑制に関する特性が指摘されている。

●**女性特有の健康問題** 女性には月経サイクルがあり，月経前症候群（premenstrual syndrome：PMS）と呼ばれる月経前の不快な心身の症状を訴える人は多い。また，閉経への移行期間でのホルモン濃度の変動によって更年期障害が引き起こされたり，閉経後は骨粗しょう症のリスクが高まる。50歳以降では，脂質異常症（高脂血症）や高血圧の女性の罹患率が急増する。このほか，関節リウマチや多発性硬化症，全身性エリテマトーデスやバセドウ病といった自己免疫疾患は女性に多い。

　妊娠や出産も女性特有の生理的変化であり，月経サイクル同様，個人差はあるものの心理的変化も大きい。母体の年齢（若年妊娠や高齢妊娠）や母体の低栄養，妊娠中の喫煙，風疹などのウイルス感染は，胎児の発育不全や流産，妊娠高血圧症候群などに関連する。とりわけ妊娠中の飲酒は，胎児性アルコール症候群（fetal alcohol syndrome：FAS）と呼ばれる胎児の中枢神経系の異常や器官形成不全，発育遅滞を引き起こすため，妊娠中の母体の健康管理は重要である。このほか，HIV（human immunodeficiency virus）母子感染予防や不妊治療に関する問題も，予防教育や社会全体として取り組むべき課題である。また産後は，母体のホルモンの急激な変化による心身への影響だけではなく，育児という新たな責務が増えるため，母子ともに健康管理が重要な課題となる。ソーシャルサポートや育児環境，（母）親の就労の有無／形態なども母子の心身の健康に影響する。［大竹恵子］

📖 **さらに詳しく知るための文献**
［1］大竹恵子編著（2016）『保健と健康の心理学―ポジティブヘルスの実現』ナカニシヤ出版.
［2］大竹恵子（2004）『女性の健康心理学』ナカニシヤ出版.

性機能障害

☞「QOL」p.8「ICDとDSM」p.282「精神分析的心理療法」p.450「認知行動療法」p.458「性の問題に関わる援助要請」p.572

　性機能障害とはDSM-5（APA 2013）の定義によると，性機能不全群として射精遅延，勃起障害，女性オルガズム障害，女性の性的関心・興奮障害，性器-骨盤痛・挿入障害，男性の性欲低下障害，早漏などが含まれている。性機能障害は加齢と関連が強いといわれているが，加齢以外にも心臓疾患や脳疾患，うつ病などの精神疾患，高血圧症や糖尿病，出産に伴うホルモンバランスの変化，向精神薬や降圧薬の服用，喫煙，飲酒などの生活習慣に加えて，パートナーとの不和，性交渉の失敗体験，日常生活のストレスといった心理的な要因も関連している。このように性機能障害の要因は多岐にわたり，どの要因が性機能障害に影響しているかを特定することが困難な場合があるため，生物・心理・社会学的な評価・介入が必要になるという特徴がある。日本の臨床場面では男性の勃起障害，女性の性器-骨盤痛・挿入障害が多くみられるとされている。

●**性機能障害への介入の必要性と問題点**　性機能障害自体は生命の危険を脅かすものではないが，結婚生活の満足度やQOLの低下との関連が多くの研究で指摘されている。また，日本における一般成人の性機能障害の罹患率を調査した研究は少ないが，29か国の40～80代2万7500人を対象にした大規模な国際調査では，日本を含む東アジアの国（中国，日本，韓国，台湾）約4200人の対象者のうち50％以上の対象者が性別にかかわらず勃起困難や性欲低下など何らかの性的な問題を有していたとの報告がある（Moreira et al. 2005）。日本の障害者に対する調査に焦点をあてると，身体障害では，例えば男性脊髄損傷患者のうち完全麻痺例で約80％，不全麻痺例で約40％，精神障害ではうつ病の患者で約50％，統合失調症の患者で男性が約59％，女性で約49％の性機能障害の罹患率が報告されている。このように性機能障害は障害の有無や種類にかかわらずQOLの低下との関連や高い罹患率が認められる障害であり，何らかの専門的な介入が必要と考えられる。しかし，実際は性器や性行為を扱うデリケートな問題であるため，困難を抱えていても医師などの専門家に性機能障害の改善を求めて援助要請行動を取ることは非常に少ないとされている。また，被援助者側だけではなく医師などの専門家側も積極的に性機能障害について聞くことをためらっていることが指摘されている（横澤ほか 2015）。このように，被援助者側も専門家側も性機能障害を話題として扱いづらいため，性機能障害が潜在化している傾向にあることが大きな問題であると指摘されている。特に日本を含む東アジアの国では性をオープンにしない文化的背景からその傾向が顕著であるといわれており，被援助者側も専門家側も性機能障害について話題にしやすくなるようなシステムの構築が今後必要であると考え

られる．

●**性機能障害に対する介入方法と今後の展望**　性機能障害への介入は生物・心理・社会学的と多面的に行われている．生物学的介入としては薬物療法が一定の効果を上げているが，本項では割愛し心理学的介入に焦点をあてる．性機能障害に対する心理学的介入が理論化され，実践された有名なものとして，W. H. マスターズと V. E. ジョンソン（Masters & Johnson）が開発したセックスセラピーがあげられる．彼らはボランティア男女 600 人の実験生理学研究を行い，男女の性反応のメカニズムを理論化し，性反応に不全がある男女に対して治療を行った．その後，精神科医の H. S. カプラン（Kaplan）が 2 人の理論を完成させたとされている．カプランのセックスセラピー（Kaplan 1974，訳 1982）は，セラピーの主要目標を夫婦間のダイナミクスではなく，患者の挿入障害などの性的症状を除去することにのみ焦点をあて，性体験を具体的に指示することと精神療法を組み合わせて行うことに特徴がある．原則としてカップルを対象としており，治療者側は男性と女性（うち 1 人は医師）のチームで行い，性的訓練として脱感作や感覚集中訓練といわれる行動療法を中心としたアプローチを行っており，さまざまな症例で治療効果が報告されている．性機能障害に対する心理学的介入はセックスセラピーのほかにも夫婦間の人間関係の調整を目的としたマリタルセラピー，性に対する無意識の葛藤を扱う精神分析的なアプローチ，性体験に対するネガティブな認知の修正を目的とする認知行動療法などが行われている．S. フリュハウフほか（Frühauf et al. 2013）は性機能障害に対するこれらの心理学的介入のシステマティックレビューとメタアナリシスを行った結果，女性の性欲低下障害およびオルガニズム障害への効果が認められた．しかし，勃起障害などのその他の障害に関しては効果が認められなかったとしており，今後の研究の蓄積が望まれる．

　研究の蓄積に関して，日本においては性機能障害への介入に関する研究論文は非常に少ない．特定の疾患に関する性機能障害の罹患率の調査や事例レベルでの介入の報告は散見するが，海外のようなエビデンスレベルの高い介入研究は見あたらない．今後，日本における性機能障害に対する心理学的介入の効果検証は急務であると考えられ，日本の文化に即した介入方法の確立が望まれる．また，介入方法が確立してもそれを支援する専門家側が介入の必要性を認識していなければ意味がない．性機能障害はその罹患率の高さや QOL と関連があるにもかかわらず潜在化している可能性が高いため，積極的に介入する必要があることを専門家間で共通認識としてもつ必要があると思われる．　　　　　　　　　　　　［横澤直文］

📖 **さらに詳しく知るための文献**

[1] 日本性科学会編（2018）『セックス・セラピー入門―性機能不全のカウンセリングから治療まで』金原出版．

メンタルヘルスにおける性差

☞「月経前症候群（PMS）」p.552
「更年期障害」p.556「身体的健康における性差」p.560「食行動と性・ジェンダー差」p.574

　WHO の健康の定義にもあるように，健康とは，身体的，精神的，社会的に良好な状態と考えられており，その意味で，メンタルヘルス（mental health）とは，精神状態を意味する健康を支える重要な1つの側面である。精神的健康や心理的健康（psychological health），心理的ウェルビーイング（psychological well-being）と表現されることもある。

　メンタルヘルスを評価する1つの指標として精神疾患の診断基準があるが，うつや不安に関する生涯有病率は男性よりも女性の方が高く，食行動異常の有病率は圧倒的に女性が高い。また，女性の精神的健康において月経サイクルを無視することはできない。一方，飲酒による精神および行動の異常は，男性の有病率が高い。

　WHO は精神障害における性差の現状を受けて，性差を考慮したメンタルヘルス対策の重要性を指摘している。日本では厚生労働省が健康日本21という政策の中に「こころの健康」を位置づけ，ストレスや睡眠，自殺に焦点をあてたメンタルヘルス対策を強化している。高齢化が加速する社会において性に関連する健康問題とその特徴を把握し，プライマリケアを含む総合的診療や治療だけではなく，疾病予防やポジティブヘルスを目指した取り組みが重要な健康課題である。

●うつ　DSM-5で診断分類されるうつ病（大うつ病）の生涯有病率は，男性は約5～12％，女性は10～25％と，女性は男性に比べて約2倍程度うつ病になりやすい。このようなうつ病における性差は，遺伝的要因が強いうつ病中核群（内因性うつ病）でも示されている（Kendler et al. 2006），世界的にも共通した傾向であり，特に思春期や産褥期，更年期，老年期はうつ病が発症しやすい。

　うつに関する男女の違いには，月経サイクルによるホルモンの周期的な変化，妊娠，出産，閉経といった女性特有の心身の変化が強く関連していると考えられているが，月経以外にも就労や婚姻，家庭での家事や育児，介護の状況，社会における男女の役割などを含む心理社会的要因の影響も大きい。うつ（抑うつ状態）とパーソナリティや認知に関する心理学的研究には長い歴史と多くの知見があり，うつ病患者の特徴として，ネガティブな自動思考や抑うつスキーマ，抑うつ的な原因帰属スタイル，抑うつ的反すうといった持続的で反復的なネガティブな思考パターンを有することなどがさまざまな研究により明らかにされた（長谷川 2013）。

●精神疾患　うつ以外の精神疾患について生涯有病率を男女で比較すると，不安症やパニック障害，心的外傷後ストレス障害（posttraumatic stress disorder：PTSD）は，男性よりも女性に多い傾向がある（吾妻ほか 2011）。不安や心配といった心理状態については，うつや恐怖などのほかのネガティブ感情に関する研

究との重なりも大きいことから，臨床心理学だけではなく，感情発生のメカニズムや認知プロセス，個人特性，対人・社会における関係性といったさまざまな視点から研究が行われている。統合失調症は有病率に性差はないとされているが，発症年齢は男性の方が女性よりも早い（橋本ほか 2011）また，パーソナリティ障害の有病率については，全体としては性差はないが，男女で種類が異なる傾向があり，反社会性や強迫性パーソナリティ障害は男性に多く，境界性パーソナリティ障害は特に若い女性に多い。

●**摂食障害／食行動異常**　女性の中でも特に若年女性に多くみられるのが摂食障害／食行動異常（eating disorder）である。この精神疾患は，拒食症や過食症と呼ばれることが多い「神経性やせ症」や「神経性過食症」，むちゃ食い（binge eating）と呼ばれる「過食性障害」に分けられるが，患者の約95％が女性とされており，性差が非常に大きい健康問題である。これらの病気の特徴として，体重や太ることに対する恐怖や過度なこだわり，強い痩身願望があること，自身の体型（ボディイメージ）に対する不満や不適切な認知などがあげられる。2016年国民健康・栄養調査報告によると，BMI（body mass index）が18.5未満の「やせ」の割合は，男性は4.4％であるのに対して女性は11.6％で，10年間での変化をみると，男性では変化はみられないのに対して女性では有意に増加しており，とりわけ20歳代女性の「やせ」の割合は20.7％と報告されている（厚生労働省 2017b）。食に関連した健康行動は，痩身に対する美意識を含むメディアからの影響だけではなく，家族環境や愛着に関する問題，対人関係，自己評価の低さなど，さまざまな心理社会文化的要因が関連している。これらの疾患への対応は，認知行動的なアプローチが有効であり，食育や健康教育といった一次予防対策の強化も健康心理学的取り組みとして重要である。

●**女性特有の健康問題**　女性の精神的健康は，月経サイクルと関連が強い。月経前症候群（premenstrual syndrome：PMS）や更年期障害は，個人差はあるが，うつや不安，神経過敏，イライラなどの気分変動を伴うことが多く，妊娠や出産もメンタルヘルスに影響する。産後のホルモンの急激な変化によってマタニティブルーズと呼ばれる一過性の感情の変化が生じるが，これが長期にわたって重度化すると産後うつ病となる。母親の育児ストレスや育児不安といったメンタルヘルスに関する研究や対策は従来から行われているが，21世紀以降，育児がもたらすポジティブな感情や人生の意義などのウェルビーイングという側面から育児をとらえ，心身の健康を高める研究が注目されている。　　　　　　［大竹恵子］

📖 **さらに詳しく知るための文献**

[1] 二宮克美ほか編（2013）『パーソナリティ心理学ハンドブック』福村出版.
[2] 大竹恵子編著（2016）『保健と健康の心理学―ポジティブヘルスの実現』ナカニシヤ出版.

性同一性障害，性別違和

☞「ジェンダーとセクシュアリティ」p.558「セクシュアルダイバーシティ」p.590

　性別に違和感をもち，性別を越境しようとする者は，キリスト教社会においては，歴史的には異端者とみなされた。男装を理由に魔女として火刑に処されたジャンヌダルクはその象徴である。こうした中，19世紀の終わり頃より医学的疾患としての概念化が進む。1877年 R. von クラフト゠エービング（Kraft-Ebing）が metamorphosis sexualis paranoia を，1910年 M. ヒルシュフェルト（Hirschfeld）は transvestite を，1936年 H. H. エリス（Ellis）は eonism を提唱した。1949年に D. O. コールドウェル（Cauldwell）が transsexualism（性転換症）を提唱し，その後 H. ベンジャミン（Benjamin）らにより，身体的性別を変更する手術やホルモン療法といった身体治療が推進されるようになる。

●性同一性障害　1980年，アメリカ精神医学会の作成する精神疾患の診断基準である DSM-III より，gender identity disorder（GID，性同一性障害）が公式に用いられることとなった。これは基本的には性同一性（gender identity，「ジェンダー・アイデンティティ」や「性自認」ともいう）と身体的性別（sex）が一致せず，そのことに苦悩を抱いている状態である。日本では1990年代になり，公的な治療として取り組みが始まり，医学的概念として普及したこともあり，以前の用語である「性転換症」よりも，この「性同一性障害」が広く普及した。2003年には「性同一性障害者の性別の取扱いの特例に関する法律」が制定され，「性同一性障害」は法律名にも用いられている。

●トランスジェンダー　「性転換症」「性同一性障害」といった医学界が命名し概念化した用語に対して，1980年代末頃より，当事者たちを中心に命名概念化された用語が transgender（トランスジェンダー）である。この用語の概念化は，ゲイやレズビアンと同様に脱病理化運動，すなわち同性愛と同様に精神疾患の分類から削除すべきであるとする運動の契機となった。精神疾患とすることは多様なセクシュアリティを尊重せず，偏見や差別の原因となるとの考えから，これらの運動は行われる。ただし，トランスジェンダーには，ゲイやレズビアンと違い，ホルモン療法や外科的療法などの医学的治療を求めるものもいるため，やはり医学的疾患とするべきだとの考えもある。このように医学的疾患として扱うべきか否かの論争の中，今後の精神疾患リストにおける扱いが注目されてきた。

●性別違和　アメリカ精神医学会（2013）が作成した新たな診断基準である DSM-5 では「gender identity disorder」が変更され，「gender dysphoria（性別違和）」という疾患名で継続となった。継続はされたが，疾患名から「disorder」という用語が外れ，精神病理性は薄れたと考えられる。診断基準の文言にも変更

がみられる。基本的な概念は，その人により体験し，または表出されるジェンダー（experienced/expressed gender）と，指定されたジェンダー（assigned gender）との間の不一致に伴う苦痛である。experienced gender の日本語訳である「体験したジェンダー」という用語は，意味がわかりにくいが，ここでの「experience」とは「feel」と同じ意味であり「実感したジェンダー」という意味である。これまでの「性同一性」に代わり，「体験し，または表出されるジェンダー」という用語が用いられるようになった。「指定されたジェンダー」とは，通常出生時に行われる，婦人科医や助産師によって指定される性別のことである。つまり，平たく説明すれば，生まれて男性として登録されたが，自分自身は女性としての実感があった，といった意味である。DSM-5 における性別違和では，性同一性障害と異なり，性分化疾患は除外診断の対象とはならない。また，「体験し，または表出されるジェンダー」とは，必ずしも反対のジェンダー（男性に対して女性，女性に対して男性）に限らず，「指定されたジェンダーとは異なる別のジェンダー」も含まれる。すなわち「自分は男性でも女性でもなく中性だ」「自分は男性でも女性でもある」といったジェンダーのものも含まれる。性別違和の診断基準は 6 項目あるが，2 項目を満たせばよく，必ずしも身体の性別違和感を強くもたず，もっぱら性役割への違和感が強いものも含まれるのも特徴といえる。

●**性別不合**　2018 年に，WHO の作成する疾患分類である ICD の新しい版すなわち ICD-11 が発表された（実効は 2022 年 1 月予定）。そこでは性同一性障害は，「gender incongruence」との新たな名称となった。日本語訳は現在検討中であるが，今のところ「性別不合」が予定されている。特筆すべきは，「gender incongruence」は，ICD-10 までの「06 Mental, behavioural or neurodevelopmental disorders（「精神及び行動の障害」）」の下位分類から外れ，「17 Conditions related to sexual health」の下位分類となったことである。これはすなわち，ICD-11 では脱精神病理化が達成されたことを意味する。また，「disorder」「disease」ではなく「condition（状態）」という価値中立的な用語を用いていることより，精神疾患以外の疾患としての病理性も薄まっていると思われる。つまり，平たく述べると「精神疾患ではない。リストに残すが，それは病気としてではなく『性の健康に関する状態』としてだ」というのが ICD-11 における「gender incongruence」の位置づけである。なお診断基準も，DSM-5 の性別違和と比較し，身体の性別違和感が強いものに限定しており，身体治療へのアクセスを可能にすることにのみポイントを絞った狙いだと思われる。　　［針間克己］

📖 **さらに詳しく知るための文献**
[1] 針間克己編（2016）『こころの科学 189 号　特別企画：LGBT と性別違和』日本評論社．
[2] 針間克己・平田俊明編著（2014）『セクシュアル・マイノリティへの心理的支援―同性愛，性同一性障害を理解する』岩崎学術出版社．

不妊と不育

☞「セクシュアルヘルスと心理的支援，教育」p.582「産後の健康問題と育児」p.586

　受精とは，男性性腺である精巣でつくられた男子性細胞（精子）と，女性性腺である卵巣で成熟した女子性細胞（卵子）とが合体し，新しい生命が発生する現象を指す。腟内に射精された精子は，子宮腔内を経て卵管に至り，卵巣から排卵された卵子は，通常，卵管内で精子と出会う。一般的に，受精は排卵当日に生じ，受精卵（胚）は，細胞分裂を繰り返しながら卵管内を子宮に向かって移動し，受精後約7日で子宮内膜に接着（着床）し，妊娠が成立する。そして妊娠が継続されて出産に至る。この過程のどこかがうまくいかないと，不妊や不育を招くことになる。

●**不妊（症）**　生殖年齢の男女が妊娠を希望し，ある一定期間，避妊することなく通常の性交を継続的に行っているにもかかわらず，妊娠の成立をみない場合を不妊（infertility, sterility）という（日本産科婦人科学会 2016）。不妊期間については，日本では「2年」と定義されてきたが，2015年8月に「1年」と改定された。変更の背景として，日本における女性の晩婚化やキャリア形成指向，その他の理由による女性の挙児希望年齢の上昇があげられる。不妊の定義の変更により，女性がより早期に適切な医療介入を受けることが期待されている。海外の諸機関（WHO，ICMART，ASRM，ESHRE）も，infertility の定義において不妊期間を「1年」としている。不妊期間が1年を経過していない場合でも，妊娠成立のために医学的介入が必要な場合には，期間を問わず不妊と評価する。不妊原因には，排卵因子，卵管因子，子宮因子，免疫因子，男性因子，原因不明などがある。

●**不育（症）**　妊娠は成立するが，流産・死産を繰り返して児を得られない場合を不育という（日本生殖医学会 2017）。尿中のホルモン（ヒト絨毛性ゴナドトロピン：hCG）を感知する妊娠検査薬で陽性が出ただけの化学妊娠は，妊娠とは診断せず，すなわち，妊娠検査薬が一度陽性を示したが陰性に転じただけのものは流産に含めない。不育の原因には，抗リン脂質抗体，子宮奇形，夫婦の染色体異常，内分泌異常などがあるが，約70％は原因不明である。3回以上連続する流産を習慣流産といい，2回以上連続する流産を反復流産という。

●**生殖医療**　次の世代の生命の誕生に，介入が求められる医療を広く，生殖医療という。生殖医療のうち，排卵日を予測して性交渉をもつタイミング療法，女性生殖器内に精子または精子浮遊液を注入する人工授精，それらに伴う薬物療法などを一般不妊治療といい，体外受精および顕微授精を特定不妊治療と呼ぶ。生殖補助医療（assisted reproductive technology：ART）という用語があるが，

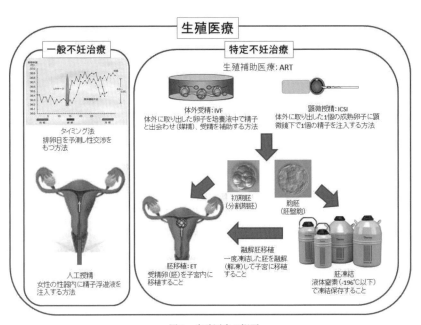

図1 生殖医療の概要

この用語の定義を日本学術会議では「不妊症の診断,治療において実施される人工授精,体外受精,胚移植,顕微授精,凍結胚,卵管鏡下卵管形成などの,専門的であり,かつ特殊な医療技術の総称である」としている(日本生殖医学会 2017).しかし,WHO および ICMART では「妊娠を成立させるためにヒト卵子と精子,あるいは胚を体外で取り扱うことを含むすべての治療あるいは方法」としている(日本生殖医学会編 2017).日本においても,ART とは一般不妊治療を除いた生殖医療を示す,特定不妊治療(図1)として解釈されることが一般的になっている.1978 年に世界初の体外受精・胚移植(in vitro fertilization-embryo transfer:IVF-ET)児がイギリスで誕生し,日本では 1983 年に第 1 例目が出産した.現在,日本における全出生の約 5% が,特定不妊治療により出生している.夫婦の染色体異常に起因した習慣流産や反復流産に対して,日本では臨床研究として着床前診断が実施され得る.着床前診断では ART が前提となる.

[片桐由起子]

📖 さらに詳しく知るための文献

[1] 日本受精着床学会「生殖補助医療技術 ART って何?」(http://www.jsfi.jp/citizen/index.html)

性行動

☞「HIV/AIDS カウンセリング」p.502「羞恥と健康」p.576「性感染症」p.578

　人間以外の動物の性行動の多くは，周期性のある種族保存の行為であり，ライフサイクルの中でも限られた時期に行われる。一方，進化により脳が大きくなった人間の性行動は，種の保存，群れの維持のほかに，個体の快楽，コミュニケーションなど多様な目的や意義をもつ（阿部 2012）。近年，インターネットの普及などにより性情報を目にする機会が増大し，性行動の積極化や日常化，性行動の開始年齢の早期化が促進されている。それに伴い，性に関する逸脱行動，望まない妊娠，人工妊娠中絶，性感染症の拡大などが問題視されている。そのため，性を生物学・心理学・社会学側面から多角的にとらえ，性に関して十分に理解し，適切な性行動を実行するための性教育の実践が求められている。

●**青少年の性行動の実態と性衝動**　日本性教育協会が1974年から継続的に実施している「青少年の性行動全国調査」では，他者との精神的・身体的接触を伴うデート経験，キス経験，性交経験を青少年の主要な性行動として，ここ40年ほどの間の変遷を調査している。それによると，1990年代に入って高校生のデート・キス・性交経験，および中学生のデート・キス経験を中心に経験率の大幅な上昇がみられていることから，性行動の低年齢化は1990年以降に促進されたことが推測されている。また，2005年から2011年にかけて大学生，高校生の性行動の経験率が減少しており，近年の青少年における性行動の不活発化が顕在化している。これは，恋愛の開始や維持に必要な社会的スキルの不足や無気力な青年像が背景にあること，性行動が活発な層とそうでない層の分極化が進んでいることが原因として考えられている（日本児童教育振興財団内　日本性教育協会編著 2013）。

　また，性行動を引き起こす原因の1つに性衝動がある。性衝動は，外的要因（ポルノ動画・画像など）と内的要因（性ホルモン，神経伝達物質など）が相互に作用することで生じる。特に，性ホルモンの分泌が盛んになる第2次性徴以降に性衝動が高まり，それに伴い性行動も促進される。日本の大学生の性衝動と性交経験の有無との関連性を検討した研究（木村ほか 1996）によれば，男女ともに性交経験のある者は性交経験がない者と比較して性的欲求があると答えた者が多く，性衝動の外的要因であるアダルトビデオの視聴回数が多い結果が示された。

●**性教育**　性的関心および性行動の低年齢化に関連して，初めて性的接触を経験する以前に正しい知識を身につける性教育の必要性が高い。性教育においては，単に生殖機能の発達や生殖に関する知識教育にとどまらず，発育・発達と心理・社会的健康を結びつけた指導により，体つきの変化や機能の発達，性愛対象への関心の高まりには個人差があることを理解させ，自己および他者の個性を理解し

尊重した態度や行動を選択できるようにすることが重要である。具体的には、①性の生理的な側面（体つきの変化と男女差、生殖に関わる機能の成熟、月経（初潮）、射精、受精、妊娠、出産、避妊法、性感染症など）、②性の心理的な側面（性愛対象への関心、性の悩みや不安、生命の尊重など）、③性の社会的な側面（男女交際・恋愛、結婚、家族計画、性役割、セクシュアルハラスメント、デートDV（domestic violence）、LGBT（lesbian, gay, bisexual, transgender）など）について、発達段階を考慮して教育することが求められる。

●**性感染症予防を意図したコンドームの使用**　性感染症（sexually transmitted infection：STI）とは、「性的接触（性交やオーラルセックスなど）によって感染する病気」であり、性器クラミジア感染症やHIV/AIDSなどが含まれる。性感染症は、性的接触に伴うリスクの1つであるが、感染の可能性のある性的接触を避けることで予防することができる。例えば、①コンドームを使用するなど、より安全な性行為を実践する「セーファーセックス」、②性感染のない決まった相手との性行為を意味する「ステディセックス」、③性行為をしない「ノーセックス」という考え方がある。2018年に一部改正された厚生労働省による「性感染症に関する特定疾患予防指針」によると、性感染症予防・蔓延対策には、コンドームの使用、予防接種、検査や医療の積極的な受診による早期発見および早期治療、学校などにおける教育・正しい情報提供があげられている。

特に、性感染症の予防には、性感染症に関する正確な知識を身につけ、初交時から適切にコンドームを使用することが推奨されている。しかし、日本の大学生は、欧米諸国の大学生と比較して、自身の性感染症に対する予防意識が低く、性感染症に対するリスクや危機感を喚起するだけではコンドームの使用行動が促進されない可能性も示唆されている（尼崎・煙山 2012）。また、コンドームの使用はパートナーとの共同関係があって成り立つものであり、例え本人が使用を望んでいたとしてもパートナーがその使用を回避することもあり、結果的に使用に結びつかないことがある。具体的には、「着けない方が気持ちいい（快楽追求型）」「安全日、ピルを服用している（避妊・病気予防二の次型）」「所持していない（コンドーム未所持型）」などの使用回避の言動をとることが、コンドームの使用を減じさせる理由として報告されている（尼崎・煙山 2016）。そのため、性感染症の問題に対する当事者意識を高め、状況に左右されずにコンドームを使用する自己効力感を高めるだけでなく、使用を上手に促すコミュニケーションスキルの獲得も重要である。

［煙山千尋］

📖 **さらに詳しく知るための文献**

[1] 荒堀憲二・松浦賢長編（2012）『性教育学』朝倉書店.
[2] 日本児童教育振興財団内　日本性教育協会編（2013）『「若者の性」白書—第7回青少年性行動全国調査報告』小学館.

性の問題に関わる援助要請

☞「援助要請行動」p.356「HIV/AIDS カウンセリング」p.502「性感染症」p.578「性的虐待,性暴力」p.580「セクシュアルダイバーシティ」p.590

　援助要請とは「もし他者が,時間,労力,あるいはある種の資源を費やしてくれるならば,解決するような問題を抱えている個人が,直接的な方法で他の人に援助を求める」(DePaulo 1983) と定義されている。
　ここでは人間の「性行動」「性機能」に関わる問題について,特に性暴力 (sexual assault),性感染症 (sexual transmitted infection：STI) に焦点をあてて援助要請の規定要因を論じる。

●**性の問題に関わる援助要請と社会的規範**　GSSAB 調査班が中高年齢層 (40歳〜80歳) を対象として英語圏5か国で行った性の問題に関する電話調査の報告によれば,ある共通した現象が認められた (Nicolosi et al. 2006)。それは,性機能に関わる問題や悩みを有していたとしても,そのことで医学的援助を求めることに乏しい,のである。人間の性行動は,20世紀までは身体的性別に基づいた「生殖行為」としてとらえられがちであったが,現在では「性的関わり行為」も含んだ概念としてとらえられている。この「関わり」という用語が示すように,「性行動」の意味づけはその時代での社会・文化による影響が大きい。一方で,この結果が英語圏に限った知見とはいえ社会的・文化的構造が異なる国々で共通していることを踏まえると,人は一般的傾向 (社会的規範) として,性の問題に関わる援助要請はできる限りしないものとして認識している可能性が高い。
　社会的規範は,我々に暗黙の了解として内在化されている。それは,ある集団や文化集団の秩序を保つうえで非常に大切な役割を果たしている。一方で,性暴力,とりわけ親密なパートナーからの暴力 (intimate partner violence：IPV),性的虐待 (sexual abuse),梅毒やクラミジアといった性感染症への罹患,コンドーム未使用での望まない性行為 (unsafe sex) や妊娠などの人間の性の健康 (sexual health) を減退させやすい問題においても,援助要請がしづらいことは同様である。また,このことに加え何らかの身体障害や慢性疾患を有する人においては,性の健康に関する援助要請の規定因はより複雑化しやすい (Kedd et al. 2006)。

●**援助要請の実際**　2018年に,内閣府男女共同参画局は,成人男女を対象とした男女間における暴力に関する調査結果を公表し,性的暴力を受けた経験をもつ者の多くが他者にそのことを相談できないという実態を明らかにした。例えば配偶者からの性的強要の発生頻度は,男女2485人中6.1％であった。女性のみの結果を抽出すると,その頻度は9.7％であった。性暴力は犯罪の構成要件を満た

すものである。そして，その行為はメンタルヘルスを長期にわたって損なわせるものである。本調査は無記名式のアンケートであって実態に即していると思われるが，それでも性的事件の警察への届出率はわずか18.5％であって届出を出していない人は81.5％という暗数の存在も忘れてはならない（平成24年度版犯罪白書）。また，性感染症への罹患については，1990年代までは年に1000件以内の報告件数だった梅毒感染症の発生報告は，2017年時点で5000例を越えた。その他にも，ヒト免疫不全ウイルス感染症への新規感染者数や「いきなりエイズ」の患者数も，依然として横ばいである。この問題を改善するには，性行動を行う可能性のある男女が検査を受けることが重要である。一方でその受検率は高くない。そして，そのことが感染拡大の理由の1つになっている。性暴力と同様，その暗数は相当数存在する。

　なお，パートナーとの性的関係あるいは性機能に関わる問題への高い援助ニーズが存在することも忘れてはならない（Kedd et al. 2012）。

●**援助要請の規定要因**　性の問題の援助要請の特徴として，①援助者には専門家より非専門家が好まれること，②援助要請のパターン（独力解決あるいは非専門家の活用）は各世代で共通すること，③親しい他者との間での互恵的な援助関係にある人ほど，他の援助資源を求めやすいこと，④③の援助要請は，収入との関連があること，などが知られている（Carania et al. 1990）。この背景には，性行動，性機能といったきわめて私的な問題について，他者に相談することや，その他の対処行動を実行したりすることを恥ずかしいと感じたり（飯田 2018），自尊心への脅威となる（Fisher et al. 1982）と認識していることが関与している。一方で，留意点がある。それは「性」に関する概念や，それを取り巻く問題事象は時代とともに常に変化してきている，ということである。例えば，近年活発に議論されるようになった，性の多様性（sexual diversity）では，性的指向に関わる自身のアイデンティティを肯定的にとらえられない人ほど，専門家からの偏見差別を強く認知し，援助要請の実行可能性が低くなる，という報告がある。繰り返しになるが，性の問題をめぐっては，時代の特徴が大きく反映され，固定化された価値観にとらわれることなく，その特徴に応じた解決策を検討しなければならない。援助実践（例えば，産婦人科，泌尿器科医師や他の医療職，あるいは心理職）においても，上述したような問題が隠れていることに留意した積極的な関わりが必要であるといえよう。

［飯田敏晴］

さらに詳しく知るための文献

［1］水野治久監修，永井 智ほか編（2017）『援助要請と被援助志向性の心理学―困っていても助けを求められない人の理解と援助』金子書房.

［2］岸 太一・藤野秀美編著（2017）『健康・医療心理学』ナカニシヤ出版.

食行動と性・ジェンダー差

☞「ストレス反応」p.152「摂食障害と食行動異常」p.314「肥満と糖尿病患者へのカウンセリング」p.496

　「You are what you eat.（食は人なり）」。我々は膨大な種類の食べ物の中から何を食べるか自ら選択し，どの程度の量を摂取するか判断している。食物選択・食物摂取には，「空腹-満腹」の生理的要因だけでなく，食べ物の属性（物理的・化学的特性，栄養など）や個人の要因（気分・価値感・信念・態度など），社会的要因（社会・文化，経済など）などさまざまな要因が影響するため，食行動にはその人のありようが現れるといわれるのである。食行動における性・ジェンダー差は食物選択・食物摂取そのものに生じるだけでなく，食や身体をめぐるステレオタイプから自分のジェンダーを意識することによって生じる側面もある。このように食行動と性・ジェンダーの関係性は実に複雑なものである。

●**食物摂取・食物選択と性・ジェンダー差**　日本における成人の摂取エネルギーは男性 2097 kcal，女性 1704 kcal と男性の方が約 400 kcal 多い（厚生労働省 2017b）。この差異を生物学的な性差ととらえれば，男性の方が摂取エネルギーが多いのは体が大きく必要なエネルギーが多いだけでなく，安静代謝率が高く，食べる速さが速いことによる（Herman & Polivy 2010）と説明できる。しかし数多くの研究から女性の方が痩身願望が強く肥満でもないのに摂食抑制をしている者が多いことは明らかであり，男女の摂取エネルギーの差異は生物学的な差異よりも，社会文化的なジェンダーが影響しているものとも考えられる。

　次に食物選択を男女で比較すると，男性の方が高エネルギー密度の食べ物をより多く選択し（Ledikwe et al. 2005），女性の方が高繊維質の食べ物や果物を多く食べ，脂肪や塩分摂取を控えており（Wardle et al. 2004），これらの結果は，女性の方がより健康的な食生活を営むことを意味しているようにみえる。しかしながら，社会-感情的な視点から考えると，心安らぐ食べ物（それを食べると心理的にほっとして満足感が得られるもの）としてあげられる食べ物は，女性ではアイスクリームやキャンディ，チョコレートなどのスナック菓子である一方，男性ではパスタやピザ，ステーキや牛肉などの食事に関連するものであり，これらの心安らぐ食べ物に対して罪悪感を抱いていたのは女性のみであった（Wansink et al. 2003）。このことは，女性の食物選択や食意識，実際の食行動といった食に関する特徴として，男性に比べて摂取エネルギーが少なく，健康的な食選択をしているものの，不健康な食べ物を罪悪感を抱きながらも強く嗜好するという感情-認知的にアンビバレントな状態を有することが考えられる。

●**食物摂取ステレオタイプと印象操作**　「食は人なり」は，ある意味，食物摂取から他者を判断する食物摂取ステレオタイプであるともいえる。食物摂取におけ

る女性らしさとは，低脂肪の健康的なものを食べ少食であることであり，男性らしさとは，ハンバーガーやステーキなどの肉やドーナツなどの高カロリーなものを食べ大食いであることとされている。また，低脂肪の食べ物を摂取している女性は，高脂肪の食べ物を摂取している女性よりも魅力的，知的，穏やかで誠実だとみなされ，男性では女性ほど顕著ではないが肉を食べることがより力強い男性らしさとして強調される（Vartanian et al. 2007；Vartanian 2015）。

このような食物摂取ステレオタイプは，特に女性の食行動に強く影響を与え，より女性らしさを有する魅力的な人物とみなされるために食行動による印象操作を生み出す。S. J. サルヴィほか（Salvy et al. 2007）の実験では，ペア（男性同士・女性同士・異性）×関係性（見知らぬ者同士・親密な者同士：同性は友人，異性は恋人）の 3×2 要因においてスナック菓子の摂取量の違いを比較したところ，最も摂取量が少なかったのは見知らぬ男性と一緒に食べた女性であることが示された。加えて，女性はパートナーの性別や関係性にかかわらず，パートナーの摂取量と自分の摂取量をマッチングさせていた。一方，男性は男性同士の友人関係において最も摂取量が多かったが，同性同士の摂取量のマッチングはみられなかった。これらのことから，女性はパートナーからどのようにみられるかという印象操作だけでなく，パートナーが何を欲しているかを予測しながらよりよい関係性を維持するために食物摂取を調整することが示唆された。

●食行動についての健康教育と性・ジェンダー　これまでみてきた食に関する性・ジェンダー差から，男性はより肥満につながりやすい食行動をとりやすく，女性は健康上，不要で過度なダイエットや摂食障害を招くような危険な食行動をとりやすい可能性が示唆される。これらの不健康な食行動に対して治療としての行動変容や予防のための健康教育を行う際には，個人の食行動の特徴のみならず，そのような食行動の背景の把握，すなわち前述した食物摂取ステレオタイプを性・ジェンダーと関連づけながら，個人の食に関する意識の程度や，それによる印象操作の意識／無意識的な側面などの把握も肝要である。

最後に，先行研究では女性が食行動に関して女らしさに縛られてきている姿が浮き彫りになっている。一方，近年，日本では男性向けのエステティックサロンなどの出店が増え，男性の身体への関心が変化してきており，今後，男性の食行動が変化する可能性も考えられる。食に関する行動変容や健康教育に携わる専門家は，社会におけるジェンダー意識の変化を敏感に感じ取りながら個人の食行動を丁寧にアセスメントし，支援していく必要がある。　　　　　　　［長谷川智子］

📖 さらに詳しく知るための文献

［1］大竹恵子（2004）『女性の健康心理学』ナカニシヤ出版．
［2］今田純雄・和田有史編（2017）『食行動の科学―「食べる」を読み解く』朝倉書店．

羞恥と健康

☞「ネガティブ感情」p.108「性行動」p.570「性の問題に関わる援助要請」p.572「性感染症」p.578「セクシュアルヘルスと心理的支援, 教育」p.582

　羞恥（embarrassment）とは，自らの期待とは異なり，現実または想像上の他者から望ましくない評価を受けることへの懸念が増加するような出来事があった際の驚き，格好悪さ，気まずさ，後悔の状態と定義される。羞恥に関する研究知見を詳細にまとめた R. S. ミラー（Miller 1996）によると，羞恥は最も頻繁に生じる感情の1つであり，時として日常生活におけるコミュニケーションに壊滅的なダメージをもたらす。羞恥は不快な感情状態であるがゆえにその回避は重要であり，我々は羞恥を感じないように行動を適切に修正している。すなわち羞恥は社会生活におけるモニタリング機能をもっていると考えることもできる（菅原 1998）。しかしその回避によって重大な健康的問題が生じる場合もある。

●**羞恥の発生メカニズム**　そもそも羞恥はなぜ生じるのだろうか。羞恥の発生メカニズムの検討（樋口ほか 2012）によると，羞恥発生状況における認知的評価として，社会的評価の懸念（例：ほかの人が私のことをどのように評価するか気がかりだ），自己イメージとの不一致（例：私が普段もっている自己イメージとは異なる），相互作用の混乱（例：他者に対してどのように行動すべきか，混乱してしまう），自尊心の低減（例：自分はだめな人間だと感じる）の4種類があり，これらの評価が羞恥の発生に関わっているという。さらに，人前で転んでしまった場面など自らのネガティブな行為が含まれる状況とは異なり，自らのネガティブな行為が存在しない状況における羞恥については，特に相互作用混乱の認知が強く関わっていることが示されている。医療場面での羞恥や後述する身体的羞恥などは，他者の面前での自らの失敗などは含まれていない。したがって，この相互作用混乱の認知の修正が重要になる可能性があるだろう。

●**身体的羞恥**　N. S. コンセダインほか（Consedine et al. 2007）は，医療サービス利用の障壁となる羞恥の問題に着目し，医療羞恥尺度を作成した。その過程において見出されたのが身体的羞恥である。「たとえ医師であっても，自分の体を他人に見せるのは屈辱的だ」「医師が自分の性器や直腸を検査するのは，自分自身が清潔かどうか心配なので不愉快だ」「医師による身体の診察は恥ずかしい」といった項目によって測定される身体的羞恥は，全般的な医療サービス利用の回避と正の関連が，さらに性に関連した医療サービス（肛門科，泌尿器科，婦人科など）の利用と負の関連が見出されている。

●**検診受診行動と羞恥**　身体的羞恥の問題の中でも，特に検診受診行動と羞恥との関連についてはさまざまな研究が行われている。一般的に検診の受診は健康維持にとって重要な行動である。しかしこれらの検診受診を阻害する大きな心理的

障壁として羞恥が存在する。例えば乳がん検診において用いられるマンモグラフィの利用に関する検討を行ったH. S. カンほか（Kang et al. 2008）の研究では，マンモグラフィを利用しない理由として対象者の8.7%が「恥ずかしいから」と報告している。この値は，「必要性や症状がないから」（30.6%），「時間がないから」（13.5%）といった物理的・環境的理由に次いで高いものであり，「X線や検査結果への不安」（7.6%）などのその他の感情的な理由よりも高かった。乳がん検診だけでなく，子宮頸がん検診，直腸がん検診や睾丸がん検診，失禁対策の医療サービス利用などさまざまな健康関連行動を羞恥が抑制することが明らかにされている。

●**コンドーム使用と羞恥**　羞恥はコンドーム購入や使用を抑制することでも健康を阻害することが知られている。コンドーム購入時の羞恥に関して，購入場面での認知的評価に介入し，羞恥を低減させることを目的とした介入研究がある（樋口・中村 2018）。この研究では，2パターンのコンドーム購入者の様子を撮影したビデオを準備し，それをインターネット上で対象者にみせるという方法を取っている。そのビデオに含まれる購入者の様子とは，1パターン目がおどおどしながら，2パターン目が堂々とコンドームを購入しているというものであった。対象者にコンドーム購入者の実際の様子をみせることによって，そこでの混乱のない相互作用のありようを示すことになる。このビデオを視聴させた結果，少なくとも視聴直後の羞恥が低減することが示されている。本研究は健康を阻害する羞恥を低減させることを試みた数少ない介入研究の1つである。

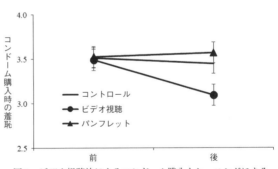

図1　ビデオ視聴法によるコンドーム購入トレーニングによる羞恥感情の低減［樋口・中村（2018）を改変］

ここではコンドーム購入時の羞恥の抑制を目指した介入研究を紹介した。しかし，身体的羞恥や医療サービス利用時における羞恥の低減あるいは制御方法についての検討は十分にはなされていない。コンドーム購入の場合と同様の介入が効果的である可能性もあり，今後の研究が必要である。　　　　　　　　　［樋口匡貴］

📖 **さらに詳しく知るための文献**
[1] 菅原健介（1998）『人はなぜ恥ずかしがるのか』サイエンス社．
[2] ボローニュ, J.-C.／大矢タカヤス訳（1994）『羞恥の歴史』筑摩書房．

性感染症

☞「ヘルスコミュニケーション」p.214

　1999年に性病予防法が廃止され,「感染症の予防および感染症の患者に対する医療に関する法律」(以下「感染症法」)が施行されたことで性病という言葉も廃止され,現在では性感染症と称する。英語名称あるいは略語として sexually transmitted infections (STI) または sexually transmitted diseases (STD) が用いられるが,「何らかの症状を伴う病気の状態」を想起させる disease ではなく,必ずしもすぐに症状が出るわけではない感染症としてより正確な記述と理解を意図し,STI(複数形 STIs)を用いることが多い。

●**定義**　性感染症は感染経路あるいは伝播様式で分類した疾患群であり「性行為で伝播する感染症」の総称である。感染経路としての性行為は,古くは男性器と女性器の接触による膣性交を想定したものであったが,近年では膣性交だけではなくオーラルセックスやアナルセックスなど他者との接触を伴うさまざまな「性的接触」が認識されてきた。これにより,性的接触において血液,膣分泌液,精液,糞便,皮膚や粘膜同士の直接接触により病原微生物が感染するさまざまな疾患を性感染症として扱う。A型肝炎やB型肝炎などいくつかの感染症では,それまでの主な感染経路に加えて性感染が重要な感染経路の1つとなっている。現在では20種類以上の微生物が性的接触によって伝播することが知られているが,感染症法では5類感染症として,梅毒,性器クラミジア感染症,性器ヘルペスウイルス感染症,尖圭コンジローマ,淋菌感染症について感染症発生動向調査が実施され,報告を集計したものを公表するとともに,「性感染症に関する特定感染症予防指針」に沿って予防対策を講じている。

●**HIV感染症**　後天性免疫不全症候群 AIDS は,HIV感染症の1つの病態である。現在日本においては性的接触が主な感染経路であり,性感染症の1つである。HIV感染症発見報道の端緒が男性同性愛者であったことなどから,人権や倫理などに関する激しい議論やアドボカシー運動が起こり,現代社会におけるセクシュアルヘルスや性教育,社会制度などに関する議論の先駆的な事例として各分野を切り開くこととなった。感染症法の5類感染症(全数報告)であり,「後天性免疫不全症候群に関する特定感染症予防指針」に沿って予防対策が講じられている。

●**検査と治療**　感染症の特性として,感染性のある時期と症状の発現時期にはずれがあり,個々の疾患によってその時期は異なる。つまり症状の有無が感染の有無と同義ではないため,感染の拡大予防や個人の予後改善のためには感染後適切な時期に検査を受検して,陽性であれば治療をする必要がある。感染しても多くの場合,症状がないあるいは症状が出たとしても軽いものであったり,症状の出

やすさに男女差があったりすることから，診断されていない潜在的感染者も多くいると考えられる．症状が自覚される場合は皮膚や粘膜などの部位に現れるため，性感染症の患者あるいはその疑いのある人は泌尿器科，婦人科，肛門科，皮膚科，耳鼻咽喉科などさまざまな診療科を訪れる可能性がある．近年多くの抗菌薬に対し耐性をもつ淋菌など多剤耐性菌の割合が増加していることが問題視されている．検査と治療の遅れは，不妊や流早産などの後遺障害や発がん，炎症によるHIV易感染，母子感染，HIV感染症の場合はAIDS発症などさまざまな合併症をもたらす．そのため，疾患特性の理解に加えて，個々の性行動や予防行動，性感染症の罹患歴など客観的なリスク評価に基づいた自発的な検査受検や受療などの保健行動を促すために，基本的なヘルスコミュニケーションと利用しやすい検査や相談支援などを提供することが肝要である．検査や相談支援の利用しやすさは，実施場所，時間帯，経済的費用などの利便性はもちろんのこと，疾患に対するスティグマや恥ずかしさ，性行動やセクシュアリティを開示することへの抵抗感や不安など，多角的な検討を要する．

●**性感染症の予防**　個人レベルでの性感染症の一次予防策として代表的なものはコンドームの使用，ハームリダクションの考え方を用いたより安全な性行動（safer sex），ワクチンの接種，曝露前予防内服 PrEP（pre-exposure prophylaxis）などであるが，疾患や状況によって異なるため各方法の適否をよく理解して行う必要がある．集団に対する予防啓発は単発的限定的なものではその効果に限界がある．性行動は個々にあるいは社会文化的に，さまざまな意味づけのもとに行われる個別性の高い行動であり，本人の知識や心理的特性，経験が予防行動に大きく影響するとともに，相手との関係，性行動の内容，性に関するファンタジー，文化や規範，社会環境など，さまざまな要因がさまざまな段階で関与する．また，性感染症の感染者に対しては，文化や規範，性に関する道徳や誤解から，予防啓発を契機に差別偏見や被害者非難（victim blaming）が起こる可能性もある．これら社会の状況と性行動や価値観の多様さを前提として，行動理論やソーシャルマーケティング理論などに基づいた個人レベル，コミュニティレベル，さらに大きな地域レベルから，予防，検査，治療，感染者の支援のすべてのフェーズにおいて，複層的な予防啓発や健康増進の仕組みづくりが必要となる（Aral et al. 2007；Glanz et al. 2015）．予防行動，疾患に対する意識や偏見，感染後の生活，感染者とともに生きる人の心理，予防啓発方法の開発と評価など，健康心理学として寄与すべきことがある．　　　　　　　　　　　［本間隆之］

📖 **さらに詳しく知るための文献**

[1] Aral, S. O. et al.（2007）*behavioral interventions for prevention and control of sexually transmitted diseases 2007 edition*, Springer.
[2] 飯田敏晴（2016）『エイズ相談利用促進に関わる規定要因の心理学的検討』風間書房.

性的虐待，性暴力

☞「家庭のストレス」p.136「児童虐待」p.340「家族関係」p.368「急性ストレス障害・PTSD」p.540「トラウマに対する心理的支援」p.548

　性暴力とは，本人の同意のない性的言動を指し，人の性的権利を侵害する行為である。性的な手段を用いた支配行為や暴力的言動であり，強制性交（レイプ）や強制わいせつといった接触を伴うものから，盗撮や性器露出，性的な声かけやネット上での書き込みといった非接触型の性暴力まで，さまざまな形態がある。

　性暴力は，被害-加害の関係性によって，保護者から子どもに対しては性的虐待，学校や職場で起こるものはセクシュアルハラスメント（スクールセクハラ），子ども間の性暴力は性的いじめや性問題行動とも呼ばれる。配偶者および交際関係におけるDV（ドメスティックバイオレンス）の手段として性暴力が用いられることもある。刑法（2017年改正）で刑罰が科されるものは性犯罪とみなされ，強制性交等罪には被害者の性別が問われず，被害者の告訴がなくても起訴できるようになった。

　対等性を欠いた関係性で起こり，年齢や立場，身体・知的能力や情緒的発達において，加害者側が優位に立っているのが一般的である。被害者は，逃げにくく，断りにくい状況におり，性暴力がもたらす恐怖や混乱，無力感によって，抵抗するのは困難である。年少児であれば，性的言動の意味が理解できないため，たとえ拒否や抵抗をしなかったとしても，両者の同意は成立しない。

　また，性暴力に対する社会の無理解や偏見（スティグマ）は被害者の非難につながり，被害者に二次被害を与える。加害者も社会的な排除を受けやすい。

●**性的虐待**　保護者が監護する18歳未満の子どもに対し，わいせつな行為をしたり，子どもにわいせつな行為をさせることを性的虐待という。具体的には，子どもへの性的行為，性的行為をみせる，性器を触るまたは触らせる，ポルノグラフィの被写体にすることなどを含む。家庭内で起こるため周囲が気づきにくく，被害児も愛着対象である保護者の行為を性的虐待であると認識しにくい。また，子どもが嫌悪や恐怖を感じても，虐待者からの秘密の強要や子ども自身の恥や自責の念から，周囲に打ち明けられない。そのため，児童虐待の中でも発覚が遅れやすく，被害が潜在化したまま長期化しやすい。性的虐待によるトラウマが子どもの発達全般に及ぼす影響は深刻であり，トラウマ反応や解離症状のほか，思春期以降の自傷行為や問題行動など，精神保健上の課題が現れることが多い。性的虐待の予防と早期発見，発生時の適切な対応と中長期にわたる支援が求められる。

●**デートDV**　主に思春期・青年期における交際関係の中での暴力をデートDVという。殴ったり蹴ったりする身体的暴力，暴言や交友関係および行動を制限する精神的暴力，性行為の強要や避妊への非協力による性暴力，金銭的な強要や就

労の管理といった経済的暴力などを含む。これらの暴力は、「好きなら相手を独占したいもの」「交際していれば許される」といった感情や社会通念から許容されやすく、本人も周囲もデートDVであると気づきにくい。「嫌なら別れればいい」と思われがちだが、暴力による支配やコントロールを受けた被害者は、「自分が至らないのがいけない」という自責感が強まり、無力感や孤立無縁感から加害者と離れにくい。加害者が暴力をふるった後、反省の弁を口にし、許しを請うために愛情を誓うハネムーン期に至ることもある。被害者は相手の変化を期待するが、次第に緊張が高まり、再び暴力が起こる。こうしたDVのサイクルにより両者の関係性が維持され、デートDVが継続するケースもある。配偶者間のDVに比べて、デートDVでは、女性による男性の束縛や暴言といった精神的暴力もめずらしくない。また、同性カップルにおけるデートDVの場合、相談するためには自身のセクシュアリティを開示しなければならず、専門の社会資源も限られているため、支援を受けにくい。

●**性被害による影響**　性暴力は、生命の危険を感じるほどの強い恐怖や心身の苦痛を伴い、自己の尊厳が深く傷つけられることから、トラウマ（心的外傷）になりやすい。そのため、過度な警戒心や不眠などを引き起こす過覚醒やフラッシュバック、トラウマにまつわる場面や事柄に近づけない回避などのトラウマ症状が生じる。また、強い自己否定や自責感、他者への不信感や興味関心の喪失といった認知と気分の陰性の変化がみられる。年少児の場合、性に対する混乱が目立ち、性的な言動の増加や性へのこだわりを示すといったトラウマによる性的表現がみられやすく、時に、他児への性問題行動に至ることもある。性被害による心身への影響や行動面の反応について説明する心理教育は、自責感の軽減につながり有効である。被害者の家族や恋人、友人といった身近な人もまた間接的被害者として影響を受けており、支援の対象となる。

●**性加害への治療教育**　性暴力やDVの加害者に対する治療教育は、性暴力が相手の権利を侵害する行為であり、いかなる理由があっても許されるものではないという観点に立ち、暴力に至った背景と動因（動機や原因）を明らかにする。性暴力について「たいしたことではない」「相手は傷ついていない」と矮小化する思考の誤りを同定し、責任ある思考と選択ができることが目指される。加害者自身が不適切な養育や暴力を受けており、自分の感情を否認し、性や暴力を手段とする対処法しか知らないことも多いため、被害体験のケアも支援の鍵となる。

［野坂祐子］

📖 **さらに詳しく知るための文献**
[1] 藤森和美・野坂祐子編（2013）『子どもへの性暴力―その理解と支援』誠信書房.
[2] 小西聖子編著（2008）『犯罪被害者のメンタルヘルス』誠信書房.
[3] 藤岡淳子（2006）『性暴力の理解と治療教育』誠信書房.

セクシュアルヘルスと心理的支援，教育

☞「思春期・青年期の健康教育」p.190「月経前症候群（PMS）」p.552「性機能障害」p.562「セクシュアルダイバーシティ」p.590

　セクシュアルヘルスとは，WHO（世界保健機関）による仮定義によれば「セクシュアリティに関わる面で，身体的，情緒的，精神的，対人的にウェルビーイングな状態のことである。単に，病気，機能不全，欠陥がないことだけを意味しない。セクシュアルヘルスにとって必要なものとは，セクシュアリティや性的関係への肯定的で敬意をもったアプローチであり，また楽しく安全な性的経験をもてる可能性であり，強制，差別，暴力がないことである。性の健康が達成され維持されるためには，すべての人の性の権利が尊重され，保護され，実現されなければならない」とされている（WHO 2006b，筆者訳）。

●**セクシュアルヘルスに関する宣言**　WHOと連携して活動している性の健康世界学会（World Association for Sexual Health：WAS）では，2005年に「性の健康世界学会 モントリオール宣言"ミレニアムにおける性の健康"」を採択している。その内容は次の8項目にまとめられている（WAS 2005，日本性科学連合訳）。「1.すべての人々の「性の権利」を認識し，促進し，保証し，保護する。2.ジェンダーの平等を促進させる。3.あらゆる形態の性暴力および性的虐待を排除する。4.セクシュアリティに関する包括的な情報や教育を広く提供する。5.生殖に関する健康（リプロダクティブ・ヘルス）のプログラムの中心的課題は「性の健康」である，という認識を確立する。6.HIV/AIDSや他の性感染症（sexually transmitted infections：STI）の蔓延を阻止し，状況を改善する。7.性に関する悩み，性機能不全，性障害の存在を認識し，それらに取り組み，治療する。8.性の喜びは幸福（ウェルビーイング）の一要素であるという認識を確立する」。セクシュアルヘルスを達成するには性の権利を保護することが必要とされる点，また病気などの治療だけでなく性の喜びも重視されている点が重要である。しかしやや抽象的なため，特に日本においてセクシュアルヘルスを実現するための具体的課題について次に述べる。

●**性機能障害**　性機能に起因する理由で性行為がうまくいかない，思うようにできない状態は，性機能障害（あるいは性機能不全）と呼ばれ，精神疾患の1つとして位置づけられている。人間の性機能は，性欲相，興奮相（女性の腟潤滑化，男性の勃起など），オルガズム相（絶頂感，男性では射精を伴う）の3段階があると考えられている。興奮相の障害である勃起障害は薬物療法によって多くが改善されるようになった一方，オルガズム相障害であるいわゆる腟内射精障害により不妊で困るカップルが目立つようになっている。女性では，性欲相・興奮相に関連する，恐怖感があり挿入できないという主訴も多い。またセックスレス

で悩むカップルも多い。性機能障害に対する心理社会的アプローチをセックスセラピーと呼んでおり，さまざまな行動療法や認知行動療法が行われている。

●**LGBT** LGBT は，レズビアン，ゲイ，バイセクシュアル，トランスジェンダーの頭文字を取った言葉であり，LGBT をはじめとするさまざまな性的マイノリティの存在が知られるようになった。性的魅力を感じる対象の性別を性指向と呼ぶ。同性愛やバイセクシュアルは，プライベートな部分のマイノリティであるため，仕事や学校などフォーマルな生活は送ることができるが，カミングアウトしづらい，本当の感情を抑えて生活するなどの窮屈な状況もある。本人が心理的に実感している，しっくりくる性別を性同一性（性自認）と呼ぶ。性同一性が，体の性別や戸籍の性別と異なっていると性別違和感が生じる。性別を移行したり移行したいと考えている人たちのことをトランスジェンダーと呼ぶ。性指向のマイノリティとは違い，トイレに行きづらい，制服を着られないなど，生活の中で多くの困難が生じる。ホルモン療法や手術によって性別違和感を改善する治療をする人もいる。LGBT をはじめとする性的あり方の多様性に関する心理支援や教育がますます重要になってきている。

●**セクシュアルヘルスに関するその他のテーマ** 性暴力被害やパートナー間暴力被害に関する支援やそれに伴う心的外傷後ストレス障害（PTSD）のケアは，迅速な情報提供・リファーや，認知行動療法の適用が必要とされる分野である。また，レイプや痴漢などの性犯罪加害について，その病理性，嗜癖性が指摘されており，認知行動療法や，認知行動療法グループによる再犯防止が試みられている。HIV/AIDS やその他の性感染症は依然として公衆衛生学的に重要な課題となっている。予防に大きな役割を果たすコンドームの使用は，心理社会的変数により高度に左右される行動であり，この課題に心理学が果たす役割は大きい。女性が生涯に産む子どもの数は減少し，妊娠期間・授乳期間の総計が短くなっているため，女性の生涯月経回数は非常に多くなっている。月経前症候群，月経痛への対処やそれに伴う低用量ピルの使用，また拒食症に伴う無月経と骨密度低下などのテーマも，心理的なアプローチがもっと必要とされている。平均結婚年齢の上昇に伴い，不妊に悩むカップルが増えており，不妊治療の利用が急激に増えている。不妊治療は，経済的，心理的に大きな負担を伴い，心理的支援が不可欠の領域であろう。

〔石丸径一郎〕

さらに詳しく知るための文献

[1] 日本性科学会編（2018）『セックス・セラピー入門―性機能不全のカウンセリングから治療まで』金原出版.

[2] 針間克己・平田俊明編著（2014）『セクシュアル・マイノリティへの心理的支援―同性愛，性同一性障害を理解する』岩崎学術出版社.

妊娠・出産に伴う健康問題

☞「生活習慣」p.14「メンタルヘルスにおける性差」p.564「不妊と不育」p.568「産後の健康問題と育児」p.586

　女性にとって，子どもを産み育てていくことは重大なライフイベントである。この時期の女性の健康問題に取り組むことは，女性のみならず子どもの人生にも大きな影響を与える。ここでは母子の健康問題として喫煙，アルコール，薬物の使用そしてメンタルヘルスについて取り上げる。

●喫煙　喫煙は男女問わずさまざまな病気に対する大きなリスク要因である。タバコの煙には200種類以上の有害物質が含まれている。有害物質の1つであるニコチンは妊娠中の女性の血管を収縮させて子宮胎盤循環血流量を減少させる。また，一酸化炭素は血液中の酸素供給を減少させ，胎児を形成する細胞の成長を遅れさせる。そのため，喫煙する妊産婦は非喫煙者よりも流産，早産，胎盤早期剝離などの異常，死産率が高まり，出生体重が小さく病弱だったり，乳幼児突然死症候群の可能性も高まったりする。授乳中の喫煙は母乳分泌量を低下させ，1日20本以上喫煙する母親の母乳育児を受けた乳児には嘔吐や下痢，落ち着きのなさなどの症状がみられるといった報告もある。子どもに対する母親の喫煙による母乳を介した直接的影響に加え，受動喫煙の問題もある。タバコの副流煙に含まれるニコチン，一酸化炭素，アンモニアなどの有害物質の量は主流煙よりも多く，子どもの呼吸器感染症や気管支喘息などの小児呼吸器疾患の発症頻度は確実に高まると報告されている。近年ではこれらの害に加え三次喫煙の問題も指摘されている。喫煙時に衣服や髪に付着した有害物質や喫煙者の息から排気される有害物質は喫煙後30分以上たっても排出されると報告されている。しかし，喫煙が及ぼす影響についての妊婦の認知度は低く（髙橋 2006），正確な知識獲得のための教育が必要といえる。

●飲酒　日本における酒類消費量や全体的アルコール依存症者数はともに減少しているのに対し，女性の習慣的飲酒者やアルコール依存症者は増加している（厚生労働統計協会 2014）。妊娠中の母親の飲酒は，母親の血液から胎盤を介して胎児もアルコールをあびてしまう。その結果，胎児性アルコール症候群（fetal alcohol syndrome：FAS）と呼ばれる顔貌の形成不全，低身長，精神発達遅滞などの出生時におけるリスクだけでなく，成人後も攻撃的行動やうつ病，薬物依存の問題などを引き起こすリスクを高めるとされる。こういった多量飲酒や長期間の習慣的飲酒だけでなく，妊娠に気づいていない妊娠初期における飲酒や少量飲酒や妊娠中後期であっても何らかの影響があるとされている。母乳育児期における母親の飲酒は，母親のアルコール血中濃度の約90％が母乳からも検出される。女性への飲酒を促すCMや飲み口のいい酒が増加している現代において，妊娠

してからでなく妊娠の可能性のある女性に対しても飲酒を防ぐ早期の健康教育が重要である（大野・石川 2016）。

●**薬物の使用**　妊娠・母乳育児中における母親にとって治療上必要で合法的な医薬品であってもその使用には不安がつきまとう。サイリドマイド事件などに代表される妊娠初期の薬物使用による胎児の催奇形性の問題は人々に衝撃を与えた。妊娠初期における重要な器官形成が終了した後にも薬物は胎児の機能的発育や発育の遅延に影響する可能性がある。新生児期・乳児期においても母乳を介した乳児への薬物移行の問題も大きく、薬物の使用に関してはたとえ処方薬であっても危険性と有益性のバランスには細心の注意が必要となる。先にあげたアルコールやタバコは合法的な薬物であるが、マリファナやコカインなどの違法薬物の問題もある。アメリカでは妊娠に伴うつわりや不安の緩和を目的としたマリファナの使用が増加しているという調査結果（Kelly et al. 2017）もあり、依存性の高い薬物乱用は早産、死産、奇形といった胎児への影響も大きく、出産後の薬物依存にもつながるきわめて危険な行動である。その意味でも妊娠や出産、育児に伴うストレスをコントロールできるように女性とその家族を支援することは健康心理学の重要な課題といえる。

●**メンタルヘルス**　妊娠・出産、育児期は、幸福感とともに不安や葛藤といったネガティブな感情を生じさせやすい時期でもある。その背景には、妊娠出産に伴うホルモンバランスの乱れやつわり、睡眠不足などの身体的要因に加え、ライフスタイルの大きな変化などさまざまな心理社会的要因がある。特に夫や周囲からのソーシャルサポートはメンタルヘルスに大きく影響する。職業を有する女性にとっては職場環境の影響も大きく、マタニティハラスメント（いわゆるマタハラ）などがある場合、メンタルヘルス不調につながりやすい。産後1週間くらいの母親に多くみられるのがマタニティブルーズで、過剰な感情的反応や突然の気分の変化を示す。不安、焦燥感、抑うつ、頭痛などのさまざまな症状を示すが、妊娠中に分泌されていたホルモンの急激な減少による影響が大きく一過性である場合が多い。産後10日以上すぎても気分の落ち込みや興味の喪失などが改善せず、食欲減退・増加、疲労感などがみられると産後うつとされる。メンタルヘルスの問題は、母親自身の生活における機能障害だけでなく、近年では妊産婦の自殺による死亡が産科異常の2倍以上あることがわかってきている（日本産婦人科医会 2017）。乳幼児に対しても知的発達障害、情緒障害など発達への影響や虐待の可能性も示唆されており、妊産婦メンタルヘルスへの早期からのサポートが重要であるといえる。

［石川利江］

📖 **さらに詳しく知るための文献**

[1] 大竹恵子（2004）『女性の健康心理学』ナカニシヤ出版.
[2] ブロッキントン，I. F. ／岡野禎治監訳（1999）『母性とメンタルヘルス』日本評論社.

産後の健康問題と育児

☞「周産期医療」p.298「児童虐待」p.340「地域包括ケアシステム」p.422「子育て支援」p.534「不妊と不育」p.568

　女性の妊娠・出産をめぐる健康問題としては，まず周産期におけるマタニティブルーズや産後うつがあげられる。母親の心身の健康状態は，胎児期も含めて子どもの発達に影響を及ぼすため，母子双方に対する十分な配慮が必要とされる。また生まれてきた子どもやそのきょうだいとの日々の生活の中で生じる育児不安（parenting anxiety）や育児ストレス（parenting stress），あるいは育児に伴うポジティブな側面の1つである育児幸福感などが，この時期における健康心理学上のトピックとしてあげられよう。そのほかにも，流産・死産，妊娠を望みながらもかなわない不妊および不妊治療に伴う苦悩など，周産期にはさまざまな心理学的課題があり，いずれも女性のライフステージや生き方全般に関わる重要な問題となる。

●**マタニティブルーズ，産後うつ，周産期のメンタルヘルス**　マタニティブルーズは出産後数か月の間にみられる軽度の抑うつや不安であり，産後に発症するうつ病は産後うつとも呼ばれる。うつ病の生涯有病率は欧米で3〜16％程度であるのに対し日本では3〜7％程度であり（厚生労働省 2011），また欧米では女性の罹患率が男性よりも高いとされているが，症状の表出や受診行動も関連するため，うつ病の正確な把握は難しい。周産期には特にうつ病が発生しやすいと考えられ，日本でも妊娠中のうつ病の発症は7〜20％，また出産から3か月以内のうつ病の有病率は7％を超えるという報告がある（日本周産期メンタルヘルス学会 2017）。周産期におけるうつ病の発症にはさまざまな要因が関連するが，妊娠・出産の時期は身体や生活上の変化などストレッサーも多く，十分なサポートが得られない場合には，さらに女性の負担が大きくなると考えられる。加えて，妊娠・出産における女性ホルモンの変化も関連してうつ病の発症につながるとされるが，明確なメカニズムはまだ不明である。なお，日本における妊産婦の自殺率はイギリスやスウェーデンに比して多く（岡井 2017），またもともと精神疾患を抱えた女性の妊娠・出産には慎重なサポートが必要であることなどから，出産後に限らず周産期全体にわたってメンタルヘルスに関する支援が求められる。これに対して，2017年の改正母子保健法の施行により「母子健康包括支援センター」の設置が法定化され，周産期全体をサポートする体制が整備されつつある。

●**育児不安，育児ストレス**　育児不安は子どもを育てるうえでの親の不安の総称として用いられているが，具体的な心配事を指すこともあれば母親が育児に関して感じる疲労感や育児意欲低下などを指す場合もあって，その定義は明確ではな

い（吉田 2012）。近年では，不安をストレス反応の一部ととらえて育児不安と育児ストレスを同義とする研究が多く，国外の研究では anxiety ではなく stress という用語による報告が多くみられる。育児不安や育児ストレスの要因としては，母親の要因のうち年齢や職業などのデモグラフィック変数は直接に関連しないものの，職業観や理想などが育児ストレスに関連し，これらが子どもの側の要因と交絡する。さらに，家族関係や夫婦関係，ソーシャルサポートなどの要因も考えられる（吉田 2012）。育児不安・育児ストレスについては，概念の多様さに伴ってさまざまな測定尺度が開発されているため，測定の際には目的に応じた尺度を用いるよう留意する必要がある。

●**母性愛神話，三歳児神話** 日本の女性の年齢階級別労働力率については，25～29歳と40～45歳を左右のピークとして30歳代を底とするM字型をなすことが知られており（厚生労働省 2018i），近年では底となる年齢や底の浅さが多少変化しているものの，依然として女性が育児のために退職して家庭に入ることの多さが読み取れる。また昨今，児童虐待の悲惨な結果が多く報道されている。母親による児童虐待の背景には，育児は母性本能によるもので母親にとっては喜びであるといったいわゆる「母性愛神話」や「三歳児神話」に縛られて，育児に伴う不安やストレスを表出することが許されない風潮（斎藤編 1994）や，周囲からのサポートの乏しさや経済的不安といったさまざまな社会的要因があることを忘れてはならない。柏木（2003）は，従来の心理学への反省として，「母子関係一辺倒の研究自体，母親の排他的絶対的重要性を示すとの印象を与え」（柏木 2003：202）てきたと指摘し，また長く育児行動を指してきた mothering という言葉が fathering を加え，やがて parenting へと変遷し，さらには性別や血縁に限定しない養護性（nurturance）という言葉も用いられるようになってきたことを紹介している。

●**育児幸福感** 育児には不安やストレスのようなネガティブな側面ばかりではなく，親になることや子どもを育てることをめぐるポジティブな側面もある。このような育児のポジティブな側面に関する研究として，育児幸福感があげられる。S. K. ネルソンほか（Nelson et al. 2014）は，子どもをもつ人はもたない人よりも，人生の意味や目的，ポジティブ感情や社会的役割などの点において幸福感をもつが，多様な要因が複雑に絡み合うことを指摘している。親であることと幸福感との関連は，少子化が進む先進国における施策にも影響するため，現在さまざまな報告がなされている（Hansen 2012；Glass et al. 2016）。　　　　［堀毛裕子］

📖 **さらに詳しく知るための文献**
［1］大日向雅美（2000）『母性愛神話の罠』日本評論社．
［2］柏木惠子（2003）『家族心理学——社会変動・発達・ジェンダーの視点』東京大学出版会．

性に関する
健康問題と社会

☞「思春期・青年期の健康教育」p.190「高齢期の健康教育」p.194「性機能障害」p.562「セクシュアルヘルスと心理的支援, 教育」p.582「セクシュアルダイバーシティ」p.590

　性に関する健康問題に関して，WHO（世界保健機関）は性の健康の定義を，「性に関して身体的，情緒的，精神的，社会的に良好な状態である」としている。また，WHOは性の健康に関する課題としていくつか項目を列挙しており，「思春期のセクシュアルヘルス／リプロダクティブヘルス（生殖に関する健康）」や「更年期・高齢者の性の健康」などをあげている。

●**10代の妊娠・出産**　「思春期のセクシュアルヘルス／リプロダクティブヘルス」に関しては，10代の妊娠・出産（以下，若年妊娠・出産）が国際的にも社会問題として取り上げられている。日本の2015年の人口動態調査では若年出産者数は出産全体の1.2%と割合として多いとはいえない。しかし，若年妊娠・出産は性の健康やメンタルヘルスを保ちづらい社会・心理的状況に置かれやすいという点で社会問題となっている。社会的状況として，厚生労働省の調査では初産が19歳以下の母親（以下，若年母親）の離婚・別居の割合は8割にのぼり，母子世帯の割合が多くを占めている。母子世帯の場合，母親が経済面も含めて養育を担うため，低学歴のままキャリア形成をする経済・時間的余裕がなく，不安定で低賃金の仕事を継続せざるを得ない状況を強いられる。また，心理的状況として，E. H. エリクソン（Erikson）は10代〜20代の青年期の発達課題として「アイデンティティの確立」をあげている。アイデンティティの確立には，自己の同一的な連続性の感覚や，自己のみた「私」と他者がみた「私」の姿が同一であるという感覚を手に入れることが重要であるとされている。しかし，若年妊娠・出産は社会という他者からしばしば偏見の目でみられる傾向があり，適切なアイデンティティの確立は容易ではない。そのような状況の中で，母親としてのアイデンティティの形成もしなければならないという心理的に高いストレス状況にさらされる。高いストレス状況に対して若年母親は社会経験が乏しく精神的にも未熟なことから，適切な対処行動が取れず，子どもに対する虐待のリスクが高まるとされている。このような若年母親に対して，日本では海外と比べて学業の継続などのライフコース支援や切れ目のない包括的な支援が不足していることが指摘されており（白井 2017），今後支援体制の充実が望まれる。

●**高齢者の性**　「更年期・高齢者の性の健康」に関する課題については，高齢者の性に焦点をあてる。高齢者にとって性や性交は社会的なイメージでは，必要がないもの，関係がないものととらえられがちだが，実際は高齢者も性に対する興味はあり性交もしている。日本の平均年齢70歳の高齢者300人を対象にした性に関する健康調査では，過去1年間に性的交渉（性交・戯れあい）があった者

は，男性で85.5％，女性で53.2％おり，性生活と生きがいとの関係をみると，男性の8割，女性の4割が性生活を生きがいとして認識しているという調査結果が得られている（内野・能勢 1994）。また，老後の性交は健康を損ねるとのイメージがあるが，性交によってストレス解消や関節炎，神経痛などの痛みが軽減し，性的にも精神的にも求められていると感じることで自信や生きがいにもつながるとされている（内野 2005）。しかし，高齢者は勃起障害などの性機能障害があり QOL に著しい困難をきたしていても，かかりつけの医師に相談したがらないとされている。その理由の1つとして，高齢にもかかわらず性に関して相談すると自身が性的異常者とみなされるのではないかという意識が働くためとの報告があり，援助要請を抑制してしまっているという事態が生じている。このような事態を防ぎ，今後高齢者が性の健康を維持・向上するためには，高齢者の性生活の実態や心身へのポジティブな影響といった適切な知識を得られるような支援者側からの心理教育的なアプローチが必須と考えられる。しかし，支援者は高齢者の性に関しての知識が不足しており，介入する必要性を感じていなかったり，ニーズが高齢者側からあっても無視したり否定的な態度を取ってしまう傾向があると言われている。よって，この問題に関する支援の方略としては，支援者側に対する教育の充実が第一歩と考えられる。

●**スティグマと性的健康**　先の若年妊娠・出産や高齢者の性の問題でも取り上げたように，社会からの否定的なイメージやスティグマが性の健康や自尊心などのメンタルヘルスを損なうことが指摘されている。例えば統合失調症などの重篤な精神障害を有している女性を対象にした調査では，差別された経験と HIV リスクが高まる性的逸脱行為との関連が報告されている（Collins et al. 2008）。また，LGBT の当事者に対するスティグマとメンタルヘルスへの負の影響も数多く報告されている。この問題に関して効果的な方策としては，人権教育を含めた適切な性教育を義務教育段階から積極的に行っていくことが最も効果的と考えられる。オランダなどのヨーロッパ諸国では，義務教育段階から性的指向の多様性や人権，性行為や受精，避妊についてなどを子どもたちが主体的に学べるような教育体制を取っている。一方，日本の性教育に関しては，性交については取り扱わないなど実生活と乖離があり，世界と比べて大幅な遅れを取っている現状がある。今後，年齢や障害，性的指向にかかわらず性の健康を維持できるような社会にするためには，医学や心理学など性の健康に関わる分野と教育分野が積極的に連携し，日本の性教育の基盤をつくっていく必要がある。　　　　　　　　［横澤直文］

📖 **さらに詳しく知るための文献**

[1] 橋本紀子ほか編著（2018）『教科書にみる世界の性教育』かもがわ出版．

セクシュアルダイバーシティ

☞「ジェンダーとセクシュアリティ」p.558「性同一性障害, 性別違和」p.566

　多くの人が「性別には男性と女性の2つしかない」「異性を好きになるのが当然」だと思っている。前者の考え方は,「性別二元論」と呼ばれるもので, この世の中には男女, 雄雌しかないという考え方である。しかし, 実際のところ,「性別」をどのようにとらえるかによってさまざまなのである。例えば, 性別を「身体の性別」「心の性別」「表現する性別」に分けて考えると,「身体の性別」は産まれたときに男か女かに割り振られる性別であるが, 一般には身体的な性別の特徴だけをもとに割り振られている。「心の性別」は, 自分のことを男性・女性・どちらでもない・どちらでもあるなど, 自分の性別をどのように体験しているか（性自認）によって異なる。そして,「身体の性別」と「心の性別」が一致しない「トランスジェンダー」と呼ばれる人もいる。「表現する性別」は行動, 服装, 態度などによって表現されている性別のことであり, それは文化や時代によっても異なる。このように実際には, 性別は男と女の2つだけではなく多様なのである。

●**異性愛中心主義**　後者の「異性を好きになるのが当然」という考え方は,「異性愛中心主義（ヘテロセクシズム）」と呼ばれるもので, 男女というペアしかない, 好きなるのは異性しかない, それが当然であると考え, 同性同士の恋愛や婚姻はあり得ないという考え方である。また, 同性同士のカップルの間にも男役と女役があると考えるのもこの考え方に基づいている。

●**セクシュアルマイノリティ**　自分自身の「身体の性別」と「心の性別」が一致しており, かつ, 異性を好きになる人をセクシュアルマジョリティ（性的多数者）と呼び, それ以外の人々を総称してセクシュアルマイノリティ（性的少数者）と呼ぶ。そして, 性, 性別には上記に述べたように, 男女だけではない, また異性愛だけでないという考え方を「セクシュアルダイバーシティ（性の多様性）」と呼ぶ。もともとダイバーシティとは, 性別, 人種, 年齢, 学歴, 出身地, 性格, 価値観などの多様性を積極的に受け入れようとする考え方のことで, セクシュアルダイバーシティには, そこに性的指向（sexual orientation）や性同一性（gender identity）を明確に含めたものである。これらの頭文字を使ってSOGIという用語で性の多様性を表すこともある。近年の調査では, 自身をセクシュアルマイノリティであると自認している当事者は, 大人で約8.9%といわれている（電通ダイバーシティラボ 2019）。

●**LGBT**　性の多様性は, LGBTという略語で表されることもある。これは, lesbian（レズビアン）, gay（ゲイ）, bisexual（バイセクシュアル）, transgender（トランスジェンダー）それぞれの頭文字をとったものである。レ

ズビアンとは女性として女性を好きになる女性同性愛者のこと、ゲイは男性として男性を好きになる男性同性愛者のこと、バイセクシュアルは自分の性別にかかわらず、男性も女性も好きになる両性愛者のこと、トランスジェンダーは身体の性別や戸籍上の性別に対して違和感があり、それとは異なる性別として扱われたい、生きていきたいと望む人のことを指す。性別違和感が強い場合は医療のサポートを受けられる。疾患名として「性同一性障害・性別違和」があるが、性別違和感のある人すべてが「治療」を望むわけではない。この4つの頭文字であるLGBTは日本において使用されている頻度が高い。

● **LGBTQ＋** LGBTの4つに限定してしまうとそこに入っていないセクシュアルマイノリティの方々もいるので、海外では、LGBTQやLGBTQ＋と表現する方が一般的である。この場合のQは、queer（クイア）やquestioning（クエスチョニング）という意味である。クイアとは、もともと同性愛者を侮蔑した言葉として使われていたが、その後、同性愛やセクシュアルマイノリティ全体を表すような言葉として当事者自身が使用している。クエスチョニングは、自分自身が性的多数派ではない感じを体験しているが、それが性的指向なのか、性自認なのかはっきりしていない状態を指す用語である。そのほかにもasexual（アセクシュアル）、pansexual（パンセクシュアル）、X-gender（エックスジェンダー）などさまざまな当事者の方々が存在し、それらを含めてLGBT＋、LGBTQ＋と表すこともある。

● **ホモフォビア** セクシュアルマイノリティに関する啓発や支援の活動は広がりをみせ、パートナーシップ制度を認める地方自治体も増えつつある。しかし同時に同性愛者への偏見や差別は現在も厳然として存在しており、この偏見や敵意を「ホモフォビア（同性愛嫌悪）」という現象としてG.ワインバーグ（Weinberg 1972）がとらえ、「異性愛者が同性愛者に近づくことの恐怖」と定義した。また、これには「同性愛者の自己嫌悪」という意味もあり、これは「内在化された同性愛嫌悪」とI.メイヤーとO.ディーン（Meyer & Dean 1998）により定義され、「セクシュアルマイノリティの方々に対する否定的な社会の態度を内在化したり、認めてしまったりしている現象」のことである。内在化された同性愛嫌悪はさまざまな心理的問題（例えば、摂食障害、うつ、不安）との関連も示されてきた。

[葛西真記子]

📖 **さらに詳しく知るための文献**

[1] 針間克己・平田俊明編著（2014）『セクシュアル・マイノリティへの心理的支援—同性愛、性同一性障害を理解する』岩崎学術出版社.
[2] 葛西真記子編著（2019）『LGBTQ＋の児童・生徒・学生への支援—教育現場をセーフ・ゾーンにするために』誠信書房.
[3] 佐々木掌子（2017）『トランスジェンダーの心理学』晃洋書房.

ワークライフバランス

☞「職場のストレス」p.134「家庭のストレス」p.136「職場のメンタルヘルス対策」p.426「従業員援助プログラム(EAP)」p.428「過重労働対策」p.430

　ワークライフバランスとは，個人の生活をワークとライフに二分してとらえ，ライフステージに応じてそれらを調和させ充実したものとし，社会的にも心理的にもよい相乗効果を生み出せる状態のことである。2007年に内閣府の「ワーク・ライフ・バランス憲章」が政労使の間で合意されたが，そこでは仕事と生活の調和が実現した社会を，「国民一人ひとりがやりがいや充実感を感じながら働き，仕事上の責任を果たすとともに，家庭や地域生活などにおいても，子育て期，中高年期といった人生の各段階に応じて多様な生き方が選択・実現できる社会」としている。ただし，社会生活基本調査（総務省）の生活時間の区分に照らすと，ワークは社会生活を営むうえで義務的な性格の強い2次活動のうちの主に収入を伴う仕事に相当し，一方のライフは，同じく義務的な2次活動のうちの家事関連に加え各人が自由に使える趣味レジャーなどの3次活動も含んでおり，多義的である。

●**ワークライフバランスへの注目の経緯と現状**　ワークライフバランスが注目されてきたのには，長時間かつ画一的な働き方の是正や仕事と家庭の両立を支援する必要に迫られてきたという経緯がある（武石 2012）。日本の労働時間は諸外国と比較して依然長い（労働政策研究・研修機構 2017）。また，夫婦関係においては，夫のワーク偏重が，ライフの時間，すなわち家庭での役割遂行や自由時間を削る。これは，男性の家事・育児時間の極端な短さ（総務省 2016）や，育児休業取得率の低さ（厚生労働省 2016h）などにも表れている。一方，妻はライフに含まれる義務的活動である家事・育児を一手に引き受けることになる。そのため妻は，ワークを断念するか，あるいはライフの義務的活動をすべて引き受けたうえでワークを継続するかという二者択一を迫られることが多い。よって，女性がワークの継続を優先した場合，結婚・出産自体をあきらめることさえある。そこで多くの女性はワークとライフに折り合いをつけ，結婚・出産退職後，主にパートタイムなどの非正規雇用者として再就職する傾向が強い。このように現在も男女ともに，ワークライフバランスを実現するのは困難な状況が続いている。

●**ワークライフバランスの阻害要因とメンタルヘルス**　次に個人の心理に目を向けると，日本で依然根強く存在する，男は仕事（ワーク），妻は家庭（ライフ）に代表される夫婦の役割分担や，夫の長時間労働を美徳とみなし妻の家事は愛情の証とするジェンダー意識，家族を福祉の含み資産とみなす日本的な福祉観などがワークライフバランスを阻害する。さらに夫婦を社会の中での一単位とし，その単位でのワークライフバランスは維持されているととらえ，個人を単位としたワークライフバランスへの認識が不足していることも問題である。

これらによるバランスの欠如で，個人のメンタルヘルスが損なわれる。主に男性に関しては，ワークの役割過重による過労死やうつ病，父親のアイデンティティや定年後の生き甲斐のなさが問題とされてきた。主に女性に関しては，ワークを断念した場合，経済的自立を損なわれ，ワークの社会的役割を手放すことで生きがいを失う場合もある。またワークとライフ両方の継続を選んだ女性は，多重役割への従事により，一方の役割の状況や経験が他方のそれにも影響を及ぼす，スピルオーバーを経験する。さらに夫婦役割のアンバランスは，コミュニケーション不足などにより夫婦関係満足度を低下させる。他方，個人単位でのワークライフバランスの実現は，個人の社会的アイデンティティを明確化し，役割達成感や充実感を生み出し，ワークで得る経済力により環境への統制感も高まる。さらに，行政や地域のソーシャルネットワークに参加し，子育てや介護の社会化をはかることで，ストレスや育児不安が軽減され，抑うつ傾向を低下させる。

●**今後の傾向と課題**　ワークライフバランス実現のために，企業としては，仕事の効率化や家庭生活との両立を目指し，企業利益を犠牲にすることなくいかに労働者の労働時間を短縮しつつ福利厚生の充実をはかるかの経営戦略を立てることとなる。具体的な施策としては，企業内保育所や育児休業制度の整備，フレックスタイム制の導入，ワークシェアリング，正規雇用と非正規雇用の労働条件や賃金などの差の適正化，休職・退職・失業後の教育訓練プログラム，マネジメント層の意識改革，ストレスチェックなどである。これらの制度が有効に運営されるには，ワークライフバランス推進の企業風土も同時に必要である。

個人としては，男女に割り振られてきたワークと，ライフに含まれるアンペイドワークに男女が相互乗り入れし，それらへの関与を高めることが，ワークライフバランスのための方策の1つとなる。昨今，仕事優先の生き方を希望する者の割合は低下傾向にあり，また男性の介護時間も増えつつある。今後は，女性に偏重していたアンペイドワークを，男性も責任をもって分担する必要性は高まると予想される。その際，男性のアンペイドワークは，女性がワークへの関与を高め，収入を得る責任を担うことと並行してこそ加速度的に促進される。折しも若年層の男性の非正規雇用化が進行し，専業主婦を理想とする独身女性の割合は減少し，女性の仕事継続に対する男性の期待も高まっている（国立社会保障・人口問題研究所 2017）。一人ひとりが性別に関わりなくワークとライフの両方の時間を質的に向上させることで，社会的義務の遂行だけでなく自己実現も可能になるであろう。

［土肥伊都子］

□ **さらに詳しく知るための文献**
[1] 大沢真知子（2006）『ワークライフバランス社会へ―個人が主役の働き方』岩波書店．
[2] 山口一男（2009）『ワークライフバランス―実証と政策提言』日本経済新聞出版社．

性に関する意識と望まない妊娠

　性に関する意識とは，性的関心や性行動の経験，あるいは，それに関する行動（例えば，ピルやコンドーム使用）や知識などの総称を指した用語である。望まない妊娠とは，アメリカでの定義の Unintended pregnancies を意味して使用されることが多い「造語」である。ある個人に，子どもがいないあるいはこれ以上の子どもを欲していないときに妊娠することや計画外（想定よりも早期に生じた）の妊娠時全般を指して用いられる (Center for Disease Control and Prevention 2015)。ここでは「健やか親子21」における，思春期保健対策としての人工妊娠中絶や性感染症の問題を論じる。

　性に関する意識を扱った調査報告に『青少年の性行動全国調査』がある。日本性教育協会が1974年から現在まで継続的に行っている，ほぼ6年間隔での調査である。最新の報告 (2013) によれば，近年の大きな変化として，性行動の「日常化」と「分極化」がある。「日常化」とは，性的関心や性行動の経験率の低下であると同時に，経験者の経験年齢が低年齢化していることを意味する。「分極化」とは，対人的コミュニケーションの活発層と非活発層における，性行動の経験率の乖離を意味する。

　厚生労働省 (2014c) によれば，2013年度の15歳以下の出産数は235件であり，中絶件数は1323件である。妊婦全体の85％近くが，中絶している。若年層における望まない妊娠の背景には，（若年者自身をも含めた）社会における性や妊娠の身体的影響に関する知識の乏しさ，「JC・JK（女子中学生・女子高校生）ビジネス」といった若年者からの搾取，性的虐待，強姦，親密関係にある相手からの暴力 (intimate partner violence：IPV)，貧困などの問題がある。これらは若年者が主体的に自己決定して生きていくうえでの厚い社会的障壁といえる。

　健康心理学のこうした問題解決に向けた役割は大きい。例えば，若年者の性的発達段階に応じた性教育内容の検討がある。自己制御や自己決定力の成長を支える，そして決定を支えるための環境づくりが大切である。妊娠したことで生じる葛藤（内的［後悔，罪悪感，怒りといった否定的感情と期待や喜びといった肯定的な感情］あるいは外的な解決を，若年者が1人で取り組んではならない。

　若年者を1人にさせないためには，彼らが主体的に課題に取り組める環境が必要である。この整備には，教育・医療・福祉・教育・司法等の各関係分野が協働する必要があろう。例えば，近年，こうした問題に対して，各関係分野の専門家が集まり領域横断的な相談窓口の開設が盛んである。その一方，その窓口の利用を待っているだけでは効力は発しない。彼らが発信するさまざまなサインを受け止め，実際の支援へとつながる工夫が大事である。そして，「当事者（犠牲者）責め」を生じさせないために，関係者への研修・訓練機会の担保と研修内容の検討が大切である。

　最後に，望んでいる人を対象とした特別養子縁組制度の存在も忘れていけない。日本では性の問題はタブー視されがちであるが，同性カップルにおいて養子を希望する声も存在する。当事者にとって，当たり前のことが当たり前ではないという現状に，「性の健康」の増進を目的とした実践・研究を行う健康心理学に対する社会の期待は大きい。

［飯田敏晴］

第13章
研究法・倫理

［編集担当：境　泉洋・山本哲也］

　本章においては，健康心理学に関連する研究法とその倫理について取り上げている。

　研究法としては，調査研究，実験研究，観察研究，介入研究，展望研究について国際的なガイドラインも交えながら紹介している。

　研究を行ううえで，倫理的配慮は必須となっている。研究倫理に関しては，人を対象とする研究倫理に関する国内外のルールを紹介している。また，研究倫理に関わる具体的トピックスとして，研究不正行為，著作権関連ルール，利益相反を取り上げている。さらに職業倫理に関しては，カウンセリングと介入，アセスメント，福祉的支援，司法・メディアなど社会的発信について紹介するとともに，教育・トレーニングの方法についても紹介している。

　本章を通して，健康心理学に関わる研究方法の概要を知るとともに，そうした研究を行っていくうえで最も留意しなければならない研究倫理，さらには健康心理学が活用される職業領域における倫理を学ぶことができる。

［境　泉洋］

調査研究

☞「アセスメントの意義と役割」p.230「実験研究」p.598「観察研究」p.600「介入研究」p.602「展望研究」p.604「アセスメントの職業倫理」p.620

　調査研究とは，科学的データ収集の方法の1つである調査法を用いた研究を指す。調査研究は実施方法の違いから大きく「個別」または「集団」という2つに分けられる。「個別」による代表的な調査研究には，調査実施者と調査参加者が向き合って口頭で質問を行う「面接調査」や，調査実施者が調査参加者に電話をして回答を記録する「電話調査」を用いた研究がある。また，その他の例として，質問紙を配布した後に調査参加者から後日回収する「留置調査」や，質問紙を郵送で配布および回収する「郵送調査」，近年の通信手段の発展などによって急増している，インターネットを利用してウェブ上で質問・回答を行う「オンライン調査」なども用いられる。「集団」による代表的な調査研究としては，調査参加者が1か所に集まっている場所において対面で行われる「集合調査」がある。その他にも，文化人類学などの分野を中心として，「フィールドワーク」を用いた調査研究も行われている。

　また，調査対象には，調査参加者が自身のことについて評価する「自己評価式調査」に加えて，他者による評価を行う「他者評価式調査」を用いたものもあり，調査の目的や調査対象者の特徴などに応じて使い分けられる。

●**調査研究の特徴**　調査研究は，実験研究や介入研究などと比べると，①短い時間で多人数に実施できることや，②一度に多くの変数を測定可能であること，③小さいコストで実施できること，④調査参加者のペースで回答できることなどの長所があるが，短所として，①心理的変数を操作することが難しいことや，②社会的望ましさの影響を受けやすいこと，などの特徴もあるとされる。このような特徴から，調査研究では条件を統制（操作）できる実験研究などと異なり，条件を統制して因果関係を特定することは困難である一方で，倫理的な問題や変数の操作が困難などという理由から条件を統制できない場合に，相関関係などの各変数間の関連性を検討するために用いられることも多い。

　また，調査研究などにおいては，対象となる母集団全体を調査する全数調査の実施は現実的に難しいことが多いため，母集団から標本を抽出する標本調査が用いられやすい。標本調査においては，調査結果が偏らないように，適切なサンプリング（標本抽出）を行うことが重要である。このようなサンプリングには，対象者を母数からランダムに抽出する「無作為抽出法」と，母集団を代表すると考えられる対象者を研究実施者が意図的に抽出する「有意抽出法」がある。また，サンプリングを行う際には，母集団を代表するデータとして結果の解釈が可能なように，適切なサンプルサイズをあらかじめ検討する必要がある。

●調査研究における指針　調査研究においては適切な尺度を用いることが重要であるが，質問紙調査を行う目的の1つである尺度作成研究においては，多分野の専門家集団によって作成された尺度研究に関する指針としてCOSMIN（COnsensus-based Standards for the selection of health Measurement INstruments）がある。この指針は，健康関連分野において，患者自身による健康状態の評価，すなわち健康関連の患者報告アウトカム（Health-Related Patient-Reported Outcomes：HR-PROs）尺度を選択する際に用いられる観点における専門家集団の合意を指す。COSMINにおいては，①COSMIN Study Design checklist，②COSMIN Risk of Bias checklist，③COSMIN Reporting checklistという3種類のチェックリストを目的に応じて活用することが提案されている（Mokkink et al. 2018）。このうち，COSMIN Risk of Bias checklistは系統的レビューのためのチェックリストであり，10の枠組みから構成される。その枠組みのうち2つは内容的妥当性に関するものである。加えて，構造的妥当性や内的一貫性，異文化間妥当性という内部構造に関する3つの枠組み，信頼性や測定誤差，基準関連妥当性，構成概念妥当性の仮説検定，反応性という5つの枠組みがある。

　また，尺度を翻訳する際に，その方法論や用語に一貫性がなく比較が困難などという従来の課題を解決することを目指した指針として，ISPOR（International Society for Pharmacoeconomics and Outcomes Research）タスクフォースによる尺度の翻訳と文化適応に関するガイドラインがある（Wild et al. 2005）。ISPORは，医薬経済学とアウトカムに関する研究の啓発および普及を行うことを目的とした国際組織であり，2005年には日本部会も設立されている。このISPORタスクフォースによるガイドラインにおいては，まず尺度翻訳に関する方法論や用語の整理などが行われ，さらに以下の手順が尺度翻訳の原則として推奨されている。すなわち，①翻訳許可を得ることなどを含む「事前準備」，②2名以上による「順翻訳」，③2名以上による順翻訳の統合などを含む「調整」，④「逆翻訳」，⑤原版の著者らによって行われる「逆翻訳のレビュー」，⑥複数の言語に翻訳されたものと乖離が生じていないかを原版の著者らが確認する「調和」，⑦少人数の調査によって問題点を発見する「認知デブリーフィング」，⑧「認知デブリーフィング結果のレビューと翻訳終了」，⑨最終的な見直しなどを行う「校正」，⑩尺度翻訳のプロセスを報告書にまとめる「最終報告」である。

[野中俊介・嶋田洋徳]

📖 さらに詳しく知るための文献
[1]　土屋正雄（2015）「尺度研究の必須事項」『行動療法研究』41, 107-116.
[2]　稲田尚子（2015）「尺度翻訳に関する基本指針」『行動療法研究』41, 117-125.

実験研究

☞「調査研究」p.596「観察研究」p.600「介入研究」p.602「人を対象とする研究倫理に関する国内ルール」p.610「人を対象とする研究倫理に関する国外ルール」p.612

　健康心理学における実験研究は，心身の健康や疾患に影響を及ぼしている生物学的・心理的・社会的要因の特定やメカニズムの解明，ウェルビーイングを高める新たな介入法の開発のために実施されることが多い。実験研究は因果関係を明らかにすることを目的として行われ，原因として考えられる要因を実験的に操作・変化させて（独立変数），結果（従属変数）にみられる変化を測定・記録する。比較対象となる統制条件を設け，実験条件と統制条件の結果を比較する。

●**実験研究のメリット**　先行研究に基づいて設定した仮説を検証し，因果関係を明らかにできるのは実験研究の長所である。また，実験研究では，興味をもった現象に関して擬似的な場面を設定したり刺激を提示したりしながら，その場面における反応を「オンラインで」観察・測定できることもメリットの1つであろう。実験では，ある課題に取り組んでいるときやある状態に置かれたときの心拍数や血圧，皮膚電気反応といった自律神経指標，脳波，機能的磁気共鳴画像法（fMRI）などの認知神経科学的指標を測定することもできる。

　さらに実験研究では，注意，解釈，判断，記憶などの認知的処理や態度を測定する認知課題を実施するときに，刺激の提示時間やマスク刺激の有無を操作することによって，潜在的な処理を測定することも可能である。

●**実験の成否に関わる剰余変数の統制**　独立変数以外に従属変数に影響を及ぼす要因は剰余変数（統制変数）と呼ばれる。剰余変数を統制するために，実験参加者を各群に無作為に割りつけたり，測定の環境を恒常化したりする。

　実験者の態度も剰余変数になり得る。実験者が意図せずに参加者の認知や行動に影響を与えてしまう実験者効果や要求特性が生じる可能性を減らさなければならない。目の前にいる参加者がどちらの群に割り当てられているかを実験者がわからないようにする二重盲検法も対策としてあげられる。一方，参加者の群を実験者が知っている場合には，参加者への教示の仕方や態度が群によって変わらないように注意する必要がある。

　実験の成功・失敗は仮説通りの結果が得られたかどうかではなく，実験の統制がとれているかどうかによるものである。仮説が支持されなかったとしても，実験の統制がとれていれば，結果をよく吟味することによって新たな科学的発見につながる可能性がある。

●**実験研究の手続きの例**　新たな認知行動的方略Xがストレス場面への対処法として従来の方法Yや何も対処しないときよりも有効であるかどうかを検討する場合を考えてみよう。社会的評価場面のストレス課題としてTier social stress test（TSST）を用いて，①新たな対処法Xで課題に取り組む群，②従来の対処法Yで取り組む群，③対処法の指示を何もしない統制群で効果を比較するとすれば，3群間で個人特性としての社交不安の強さが偏らないように割り付けをする必要がある。そして実験研究では操作チェックを行うことが重要であり，定められた対処法を教示どおりに行っていたかどうかを測定する必要がある。

ストレス課題を2回実施し，2回目の課題前に群ごとの教示を行って効果を比較する場合（1回目の課題はベースライン測定），実験冒頭の説明の段階で，「ストレス課題を2回行ってもらう」と伝えると，2回目に取り組むときに「これでストレス課題も終わる」と考えることの影響（剰余変数）が混入する可能性がある。そこで冒頭の説明では「課題を3回行ってもらう」と伝える必要が生じる場合もある。このような場合にはディセプションを行うことになるので，実験終了時に丁寧にデブリーフィングを行わなければならない。

また，数週間にわたる実験を行うときには，その間にストレスを感じる大きな出来事が生じる場合もあるであろう。こうした剰余変数を統制するためには可能な範囲で，ストレスを感じた出来事や生活習慣などを記録してもらい，統計解析を行うときに共変量として考慮することもできる。

●**実験研究の種類** 実験は実験室実験とフィールド実験に分けられる。実験室実験は，実験室の中で人工的に場面や刺激を設定して行う。独立変数の操作と剰余変数の統制を厳密に行うことができる。一方，対象者が生活している場面や当該の現象が生じる場面で行う実験をフィールド実験という。フィールド実験は，実際の場面でデータを収集することができるため，生態学的妥当性は高い。剰余変数の厳密な統制と生態学的妥当性はトレードオフの関係にあり，実験室実験において厳密に統制するほど，日常生活の状況とはかけ離れた実験設定となり，得られた結果を日常生活の現象にあてはめることが難しくなる。目的に応じて両者を使い分け，実験を積み重ねることで条件統制と生態学的妥当性のバランスをとる必要がある。

●**倫理的配慮** 実験は操作的研究であるため，参加者に変化を起こす可能性がある。特に健康心理学分野の実験研究では，ストレスを負荷する課題場面が設定されることもあるだろう。また，特定の疾患や症状をもつ人を対象にする場合もある。そのため，倫理的配慮を十分に行うことが求められる（詳細は☞項目「人を対象とする研究倫理に関する国内ルール」「人を対象とする研究倫理に関する国外ルール」を参照されたい）。

［金井嘉宏］

📖 **さらに詳しく知るための文献**
[1] 宮谷真人・坂田省吾代表編集（2009）『心理学基礎実習マニュアル』北大路書房.

観察研究

☞「健康心理学」p.2「行動科学」p.44「ストレスに関するセルフモニタリング」p.166「アセスメントの意義と役割」p.230

　観察研究とは，心理学が対象とする「心」を探究する際に用いられる研究法の一手法であり，ヒトや動物の行動を観察することで「心」のはたらきを探究するものである。行動には，外部から観察できる顕在的行動（例：「ボールを投げる」など）と直接観察が不可能な内潜的行動（例：「イメージする」など）の2つに大きく分けられる。観察研究において，観察対象となる行動の定義は不可欠である。例えば，観察によって「ストレス反応」を研究する場合，どういった行動を「ストレス反応」とするかを事前に定義しておかなければ（例：「頭を掻く」など），観察者それぞれの基準で「ストレス反応」が評価されてしまい，心理学が目的とする「心」のはたらきの一般法則を探究することは難しくなる。つまり，定義なくして，誰が観察者となっても同一の記録を取ることは難しくなり，著しく精度を欠いたものになってしまう。観察対象となる「行動」の定義は，その研究の質を大きく左右する重要な要素となる。

●観察研究の種類とデータ収集　観察研究には，自然観察法と実験観察法の2つがある。自然観察法は，観察者が状況に何も操作を加えることなく，ありのままに行動を観察する手法であり，生態学的妥当性の高いデータが得られる。しかし，日常場面で生起頻度が高くない行動を観察する場合や，行動の生起メカニズムの探究には不向きである。一方，実験観察法は，観察者が状況や行動の生起に関連する要因を操作しているため，行動の生起メカニズムについて探究する場合に採用されることが多い。すなわち，観察研究の中でも，観察対象となる行動の予測と制御を志向する研究では，実験観察法が主に用いられる。ただし，観察する状況などの操作によって，生態学的妥当性がどの程度損なわれてしまうのかを検討したうえでの実施が望ましい。

　また，観察研究におけるデータ収集法には，大きく分けて産物記録法，時間見本法，事象見本法の3つが代表的な方法である。産物記録法では，行動そのものではなく，その行動の結果として残るもの（例：「喫煙行動」の結果として残る「吸い殻」など）を記録する。この手法は，行動を直接観察する，もしくは観察し続けることが難しい場合や，観察自体がその行動に影響を与えてしまう場合に有効となるが，産物が誰によって，どのように生み出されたのかまでは特定できないため，行動生起時の詳細な情報については把握できないという限界点もある。時間見本法は，一定の時間間隔を設けて，その間の行動の生起を記録する方法で，行動の生起頻度や持続時間の量的なデータ収集に優れている。ただし，一定の時間間隔を区切っての測定となるので複数の行動の時系列や因果関係を明ら

かにする場合には不向きである。事象見本法は，行動に加えてその行動が生起した状況や生起から終結の流れまでに観察対象を広げる。行動の生起から終結までの流れを自然な形で追跡可能であり，文脈を含めた行動の特性が探究できる。しかし，生起頻度の高い行動の特性を探究する場合には，それぞれの行動の文脈が判別しにくくなるため，事象見本法は不向きである。

観察研究のデータ収集法は，時間見本法で行動の量的データを収集し，事象見本法でその行動の文脈に関するデータを収集するなど，それぞれを組み合わせることで詳細な行動のデータを収集することができる。

●**信頼性と妥当性，データ解析**　観察研究で得られたデータの信頼性は，一般的に観察者間一致という指標が用いられる。これは，複数の独立した観察者によって同一の観察対象について測定されたデータが，観察者間でどの程度一致しているのか，その一貫性を算出するものである。また，妥当性では，観察された行動の次元や状況の適切性が主に検討される。この場合の適切性は，観察の目的に沿っているかどうかという意味である。例えば，子どものかんしゃく行動の回数（頻度）を減らす目的で観察しているのにもかかわらず，かんしゃく行動の激しさ（強度）を測定している場合には，行動の次元が妥当ではない。また，かんしゃく行動が家庭ではなく学校場面で生起するといった事前情報があれば，学校場面でかんしゃく行動を測定するのが妥当とされる。信頼性と妥当性を担保された観察研究であれば，より直接的で客観性の高い行動のデータを提供することができる。

データの解析は，得られたデータをグラフにするなどして視覚的な情報に落とし込み，視覚的に変化を検討する方法が主流であった。近年では，視覚的な検討だけでは不十分であるという議論から，統計的手法を用いての分析も盛んに実施されている（例：Tau-U；Parker et al. 2011）。

●**健康心理学における観察研究の可能性**　健康心理学における観察研究の可能性は，その特徴である「直接行動を確認する」という点にある。得てして，健康に関する評価は主観的に偏りがちで実感に乏しい場合がある（例：「最近，何だか調子がよい気がする」）。そのような主観的評価に加える形で，より客観性の高いデータの提供がなされることは健康の維持・増進をより実感できる機会を与えることに貢献できる。観察研究は，健康心理学が目指す目的を達成する手段にさらなる多様性をもたらす可能性を秘めているように思われる。　　　　　　［武部匡也］

📖 **さらに詳しく知るための文献**
[1] 三浦麻子監修，佐藤 寛編著（2018）『なるほど！心理学観察法』北大路書房．
[2] 遠藤利彦（2004）「観察法」高野陽太郎・岡 隆編『心理学研究法―心を見つめる科学のまなざし』(pp.212-235)，有斐閣アルマ．

介入研究

☞「認知行動療法によるストレスへの介入」p.164「カウンセリングとは」p.446「調査研究」p.596「実験研究」p.598「観察研究」p.600「展望研究」p.604

　介入研究とは，対象者の現実に関与することを目的とした研究である。例えば，何らかの介入を行うことによって，実際の体重増減や生活習慣の現実的な変容を目指して行われる研究などがそれに当たる。介入研究は，研究的意義を理解しやすく，直感的にその効果についても把握しやすい。しかしながら，現実場面での実施のために，交絡要因の統制が容易ではないことが多く，研究を遂行する上ではさまざまな資源が求められることになる。介入研究を行う際には，研究の規模や進捗状況に合わせて，事例研究，一事例の実験デザイン，ランダム化比較試験（RCT）といった研究デザインをとることになる。

●**事例研究**　事例研究は介入研究の最小単位の研究に位置づけられる。例えば，あるクライエントにカウンセリングを行ってその成果を検証する，あるいは個別の問題に対する心理療法の経過を報告するといったものが含まれる。事例研究はエビデンスの階層性における位置づけは低くなってしまうが，仮説の生成をもたらし，後続の研究のアイデアの源となり得る（Kazdin 2017）。さらに，きわめて発症率の低い疾患に対する支援方法の確立や，専門家のトレーニングに活用できるうえ，他者に事例の詳細を説明する際に力を発揮するなどの利点もある。

●**一事例実験デザイン**　一事例実験デザインは，ベースライン期と介入期の時系列を計画的に割り当てることによって，個別もしくは少数の事例に対する介入効果を検証する目的で実施される。反転法においては，A（ベースライン期），B（介入期）とした場合に，その提示順番によって，AB 法あるいは ABAB 法などと呼ばれる手法が用いられる。しかし，介入内容によっては，手続きを完全に除去することが難しい場合がある。この場合は，多層ベースライン法を用いることが望ましい。多層ベースライン法においては，同じ介入を複数の対象に対して時期をずらして実施する。もし，それぞれの対象において，確かに介入期において介入効果がみられた場合は，単一の対象に対して同様の効果がみられた場合よりも，得られた結果が確実なものであると判断できる。多層ベースライン法には，参加者，状況，もしくは標的行動を対象とする方法があり，それぞれ被験者間多層ベースライン，事態（状況）間多層ベースライン，行動間多層ベースラインと呼ばれる。

●**ランダム化比較試験**　ランダム化比較試験（randomized controlled trial：RCT）は，介入群と対照群への割り付けを無作為に行うことによって介入効果を検討する目的で実施される。エビデンスの階層性において，RCT は単一研究としては最上位に位置するため，介入の有効性を検証するうえで有力な研究法と

いえる。無作為割り付けの目的は，介入群と対照群について介入の有無以外の交絡要因が紛れ込む可能性を最小限にすることである。そのため，両群を完全にランダムに割り付ける方法以外にも，効果指標に影響を及ぼすことが予想される変数についてマッチングする方法などがある（Kazdin 2017）。CONSORT（臨床試験報告に関する統合基準：Consolidated Standards of Reporting Trials）は，的確なRCTの実施のために提唱されたガイドラインである（日本語での解説は，津谷ほか 2010）。2010年版のCONSORT 2010においては，RCTを実施する際に検討すべき項目が，タイトル・抄録，イントロダクション，方法，結果，考察，その他の情報の領域にまたがって25項目示されている。CONSORTにしたがってRCTを実施することが理想的ではあるものの，介入研究においては現実的制約によって，頑健なデザインを組むことが難しいこともある。無作為割り付けが実施できない，あるいはその他の統制が難しく，真の実験デザインを組むことができていない実験デザインのことを準実験デザインと呼ぶ。

● **対照群**　RCTに代表される対照試験においてはいくつかの対照群が存在する（Kendall et al. 2003）。最も基本的な対照群である非治療統制群は，文字どおり何の介入も行わない群のことである。一方，待機統制群に対しては，一定の時期を経た後同じ介入が実施される。待機統制群を設けることによって，終結直後の介入群と対照群の比較が可能となるという研究デザイン上の利点があることに加え，最終的には両群に等質のサービスを提供することが可能となる。一方，通常の治療群を用いた対照試験では，通常クライエントに提供されるサービスとある特定の介入が比較される。この研究デザインは，例えば，ある医療機関で実施されている通常の薬物療法と，それに加えて特定の心理社会的介入を追加した場合の効果を検討する場合に用いることができる。最後に，非特異的治療統制群・アテンションプラセボコントロール群は，心理社会的技法に共通の非特異的要因（カウンセラーへの期待，集団の凝集性など）を統制するために準備される。例えば，小学校の健康教育として，集団認知行動療法に基づくプログラムを実施する学級（介入群）と，生活習慣について討議する学級（対照群）を比較したとする。この場合，特別な授業への参加意識や期待，集団討議の時間などを統制することができる。以上のように，それぞれの対照群には異なる特徴があるため，当該の介入研究の目的を明確にして，いずれの対照群を用いるかを選択する必要がある。

［石川信一］

📖 さらに詳しく知るための文献
[1] 南風原朝和ほか編（2001）『心理学研究法入門─調査・実験から実践まで』東京大学出版会．
[2] 岡市廣成・鈴木直人監修（2014）『心理学概論（第2版）』ナカニシヤ出版．
[3] バーロー，D. H.・ハーセン，M./高木俊一郎・佐久間 徹監訳（1993）『一事例の実験デザイン─ケーススタディの基本と応用』二瓶社．

展望研究

☞「エビデンス・ベイスド・メディスン(EBM)，エビデンス・ベイスド・プラクティス(EBP)」p.36「混合研究法でみる社会と健康」p.390「調査研究」p.596「実験研究」p.598「観察研究」p.600「介入研究」p.602

　展望研究（またはシステマティックレビュー）とは，「特定の問題に絞って，類似した，しかし別々の研究の知見を見つけ出し，選択し，評価し，まとめるために，明確で計画された科学的方法を用いる科学研究」と定義される（Institute of Medicine 2011）。すなわち，特定の問題に関する研究を網羅的に収集し，集められた情報を批判的に吟味したうえで，それらの情報を要約・統合する研究手法である。以下の4条件に該当する研究を指すと考えられている（小島原ほか 2017）：①参照した研究に漏れがない，②採択された研究に偏りがない，③中立の立場で一定の基準に基づき各研究を評価，④総論に評価の結果が反映されている。

●**展望研究の方法論**　展望研究には，大きく分けて定性的な性質を有するものと，定量的な性質を有するものがある。

　定性的な展望研究は，採択された研究や除外された研究の数，サンプルサイズ，比較された介入，バイアスリスクなどを検討し，介入がどのように役立つか，どのような状況で用いられるかなどについて，深い理解を与える研究手法である（Institute of Medicine 2011）。この手法では，関連研究の結果を要約するが，統計的な統合を行わない。主要な目的には，臨床的文脈における位置づけ，バイアスリスクや非一貫性などの評価によるエビデンス総体の論評，個々の研究デザインの相違点の明示，メタアナリシスの結果の堅牢さの評価などがある。

　次に，定量的な展望研究とは，複数の研究の結果を，系統的・批判的に検討し，量的・統計的に統合することを目的とした手法である。一般的に，メタアナリシスと呼ばれる手法が含まれる。具体的には，バイアスの評価などの定性的な評価や，定量的に統合可能かを判断するための異質性の検討を行ったうえで，効果指標の統合値と信頼区間を計算し，定量的統合を行う。このような特徴を有することから，ランダム化比較試験のメタアナリシスは，エビデンスに基づく医療において，信頼性の最も高いエビデンスであると考えられている。

表1　展望研究の報告のために準拠が推奨される主なガイドライン

声明・ガイドライン名
PRISMA（Preferred Reporting Items for Systematic Reviews and Meta-Analyses）
PRISMA-E（PRISMA + health equity reporting）
MOOSE（Meta-analysis of Observational Studies in Epidemiology）
RAMESES publication standards: meta-narrative reviews （RAMESES = Realist And MEta-narrative Evidence Syntheses: Evolving Standards）

表2 展望研究の実施のために準拠が推奨される主なガイドライン

発行機関名	ガイドライン
Centre for Reviews and Dissemination (CRD)	Systematic Reviews: CRD's guidance for undertaking systematic reviews in health care
Cochrane Collaboration	Cochrane Handbook for Systematic Reviews of Interventions
Institute of Medicine (IOM)	Finding What Works in Health Care: Standards for Systematic Reviews
Agency for Healthcare Research and Quality (AHRQ)	Methods Guide for Effectiveness and Comparative Effectiveness Reviews

　近年では，展望研究を行うための無償のソフトウェア（Review Managerなど）が開発され，メタアナリシスの実行なども比較的容易になっている。

●**展望研究の手続き**　展望研究を行う際には，報告すべき項目が示された「PRISMA声明」（表1，Liberati et al. 2009）や，実行する際のプロセスに関するガイドライン（表2）などに準拠することが推奨される。

　PRISMA声明は，27項目のチェックリストと4段階のフローチャートで構成され，文献検索の方法，検索で絞られた論文内容の統合，バイアスの報告，エビデンスの要約など，レビューにおける指針が示されている。このようなガイドラインに基づいて作成されたプロトコルは，PROSPEROなどの主要なプロトコル・レジストリに登録することが推奨され，これによって他の研究者が同様のレビューを行うことを防ぐことができる。

　また，展望研究に実際に取り組む際の推奨プロセスとして，アメリカ国立衛生研究所のA. リヴィンスキーほか（Livinski et al. 2015）は，①システマティックレビューの必要性の検討，②レビューチームの組織，③リサーチクエスチョンの決定，④選択基準と除外基準の設定，⑤レビューのプロトコルの作成，⑥研究の位置づけ，⑦タイトル／アブストラクトと全文のレビュー，⑧データの抽出，⑨研究の質の評価，⑩結果の分析，⑪レビューの執筆，⑫レビューの投稿・必要に応じたレビューのアップデート，をあげている。

　これらのガイドラインに基づくことで，効果的・効率的な展望研究の実施につながることが期待され，質の高い研究知見の蓄積が可能となると考えられる。

［山本哲也］

📖 さらに詳しく知るための文献

[1] Higgins, J. P. T., & Green, S. eds. (2011) *Cochrane Handbook for Systematic Reviews of Interventions* Version 5.1.0 [updated March 2011]．The Cochrane Collaboration. Available from www.handbook.cochrane.org. (July 21, 2018)

研究不正行為

☞「著作権関連ルール」p.608「利益相反」p.614

　健康心理学を含む学術界において，研究不正行為は厳しく戒められている。文部科学省の「研究活動の不正行為への対応のガイドラインについて」において，研究不正行為とは「研究者倫理に背馳し，研究活動や研究成果の発表の本質ないし本来の趣旨を歪め，研究者コミュニティの正常な科学的コミュニケーションを妨げる行為に他ならない。具体的には，得られたデータや結果のねつ造，改ざん，及び他者の研究成果等の盗用などが代表例である」と定義されている。これらに加えて，オーサーシップの問題などの疑わしい研究行為（questionable research practice：QRP）についても，研究者は十分な注意を払う必要がある。

●ねつ造　ねつ造（fabrication）とは，実際には存在しないデータや研究結果などを，あたかも実際に存在するかのように作成して報告する行為である。例えば，実際には調査や実験などを行っていないにもかかわらず，架空の平均値をでっちあげたグラフを論文に記載したり，実施してもいない統計解析の結果を学会発表で報告したりする行為は，ねつ造に該当する。事実でないものを事実と主張することは科学に対する信頼の根幹を揺るがす重大な行為であることから，科学におけるねつ造は学術界だけでなく一般社会からも強く非難されることが多い。

●改ざん　改ざん（falsification）とは，実際に得られたデータや研究結果などを加工し，不正に歪めて報告する行為である。例えば，心理尺度の作成研究において，因子分析から得られた因子負荷量が期待した値よりも低い項目があった際に，その項目の因子負荷量を高めに報告して心理尺度に含めようとする行為は，改ざんに該当する。ねつ造と改ざんの違いは，報告した内容がもともとまったく存在していなかったか，実際に存在した真正な内容を不正な内容に改変して報告したかの違いであるが，いずれにしても科学への信頼を貶める悪質な行いとみなされる。

●盗用　盗用（plagiarism，剽窃とも呼ばれる）とは，他者によって示された文章，データ，研究結果などを，引用などの適切な表示を行うことなく使用して，あたかも自分が示したかのように報告する行為である。例えば，他者が執筆した論文の中から文章を抜粋して自分の論文に記載しておきながら，その他者による論文を引用文献として自分の論文に示さなければ，盗用に該当する。盗用は他者の科学への貢献を自分のものとして偽る行いであり，場合によっては著作権などの知的財産権を侵害することもある。また，自らが執筆した論文であったとしても，引用などの適切な表示を行わずに自分の別の論文に一部を転載する行為は自

己盗用（self-plagiarism）と呼ばれ，注意が必要である．自己盗用を一般の盗用と同じように研究不正行為とみなすかどうかには議論があるが，たとえ自分の論文であったとしても，別の論文にその一部を転載する際には他者の論文と同じように引用することが推奨される．

●**疑わしい研究行為**　疑わしい研究行為（QRP）とは，ねつ造，改ざん，盗用といった研究不正行為には含まれないものの，科学において不適切とみなされる可能性が高いさまざまな行為である．代表的なものとして，オーサーシップの問題や二重出版などがあげられる．オーサーシップの問題とは，論文の著者として不正確な情報を記載することである．例えば，論文にまったく貢献していない人物を共著者とする行為（ギフトオーサーシップ）や，論文に重要な貢献をした人物を共著者として記載しない行為（ゴーストオーサーシップ）などがあげられる．オーサーシップの問題は研究者の科学への貢献に関する情報を歪め，不確かなものにする．軽微な校閲，研究費の獲得，研究場所の提供，研究への助言といった貢献だけでは論文の著者とはみなされない．論文の著者とすべきか否かの判断には，例えば国際医学雑誌編集者委員会（ICMJE）の著者基準などが参考になる．また，二重出版（duplicate publication，二重投稿，多重出版などとも呼ばれる）とは自分が執筆した論文と本質的に同一の内容を別の論文として出版する行為であり，先に述べた自己盗用とも関係が深い．例えば，学術雑誌Aに掲載した論文とほとんど同じような内容と結論の論文を，学術雑誌Bに掲載することは二重出版に該当する．二重出版の本質的な問題は，論文などの学術出版物の原著性が損なわれることである．すなわち，2つの論文があった際に，両者の結果が同一のデータセットから導き出されたのか，独立したデータセットから導き出されたのかでは大きく意味が異なる．既発表の結果を新たな結果と誤解させるような出版が行われることは不適切である．加えて，二重出版は研究業績の水増しにつながるとの批判もある．二重出版と類似した行為として，1本の論文としてまとめられる内容を複数の論文に分割して出版する行為は「サラミ出版（salami publication/salami slicing）」と呼ばれ，同様に不適切とされる．例えば，介入群と対照群を設定した比較試験のデータを男女別に報告する行為はサラミ出版に該当する．

［佐藤　寛］

📖 **さらに詳しく知るための文献**
［1］日本学術振興会「科学の健全な発展のために」編集委員会編（2015）『科学の健全な発展のために―誠実な科学者の心得』丸善出版．
［2］眞嶋俊造ほか編著（2015）『人文・社会科学のための研究倫理ガイドブック』慶應義塾大学出版会．
［3］神里彩子・武藤香織編（2015）『医学・生命科学の研究倫理ハンドブック』東京大学出版会．

著作権関連ルール

☞ 「研究不正行為」p.606 「利益相反」p.614

　健康心理学の研究や実践を行う際に，著作権の問題がしばしば取りざたされる。著作権は財産権（知的財産権）に含まれる権利であり，日本においては著作権法のもとで保護の対象となっている。著書や論文などの著作物は原則としてすべて著作権法によって保護されており，他者の著作物を無断で使用する行為は著作権の侵害となる。しばしば誤解される点であるが，まだ著作物になっていない段階のもの，例えば研究に関するアイデアなどは著作権法上の保護の対象にはならない。著作権の侵害は倫理的問題というよりも法令違反であることから，一般的な倫理的問題よりも慎重なルール遵守が求められる。

●**著作権法と引用**　日本の著作権法上，他者が著作権を保有する著作物は原則として許可なく使用することはできない。したがって，他者によって書かれた著書や論文の一部・全部を自分の論文に勝手に引き写す行為は，研究倫理上の「盗用」にあたると同時に著作権の侵害にも該当する。ただし，公正な慣行に基づいて「引用」する場合には，例外的に著作権者の許可を得る必要がない。健康心理学の分野においては，例えば日本心理学会発行の「執筆・投稿の手びき」の最新版を確認するなど，引用の公正な慣行について理解しておく必要がある。

●**著作権法における利用制限の例外**　上記の「引用」は著作権法における利用制限が例外的に適用されない条件であるが，著作権法には引用以外にも利用制限の例外となる条件が定められている。健康心理学の分野に関連があるものとしては，図書館における複製，教科書用図書への掲載，教育機関における複製，技術の開発または実用化のための試験の用に供するための利用などがあげられる。これらの条件に該当する場合には，著作権者の許諾なく著作物を利用することが可能である。

●**著者と著作権**　著者は自らの著作物に対する著作権を，特別な手続きなく自動的にもつことになる（「コピーライトマーク：Ⓒ」などの表示も不要である）。ただし，自分が執筆した著書や論文であっても，著作権を著者自身がすでにもたない場合があることに注意する必要がある。例えば，学術雑誌では掲載時に著者と出版元の間で著作権譲渡契約を結び，著者から著作権を譲り受ける手続きをとることがしばしばある。この場合，著作権は著者から学術雑誌の発行元に移っていることから，自分の著作物といえども著者は著作権を保有してはいないことになる。第三者から著作物の利用に関する問い合わせが著者に届いたとしても，著者が著作権をもっていない場合には直接許可を出すことはできない。したがって，著作権者（上記の例では学術雑誌の発行元）に連絡をとるようにと伝えることが

望ましい。一方で，博士論文，修士論文，卒業論文などについては，特に手続きをとらない限り著者自身が著作権を保有することになる。近年では機関リポジトリなどで博士論文などを公開することも増えてきたが，機関リポジトリを通じて公開されている場合でも著作権は著者が保有し続けることになる。また，著書を出版する場合には，著者と出版社との出版契約によって著作権の取扱いが決定される。

●**著作権法に関する国際ルール**　日本の著作権法は日本の国内法であり，保護の対象となるのはおおまかに日本国民による著作物と，最初に日本において発行された著作物である。これ以外の場合，例えばアメリカ人がアメリカ国内において最初に発行した著作物などの場合には，基本的にはアメリカの著作権法の保護を受ける。ただし，現代では著作物が国際的に利用されるケースも非常に多い，例えば，アメリカで作成された心理尺度を日本で翻訳して利用するようなケースである。このような場合は，国際的に締結された著作権に関する条約（ベルヌ条約など）に基づいて著作物の保護のあり方が定められることが原則である。著作物を国際的に利用する場合には，日本の国内法だけでなく，ベルヌ条約などの国際ルールについても理解しておくことが望ましい。ただし，これらの国際条約は加盟国のみに適用されることには注意が必要である。

●**フェアユース**　上記のように，学術的な研究の成果はしばしば国際的に相互に利用される。各国はそれぞれ日本とは異なる著作権法をもつことから，国際的なトラブルを防ぐ意味からもこうしたルールの違いについて知っておくとよい。例えば，アメリカの著作権法には「フェアユース」と呼ばれるルールが定められており，一定の判断基準（非営利での利用，学術論文での利用，著作物全体に占める使用する部分の割合が小さい，市場に悪影響を及ぼさない，など）のもとで公正とみなされる場合には，著作権者の許諾なく著作物を利用することができる。アメリカにおけるフェアユースと類似したルールは，イギリス，オーストラリア，シンガポール，韓国などの多くの国で導入されている（国によっては「フェアディーリング」とも呼ばれる）。日本においても同様のルールを導入することについて議論はなされているが，フェアユースの導入には至っていない。ただし，2019年1月に施行された改正著作権法において，「著作物に表現された思想又は感情の享受を目的としない利用」については著作権者の許諾なく著作物を利用できるとする条文が盛り込まれた。これはフェアユースとは異なるものの，学術研究においてより柔軟な著作物の利用を可能にする変更である。　　　　［佐藤　寛］

📖 **さらに詳しく知るための文献**

[1]　池村　聡（2018）『はじめての著作権法』日本経済新聞出版社.
[2]　文化庁編著（2018）『著作権法入門（2017-2018）』著作権情報センター.
[3]　日本書籍出版協会（2011）『翻訳出版の手引（新訂第5版）』日本書籍出版協会.

人を対象とする研究倫理に関する国内ルール

☞「研究不正行為」p.606「人を対象とする研究倫理に関する国外ルール」p.612「利益相反」p.614「教育・トレーニングの職業倫理」p.616「カウンセリングと介入の職業倫理」p.618

　人を対象とする研究倫理に関する国内ルールとして参照できる指針は，文部科学省および厚生労働省により定められている人を対象とする医学系研究に関する倫理指針がある。人を対象とする医学系研究とは，人を対象として，傷病の成因および病態の理解ならびに傷病の予防方法ならびに医療における診断方法および治療方法の改善または有効性の検証を通じて，国民の健康の保持増進または患者の傷病からの回復もしくは生活の質の向上に資する知識を得ることを目的として実施される活動である（文部科学省・厚生労働省 2014）。心理学分野の中でも研究対象者から取得した情報を用い，各疾患の心理学的病態理解，心理学的介入による対象者の生活の質の向上を目指すなど，その内容に応じて，適正な実施をはかるうえで，この指針は参考となり得る。

　研究者は，研究対象者の精神的・身体的健康，人権，尊厳を，研究成果よりも優先すべきである。人を対象とする医学系研究に関する倫理指針では，人の尊厳，そして人権が守られる中で，研究の適正な推進がはかられるために，次の8つの事項が基本方針としてあげられている。

● 人を対象とする研究の8つの基本方針

① 社会的および学術的な意義を有する研究の実施：国民の健康の増進ならびに患者の疾病からの回復および生活の質の向上に広く貢献し，人類の健康および福祉の発展に資する研究を実施する。

② 研究分野の特性に応じた科学的合理性の確保：研究分野において一般的に受け入れられた科学的原則に従い，科学的文献その他科学に関連する情報および十分な実験に基づいて合理性を確保する。

③ 研究対象者への負担ならびに予測されるリスクおよび利益の総合的評価：負担とは研究の実施に伴って，精神的・身体的，経済的，社会的に確定的に生じる好ましくない事象や生じるか否かが不確定な危害の可能性が含まれる。利益とは，健康上の利益などの具体的な恩恵もあれば，社会的および学術的な価値という無形の利益も含む。これら負担，リスク，利益を総合的に判断する必要がある。

④ 独立かつ公正な立場に立った倫理審査委員会による審査：研究を実施する際は，法令，指針を遵守し，倫理委員会の審査を受けた研究計画書に従って実施しなければならない。

⑤ 事前の十分な説明および研究対象者の自由意志による同意：インフォームド・コンセントとして説明が必要な事項としては，研究の目的および意義，方法，対

象者として選定された理由，生じる負担ならびに予測されるリスクおよび利益，随時同意が撤回できる旨，そして自由意志により参加が選べることなどである。インフォームド・コンセントで説明されるべきほかの事項ならびに同意の取得方法については，研究の方法，対象者により異なっているため，詳細は人を対象とする医学系研究に関する倫理指針を参照されたい。

⑥ 社会的に弱い立場にある者への特別な配慮：判断能力，同意能力が十分ではない者や，研究が実施されることに伴う利益や実施されることを拒否した場合の不利益の予想により自由意志が不当に影響を受ける場合は，特別な配慮が必要になる。

⑦ 個人情報等の保護：個人情報とは，情報単体で特定の個人が識別できるものや単体では個人の特定はできないがほかの情報と照合することで特定の個人を識別することができるものが含まれる。研究者は，個人情報の保護に関して，倫理指針のほか，個人情報保護法をはじめとする法律や条例を遵守しなければならない。

⑧ 研究の質および透明性の確保：研究の質や透明性の確保のため，介入を行う研究については概要をデータベースで公開すること，研究計画書の定めによりモニタリングおよび監査を受けること，そして研究を終了した際に当該結果をデータベースに登録，または学会発表，論文掲載などを行う必要がある。さらに，研究者は利益相反を研究責任者へ報告し，研究計画書へ記載しなければならない。

●**医薬品等を用いた介入研究に対する研究方法の指針**　医薬品等を人に対して用いる介入研究に関する研究方法の指針としては，臨床研究法がある。臨床研究に対しても，モニタリング・監査の実施，利益相反の管理，インフォームド・コンセントの取得，個人情報の保護や厚生労働大臣の認定を受けた認定臨床研究審査委員会（認定を受けた各機関および大学倫理審査委員会）への意見聴取に努めることが義務づけられている。

●**参照すべき倫理指針**　人を対象とする研究倫理に関する国内ルールとして，厚生労働省や文部科学省が定めている指針とともに，研究者が所属する各研究分野および各研究施設ならびに各学術団体の倫理綱領を参照すべきである。なお，2014年に文部科学省より研究活動における不正行為への対応等に関するガイドラインが公表されている。研究不正行為に関しては，研究不正行為の項目を参照されたい。研究者は，人の尊厳，人権を守り，社会への説明責任を果たすべく，研究倫理を遵守した研究の実施を行う必要がある。　　　　　　　　　　[武田知也・境　泉洋]

📖 さらに詳しく知るための文献
[1] 文部科学省・厚生労働省（2014）「人を対象とする医学系研究に関する倫理指針」．
[2] 「臨床研究法」（平成29年法律第16号）．

人を対象とする研究倫理に関する国外ルール

☞「人を対象とする研究倫理に関する国内ルール」p.610

　人を対象とする研究の倫理に関するルールは国によって異なる。本項では世界の大学や研究機関における倫理規定のよりどころになっているヘルシンキ宣言とアメリカの倫理原則を示したベルモント・レポート，アメリカのコモン・ルールによる法的規制および RCR（responsible conduct of research）教育について概説する。

●ヘルシンキ宣言　ナチスドイツ政権下で行われた人体実験に対するニュルンベルク継続裁判の判決で，倫理的な人体実験を規定するニュルンベルク綱領（1947年）に基づき，1964年に世界医師会が人を対象とする医学研究の倫理原則となるヘルシンキ宣言を採択した。時代に合わせて修正され最新の修正版は2013年のものである（World Medical Association 2013）。一般原則として，医師は患者の最善の利益のために行動すべきであり（一般原則3），新しい知識を得るという医学研究の知識は被験者の権利および利益に優先することがあってはならない（一般原則8）などの基準が示されている。さらに被験者が負うリスクと研究による利益の検討，社会的弱者への対応，研究倫理委員会の機能，プライバシーと秘密保持，インフォームド・コンセントなどの項目がある。ヘルシンキ宣言は医師だけでなく人を対象とする医学研究に関わる医師以外も採用することが推奨されている。

●ベルモント・レポート　アメリカで1932年から1972年にかけてアフリカ系アメリカ人男性を被験者として，梅毒に罹患した患者の経過を観察するタスキギー梅毒研究が行われた。アメリカ公衆衛生局が資金を提供し梅毒に有効な治療法が確立した後も治療を行わなかったことから大きな問題となり，1974年に国家研究法が成立した。この国家研究法に基づき，人を対象とする研究の倫理原則として1979年にベルモント・レポートが作成された。ベルモント・レポートでは，原則1：人格の尊重，原則2：善行，原則3：正義の3つの倫理原則が掲げられている。人格の尊重は，①個人を自己決定ができる主体として扱い十分な情報を提供して自発的に研究に参加するようにしなければならない，②自己決定が難しい個人は保護を受けるべきであり弱い立場の人が研究への参加を強制しないという2つの側面から説明されている。善行は研究対象者のウェルビーイングを確保することであり，①害をなしてはならない，②できる限り利益を大きくリスクを小さくするという2つのルールが明記されている。正義は，誰が研究の利益を受け，誰がリスクを負うのかという点で分配の公平性を保つことである。特定の階層やグループの個人が研究によるリスクを負ったり，研究から除外されたりしてはならない。以上の3つの原則を研究に反映させるために，インフォームド・コンセント，リスクと利益のアセスメント，被験者の選定について基本的

な考え方が示されている。

●コモン・ルール　ベルモント・レポートに基づき，アメリカ保健福祉省が1981年に連邦規則集第45編第46部ヒト被験者の保護（45CFR46）を制定した。45CFR46は現在Subpart A：ヒト被験者の保護のための基本的指針（通称コモン・ルール），Subpart B：研究に参加する妊娠している女性，胎児，新生児への追加保護，Subpart C：研究に参加する囚人への追加保護，Subpart D：研究に参加する子どもへの追加保護，Subpart E：倫理審査委員会の登録，で構成されている。このうちSubpart Aは1991年に15の連邦の省庁が採用したため，コモン・ルールと呼ばれるようになった。コモン・ルールでは，倫理審査委員会の構成員，審査手続き，迅速審査の対象となる研究の要件，承認の基準，インフォームド・コンセントの要件などが定められている。承認の基準として以下の7つの基準と追加の保護措置に関する基準が定められている。①被験者が受けるリスクが最小限である，②被験者が受けるリスクと研究による利益のバランスが取れている，③被験者の選定が公平である，④定められた手続きですべての被験者からインフォームド・コンセントを得ている，⑤定められた手続きでインフォームド・コンセントの文書が作成されている，⑥必要に応じて被験者の安全を確保するためにデータ収集を監視する措置が講じられている，⑦必要に応じて被験者のプライバシー保護，データの守秘についての対策が講じられている。追加の保護措置として子どもや囚人など弱い立場にある被験者の権利を守る措置が講じられている。大学や研究所などの研究実施機関が連邦の省庁から補助を受ける研究を行う場合は，コモン・ルールの法的規制を受ける。研究実施機関はコモン・ルールで定められた設置基準に基づいて倫理審査委員会を設置し，実施される研究の倫理審査を行うことで研究倫理に反する研究が行われないようにしなければならない。

●RCR教育　アメリカ国立衛生研究所（NIH）は，RCR教育として利益相反，指導者との関係，データの管理，オーサーシップなどのトピックを掲げており，この中に人を対象とする研究に関する倫理が含まれている。NIHはRCRを研究教育の中核と位置づけ，NIHが管轄する研究に参加するすべての学生および研究者はRCR教育を受けなければならないと定めた（U. S. National Institute of Health）。RCR教育の教材としてCITI（collaborative institutional training initiative）などのオンライン教材が利用されてきたが，オンライン教育だけでは不十分として2010年から対面のディスカッションを含めることが義務化された。　　　　　［佐藤美幸］

📖 さらに詳しく知るための文献

[1] Amdur, R. J., & Bankert, E. A. eds. (2007) *Institutional review board: Member handbook* (2nd ed.), Jones and Bartlett Publishers.（栗原千絵子・斉尾武郎訳（2009）『IRBハンドブック（第2版）』中山書店.）

利益相反

☞「医療−患者関係」p.38「研究不正行為」p.606「人を対象とする研究倫理に関する国内ルール」p.610「人を対象とする研究倫理に関する国外ルール」p.612「カウンセリングと介入の職業倫理」p.618

　利益相反（conflict of interest：COI）とは，「外部との経済的な利益関係等によって，公的研究で必要とされる公正かつ適正な判断が損なわれる，又は損なわれるのではないかと第三者から懸念が表明されかねない事態」（厚生労働省 2018j）を指す。利益相反は，研究活動においては不正行為（例：データの改ざんやねつ造）にそれ自体は該当しないものの，不正行為を誘発する危険性を有している。不正行為は，それを働いた個別の研究者への影響にとどまらず，科学に対する社会の信頼をも失墜させるものであり，それを未然に防ぐためにも研究者が利益相反を意識・管理することは近年非常に重要視されている。日本では，一般財団法人公正研究推進協会（Association for the Promotion of Research Integrity：APRIN）が，文部科学省のCITI Japanプロジェクトを継承する形で研究倫理教育のeラーニングプログラムを配信するなど，対策が進められている。

●**利益相反の具体例とゲルシンガー事件**　例えば，企業Aから研究資金や研究資材の援助を受けた研究者Bが，研究を実施したとしよう。そして，企業Aに何かしらの利益がもたらされるように研究結果のデータをねじ曲げたとしたら，研究者Bは研究協力者の信頼を裏切り，さらには社会からの信頼をも裏切ることになる。この例における利益相反は，企業Aからの研究に対する援助によって，研究成果に対する公正さ（客観性）と社会への還元という研究者Bの責務が損なわれる，もしくは損なわれる可能性がある事態である。つまり，研究者Bは研究成果に対する公正さと社会への還元という責務を果たさなければならないが，援助してくれた企業Aの意向を忖度した結果として，データを改ざんするなどその責務を全うできない危険性を有していると第三者から判断される可能性がある。利益相反は，すでにその責務が損なわれている事態に限らず，損なわれる可能性があると判断される事態も含まれる。そして，利益相反が不正行為を招く危険性は，研究者Bが企業Aから受けている資金援助の額や継続が研究成果に左右される場合などで，特に高く見積もられることになる。

　科学界における利益相反の有名な実例として，ゲルシンガー事件があげられる（APRIN 2017）。1999年，当時18歳のJ. ゲルシンガー（Gelsinger）がペンシルベニア大学遺伝子治療研究所で実施された臨床研究の結果，死亡した。この事例における利益相反は，ゲルシンガーと臨床研究の研究リーダー，ペンシルベニア大学，スポンサー企業の4者間で生じていた。まず，ゲルシンガーと臨床研究の研究リーダーの間では，事前のインフォームド・コンセントが不十分であったことや，ゲルシンガーが基準に合致しない重篤な状態にあり研究協力者として

適格でなかったことが後に発覚した。そして，その研究リーダーはスポンサー企業の設立者・株式所有者であり，研究の実施によって金銭的な利益を得る構造になっていた。さらには，そのスポンサー企業とペンシルベニア大学の間でも，大学が企業の株式を所有し，企業が大学の研究所に研究資金を供与するなど，相互の利益関係が認められた。このような利益関係の中で，研究リーダーは経済的な利益を得ることを大きな動機として公正さと誠実さを欠いた研究を実施し，尊い命が失われる結果を招いてしまったのである。このゲルシンガー事件を機に，利益相反の危険性が叫ばれることとなり，特にアメリカをはじめとして多くの団体や研究機関で利益相反に関する指針を策定することとなった。

なお，上記の例は主に金銭などの経済的な利益関係が伴う利益相反であったが，利益相反には「金銭」を代表とする有形のものと，研究者の「思い入れ」や「兼業（本職外の活動）」といった無形のものが含まれる。

●**利益相反に対する各団体の指針と対処策**　産学連携が国家戦略として推し進められている今日，研究成果が適切に社会に還元されるなどのメリットがある一方で，利益相反が発生するなどデメリットも存在する。それを解消するべく，国内外問わず多くの団体で利益相反に関する指針を策定している。政府レベルではアメリカ厚労省（US Department of Health and Human Services）や厚生労働省などが，学術団体や研究機関レベルではアメリカ医科大学協会（Association of American Medical Colleges）や日本医学会などが指針を策定している。基本的には，研究者および団体などが利益相反を認識し，それを自ら申告する，もしくは開示する姿勢が求められている。その他，発表されている指針の中における利益相反を適切に管理する方略の例を紹介すると，日本医学会が策定した「医学研究のCOIマネージメントに関するガイドライン」（日本医学会 2015）では，産学連携活動の中で人間を対象とした臨床研究を実施する場合，当該研究の実施者および責任者は「特定の研究結果に対する成果報酬の取得」や「臨床研究の資金提供者・企業の株式保有や役員への就任」などを回避すべきであるとしている。また，健康心理学会は「本学会および本学会員は，タバコ産業やその出資金で運営される団体からの助成や研究支援を受けない。研究支援を受けた研究は本学会での発表を認めない」と定めている（日本健康心理学会 2017）。利益相反は，主に医学系の領域で取り上げられる機会が多かったが，医学・保健分野との連携を深めている近年の健康心理学においても，十分に理解を深めて対応されるべき事項といえる。

［武部匡也］

📖 **さらに詳しく知るための文献**

[1] Association for the Promotion of Research Integrity（2017）「CITI Japan プロジェクト　利益相反」（https://edu.citiprogram.jp/citidocuments/CITIJapan/JP_CITI_images/14123/14123-text.html）

教育・トレーニングの職業倫理

☞「カウンセリングと介入の職業倫理」p.618「アセスメントの職業倫理」p.620

　心理支援者における業務とは，公認心理師法が定めるところでは①クライエントの心理状態の観察とその結果の分析，②クライエントの心理に関する相談，助言，指導，その他の援助，③クライエントの関係者（親・上司など）に対する相談，助言，指導，その他の援助，④心の健康に関する知識の普及を目的とする教育や情報提供，とされている。これらの業務に従事するために心理支援者には，心理アセスメント技術と心理相談技術の技能が求められ，心理業務に関わる倫理と法律の知識を有する必要がある。丹野ほか（2015）は，これらの技能や知識といった職能的資質を向上させるための研鑽を怠らないことを強調している。特に，公認心理師は「資質向上の責務」（法第43条）が課せられ，心の健康を取り巻く環境の変化に対する業務内容の向上や改善に努めるよう法的に義務づけられている。

●スーパービジョン　心理支援者は，臨床実践の質を高く保ち，専門的スキルの拡大や修正をはかるために，定期的にスーパービジョンを受ける必要がある。スーパービジョンとは，訓練者（スーパーバイジー）が該当領域の熟練者（スーパーバイザー）に相談し，適切な助言や指導を受けることである。同時に，支援者はワークショップなどの実践トレーニングに積極的に参加し，新たなスキルの獲得に努めなければならない。スーパービジョンやトレーニングを受けることによって，臨床実践に必要なスキルを獲得できるだけでなく，クライエントととの作業同盟を高め，クライエントが抱える問題の解消につながる（Bambling et al. 2006）。また，心理支援者は時として，スーパーバイジーだけでなく，スーパーバイザーとしてほかの支援者のスーパービジョンを引き受ける必要がある。スーパーバイズにおけるスーパーバイザーの機能は，①モニタリング，②指導，③モデリング，④相談，⑤支持の5つがあり（Holloway 1995），スーパーバイジーのニーズに合わせた学習目標を設定し，スーパーバイジーがもつ課題改善に向けて知識や情報の伝達を行う必要がある。また，これらの機能を果たすプロセスの中で，スーパーバイザーはスーパーバイジーとの関係を良質に保つことによって，スーパーバイジーの支援業務などの仕事に対するストレスを低減させ，仕事への満足感を高めさせることができる（Sterner 2009）。

●人権への配慮と個人情報の保護　心理支援者はクライエントに対する人権への配慮と個人情報の保護に関する知識をもつことが強く求められる。心理支援者における人権への配慮の根本には日本国憲法があり，憲法14条では「すべて国民は，法の下に平等であって，人権，信条，性別，社会的身分または門地により，

政治的，経済的又は社会的関係において差別されない」が示されている。丹野ほか（2015）は心理支援者の職業倫理の第1を患者・クライエントの人権と人格を守るものであるとしており，心理職の職業倫理の7原則（金沢 2018）には「一人ひとりを人間として尊重する」ことがあげられている。つまり，心理支援者にとって人権への配慮とは，クライエントの年齢や性別，性同一性，人種，文化，社会経済的地位，障害などにかかわらず，不当な扱いをせず，ケアの質を下げないことである。

　個人情報とは，生存する個人に関する情報で，特定の個人を識別することができるもののことをいう。具体的には，氏名・性別・生年月日など個人を識別する情報，個人の身体・財産・職種・肩書などの特徴やその特徴に対する評価を表すすべての情報を指す。クライエントの個人情報の保護に関して普段から注意を払うことは，心理支援者として当然の責務である。また，クライエントに対する観察によって分析された所見などはクライエント自身の個人情報であると同時に，心理支援者の個人情報であることも考えられる。したがって，クライエントの個人情報を保護することは心理支援者側の個人情報を保護することにもつながる。

　個人情報の目的外利用や個人データの第3者提供に対しては，原則として本人の同意を得ることが定められている。スーパービジョンや症例検討などの教育・トレーニング場面でも同様であり，相手が開示した情報が，将来，研究データに使われたり，支援者自身の教育活動に用いたりする可能性がある場合には，必ずその旨を事前に知らせなければならない。しかしながら，秘密保持の例外として，①「明確な危険があり，攻撃される相手が特定されている場合」，②「クライエント自身に深刻な危害が加わるおそれがある場合」，③「虐待が疑われる場合」，④「クライエントのケアに直接かかわる専門家同士の話し合い」，⑤「クライエントによる明示的な意思表示がある場合」などがあげられ（金沢 2018），クライエントへの侵害防止や問題解決のためにクライエントの情報を他者に提供せざるを得ない場合もあることを理解しておくべきである。いずれにしても，個人情報の保護において何よりも重要なことは，守秘原則とその例外事項についてクライエントが有する事前知識の有無にかかわらず，業務の初期段階でクライエントと個人情報の保護および例外事項について説明し，開示されうる情報および開示条件などについて話し合っておくことである。　　　　［松原耕平・高橋 史］

📖 さらに詳しく知るための文献
[1] Barry, L. D. (2010) *On becoming a better therapist*, American Psychological Association.
[2] Nagy, T. F. (2005) *Ethics in plain English: An illustrative casebook for psychologists* (2nd. ed.), American Psychological Association.（村本詔司監訳（2007）『APA 倫理規準による心理学倫理問題事例集』創元社.）

カウンセリングと介入の職業倫理

☞「介入研究」p.602「教育・トレーニングの職業倫理」p.616「アセスメントの職業倫理」p.620「福祉的支援の職業倫理」p.622「司法・メディアなど社会的発信の職業倫理」p.624

　職業倫理とは，ある特定の職業（または職能）集団が自分たちで定め，その集団の構成員間の行為，あるいは，その集団の構成員が社会に対して行う行為について規定し，律する行動規範であるとともに，現実の問題解決の指針となるものである（金沢 2006）。本書における，ある特定の職業集団とは日本健康心理学会となるが，同学会が定める職業倫理は存在しない。そこで，本項では公認心理師法と日本臨床心理士会倫理ガイドライン（日本臨床心理士会第7期倫理委員会 2009）を主に参照しながら心理専門職の職業倫理を紹介する。

●**法と職業倫理**　本項で参照する公認心理師法と日本臨床心理士会倫理ガイドライン（日本臨床心理士会第7期倫理委員会 2009）は，前者が法であり後者は職業倫理である。職業倫理は先述したとおりであるが，法は国家権力を背景にもち，最終的に国家の強制力が法の規範を実行することを保証している（法令用語研究会 2012）。より端的に述べるならば，法に違反した場合，懲役，罰金といった罰則を受けることがある。それに対して，職業倫理に違反した場合には，特定の職業集団における罰則を受けることになる。罰則という観点からは，法に違反した場合の方が重くなる。

　心理専門職に求められる水準という観点からは，法よりも職業倫理の方が厳しくなる。公認心理師をはじめとする免許は，「一般には許可されない特定の行為を特定のものが行えるようにする行政処分」とされている（法令用語研究会編 2012）。つまり，一般には許可されない特定の行為を行えるようにするための最低基準を規定したのが法である。

　法に対して職業倫理には，命令倫理と理想追求倫理がある（Corey et al. 2003）。命令倫理とは，「しなければならないこと」「してはならなこと」という最低限の基準に従って行動するレベルである。理想追求倫理とは，専門家として目指す最高の行動規準を目指すレベルである。本項における職業倫理においては，理想追求倫理を目指していくこととなる。

●**守秘義務と情報開示**　守秘義務に関しては，公認心理師法第41条（秘密保持義務）において「公認心理師は，正当な理由がなく，その業務に関して知り得た人の秘密を漏らしてはならない。公認心理師でなくなった後においても，同様とする」とされている。さらに，同法第46条において，第41条（秘密保持義務）の規定に違反した者は，「一年以下の懲役又は三十万円以下の罰金に処する」とされている。

　情報開示に関しては，日本臨床心理士会倫理綱領第2条の2（情報開示）にお

いて,「個人情報及び相談内容は対象者の同意なしに他者に開示してはならないが,開示せざるを得ない場合については,その条件等を事前に対象者と話し合うように努めなければならない」とされている。また,同綱領第4条5において,「対象者から,面接の経過及び心理査定結果等の情報開示を求められた場合には,原則としてそれに応じる」とされている。

守秘義務と情報開示の判断に関しては,守秘義務の例外に関する指針が参考となる。金沢(2006)は,秘密保持の例外状況について,①明確で差し迫った生命の危険があり,攻撃される相手が特定されている場合,②自殺など,クライエント自身に対して深刻な危害を加える恐れのある緊急事態,③虐待が疑われる場合,④そのクライエントのケアなどに直接関わっている専門家同士で話し合う場合,⑤法による定めがある場合,⑥医療保険による支払いが行われる場合,⑦クライエントが,自分自身の精神状態や心理的問題に関連する訴えを裁判などによって提起した場合,⑧クライエントによる明示的な意思表示がある場合をあげている。

●インフォームド・コンセント　インフォームド・コンセントとは,情報を与えられたうえでの同意を意味する(日本臨床心理士会第7期倫理委員会 2009)。臨床心理士会倫理ガイドラインにおいて,インフォームド・コンセントは心理専門職が「する」ものではなくクライエントに「してもらう」ものであることが強調されている。インフォームド・コンセントを「した」ではなく,インフォームド・コンセントを「得た」と表現する必要がある。

近年,インフォームド・コンセントを得ることが困難な場合に,インフォームド・アセントを得ることの重要性が指摘されている。人を対象とする医学系研究に関する倫理指針において,インフォームド・アセントとは,「インフォームド・コンセントを与える能力を欠くと客観的に判断される研究対象者が,実施又は継続されようとする研究に関して,その理解力に応じた分かりやすい言葉で説明を受け,当該研究を実施又は継続されることを理解し,賛意を表すること」とされている(文部科学省・厚生労働省 2014)。インフォームド・コンセントが成立する条件には,①それをする能力があること,②必要な情報が適切に伝えられ,対象者にきちんと理解してもらっていること,③対象者は,強制されておらず,自由保証されていること,という3つがあげられており(日本臨床心理士会第7期倫理委員会 2009),この①の条件をクライエントが満たさない場合にインフォームド・アセントを得ることが職業倫理としては求められる。　　　　[境　泉洋]

🕮さらに詳しく知るための文献
[1] ネイギー,T. F./村本詔司監訳(2007)『APA倫理規準による心理学倫理問題事例集』創元社.
[2] 公認心理師法(平成二十九年法律第六十八号).

アセスメントの職業倫理

☞「アセスメントの意義と役割」p.230

　アセスメントとは，対象者もしくは集団について，多面的，多角的，総合的に情報を収集して評価を行うことである。健康心理学の分野では，検査，面接，観察，心理生理学的測定など，さまざまなアセスメント法が用いられている。その実施，および得られたデータの利用・活用に際しては，関連する職業倫理を常に遵守しなくてはならない。

　アセスメントに関する倫理指針は，国内外において複数の倫理規定や綱領の中で触れられているが，特に日本心理学会（2009）の『公益財団法人日本心理学会倫理規程』や，アメリカ心理学会（APA 2017）の Ethical Principles of Psychologists and Code of Conduct では，それが主題の1つとして取り上げられている。また，オーストラリア心理学会（APS 2018）では，Ethical Guidelines for Psychological Assessment and the Use of Psychological Tests として，詳細な指針が公表されている。以下にそれらの内容をまとめ，説明を加える。

●**アセスメントの実施**　アセスメント対象者についての所見を述べる際には，高いアセスメント技術によって得られた，十分な根拠となり得る情報に基づかなければならない。つまり，アセスメントの実施者には，必要なトレーニングを受けたうえで，その実施・採点・解釈・結果伝達に足るだけの能力が備わっていることが求められる。また，対象者に関する所見の表明は，それを支持するに相応しいアセスメント法を実施した場合にのみなされるべきである。

　アセスメントの実施者は，対象者の人権を尊重するとともに，個人的欲求や利益のためにアセスメントを使用してはならない。アセスメントが目的に対して不当または不要と考えられる場合，あるいは，その実施が対象者の心身に不当な負担をかける恐れがある場合には，実施を控える必要がある。アセスメント法を選択する際には，その信頼性や妥当性，有用性，用途の適切性に関する研究を参照し，判断する。ただし，公表後あまりに年数の経った研究データを鵜呑みにすることは避けた方がよい。さらに，他国で開発された尺度を使用する場合は，その国における標準化の手続きを踏む必要がある。

　また実施にあたっては，アセスメントの目的，料金，第三者の関与，守秘義務の限界などについて，対象者にわかるよう説明を行い，十分な質疑を受けたうえで同意を得なければならない。このような一連のプロセスは，インフォームド・コンセントと呼ばれる。対象者が年少であったり，認知機能障害を有していたりするなどして，言語的な理解力や同意能力に限界がある場合には，対象者の理解しやすい伝達手段により可能な限りの説明を行う。さらに，保護者や後見人など

に説明を行い，代諾を得る必要がある。

●**プライバシーの保護とデータ管理**　事前に得られた対象者の個人情報や，アセスメントの過程で得られたデータ（検査等の得点や，対象者の言語的・非言語的反応に関する記録など）は厳重に管理し，その漏洩を防がなければならない。また，基本的にデータの目的外使用は許されない。

対象者からの開示請求があった場合や，何らかの法律上の要請があった場合，アセスメントの実施者は，対象者もしくは当該の第三者にデータを提供することがある。そのような場合，データの誤用・悪用から対象者を護るためにも，明確な説明を添えたうえで最低限のデータ開示にとどめるなど，細心の注意を払わなくてはならない。

●**結果の解釈と伝達**　結果の解釈にあたっては，アセスメントの目的を十分に考慮するとともに，そのアセスメント法で想定されている範囲を超えた解釈を行わないようにする。また，結果の判断に影響を与え，解釈の正確性を低下させ得る種々の要因，例えば，アセスメントを実施した状況や，対象者の年齢，国籍，特定の障害の有無などを踏まえたうえで解釈を進める必要がある。コンピュータプログラムによる解釈を利用したり，ほかの専門家に解釈を依頼したりする場合には，解釈に関する責任は解釈手段を選択・依頼する側が負うことになる。

結果の伝達にあたっては，それが対象者またはその代理人に対して確実かつ適切に伝達されるよう，合理的な手順を踏まなくてはならない。ただし，選抜・採用のためのスクリーニングや，法廷に提出するための精神鑑定資料など，対象者への直接的な伝達が必要とされない，もしくはそれが望ましくない場合もある。そのような場合には，対象者にそのことをあらかじめ説明しておくことが望ましい。また，結果をほかの専門家に伝達する場合には，アセスメントの目的，解釈の基準，信頼性と妥当性，有用性，実施に必要な専門資格などについて正確に述べ，結果の誤った解釈や使用を避けるための適切な手段を講じる。

●**アセスメント法の開発および秘密保持**　アセスメント法，特に心理検査の開発は，適切な心理測定学的手順に従って行わなければならない。開発の目的，標準化の方法，バイアスの低減や除去，適用範囲などについては，最新の科学的・専門的知見を参照する必要がある。開発後も評価を継続し，社会的背景の変化などに伴い検査内容が現状に合わなくなった際には，適宜改訂を行う。また，アセスメント法の利用や出版などの際には，マニュアル，プロトコル，検査用具，質問や刺激などをみだりに頒布してはならず，アセスメント法の秘密維持のため，合理的な努力を行わなくてはならない。

［福森崇貴］

📖 さらに詳しく知るための文献

[1] 村上宣寛・村上千恵子（2019）『臨床心理アセスメントハンドブック（三訂）』北大路書房.

福祉的支援の職業倫理

☞「社会福祉制度」p.414「介護報酬と介護保険」p.416「福祉施設の種類と役割」p.418「介護における専門職」p.420

「法は倫理の最低限度」と呼ばれ，福祉であれば憲法や福祉に関係する法律において守るべきルールや実施すべき支援，ルールを守らなかった場合の罰則などが規定されている。しかし法律を守るだけでは，専門家としてどのような行動をとるのが最善であるかを判断するのは難しい。そのため，職種ごとに倫理綱領によって行動指針が示されている。本項では福祉に関する法律，障害に関する法律，福祉に関係する資格と倫理綱領を紹介する。

●**福祉に関する法律**　日本国憲法第25条［生存権及び国民生活の社会的進歩向上に努める国の義務］は，「1 すべて国民は，健康で文化的な最低限度の生活を営む権利を有する。2 国は，すべての生活部面について，社会福祉，社会保障及び公衆衛生の向上及び増進に努めなければならない」と定めている。憲法によって国民は最低限度の生活を営む権利（生存権）を保障され，国は国民の生存権を保障するように規定されている。そのため我々は社会保険などの「社会保障」を受けることができ，感染症対策や健康診断の実施といった「公衆衛生」が保たれた生活を送ることができる。さらに，国は社会生活を営むうえで弱い立場に立たされている人の生存権を保障するために「社会福祉」を進めていかなければならない。社会福祉については，社会福祉法によって「社会福祉事業」が定義されている。例えば，生活困窮者を対象とした救護施設や更生施設などの施設（生活保護法）や自立支援プログラム（生活困窮者自立支援法），子どもを対象とした母子生活支援施設，児童養護施設，障害児入所施設などの施設や支援事業（児童福祉法），老人を対象とした養護老人ホームなどの施設やデイサービスなどの事業（老人福祉法），障害者支援施設や支援事業（障害者総合支援法），保護が必要な女子や配偶者からの暴力被害者を対象とした婦人相談所や婦人保護施設（売春防止法，DV防止法）などがある。このように社会福祉は生活困窮者，子どもと女性，高齢者，障害者を対象とした生存権を保障するための制度となっていることがわかる。

●**障害に関する法律**　2011年に改正された障害者基本法第2条1において，障害者は「身体障害，知的障害，精神障害（発達障害を含む。）その他の心身の機能の障害（以下「障害」と総称する。）がある者であって，障害及び社会的障壁により継続的に日常生活又は社会生活に相当な制限を受ける状態にあるものをいう」と定義された。この改正により新たに発達障害と心身の機能の障害（難病に起因する障害を含む）が障害者に含まれた。また障害を理由とする差別の禁止や合理的配慮が明記された。この障害者基本法の理念にのっとり，障害を理由とす

る差別の解消の推進に関する法律（障害者差別解消法）が2016年に施行された。障害を理由とする差別の解消を推進し，すべての国民が障害の有無によって分け隔てられることなく，相互に人格と個性を尊重し合いながら共生する社会の実現に資することを目的としている。障害者差別解消法では，障害を理由とする不当な差別的取り扱いを禁止し，障害者に対して合理的配慮をしないことも差別にあたると規定した。必要な合理的配慮は状況によって異なることから，ケースによって個別の判断が求められる。そのため内閣府は合理的配慮の具体例をまとめた「合理的配慮サーチ」をウェブ上で公開し，合理的配慮を考える際の参考とすることができるようになっている。2017年には障害者の雇用の促進等に関する法律（障害者雇用促進法）が改正された。雇用における障害を理由とした差別の禁止と合理的配慮の提供義務が明記され，法定雇用率の算定に精神障害者が新たに追加された。

●**福祉に関係する資格と倫理綱領**　上記の福祉に関する法律は最低限遵守しなければならない事項であるが，職業として福祉的支援を行う場合にはより高度な倫理的意思決定が必要なこともある。その際の指針となるのが倫理綱領である。福祉に関係する国家資格として精神保健福祉士，社会福祉士，介護福祉士があるが，それぞれの職能団体が倫理綱領を出している。精神保健福祉士の倫理綱領では，倫理原則として①クライエントの基本的人権の尊重，②クライエントの自己決定の尊重，③プライバシーと秘密保持，④クライエントの批判を受け止め改善する責務，⑤一般的責務（金品授受の禁止，人格を傷つける行為の禁止）を掲げている（日本精神保健福祉士協会 2018改定）。社会福祉士の倫理綱領では，価値と原則として①人間の尊重，②社会正義，③人間の尊重と社会正義の実現への貢献，④倫理綱領に対する誠実，⑤専門的力量の発揮と向上（日本社会福祉士会 2005）をあげている。介護福祉士の倫理綱領では，①利用者本位，自立支援，②専門的サービスの提供，③プライバシーの提供，④総合的サービスの提供と積極的な連携，協力，⑤利用者ニーズの代弁，⑥地域福祉の推進，⑦後継者の育成（日本介護福祉会 1995）が掲げられている。以上のような法律や倫理綱領を踏まえても倫理的意思決定は不確かなものであり，価値の対立をすべて避けることは難しい。そのため倫理的意思決定を行う際には，対象者とのコミュニケーションが必須となる（Olsen 2013）。　　　　　　　　　　　　　　　　　［佐藤美幸］

📖 さらに詳しく知るための文献

[1] 内閣府 障害者差別解消法リーフレット「合理的配慮を知っていますか？」(http://www8.cao.go.jp/shougai/suishin/pdf/gouriteki_hairyo/print.pdf)
[2] Olsen, D. P. ／田中美恵子訳（2013）「倫理的意思決定—原則と関係性（日本看護倫理学会第5回年次大会 基調講演）」『日本看護倫理学会誌』5，84-102.

司法・メディアなど
社会的発信の職業倫理

☞「人を対象とする研究倫理に関する国内ルール」p.610「人を対象とする研究倫理に関する国外ルール」p.612「教育・トレーニングの職業倫理」p.616「カウンセリングと介入の職業倫理」p.618「アセスメントの職業倫理」p.620「福祉的支援の職業倫理」p.622

　職業倫理とは，職業人や専門家による活動・実践を適切なものにすることを目的とした，行動の指針・基準である。一般的には，各種職能団体や学術団体において，倫理規程として定められる。行動の指針は具体的に項目化され，同業者間で検討・共有されることで，専門的な行為の質を対外的に保証することができ，さらに専門家としてのアイデンティティを高めることにつながる。日本においても，日本心理学会をはじめ，さまざまな学術団体によって倫理規程が定められている（表1）。

●**社会的発信の重要性**　研究者においては，分野を超えた知識・視点を駆使して，研究内容などを積極的に社会に発信することが求められている（内閣府 2016b）。同様に，心理学の専門家においても，国民に資することを目的としたこうした社会的発信は重要であると考えられる。一方で，さまざまなメディアでの発言や，裁判における意見書の提出など，心理学の知見や意見を求められる状況が多様化しつつある。そのため，心理学の専門家としての社会的発信に関する倫理的規範の必要性が高まっている。

●**社会的発信における職業倫理**　日本心理学会による倫理規程（2009）では，心理学に関わるあらゆる活動を対象とした包括的な職業倫理を定めている。そして，司法やメディアなどでの社会的発言を行う際には，「心理学の知見や意見は，世界の平和，公正，平等，福祉の向上と社会の問題解決に貢献するという意志のもとで提供されなければならない」と明記している。加えて，心理学研究や心理臨床実践にたずさわる者が，社会的発言を行う場面において共通して守るべき倫理上の指針を，以下の8つの観点から記している：①知見や意見の専門性，②知見や意見の公表と制約の明示，③依頼者への要請，④依頼者より提供された情報の取り扱い，⑤対立する当事者がいる場合の配慮，⑥報酬，⑦公表後の確認，⑧他領域の知見や専門性の尊重。

　これらの項目は，心理学に関わるほかの学術団体による倫理指針を網羅的に包含するものであり（表1），心理学にたずさわる者すべてにおいて遵守すべき指針であると考えられる。以上のような職業倫理を遵守するためには，それぞれの専門家が倫理規程を十分に認識し，自らが発信しようとしている情報・行為の適切性を常に振り返りながら，社会的発信を行うことが重要であるといえる。そして，職業倫理に関するこのような基本的姿勢こそ，結果的に社会的発信の質を高めることにつながり，心理学の専門家として，社会に資することに寄与すると考えられる。

表1　心理学に関わる主な団体の社会的発信に関する倫理指針

発行団体	規程・綱領名および条項	社会的発信に関する倫理指針
公益社団法人日本心理学会	公益社団法人日本心理学会倫理規程 3.5. 司法，メディアとその他の社会的発言	（抜粋）心理学の知見や意見は，世界の平和，公正，平等，福祉の向上と社会の問題解決に貢献するという意志のもとで提供されなければならない。
一般社団法人日本心理臨床学会	倫理基準 第7条	（抜粋）2　会員は，専門家としての知識や意見を，新聞，ラジオ，テレビジョン，一般大衆誌，一般図書等において公表する場合は，内容の公正を期すことに努め，誇張，歪曲等によって臨床心理学及び心理臨床家の専門性と信頼を傷つけることのないよう十分な配慮をしなければならない。
一般社団法人日本臨床心理士会	一般社団法人日本臨床心理士会倫理綱領 第6条　臨床心理士業務とかかわる営利活動等の企画，運営及び参画	（抜粋）2　テレビ，ラジオの出演又は一般雑誌への執筆においては，対象者に関する守秘義務はもちろんのこと，対象者の人権と尊厳を傷付けることがないよう細心の注意を払うこと。
公益財団法人日本臨床心理士資格認定協会	臨床心理士倫理綱領 第8条	心理学的知識や専門的意見を公開する場合には，公開者の権威や公開内容について誇張がないようにし，公正を期さなければならない。特に商業的な宣伝や広告の場合には，その社会的影響について責任がもてるものでなければならない。
一般社団法人日本教育心理学会	日本教育心理学会倫理綱領 倫理規定．4．公開に伴う責任	公開に際しては，研究のもたらす社会的，人道的，政治的意義に十分配慮し，専門家としての責任を自覚して行わねばならない。 （抜粋）(4) 研究結果を社会に向けて公表する際には，教育心理学的根拠に基づき，虚偽や誇張，歪曲のないようにする。
一般社団法人日本家族心理学会	日本家族心理学会倫理綱領 倫理基準，第3条	（抜粋）5　会員は，出版物・マスコミを通じた発言や講演，および，個人的なホームページやブログなどの社会に対する発言においては，その信頼性・妥当性の維持と起こりうる影響に十分に留意する。
一般社団法人日本認知・行動療法学会	一般社団法人日本認知・行動療法学会倫理綱領 6．公開公表に伴う責任	本学会および会員は，研究・臨床活動，教育・研修活動を通して収集した情報や資料を公開する場合には，その活動の対象者から同意を得るとともに，学術研究団体としての立場を十分に自覚し，ねつ造，改ざん，盗用してはならない。会員は，専門的知見を公表する際には，虚偽・誇張がないように，常に自らの権利と責任を明確にしなければならない。
日本社会心理学会	日本社会心理学会倫理綱領 4．活動成果の公表	会員は，正確かつ効果的な知識の共有を第一義として，自らの活動の成果を積極的に公表する。 （抜粋）また，会員は公表された活動成果や公的場面での発言に関する責任を自覚し，その影響の範囲に常に注意を向ける。

[山本哲也]

さらに詳しく知るための文献

[1] 日本心理学会倫理委員会（2009）『公益社団法人日本心理学会倫理規程』公益社団法人日本心理学会．

標準化研究倫理教育と CITI

　近年，日本においても大学や学会に倫理委員会が設置されたり，人を対象とする研究を実施する前に倫理審査が義務づけられたりすることが一般的になってきた。研究倫理についてしばしば耳にする誤解が，「研究倫理の問題とはモラルの問題であり，常識的な判断に基づいて行動すればよい」というものである。しかしながら，研究倫理の問題はモラルの問題ではない。研究倫理とは学術界の長い歴史の中で形づくられてきたコンセンサスであり，研究倫理に関する知識は高等教育などの専門的なトレーニングによってのみ身につけることができる。個人が考える常識は研究倫理において重要な要素の1つではあるが，倫理指針に関する標準的なトレーニングを受けずに研究倫理について判断することはきわめて困難である。

　日本において倫理指針に関する標準的なトレーニングが行われるようになったのはごく最近のことであり，かつては研究室の中で教員から学生，先輩から後輩に口伝のように語り継がれる形でしか学ぶ機会がないことも珍しくなかった。したがって，大学内に設置された倫理委員会においても，審査委員の側も倫理指針に関するトレーニングを受けていないということがしばしば起こり得た。このような場合，倫理指針に規定されるルールよりも個人の思想信条が幅を利かせることになり，同じ研究計画であっても倫理委員会の構成員によって倫理審査の判断にばらつきが出るという問題が起こりやすくなる。結果として，倫理的に軽微な問題しかない研究計画が何度も修正を要求されたり，重大な倫理的問題を抱える研究計画が容易に倫理審査を通過したりといったトラブルが生じてしまうことになる。

　海外における代表的な倫理指針に関するトレーニングとして，Collaborative institutional training initiative（CITI）があげられる。CITI は 2000 年にアメリカのマイアミ大学を中心に開発された研究倫理に関する e ラーニング教育プログラムであり，世界中の研究期間に対して標準的な研究倫理教育コンテンツを提供している。日本においても CITI のコンテンツをもとに，日本の法令や指針を組み込んだ「CITI-Japan」が開発され，現在では「APRIN e ラーニングプログラム（eAPRIN）」としてコンテンツ提供が続けられている。国内においても，eAPRIN のような研究倫理教育コンテンツの受講を必須とする大学が増えつつある。例えば関西学院大学の「人を対象とする行動学系研究倫理審査部会」では，研究倫理審査の申請者全員が申請前に eAPRIN の「人を対象とした研究 human subjects research：HSR）」をもとに構成された所定のコースを修了することを義務づけている。加えて，審査を担当する委員についても，eAPRIN の受講を通じて研究倫理審査委員会の委員としての基本的知識を身につけることを必須としている。こうした取り組みを通じて，倫理委員会の審査側と申請側の双方が標準的な研究倫理に関する知識を共有した段階から倫理審査を開始することが実現されている。

　繰り返しになるが，研究倫理はモラルや常識ではない。トレーニングによってのみ身につけられる専門的知識であるということをよく理解し，健康心理学の研究を行うすべての研究者が標準的なトレーニングを受けることが必須である。

［佐藤 寛］

和文引用文献

＊各文献の最後に明記してある数字は引用している項目の最初のページを表す

■あ

相川 充（2009）『人づきあいの技術―ソーシャルスキルの心理学（セレクション社会心理学 20）（新版）』サイエンス社．……352

相羽美幸ほか（2013）「簡易ソーシャル・サポート・ネットワーク尺度（BISSEN）の開発」『精神医学』55, 863-873．……262

アイビィ, A. E./福原真知子訳（1985）『マイクロカウンセリング―"学ぶ-使う-教える"技法の統合 その理論と実際』川島書店．……476

吾妻 壮ほか（2011）「性差からみた不安障害・強迫性障害・PTSD」『臨床精神医学』40, 183-187．……564

赤松利恵・永井成美（2018）『栄養カウンセリング論』化学同人．……198

秋山 剛（2018）「医療機関におけるリワークプログラム発展の歴史と最新の知見」『最新精神医学』23, 163-168．……434

明智龍男（2009）「がん患者に対する精神医学的な介入に関する研究について」『緩和医療学』11, 73-72．……500

安達智子（1998）「セールス職者の職務満足感―共分散構造分析を用いた因果モデルの検討」『心理学研究』69, 223-228．……358

足達淑子ほか（2010）「職域の非対面の行動的快眠プログラムにおける目標行動設定とセルフモニタリング―読書療法のみとの比較」『産業衛生学雑誌』52, 276-284．……530

足達淑子編（2001）『ライフスタイル療法Ⅰ』医歯薬出版．……528

安部徹良（1994）『更年期であるということ―こころとからだの声をきく』学陽書房．……556

阿部真理子（2012）「性行動・性感染」荒堀憲二・松浦賢長編『性教育学』（pp.79-81）, 朝倉書店．……570

尼崎光洋・煙山千尋（2012）「Health Action Process Approach を用いた大学生のコンドーム使用行動の検討」『健康心理学研究』24, 9-21．……570

尼崎光洋・煙山千尋（2016）「コンドームの使用回避のための言い訳がコンドームの使用行動に及ぼす影響」『愛知大学体育学論叢』23, 1-12．……570

尼崎光洋・煙山千尋（2018）「自己決定理論に基づく口腔保健行動に対する動機づけの検討」『愛知大学体育学論叢』25, 1-6．……206

尼崎光洋・煙山千尋（2019a）「Health Action Process Approach を用いた大学生の口腔保健行動の検討」Journal of Health Psychology Research, 31, 175-182．……206

尼崎光洋・煙山千尋（2019b）「Health Action Process Approach に基づく口腔保健行動への介入プログラムの効果」『愛知大学体育学論叢』26, 1-10．……206

荒記俊一・川上憲人（1993）「職場ストレスの健康管理：総説」『産業医学』35, 88-97．……134

有馬秀晃（2010）「職場復帰をいかに支えるか―リワークプログラムを通じた復職支援の取り組み」『日本労働研究雑誌』601, 74-85．……434

有村達之ほか（1997）「疼痛生活障害評価尺度の開発」『行動療法研究』23, 7-15．……234, 292

安藤明人ほか（1999）「日本版 Buss-Perry 攻撃性質問紙（BAQ）の作成と妥当性，信頼性の検討」『心理学研究』70, 384-392．……100

安藤秀雄・栗林令子（2018）『すぐに役立つ公費負担医療の実際知識 2018年版―実例・図解による請求事務マニュアル』医学通信社．……404

■い

李 正姫・田中共子（2017）「在日コリアンのメンタルヘルスに影響する要因の検討」『応用心理学研究』42, 265-266．……378

飯田敏晴（2018）「エイズ検査と相談利用の利益性・障がい性認知尺度作成の試み」『日本エイズ学会誌』20, 206-215．……572

飯長喜一郎（2012）「自己受容」日本人間性心理学会編『人間性心理学ハンドブック』（p.323），創元社．……86
五十嵐透子（2015）『リラクセーション法の理論と実際（第2版）』医歯薬出版．……468
五十嵐友里・中村菜々子（2016）「糖尿病や透析患者に対して心理職が行うケア」『精神科治療学』31, 1177-1180．……496
五十嵐良雄（2013）「リワークプログラム利用者と非利用者の就労予後に関する比較研究」『厚生労働省補助金障害者対策総合研究事業「うつ病患者に対する復職支援体制の確立 うつ病患者に対する社会復帰プログラムに関する研究」平成24年度総括分担研究報告書』（pp.55-62），厚生労働省．……434
池田吏志（2014）「重度・重複障害児のQOL評価に関する文献レビュー」『広島大学大学院教育学研究科紀要』63, 59-66．……8
池田光穂・奥野克巳編（2007）『医療人類学のレッスン—病いをめぐる文化を探る』学陽書房．……376
池見酉次郎（1979）「教育の原点としての精神生理—TAから人間学派への展開」『交流分析研究』4, 1-10．……94
池見酉次郎（1995）「行動医学と心身医学」『行動医学研究』2, 2-5．……46
井澤修平（2016）「怒り・攻撃性」島井哲志監修『保健と健康の心理学標準テキスト 第1巻』（pp.63-76），ナカニシヤ出版．……144
井澤修平（2017）「生化学的指標 概論」堀 忠雄・尾﨑久記監修，坂田省吾・山田冨美雄編『生理心理学と精神生理学 第Ⅰ巻 基礎』（pp.255-257），北大路書房．……54
石川信一（2015）『日本語版SCAS（Spence Children's Anxiety Scale）スペイン児童用不安尺度使用手引き』三京房．……172
石川信一ほか（2010）「社会的スキル訓練による児童の抑うつ症状への長期的効果」『教育心理学研究』58, 372-384．……324
石川利江ほか（1992）「社会的不安尺度FNE・SADSの日本版標準化の試み」『行動療法研究』18, 10-17．……246
石隈利紀（2014））「第1章 心理教育的援助サービス」小島弘道監修『学校教育と心理教育的援助サービスの創造』（pp.7-29），学文社．……338
石原俊一・牧田 茂（2013）「心疾患患者における新たな心理的特性とその行動変容」『心臓リハビリテーション』18, 31-33．……284
石原俊一ほか（2015）「心疾患患者におけるタイプDパーソナリティ尺度の開発」*Japanese Journal of Health Psychology,* 27, 177-184．……120
e-Stat（イースタット，政府統計の総合窓口）「平成26年患者調査10-1 推計入院患者数」Retrieved from https://www.e-stat.go.jp/stat-search/files?page=1&layout=datalist&tstat=000001031167&cycle=7&tclass1=000001077497&tclass2=000001077498&stat_infid=000031349419&second2=1（2019年5月28日閲覧）……284
e-Stat（イースタット，政府統計の総合窓口）「平成26年患者調査10-2 推計外来患者数」Retrieved from https://www.e-stat.go.jp/stat-search/files?page=1&layout=datalist&tstat=000001031167&cycle=7&tclass1=000001077497&tclass2=000001077498&stat_infid=000031349420&second2=1（2019年5月28日閲覧）……284
磯部美良ほか（2006）「児童用社会的スキル尺度教師評定版の作成」『行動療法研究』32, 105-115．……244
板村論子（2015）「心身症患者に対する外来森田療法」『日本心療内科学会誌』19, 25-32．……168
一番ヶ瀬康子（1988）「地域福祉の原理」福武 直・一番ヶ瀬康子編『都市と農村の福祉〈明日の福祉7〉』（pp.88-108），中央法規出版．……40
遺伝医学関連学会（日本遺伝カウンセリング学会，日本遺伝子診療学会，日本産科婦人科学会，日本症に遺伝学会，日本人類遺伝学会，日本先天異常学会，日本先天代謝異常学会，日本マススクリーニング学会，日本臨床検査医学会，家族性腫瘍研究会）（2013）「遺伝学的検査に関するガイドライン」．……494
伊藤絵美（2011）『ケアする人も楽になる認知行動療法入門BOOK1』医学書院．……486
伊藤大輔（2018）「ストレスの測定と評価（1）自己報告による主観反応」鈴木伸一編著『健康心理学の測定法・アセスメント』（pp.83-99），ナカニシヤ出版．……262
伊藤大輔ほか（2009）「トラウマの開示が心身の健康に及ぼす影響—構造化開示群，自由開示群，統制群の比較」『行動療法研究』35, 1-12．……348
伊藤裕子ほか（2003）「主観的幸福感尺度の作成と信頼性・妥当性の検討」『心理学研究』74, 276-281．

……156
いとう総研資格取得支援センター（2017）『見て覚える！社会福祉士国試ナビ2018』中央法規出版．……414, 418
稲岡文昭（1988）「BURNOUT現象とBURNOUTスケールについて」『看護研究』21, 27-35．……264
稲葉昭英（1998）「ソーシャル・サポートの理論モデル」松井 豊・浦 光博編『人を支える心の科学』（pp.151-175），誠信書房．……350
稲葉昭英ほか（1987）「「ソーシャル・サポート」研究の現状と課題」『哲學』85, 109-149．……350
稲葉陽二（2007）『ソーシャル・キャピタル―「信頼の絆」で解く現代経済・社会の諸課題』生産性出版．……212
稲村 博（1980）『日本人の海外不適応』日本放送出版協会．……378
猪野亜朗ほか編（2003）『内科医・産業医・関連スタッフのためのアルコール依存症とその予備軍―どうする!? 問題解決へ向けての「処方箋」』永井書店．……202
井隼経子・中村知靖（2008）「資源の認知と活用を考慮したResilienceの4側面を測定する4つの尺度」『パーソナリティ研究』17, 39-49．……92
井部俊子・中西睦子監修（2017）『看護管理学習テキスト 看護制度・政策論（第2版）』日本看護協会出版会．……398, 402
今田純雄（2007）『やせる―肥満とダイエットの心理』二瓶社．……488
医療事務総合研究会（2017）『医療事務の現場で役に立つ 公費説明のポイント』秀和システム．……404
岩佐 一ほか（2007）「日本語版「ソーシャル・サポート尺度」の信頼性ならびに妥当性」『厚生の指標』54, 26-33．……262
岩崎康悌（2004）「医療事故」濃沼信夫編『医療安全用語事典』（p.13），エルゼビア・ジャパン．……388
岩野 卓ほか（2015）「心理的ウェルビーイング尺度短縮版の開発」『行動科学』54, 9-21．……156
岩満優美（2004）「サイコオンコロジーの現状と展望 V. 治療法 がん患者への心理療法的介入」『臨床精神医学』33, 621-626．……500
岩満優美（2015）「サイコオンコロジー研究―癌患者の心理特性，心理的苦痛および心理療法について」『健康心理学研究』27, 209-216．……500

う

上田 敏（1987）『リハビリテーションの思想―人間復権の医療を求めて』医学書院．……322
上田敏子ほか（2012）「大学生におけるストレス耐性と心理特性との関連」『筑波大学体育科学系紀要』35, 203-207．……150
上地広昭ほか（2008）「小学生におけるストレス・マネジメント行動を獲得させるための試験的試み」『健康心理学研究』21, 31-38．……204
上野一彦ほか（2015）『日本版WISC-IVによる発達障害のアセスメント』日本文化科学社．……274
上野治香ほか（2014）「日本の慢性疾患患者を対象とした服薬アドヒアランス尺度の信頼性及び妥当性の検討」『日本健康教育学会誌』22, 13-29．……112, 280
上野雄己ほか（2016）「困難な状況からの回復や成長に対するアプローチ―レジリエンス，心的外傷後成長，マインドフルネスに着目して」『心理学評論』59, 397-414．……92
上野行良（1992）「ユーモア現象に関する諸研究とユーモアの分類化について」『社会心理学研究』7, 112-120．……364
上馬場和夫（2004）「伝統医学の可能性―最も古いものにもっとも新しいものがある」『日本補完代替医療学会誌』1, 63-76．……238
上東伸洋ほか（2016）「SNS交流と共感力との関係性」『環境情報科学論文集』30, 273-278．……366
上淵 寿編著（2012）『キーワード 動機づけ心理学』金子書房．……104
臼田 寛ほか（2004）「WHOの健康定義制定過程と健康概念の変遷について」『日本公衆衛生雑誌』51, 884-889．……238, 374
内布敦子（2014）「緩和ケアの理念」『系統看護学講座 別巻 緩和ケア』医学書院．……396
内野英幸（2005）「高齢者における性と健康」『老年精神医学雑誌』16, 1225-1231．……588
内野英幸・能勢隆之（1994）「老人の性に対する公衆衛生的なアプローチ」『日本公衆衛生雑誌』44, 262-268．……588
浦 光博（2012）「健康とソーシャルサポート」森 和代ほか編『よくわかる健康心理学』（pp.28-31），ミ

ネルヴァ書房．……350
浦上克哉（2011）「認知症の概念と定義」『日本臨床』69, 289-290．……308

■え

江川美保ほか（2016）「月経前症候群の管理におけるスマートフォンアプリを用いた症状記録システムの開発と臨床使用」『女性心身医学』21, 105-113．……552
NHKスペシャル取材班（2017）『健康格差』講談社現代新書．……384
蛯名玲子（2018a）「欧州のヘルスリテラシーの取り組み―テロの危険も顧みずオランダの王女が出席した国際学会からの学び（連載：ヘルスコミュニケーションと健康な社会づくりを考える）」『公衆衛生』82, 712-715．……226
蝦名玲子（2018b）「ヘルスコミュニケーション―集団的健康づくりに必要な実践戦略」『日本健康教育学会誌』26, 47-53．……226
蝦名玲子（2018c）「英国ヘルスリテラシーグループ議長へのインタビュー―ヘルスリテラシーの仕組みと取り組み（連載：ヘルスコミュニケーションと健康な社会づくりを考える）」『公衆衛生』82, 780-783．……226

■お

大木桃代（2002）「QOLのアセスメント」日本健康心理学会編『健康心理アセスメント概論』（p.105），実務教育出版．……232
大嶋伸一監修，鳥羽研二編集代表（2016）『これからの在宅医療―指針と実務』グリーン・プレス．……422
太田保之ほか編（2016）『精神看護学―精神保健（第4版）』医歯薬出版．……10
大竹恵子（2013）「ヒューマン・ストレングス」二宮克美ほか編『パーソナリティ心理学ハンドブック』（pp.533-538），福村出版．……78
大竹恵子（2014）「非喫煙者の受動喫煙対処行動による喫煙獲得"前熟考期"のステージ細分類」『健康心理学研究』27, 131-139．……386
大竹恵子ほか（2000）「日本版Müller Anger Coping Questionnaire（MAQ）の作成と妥当性・信頼性の検討」『感情心理学研究』7, 13-24．……250
大対香奈子ほか（2007）「学校適応アセスメントのための三水準モデル構築の試み」『教育心理学研究』55, 135-151．……338
大沼幸子ほか（2001）「白血病患者へのイメージ療法の試み―告知後の希望を支える」『心身医学』41, 359-367．……112
大野 晃（2008）『限界集落と地域再生』京都新聞出版センター．……138
大野順子・石川利江（2016）「断酒のきっかけと断酒継続への支援」『桜美林大学心理学研究』7, 85-94．……584
大野 久（2010）「アイデンティティ・親密性・世代性―青年期から成人期へ」岡本祐子編『成人発達臨床ハンドブック』（pp.61-72），ナカニシヤ出版．……84
大野博之編著（2005）『SART主動型リラクセイション療法』九州大学出版会．……474
大野 裕（2010）『認知療法・認知行動療法治療者用マニュアルガイド』星和書店．……480
大平英樹（2017）「予測的符号化・内受容感覚・感情」『エモーション・スタディーズ』3, 2-12．……108
大平英樹編（2010）『感情心理学・入門』有斐閣アルマ．……102
岡井 崇（2017）「妊産褥婦の自殺（厚生労働省・新たな自殺総合対策大綱の在り方に関する検討会（第3回））」 Retrieved from https://www.mhlw.go.jp/file/05-Shingikai-12201000-Shakaiengokyokushougaihokenfukushibu-Kikakuka/0000149769.pdf（2018年10月14日閲覧）……586
岡崎龍史ほか（2017）「福島県における原発事故後の放射線影響と福島県民健康調査に対する意識調査」『産業医誌』39, 277-290．……538
岡島 義（2014）「睡眠薬を減薬するための認知行動療法の活用」『睡眠医療』8, 121-125．……492
岡島 義（2017）「不眠症の認知行動療法は何を改善しているのか？―媒介要因の検討」『ストレスマネジメント研究』13, 4-10．……318, 492
岡島 義ほか（2014）「不規則睡眠―覚醒型概日リズム睡眠障害に対する光治療と認知行動療法の試み」『睡眠医療』8, 240-243．……492

岡島純子ほか（2014）「自閉症スペクトラム障害児に対する社会的スキル訓練・親訓練の効果―「獨協なかまプログラム」開発のための予備的研究」『子どもの心とからだ』23, 49-57. ……512
岡島純子ほか（2017）「自閉スペクトラム症を有する中学生の社会的スキルと学校不適応感およびストレス反応」『脳と発達』49, 120-125. ……512
岡田進一・橋本正明編（2018）『高齢者に対する支援と介護保険制度（第4版）』ミネルヴァ書房. ……416
岡田佳子（2002）「中学生の心理的ストレスプロセスに関する研究」『教育心理学研究』50, 193-203. ……146
岡野禎治ほか（1996）「日本版エジンバラ産後うつ病自己評価表（EPDS）の信頼性と妥当性」『精神科診断学』7, 525-533. ……176
岡本卓也（2017）「SNSストレス尺度の作成とSNS利用動機の違いによるSNSストレス」『信州大学人文科学論集』4, 113-131. ……392
岡本祐子（1994）「人生の正午―中年期」岡本祐子・松下美知子編『女性のためのライフサイクル心理学』(pp.177-200), 福村出版. ……556
岡本祐子（2002）「中年期のアイデンティティ危機をキャリア発達に生かす―個としての自分・かかわりの中での自分」*Finansurance*, 10, 15-24. ……84
岡安孝弘（2008）「高校生に対する心理教育プログラムのニーズ調査」『明治大学人文科学研究所紀要』62, 15-29. ……132
岡安孝弘ほか（1992a）「中学生の学校ストレッサーの評価とストレス反応との関係」『心理学研究』63, 310-318. ……132
岡安孝弘ほか（1992b）「中学生用ストレス反応尺度の作成の試み」『早稲田大学人間科学研究』5, 23-29. ……172, 174
小川節郎（2010）「日本人慢性疼痛患者における神経障害性疼痛スクリーニング質問票の開発」『ペインクリニック』31, 1187-1194. ……234
小川祐子ほか（2015）「外来がん患者が抱える主治医と話すことへのためらいと患者のコミュニケーション行動との関連」『行動医学研究』21, 22-30. ……38
荻野佳代子ほか（2004）「対人援助職における感情労働がバーンアウトおよびストレスに与える影響」『心理学研究』75, 371-377. ……334
小口孝司・安藤清志（1989）「自己開示」大坊郁夫ほか編『社会心理学パースペクティブ1―個人から他者へ』(pp.163-172), 誠信書房. ……348
小此木啓吾ほか編（2002）『精神分析事典』岩崎学術出版社. ……450
尾崎紀夫ほか編（2018）『標準精神医学（第7版）』医学書院. ……320
長田久雄（2009）「健康リスクへのアプローチ」島井哲志ほか編『健康心理学・入門』(p.26), 有斐閣. ……232
小塩真司ほか（2002）「ネガティブな出来事からの立ち直りを導く心理的特性―精神的回復力尺度の作成」『カウンセリング研究』35, 57-65. ……92
小野田慶一（2010）「なぜ心が痛いのか―社会神経科学における排斥研究の現状社会神経科学における排斥研究の現状」『生理心理学と精神生理学』28, 29-44. ……372
折津政江ほか（1999）「ストレス耐性度チェックリストの検討（第2報）」『心身医学』39, 595-602. ……150

■か

貝谷久宣監修（2015）『筋ジストロフィーのすべて』日本プランニングセンター. ……302
笠原 諭ほか（2017）「薬物で解決できない慢性疼痛」『臨整外』52, 76-79. ……292
鹿島晴雄編著（2005）『精神保健入門（第2版）』八千代出版. ……10
柏木惠子（2003）『家族心理学―社会変動・発達・ジェンダーの視点』東京大学出版会. ……586
柏女霊峰（2017）『これからの子ども・子育て支援を考える―共生社会の創出をめざして』ミネルヴァ書房. ……534
春日由美（2015）「自己受容とその測定に関する一研究」『南九州大学人間発達研究』5, 19-25. ……86
加藤 司（2000）「大学生用対人ストレスコーピング尺度の作成」『教育心理学研究』48, 225-234. ……370
加藤 司（2003）「対人ストレスコーピング尺度の因子的妥当性の検証」『人文論究』52, 56-72. ……370

加藤 司（2006）「対人ストレスに対するコーピング」谷口弘一・福岡欣治編『対人関係と適応の心理学』(pp.19-38)，北大路書房．……370
加藤 司（2007）『対人ストレス過程における対人ストレスコーピング』ナカニシヤ出版．……370
加藤正明（1976）『社会と精神病理』弘文堂．……138
加藤雅志（2010）「緩和ケアのあるべき姿」『臨床精神医学』39, 855-860．……34
金沢吉展（2018）「情報の適切な取り扱いについて─守秘義務・プライバシー・連携」野島一彦・繁桝算男監修『公認心理士の職責─公認心理士の基礎と実践』(pp.48-60)，遠見書房．……616
金沢吉展（2006）『臨床心理学の倫理を学ぶ』東京大学出版会．……504, 618
金森 悟ほか（2014）「企業内の健康推進員，産業看護職，外部の運動の専門職が連携した体操教室の実践」『日健教誌』22, 225-234．……192
金築智美ほか（2008）「大学生の怒り特性の変容に及ぼす認知行動療法の有効性─怒りの対処スタイルの個人差を考慮した認知的技法を用いて」『教育心理学研究』56, 193-205．……516
金久卓也ほか（2001）『日本版コーネル・メディカル・インデックス─その解説と資料（改訂増補版）』三京房．……240
鹿野理子（2016）「過敏性腸症候群における アレキシサイミア傾向の影響」『行動医学研究』22, 65-70．……80
狩野恵美（2016）「健康の社会的決定要因と格差対策のための世界保健機関（WHO）による指標とヘルス・マネジメント・ツールの開発」『医療と社会』24, 21-33．……386
鎌田東二編（2014-16）『スピリチュアル学』全7巻，ビイング・ネット・プレス．……374
神村栄一ほか（1995）「対処方略の三次元モデルの検討と新しい尺度（TAC-24）の作成」『教育相談研究』33, 41-47．……140, 162, 174
加山 弾（2009）「コミュニティ・オーガニゼーション理論生成の系譜」『東洋大学社会学部紀要』47, 81-96．……42
川上憲人（1997）「JCQの使用経験」『産業ストレス研究』4, 88-92．……252
川上憲人（2006）「TDSスコア」『治療』88, 2491-2497．……290
川上憲人（2015）「行動医学とは─行動医学の歴史と発展」日本行動医学会編『行動医学テキスト』中外医学社．……46
川上憲人（2016）「精神疾患の有病率等に関する大規模疫学調査研究─世界精神保健日本調査セカンド」厚生労働科学研究費補助金 総合研究報告書．……324
川崎優子（2014）「緩和ケアにおけるコミュニケーションと意思決定支援」『系統看護学講座 別巻 緩和ケア』医学書院．……396
川瀬良美ほか（2004）「本邦における成熟期女性のPMSの実態」『女性心身医学』9, 119-133．……552
川瀬洋子・相良順子（2009）「在日韓国人の母親における異文化ストレスと関連要因の検討─ニューカマー（new comer）の場合」『聖徳大学児童学研究所紀要（児童学研究）』11, 19-26．……380
川野雅資編（2015）『精神看護学Ⅱ（第6版）』ヌーヴェルヒロカワ．……320
神田 隆（2018）『医学生・研修医のための神経内科学』中外医学社．……302
鎌原雅彦ほか（1982）「Locus of Control 尺度の作成と，信頼性，妥当性の検討」『教育心理学研究』30, 302-307．……236

■き

菊池和則（2002）「多職種チームとは何か」『リハビリテーション看護におけるチームアプローチ（リハビリテーション看護研究4）』(pp.2-15)，医歯薬出版．……410
北岡（東口）和代ほか（2004）「日本版MBI-GS（Maslach Burnout Inventory-General Surver）の妥当性の検討」『心理学研究』75, 415-419．……264
北西憲二・中村 敬編著（2005）『心理療法プリマーズ 森田療法』ミネルヴァ書房．……472
木野和代（2000）「日本人の怒りの表出方法とその対人的影響」『心理学研究』70, 494-502．……144
金 外淑（1998）「慢性疾患患者におけるソーシャルサポートとセルフ・エフィカシーの心理的ストレス軽減効果」『心身医学』38, 317-323．……262
木村一博ほか（1999）「ストレス耐性のリスクとしてのタイプA行動パターン─日本人男性の冠動脈疾患親和性行動の特徴」『産業ストレス研究』6, 153-157．……150
木村龍雄ほか（1996）「大学生の性交意識及び性行動に関する研究─性交経験の有無と性交意識・性交欲求及びアダルトビデオ」『学校保健研究』38, 450-459．……570

■く

椙本知子・山崎勝之（2010）「対人ストレスユーモア対処尺度（HCISS）の作成と信頼性，妥当性の検討」『パーソナリティ研究』18, 96-104. ……364

久保千春編（2009）『心身医学標準テキスト（第3版）』医学書院. ……48

久保智英（2017）「過重労働対策としての勤務間インターバル制度の可能性と課題」『産業医学レビュー』30, 107-137. ……430

久保真人（1998）「ストレスとバーンアウトとの関係―バーンアウトはストレインか？」『産業・組織心理学研究』12, 5-15. ……264

久保真人（2004）『バーンアウトの心理学』サイエンス社. ……264

久保真人（2007）「日本版バーンアウト尺度の因子的，構成概念妥当性の検証」『労働科学』83, 39-53. ……264

久保真人（2014）「サービス業従事者における日本版バーンアウト尺度の因子的，構成概念妥当性」『心理学研究』85, 364-372. ……264

久保真人・田尾雅夫（1992）「バーンアウトの測定」『心理学評論』35, 361-376. ……264

久保真人・田尾雅夫（1994）「看護師におけるバーンアウト―ストレスとバーンアウトとの関係」『実験社会心理学研究』34, 33-43. ……264

窪寺俊之（2004）『スピリチュアルケア学序説』三輪書店. ……374

熊野宏昭（2011）『マインドフルネスそしてACTへ』星和書店. ……526

蔵永瞳・樋口匡貴（2011）「感謝の構造―生起状況と感情体験の多様性を考慮して」『感情心理学研究』18, 111-119. ……362

クーリエ（2011）「みんなの介護 老人ホームの種類」Retrieved from https://www.minnanokaigo.com/guide/type/（2018年4月21日閲覧）……418

黒川由紀子（2005）『回想法―高齢者の心理療法』誠信書房. ……476

栗木裕貴・苅田知則（2017）「発達障害のある高校生・大学生の自己理解，進路選択の支援に関する文献調査」*Journal of Inclusive Education*, 3, 38-49. ……96

■け

経済産業省ヘルスケア産業課（2018）「健康経営の推進について」Retrieved from http://www.meti.go.jp/policy/mono_info_service/healthcare/downloadfiles/180710kenkoukeiei-gaiyou.pdf（2019年3月1日閲覧）……438

警察庁（2017）「平成29年度中における自殺の状況」Retrieved from https://www.npa.go.jp/safetylife/seianki/jisatsu/H29/H29_jisatsunojoukyou_02.pdf（2018年7月19日閲覧）……324

健康医療評価研究機構（2004）「SF-36（MOS 36-Item Short-Form Health Survey）」Retrieved from https://www.sf-36.jp/qol/sf36.html（2018年11月1日閲覧）……232

健康寿命における将来予測と生活習慣病対策の費用対効果に関する研究班（2012）「健康寿命の算定方法の指針」Retrieved from http://toukei.umin.jp/kenkoujyumyou/syuyou/kenkoujyumyou_shishin.pdf（2018年7月31日閲覧）……18

健康日本21評価作業チーム（2011）「「健康日本21」最終評価」Retrieved from https://www.mhlw.go.jp/stf/houdou/2r9852000001r5gc-att/2r9852000001r5np.pdf（2019年2月25日閲覧）……22

県民健康調査検討委員会（2018）「平成28年度 県民健康調査「こころの健康度・生活習慣に関する調査」結果報告書（資料2-2）」第31回県民健康調査検討委員会，福島県民健康調査課，Retrieved from http://www.pref.fukushima.lg.jp/uploaded/attachment/273515.pdf（2018年7月31日閲覧）……538

■こ

厚生科学審議会 健康日本21（第二次）推進専門委員会（2018）「「健康日本21（第2次）」中間評価報告書素案」Retrieved from https://www.mhlw.go.jp/file/05-Shingikai-10601000-Daijinkanboukouseikagakuka-Kouseikagakuka/0000166300_4.pdf（2019年2月25日閲覧）……22

公正研究推進協会（Association for the Promotion of Research Integrity）（2017）「CITI Japan プロジェクト 利益相反」Retrieved from https://edu.citiprogram.jp/citidocuments/CITIJapan/JP_CITI_images/14123/14123-text.html（2018年7月30日閲覧）……614

厚生労働省（2000）「健康日本21（総論）」Retrieved from https://www.mhlw.go.jp/www1/topics/kenko21_11/

s1.html（2018年11月1日閲覧）……232

厚生労働省（2002）「医療ソーシャルワーカー業務指針 厚生労働省健康局長通知」Retrieved from http://www.jaswhs.or.jp/upload/Img_PDF/183_Img_PDF.pdf?id=0719091301（2018年5月26日閲覧）……408

厚生労働省（2004）「第3章 安全で納得できる医療の確立をめざして」『厚生労働白書平成16年度版』（pp.104-132）．……38

厚生労働省（2006）「妊産婦のための食生活指針―「健やか親子21」推進検討会報告書」Retrieved from https://www.mhlw.go.jp/houdou/2006/02/h0201-3a.html（2018年7月19日閲覧）……184

厚生労働省（2008）「生活習慣病予防のための健康情報サイト（e-ヘルスネット）・健康用語辞典・更年期障害」Retrieved from https://www.e-healthnet.mhlw.go.jp/information/dictionary/heart/yk-081.html（2018年8月23日閲覧）……556

厚生労働省（2009）「心の健康問題により休業した労働者の職場復帰支援の手引き」Retrieved from https://www.mhlw.go.jp/new-info/kobetu/roudou/gyousei/anzen/dl/101004-1.pdf（2019年2月22日閲覧）……332

厚生労働省（2010）「ひきこもりの評価・支援に関するガイドライン」Retrieved from https://www.mhlw.go.jp/file/06-Seisakujouhou-12000000-Shakaiengokyoku-Shakai/0000147789.pdf（2019年3月9日閲覧）……336

厚生労働省（2011）「みんなのメンタルヘルス総合サイト・うつ病」Retrieved from https://www.mhlw.go.jp/kokoro/speciality/detail_depressive.html（2018年10月14日閲覧）……586

厚生労働省（2012a）「健康日本21（第二次）国民の健康の増進の総合的な推進を図るための基本的な方針」Retrieved from https://www.mhlw.go.jp/bunya/kenkou/dl/kenkounippon21_01.pdf（2018年8月6日閲覧）……288

厚生労働省（2012b）「職場のパワーハラスメントの予防・解決に向けた提言取りまとめ」Retrieved from https://www.mhlw.go.jp/stf/houdou/2r98520000025370-att/2r9852000002538h.pdf（2019年3月3日閲覧）……342

厚生労働省（2013a）「健康づくりのための身体活動基準2013」Retrieved from https://www.mhlw.go.jp/stf/houdou/2r9852000002xple.html（2018年7月26日閲覧）……196, 486

厚生労働省（2013b）「持続可能な介護保険制度及び地域包括ケアシステムのあり方に関する調査研究事業報告書（資料1）地域包括ケアシステムについて」Retrieved from www.kantei.go.jp/jp/singi/kokuminkaigi/dai15/siryou1.pdf（2018年10月28日閲覧）……420

厚生労働省（2013c）「平成24年労働者健康状況調査」Retrieved from https://www.mhlw.go.jp/toukei/list/h24-46-50.html（2018年7月26日閲覧）……176

厚生労働省（2014a）「難病の患者に対する医療等に関する法律」Retrieved from https://www.mhlw.go.jp/seisakunitsuite/bunya/kenkou_iryou/kenkou/nanbyou/dl/140618-01.pdf（2019年3月4日閲覧）……302

厚生労働省（2014b）「産業保健活動総合支援事業のご案内」Retrieved from https://www.mhlw.go.jp/new-info/kobetu/roudou/gyousei/anzen/dl/110502-1.pdf（2019年6月21日閲覧）……442

厚生労働省（2014c）「平成26年度衛生行政報告例 平成26年人口動態統計」Retrieved from https://www.mhlw.go.jp/toukei/list/36-19.html（2018年7月30日閲覧）……594

厚生労働省（2015a）「第100回社会保障審議会介護給付費分科会 資料4-2 施設・居住系サービスについて」Retrieved from http://www.mhlw.go.jp/file/05-Shingikai-12601000-Seisakutoukatsukan-Sanjikanshitsu_Shakaihoshoutantou/0000044903.pdf（2018年4月21日閲覧）……418

厚生労働省（2015b）「労働者の心の健康の保持増進のための指針」Retrieved from https://www.mhlw.go.jp/hourei/doc/kouji/K151130K0020.pdf（2019年8月9日閲覧）……426

厚生労働省（2016a）「平成26年国民健康・栄養調査報告」Retrieved from http://www.mhlw.go.jp/bunya/kenkou/eiyou/dl/h26-houkoku.pdf（2019年3月11日閲覧）……70

厚生労働省（2016b）「平成27年度乳幼児栄養調査結果の概要」Retrieved from https://www.mhlw.go.jp/stf/seisakunitsuite/bunya/0000134208.html（2018年7月19日閲覧）……184

厚生労働省（2016c）「事業場における治療と職業生活の両立支援のためのガイドライン」Retrieved from https://www.mhlw.go.jp/file/06-Seisakujouhou-11200000-Roudoukijunkyoku/0000204436.pdf（2019年2月22日閲覧）……332

厚生労働省（2016d）「パワーハラスメント対策導入マニュアル―予防から事後対応までサポートガイド（第

2 版）」『あかるい職場応援団』Retrieved from https://www.no-pawahara.mhlw.go.jp/jinji/download/
（2019 年 3 月 3 日閲覧）……342

厚生労働省（2016e）「緩和ケア推進検討会報告書」Retrieved from http://www.mhlw.go.jp/file/05-Shingikai-10901000-Kenkoukyoku-Soumuka/0000120736.pdf（2018 年 5 月 24 日閲覧）……396

厚生労働省（2016f）「平成 28 年医師・歯科医師・薬剤師調査の概況」Retrieved from https://www.mhlw.go.jp/toukei/saikin/hw/ishi/16/index.html（2018 年 7 月 9 日閲覧）……408

厚生労働省（2016g）「第 6 回社会保障審議会福祉部会 福祉人材確保専門委員会（資料 1）介護人材の機能とキャリアパスについて」Retrieved from https://www.mhlw.go.jp/file/05-Shingikai-12601000-Seisakutoukatsukan-Sanjikanshitsu_Shakaihoshoutantou/0000138946.pdf（2018 年 10 月 28 日閲覧）……420

厚生労働省（2016h）「平成 28 年度雇用均等基本調査」Retrieved from http://www.mhlw.go.jp/toukei/list/dl/71-28r-07.pdf（2018 年 5 月 26 日閲覧）……592

厚生労働省（2017a）「保育所保育指針」Retrieved from https://www.mhlw.go.jp/file/06-Seisakujouhou-11900000-Koyoukintoujidoukateikyoku/0000160000.pdf（2019 年 8 月 9 日閲覧）……186

厚生労働省（2017b）「平成 28 年国民健康・栄養調査報告」Retrieved from https://www.mhlw.go.jp/bunya/kenkou/eiyou/dl/h28-houkoku.pdf（2018 年 7 月 26 日閲覧）……196, 564, 574

厚生労働省（2017c）「インドネシア、フィリピン及びベトナムからの外国人看護師・介護福祉士候補者の受入れについて」Retrieved from https://www.mhlw.go.jp/stf/seisakunitsuite/bunya/koyou_roudou/koyou/gaikokujin/other22/index.html（2018 年 11 月 10 日閲覧）……382

厚生労働省（2017d）「平成 29 年版厚生労働白書資料編」Retrieved from https://www.mhlw.go.jp/wp/hakusyo/kousei/17-2/dl/all.pdf（2017 年 11 月 23 日閲覧）……406, 408

厚生労働省（2017e）「ワーク・ライフ・バランスを向上させる勤務間インターバル制度」Retrieved from https://www.mhlw.go.jp/seisakunitsuite/bunya/koyou_roudou/roudoukijun/jikan/interval/index.html（2019 年 2 月 22 日閲覧）……430

厚生労働省（2017f）「平成 29 年版過労死等防止対策白書」 Retrieved from https://www.mhlw.go.jp/wp/hakusyo/karoushi/17/dl/17-1-1.pdf（2019 年 2 月 22 日閲覧）……430

厚生労働省（2018a）「平成 29 年簡易生命表の概況」Retrieved from https://www.mhlw.go.jp/toukei/saikin/hw/life/life17/dl/life17-15.pdf（2018 年 7 月 31 日閲覧）……18

厚生労働省（2018b）「過労死等の労災補償現状」Retrieved from https://www.mhlw.go.jp/stf/newpage_00039.html（2019 年 8 月 9 日閲覧）……134

厚生労働省（2018c）「歯科疾患実態調査」Retrieved from https://www.mhlw.go.jp/toukei/list/62-17.html（2018 年 7 月 31 日閲覧）……296

厚生労働省（2018d）「経済連携協定（EPA）に基づく外国人看護師候補者の看護師国家試験の結果（過去 10 年間）」Retrieved from https://www.mhlw.go.jp/stf/houdou/0000154325.html（2018 年 11 月 10 日閲覧）……382

厚生労働省（2018e）「がん診療連携拠点病院の整備に関する指針」（健発第 0731 第 1 号）Retrieved from http://www.mhlw.go.jp/content/000347080.pdf（2019 年 2 月 27 日閲覧）……396

厚生労働省（2018f）「厚生労働省法令等データベースサービス」（医療法，医療法施行規則，医療法の一部を改正する法律の施行について健政発第 639 号，医療法施行規則の一部を改正する省令の施行について医政発 0330 第 35 号）Retrieved from https://www.mhlw.go.jp/hourei/（2018 年 7 月 30 日閲覧）……406

厚生労働省（2018g）「公的介護保険制度の現状と今後の役割」Retrieved from https://www.mhlw.go.jp/content/0000213177.pdf（2018 年 10 月 28 日閲覧）……420

厚生労働省（2018h）「公認心理師法」Retrieved from https://www.mhlw.go.jp/file/06-Seisakujouhou-12200000-Shakaiengokyokushougaihokenfukushibu/0000121345.pdf（2018 年 7 月 21 日閲覧）……504

厚生労働省（2018i）「平成 28 年度版働く女性の実情」Retrieved from https://www.mhlw.go.jp/bunya/koyoukintou/josei-jitsujo/16.html（2018 年 10 月 14 日閲覧）……586

厚生労働省（2018j）「厚生労働科学研究における利益相反（Conflict of Interest：COI）の管理に関する指針」Retrieved from https://www.mhlw.go.jp/file/06-Seisakujouhou-10600000-Daijinkanboukouseikagakuka/0000152586.pdf（2018 年 7 月 30 日閲覧）……614

厚生労働省（2019）「働き方改革～一億総活躍社会の実現に向けて」Retrieved from https://www.mhlw.

go.jp/content/000474499.pdf（2019 年 3 月 1 日閲覧）……438
厚生労働省個人情報保護委員会（2017）「医療・介護関係事業者における個人情報の適切な取り扱いのためにガイダンス」Retrieved from http://www.mhlw.go.jp/file/06-seisakujouhou-12600000-seisakutoukatsukan/0000194232.pdf（2019 年 2 月 26 日閲覧）……404
厚生労働省社会援護局障害保健福祉部・国立障害者リハビリテーションセンター編（2008）『高次脳機能障害者支援の手引き（改訂第 2 版）』Retrieved from http://www.rehab.go.jp/application/files/3915/1668/9968/3_1_01_.pdf（2018 年 7 月 17 日閲覧）……306
厚生労働省終末期医療のあり方に関する懇談会（2010）「「終末期医療に関する調査」結果について」．……304
厚生労働省政策統括官（統計・情報政策担当）（2018）「平成 30 年わが国の人口動態」Retrieved from http://www.mhlw.go.jp/toukei/list/dl/81-1a2.pdf（2019 年 2 月 27 日閲覧）……396
厚生労働省「健やか親子 21（第 2 次）ホームページ」Retrieved from http://sukoyaka21.jp/（2018 年 7 月 19 日閲覧）……184
厚生労働省「地域包括システム」Retrieved from http://www.mhlw.go.jp/stf/seisakunitsuite/bunya/hukushi_kaigo/kaigo_koureisha/chiiki-houkatsu/（2019 年 3 月 4 日閲覧）……422
厚生労働省「日本と WHO」Retrieved from http://www.mhlw.go.jp/stf/seisakunitsuite/bunya/hokabunya/kokusai/who/index.html（2018 年 7 月 30 日閲覧）……20
厚生労働省「みんなのメンタルヘルス総合サイト」Retrieved from http://www.mhlw.go.jp/kokoro/index.html（2019 年 5 月 10 日閲覧）……320
厚生労働省研究班作成「痛みの教育コンテンツ」 Retrieved from https://sv123.wadax.ne.jp/~pain-medres-info/itamikyouiku/（2018 年 7 月 25 日閲覧）……234
厚生労働統計協会（2014）「国民衛生の動向 2014/2015」『厚生の指標 増刊』61．……584
厚生労働統計協会（2017）「国民衛生の動向 2017/2018」『厚生の指標 増刊』64．……192, 384, 402, 408
厚生労働統計協会（2018）「国民衛生の動向 2018/2019」『厚生の指標 増刊』65．……400, 406
河野龍太郎（2004）『医療におけるヒューマンエラー――なぜ間違える どう防ぐ』医学書院．……388
国際厚生事業団（JICWELS）（2016）「EPA による外国人介護福祉士候補者等受入れのさらなる活用策」Retrieved from https://www.mhlw.go.jp/file/05-Shingikai-12201000-Shakaiengokyokushougaihokenfukushibu-Kikakuka/shiryou1.pdf（2019 年 5 月 30 日閲覧）……382
国際厚生事業団（JICWEKS）（2018）「2019 年度受入れ版 EPA に基づく外国人看護師・介護福祉士候補者 受入れパンフレット」Retrieved from https://jicwels.or.jp/files/EPA_2019_pamph_r.pdf（2018 年 11 月 10 日閲覧）……382
国立がん研究センター（2018）「科学的根拠に基づくがん予防」Retrieved from https://ganjoho.jp/（2018 年 7 月 11 日閲覧）……528
国立がん研究センターがん情報サービス（2016a）「がん登録・統計」Retrieved from https://ganjoho.jp/reg_stat/statistics/stat/summary.html（2019 年 2 月 25 日閲覧）……286
国立がん研究センターがん情報サービス（2016b）「がん検診について」Retrieved from https://ganjoho.jp/public/pre_scr/screening/about_scr.html（2019 年 2 月 25 日閲覧）……286
国立がん研究センター社会と健康研究センター予防研究グループ（2017）「日本人のためのがん予防法」Retrieved from https://epi.ncc.go.jp/can_prev/93/7957.html（2019 年 2 月 25 日閲覧）……286
国立感染症研究所（2017）「感染症発生動向調査年報」Retrieved from https://www.niid.go.jp/niid/ja/allarticles/surveillance/2270-idwr/nenpou/7779-idwr-nenpo2016.html（2018 年 6 月 5 日閲覧）……400
国立教育政策研究所（2016）『資質・能力 理論編』東洋館出版社．……188
国立健康・栄養研究所（2018）「健康日本 21（第二次）分析評価事業」Retrieved from http://www.nibiohn.go.jp/eiken/kenkounippon21/index.html（2018 年 7 月 31 日閲覧）……296
国立社会保障・人口問題研究所（2017）「現代日本の結婚と出産――第 15 回出生動向基本調査（独身者調査ならびに夫婦調査）報告書」Retrieved from http://www.ipss.go.jp/ps-doukou/j/doukou15/NFS15_reportALL.pdf（2018 年 5 月 26 日閲覧）……592
国立障害者リハビリテーションセンター 高次脳機能障害情報・支援センター（2008）『高次脳機能障害者支援の手引き（改訂第 2 版）』Retrieved from http://www.rehab.go.jp/brain_fukyu/data/（2019 年 5 月 10 日閲覧）……320
小嶋雅代・古川壽亮（2003）「日本語版 BDI-II について」ベック, A. T. et al. ／小嶋雅代・古川壽亮訳 『日本語版 BDI-II 手引』（pp.27-43），日本文化科学社．……248

小島原典子ほか(2017)『Minds 診療ガイドライン作成マニュアル Ver. 2.0』日本医療機能評価機構. ……604
小杉正太郎編著(2002)『ストレス心理学―個人差のプロセスとコーピング』川島書店. ……152
小関俊祐ほか(2009)「学級アセスメントに基づく集団社会的スキル訓練の効果」『行動療法研究』35, 245-255. ……510
小関俊祐ほか(2015)「児童における認知的評価とストレス対処方略の関連」『ストレス科学研究』30, 52-60. ……162
児玉隆児(2017)「こころの不調―児童生徒の早期兆候」日本学校メンタルヘルス学会編『学校メンタルヘルスハンドブック』(pp.104-110), 大修館書店. ……16
小西聖子(2012)「子どもとニュース」日本トラウマティック・ストレス学会, Retrieved from http://150.60.7.6/wp/wp-content/uploads/2012/11/konishi0317.pdf (2019 年 4 月 8 日閲覧) ……536
小沼 敦(2007)「看護師の業務範囲についての一考察 静脈注射と産婦に対する内診を例に」『レファレンス』57, 195-212. ……408
小牧 元ほか編(2006)『心身症診断・治療ガイドライン 2006』協和企画. ……160
古谷野淳子(2014)「「その瞬間」に届く予防介入の試み―MSM 対象の PCBC(個別認知行動面接)の検討」『日本エイズ学会誌』16, 92-100. ……502
小山秀夫(2004)「ハインリッヒの法則」濃沼信夫編『医療安全用語事典』(p.82), エルゼビア・ジャパン. ……388
近藤克則(2012)『「医療クライシス」を超えて―イギリスと日本の医療・介護のゆくえ』医学書院. ……386
近藤克則(2017)『健康格差社会への処方箋』医学書院. ……192, 386
近藤克則編著(2013)『健康の社会的決定要因―疾患・状態別「健康格差」レビュー』日本公衆衛生協会. ……386
近藤尚己(2016)『健康格差対策の進め方―効果をもたらす 5 つの視点』医学書院. ……214
今野義孝(2005)『とけあい動作法―心と身体のつながりを求めて』学苑社. ……474

■さ

齋藤憲司(2005)「大学生の無気力」大芦 治・鎌原雅彦編著『無気力な青少年の心』(pp.87-99), 北大路書房. ……146
斎藤 学(1996)「強迫的(病的)賭博とその治療―病的賭博スクリーニング・テスト(修正 SOGS)の紹介をかねて」『アルコール依存とアディクション』13, 102-109. ……272
斎藤 学編(1994)『児童虐待―危機介入編』金剛出版. ……586
斎藤稔正(2009)『催眠法の実際(新版)』創元社. ……468
酒井 渉・野口裕之(2015)「大学生を対象とした精神的健康度調査の共通尺度化による比較検討」『教育心理学研究』63, 111-120. ……474
坂入洋右(1999)『瞑想法の不安低減効果に関する健康心理学的研究』風間書房. ……374
坂口幸弘ほか(1999)「家族機能認知に基づく死別後の適応・不適応家族の検討」『心身医学』39, 525-532. ……368
坂野雄二(1995)『認知行動療法』日本評論社. ……166
坂野雄二(2002)「人間行動とセルフ・エフィカシー」坂野雄二・前田基成編著『セルフ・エフィカシーの臨床心理学』(pp.2-11), 北大路書房. ……242
坂野雄二(2012)「不安障害に対する認知行動療法」『精神神経学雑誌』114, 1077-1084. ……316
坂野雄二・東條光彦(1986)「一般性セルフ・エフィカシー尺度作成の試み」『行動療法研究』12, 73-82. ……242
坂本 弘ほか(1985)「地域社会ストレスの精神健康への影響」山本和郎編『生活環境とストレス』(pp.53-76), 垣内出版. ……138
相良洋子(1991)「本邦における月経前症候群の疫学的事項と問題点」『産婦の実際』40, 1135-1141. ……552
迫 こゆり・田中共子(2017)「ブラジル留学における困難体験とその対処―在ブラジル日本人留学生の異文化適応支援に向けて」『留学生教育』22, 19-30. ……378
笹川スポーツ財団(2016)『スポーツライフ・データ 2016』. ……196
笹森洋樹ほか(2010)「発達障害のある子どもへの早期発見・早期支援の現状と課題」『国立特別支援教

育総合研究所研究紀』37, 3-15. ……96
佐藤　徳（1999）「自己表象の複雑性の抑鬱及びライフイベントに対する情緒反応に及ぼす緩衝効果について」『教育心理学研究』47, 131-140. ……82, 150
佐藤健二（2004）「自己開示をすると健康になるか」坂本真士・佐藤健二編『はじめての臨床社会心理学 自己と対人関係から読み解く臨床心理学』（pp.171-185），有斐閣. ……348
佐藤達哉ほか（1994）「育児に関連するストレスとその抑うつ重症度との関連」『心理学研究』64, 409-416. ……176
佐藤　寛ほか（2009）「児童の抑うつ症状に対する学級規模の認知行動療法プログラムの有効性」『教育心理学研究』57, 111-123. ……510
更井啓介（1979）「うつ状態の疫学調査」『精神神経学雑誌』12, 777-784. ……248
澤田忠幸（2013）「看護師のウェルビーイングとコミットメント・職場の人間関係との関連性」『心理学研究』84, 468-476. ……358
沢宮容子・田上不二夫（1997）「楽観的帰属様式尺度の作成」『教育心理学研究』45, 355-362. ……236

■し

茂野香おるほか（2016）『系統看護学講座 専門分野1　看護学概論―基礎看護学1』医学書院. ……398
篠崎英夫（2017）『精神保健学／序説』へるす出版. ……10
島　悟（1998）『NIMH原版準拠/CES-D Scale［うつ病（抑うつ状態）／自己評価尺度］』千葉テストセンター. ……248
島井哲志編（2006）『ポジティブ心理学―21世紀の心理学の可能性』ナカニシヤ出版. ……30
島崎崇史（2016）『ヘルスコミュニケーション―健康行動を習慣化させるための支援（早稲田大学エウプラクシス叢書001）』早稲田大学出版部. ……214
島津明人（2014）『職場のストレスマネジメント―セルフケア教育の企画・実施マニュアル』誠信書房. ……514
島津明人・江口　尚（2012）「ワーク・エンゲイジメントに関する研究の現状と今後の展開」『産業医学レビュー』25, 79-97. ……360
島津明人ほか（2013）「両親のワーク・エンゲイジメントおよびワーカホリズムと子どもの情緒・行動問題との関連―主観的幸福感による媒介効果」『産業衛生学雑誌』55, 398. ……438
嶋田洋徳（1996）「知覚されたソーシャルサポート利用可能性の発達的変化に関する基礎的研究」『広島大学総合科学部紀要IV理系編』22, 115-128. ……262
嶋田洋徳（1997）「子どものストレスとその評価」竹中晃二編著『子どものためのストレス・マネジメント教育―対症療法から予防的措置への転換』（pp.10-16），北大路書房. ……174
嶋田洋徳（1998）『小中学生の心理的ストレスと学校不適応に関する研究』風間書房. ……132, 162
嶋田洋徳（2002）「セルフ・エフィカシーの評価」坂野雄二・前田基成編著『セルフ・エフィカシーの臨床心理学』（pp.47-57），北大路書房. ……242
嶋田洋徳・鈴木伸一編著（2004）『学校，職場，地域におけるストレスマネジメント実践マニュアル』北大路書房. ……132, 152, 174
嶋田洋徳・野村和孝（2008）「行動療法の進歩」『心療内科』12, 476-485. ……452
嶋田洋徳ほか（1994）「小学生用ストレス反応尺度の開発」『健康心理学研究』7, 46-58. ……172
嶋田洋徳ほか（1996）「児童の社会的スキル獲得による心理的ストレス軽減効果」『行動療法研究』22, 9-20. ……128
嶋根卓也ほか（2015）「DAST-20日本語版の信頼性・妥当性の検討」『日本アルコール・薬物医学会雑誌』50, 310-324. ……272
島内憲夫（2007）「人々の主観的健康観の類型化に関する研究」『順天堂医学』53, 410-420. ……238
下田芳幸・寺坂明子（2012）「学校での怒りの多次元尺度日本語版の信頼性・妥当性の検討」『心理学研究』83, 347-356. ……250
下妻晃二郎（2015）「QOL評価研究の歴史と展望」『行動医学研究』21, 4-7. ……8
下光輝一ほか（2005）「職業性ストレス簡易調査票を用いたストレスの現状把握のためのマニュアル―より効果的な職場環境等の改善対策のために」平成14年～16年度 厚生労働科学研究費補助金労働安全衛生総合研究. ……176
下山晴彦（1996）「ステューデント・アパシー研究の展望」『教育心理学研究』44, 350-363. ……146
下山晴彦（2010）「今，日本の心理職に求められていること」下山晴彦・村瀬嘉代子編『今，心理職に求

められていること―医療と福祉の現場から』(pp.1-10), 誠信書房. ……34
下山晴彦ほか (2016)『公認心理師必携　精神医療・臨床心理の知識と技法』医学書院. ……316
周　玉慧・深田博己 (1996)「ソーシャルサポートの互恵性が青年の心身の健康に及ぼす影響」『心理学研究』67, 33-41. ……154
白井千晶 (2017)「若年女性の危機的妊娠の相談・支援の現状について―日本, アメリカ, 韓国調査から」『人文論集』68, 1-20. ……588
白石智子 (2005)「大学生の抑うつ傾向に対する心理的介入の実践研究」『教育心理学研究』53, 252-262. ……324
白川教人 (2013)『心のお医者さんに聞いてみよう　病院・ネットでは教えてくれない「依存症」の本』大和出版. ……202
白木孝二 (1994)「ブリーフセラピーの今日的意義」宮田敬一編『ブリーフセラピー入門』(pp.26-41), 金剛出版. ……466
新開省二ほか (2013)「群馬県草津町における介護予防10年間の歩みと成果」『日本公衆衛生雑誌』60, 596-605. ……194
神馬征峰 (2016)『系統看護学講座 専門基礎分野 公衆衛生―健康支援と社会保険制度2 (第13版)』医学書院. ……424
新福尚隆・近藤喜代太郎編 (2004)『国際共生と健康』放送大学教育振興会. ……424

■す

末田啓二 (2015)「高齢社会と介護ストレス」丸山総一郎編『ストレス学ハンドブック』(pp.381-393), 創元社. ……176
菅原健介 (1998)『人はなぜ恥ずかしがるのか』サイエンス社. ……576
杉岡良彦 (2014)『哲学としての医学概論―方法論・人間観・スピリチュアリティ』春秋社. ……374
杉澤秀博・杉澤あつ子 (1995)「健康度自己評価に関する研究の展開―米国での研究を中心に」『日本公衆衛生雑誌』42, 366-378. ……238
杉田秀二郎 (1998)「文部省学習指導要領 (保健) の内容の変遷およびそこにみられる健康観」『健康心理学研究』11, 58-75. ……238
杉田峰康 (2000)『新しい交流分析の実際』創元社. ……460
杉山憲司・青柳　肇編 (2004)『ヒューマン・サイエンス―心理学的アプローチ』ナカニシヤ出版. ……104
杉山　崇ほか編 (2007)『これからの心理臨床』ナカニシヤ出版. ……448
鈴木伸一 (2004)「ストレス研究の発展と臨床応用の可能性」嶋田洋徳・鈴木伸一編著『学校, 職場, 地域におけるストレスマネジメント実践マニュアル』(pp.3-11), 北大路書房. ……508
鈴木伸一・坂野雄二 (1988)「認知的評価測定尺度 (CARS) 作成の試み」『ヒューマンサイエンスリサーチ』7, 113-124. ……162
鈴木伸一ほか (1997)「新しい心理的ストレス反応尺度 (SRS-18) の開発と信頼性・妥当性の検討」『行動医学研究』4, 22-29. ……172, 174, 176, 250
鈴木伸一ほか (2011)『うつ病の集団認知行動療法実践マニュアル―再発予防や復職支援に向けて』日本評論社. ……158
鈴木　平・春木　豊 (1994)「怒りと循環器系疾患の関連性の検討」『健康心理学研究』7, 1-13. ……250
鈴木貴之 (2016)「精神医学における折衷主義と多元主義―ナシア・ガミーの著作を読む」『南山大学紀要 アカデミア 人文・自然科学編』12, 253-259. ……34
鈴木裕子ほか (1997)「シャイネス尺度 (Waseda Shyness Scale) の作成とその信頼性・妥当性の検討」『カウンセリング研究』30, 245-254. ……246
鈴木幸雄 (2012)「現代社会における社会福祉の意義」『現代の社会福祉』(pp.17-28), 中央法規出版. ……40
須永美歌子 (2017)「月経周期を考慮したコンディショニングサポート」『女性心身医学』22, 145-148. ……554

■せ

「精神科治療学」編集委員会編(2013)『物質使用障害とアディクション臨床ハンドブック』星和書店. ……490

世界保健機関(1996)『がんの痛みからの解放(第2版)』金原出版. ……396

世界保健機関 精神保健と薬物乱用予防部編(1997)『WHO QOL26』金子書房. ……232

関谷大輝・湯川進太郎(2014)「感情労働尺度日本語版(ELS-J)の作成」『感情心理学研究』21, 169-180. ……360

摂津政江ほか(1996)「ストレス耐性度チェックリストの検討(第1報)」『心理医学』36, 489-496. ……150

■そ

総務省(2017)『平成29年版情報通信白書』日経印刷. ……392

総務省行政管理局(2018)「e-Gov 法令検索(難病法)」Retrieved from http://elaws.e-gov.go.jp/search/elawsSearch/elaws_search/lsg0100/ (2018年7月30日閲覧) ……400

総務省情報通信政策研究所(2013)「青少年のインターネット利用と依存傾向に関する調査 調査結果報告書」Retrieved from http://www.soumu.go.jp/iicp/research/results/index.himl (2019年3月12日閲覧) ……392

総務省統計局(2016)「平成28年社会生活基本調査結果―生活時間に関する結果」Retrieved from http://www.stat.go.jp/data/shakai/2016/pdf/gaiyou2.pdf (2018年5月22日閲覧) ……592

総務省統計局(2018)「労働力調査(基本集計)平成30年(2018年)5月分」Retrieved from http://www.stat.go.jp/data/roudou/sokuhou/tsuki/ (2019年5月15日閲覧) ……192

■た

第11回健康日本21(第二次)推進専門委員会(2018)「資料1-2 評価シート[様式2]」Retrieved from https://www.mhlw.go.jp/file/05-Shingikai-10601000-Daijinkanboukouseikagakuka-Kouseikagakuka/0000166297_5.pdf (2018年7月31日閲覧) ……18

高石昇(2012)「Ⅱ. いろいろな精神療法の概説 催眠療法」『臨床精神医学』41, 177-182. ……168

高城和義(2002)「第2章1 行為理論と役割概念」『パーソンズ―医療社会学の構想』(pp.51-60), 岩波書店. ……278

高木浩人(2003)「多次元概念としての組織コミットメント―先行要因, 結果の検討」『社会心理学研究』18, 156-171. ……358

高瀬堅吉(2014)「行動医学のコアカリキュラム提案に向けた JABS の取り組みと求められる役割」『行動医学研究』20, 52-57. ……44

高橋重宏(1994)『ウェルフェアからウェルビーイングへ』川島書店. ……156

高橋艶子・堀毛裕子(2009)「閉経に対する認知と更年期症状との関連」『健康心理学研究』22, 14-23. ……556

高橋裕子(2006)「禁煙」日本女性心身医学会編『女性心身医学』永井書店. ……584

高濱愛・田中共子(2012)「日本人留学生の帰国後ケアを目的とした自助グループ活動―リエントリー課題への対応とキャリア形成の支援を焦点に」『異文化間教育』35, 93-103. ……394

高松里(2004)「セルフヘルプ・グループとサポート・グループ実践ガイド」金剛出版. ……484

高柳伸哉ほか(2012)「一般中学生における自傷行為のリスク要因―単一市内全校調査に基づく検討」『臨床精神医学』41, 87-95. ……248

宅香菜子・清水研(2014)『心的外傷後成長ハンドブック―耐え難い体験が人の心にもたらすもの』医学書院. ……542

武井秀夫(1993)『医療における文化と心理的適応―あるいは「苦」の人類学』社会心理学研究. ……376

武石恵美子(2012)「ワーク・ライフ・バランス実現の課題と研究の視座」武石恵美子編著『国際比較の視点から日本のワーク・ライフ・バランスを考える―働き方改革の実現と政策課題』(pp.1-391), ミネルヴァ書房. ……592

竹厚誠(2017)「成長に合わせた神経心理学的評価」MB Medical Rehabilitation, 210, 45-52. ……254

武田則昭ほか(2002)「米国の知的障害者対策「脱施設化」の光と影その1―脱施設化のこれまで, そして調査報道に見る」『川崎医療福祉学会誌』12, 413-420. ……40

竹中晃二（2009）「糖尿病患者の行動科学 健康行動理論の基本」『糖尿病』52, 507-510. ……488

竹中晃二（2012）「ヘルス・コミュニケーションという視点」竹中晃二編『運動と健康の心理学（朝倉実践心理学講座9）』(pp.54-67), 朝倉書店. ……224

竹中晃二（2018）「メンタルヘルス・プロモーション―その普及啓発」『ストレス科学』32, 313-322. ……386

竹中晃二編（2005）『ストレスマネジメント―「これまで」と「これから」』ゆまに書房. ……204

竹中晃二編（2017）『健康心理学』北大路書房. ……2

竹中晃二・冨永良喜編（2011）『日常生活・災害ストレスマネジメント教育―教師とカウンセラーのためのガイドブック』サンライフ企画. ……546

武部匡也ほか（2017）「子ども用怒り感情尺度の作成と信頼性・妥当性の検討」『行動療法研究』43, 169-179. ……250

武見ゆかり・赤松利恵編（2013）『栄養教育論』医歯薬出版. ……182

田崎美弥子・中根允文（1997）『WHO QOL-26手引』金子書房. ……232

田崎義昭ほか（2016）『ベッドサイドの神経の診かた（改訂第18版）』南山堂. ……306

田中共子（1998）「在日留学生の異文化適応―ソーシャル・サポート・ネットワーク研究の視点から」『教育心理学年報』37, 143-152. ……380

田中共子（2005）「異文化ストレス」『ストレス科学』19, 230-236. ……378

田中共子（2007）「異文化適応方略としてのソーシャルスキル学習」藤原武弘編著『人間関係のゲーミング・シミュレーション―共生への道を模索する』(pp.179-200), 北大路書房. ……394

田中共子（2018）「在日留学生の異文化適応支援のための異文化間ソーシャルスキル学習の実践」Proceedings of the 4th Asis future conferrence: Peace, Prosperity and Dynamic future. Retrieved from https://www.dropbox.com/s/27coayu1zl8zqtr/AFC4%20Proceedings%20CD.pdf（2019年5月28日閲覧）……394

田中共子・中野祥子（2016）「在日外国人留学生における食の異文化適応―異文化間食育への示唆」『異文化間教育』44, 116-128. ……378, 380, 394

田中秀樹ほか（2014）「高齢者の睡眠とヘルスプロモーション―快眠とストレス緩和のための習慣づくり」『ストレス科学研究』29, 1-9. ……530

田仲由佳（2015）「中年期女性の更年期症状に対する対処と心理的適応の関連」『発達心理学研究』26, 322-331. ……556

田上明日香ほか（2012）「うつ病休職者の職場復帰の困難感と社会機能およびうつ症状との関連―職場復帰の困難感尺度の作成」『行動療法研究』38, 11-22. ……134

太幡直也・佐藤広英（2016）「SNS上での自己情報公開を規定する心理的要因」『パーソナリティ研究』25, 26-34. ……392

田村典久・田中秀樹（2014）「小・中学校の養護教員に対する睡眠指導の効果―自己調整法と睡眠教育の比較検討」『行動療法研究』40, 83-93. ……530

田村典久・田中秀樹（2015）「重度の睡眠障害をもつ地域高齢者に対する快眠教室が, 不眠, 日中の眠気, QOLの改善に与える効果」『こころの健康』30, 28-39. ……530

田村典久ほか（2016）「中学生に対する睡眠教育プログラムが睡眠習慣, 日中の眠気の改善に与える効果―睡眠教育群と待機群の比較」『行動療法研究』42, 39-50. ……530

反中亜弓ほか（2017）「中学生におけるアレキシサイミア傾向が身体不調感におよぼす影響」Journal of Health Psychology Research, 30, 27-33. ……94

丹野義彦ほか（2015）『臨床心理学』有斐閣. ……616

■ち

地井和也（2010）「中学生の登校回避感情と自己肯定意識の関連についての調査」『人文』9, 63-72. ……366

地域包括ケア研究会（平成20年度老人保健健康増進等事業）（2008）「地域包括ケア研究会報告書―今後の検討の為の論点整理」. ……422

チーム医療の推進に関する検討会（2010）「チーム医療の推進について（チーム医療の推進に関する検討会報告書）」Retrieved from http://www.mhlw.go.jp/shingi/2010/03/dl/s0319-9a.pdf（2018年5月29日閲覧）……410

■つ

塚原拓馬（2013）「成人期におけるキャリア発達に与える要因と支援の在り方―成人期のアイデンティティ危機と職業・家庭要因からの考察」『実践女子大学生活科学部紀要』50, 99-110.　……84

塚原拓馬（2017）「復職支援における生涯発達の意義―成人期アイデンティティによる事例的検討」『産業カウンセリング研究』19, 17-30.　……84

津川律子・岩滿優美（2018）「医療領域」鶴 光代・津川律子編『シナリオで学ぶ心理専門職の連携・協働』（pp.14-42），誠信書房．　……500

辻 一郎（2015）「健康日本 21（第二次）の効果的な展開に向けて」健康・体力づくり事業財団編『健康長寿社会を創る』（pp.6-10），健康・体力づくり事業財団．　……22

津田 彰（2014）「情動と動機づけ」梅本堯夫・大山 正編『心理学への招待』（pp.157-189），サイエンス社．　……106

津田 彰（2017）「健康心理学が扱う領域」竹中晃二編『健康心理学（シリーズ心理学の仕事 12）』（pp.6-13），北大路書房．　……2

津田 彰・坂元きよう（2015）「健康科学と行動科学」日本行動医学会編『行動医学テキスト』（pp.79-85），中外医学社．　……44

津田 彰ほか（2012）「行動科学におけるストレス研究―これまでとこれから」『行動科学』50, 107-116.　……44

津田 彰編（2002）『医療行動科学のためのカレント・トピックス』北大路書房．　……44

津谷喜一郎ほか（2010）「CONSORT 2010 声明 ランダム化並行群間比較試験報告のための最新版ガイドライン」『薬理と治療』38, 939-947.　……602

土屋政雄（2012）「労働者における精神障害の有病率と生産性損失」『日本社会精神医学会雑誌』21, 535-540.　……134

堤 明純（1998）「ストレス耐性の決定要因－ソーシャルサポート」『産業ストレス研究』5, 165-170.　……150

堤 明純（2000）「努力―報酬不均衡モデルと日本での適用」『産業精神保健』8, 230-234.　……252

堤 明純ほか（2000）「Jichi Medical School ソーシャルサポートスケール（JMS-SSS）―改訂と妥当性・信頼性の検討」『日本公衆衛生雑誌』47, 866-878.　……262

堤 明純ほか（2014）「医学部卒業時に求められる行動科学に関するコンピテンシー―デルファイ法による調査結果」『行動医学研究』20, 63-68.　……44

角田 隆（2017）「外国人介護士の現状―EPA による受入れを中心として」Retrieved from http://www.mcw-forum.or.jp/image_report/DL/20170420-1.pdf（2018 年 11 月 10 日閲覧）……382

坪内美奈（2010）「Ⅱ成人・高齢者保健福祉活動 1. 健康づくり活動」宮﨑美砂子ほか編『最新 地域看護学（第 2 版）各論 1』（pp.86-115），日本看護協会出版会．　……192

■て

手島 恵監修（2017）『看護者の基本的責務』日本看護協会出版会．　……398

照屋勝治（2013）「HIV 治療の最前線」『日本内科学会誌』120, 3244-3252.　……502

電通ダイバーシティラボ（2019）「LGBT 調査 2018」Retrieved from http://www.dentsu.co.jp/news/release/2019/0110-009728.html（2019 年 7 月 24 日閲覧）……590

■と

土井由利子（2004）「総論-QOL の概念と QOL 研究の重要性」『保健医療科学』53, 176-180.　……8

藤内修二著者代表（2017）『標準保健師講座 別巻 1 保健医療福祉行政論』医学書院．　……402

融 道男ほか（2005）『ICD-10 精神および行動の障害 臨床記述と診断ガイドライン（新訂版）』医学書院．　……282

戸ヶ崎泰子ほか（1997）「中学生の社会的スキルと学校ストレスとの関係」『健康心理学研究』10, 23-32.　……244

戸ヶ里泰典（2018）「ウィルスを抑えている HIV 陽性者は健康なのか？病気なのか？―健康生成論という考え方」Retrieved from https://www.janpplus.jp/topic/522（2019 年 2 月 20 日閲覧）……28

時岡良太ほか（2017）「高校生の LINE でのやりとりに対する認知に現代青年の友人関係特徴が及ぼす影響」『パーソナリティ研究』26, 76-88.　……392

冨永良喜（2014）『災害・事件後の子どもの心理支援—システムの構築と実践の指針』創元社．……536

■な
内閣府（2003）「「ソーシャル・キャピタル」調査研究委員会（委員長：山内直人・大阪大学大学院国際公共政策研究科教授）報告書」．……212
内閣府（2016a）「若者の生活に関する調査報告書」Retrieved from http://www8.cao.go.jp/youth/kenkyu/hikikomori/h27/pdf-index.html（2019 年 3 月 9 日閲覧）……336
内閣府（2016b）「科学技術基本計画」Retrieved from https://www8.cao.go.jp/cstp/kihonkeikaku/index5.html（2019 年 6 月 21 日閲覧）……624
内閣府（2018a）「子供・若者白書」Retrieved from http://www8.cao.go.jp/youth/whitepaper/h30honpen/pdf_index.html（2019 年 3 月 9 日閲覧）……336
内閣府（2018b）「子ども・子育て支援新制度について」Retrieved from http://www8.cao.go.jp/shoushi/shinseido/outline/pdf/setsumei.pdf（2019 年 4 月 8 日閲覧）……534
内閣府男女共同参画局（2015）「男女間における暴力に関する調査報告書〈概要版〉」Retrieved from http://www.gender.go.jp/policy/no_violence/e-vaw/chousa/pdf/h29danjokan-gaiyo.pdf（2019 年 3 月 11 日閲覧）……572
内閣府・文部科学省・厚生労働省（2017）「幼保連携型認定こども園教育・保育要領」．……186
直江康孝ほか（2013）「頭部外傷後の高機能機能障害における損傷部位と症状の関連」『日臨救急医会誌』16, 785-789．……254
永井　智（2013）「援助要請スタイル尺度の作成—縦断調査による実際の援助要請行動との関連から」『教育心理学研究』61, 44-55．……356
中井久夫（1976）「"芸術療法"の有益性と要注意点」『芸術療法』7, 73-79．……470
中井久夫［1979］1985）「芸術療法ノートより」『中井久夫著作集 2 治療』(pp.246-256), 岩崎学術出版社．……470
中釜洋子（2004）「学校における開発的カウンセリングアサーションを主軸にすえた教員研修の展開の一例」『東京大学大学院教育学研究科附属学校臨床総合教育研究センター年報』6, 54-56．……482
中川　薫（2001）「患者アウトカムとの関連からみた医師患者間のコミュニケーションに関する文献学的検討」『保健医療社会学論集』12, 32-46．……38
中川泰彬・大坊郁夫（1985）『日本版 GHQ 精神健康調査票手引』日本文化科学社．……240
中島一憲（2007）「教師のメンタルヘルスをどう考えるか」『学校メンタルヘルス』10, 21-33．……16
中島正夫ほか（2004）「地域保健対策の検討に PRECED-PROCEED モデルを利用した経験を通して得られたいくつかの知見」『日本公衆衛生雑誌』51, 190-196．……220
中島八十一（2006）「高次脳機能障害支援モデル事業」『臨床精神医学』35, 121-130．……306
西友希子・玉瀬耕治（2014）「ストレス状況下におけるレジリエンスとハーディネスの役割」『帝塚山大学心理学部紀要』3, 31-41．……150
中前　貴（2010）「精神医学における生物・心理・社会モデルの今後の展望について」『精神神経学雑誌』112, 171-174．……34
中村　敬（2017）「森田療法とレジリエンス」『ストレス科学』31, 264-274．……168
中村　敬ほか（2009）「外来森田療法のガイドライン」『日本森田療法学会誌』20, 91-103．……168
中村桂子・浦　光俊（1999）「適応および自尊心に及ぼすサポートの期待と受容の交互作用効果」『実験社会心理学研究』9, 121-134．……154
中村恵子ほか（2000）「入学時 UPI と 4 年後の留年・退学状況」『Campus Health』36, 87-92．……240
中村譲治ほか（2004）「成人歯科保健におけるヘルスプロモーションの実践—第 1 報 MIDORI モデル（PRECED-PROCEED model）による歯周病予防事業の企画と実施」『口腔衛生学会雑誌』54, 87-94．……220
中村紀子（2016）『ロールシャッハ・テスト講義 II　解釈篇』金剛出版．……150
仲村優一（1991）『社会福祉概論（改訂版）』誠信書房．……414
中谷美奈子・中谷素之（2006）「母親の被害の認知が虐待の行為に及ぼす影響」『発達心理学研究』17, 148-158．……136
長谷守紘（2017）「教師のキャリアを描像する分析手法の開発と展望」『学校メンタルヘルス』20, 18-21．……16
長山恵一・清水康弘（2006）『内観法—実践の仕組みと理論』日本評論社．……472

中山秀則・樋口 進（2011）「物質依存の概念（ICD, DSM など）」福居顕二編『依存症・衝動性障害の治療（専門医のための精神科臨床リュミエール 26）』（pp.2-13），中山書店．……328
並川 努ほか（2011）「Birleson 自己記入式抑うつ評価尺度（DSRS-C）短縮版の作成」『精神医学』53，489-496．……248
奈良内観研修所（2018）「内観療法とは」Retrieved from https://www.nara-naikan.jp/naikan/whats/（2018 年 7 月 24 日閲覧）……472
成田健一ほか（1995）「特性的自己効力感尺度の検討―生涯発達的利用の可能性を探る」『教育心理学研究』43, 306-314．……242
成瀬悟策編（1973）『心理学的リハビリテイション』誠信書房．……474
成瀬麻夕・川畑智子（2016）「日本の大学におけるハラスメント関連資料から見えた特徴―テキスト分析を用いたセクシュアル・ハラスメント事例の検討」『現代社会学研究』29, 43-61．……342

■に

西川昭子（2017）「試行的な調整的音楽療法が心理的・生理的ストレスと変性意識状態に及ぼす影響」『音楽心理学音楽療法研究年報』45, 16-23．……168
西田裕紀子（2000）「成人女性の多様なライフスタイルと心理的 well-being に関する研究」『教育心理学研究』48, 433-443．……156
西村真実子ほか（2000）「石川県における乳幼児の育児の実態と母親の意識」『小児保健研究』59, 674-679．……176
日本医療研究開発機構（2018）「双極性障害におけるミトコンドリアとセロトニンの関係―Ant1 変異マウスの解析から新しい治療法の開発への道筋」（理化学研究所プレスリリース），Retrieved from http://www.amed.go.jp/news/release_2018611.html（2019 年 5 月 10 日閲覧）……320
日本医学会（2011）「医療における遺伝学的検査・診断に関するガイドライン」．……494
日本医学会（2015）「医学研究の COI マネージメントに関するガイドライン」Retrieved from http://jams.med.or.jp/guideline/coi-management.pdf（2018 年 7 月 30 日閲覧）……614
日本移植学会（2017）「臓器移植ファクトブック 2017」Retrieved from http://www.asas.or.jp/jst/pdf/factbook/factbook2017.pdf（2019 年 5 月 10 日閲覧）……294
日本うつ病学会（2016）「日本うつ病学会治療ガイドライン 2．うつ病（DSM-5）/ 大うつ病性障害 2016」Retrieved from http://www.secretariat.ne.jp/jsmd/mood_disorder/img/160731.pdf（2018 年 7 月 17 日閲覧）……324
日本栄養改善学会監修，武見ゆかり・赤松利恵編（2018）『管理栄養士養成課程におけるモデルコアカリキュラム準拠 第 7 巻 栄養教育論理論と実践』医歯薬出版．……198
日本介護福祉会（1995）「日本介護福祉会倫理綱領」Retrieved from http://www.jaccw.or.jp/about/rinri.php（2018 年 8 月 31 日閲覧）……622
日本カウンセリング学会資格検討委員会（2016）「カウンセリング心理士の資格をめぐって―資格検討委員会報告」『カウンセリング研究』49, 108-122．……482
日本家族研究・家族療法学会編（2013）『家族療法テキストブック』金剛出版．……464
日本家族心理学会（2010）「日本家族心理学会 倫理綱領」Retrieved from http://www.jafp-web.org/ethics-jafp2010.pdf（2019 年 5 月 30 日閲覧）……624
日本家族心理学会編（2019）『家族心理学ハンドブック』金子書房．……464
日本がん看護学会教育・研究活動委員会コアカリキュラムワーキンググループ（2017）『がん看護コアカリキュラム日本語版 手術療法・薬物療法・放射線療法・緩和ケア』医学書院．……396
日本看護協会（2018）『平成 29 年 看護関係統計資料集』看護協会出版会．……398
日本緩和医療学会（2013）「緩和ケアチーム 活動の手引き（第 2 版）」Retrieved from http://www.jspm.ne.jp/active/pdf/active_guidelines.pdf（2018 年 5 月 24 日閲覧）……410
日本緩和医療学会編（2010）『苦痛緩和のための鎮静に関するガイドライン 2010 年度版』金原出版．……304
日本教育心理学会（2000）「日本教育心理学会倫理綱領」．……624
日本健康心理学研究所（1996）『ストレスコーピングインベントリー・自我態度スケールマニュアル』実務教育出版．……140
日本健康心理学会（1997）『健康心理学辞典』実務教育出版．……2
日本健康心理学会（2017）「一般社団法人日本健康心理学会禁煙宣言」Retrieved from http://jahp.wdc-

jp.com/guideline/index.html（2018 年 7 月 30 日閲覧）……614
日本健康心理学会編（2002）『健康心理アセスメント概論』実務教育出版．……270
日本高血圧学会（2014）「高血圧治療ガイドライン 2014」Retrieved from http://www.jpnsh.jp/data/jsh2014/jsh2014v1_1.pdf（2018 年 8 月 6 日閲覧）……284, 288
日本産科婦人科学会（1990）「月経に関する定義」『日本産科婦人科学会誌』42, 6-7．……554
日本産科婦人科学会編（2016）『産婦人科研修の必修知識 2016-2018』．……568
日本産科婦人科学会編（2018）『産婦人科用語集・用語解説集（改訂第 4 版）』．……552
日本産婦人科医会（2017）『妊産婦メンタルヘルスケアマニュアル』．……584
日本ジェネリック製薬協会（2017）『知っ得！豆知識「アドヒアランス」』『JGA ニュース』116, 15．……280
日本児童教育振興財団内 日本性教育協会編（2013）『「若者の性」白書—第 7 回青少年の性行動全国調査報告』小学館．……570
日本社会心理学会（2004）「日本社会心理学会倫理綱領」Retrieved from http://www.socialpsychology.jp/kitei/kitei02.html（2018 年 7 月 30 日閲覧）……624
日本社会福祉士会（2005）「社会福祉士の倫理綱領」Retrieved from https://www.jacsw.or.jp/01_csw/05_rinrikoryo/files/rinri_kodo.pdf（2018 年 8 月 31 日閲覧）……622
日本周産期メンタルヘルス学会（2017）「周産期メンタルヘルス　コンセンサスガイド 2017」Retrieved from http://pmhguideline.com/consensus_guide/consensus_guide2017.html（2018 年 10 月 14 日閲覧）……586
日本循環器学会（2011）「心筋梗塞二次予防に関するガイドライン（改訂版）」．……284
日本循環器学会（2012）「心血管疾患におけるリハビリテーションに関するガイドライン（改訂版）」．……284
日本循環器学会・日本心不全学会（2017）「急性・慢性心不全診療ガイドライン（改訂版）」．……284
日本女性医学学会編（2014）『女性医学ガイドブック—更年期医療編 2014 年度版』金原出版．……556
日本神経精神薬理学会編（2016）『統合失調症薬物治療ガイドライン』医学書院．……320
日本心身医学会 50 年史編纂特別委員会編（2010）『日本心身医学会 50 年』三輪書店．……48
日本心身医学会教育研修委員会（1991）「心身医学の新しい治療指針」『心身医学』31, 537-576．……48
日本腎臓学会・日本透析医学会・日本移植学会・日本臨床腎移植学会・日本腹膜透析学会（2018）『腎不全—治療選択とその実際』Retrieved from https://cdn.jsn.or.jp/jsn_new/iryou/kaiin/free/primers/pdf/2018jinfuzen.pdf（2019 年 6 月 11 日閲覧）……294
日本心理学会（2009）「公益財団法人日本心理学会倫理規程」Retrieved from https://psych.or.jp/wp-content/uploads/2017/09/rinri_kitei.pdf（2019 年 2 月 7 日閲覧）……620, 624
日本心理臨床学会（2016）「倫理基準」．……624
日本性教育協会編（2013）『「若者の性」白書—第 7 回青少年の性行動全国調査報告』小学館．……594
日本生殖医学会（2017）『生殖医療の必修知識 2017』杏林舎．……568
日本精神保健福祉士協会（2018）「精神保健福祉士の倫理綱領（改訂版）」Retrieved from http://www.japsw.or.jp/syokai/rinri/japsw.htm（2018 年 8 月 31 日閲覧）……622
日本 WHO 協会「健康の定義について」Retrieved from http://www.japan-who.or.jp/commodity/kenko.html（2019 年 2 月 28 日閲覧）……238
日本 WHO 協会（2010）「世界保健機構（WHO）憲章」Retrieved from https://www.japan-who.or.jp/commodity/kensyo.html（2018 年 11 月 10 日閲覧）……376
日本 WHO 協会（2018）「WHO ファクトシート—ジェンダーと健康」Retrieved from https://www.japan-who.or.jp/act/factsheet/403.pdf（2018 年 10 月 30 日閲覧）……558
日本糖尿病学会編著（2018）『糖尿病治療ガイド 2018-2019』文光堂．……496
日本動脈硬化学会（2017）『動脈硬化性疾患予防ガイドライン 2017 年版』．……70
日本トラディショナルタイマッサージ教会（2000）「タイ古式マッサージの歴史」Retrieved from http://thai-traditional-massage.com/history/index.htm（2016 年 6 月 8 日閲覧）……518
日本認知・行動療法学会（2017）「一般社団法人日本認知・行動療法学会倫理綱領」Retrieved from http://jabt.umin.ne.jp/j/rules/5-7ethics.html（2018 年 7 月 30 日閲覧）……624
日本肥満学会（2016）『肥満症診断ガイドライン 2016』ライフサイエンス出版．……488
日本肥満学会肥満症診断基準検討委員会（2000）「新しい肥満の判定と肥満症の診断基準」『肥満研究』6,

18-28. ……488
日本薬学会（2007）「日本薬学会薬学用語解説 アドヒアランス」Retrieved from https://www.pharm. or.jp/dictionary/wiki.cgi?%e3%82%a2%e3%83%89%e3%83%92%e3%82%a2%e3%83%a9%e3%83%b3 %e3%82%b9（2008年7月31日閲覧）……280
日本臨床心理士会（2009）「一般社団法人日本臨床心理士会倫理綱領」. ……618, 624
日本臨床心理士会第7期倫理委員会（2009）『倫理ガイドライン』日本臨床心理士会. ……618
日本臨床心理士資格認定協会（2013）「臨床心理士倫理綱領」. ……624

■ぬ

布柴靖枝（2008）「家族を理解するための鍵概念」中釜洋子ほか編『家族心理学』（pp.21-36），有斐閣ブックス. ……368

■ね

根建金男・金築 優（2004）「ストレス免疫訓練（SIT）」内山喜久雄・坂野雄二編『エビデンス・ベースト・カウンセリング』（pp.122-132），至文堂. ……170

■の

野口京子（1997）「健康心理カウンセリング」日本健康心理学会編『健康心理学辞典』（pp.82-83），実務教育出版社. ……446, 488
野口京子（2006）『健康心理学（新版）』金子書房. ……50
野田秀孝・山本菜々穂（2011）「医療ソーシャルワーカーの現状と課題」『とやま発達福祉学年法』2, 37-44. ……408
野津有司ほか（2006）「日本の高校生における危険行動の実態および危険行動間の関連―日本青少年危険行動調査2001年の結果」『学校保健研究』48, 430-447. ……268
野中俊介・境 泉洋（2015）「Community Reinforcement and Family Trainingの効果―メタ分析を用いた検討」『行動療法研究』41, 179-191. ……336
野中俊介ほか（2019）「セルフ・モニタリングがストレスマネジメント教育におけるコーピングレパートリーの獲得に及ぼす影響」*Journal of Health Psychology Research*, 31, 113-121. ……386
野村和孝（2017）「再犯防止を目的とした認知行動療法の現状と課題―健康心理学によるエンパワメントの果たす役割」*Journal of Health Psychology Research*, 29, 95-102. ……412
野村 忍（2016）「行動医学の歴史と展望」『心身医学』56, 13-16. ……46
野村豊子（1998）『回想法とライフレヴュー―その理論と技法』中央法規出版. ……476

■は

南風原朝和ほか編（2001）『心理学研究法入門―調査・実験から実践まで』東京大学出版会. ……166
橋本 剛（1997）「対人関係が精神的健康の及ぼす影響―対人ストレス生起過程因果モデルの観点から」『実験社会心理学研究』37, 50-64. ……366
橋本 剛（2005）「対人ストレッサー尺度の開発」『静岡大学人文学部人文論集』56, 45-71. ……370
橋本 剛（2006）「ストレスをもたらす対人関係」谷口弘一・福岡欣治編著『対人関係と適応の心理学』（pp.1-18），北大路書房. ……370
橋本洋子（2000）『NICUとこころのケア』メディカ出版. ……298
橋本亮太ほか（2011）「性差からみた統合失調症」『臨床精神医学』40, 163-166. ……564
長谷川 晃（2013）「抑うつ」二宮克美ほか編『パーソナリティ心理学ハンドブック』（pp.380-385），福村出版. ……564
長谷川啓三ほか（2013）『解決志向ブリーフセラピーハンドブック』金剛出版. ……480
畠中香織ほか（2018）「在日外国人ケア労働者の異文化ストレス―外国人と日本人の協働に向けた異文化間インターメディエーターの役割」『ストレス科学』33, 45-56. ……382
八田武俊ほか（2013）「日本語版怒り反すう尺度作成の試み」『応用心理学研究』38, 231-238. ……250
八田宏之ほか（1998）「Hospital Anxiety and Depression Scale日本語版の信頼性と妥当性の検討」『心身医』38, 309-315. ……234
服部祥子・山田冨美雄編（1999）『阪神・淡路大震災と子どもの心身』名古屋大学出版会. ……546
服部成介・水島-菅野純子（2015）『よくわかるゲノム医学（改訂第2版）』羊土社. ……62

濱 治世ほか（2001）『感情心理学への招待―感情・情緒へのアプローチ』サイエンス社．……102
林 章俊（2010）「緩和ケアとチーム医療」『臨床精神医学』39, 863-868．……500
林 喜男（1984）『人間信頼性工学―人間エラーの防止技術』海文堂出版．……388
早瀬幸俊（2013）「薬剤師になるということ」白神 誠編『薬剤師が知っておきたい法律・制度（第2版）』（pp.55-63），じほう．……408
原 郁水・都築繁幸（2014）「保健教育への応用を目指したレジリエンス育成プログラムに関する文献的考察―我が国における教育実践から」『教科開発学論集』2, 225-236．……92
原 純輔（2008）「社会的不平等と人間・社会」原 純輔ほか『社会階層と不平等』（pp.1-14），放送大学教育振興会．……210
原 寛美ほか（2015）『高次脳機能障害ポケットマニュアル（第3版）』医歯薬出版．……306
原 葉子（2014）「日本近代における「更年期女性」像の形成―「内分泌」をめぐる言説の考察を中心に」『ジェンダー研究』17, 103-118．……556
原田和弘ほか（2017）「認知機能が低下した高齢者に対する身体活動支援」Journal of Health Psychology Research, 29, 161-168．……386
原田克巳・竹本伸一（2009）「学校適応の定義―児童・生徒が学校に適応するということ」『金沢大学人間社会学域学校教育学類紀要』1, 1-9．……338
原谷隆史ほか（1993）「日本語版 NIOSH 職業性ストレス調査票の信頼性および妥当性」『産業医学』35, 331．……252
春木繁一（2010）『サイコネフロロジーの臨床―透析患者のこころを受けとめる・支える』メディカ出版．……294
春木 豊ほか（2007）『健康の心理学』サイエンス社．……4
バールソン, P. ほか／村田豊久ほか訳（2016）『DSRS-C 使用手引増補版』三京房．……248

■ひ

東口和代ほか（1998）「日本版 MBI（Maslach Burnout Inventory）の作成と因子構造の検討」『日本衛生学雑誌』53, 447-455．……264
東口髙志（2004）「なぜ今，NST？」山中英治編『こうして作る，動かす NST』（pp.5-18），日総研出版．……410
樋口一辰ほか（1983）「児童の学業達成に関する原因帰属モデルの検討」『教育心理学研究』31, 18-27．……236
樋口匡貴・中村菜々子（2018）「ビデオ視聴法によるコンドーム購入インターネットトレーニングの効果」『日本エイズ学会誌』20, 146-154．……576
樋口匡貴ほか（2012）「非典型的状況における羞恥の発生メカニズム」『感情心理学研究』19, 90-97．……576
久田 満・山本和郎（1985）「近隣騒音の問題」山本和郎編『生活環境とストレス』（pp.157-189），垣内出版．……338
久田 満ほか（1989）「学生用ソーシャル・サポート測定の試み（1）」『日本社会心理学会第30回大会発表論文集』（pp.143-144）．……262
日比野浩之（2017）「統合失調症のアドヒアランス向上のために」Schizophrenia Care, 2, 18-21．……280
平木典子（2009）『アサーション・トレーニング―さわやかな「自己表現」のために（改訂版）』金子書房．……514
平野真理（2010）「レジリエンスの資質的要因・獲得的要因の分類の試み―二次元レジリエンス要因尺度（BRS）の作成」『パーソナリティ研究』19, 94-106．……92
平山順子・柏木惠子（2001）「中年期夫婦のコミュニケーション態度―夫と妻は異なるのか？」『発達心理学研究』12, 216-227．……176
平山優美（2011）「発達障害にともなう二次障害―予防と対応のコツ―年齢別対応のコツ」『チャイルドヘルス』14, 10-12．……96
廣 尚典（2000）『WHO/AUDIT【問題飲酒指標／日本語版】』千葉テストセンター．……272
広瀬徹也（2007）「反復欠勤者―その病態と対応」『精神科治療学』22, 153-158．……134
廣中直行（2015）「依存の生物学的な機序」『こころの科学』182, 22-26．……330

■ふ

深井穫博（2003）「行動科学における口腔保健の展開」『保健医療科学』52, 46-54. ……206
深井穫博ほか（2015）『健康寿命社会に寄与する歯科医療・口腔保健のエビデンス2015』日本歯科医師会. ……206
福井里美（2002）「中年期がん患者のソーシャル・サポート・ネットワーク」『日本看護科学会誌』22, 33-43. ……262
福岡欣治（2006）「ソーシャルサポート」坂本真士ほか編『臨床社会心理学』（pp.100-122），東京大学出版会. ……262
福岡欣治（2010）「日常ストレス状況体験における親しい友人からのソーシャル・サポート受容と気分状態の関連性」『川崎医療福祉学会誌』19, 319-328. ……262
福岡欣治・橋本宰（1997）「大学生と成人における家族と友人の知覚されたソーシャル・サポートとそのストレス緩和効果」『心理学研究』68, 403-409. ……368
福嶋義光監修，櫻井晃洋編（2016）『遺伝カウンセリングマニュアル（改訂第3版）』南江堂. ……494
福田一彦・小林重雄（1983）『SDS使用手引』三京房. ……248
福田素生ほか（2017）『系統看護学講座 専門基礎分野 社会保障・社会福祉―健康支援と社会保障制度3』医学書院. ……402, 416
福土審（2004）「日本におけるIBS患者実態調査」*Pharma Medica*, 22, 106-108. ……312
福原麻希（2013）『チーム医療を成功させる10か条―現場に学ぶチームメンバーの心得』（pp.199-201），中山書店. ……410
藤枝静暁・相川充（2001）「小学校における学級単位の社会的スキル訓練の効果に関する実験的検討」『教育心理学研究』49, 371-381. ……244
藤澤大介（2017）「がん患者さんへの認知行動療法」『臨床精神医学』46, 23-29. ……500
藤田主一・山﨑晴美編著（2009）『新 医療と看護のための心理学』福村出版. ……48
藤田尚編（2012）『古病理学事典』同成社. ……206
藤森麻衣子（2007）「悪い知らせを伝える際のコミュニケーションに関するこれまでの知見」内富庸介・藤森麻衣子編著『がん医療におけるコミュニケーション・スキル 悪い知らせをどう伝えるか』（pp.5-10），医学書院. ……38
藤原健志ほか（2014）「小学生における対人的感謝尺度の作成」『教育心理学研究』62, 187-196. ……366
藤原忠雄・髙木亮（2017）「広義のメンタルヘルスとしての教職キャリア」『学校メンタルヘルス』20, 14-17. ……16
伏島あゆみほか（2015）「主観的ウェルビーイングの構成概念に関する理論的検討」『ストレスマネジメント研究』11, 84-98. ……106
古川壽亮ほか（2002）「一般人口中の精神疾患の簡便なスクリーニングに関する研究」『心の健康問題と対策基盤の実態に関する研究 研究協力報告書（平成14年度厚生労働科学研究費補助金 厚生労働科学特別研究事業）』（pp.127-130）. ……240
古谷真樹ほか（2015）「小学校における単発睡眠教育―聴講形態による比較」『学校保健研究』57, 18-28. ……530

■へ

ベック，A. T.ほか／小嶋雅代・古川壽亮訳（2003）『日本語版BDI-II手引』日本文化科学社. ……248

■ほ

法務省（2012）「平成24年度 犯罪白書」Retrieved from http://hakusyo1.moj.go.jp/jp/59/nfm/gmokuji.html（2019年3月11日閲覧）……572
法令用語研究会編（2012）『有斐閣法令用語辞典（第4版）』有斐閣. ……618
堀忠雄（2008）「睡眠心理学とは」堀忠雄編著『睡眠心理学』（pp.16-50），北大路書房. ……68
堀川直史（2016）「透析患者のうつ病」『日本透析医学会誌』31, 313-318. ……294
堀川直史・五十嵐友里（2013）「高度肥満患者の心理と行動および心理的治療とケア」『心と社会』153, 94-105. ……496
本庄英雄ほか（2001）「日本人用更年期・老年期スコアの確立とHRT副作用調査小委員会報告―日本人女性の更年期症状評価表の作成」『日産婦誌』53, 883-888. ……176

本田恵子（2007）『キレやすい子へのソーシャルスキル教育―教室でできるワーク集と実践例』ほんの森出版．……514

■ま

前野隆司・松本直仁（2010）「どのような対人関係ネットワークが主観的幸福感に寄与するか？―JGSS-2003データに基づく対人関係ネットワーク構造に着目した分析」『対人社会心理学研究』10, 155-161. ……366

正門由久（2016）「神経生理学とリハビリテーション概論」*The Japanese Journal of Rehabilitation Medicine*, 53, 428-433. ……254

真志田直希ほか（2009）「小児抑うつ尺度（Chidren's Depression Inventory）日本語版作成の試み」『行動療法研究』35, 219-232. ……172

増田真也（1999）「バーンアウト研究の現状と課題―Maslash Burnout Inventoryの尺度としての問題点」『コミュニティ心理学研究』3, 21-32. ……264

増田智美ほか（2005）「怒りの自己陳述尺度の作成と信頼性・妥当性の検討」『行動療法研究』31, 31-44. ……516

増田雅暢ほか編（2015）『ナーシング・グラフィカ 健康支援と社会保障3 社会福祉と社会保障』メディカ出版．……402

松井豊・浦光博（1998）『人を支える心の科学』誠信書房．……354

松尾直樹（2002）「学校における暴力・いじめ防止プログラムの動向―学校・学級単位での取り組み」『教育心理学研究』50, 487-499. ……132

松岡紘史・坂野雄二（2007）「痛みの認知面の評価―Pain Catastrophizing Scale日本語版の作成と信頼性および妥当性の検討」『心身医』47, 95-102. ……234

松崎学ほか（1990）「ソーシャル・サポートの供与がストレス緩和と課題遂行に及ぼす効果」『実験社会心理学研究』30, 147-153. ……262

松澤佑次（2011）「諸外国にはない肥満症という概念」『日本内科学会雑誌』100, 894-896. ……288

松田正己（2014）「PHCの変遷と21世紀の課題」『国際保健医療』29, 106-112. ……424

松田正己ほか編（2010）『変わりゆく世界と21世紀の地域健康づくり―やってみようプライマリヘルスケア（第3版）』やどかり出版．……424

松本清一（1999）『日本女性の月経（日本性科学大系Ⅲ）』フリープレス．……554

松本清一・荻野博（1989）『健康な女性をめざすあなたへ―月経を明るく前向きに（人間と性シリーズ）』日本家族計画協会．……554

松本清一・湯澤きよみ（1987）『マンスリービクス』日本家族計画協会．……554

松本清一ほか編（1997）『PMSメモリー記録編・PMSメモリーセルフケア編』日本家族計画協会リプロ・ヘルス推進事業本部．……552

松本清一監修（2004）『月経らくらく講座―もっと上手に付き合い，素敵に生きるために』文光堂．……554

松本千明（2002a）『医療・保健スタッフのための健康行動理論の基礎―生活習慣病を中心に』医歯薬出版．……350

松本千明（2002b）『医療・保健スタッフのための健康行動理論 実践編―生活習慣病の予防と治療のために』医歯薬出版．……350

松本俊彦（2016）『よくわかるSMARPP―あなたにもできる薬物依存者支援』金剛出版．……328

松本博志（2011）「アルコールの基礎知識」*Japanese Journal of Alcohol Studies & Drug Dependence*, 46, 146-156. ……202

丸井英二ほか編（2012）『国際看護・国際保健』弘文堂．……424

■み

三浦浅子（2011）「ターミナルケアの概念」『がん看護学―臨床に活かすがん看護の基礎と実践―』ヌーヴェルヒロカワ．……396

三浦佳代ほか（2019）「脳卒中者の活動性向上を目的とした介入プログラムの試行―介入時期に着目して」*Journal of Health Psychology Research*, 31, 143-153. ……386

三木善彦ほか編（2007）『心理療法プリマーズ 内観療法』ミネルヴァ書房．……472

水島広子（2009）『臨床家のための対人関係療法入門ガイド』創元社．……462

水島広子（2011）『対人関係療法で改善する夫婦・パートナー関係』創元社．……136

水沼英樹（2003）「更年期障害の取り扱い」『日本産科婦人科学会雑誌』55, N312-N314．……556
水野治久・石隈利紀（1999）「被援助志向性，被援助行動に関する研究の動向」『教育心理学研究』47, 530-539．……356
水町勇一郎（2011）『労働法入門』岩波新書．……440
満石 寿（2017）「現場の声11─禁煙時の運動」太田信夫監修，竹中晃二編『健康心理学（シリーズ心理学と仕事12）』(pp.94-95), 朝倉書店．……200
三菱UFJリサーチ＆コンサルティング（2017）「〈地域包括ケア研究会〉─2040年に向けた挑戦」（地域包括ケアシステム構築に向けた制度及びサービスのあり方に関する研究事業），平成28年度厚生労働省老人保健健康増進等事業．……422
三原健吾ほか（2016）「ストレスマネジメントの生物学的メカニズムの探究」『ストレスマネジメント研究』12, 4-14．……106
宮坂忠夫（2000）「健康教育の変遷・現状・今後の課題」『保健の科学』42, 508-513．……180
宮田敬一編（1994）『ブリーフセラピー入門』金剛出版．……466
宮地元彦（2014）「身体活動基準2013とアクティブガイド策定の経緯と概要」『体力科学』63, 2．……196
宮前義和（2000）「スピーチ不安傾向の高い者の特徴─スピーチ不安傾向尺度を作成して」『香川大学教育実践総合研究』1, 165-179．……246
宮脇 稔ほか編（2018）『健康・医療心理学』医歯薬出版．……48
三好一英・服部 環（2010）「海外における知能研究とCHC理論」『つくば大学心理学研究』40, 1-7．……274

■む

武藤世良（2018）『尊敬関連感情の心理学』ナカニシヤ出版．……362
村田ひろ子（2018）「友人関係が希薄な中高年男性─調査からみえる日本人の人間関係：ISSP国際比較調査「社会的ネットワークと社会的資源2017」・日本の結果から」『放送研究と調査』68, 78-94．……366

■め

メタボリックシンドローム診断基準検討委員会（2005）「メタボリックシンドロームの定義と診断基準」『日本内科学会雑誌』94, 794-809, 1005．……70

■も

本山智敬（2012）「ウィスコンシン・プロジェクト」日本人間性心理学会編『人間性心理学ハンドブック』創元社．……448
森 和代ほか（1998）「月経周期の発達からみた女性の性成熟（その1）─基礎体温による分類」『思春期学』16, 173-181．……554
森 晃爾総編集（2017）『産業保健マニュアル（改訂7版）』南山堂．……26
森 千鶴監編著（2016）『これからの精神看護学（改訂版）』PILAR PRESS．……320
森下真行ほか（2004）「成人歯科保健におけるヘルスプロモーションの実践─第2報MIDORIモデル（PRECED-PROCEED model）による歯周病予防事業の評価」『口腔衛生学会雑誌』54, 95-101．……220
森田正馬（1974）「神経質の本態及び療法」高根武久編『森田正馬全集2巻』(pp.279-393), 白揚社．……168
森平直子（2003）「学生相談における調整的音楽療法の活用」『心理臨床学研究』21, 520-530．……168
森本浩志・嶋田洋徳（2010）「職場の主要なストレッサーのタイプに応じたコーピング尺度の作成と信頼性，妥当性の検討」『産業ストレス研究』17, 119-132．……140
森本浩志ほか（2012）「コーピングの有効性におけるGoodness-of-fit仮説とコーピングの選択理由の関連」『行動医学研究』18, 3-11．……140
文部科学省（1988）「健康教育の推進と学校健康教育課の設置について」Retrieved from http://www.mext.go.jp/b_menu/hakusho/nc/t19880701002/t19880701002.html（2018年7月1日閲覧）……186
文部科学省（2003）「在外教育施設安全対策資料【心のケア編】第3章スクールカウンセリング」Retrieved from http://www.mext.go.jp/a_menu/shotou/clarinet/002/003/010/009.htm（2019年5月

13日閲覧）……482
文部科学省（2013）「教職員のメンタルヘルス対策について（最終まとめ）」Retrieved from http://www.mext.go.jp/component/b_menu/shingi/toushin/__icsFiles/afieldfile/2013/03/29/1332655_03.pdf（2019年5月13日閲覧）……508
文部科学省（2014）「不登校に関する実態調査―平成18年度不登校生徒に関する追跡調査報告書」Retrieved from http://www.mext.go.jp/b_menu/houdou/26/07/1349738.htm（2019年3月9日閲覧）……336
文部科学省（2015）「平成27年度体力・運動能力調査結果の概要及び報告書について（スポーツ庁）」．……16
文部科学省（2017a）「幼稚園教育要領」Retrieved from http://www.mext.go.jp/component/a_menu/education/micro_detail/__icsFiles/afieldfile/2018/04/24/1384661_3_2.pdf（2019年8月9日閲覧）……186
文部科学省（2017b）「中学校学習指導要領解説（平成29年度告示）保健体育編」Retrieved from http://www.mext.go.jp/component/a_menu/education/micro_detail/__icsFiles/afieldfile/2018/05/07/1387018_8_2.pdf（2019年2月28日閲覧）……190
文部科学省（2017c）「医学教育モデル・コア・カリキュラム（平成28年度改訂版）」Retrieved from http://www.mext.go.jp/b_menu/shingi/chousa/koutou/033-2/toushin/1383962.htm（2018年7月11日閲覧）……528
文部科学省（2018a）「高等学校学習指導要領解説　保健体育編・体育編」Retrieved from http://www.mext.go.jp/component/a_menu/education/micro_detail/__icsFiles/afieldfile/2018/07/13/1407073_07.pdf（2019年2月28日閲覧）……190
文部科学省（2018b）「学校保健統計調査」Retrieved from http://www.mext.go.jp/b_menu/toukei/chousa05/hoken/1268826.htm（2018年7月31日閲覧）……296
文部科学省（2018c）「平成28年度児童生徒の問題行動・不登校等生徒指導上の諸課題に関する調査（確定値）について」Retrieved from http://www.mext.go.jp/b_menu/houdou/30/02/__icsFiles/afieldfile/2018/02/23/1401595_002_1.pdf（2019年5月28日閲覧）……338
文部科学省・厚生労働省（2014）「人を対象とする医学系研究に関する倫理指針」Retrieved from http://www.lifescience.mext.go.jp/files/pdf/n1443_01.pdf（2018年4月18日閲覧）……610, 818

■や

安田佳代（2010）「国際連盟保健機関から世界保健機関へ 1943-1946年―機能的国際協調の継承と発展」『年報政治学』61, 194-211.……20
安田美弥子（2004）『現代の心の病アディクション―事例にみるその病態と回復法』太陽出版.……328
矢田部尚子ほか（2018）「歯周疾患検診の推定受診率の推移とその地域差に関する検討」『口腔衛生学会雑誌』68, 92-100.……206
柳澤正義ほか（2008）『授乳・離乳の支援ガイド―実践の手引き』母子保健事業団.……184
山岡もも・松永しのぶ（2013）「高齢者の友人関係―友人関係機能, 友人関係満足度と主観的幸福感との関連」『學苑』868, 9-19.……366
山口美智子ほか（2007）「造血幹細胞移植を受けた造血器腫瘍患者の痛みの体験と看護援助」『日本がん看護学会誌』21, 48-55.……112
山崎勝之（1996）『タイプA性格の形成に関する発達心理学的研究』風間書房.……118
山崎喜比古（2009）「ストレス対処能力（SOC）の概念と定義」『看護研究』42, 479-490.……28
山下　光（2017）「心理学者から見た神経心理学的評価」『認知神経科学』19, 125-132.……254
山田和夫（1975）「大学生精神医学的チェック・リスト（UPI）について」『心と社会』6, 41-55.……240
山田長伸（2017）「社会的責任・法令遵守とリスクマネジメント」川上憲人総監修, 廣　尚典監修『メンタルヘルス・マネジメント検定試験公式テキスト（第4版）』（pp.29-70）, 中央経済社.……440
山田冨美雄（2016）「「自分を知ろうチェックリスト」を用いた被災児のストレス評価―被災した子どもたちのストレスとの対処」安藤清志・松井　豊編『震災後の親子を支える―家族の心を守るために』（pp.17-31）, 誠信書房.……546
山蔦圭輔（2017）「青年期女性における食行動異常発現・維持モデルの構築と効果的支援法に関する検討」Journal of Health Psychology Research, 30, 171-177.……314
山中　寛・冨永良喜（2000）『動作とイメージによるストレスマネジメント教育（基礎編）』北大路書房.

……204
山中康裕(1998)「個人心理療法(精神療法)と芸術療法」『芸術療法 1 理論編』(pp.39-55),岩崎学術出版社. ……470
山本 獎 (2016)「大規模災害に備える―東日本大震災時の子供の心のサポートの経験から」『日本教育』457, 14-17. ……536

■ゆ

遊佐安一郎(1984)『家族療法入門―システムズ・アプローチの理論と実際』星和書店. ……464

■よ

余語真夫 (2014)「感情と意思決定―構成主義的感情論の視座から」『心理学評論』57, 124-139. ……108
横澤直文ほか(2015)「統合失調症患者の性機能障害に対する精神科医師の態度」『精神障害とリハビリテーション』19, 186-193. ……562
横山和仁・荒記俊一 (1994)『日本版 POMS 手引』金子書房. ……250
吉田伊津美 (2008)「乳幼児期の運動発達」『スポーツ心理学事典』(pp.90-95), 大修館書店. ……186
吉田弘道 (2012)「育児不安研究の現状と課題」『専修人間科学論集・心理学篇』2, 1-8. ……586
吉村健佑ほか(2013)「日本における職場でのメンタルヘルスの第一次予防対策に関する費用便益分析」『産業衛生学雑誌』55, 11-24. ……432

■ら

ライオン歯科衛生研究所 (2017)『歯みがき 100 年物語』ダイヤモンド社. ……206
ライダー島崎玲子ほか編著 (2018)『看護学概論 看護追求へのアプローチ (第 4 版)』医歯薬出版. ……398

■ろ

労働者健康安全機構 (2014)「スタート!! 産業保健三事業一元化」『産業保健 21』76, 1-7. ……442
労働政策研究・研修機構 (2017)「データブック国際労働比較」Retrieved from http://www.jil.go.jp/kokunai/statistics/databook/2017/documents/Databook2017.pdf (2018 年 5 月 26 日閲覧) ……592

■わ

若井建志ほか (1999a)「バイアスの種類とその対策 (1)」『日本循環器管理研究協議会雑誌』34, 42-45. ……230
若井建志ほか (1999b)「バイアスの種類とその対策 (2)」『日本循環器管理研究協議会雑誌』34, 188-190. ……230
若林明雄 (2009)『パーソナリティとは何か―その概念と理論』培風館. ……78
和田 実・鈴木真紀 (2012)「中年期女性の同性友人関係と孤独感」『人間学研究』10, 17-32. ……366
和田 実ほか (2008)『心理学入門』川島書店. ……104
渡邊綾子ほか(2018)「地域の両親学級における妊婦に対する単発の睡眠教育が睡眠,抑うつに与える効果」Journal of Health Psychology Research, 31, 61-68. ……530
渡辺俊太郎・小玉正博 (2001)「怒り感情の喚起・持続傾向の測定―新しい怒り尺度の作成と信頼性・妥当性の検討」『健康心理学研究』14, 32-39. ……250
渡辺俊太郎・小玉正博 (2004)「怒りと健康に関する研究の動向と今後の課題」『筑波大学心理学研究』27, 83-97. ……144
渡邉正樹 (2000)「青少年の危険行動をとらえる視点」『初等教育資料』728, 72-75. ……268
渡邉正樹ほか (2001)「青少年の危険行動とその関連要因に関する基礎的研究―国内外の研究動向と今後の研究課題」『学校保健研究』43, 310-322. ……268
渡邉正樹ほか (2011)「青少年危険行動志向性尺度の開発」『東京学芸大学紀要芸術・スポーツ科学系』63, 79-85. ……268
渡辺三枝子 (1996)『カウンセリング心理学―変動する社会とカウンセラー』ナカニシヤ出版. ……448
渡邊芳之 (2013)「パーソナリティ概念と人か状況か論争」二宮克美ほか編『パーソナリティ心理学ハンドブック』(pp.36-42), 福村出版. ……78

欧文引用文献

＊各文献の最後に明記してある数字は引用している項目の最初のページを表す

■A

AASM: American Academy of Sleep Medicine (2014) *International classification of sleep disorders* (3rd ed.), American Academy of Sleep Medicine. ……318

Abraham, R. (2000) The role of job control as a moderator emotional dissonance and emotional intelligence-outcome relationships. *The Journal of Psychology*, 134, 169-184. ……360

Abramson, L. Y. et al. (1978) Learned helplessness in humans: Critique and reformulation. *Journal of Abnormal Psychology*, 87, 49-74. ……236

Acas: The Advisory, Conciliation and Arbitration Service (2015) Bullying and harassment at work: A guide for managers and employers, Advisory, Conciliation and Arbitration Service. Retrieved from http://www.acas.org.uk/media/pdf/c/j/Bullying-and-harassment-in-the-workplace-a-guide-for-managers-and-employers.pdf（2019年3月3日閲覧）……342

Addis, M., & Martell, C. (2004) *Overcoming depression one step at a time: The new behavioral activation approach to getting your life back*, New Harbinger Publications.（大野 裕・岡本泰昌監訳（2012）『うつ病を克服するための行動活性化練習帳―認知行動療法の新しい技法』創元社.）……524

Adler, P. S. (1975) The transitional experience: An alternative view of culture shock. *Journal of Humanistic Psychology*, 15, 13-23. ……378

AHRQ: Agency for Healthcare Research and Quality (2008) *Treating tobacco use and dependence, 2008 update*, AHCPR Supported Clinical Practice Guidelines. ……490

Ai, A. L. et al. (2014) Racial/ethnic identity and subjective physical and mental health of Latino Americans: An asset within? *American Journal of Community Psychology*, 53, 173-184. ……380

Akanuma, K. et al. (2011) Improved social interaction and increased anterior cingulate metabolism after group reminiscence with reality orientation approach for vascular dementia. *Psychiatry Research: Neuroimaging*, 192, 183-187. ……532

Aknin, L. B. et al. (2013) Prosocial spending and well-being: Cross-cultural evidence for a psychological universal. *Journal of Personality and Social Psychology*, 104, 635-652. ……354

Algoe, S. B. (2012) Find, remind, and bind: The functions of gratitude in everyday relationships. *Social & Personality Psychology Compass*, 6, 455-469. ……362

Allport, G. W. (1937) *Personality: A psychological interpretation*, Henry Holt. ……78

Allport, G. W. (1961) *Pattern and growth in personality*, Holt, Rinehart & Winston. ……86, 364

American College of Sports Medicine (2017a) *ACSM's resource manual for guidelines for exercise testing and prescription* (10th ed.), Lippincott Williams & Wilkins. ……196

American College of Sports Medicine (2017b) *ACSM's guidelines for exercise testing and prescription* (10th ed.), Wolters Kluwer. ……486

American Diabetes Association (2008) Nutrition recommendations and interventions for diabetes: A position statement of the American Diabetes Association. *Diabetes Care*, 31, S61-S76. ……14

Andreassen, C. S. et al. (2012) Development of a facebook addiction scale. *Psychological Reports*, 110, 501-517. ……276

Anthony, W. A., & Liberman, R. P. (1986) The practice of psychiatric rehabilitation: Historical, conceptual, and research base. *Schizophrenia Bulletin*, 12, 542-559. ……322

Anthony, W. A. (1993) Recovery from mental illness: The guiding vision of the mental health service system in the 1990s. *Psychosocial Rehabilitation Journal*, 16, 11-23. ……322

Antonovsky, A. (1979) *Health, stress, and coping: New perspectives on mental and physical well-being*, Jossey-Bass Publishers. ……80

Aoki, T. et al. (2012) The Great East Japan Earthquake Disaster and cardiovascular diseases. *European Heart Journal*, 33, 2796-2803. ……128

APA: American Psychiatric Association, Division12, Retrieved from https://www.div12.org（2019年3

月 14 日閲覧）……492
APA: American Psychiatric Association（1980）*Diagnostic and statistical manual of mental disorders*（3rd ed.）, American Psychiatric Publishing. ……566
APA: American Psychiatric Association（2013）*Diagnostic and statistical manual of mental disorders: DSM-5*（5th ed.）, American Psychiatric Publishing.（高橋三郎・大野　裕監訳（2014）『DSM-5 精神疾患の診断・統計マニュアル』医学書院.）……90, 142, 160, 282, 310, 314, 316, 318, 324, 326, 490, 540, 546, 562, 566
APA: American Psychological Association（2014）Guidelines for prevention in psychology. *American Psychologist*, 69, 285-296. ……482
APA: American Psychological Association（2017）*Ethical principles of psychologist and code of conduct*, Retrieved from http://www.apa.org/ethics/code/ethics-code-2017.pdf（2019 年 2 月 7 日閲覧）……504, 620
APA Presidential Task Force on Evidence-Based Practice（2006）Evidence-based practice in psychology. *The American Psychologist*, 61, 271-285. ……36
Apanovitch, A. M. et al.（2003）Using message framing to motivate HIV testing among low-income, ethnic minority women. *Health Psychology*, 22, 60-67. ……502
Arai, Y. et al.（1997）Reliability and validity of the Japanese version of the Zarit Caregiver Burden Interview. *Psychiatry Clin Neurosciences*, 51, 281-287. ……176
Aral, S. O. et al.（2007）*Behavioral interventions for prevention and control of sexually transmittied diseases 2007 Edition*, Springer. ……578
Argyle, M.（1981）*Social skills and health*, Methuen. ……352
Arney, K.（2017）*How to code a human*, Andre Deutsch.（長谷川知子監訳，桐谷知未訳（2018）『ビジュアルで見る　遺伝子・DNA のすべて』原書房.）……62
Arzi, A. et al.（2014）Olfactory aversive conditioning during sleep reduces cigarette-smoking behavior. *Journal of Neuroscience*, 34, 15382-15393. ……550
Australian Psychological Society（2018）Ethical guidelines for psychological assessment and the use of psychological tests, Retrieved from https://www.psychology.org.au/getattachment/Membership/APS-Ethical-Guidelines/Ethical-guideline-psych-ax.pdf（2019 年 2 月 7 日閲覧）……620
Avis, N. E. et al.（2001）Is there a menopausal syndrome? Menopausal status and symptoms across racial/ethnic groups. *Social Science and Medicine*, 52, 345-356. ……556
Ayduk, Ö. et al.（2008）Individual differences in the rejection-aggression link in the hot sauce paradigm: The case of rejection sensitivity. *Journal of Experimental Social Psychology*, 44, 775-782. ……372
Ayers, B. et al.（2010）The impact of attitude towards the menopause on women's symptom experience: A systematic review. *Maturitas*, 65, 28-36. ……556

■B

Bach, S.（1990）*Life paints its own span: On significance of spontaneous pictures by severely ill children*, Stiftung and Daimon Verlag.（老松克博・角野喜宏訳（1998）『生命はその生涯を描く』誠信書房.）……470
Bambling, M. et al.（2006）Clinical supervision: Its influence on client-rated working alliance and client symptom reduction in the brief treatment of major depression. *Psychotherapy Research*, 16, 317-331. ……616
Bandura, A.（1977）Self-efficacy: Toward a unifying theory of behavioral change. *Psychological Review*, 84, 191-215. ……242
Bandura, A.（1997）*Self-efficacy: The exercise of control*, Freeman. ……152
Bannink, F.（2012）*Practicing positive CBT: From reducing distress to building success*, Wiley-Blackwell. ……466
Barefoot, J. C. et al.（1983）Hostility, CHD incidence, and total mortality: A 25-year follow-up study of 255 physicians. *Psychosomatic Medicine*, 45, 59-63. ……118
Barlow, D. H. et al.（2011）*Unified protocol for Transdiagnostic treatment of emotional disorders; Therapist guide*, Oxford University Press.（伊藤正哉・堀越　勝訳（2012）『不安とうつの統一プロコ

トル─診断を越えた認知行動療法』診断と治療社.）……130
Baron, R. A., & Richardson, D. R.（1994）*Human aggression*（2nd ed.）, Plenum Press. ……142
Barrera, M., Jr. et al.（1981）Preliminary development of a scale of social support: Studies on college students. *American Journal of Community Psychology*, 9, 435-447. ……262
Barrera, M.（1986）Distinctions between social support concepts, measures, and models. *American Journal of Community Psychology*, 14, 413-445. ……154, 350
Barrett, L. F.（2017）*How emotions are made: The secret life of the brain*, Houghton Mifflin Harcourt. ……108
Barten, H. H.（1971）The expanding spectrum of the brief therapies. In H. H. Barten ed., *Brief therapies*（pp.3-23）, Behavioral Publications. ……466
Batson, C. D.（2011）*Altruism in humans*, Oxford University Press.（菊池章夫・二宮克美訳（2012）『利他性の心理学』新曜社.）……354
Beaumont, R., & Sofronoff, K.（2008）A multi-compornent social skills intervention for children with asperger syndrome: The junior detective training program. *Journal of Child Psychologyand Psychiatry*, 49, 743-753. ……512
Beck, A. T., & Dozois, D. J. A.（2011）Cognitive therapy: Current status and future directions. *Annual Review of Medicine*, 62, 397-409. ……456
Beck, A. T.（1979）*Cognitive therapy of depression*, Guilford Press. ……164
Beck, J. S.（1995）*Cognitive therapy: Basics and beyond*, Guilford Press. ……456
Beckman, H. et al.（1989）Outcome based research on doctor-patient communication: A review. In M. Stewart & D. L. Roer eds., *Communicating with medical patients*（pp.223-227）, Sage Publications. ……38
Beels, C.（1981）Social support and schizophrenia. *Schizophrenia Bulletin*, 7, 58-72. ……350
Begeny, C. T., & Huo, Y. J.（2018）Is it always good to feel valued? The psychological benefits and costs of higher perceived status in one's ethnic minority group. *Group Processes and Intergroup Relations*, 21, 193-213. ……380
Belloc, N. B., & Berslow, L.（1972）Relationship of physical health status and health practice. *Preventive Medicine*, 1, 409-421. ……266
Beltzer, M. L. et al.（2014）Rethinking butterflies: The affective, physiological, and performance effects of reappraising arousal during social evaluation. *Emotion*, 14, 761-768. ……148
Benjamin, H.（1953）Transvestism and transsexualism. *International Journal of Sexology*, 7, 12-14. ……566
Benowitz, L. N.（1999）Nicotine addiction. *Tobacco Use and Cessation*, 26, 611-631. ……200
Benson, H.（1975）*The relaxation response*, William Morrow.（中尾睦宏ほか訳（2001）『リラクセーション反応』星和書店.）……468
Bereavement Services Association（2014）Bereavement care services standards 2014, Retrieved from http://bsauk.org/uploads/593853480.pdf（2019年5月13日閲覧）……478
Berger, B. E. et al.（2001）Measuring stigma in people with HIV: Psychometric assessment of the HIV stigma scale. *Research in Nursing and Health*, 24, 518-529. ……502
Berkman, L. F. et al.（2014）*Social epdemiology*, Oxford University Press.（高尾総司ほか監訳（2017）『社会疫学』大修館書店.）……384
Berry, J. W.（1997）Immigration, acculturation, and adaptation. *International Association of Applied Psychology*, 46, 5-68. ……378
Berslow, L., & Enstorm, J. E.（1980）Persistence of health habits and their relationship to mortality. *Preventive Medicine*, 9, 469-483. ……266
Bibbey, A. et al.（2015）Cardiovascular and cortisol reactions to acute psychological stress under conditions of high versus low social evaluative threat: Associations with the Type D personality construct. *Psychosomatic Medicine*, 77, 599-608. ……120
Binet, A., & Simon, Th.（1911）*A method of measuring the development of the intelligence of young children*, Courier.（中野善達・大沢直子訳（1982）『知能の発達と評価─知能検査の誕生』福村出版.）……274
Bisson, J. I., & Lewis, C.（2009）*Systematic review of psychological first aid*, Commissioned by the

WHO (available upon request). ……544
Black, D. S., & Slavich, G. M. (2016) Mindfulness meditation and the immune system: A systematic review of randomized controlled trials. *Annals of the New York Academy of Sciences*, 1373, 13-24. ……56
Bliss, T. V., & Lømo, T. (1973) Long-lasting potentiation of synaptic transmission in the dentate area of the anaesthetized rabbit following stimulation of the perforant path. *The Journal of Physiology*, 232, 331-356. ……66
Block, J. H., & Block, J. (1980) The role of ego-control and ego-resiliency in the organization of behavior. In W. A. Collins ed., *Development of cognition, affect, and social relations: The Minnesota symposia on child psychology* (Vol. 13, pp. 39-101), Lawrence Erlbaum Associates. ……130
Block, J., & Kremen, A. M. (1996) IQ and ego-resiliency: Conceptual and empirical connections and separateness. *Journal of personality and social psychology*, 70, 349-361. ……130
Bono, J., & Vey, M. (2005) Toward understanding emotion management at work: A quantitative review of emotional labor research. In C. E. J. Hartel et al. eds., *Emotions in organizational behavior* (pp.213-233), Lawrence Erlbaum. ……360
Boss, P. (2006) *Loss, trauma, and resilience: Therapeutic work with ambiguous loss*, W. W. Norton. (中島聡美・石井千賀子監訳 (2015) 『あいまいな喪失とトラウマからの回復―家族とコミュニティのレジリエンス』誠信書房.) ……478
Bowlby, J. (1980) *Loss*, Hogarth Press. (黒田実郎ほか訳 (1991) 『母子関係の理論3 対象喪失』岩崎学術出版社.) ……478
Bromberger, J. T. et al. (2007) Depressive symptoms during the menopausal transition: The Study of Women's Health Across the Nation (SWAN). *Journal of Affective Disorders*, 103, 267-272. ……556
Bromet, E. J. et al. (2011) A 25 year retrospective review of the psychological consequences of the Chernobyl accident. *Clinical Oncology*, 23, 297-305. ……538
Brosschot, J. F., & Thayer, G. W. (2006) The perseverative cognition hypothesis: a review of worry, prolonged stress-related physiological activation, and health. *Journal of Psychosomatic Research*, 60, 113-134. ……108
Brown, G. W. et al. (1962) Influence of family life on the courses of schizophrenic illness. *British Journal of Preventive & Social Medicine*, 16, 55-68. ……368
Bryant, R. A. (2011) Acute stress disorder as a predictor of posttraumatic stress disorder: A systematic review. *Journal of Clinical Psychiatry*, 72, 233-239. ……540
Burg, M. M. et al. (2005) Low perceived social support and post-myocardial infarction prognosis in the enhancing recovery in coronary heart disease clinical trial: The effects of treatment. *Psychosomatic Medicine*, 67, 879-888. ……498
Buss, A. H., & Perry, M. (1992) The aggression questionnaire. *Journal of Personality and Social Psychology*, 63, 452-459. ……250
Butler, R. N. (1963) The life review: An interpretation of reminiscence in the aged. *Psychiatry*, 26, 65-76. ……476

■C

Cameron, L. D., & Leventhal, H. (2003) *The self-regulation of health and illness behavior*, Routledge. ……278
Caplan, G. (1964) *Principles of preventive psychiatry*, Basic Books. ……158
Caplan, G. (1974) *Support systems and community mental health: Lectures on concept development*, Behavioral Publications. ……262, 350
Carlson, N. R. (2012) *Physiology of behavior* (11th ed.), Pearson Education. (泰羅雅登・中村克樹監訳 (2013) 『カールソン神経科学テキスト (第4版)』丸善出版.) ……60
Carroll, L. et al. (1998) Interpersonal consequences of narcissistic and borderline personality disorders. *Journal of Social and Clinical Psychology*, 17, 38-49. ……90
Carta, M. G. et al. (2009) Adjustment disorder: Epidemiology, diagnosis and treatment. *Clinical Practice and Epidemiology in Mental Health*, 5, 15. ……326
Carter, C. S. et al. (2007) Oxytocin: Behavioral associations and potential as a salivary biomarker.

Annals of the New York Academy of Sciences, 1098, 312-322 (Review). ……60

Carver, S. C. (2010) Personality. In R. F. Baumeister, & E. J. Finkel eds., *Advanced social psychology: The state of the science* (pp.757-794), Oxford University Press. ……270

Carver, C. S., & Connor-Smith, J. (2010) Personality and coping. *Annual Review of Psychology*, 61, 679-704. ……258

Carver, C. S., & Scheier, M. F. (1981) *Attention and self-regulation: A control theory approach to human behavior*, Springer-Verlag. ……346

Carver, C. S. et al. (1989) Assessing coping strategies: A theoretically based approach. *Journal of Personality and Social Psychology*, 56, 267-283. ……258

Catania, J. A. et al. (1990) Help-seeking behaviors of people with sexual problems. *Archives of Sexual Behavior*, 19, 235-250. ……572

Cauldwell, D. (1949) Psychopathia Transexualis. *Sexology*, 16, 274-280. ……566

CDC (2018) Youth Risk Behavior Surveillance System (YRBSS), Retrieved from https://www.cdc.gov/healthyyouth/data/yrbs/index.htm（2018年7月20日閲覧）……268

Çelebi, E. et al. (2017) Ethnic identification, discrimination, and mental and physical health among Syrian refugees: The moderating role of identity needs. *European Journal of Social Psychology*, 47, 832-843. ……380

Centers for Disease Control and Prevention (2011) What is the health communication? Centers for Disease Control and Prevention website, Retrieved from https://www.cdc.gov/healthcommunication/healthbasics/WhatIsHC.html（2018年7月24日閲覧）……214

Centers for Disease Control and Prevention (2013) Unintended Pregnancy Prevention, Retrieved from https://www.cdc.gov/reproductivehealth/unintendedpregnancy/（2018年7月30日閲覧）……594

Cervone, D., & Pervin, L. A. (2015) *Personality: Theory and research* (13th ed.), John Wiley & Sons. ……78

Chambless, D. L. et al. (1996) An update on empirically validated therapies. *The Clinical Psychologist*, 49, 5-18. ……476

Cialdini, R. B. et al. (1987) Empathy-based helping: Is it selflessly or selfishly motivated? *Journal of Personality and Social Psychology*, 52, 749-758. ……354

Cobb, S. (1976) Social support as a moderator of life stress. *Psychosomatic Medicine*, 38, 300-314. ……262

Cohen, S., & Wills, T. A. (1985) Stress, social support, and the buffering hypothesis. *Psychological Bulletin*, 98, 310-357. ……154, 350

Cohen, S. E., & Syme, S. L. eds. (1985) *Social support and health*, Academic Press. ……262

Cohen, S. et al. (1986a) *Behavior, health, and environmental stress*, Plenum Press. ……140

Cohen, S. et al. (1986b) Social skills and the stress protective role of social support. *Journal of Personality and Social Psychology*, 55, 991-1008. ……352

Cohen, S. et al. (1991) Psychological stress and susceptibility to the common cold. *New England Journal of Medicine*, 325, 606-612. ……56

Cohn, M. A., & Fredrickson, B. L. (2009) Positive emotions. In S. J. Lopez & C. R. Snyder eds., *The Oxford handbook of positive psychology* (pp.13-24), Oxford University Press. ……106

Collins, P. Y. et al. (2008) Relationship of stigma to HIV risk among women with mental illness. *American Journal of Orthopsychiatry*, 78, 498-506. ……588

Consedine, N. S. et al. (2007) Bodily embarrassment and judgment concern as separable factors in the measurement of medical embarrassment. *British Journal of Health Psychology*, 12, 439-462. ……576

Cooper, C. L., & Dewe, P. (2004) *Stress: A brief history*, Blackwell Publishing.（大塚泰正ほか訳（2006）『ストレスの心理学――その歴史と展望』北大路書房．）……128

Cooper, C. L., & Marchall, J. (1976) Occupational sources of stresss: A review of the literature relating to coronary heart disease and ill health. *Journal of Occupational and Organizational Psychology*, 49, 11-28. ……358

Cooper, Z. et al. (2003) *Cognitive-behavioral treatment of obesity: A clinician's guide*, Guilford Press. ……166

Corey, G. et al. (2003) *Issues & ethics in the helping professions* (6th ed.), Brookes/Cole & Thomson Learning. (村本詔司監訳 (2004)『援助専門家のための倫理問題ワークブック』創元社.) ……618

Costa, P. T., Jr., & McCrae, R. R. (1992) *The NEO-PI-R professional manual: Revised Neo Five-Factor Inventory (NEO-PI-R) and NEO Five Factor Model (NEO-FFI) professional manual*, Psychological Assessment Resources. ……100

Creswell, J. W. (2015) *A concise introduction to mixed methods research*, Sage. (抱井尚子訳 (2017)『早わかり混合研究法』ナカニシヤ出版.) ……390

Cuijpers, P., & Smit, F. (2004) Subthreshold depression as a risk indicator for major depressive disorder: A systematic review of prospective studies. *Acta Psychiatrica Scandinavica*, 109, 325-331. ……248

Cutrona, C. E., & Russell, D. W. (1990) Type of social support and specific stress: Toward a theory of optimal matching. In B. R. Sarason et al. eds., *Social support: An interactional view* (pp.319-366), John Wiley & Sons. ……154

■D

Dalton, K. (1978) *Once a month: The original premenstrual syndrome handbook*, Fontana Paperbacks. (児玉憲典訳 (1987)『ワンス・ア・マンス』時空出版.) ……554

Darley, J. M., & Latané, B. (1968) Bystander intervention in emergencies: Diffusion of responsibility. *Journal of Personality and Social Psychology*, 8, 377-383. ……354

Davis, D. E. et al. (2016) Thankful for the little things: A meta-analysis of gratitude interventions. *Journal of Counseling Psychology*, 63, 20-31. ……362

De Jong, P., & Berg, I. K. (2013) *Interviewing for solutions* (4th ed.), Brooks/Cole. ……466

de Shazer, S. et al. (1986) Brief therapy: Focused solution development. *Family Process*, 25, 207-222. ……466

de Vogel, V. (2012) *SAPROF. Guidelines for the assessment of protective factors for violence risk* (English version 2nd ed.), Forum Educatief. ……412

Deci, E. L., & Ryan, R. M. (2002) *Handbook of self-determination research*, University of Rochester Press. ……104

Deegan, P. E. (1996) Recovery as a journey of the heart. *Psychiatric Rehabilitation Journal*, 19, 91-97. ……322

Dement, W., & Kleitman, N. (1957) Cyclic variations in EEG during sleep and their relation to eye movements, body motility, and dreaming. *Electroencephalography and Clinical Neurophysiology*, 9, 673-690. ……68

Demerouti, E. et al. (2001) The job demands-resources model of burnout. *Journal of Applied Psychology*, 86, 499-512. ……134

Demetrovics, Z. et al. (2012) The development of the Problematic Online Gaming Questionnaire (POGQ). *PLoS ONE*, 7, e36417. ……276

Denollet, J. (2005) DS14: Standard assessment of negative affectivity, social inhibition, and Type D personality. *Psychosomatic Medicine*, 67, 89-97. ……120

Denollet, J. et al. (1995) Personality and mortality after myocardial infarction. *Psychosomatic Medicine*, 57, 582-591. ……80

Denollet, J. et al. (1996) Personality as independent predictor of long-term mortality in patients with coronary heart disease. *Lancet*, 347, 417-421. ……120

Denollet, J. et al. (2000) Inadequate response to treatment in coronary heart disease adverse effects of type D personality and younger age on 5-year prognosis and quality of life. *Circulation*, 102, 630-635. ……100, 284

Denollet, J. et al. (2003) Cytokines and immune activation in systolic heart failure: The role of Type D personality. *Brain, Behavior, and Immunity*, 17, 304-309. ……120

Denollet, J. et al. (2008) Clinical events in coronary patients who report low distress: Adverse effect of repressive coping. *Health Psychology*, 27, 302-308. ……120, 284

Department of Health and Human Services (2013) *Treating tobacco use and dependence: 2008 update*, Createspace Independent Publishing. ……490

DePaulo, B. M. (1983) Perspectives on help-seeking. In B. M. DePaulo et al. eds., *New directions in helping, Vol.2 Help-seeking* (pp.3-12), Academic Press. ……356, 572
DeSouza, E. R. (2011) Frequency rates and correlates of contrapower harassment in higher education. *Journal of Interpersonal Violence*, 26, 158-188. ……342
Dew, M. A., & Bromet, E. J. (1993) Predictors of temporal patterns of psychiatric distress during 10 years following the nuclear accident at Three Mile Island. *Social Psychiatry and Psychiatric Epidemiology*, 28, 49-55. ……538
Dickerson, S. S., & Kemeny, M. E. (2004) Acute stressors and cortisol responses: A theoretical integration and synthesis of laboratory research. *Psychological Bulletin*, 130, 355-391. ……54
Diener, E. et al. (1999) Subjective well-being: Three decades of progress. *Psychological Bulletin*, 125, 276-302. ……156
Dollard, J. et al. (1939) *Frustration and aggression*, Yale University Press. ……110, 142
Drabick, D. A., & Goldfried, M. R. (2000) Training the scientist-practitioner for the 21st century: Putting the bloom back on the rose. *Journal of Clinical Psychology*, 56, 327-340. ……36
Drake, R. E. et al. (2005) *Evidence-baced mental health practice*, W.W. Norton. ……36
Drossman, D., & Thompson, W. (1992) The irritable bowel syndrome: Review and a graduated multicomponent treatment approach. *Annals of Internal Medicine*, 116, 1009-1016. ……312
Dryden, W., & Mytton, J. (1999) *Four approaches to counselling and psychotherapy*, Routledge. ……448
Durkheim, É. ([1897]1960) *Le Suicide: étude de sociologie*, nouvelle édition, 3e trimestre, Presses universitaires de France.（宮島 喬訳（1985）『自殺論』中央公論社.）……138
Duval, S., & Wicklund, R. A. (1972) *A theory of self-awareness*, Academic Press. ……346
D'Zurilla, T. J. (1986) *Problem-solving therapy: A social competence approach to treatment*, Wiley. ……522
D'Zurilla, T. J., & Goldfried, M. R. (1971) Problem solving and behavior modification. *Journal of Abnormal Psychology*, 78, 107-126. ……522
D'Zurilla, T. J., & Nezu, A. (1982) Social problem solving in adults. In P. C. Kendall ed., *Advance in cognitive-behavioral research and therapy Vol.1* (pp.201-274), Academic Press. ……522
D'Zurilla, T. J., & Nezu, A. M. (1999) *Problem-solving therapy: A social competence approach to clinical intervention* (2nd ed.), Springer. ……522

■E

Ebrahim, S. et al. (2011) Multiple risk factor interventions for primary prevention of coronary heart disease. *Cochrane Database of Systematic Reviews*, 1, CD001561. ……192
Edinger, D., & Carney, C. E. (2008) *Overcoming insomnia: A cognitive-behavioral therapy approach: Therapist guide*, Oxford University Press. ……166
Eguchi, H. et al. (2017) Co-worker perceptions of return-to-work opportunities for Japanese cancer survivors. *Psycho-Oncology*, 26, 309-315. ……436
Eisenberger, N. I. et al. (2003) Does rejection hurt? An FMRI study of social exclusion. *Science*, 302, 290-292. ……372
Eisenberger, N. I. et al. (2006) An experimental study of shared sensitivity to physical pain and social rejection. *Pain*, 126, 132-138. ……372
Ekers, D. et al. (2008) A meta-analysis of randomized trials of behavioural treatment of depression. *Psychological Medicine*, 38, 611-623. ……498
Ekman, P. (1972) Universals and cultural difference in facial expression of emotion. *Nebraska symposium on motivation 1971* (pp.207-283), University of Nebraska Press. ……102
Ekman, P. (1992) An argument for basic emotions. *Cognition and Emotion*, 6, 169-200. ……102, 108, 516
Ellis, A. (1994) *Reason and emotion in psychotherapy*, Carol Publishing Group.（野口京子訳（1999）『理性感情行動療法』金子書房.）……454
Ellis, A. (1998) *How to control your anger before it controls you*, Birch Lane Press.（野口京子訳（2004）『怒りをコントロールできる人，できない人―理性感情行動療法（REBT）による怒りの解決法』金子書房.）……454

Ellis, A., & Dryden, W. (1987) *The practice of rational emotive behavior therapy*, Springer Publishing. (稲松信雄ほか訳（1996）『REBT 入門―理性感情行動療法への招待』実務教育出版.) ……454

Ellis, H.（1936）*Eonism. Studies in psychiatry of sex*, Rondmhouse. ……566

Ellison, M. L. et al.（2011）Statewide initiative of intensive psychiatric rehabilitation: Outcomes and relationship to other mental health service use. *Psychosocial Rehabilitation Journal*, 35, 9-19. ……322

Emmons, R. A., & McCullough, M. E.（2003）Counting blessings versus burdens: An experimental investigation of gratitude and subjective well-being in daily life. *Journal of Personality and Social Psychology*, 84, 377-389. ……362

Engel, G. L.（1977）The need for a new medical model: A challenge for biomedicine. *Science*, 196, 129-136. ……34

Erikson, E. H.（1950）*Childhood and society*, W.W. Norton.（仁科弥生訳（1977）『幼児期と社会』みすず書房.) ……84, 174, 476

Erikson, E. H., & Erikson, J. M.（1997）*The life cycle completed*（Extended version）, W.W. Norton.（村瀬孝雄・近藤邦夫訳（2001）『ライフサイクル，その完結（増補版）』みすず書房.) ……16

Erikson, E. H. et al.（1986）*Vital involvement in old age*, W.W. Norton.（朝長正徳・朝長梨枝子訳（1990）『老年期―生き生きしたかかわりあい』みすず書房.) ……476

Espie, C. A.（2009）"Stepped care": A health technology solution for delivering cognitive behavioral therapy as a first line insomnia treatment. *Sleep*, 32, 1549-1558. ……528, 530

Evans, S. et al.（2007）The impact of mental illness on quality of life: A comparison of severe mental illness, common mental disorder and healthy population samples. *Quality of Life Research*, 16, 17-29. ……240

Evers, K. E. et al.（2006）A randomized clinical trial of a population- and transtheoretical model-based stress-management intervention. *Health Psychology*, 25, 521-529. ……204

■F

Faggiano, F. et al.（2005）School-based prevention for illicit drugs' use. In F. Faggiano ed., *Cochrane Database of Systematic Reviews*, John Wiley & Sons. ……190

Faris, R. E. L., & Dunham, H. W.（1939）*Mental disorders in urban area*, University of Chicago Press. ……138

Farkas, M., & Anthony, W. A.（2010）Psychiatric rehabilitation interventions: A review. *International Review of Psychiatry*, 22, 114-129. ……322

Feeney, B. C.（2004）A secure base: Responsive support of goal strivings and exploration in adult intimate relationships. *Journal of Personality and Social Psychology*, 87, 631-647. ……350

Feeney, B. C., & Collins, N. L.（2015）A new look at social support: A theoretical perspective on thriving through relationships. *Personality and Social Psychology Review*, 19, 113-147. ……350

Feinberg, M. et al.（2012）Flustered and faithful: Embarrassment as a signal of prosociality. *Journal of Personality and Social Psychology*, 102, 81-97. ……362

Feldman, M. D., & Christensen, J. F. eds.（2008）*Behavioral medicine: A guide for clinical practice*, Simon and Schuster.（林野泰明監訳（2010）『実践行動医学―実地医療のための基本的スキル』メディカル・サイエンス・インターナショナル.) ……44

Fenigstein, A. et al.（1975）Public and private self-consciousness: Assessment and theory. *Journal of Consulting and Clinical Psychology*, 43, 522-527. ……346

Ferster, C. B.（1973）A functional analysis of depression. *American Psychologist*, 28, 857-870. ……524

Fetters, M. D.（2019）*The mixed methods research workbook: Activities for designing, implementing, and publishing projects*, Sage Publications. ……390

Fetters, M. D., & Freshwater, D.（2015）The 1+1=3 integration challenge. *Journal of Mixed Methods Research*, 9, 115-117. ……390

Fisher, J. D. et al.（1982）Recipient reaction to aid. *Psychological Bulletin*, 91, 27-54. ……572

Flora, S. R.（2007）*Taking America off drugs: Why behavioral therapy is more effective for treating ADHD, OCD, depression, and other psychological problems*, State University of New York Press. ……452

Folkman, S., & Lazarus, R. (1980) An analysis of coping in a middle-aged community sample. *Journal of Health and Social Behavior*, 21, 219-239. ……258

Fordyce, W. E. (1984) Behavioural science and chronic pain. *Postgraduate Medical Journal*, 60, 865-868. ……292

Frank, E. et al. (1991) Conceptualization and rationale for consensus definitions of terms in major depressive disorder. Remission, recovery, relapse, and recurrence. *Archives of General Psychiatry*, 48, 851-855. ……434

Frank, R. T. (1931) The hormonal causes of premenstrual tension. *Archives of Neurology and Psychiatry*, 26, 1053-1057. ……552

Frankel, F. et al. (2010) A randomized controlled study of parent-assisted children's friendship training with children having autism spectrum disorders. *Journal of Autism and Developmental Disorders*, 40, 827-842. ……512

Fredrickson, B. L. (2001) The role of positive emotions in positive psychology: The broaden-and-build theory of positive emotions. *American Psychologist*, 56, 218-226. ……30, 106

Fredrickson, B. L. et al. (2008) Open hearts build lives: Positive emotions, induced through meditation, build consequential personal resources. *Journal of Personality & Social Psychology*, 95, 1045-1062. ……106

Freud, S. (1894) *Die Abwehr-Neuropsychosen*.（井村恒郎・小此木啓吾ほか訳（1970）『フロイト著作集 第6巻 防衛―神経精神病』人文書院.）……88

Freud, S. (1920) *Beyond the pleasure principle*, Bantam Books. ……142

Freud, S. (1926) *Hemmung, Symptom und Angst*, Internationaler Psychoanalytischer Verlag.（井村恒郎・小此木啓吾ほか訳（1970）『フロイト著作集 第6巻 制止，症状，不安』人文書院.）……88

Freud, S. (1928) Humour. *International Journal of Psychoanalysis*, 9, 1-6. ……364

Freud, S., & Breuer, J. (1893) *Über den psychischen Mechanismus hysterischer Phänomene*.（懸田克躬・小此木啓吾ほか訳（1970）『フロイト著作集 第7巻 ヒステリー現象の心的機制について』人文書院.）……88

Friedman, H. S. ed. (2011) *The Oxford handbook of health psychology*, Oxford University Press. ……350

Friedman, M., & Rosenman, R. H. (1959) Association of specific overt behavior pattern with blood and cardiovascular findings. *Journal of the American Medical Association*, 169, 1286-1296. ……100, 118

Friedman, M., & Rosenman, R. H. (1974) *Type A behavior and your heart*, Knopf. ……80

Friedman, S. H., & Kern, L. M. (2014) Personality, well-being, and health. *Annual Review of Psychology*, 65, 719-742. ……78

Frühauf, S. et al. (2013) Efficacy of psychological interventions for sexual dysfunction: A systematic review and meta-analysis. *Archives of Sexual Behavior*, 42, 915-933. ……562

Fujii, Y., & Nomura, S. (2008) A prospective study of the psychobehavioral factors responsible for a change from non-patient irritable bowel syndrome to IBS patient status. *BioPsychoSocial Medicine*, 2, 16. ……312

Fukukawa, T. A. et al. (2003) The performance of the K6 and K10 screening scales for psychological distress in the Australian National Survey of Mental Health and Well-Being. *Psychological Medicine*, 33, 357-362. ……240

Furlong, M. J. et al. (2002) Further development of the Multidimensional School Anger Inventory: Construct validation, extension to female adolescents, and preliminary norms. *Journal of Psychoeducational Assessment*, 30, 46-65. ……250

■ G

Garner, D. M., & Garfinkel, P. E. (1981) Body image in anorexia nervosa: Measurement, theory and clinical implications. *International Journal of Psychiatry in Medicine*, 11, 263-284. ……314

Garssen, B. (2004) Psychological factors and cancer development: Evidence after 30 years of research. *Clinical Psychological Review*, 24, 315-338. ……114

Germain, C. B., & Gitterman, A. (1980) *The life model of social work practice* (1st ed.), Columbia University Press. ……222

Gjevestad, G. O. et al. (2015) Effects of exercise on gene expression of inflammatory markers in human peripheral blood cells: A systematic review. *Current Cardiovascular Risk Reports*, 9, 34. ……56

Glanz, K. et al.（2015）Health behavior and health education: Theory, research, and practice（5th ed.）, Jossey-Bass.（曽根智史ほか訳（2006）『健康行動と健康教育―理論，研究，実践』医学書院.）……12, 578

Glass, J. et al.（2016）Parenthood and happiness: Effects of work-family reconciliation policies in 22 OECD countries. *American Journal of Sociology*, 22, 886-927. ……588

Glassman, A. H. et al.（2002）Sertraline treatment of major depression in patients with acute MI or unstable angina. *Journal of the American Medical Association*, 288, 701-709. ……498

Goldson, E.（1999）*Nurturing the premature infant: Developmental intervention in the neonatal intensive care nursery*, Oxford University Press.（山川 孔訳（2005）『未熟児をはぐくむディベロプメンタルケア』医学出版.）……298

Gordon, R. et al.（2006）The effectiveness of social marketing interventions for health improvement: What"s the evidence? *Journal of the Royal Institute of Public Health*, 120, 1133-1139. ……224

Gradisar, M. et al.（2011）A randomized controlled trial of cognitive-behavior therapy plus bright light therapy for adolescent delayed sleep phase disorder. *Sleep*, 34, 1671-1680. ……492

Grande, G. et al.（2012）Association between Type D personality and prognosis in patients with cardiovascular diseases: A systematic review and meta-analysis. *Annals of Behavioral Medicine*, 43, 299-310. ……120

Grant, B. F. et al.（2005）Co-occurrence of 12-month mood and anxiety disorders and personality disorders in the US: Results from the national epidemiologic survey on alcohol and related conditions. *Journal of Psychiatric Research*, 39, 1-9. ……90

Grant, J. E. et al.（2009）Pathologic gambling: Clinical characteristics and treatment. In R. K. Ries et al. eds., *Principles of addiction medicine*（4th ed., pp.509-517）, Lippincott Williams & Wilkins. ……330

Green, L. W., & Kreuter, M. W.（2004）*Health program planning: An educational and ecological approach*（4th ed.）, McGraw-Hill.（神馬征峰訳（2005）『実践ヘルスプロモーション―PRECEDE-PROCEED モデルによる企画と評価』医学書院.）……220

Green, L. W., & Ottoson, J. M.（1999）*Community and population health*（8th ed.）, McGraw-Hill. ……210

Green, L. W. et al.（1980）*Health education planning: A diagnostic approach*, Mayfield Publishing. ……180

Greenberg, J. S.（1999）*Comprehensive stress management*（6th ed.）, McGraw-Hill.（服部祥子・山田冨美雄監訳（2006）『包括的ストレスマネジメント』医学書院.）……546

Greenwald, A. G. et al.（1998）Measuring individual differences in implicit cognition: The implicit association test. *Journal of Personality and Social Psychology*, 74, 1464-1480. ……100

Gresham, F. M.（1986）Conceptual issues in the assessment of social competence in children. In P. Strain et al. eds., *Children's social behavior: Development, assessment, and modification*（pp.143-179）, Academic Press. ……510

Gresham, F. M., & Elliott, S. N.（1990）*The social skills rating system*, American Guidance. ……244

Griffiths, W.（1972）Health education definitions, problems, and philosophies. *Health Education & Behavior*, 31, 7-11. ……179

Grossarth-Maticek, R. et al.（1988）Personality type, smoking habit and their interaction as predictors of cancer and coronary heart disease. *Personality and Individual Differences*, 9, 479-495. ……114

■H

Havighurst, R. J.（1972）*Developmental tasks and education*, Longman.（児玉憲典・飯塚裕子訳（2004）『ハヴィガーストの発達課題と教育（新装版）』川島書店.）……16

Haight, B. K., & Burnside, I.（1993）Reminiscence and life review: Explaining the differences. *Archives of Psychiatric Nursing*, 7, 91-98. ……476

Haight, B. K., & Haight, B. S.（2007）*The handbook of structured life review*, Health Professions Press.（野村豊子監訳（2016）『ライフレビュー入門―治療的な聴き手となるために』ミネルヴァ書房.）……476

Haight, B. K., & Hendrix, S.（1995）An integrated review of reminiscence. In B. K. Haight & J. D. Webster eds., *The art and science of reminiscing: Theory, research, methods, and applications*（pp.3-

21), Taylor & Francis. ……476
Hansen, T. (2012) Parenthood and happiness: A review of folk theories versus empirical evidence. *Social Indicators Research*, 108, 29-64. ……586
Hariri, A. R., & Holmes, A. (2006) Genetics of emotional regulation: The role of the serotonin transporter in neural function. *Trends in Cognitive Sciences*, 10, 182-191. ……62
Harper, D. (2018a) Relax. Online Etymology Dictionary, Retrieved from https://www.etymonline.com/word/relax (2018年6月1日閲覧) ……518
Harper, D. (2018b) Relaxation. Online Etymology Dictionary Douglas Harper, Retrieved from https://www.etymonline.com/word/relaxation (2018年6月1日閲覧) ……518
Harvey, A. G. et al. (2015) Treating insomnia improves mood state, sleep, and functioning in bipolar disorder: A pilot randomized controlled trial. *Journal of Consultant and Clinical Psychology*, 83, 564-577. ……492
Hayes, S. C., & Hofmann, S. G. (2017) The third wave of cognitive behavioral therapy and the rise of process-based care. *World Psychiatry*, 16, 245-246. ……452
Hayes, S. C. et al. (1999) *Acceptance and Commitment Therapy: The process and practice of mindful change*, Guilford Press. ……164
Heatherton, T. F. et al. (1991) The Fagerström Test for nicotine dependence: A revision of the Fagerström Tolerance Questionnaire. *British Journal of Addiction*, 86, 1119-1127. ……290
Heine, S. J., & Lehman, D. R. (1995) The cultural construction of self-enhancement: An examination of group-serving biases. *Journal of Personality and Social Psychology*, 72, 1268-1283. ……116
Heinrich, H. W. (1929) *Industrial accident prevention: A scientific approach*. (井上威恭監修 (1982)『ハインリッヒ産業災害防止論』海文堂出版.) ……388
Hengartner, M. P. et al. (2014) Interpersonal functioning deficits in association with DSM-IV personality disorder dimensions. *Social Psychiatry and Psychiatric Epidemiology*, 49, 317-325. ……90
Herman, C. P., & Polivy, J. (2010) Sex and gender differences in eating behavior. In J. C. Chrisler & D. R. McCreary eds., *Handbook of gender research in psychology: Vol.1 Gender research in general and experimental psychology* (pp.455-469), Springer. ……574
Herzberg, D. S. et al. (1998) Social competence as predictor of chronic interpersonal stress. *Personal Relationships*, 5, 207-218. ……352
Hirschfeld, M. (1910) *Die Transvestiten*. ……566
Ho, F. Y. Y. et al. (2015) Self-help cognitive-behavioral therapy for insomnia: A meta-analysis of randomized controlled trials. *Sleep Medicine Reviews*, 19, 17-28. ……530
Hobfoll, S. et al. (2007) Five essential elements of immediate and mid-term mass trauma intervention: Empirical evidence. *Psychiatry*, 70, 283-315. ……544
Hochschild, A. (1983) *The managed heart*, University of California Press. (石川 准・室伏亜希訳 (2000)『管理される心―感情が商品になるとき』世界思想社.) ……360
Hollnagel, E. et al. (2015) *Resilient health care*, Ashgate. (中島和江監修・訳 (2015)『レジリエント・ヘルスケア ―複雑適応システムを制御する』大阪大学出版会.) ……388
Holloway, E. L. (1995) *Clinical supervision: A system approach*, Sage Publications. ……616
Holmes, T. H., & Rahe, R. H. (1967) The social readjustment rating scale. *Journal of Psychosomatic Research*, 11, 213-218. ……128, 136, 176, 260, 368
Holt-Lunstad, J., & Uchino, B. N. (2015) Social support and health. In G. Glanz et al. eds., *Health behavior: Theory, research, and practice* (pp.183-204), Jossey-Bass. ……350
House, J. S. (1981) *Work stress and social support*, Addison-Wesley. ……262
Howard, S. et al. (2011) Type D personality and hemodynamic reactivity to laboratory stress in women. *International Journal of Psychophysiology*, 80, 96-116. ……120
Hubley, J. (2002) *Health empowerment, health literacy, and health promotion – putting it all together*, Leeds International Health Promotion. ……226
Hurrel, J. J., & McLaney, M. A. (1988) Exposure to job stress- A new psychometric instrument. *Scandinavian Journal of Work, Environment, and Health*, 14, 27-28. ……252
Hwang, P. W. N., & Braun, K. L. (2015) The effectiveness of dance interventions to improve older adults' health: A systematic literature review. *Alternative Therapies in Health and Medicine*, 21, 64

-70. ……532

I

Igra, V., & Irwin, C. E. (1996) Theories of adolescent risk-taking behavior. In R. J. DiClemente et al. eds., *Handbook of adolescent health risk behavior* (pp.35-51), Plenum Press. ……268

Inoue, A. et al. (2014) Development of a short questionnaire to measure an extended set of job demands, job resources, and positive health outcomes: The new brief job stress questionnaire. *Industrial Health*, 52, 175-189. ……252

Institute of Medicine (2011) *Finding what works in health care: Standards for systematic reviews.* ……604

ISBM: International Society of Behavioral Medicine (1990) Development of ISBM, Charter, Bylaws, Officers and Committee Chairs, ISBM Secretary (Upsala University). ……46

Ishikawa, H. et al. (2008) Developing a measure of communicative and critical health literacy; a pilot study of Japanese office workers. *Health Promotion International*, 23, 269-274. ……208

Ivankova, N., & Kawamura, Y. (2010) Emerging trends in the utilization of integrated designs in the social, behavioural, and health sciences. In A. Tashakkori & C. Teddlie eds., *Sage handbook of mixed methods in social & behavioral research* (2nd ed., pp.581-611), Sage Publications. ……390

Izard, C. E. (1977) *Human emotions*, Springer Science + Business Media. ……102

Izutsu, T. et al. (2004) Relationship between a traumatic life event and an alteration in stress response. *Stress and Health*, 20, 65-73. ……150

J

Jacobson, N. S. et al. (1996) A component analysis of cognitive-behavioral treatment for depression. *Journal of Consulting and Clinical Psychology*, 64, 295-304. ……524

James, W. (1892) *Psychology*, Briefer Course. (今田 寛訳 (1992-93)『心理学』上・下，岩波書店.) ……82

Jamieson, J. P. et al. (2013) Improving acute stress responses: The power of reappraisal. *Current Directions in Psychological Science*, 22, 51-56. ……148

Janet, M. et al. (2008) Anxiety and depression in COPD: Current understanding, unanswered questions, and research needs. *Chest*, 13, 43S-56S. ……14

Jeeves, M., & Brown, W. S. (2009) *Neuroscience, psychology, and religion: Illusions, delusions, and realities about human nature*, Templeton Press. (杉岡良彦訳 (2011)『脳科学とスピリチュアリティ』医学書院.) ……374

Jenkins, C. D. et al. (1967) Development of an objective psychological test for the determination of the coronary-prone behavior pattern in employed men. *Journal of Chronic Diseases*, 20, 371-379. ……118

Jourard, S. M. (1971) *The transparent self* (Rev. ed.), Van Nostrand Reinhold. (岡堂哲雄訳 (1974)『透明なる自己』誠信書房.) ……348

Juliano, M. L., & Brandon, H. T. (2002) Effect of nicotine dose, instructional set, and outcome expectancies on the subjective effects of smoking in the presence of a stressor. *Journal of Abnormal Psychology*, 111, 88-97. ……200

K

Kabat-Zinn, J. (1993) *Full catastrophe living: Using the wisdom of your body and mind to face stress, pain, and illness*, Delta. (春木 豊訳 (2007)『マインドフルネスストレス低減法』北大路書房.) ……108

Kajaste, S. et al. (2004) A cognitive-behavioral weight reduction program in the treatment of obstructive sleep apnea syndrome with or without initial nasal CPAP: A randomized study. *Sleep Medicine*, 5, 125-131. ……492

Kaliman, P. et al. (2014) Rapid changes in histone deacetylases and inflammatory geneexpression in expert meditators. *Psychoneuroendocrinology*, 40, 96-107. ……70

Kanfer, F. H. (1970) Self-monitoring: Methodological limitations and clinical applications. *Journal of Consulting and Clinical Psychology*, 35, 148-152. ……166

Kang, H. S. et al.（2008）Stages of change: Korean women's attitudes and barriers toward mammography screening. *Health Care for Women International*, 29, 151-164. ……576

Kaniasty, K., & Norris, F. H.（1993）A test of the support deterioration model in the context of natural disaster. *Journal of Personality and Social Psychology*, 64, 395-408. ……154

Kann, L. et al.（2018）Youth risk behavior surveillance-United States 2017. *MMWR Surveillance Summaries*, 67, 1-114. ……190

Kanner, A. D. et al.（1981）Comparison of two modes of stress measurement: Daily hassles and uplifts versus major life events. *Journal of Behavioral Medicine*, 4, 1-39. ……260

Kanter, J. W. et al.（2009）*Behavioral activation: Distinctive features*, Routledge.（大野　裕監修，岡本泰昌監訳（2012）『行動活性化 認知療法の新しい潮流』明石書店.）……524

Kaplan, D. M. et al.（2014）20/20: A vision for the future of counseling: The new consensus definition of counseling. *Journal of Counseling & Development*, 92, 366-372. ……446

Kaplan, H. S.（1974）*The new sex therapy*, Brunner/Mazel.（野末源一訳（1982）『ニューセックスセラピー』星和書店.）……562

Karasek, R. A.（1979）Job demands, job decision latitude, and mental strain: Implications for job redesign. *Administrative Science Quarterly*, 24, 285-311. ……252

Karasek, R. A.（1992）Stress prevention through work reorganization: A summary of 19 international case studies. In ILO ed., *Conditions of work digest: Preventing stress at work* （pp.23-41）, International Labour Organization. ……432

Kasl, S., & Cobb, S.（1966）Health behavior, illness behavior, and sick roll behavior. *Archives of Environmental Health*, 12, 246-266. ……12, 112

Kato, T. M. et al.（2018）Ant1 mutant mice bridge the mitochondrial and serotonergic dysfunctions in bipolar disorder. *Molecular Psychiatry*, 23, 2039-2049. ……320

Kawachi, I., & Berkman, L. F.（2014）Social capital, social cohesion, and health. In L. F. Berkman et al. eds., *Social epidemiology*（2nd ed., pp. 290-319）, Oxford University Press. ……212

Kawakami, N., & Tsutsumi, A.（2016）The stress check program: A new national policy for monitoring and screening psychosocial stress in the workplace in Japan. *Journal of Occupational Health*, 58, 1-6. ……432

Kazak, A. E. et al.（2004）Treatment of posttraumatic stress symptoms in adolescent survivors of childhood cancer and their families: A randomized clinical trial. *Journal of Family Psychology*, 183, 493-504. ……300

Kazdin, A.（2017）*Research design in clinical psychology*（5th ed.）, Pearson. ……602

Kedd, H. et al.（2012）Sexual health problems and associated help-seeking behavior of people with physical disabilities and chronic diseases. *Journal of Sex and Marital Therapy*, 38, 63-78. ……572

Kelly, C. et al.（2017）Trends in self-reported and biochemically tested marijuana use among pregnant females in California from 2009-2016. *Journal of American Medical Association*, 318, 2490-2491. ……584

Kendall, P. C. et al.（2003）Methodology, design, and evaluation in psychotherapy research. In M. J. Lambert ed., *Bergin and garfield's handbook of psychotherapy and behavior change*（pp.16-43）, Wiley. ……602

Kendler, K. S. et al.（2006）A Swedish national twin study of lifetime major depression. *American Journal of Psychiatry*, 163, 109-114. ……564

Kessler, R. C.（1997）The effects of stressful life events on depression. *Annual Review of Psychology*, 48, 191-214. ……128

Kessler, R. C. et al.（2005）Lifetime prevalence and age-of-onset distributions of DSM-IV disorders in the National Comorbidity Survey Replication. *Archives of General Psychiatry*, 62, 593-602. ……16

Khoury, B. et al.（2013）Mindfulness-based therapy: A comprehensive meta-analysis. *Clinical Psychology Review*, 33, 763. ……526

Kickbusch, I.（1996）Tribute to Aaron Antonovsky: What creates health? *Health Promotion International*, 11, 5-6. ……28

Kiecolt-Glaser, J. K. et al.（1995）Slowing of wound healing by psychological stress. *Lancet*, 346, 1194-1196. ……56

Kimura, K. et al. (2005) Temporal variation of acute stress responses in sympathetic nervous and immune systems. *Biological Psychology*, 70, 131-139. ……56

Kinai, E. et al. (2017) Association of age and time of disease with HIV-associated neurocognitive disorders: A Japanese nation wide multicenter study. *Journal of Neurovirology*, 23, 864-874. ……502

Kirwan, M. et al. (2013) Smartphone apps for physical activity: A systematic review. *Journal of Science and Medicine in Sport*, 16, e47. ……216

Kitwood, T. (1997) *Dementia reconsidered: The person comes first*, Open University Press. (高橋誠一訳(2005)『認知症のパーソンセンタードケア－新しいケアの文化へ』筒井書房.) ……308

Kiёrnat, J. M. (1979) The use of life review activity with confused nursing home residents. *American Journal of Occupational Therapy*, 33, 306-310. ……476

Klerman, J. L. et al. (1984) *Interpersonal psychotherapy of depression*, Basic Books. (水島広子ほか訳(1997)『うつ病の対人関係療法』岩崎学術出版社.) ……462

Knott, F. et al. (2006) Living with ASD, How do children and their parents assess their difficulties with social interaction and understanding? *Autism*, 10, 609-617. ……512

Kobasa, S. C. (1979) Stressful life events, personality, and health: An inquiry into hardiness. *Journal of Personality and Social Psychology*, 37, 1-11. ……80

Koebele, S. V., & Bimonte-Nelson, H. A. (2017) The endocrine-brain-aging triad where many paths meet: female reproductive hormone changes at midlife and their influence on circuits important for learning and memory. *Experimental Gerontology*, 94, 14-23. ……556

Koenig, H. G. (2008) *Medicine, religion, and health: Where science and spirituality meet*, Templeton Press. (杉岡良彦訳(2009)『スピリチュアリティは健康をもたらすか―科学的研究にもとづく医療と宗教の関係』医学書院.) ……374

Komatsu, K. et al. (2019) Various associations of aging and long-term HIV infection with different neurocognitive function: Detailed analysis of a Japanese nationwide multicenter study. *Journal of NeuroVirology*, 25, 208-220. ……502

Kondo, N. et al. (2013) General condition of hikikomori (prolonged social withdrawal) in Japan: Psychiatric diagnosis and outcome in mental health welfare centres. *International Journal of Social Psychiatry*, 59, 79-86. ……336

Korte, S. M. et al. (2005) The Darwinian concept of stress: Benefits of allostasis and costs of allostatic load and the trade-offs in health and disease. *Neuroscience and Biobehavioral Reviews*, 29, 3-38. ……70

Kostis, J. B. et al. (1994) Nonpharmacologic therapy improves functional and emotional status in congestive heart failure. *Chest*, 106, 996-1001. ……498

Kovacs, M. (1992) *Children's depression inventory manual*, Multi-Health Systems. ……172

Kowalski, R. M. (1999) Speaking the unspeakable: Self-disclosure and mental health. In R. M. Kowalski & M. R. Leary eds., *The social psychology of emotional and behavioral problems: Interfaces of social and clinical psychology* (pp.225-247), American Psychological Association. ……348

Koyama, A. et al. (2010) Lifetime prevalence, psychiatric comorbidity and demographic correlates of "hikikomori" in a community population in Japan. *Psychiatry Research Journal*, 176, 69-74. ……336

Krafft-Ebing, R. v. (1877) Ueber gewisse Anomalien des Geschlechtstriebs und die klinisch-forensische Verwerthung derselben als eines wahrscheinlich functionellen Degenerationszeichens des centralen Nervensystems. *Archiv für Psychiatrie und Nervenkrankheiten*, 7. ……566

Kris, E. (1952) *Psychoanalytic exploration in arts*, International Press. ……470

Kross, E. et al. (2007) Neural dynamics of rejection sensitivity. *Journal of Cognitive Neuroscience*, 19, 945-956. ……372

Kubo, T. et al. (2018) Day-to-day variations in daily rest periods between working days and recovery from fatigue among information technology workers: One-month observational study using a fatigue app. *Journal of Occupational Health*, 60, 394-403. ……430

Kupfer, D. J. (1991) Long-term treatment of depression. *Journal of Clinical Psychiatry*, 52, 28-34. ……434

Kuriyama, K. et al. (2010) Sleep deprivation facilitates extinction of implicit fear generalization and physiological response to fear. *Biological Psychiatry*, 68, 991-998. ……550

Kwon, M. et al.（2013）Development and validation of a Smartphone Addiction Scale（SAS）. *PLoS ONE*, 8, e56936. ……276

■ L

Langer, S. K.（[1942] 1970）*Philosophy in a new key*, Harverd University Press. ……470
Latimer, A. E. et al.（2010）A systematic review of three approaches for constructing physical activity messages: What messages work and what improvements are needed? *International Journal of Behavioral Nutrition and Physical Activity*, 7, 36. ……214
Laugeson, E. A. et al.（2009）Parent-assisted social skills training to improve friendships in teens with autism spectrum disorders. *Journal of Autism and Developmental Disorders*, 39, 596-606. ……512
Laugeson, E. A. et al.（2011）Evidence-based social skills training for adolescents with autism spectrum disorders: The UCLA PEERS program. *Journal of Autism and Developmental Disorders*, 42, 1025-1036. ……512
Lazarus, A. A.（1966）Behavior rehearsal vs. nondirective therapy vs. advice in effecting behavior change. *Behaviour Research and Therapy*, 4, 209-212. ……164
Lazarus, R. S.（1993a）From psychological stress to the emotions: A history of changing outlooks. *Personality: Critical Concepts in Psychology*, 4, 1-21. ……130
Lazarus, R. S.（1993b）Coping theory and research: Past, present, and future. *Psychosomatic Medicine*, 55, 234-247. ……140
Lazarus, R. S., & Folkman, S.（1984）*Stress, appraisal, and coping*, Springer Publishing.（本明 寛ほか監訳（1991）『ストレスの心理学—認知的評価と対処の研究』実務教育出版.）……124, 136, 140, 146, 148, 152, 160, 162, 258, 260, 352, 506
Leary, M. R.（1983）*Understanding social anxiety: Social personality, and clinical perspectives*, Sage Publications.（生和秀敏監訳（1990）『対人不安』北大路書房.）……246, 352
Ledikwe, J. H. et al.（2005）Dietary energy density determined by eight calculation methods in a nationally representative United States population. *Journal of Nutrition*, 135, 273-278. ……574
Lee, A. H., & DiGiuseppe, R.（2018）Anger and aggression treatments: A review of meta-analyses. *Current Opinion in Psychology*, 19, 65-74. ……516
Lee, I. M. et al.（2012）Impact of physical inactivity on the World's major non-communicable diseases. *Lancet*, 380, 219-229. ……532
Lee, W. et al.（2010）Evaluation of a mobile phone-based diet game for weight control. *Journal of Telemedicine and Telecare*, 16, 270-275. ……216
Leff, J. et al.（1985）A controlled trial of social intervention in the families of schizophrenic patients: Two year follow-up. *The British Journal of Psychiatry*, 146, 594-600. ……368
Leininger, M.（1991）*Cultural care diversity and universality*, National League of Nursing. ……376
Leiter, M. P., & Maslach, C.（2005）*Banishing burnout: Six strategies for improving your relationship with work*, John Wiley & Sons.（増田真也ほか訳（2008）『バーンアウト—仕事とうまくつきあうための6つの戦略』金子書房.）……334
Lejoyeux, M. et al.（1997）Study of compulsive buying in depressed patients. *Journal of Clinical Psychiatry*, 58, 169-173. ……330
Lepore, S. J., & Smyth, J. M. eds.（2002）*The writing cure: How expressive writing promotes health and emotional well-being*, American Psychological Association.（余語真夫ほか監訳（2004）『筆記療法—トラウマやストレスの筆記による心身健康の増進』北大路書房.）……348
Lethem, J. et al.（1983）Outline of a fear-avoidance model of exaggerated pain perception--I. *Behaviour Research and Therapy*, 21, 401-408. ……292
Leventhal, H. et al.（2016）The Common-Sense Model of Self-Regulation（CSM）: A dynamic framework for understanding illness self-management. *Journal of Behavioral Medicine*, 39, 935-946. ……278
Lewin, K.（1935）*A dynamic theory of personality*, McGraw-Hill.（相良守次・小川 隆訳（1957）『パーソナリティの力学説』岩波書店.）……110
Lewinsohn, P. M.（1974）A behavioral approach to depression. In R. J. Freedman, & M. M. Katz eds., *The psychology of depression: Contemporary theory and research*（pp.157-178）, Winston-Wiley. ……352

Lewinsohn, P. M. et al.（1980）Changing reinforcing events: An approach to the treatment to depression. *Psychother: Theory, Research & Practice*, 17, 322-334. ……524

Lewis, M. I., & Butler, R. N.（1974）Life review therapy: Putting memories to work in individual and group psychotherapy. *Geriatrics*, 29, 165-173. ……476

Li, J., & Fischer, K. W.（2007）Respect as a positive self-conscious emotion in European Americans and Chinese. In J. L. Tracy et al. eds., *The self-conscious emotions: Theory and research*（pp.224-242）, Guilford Press. ……362

Li, W. et al.（2014）Psychosocial correlates of college students' help-seeking intention: A meta-analysis. *Professional Psychology: Research and Practice*, 45, 163-170. ……356

Li, X. et al.（2018）Chemical analysis and simulated pyrolysis of tobacco heating system 2.2 compared to conventional cigarettes. *Nicotine & Tobacco Research*, 21, 111-118. ……290

Liberati, A. et al.（2009）The PRISMA statement for reporting systematic reviews and meta-analyses of studies that evaluate health care interventions: Explanation and elaboration. *Journal of Clinical Epidemiology*, 62, e1-34. ……604

Lieberman, M. D. et al.（2007）Putting feelings into words: Affect labeling disrupts amygdala activity in response to affective stimuli. *Psychological Science*, 18, 421-428. ……108

Linden, W. et al.（2007）Psychological treatment of cardiac patients: a meta-analysis. *European Heart Journal*, 28, 2972-2984. ……498

Linehan, M. M.（1993）*Cognitive-behavioral treatment of borderline personality disorder*, Guilford Press.（小野和哉訳（2007）『弁証法的行動療法実践マニュアル』金剛出版.）……90

Linehan, M. M., & Koerner, K.（1993）A behavioral theory of borderline personality disorder. In J. Paris ed., *Borderline personality disorder and treatment*（pp.103-121）, American Psychiatric Association. ……90

Linville, P. W.（1985）Self-complexity and affective extremity: Don't put all of your eggs in one cognitive basket. *Social Cognition*, 3, 94-120. ……82

Linville, P. W.（1987）Self-complexity as a cognitive buffer against stress-related illness and depression. *Journal of Personality and Social Psychology*, 52, 663-676. ……82

Livesley, W. J.（2003）*Practical management of personality disorders*, Guilford Press. ……90

Livinski, A. et al.（2015）Undertaking a systematic review: What you need to know, NIH Library. Retrieved from https://nihlibrary.nih.gov/sites/default/files/SR_Training_oct2015.pdf（2018 年 7 月 21 日閲覧）……604

Lynch, D. et al.（2010）Cognitive behavioural therapy for major psychiatric disorder: Does it really work? A meta-analytical review of well-controlled trials. *Psychological Medicine*, 40, 9-24. ……498

■M

Macintosh, K., & Dissanayake, C.（2006）Social skills and problem behaviours in school aged children with high functioning autism and Asperger's disorder. *Journal of Autism and Developmental Disorders*, 36, 1065-1076. ……512

Maddi, S. R.（2017）Hardiness as a pathway to resilience under stress. In U. Kumar ed., *Routledge international handbooks. The Routledge international handbook of psychosocial resilience*（pp.104-110）, Routledge/Taylor & Francis Group. ……150

Magruder, K. M. at al.（2017）Trauma is a public health issue. *European Journal of Psychotraumatology*, 8, 1375338. Retrieved from https://www.tandfonline.com/doi/full/10.1080/20008198.2017.1375338（2018 年 6 月 21 日閲覧）……540

Maier, S. F., & Watkins, L. R.（1998）Cytokines for psychologists: Implications of bidirectional immune-to-brain communication for understanding behavior, mood, and cognition. *Psychological Review*, 105, 83-107. ……76

Mann, N. S.（2014）The role of hypnotherapy in irritable bowel syndrome: Systematic evaluation of 1344 cases with meta-analysis. *International Medical Journal*, 21, 447-449. ……168

Marcia, J. E.（1966）Developmental and validation of ego identity status. *Journal of Personality and Social Psychology*, 3, 551-558. ……84

Marks, L. E.（1975）On colored-hearing synesthesia: Cross-modal translations of sensory dimensions.

Psychological Bulletin, 83, 303-331. ……452
Marmot, M.（2015）*The health gap-the challenge of an unequal world*, Bloomsbury Publishing.（栗林寛幸監訳（2017）『健康格差―不平等な世界への挑戦』日本評論社.）……6
Martell, C. R. et al.（2001）*Depression in context: Strategies for guided action*, Norton.（熊野宏昭・鈴木伸一監訳（2011）『うつ病の行動活性化療法―新世代の認知行動療法によるブレイクスルー』日本評論社.）……524
Martin, R. A.（1998）Approaches to the sense of humor: A historical review. In W. Ruch ed., *Humor research: 3. The sense of humor: Explorations of a personality characteristic*（pp.15-60）, Walter de Gruyter. ……364
Martin, R. A.（2007）Humor and mental health. In R. A. Martin ed., *The psychology of humor: An integrative approach*（pp.269-307）, Academic Press. ……364
Martin, R. A. et al.（2003）Individual differences in uses of humor and their relation to psychological well-being: Development of the humor styles questionnaire. *Journal of Research in Personality*, 37, 48-75. ……364
Maslach, C.（2003）Job burnout: New directions in research and intervention. *Current Directions in Psychological Science*, 12, 189-192. ……334
Maslach, C., & Jackson, S. E.（1981）The measurement of experienced burnout. *Journal of Occupational Behaviour*, 2, 99-113. ……264, 334
Maslach, C., & Jackson, S. E.（1986）*The maslach burnout inventory: Manual*（2rd ed.）, Consulting Psychologist Press. ……264
Maslach, C., & Schaufeli, W. B.（1993）Historical and conceptual development of burnout. *Professional burnout: Recent developments in theory and research*（pp.1-16）, Taylor & Francis. ……160
Maslach, C. et al.（1996）*The maslach burnout inventory: Manual*（3rd ed.）, Consulting Psychologist Press. ……264
Maslow, A. H.（1954）*Motivation and personality*, Harper & Row.（小口忠彦訳（1987）『人間性の心理学―モチベーションとパーソナリティ』産業能率大学出版部.）……104, 110, 364
Matarazzo, J. D.（1980）Behavioral health and behavioral medicine: Frontiers for a new health psychology. *American Psychologist*, 35, 807-817. ……6
Mathieu, J. E., & Zajac, D. M.（1990）A review and meta-analysis of the antecedent, correlates, and consequences of organizational commitment. *Psychological Bulletin*, 108, 171-194. ……358
Matsumoto, M., & Nakayama, K.（2017）Development of the health literacy on social determinants of health questionnaire in Japanese adults. *BMC Public Health*, 17, 30. ……208
Matsunaga, M. et al.（2016）Structural and functional associations of the rostral anterior cingulate cortex with subjective happiness. *Neuroimage*, 134, 132-141. ……60
Matsunaga, M. et al.（2017）Association between salivary serotonin and the social sharing of happiness. *PLoS ONE*, 12, e0180391. ……60
Mazzucchelli, T. G. et al.（2010）Behavioral activation intervention for well-being: A meta-analysis. *Journal of Positive Psychology*, 5, 105-121. ……524
McCarty, R.（2016）The alarm phase and the General Adaptation Syndrome: Two aspects of Selye's inconsistent legacy. In G. Fink ed., *Stress: Concepts, cognition, emotion, and behavior*（pp.13-19）, Acdemic Press. ……126
McCracken, L. M., & Vowles, K. E.（2014）Acceptance and commitment therapy and mindfulness for chronic pain: Model, process, and progress. *American Psychologist*, 69, 178-187. ……164
McCrory, E. J. et al.（2017）Annual research review: Childhood maltreatment, latent vulnerability and the shift to preventative psychiatry-the contribution of functional brain imaging. *Journal of Child Psychology and Psychiatry*, 58, 338-357. ……340
McEwen, B. S.（1998）Protective and damaging effects of stress mediators. *New England Journal of Medicine*, 338, 171-179. ……58
McEwen, B. S.（2000）Allostasis and allostatic load: Implications for neuropsychopharmacology. *Neuropsychopharmacology*, 22, 108-124. ……54
McGoldrick, M. et al.（2011）*The expanded family life cycle: Individual, family, and social perspectives*（4th ed.）, Allyn and Bacon. ……368

McKenzie, J. F. et al. (2017) *Planning, implementing, and evaluating health promotion programs A primer* (7th ed.), Pearson. ……182

Mechanick, J. I., & Kushner, R. eds. (2015) *Lifestyle medicine: A manual for clinical practice*, Springer International Publishing. ……528

Mehta, L. S. et al. (2016) Acute myocardial infarction in women: A scientific statement from the American Heart Association. *Circulation*, 133, 916-947. ……560

Meichenbaum, D., & Jaremko, M. (1982) *Stress prevention and management: A cognitive-behavioral approach*, Plenum. ……158

Meichenbaum, D. (1977) *Cognitive-behavioral modification*, Plenum Press.（根建金男監訳（1992）『認知行動療法』同朋舎出版.）……170, 520

Meichenbaum, D. (1985) *Stress inoculation training*, Pergamon Press.（上里一郎監訳（1989）『ストレス免疫訓練—認知的行動療法の手引き』岩崎学術出版社.）……158, 170, 520

Meichenbaum, D. (2017) *The evolution of cognitive behavior therapy*, Routledge. ……520

Merrell, K. W., & Gimpel, G. (2016) *Social skills of children and adolescents*, Routledge. ……244

Metalsky, G. L. et al. (1982) Attributional styles and life events in the classroom: Vulnerability and invulnerability to depressive mood reactions. *Journal of Personality and Social Psychology*, 43, 612-617. ……130, 146

Meyer, I. H., & Dean, L. (1998) Internalized homophobia, intimacy, and sexual behavior among gay and bisexual men. In G. M. Herek ed., *Stigma and sexual orientation: Understanding prejudice against lesbians, gay men, and bisexuals* (pp.160-186), Sage Publications. ……590

Michael, B. et al. (2016) *Structured Clinical Interview for DSM-5 Disorders-Clinician Version (SCID-5-CV)*, American Psychiatric Association Publishing. ……480

Michelson, L. et al. (1983) *Social skills assessment and training with children*, Plenum Press. ……510

Miller, R. S. (1996) *Embarrassment: Poise and peril in everyday life*, Guilford Press. ……576

Mischel, W. (1968) *Personality and assessment*, John Wiley & Sons. ……78

Mokkink, L. B. et al. (2018) COSMIN Risk of Bias checklist for systematic reviews of Patient-Reported Outcomes Measures. *Quality of Life Research*, 27, 1171-1179. ……596

Mor, N., & Winquist, J. (2002) Self-focused attention and negative affect: A meta-analysis. *Psychological Bulletin*, 128, 638-662. ……346

Moreira, E. D. et al. (2005) Help-seeking behavior for sexual problems: The global study of sexual attitudes and behaviors. *International Journal of Clinical Practice*, 59, 6-16. ……562

Moriguchi, Y., & Komaki, G. (2013) Neuroimaging studies of alexithymia: Physical, affective, and social perspectives. *BioPsychoSocial Medicine*, 7, 8. ……94

Moriguchi, Y. et al. (2007) Age and gender effect on alexithymia in large, Japanese community and clinical samples: A cross-validation study of the Toronto Alexithymia Scale (TAS-20). *BioPsychoSocial Medicine*, 1, 7. ……94

Morimoto, H. et al. (2016) Self-help therapy for sleep problems in hospital nurses in Japan. *Sleep and Biological Rhythms*, 14, 177-185. ……530

Morin, C. M. et al. (1999) Nonpharmacologic treatment of chronic insomnia: An American academy of sleep medicine review. *Sleep*, 22, 1134-1156. ……492

Moss, A. C., & Dyer, K. R. (2010) *Psychology of Addictive Behaviour*, Red Globe Press.（橋本 望訳（2017）『アディクションのメカニズム』金剛出版.）……202

Müller, A. M. et al. (2018) Physical activity, sedentary behavior, and diet-related eHealth and mHealth research: Bibliometric analysis. *Journal of Medical Internet Research*, 20, e122. ……216

Müller, M. M. (1993) Fragebogen zur Erfassung des habituellen Argerausdrucks: Das Muller Anger Coping Questionnaire (MAQ). *Zeitschrift fur Diagnostische und Differentielle Psychologie*, 14, 205-219. ……250

Munakata, M. et al. (1999) Type A behavior is associated with an increased risk of left ventricular hypertrophy in male patients with essential hypertension. *Journal of Hypertension*, 17, 115-120. ……72

Muñoz, R. F. et al. (1996) Institute of Medicine report on prevention of mental disorders. Summary

and commentary. *American Psychologist*, 51, 1116-1122. ……12
Murray, H. A.（1938）*Explorations in personality*, Oxford University Press.（外林大作訳編（1961-62）『パーソナリティ』Ⅰ・Ⅱ，誠信書房.）……104, 110
Mynors-Wallis, L.（1995）Problem-solving treatment: Evidence for effectiveness and feasibility in primary care. *International Journal of Psychiatry in Medicine*, 26, 249-262. ……522

■N

Nakayama, K. et al.（2015）Comprehensive health literacy in Japan is lower than in Europe: A valiated Japanese-language assessment of health literacy. *BMC Public Health*, 15, 505. ……208
National Cancer Institute（2005）*Theory at a glance: A guide for health promotion practice*.（福田吉治ほか監修・訳（2008）『一目でわかるヘルスプロモーション―理論と実践ガイドブック』国立保健医療科学院.）……12, 188
National Cancer Institute and National Institutes of Health（2002）*Making health communications programs work*, National Institutes of Health. ……224
National Commission for the Protection of Human Subjects of Biomedical and Behavioral Research（1979）The Belmont Report, Retrieved from https://www.hhs.gov/ohrp/regulations-and-policy/belmont-report/read-the-belmont-report/index.html（2018年7月27日閲覧）……612
Naumburg, M.（1966）*Dynamically oriented art therapy: Its principles and practice*, Grune & Stratton.（中井久夫監訳（1995）『力動指向的芸術療法』金剛出版.）……470
NCDA: National Career Development Association（1994）From vacationaal guidance to career counseling: Essays to honor Donald E. Super. *The Career Development Quarterly*, 43, 3-112.（仙崎 武・下村英雄監訳（2013）『D・E・スーパーの生涯と理論』図書文化社.）……16
Neimeyer, R. A. ed.（2001）*Meaning reconstruction & the experience of loss*, American Psychological Association.（富田拓郎・菊池安希子監訳（2007）『喪失と悲嘆の心理療法―構成主義から見た意味の探究』金剛出版.）……478
Nelson, S. K. et al.（2014）The pains and pleasures of parenting: When, why, and how is parenthood associated with more or less well-being. *Psychological Bulletin*, 140, 846-895. ……586
Nicolosi, A. et al.（2006）Sexual activity, sexual disorders and associated help-seeking behavior among mature adults in five anglophone countries from the global servey of sexual attitudes and behaviors（GSSAB）. *Journal of Sex and Marital Therapy*, 32, 331-342. ……572
NIH Office of Behavioral and Social Sciences Research（2018）Best practices for mixed methods research in the health sciences（2nd ed.）, National Institutes of Health. Retrieved from https://obssr.od.nih.gov/wp-content/uploads/2018/01/Best-Practices-for-Mixed-Methods-Research-in-the-Health-Sciences-2018-01-25.pdf（2019年5月13日閲覧）……390
Nomura, S. et al.（2017）Population health and regional variations of disease burden in Japan, 1990-2015: A systematic subnational analysis for the Global Burden of Disease Study 2015. *Lancet*, 390, 1521-1538. ……384
Norman, C. D., & Skinner, H. A.（2006）eHealth literacy: Essential skills for consumer health in a networked world. *Journal of Medical Internet Research*, 8, e9. ……392
Norman, G. J. et al.（2007）A review of eHealth interventions for physical activity and dietary behavior change. *American Journal of Preventive Medicine*, 33, 336-345. ……216
Novaco, R. W.（1975）*Anger control: The development and evaluation of an experimental treatment*, D. C. Heath. ……516
Nutbeam, D.（2000）Health literacy as a public health goal: A challenge for contemporary health education and communication strategies into the 21st century. *Health Promotion International*, 15, 259-267. ……208

■O

Oberg, K.（1960）Culture shock: Adjustment to new cultural environments. *Practical Antholopology*, 7, 177-182. ……378
O'Donobue, W., & Ferguson, K. E.（2001）*The psychology of B. F. Skinner*, Sage Publications.（佐久間 徹監訳（2001）『スキナーの心理学―応用行動分析の誕生』二瓶社.）……12

OECD (2013) *OECD guidelines on maeasuring subjective well-being.* (桑原　進監訳（2015）『主観的幸福を測る』明石書店.) ……156
OECD (2017) *Health at a glance 2017: OECD indicators*, OECD Publishing. ……6
Ogden, J. (2012) *Health psychology: A textbook*, McGraw-Hill Education. ……456
Ohira, T. (2010) Psychological distress and cardiovascular disease: The circulatory risk in communities study (CIRCS). *Journal of Epidemiology*, 20, 185-191. ……284
Ohrnberger, J. et al. (2017) The relationship between physical and mental health: A mediation analysis. *Social Science & Medicine*, 195, 42-49. ……240
Okajima, I., & Chen, J. (2017) The effect of insomnia on changes in anxiety, depression, and social function after a transdiagnostic treatment targeting excessive worry. *Sleep and Biological Rhythms*, 15, 243-249. ……550
Okajima, I., & Inoue, Y. (2018) Efficacy of cognitive behavioral therapy for comorbid insomnia: A meta-analysis. *Sleep and Biological Rhythms*, 16, 21-35. ……492, 550
Okunishi, Y., & Tanaka, T. (2011) Social skills and cross-cultural adaptation of international students in Japan. *Progress in Asian social psychology series, Volume 8, Individual, group and cultural progress in changing societies* (pp.76-92), Macmillan Publishers India. ……378
Oliver, D. et al. eds. (2000) *Palliative care in amyotrophic lateral sclerosis*, Oxford University Press. (中島　孝監訳（2017）『非悪性腫瘍の緩和ケアハンドブック―ALS（筋萎縮性側索硬化症）を中心に』西村書店.) ……302
Olsen, D. P. (2013) Ethical decision-making: Principles and relationships. (田中恵美子訳（2013）「倫理の意思決定―原則と関係性」『日本看護倫理学会誌』5, 84-102.) ……622
Ono, K. et al. (2005) Development of the questionnaire for subjective satisfaction about stress coping and the influence of subjective satisfaction about stress coping on stress responses. *Japanese Health Psychology*, 12, 1-13. ……140
Oosterveen, E. et al. (2017) A systematic review of eHealth behavioral interventions targeting smoking, nutrition, alcohol, physical activity and/or obesity for young adults. *Preventive Medicine*, 99, 197-206. ……216
Ortony, A. et al. (1998) *The cognitive structure of emotions*, Cambridge University Press. ……102

■P

Pahor, M. et al. (2014) Effect of structured physical activity on prevention of major mobility disability in older adults: The LIFE study randomized clinical trial. *Journal of the American Medical Association*, 311, 2387-2396. ……532
Palmer, S. C. et al. (2013) Association between depression and death in people with CKD: A meta-analysis of cohort studies. *American Journal of Kidney Diseases*, 62, 493-505. ……294
Paris, J. (2003) Personality disorders over time: Precursors, course and outcome. *Journal of Personality Disorders*, 17, 479-488. ……90
Parker, R. I. et al. (2011) Combining nonoverlap and trend for single-case research: Tau-U. *Behavior Therapy*, 42, 284-299. ……600
Patel, S. R. et al. (2008) The association between sleep duration and obesity in older adults. *International Journal of Obesity*, 32, 1825-1834. ……14
Pearce, S., & Wardle, J. eds. (1989) *The practice of behavioral medicine*, Oxford University Press. (山上敏子監訳，足達淑子ほか訳（1995）『行動医学の臨床―予防からリハビリテーションまで』二瓶社.) ……46
Pennebaker, J. W. (2010) Expressive writing in a clinical setting. *The Independent Practitioner*, 30, 23-25. ……108
Pennbaker, J. W. (2018) Expressive writing in psychological science. *Perspectives on Psychological Science*, 13, 226-229. ……348
Pennebaker, J. W., & Beall, S. K. (1986) Confronting a traumatic event: Toward an understanding of inhibition and disease. *Journal of Abnormal Psychology*, 95, 274-281. ……348
Peterson, C., & Seligman, M. E. P. (2004) *Character strengths and virtues: A handbook and classification (vol. 1)*, Oxford University Press. ……78

Petkus, A. J., & Wetherell, J. L. (2013) Acceptance and Commitment Therapy with older adults: Rationale and considerations. *Cognitive and Behavioral Practice*, 20, 47-56. ……164

Pickett, K. et al. (2012) Physical activity and depression: A multiple mediation analysis. *Mental Health and Physical Activity*, 5, 125-134. ……486

Pietromonaco, P. R., & Collins, N. L. (2017) Interpersonal mechanisms linking close relationships to health. *American Psychologist*, 72, 531-542. ……350

Piliavin, J. A., & Siegl, E. (2015) Health and well-being consequences of formal volunteering. In D. A. Schroeder, & W. G. Graziano eds., *The Oxford handbook of prosocial behavior* (pp.494-523), Oxford University Press. ……354

Pines, A., & Aronson, E. (1988) *Career burnout: Causes and cures* (2nd ed.), Free Press. ……264

Plutchik, R. (1980) *Emotion: A pschoevolutionary synthesis*, Harper & Row Publishers. ……102

Polivy, J., & Herman, C. P. (1987) Dieting and binge eating: A causal analysis. *American Psychologist*, 40, 193-201. ……314, 488

Polivy, J., & Herman, C. P. (2002) Causes of eating disorders. *Annual Review of Psychology*, 53, 187-213. ……314, 488

Pratt, C. W. et al. (2014) *Psychiatric rehabilitation* (3rd ed.), Elsevier. ……322

Prochaska, J. O. (1994) Strong and weak principles for progressing from precontemplation to action on the basis of twelve problem behaviors. *Health Psychology*, 13, 47-51. ……32

Prochaska, J. O., & DiClemente, C. C. (1983) Stages and processes of self-change of smoking: Toward an integrative model of change. *Journal of Consulting and Clinical Psychology*, 51, 390-395. ……350, 480, 486, 488

Prochaska, J. O., & Velicer, W. F. (1997) The transtheoretical model of health behavior change. *American Journal of Health Promotion*, 12, 38-48. ……32, 112

Prochaska, J. O. et al. (2015) The transactional model and stages of change. In G. Glanz et al. eds., *Health behavior: Theory, research, and practice* (pp.125-148), Jossey-Bass. ……350

Putnam, R. D. (1993) *Making democracy work: Civic traditions in modern Italy*, Princeton University Press. (河田潤一訳 (2001)『哲学する民主主義―伝統と改革の市民的構造』NTT 出版.) ……212

■Q

Qaseem, A. et al. (2016) Management of chronic insomnia disorder in adults: A clinical practice guideline from the American College of Physicians. *Annual of Internal Medicine*, 165, 125-133. ……492

■R

Rachlin, H. (1974) Self-control. *Behaviorism*, 2, 94-107. ……166

Rachman, S. (2015) The evolution of behaviour therapy and cognitive behaviour therapy. *Behaviour Research and Therapy*, 64, 1-8. ……452

Rahe, R. H. et al. (1970) Prediction of near-future health change from subjects' preceding life changes. *Journal of Psychosomatic Research*, 14, 401-406. ……128

Reason, J. (1990) *Human error*, Cambridge University Press. ……388

Reason, J. (1997) *Managing the risks of organizational accidents*, Ashgate Publishing. (塩見 弘ほか訳 (1999)『組織事故』日科技連出版社.) ……388

Rechtschaffen, A., & Kales, A. (1968) *A manual of standardized terminology, techniques and scoring system for sleep stages of human subjects*, Government Printing Office. (清野茂博訳 (1971)『睡眠脳波アトラス 標準用語・手技・判定法』医歯薬出版.) ……68

Reed, G. M. et al. (1994) "Realistic acceptance" as a predictor of decreased survival time in gay men with AIDS. *Health Psychology*, 13, 299-307. ……112

Reichow, B. et al. (2012) Social skills groups for people aged 6 to 21 with autism spectrum disorders. *Evidence-Based Child Health*, 7, 266-315. ……512

Resnick, M. D. et al. (1997) Protecting adolescents from harm: Findings from the national longitudinal study on adolescent health. *Journal of the American Medical Association*, 278, 823-832. ……268

Rhodes, G. L., & Lakey, B. (1999) Social support and psychological disorder: Insights from social psychology. In R. M. Kowalski, & M. R. Leary eds., *The social psychology of emotional and behavioral problems: Interfaces of social and clinical psychology* (pp.281-309), American Psychological Association. ……350

Richards, D. et al. (2006) Increased adherence to CPAP with a group cognitive behavioral treatment intervention: A randomized trial. *Sleep*, 30, 635-640. ……492

Richardson, C. E. et al. (2016) Are cognitive "insomnia" processes involved in the development and maintenance of delayed sleep wake phase disorder? *Sleep Medicine Reviews*, 26, 1-8. ……492

Riemann, D. et al. (2017) European guideline for the diagnosis and treatment of insomnia. *Journal of Sleep Research*, 26, 675-700. ……492

Rimal, R. N., & Lapinski, M. K. (2009) Why health communication is important in public health. *Bulletin of the World Health Organization*, 87, 247. ……214

Rissel, C. (1994) Empowerment: The holy grail of health promotion. *Health Promotion International*, 9, 39-47. ……226

Roffwarg, H. P. et al. (1966) Ontogenetic development of the human sleep-dream cycle. *Science*, 152, 604-619. ……68

Rogers, C. R. (1951a) *Client-centered therapy: Its current practice, implications and theory*, Houghton Mifflin. (伊東 寛編訳 (1967)『ロジャーズ全集8巻 パースナリティ理論』岩崎学術出版社.) ……82

Rogers, C. R. (1951b) Perceptual reorganization in client-centered therapy. In R. R. Blake, & G. V. Ramsey eds., *Perception: An approch to personality*, Ronald Press. ……86

Rogers, C. R. (1957) The necessary and sufficient conditions of therapeutic personality change. *Journal of Counseling Psychology*, 21, 95-103. ……446

Rose, C. et al. (2002) The most effective psychologically-based treatments to reduce anxiety and panic in patients with chronic obstructive pulmonary disease (COPD): A systematic review. *Patient Education and Counseling*, 47, 311-318. ……498

Rosenman, R. H. et al. (1975) Coronary heart disease in the Western Collaborative Group Study: Final follow-up experience of eight and a half years. *Journal of the American Medical Association*, 233, 872-877. ……118

Rosenzweig, S. (1944) An outline of frustration theory. In J. M. Hunt ed., *Personality and the behavior disorders* (pp.379-388), Ronald Press. ……110

Ross, M. G. (1955) *Community organization: Theory and principles*, Harper & Brothers. (岡村重夫訳 (1963)『コミュニティ・オーガニゼーション——理論と実際』全社協.) ……42

Rothman, J. et al. eds. (1995) *Strategies of community intervention* (5th ed.), F. E. Peacock Publishers. ……42

Rotter, P. (1966) Generalized expectancies for internal versus external control of reinforcement. *Psychological Monographs*, 80, 1-28. ……80

Rousseau, J. J. (1762) *Émile ou de l'Éducation*. (長尾十三二訳 (1968)『世界教育学選集40 エミール2』明治図書出版.) ……84

Rubin, J. A. (1987) *Approaches to art therapy: Theory and technique*, Mark Paterson and Associates. (徳田良仁監訳 (2001)『芸術療法の理論と技法』誠信書房.) ……470

Russell, J. A. (1983) Pancultural aspects of the human conceptual organization of emotion. *Journal of Personality and Social Psychology*, 45, 1281-1288. ……108

Russell, J. A. (2003) Core affect and the psychological construction of emotion. *Psychological Review*, 110, 145-172. ……102

Russell, J. A., & Barrett, L. F. (1999) Core affect, prototypical emotional episodes, and other things called emotion: Dissecting the elephant. *Journal of Personality and Social Psychology*, 76, 805-819 ……108

Rutledge, T. et al. (2006) Depression in heart failure a meta-analytic review of prevalence, intervention effects, and associations with clinical outcomes. *Journal of the American College of Cardiology*, 48, 1527-1537. ……284

Ryan, R. M., & Deci, E. L. (2017) *Self-determination theory: Basic psychological needs in motivation, development, and wellness*, Guilford Press. ……104

Ryff, C. D.（1989）Happiness is everything, or is it? Explorations on the meaning of psychological well-being. *Journal of Personality and Social Psychology*, 57, 1069-1081. ……30, 156

■S

Sackett, D. L. et al.（2000）*Evidence-based medicine: How to practice and teach EBM*（2nd ed.）, Churchill Livingstone. ……36

Safren, S. A. et al.（2007）*Coping with chronic illness: A cognitive-behavioral therapy approach for adherence and depression-Therapist guide*, Oxford University Press.（堀越 勝ほか監訳（2015）『慢性疾患の認知行動療法―アドヒアランスとうつへのアプローチ：セラピストガイド』診断と治療社.）……280

Sahler, O. J. et al.（2005）Using problem-solving skills training to reduce negative affectivity in mothers of children with newly diagnosed cancer: Report of a multisite randomized trial. *Journal of Consulting and Clinical Psychology*, 73, 272-283. ……300

Sallis, J. F. et al.（1998）Environmental and policy intervention to promote physical activity. *American Journal of Preventive Medicine*, 15, 379-397. ……222

Salvy, S.-J. et al.（2007）Effects of social influence on eating in couples, friends and strangers. *Appetite*, 49, 92-99. ……574

Sarafino, E. P., & Smith, T. W.（2016）*Health psychology: Biopsychosocial interactions*（9th ed.）, Wiley. ……456

Sawayama, T. et al.（2009）Assessing multidimensional cognitions of drinking among alcohol-dependent patients: Development and validation of a drinking-related cognitions scale（DRCS）. *Addictive Behaviors*, 34, 82-85. ……272

Sawyer, R. K.（2014）*The Cambridge handbook of the learning sciences*（2nd ed.）, Cambridge University Press.（大島 純ほか監訳（2016）『学習科学ハンドブック（第二版）第2巻』北大路書房.）……188

Scales, P. C.（1999）Reducing risks and building developmental assets: Essential actions for promoting adolescent health. *Journal of School Health*, 69, 113-119. ……268

Schachter, S., & Singer, J. E.（1962）Cognitive, social, and physiological determinants of emotion state. *Psychological Review*, 69, 379-399. ……102

Schaufeli, W. B., & Bakker, A. B.（2004）Job demands, job resources and their relationship with burnout and engagement: A multi-sample study. *Journal of Organizational Behavior*, 25, 293-315. ……438

Schaufeli, W. B. et al.（2002）The measurement of engagement and burnout: A two sample confirmative analytic approach. *Journal of Happiness Studies*, 3, 71-92. ……438

Scheier, M. F., & Carver, C. S.（1985）Optimism, coping, and health: Assessment and implications of generalized outcome expectancies. *Health Psychology*, 4, 219-247. ……80, 116

Schlosberg, H.（1954）Three dimensions of emotion. *Psychological Review*, 61, 81-88. ……102

Schultz, J. H., & Luthe, W.（1969）*Autogenic therapy*, Grune & Stratton.（池見酉次郎ほか訳（1971）『自律訓練法 1』誠信書房.）……468

Schwabe, C.（1979）*Regulative Musiktherapie*, Fischer. ……168

Schwarzer, R., & Taubert, S.（2002）Tenacious goal pursuits and striving toward personal growth: Proactive coping. In E. Frydenberg ed., *Beyond coping: Meeting goals, visions and challenges*（pp.19-35）, Oxford University Press. ……30

Scoville, W. B., & Milner, B.（1957）Loss of recent memory after bilateral hippocampal lesions. *Journal of Neurology, Neurosurgery, and Psychiatry*, 20, 11-21. ……66

Seeman, T. E. et al.（1997）Price of adaptation--allostatic load and its health consequences: MacArthur studies of successful aging. *Archives of Internal Medicine*, 157, 2259-2268. ……58

Seeman, T. E. et al.（2002）Social relationships, gender, and allostatic load across two age cohorts. *Psychosomatic Medicine*, 64, 395-406. ……58

Segrin, C.（2001）*Interpersonal processes in psychological problems*, Guilford Press.（田中健吾監訳（2011）『対人プロセスと心理的諸問題―臨床社会心理学の視座』晃洋書房.）……352

Segrin, C., & Abramson, L. Y.（1994）Negative reactions to depressive behavior: A communication

theories analysis. *Journal of Abnormal Psychology*, 103, 355-668. ……352
Seligman, M. E. P. (1990) *Learned optimism*, Alfred A. Knopf. ……116
Seligman, M. E. P. (1999) The president's address (Annual Report). *American Psychologist*, 54, 559-562. ……30
Seligman, M. E. P. (2011) *Flourish: A visionary new understanding of happiness and well-being*, Simon and Schuster.（宇野カオリ監訳（2014）『ポジティブ心理学の挑戦—"幸福"から"持続的幸福"へ』ディスカヴァー・トゥエンティワン.）……106
Seligman, M. E. P., & Csikszentmihalyi, M. (2000) Positive psychology: An introduction. *American Psychologist*, 55, 5-14. ……30
Seligman, M. E. P., & Maier, S. F. (1967) Failure to escape traumatic shock. *Journal of Experimental Psychology*, 74, 1-9. ……146
Selye, H. (1936) A syndrome produced by Diverse Nocuous Agents. *Nature*, 138, 32. ……126
Selye, H. (1956) *The stress of life*, McGraw-Hill.（杉靖三郎ほか訳（1988）『現代社会とストレス』法政大学出版局.）……126, 152
Selye, H. (1967) *In vivo: The case for supramolecular biology*, Liveright.（細谷東一郎訳（1997）『生命とストレス—超分子生物学のための事例』工作舎.）……126
Selye, H. (1974) *Stress without distress*, Springer. ……178
Seth, A. K. (2013) Interoceptive inference, emotion, and the embodied self. *Trends in Cognitive Sciences*, 17, 565-573. ……108
Sexuality Information and Education Council of the United States (2012) Culture and society [Position statement], Retrieved from http://www.siecus.org/index.cfm?fuseaction=Page.viewPage&pageId=494&parentID=472#culture%20and%20society（2018年10月30日閲覧）……558
Shear, K. et al. (2005) Treatment of complicated grief: A randomized controlled trial. *Journal of the American Medical Association*, 293, 2601-2608. ……478
Shimazaki, T. et al. (2017) *Assessment of citywide health promotion campaign using cross-sectional study method: A case report from a Japanese suburb community*, Sage Research Methods Cases Part2. ……194
Shimazu, A. et al. (2015) Workaholism vs. work engagement: The two different predictors of future well-being and performance int. *Journal of Behavioral Medicine*, 22, 18-23. ……438
Shirazian, S. et al. (2016) Depression in chronic kidney disease and end-stage renal disease: Similarities and differences in diagnosis, epidemiology, and management. *Kidney International Reports*, 2, 94-107. ……294
Short, C. E. et al. (2014) Individual characteristics associated with physical activity intervention delivery mode preferences among adults. *International Journal of Behavioral Nutrition and Physical Activity*, 11, 25. ……216
Shuchter, S. R., & Zisook, S. (1993) The course of normal grief. In M. S. Stroebe et al. eds., *Handbook of bereavement: Theory, research, and intervention* (pp.23-43), Cambridge University Press. ……478
Siegrist, J. (1996) Adverse health effects high-effort/low reward conditions. *Journal of Occupational Health Psychology*, 1, 27-41. ……252
Sifneos, P. E. (1973) The prevalence of alexithymic characteristics in psychosomatic patients. *Psychotherapy and Psychosomatics*, 22, 255-262. ……80, 94
Silagy, C. et al. (2007) Nicotine replacement therapy for smoking cessation. *Cochrane Database of Systematic Reviews*, 3, 1-106. ……200
Skolnik, R. (2017) *Global health 101, Intersectoral approaches to enabling better health*, Jones & Bartlett Learning.（木原正博・木原雅子監訳（2017）『グローバルヘルス—世界の健康と対処戦略の最新動向』メディカル・サイエンス・インターナショナル.）……376, 386
Smith, E. E. et al. (2003) *Atkinson & Hilgard's introduction to psychology* (14th ed.), Wadsworth.（内田一成監訳（2005）『ヒルガードの心理学（第14版）』ブレーン出版.）……270
Sobell, M. B. et al. (1986) The reliability of a timeline method for assessing normal drinker college students' recent drinking history: Utility for alcohol research. *Addictive Behaviors*, 11, 149-162. ……272
Sommers-Flanagan, J., & Sommers-Flanagan, R. (2015) *Counseling and psychotherapy theories in*

context and practice: Skills, strategies, and techniques, Wiley. ……446
Sonnentag, S., & Fritz, C. (2007) The recovery experience questionnaire: Development and validation of a measure for assessing recuperation and unwinding from work. *Journal of Occupational Health Psychology*, 12, 204-221. ……430, 438
Sørensen, K. et al. (2012) Health literacy and public health: A systematic review and integration of definitions and models. *BMC Public Health*, 12, 80. ……208
Speer, D. C. (1970) Family systems: Morphostasis and morphogenesis, or "Is homeostasis enough?" *Family Process*, 9, 259-278. ……368
Spence, S. H. (1998) A measure of anxiety symptoms among children. *Behaviour Research and Therapy*, 36, 545-566. ……172
Spielberger, C. D. (1988) *Manual for the State-trait anger expression inventory (STAXl)*, Psychological Assessment Resources. ……250
Spielberger, C. D. (1999) *State-trait anger expression inventory-2: Professional manual*, Psychological Assessment Resources. ……250
Spielberger, C. D. et al. (1970) *STAI manual for the State-trait anxiety inventory*, Consulting Psychologists Press. ……246
Spijk, P. (2015) On human health. *Medicine, Health Care, and Philosophy*, 18, 245-251. ……6
Steffy, B. E. et al. eds. (2000) *Life cycle of the career teacher*, Corwin Press. (三村隆男訳 (2013)『教師というキャリア』雇用問題研究会.) ……16
Steptoe, A. (1991) The links between stress and illness. *Journal of Psychosomatic Research*, 35, 633-644. ……160
Steptoe, A., & Appels, A. eds. (1989) *Stress, personal control and health*, John Wiley & Sons. ……124
Sterling, P. (2004) Principles of allostasis: Optimd design, predictive regulation, pathophysiology, and rational therapeutics. In J. Schulkin ed., *Allostasis, homeostasis, and the costs of physiologocal adaptation* (pp.17-64), Cambridge University Press. ……58
Sterner, W. R. (2009) Influence of the supervisory working alliance on supervise work satisfaction and work-related stress. *Journal of Mental Health Counseling*, 31, 249-263. ……616
Stice, E., & Shaw, H. (2004) Eating disorder prevention programs: A meta-analytic review. *Psychological Bulliten*, 130, 206-227. ……314, 488
Stone, A. A. et al. (1998) A comparison of coping assessed by ecological momentary assessment and retrospective recall. *Journal of Personality and Social Psychology*, 74, 1670-1680. ……258
Stone, G. C. et al. (1987) *Health psychology: A discipline and a profession*, The University Chicago Press. (本明 寛・内山喜久雄監訳 (1990)『健康心理学—専門教育と活動領域』実務教育出版.) ……6
Stroebe, M., & Schut, H. (1999) The dual process model of coping with bereavement: Rationale and description. *Death Studies*, 23, 197-224. ……478
Sukhodolsky, D. G. et al. (2001) Development and validation of the anger rumination scale. *Personality and Individual Differences*, 31, 689-700. ……250
Sullivan, M. J. et al. (2009) The support, education, and research in chronic heart failure study (SEARCH): A mindfullness-based psychoeducational intervention improves depression and clinical symptoms in patients with chronic heart failure. *American Heart Journal*, 157, 84-90. ……498
Suls, J., & Rittenhouse, J. (1990) Models of linkages between personality and disease. In H. S. Friedman ed., *Personality and disease* (3rd., pp.38-64), John Wiley & Sons. (手嶋秀毅・宮田正和監訳 (1997)『性格と病気』創元社.) ……80
Sumithran, P. et al. (2011) Long-term persistence of hormonal adaptations to weight loss. *New England Journal of Medicine*, 365, 1597-1604. ……496
Sutton, S. (2000) Interpreting cross-sectional data on stages of change. *Psychology and Health*, 15, 163-171. ……32
Suzuki, T. et al. (2011) Depression and outcomes in hospitalized Japanese patients with cardiovascular disease. *Circulation Journal*, 75, 2465-2473. ……284
Suzuki, T. et al. (2015) Community-based intervention for prevention of dementia in Japan. *The Journal of Prevention of Alzheimer's Disease*, 2, 71-76. ……532
Sweetman, A. et al. (2017) Does comorbid obstructive sleep apnea impair the effectiveness of

cognitive and behavioral therapy for insomnia? *Sleep Medicine*, 39, 38-46. ……492

■T

Tamura, N., & Tanaka, H. (2014) Effects of sleep education with self-help treatment for elementary schoolchild with nocturnal lifestyle and irritability. *Sleep and Biological Rhythms*, 12, 169-179. ……530

Tamura, N., & Tanaka, H. (2016) Effects of sleep education program with self-help treatment on sleeping patterns and daytime sleepiness in Japanese adolescents: A cluster randomized trial, *Chronobiological International*, 33, 1073-1085. ……530

Tamura, N., & Tanaka, H. (2017) Effects of sleep management with self-help treatment for the Japanese elderly with chronic insomnia: A quasi-experimental study. *Journal of Behavioral Medicine*, 40, 659-668. ……532

Tanaka, H., & Shirakawa, S. (2004) Sleep health, lifestyle and mental health in the Japanese elderly ensuring sleep to promote a healthy brain and mind. *Journal of Psychosomatic Research*, 56, 465-477. ……532

Tanaka, H., & Tamura, N. (2016) Sleep education with self-help treatment and sleep health promotion for mental and physical wellness in Japan, *Sleep and Biological Rhythms*, 14, S89-S99. ……530

Tanaka, M. et al. (2015) Factor structure of the body image concern inventory in a Japanese sample. *Body Image*, 13, 18-21. ……72

Tanaka, Y. et al. (2017) Adaptation and validation of the Japanese version of the Gambling Urge Scale. *International Gambling Studies*, 17, 192-204. ……272

Tang, Y. Y. et al. (2015) The neuroscience of mindfulness meditation. *Nature Reviews Neuroscience*, 16, 213-225. ……526

Tao, M. et al. (1998) A study of antecedents of organizational commitment. *Japanese Psychological Research*, 40, 198-205. ……358

Task Force on Promotion and Dissemination of Psychological Procedures (1995) Training in and dissemination of empirically-validated psychological treatments: Report and recommendations. *The Clinical Psychologist*, 48, 2-23. ……456

Tayama, J. et al. (2007) Effect of alpha-helical CRH on quantitative electroencephalogram in patients with irritable bowel syndrome. *Neurogastroenterology and Motility*, 19, 471-483. ……72

Tayama, J. et al. (2012) Effects of personality traits on the manifestations of irritable bowel syndrome. *BioPsychoSocial Medicine*, 6, 20. ……72

Taylor, G. J. et al. (1985) Toward the development of a self-report alexithymia scale. *Psychotherapy and Psychosomatics*, 44, 191-199. ……94

Taylor, G. J. et al. (1991) The alexithymia construct. A potential paradigm for psychosomatic medicine. *Psychosomatics*, 32, 153-164. ……94

Taylor, G. J. et al. (1997) *Disorders of affect regulation: Alexithymia in medical and psychiatric illness*. Cambridge University Press.（福西勇夫監訳，秋本倫子訳（1998）『アレキシサイミア―感情制御の障害と精神・身体疾患』星和書店．）……94

Taylor, J. A. (1953) A personality scale of manifest anxiety. *Journal of Abnormal and Social Psychology*, 48, 285-290. ……246

Teddlie, C., & Tashakkori, A. (2009) *Foundations of mixed methods research: Integrating quantitative and qualitative approaches in the social and behavioral sciences*, Sage Publications.（土屋 敦ほか訳（2017）『混合研究法の基礎』西村書店．）……390

Tedeschi, R. G., & Calhoun, L. G. (1996) The posttraumatic growth inventory: Measuring the positive legacy of trauma. *Journal of Traumatic Stress*, 9, 455-472. ……542

Tedeschi, R. G. et al. (2017) The posttraumatic growth inventory: A revision integrating existential and spiritual change. *Journal of Traumatic Stress*, 30, 11-18. ……542

Temel , J. S. et al. (2010) Early palliative care for patients with metastatic non-small-cell lung cancer. *New England Journal of Medicine*, 363, 733-742. ……396

Temoshok, L., & Dreher, H. (1992) *The Type C connection: The behavioral links to cancer and your health*, Random House.（大野　裕監修（1992）『がん性格―タイプ C 症候群』創元社.）……80, 114

Temoshok, L., & Fox, B. H.（1984）Coping styles and other psychosocial factors related to medical status and to prognosis in patient with cutaneous malignant melanoma. In B. H. Fox, & B. H. Newberry eds., *Impact of psychoendocrine systems in cancer and immunity*（pp.258-287）, C. J. Hogrefe. ……114

Thompson, R. et al.（1992）The role of parent stress and coping and family functioning in parent and child adjustment to Duchenne muscular dystrophy. *Journal of Clinical Psychology*, 48, 11-19. ……300

Thornicroft, G., & Slade, M.（2014）New trends in assessing the outcomes of mental health interventions. *World Psychiatry*, 13, 118-124. ……322

Tomkins, S. S.（1962）*Affect, imagery, consciousness: Vol. 1. The positive affects*, Springer. ……102

Trapnell, P. D., & Campbell, J. D.（1999）Private self-consciousness and the five-factor model of personality: Distinguishing rumination from reflection. *Journal of Personality and Social Psychology*, 76, 284-304. ……346

Tsumura, H. et al.（2014）Effects of distraction on negative behaviors and salivary α-amylase under mildly stressful medical procedures for brief inpatient children. *Journal of Health Psychology*, 19, 1079-1088. ……172

■U

Ueshima, H. et al.（2004）Cigarette smoking as a risk factor for stroke death in Japan. *Stroke*, 35, 1836-1841. ……14

U.S. Department of Health & Human Services（2016）Code of Federal Regulations Title 45 Public Welfare Department of Health and Human Services Part 46 Protection of Human Subjects（45 CFR 46）, Retrieved from https://www.hhs.gov/ohrp/regulations-and-policy/regulations/45-cfr-46/index.html（2018 年 7 月 27 日閲覧）……612

U.S. Department of Health & Human Services, Office on women's health, Retrieved from https://www.womenshealth.gov/（2018 年 7 月 8 日閲覧）……552

U.S. National Institute of Health（2011）NOT-OD-10-019: Update on the Requirement for Instruction in the Responsible Conduct of Research, Retrieved from https://grants.nih.gov/grants/guide/notice-files/NOT-OD-10-019.html（2018 年 8 月 15 日閲覧）……612

■V

Van der Klink, J. J. et al.（2001）The benefits of interventions for work-related stress. *American Journal of Public Health*, 91, 270-276. ……334

VandenBos, G. R. ed.（2007）*APA dictionary of psychology*, American Psychological Association.（繁桝算男・四本裕子監訳（2013）『APA 心理学大辞典』培風館.）……10, 484

Vanner, S. et al.（1999）Predictive value of the Rome criteria for diagnosing the irritable bowel syndrome. *American Journal of Gastroenterology*, 94, 2912-2917. ……312

Vartanian, L. R.（2015）Impression management and food intake: Current direction in research. *Appetite*, 86, 74-80. ……574

Vartanian, L. R. et al.（2007）Consumption stereotypes and impression management: How you are what you eat. *Appetite*, 48, 265-277. ……574

Vaux, A.（1988）*Social support: Theory, research, and intervention*, Praeger. ……350

Vlaeyen, J. W. S. et al.（2012）Fear-avoidance model of chronic musculoskeletal pain: 12 years on. *Pain*, 153, 1144-1147. ……292

Vooijs, M. et al.（2015）Interventions to enhance work participation of workers with a chronic disease: A systematic review of reviews. *Occupational and Environmental Medicine*, 72, 820-826. ……436

■W

Wang, P. S. et al.（2005）Twelve-month use of mental health services in the United States results from the National Comorbidity Survey Replication. *Archives of General Psychiatry*, 62, 629-640. ……548

Wansink, B. et al.（2003）Exploring comfort food prefrences across age and gender. *Physiology and*

Behavior, 79, 739-747. ……574
Ward, C., & Kennedy, A.（1994）Acculturation strategies, psychological adjustment, and sociocultural competence during cross-cultural transitions. *International Journal of Intercultural Relations*, 18, 329-343. ……378
Ward, C. et al.（2001）*The psychology of culture shock*, Routledge. ……378
Wardle, J. et al.（2004）Gender differences in food choice: The contribution of health beliefs and dieting. *Annals of Behavioral Medicine*, 27, 107-116. ……574
Ware, J. E. et al.（1993）*SF-36 health survey manual & interpretation guide*, New England Medical Center. ……240
WAS: World Association for Sexual Health（2005）Montreal Declaration "sexual Health for the Millennium", Retrieved from http://www.worldsexology.org/wp-content/uploads/2013/08/montreal-declaration.pdf（2018年10月20日閲覧）（日本性科学連合訳「モントリオール宣言"ミレニアムにおける性の健康"」）……582
Watanabe, N. et al.（2011）Brief behavioral therapy for refractory insomnia in residual depression: An assessor-blind, randomized controlled trial. *Journal of Clinical Psychiatry*, 72, 1651-1658. ……550
Watkins, E.（2008）Constructive and unconstructive repetitive thought. *Psychological Bulletin*, 134, 163-206. ……346
Watson, D. et al.（1988）Development and validation of brief measures of positive and negative affect: The PANAS scales. *Journal of Personality and Social Psychology*, 54, 1063-1070. ……30
Weakland, J. H. et al.（1974）Brief therapy: Focused problem resolution. *Family Process*, 13, 141-168. ……466
Weinberg, G.（1972）*Society and the healthy homosexual*, Srt. Martin's Press. ……590
Weiner, B. et al.（1971）*Perceiving the causes of success and failure*, General Learning Press. ……236
Weissman, M. M. et al.（2000）*Comprehensive guide to interpersonal psychotherapy*, Basic Books.（水島広子訳（2009）『対人関係療法総合ガイド』岩崎学術出版社.）……462
Weissman, M. M.（2006）A brief history of interpersonal psychotherapy. *Psychiatric Annals*, 63, 553-557. ……462
Welle, P. D., & Graf, H. M.（2011）Effective lifestyle habits and coping strategies for stress tolerance among college students. *American Journal of Health Education*, 42, 96-105. ……150
Werner, E. E., & Smith, R. S.（1992）*Overcoming the odds: High risk children from birth to adulthood*, Cornell University Press. ……92
West, R.（2005）Time for a change: Putting the transtheoretical（stages of change）model to rest. *Addiction*, 100, 1036-1039. ……32
Westman, M., & Eden, D.（1997）Effects of a respite from work on burnout: Vacation relief and fade-out. *Journal of Applied Psychology*, 82, 516-527. ……334
WHO: World Health Organization（1946）Constitution of the World Health Organization. *American Journal of Public Health*, 36, 1315-1323. ……20
WHO: World Health Organization（1958）The First Ten Years of the World Health Organization. Retrieved from http://www.who.int/iris/handle/10665/37089（2018年7月30日閲覧）……20
WHO: World Health Organization（1992）*The ICD-10 classification of mental and behavioural disorders: Clinical descriptions and diagnostic guidelines*, （融 道男ほか監訳（2005）『ICD-10 精神および行動の障害 臨床記述と診断ガイドライン（新訂版）』医学書院.）……326
WHO: World Health Organization, Division of Mental Health（1994）*Life skills education in schools*.（JKYB研究会訳（1997）『WHOライフスキル教育プログラム』大修館書店.）……190
WHO: World Health Organization（1998）*Health promotion glossary*. ……226
WHO: World Health Organization（2001）*Skills for health, skills-based health education including life skills: An important component of a child-friendly / health-promoting school*, WHO information series on school health（Vol. 9）. ……190
WHO: World Health Organization（2002）WHO Definition of Palliative Care, Retrieved from http://www.who.int/cancer/palliative/definition/en/（2019年3月4日閲覧）……302, 396
WHO: World Health Organization（2005）Promoting mental health, Retrieved from http://www.who.

int/mental_health/publications/promoting_mh_2005/en/（2019 年 2 月 18 日閲覧）……10
WHO: World Health Organization（2006a）Mental, psychological and central nervous system effects. In B. Bennett et al. eds., *Health effects of the Chernobyl accident and special health care programmes: Report of the UN Chernobyl forum expert group "Health"*（pp.93-97）.……538
WHO: World Health Organization（2006b）Defining sexual health: Report of a technical consultation on sexual health, 28-31 January 2002, Geneva, Retrieved from http://www.who.int/reproductivehealth/publications/sexual_health/defining_sexual_health.pdf（2018 年 10 月 20 日閲覧）……558, 582
WHO: World Health Organization（2008）Closing the gap in a generation: Health equity through action on the social determinants of health. Final report of the Commission on Social Determinants of Health（executive summary）.（日本福祉大学訳（2012）「一世代のうちに格差をなくそう〜健康の社会的決定要因に対する取り組みを通じた健康の公平性―健康の社会的決定要因に関する委員会最終報告書 2008（要旨）」Retrieved from http://www.who.int/kobe_centre/mediacentre/JA_Closing_the_Gap_Executive_summary.pdf?ua=1（2018 年 10 月 28 日閲覧））……386
WHO: World Health Organization（2010）Framework for action on interprofessional education & collaborative practice.（三重大学訳（2014）「専門職連携教育および連携医療のための行動の枠組み」.）……38
WHO: World Health Organization, War Trauma Foundation and World Vision International（2011）*Psychological first aid: Guide for field workers*.（国立精神・神経医療研究センターほか訳（2012）『心理的応急処置（サイコロジカル・ファーストエイド：PFA）フィールドガイド』.）……544
WHO: World Health Organization（2012a）Health education: Theoretical concepts, effective strategies and core competencies. Retrieved from http//apps.who.int/iris/bitstream/handle/10665/119953/EMRPUB_2012_EN_1362.pdf（2019 年 6 月 2 日閲覧）……180
WHO: World Health Organization（2012b）Public health action for the prevention of suicide, Retrieved from https://apps.who.inc/iris/bitstream/handle/106651/75166/9789241503570-eng.pdf?segnence=1（2018 年 7 月 17 日閲覧）……324
WHO: World Health Organization（2017）Download WHO TB burden estimates, Retrieved from http://www.who.int/tb/country/data/download/en/（2018 年 7 月 4 日閲覧）……400
WHO: World Health Organization（2018）Global Health Observatory data repository, Healthy life expectancy（HALE）Data by country, Retrieved from http://apps.who.int/gho/data/view.main.HALEXv?lang=en（2018 年 7 月 31 日閲覧）……18
WHO/UN HABITAT（2010）Hidden cities: Unmasking and overcoming health inequities in urban settings.（WHO 健康開発総合研究センター「隠れた都市の姿―健康格差是正を目指して」Retrieved from www.who.int/kobe_centre/publications/hiddencities_media/who_un_habitat_hidden_cities_jpw.pdf（2018 年 10 月 28 日閲覧））……386
Widiger, T. A. et al.（1991）Comorbidity among axis II disorders. In J. M. Oldham ed., *Personality disorders: New perspectives on diagnostic validity*（pp.163-194）, American Psychiatric Association.……90
Wild, D. et al.（2005）Principles of good practice for the translation and cultural adaptation process for patient-reported outcomes（PRO）measures: Report of the ISPOR task force for translation and cultural adaptation. *Value in Health*, 8, 94-104.……596
Wiley, J. F. et al.（2017）Relationship of psychosocial resources with allostatic load: A systematic review. *Psychosomatic Medicine*, 79, 283-292.……58
Wilkinson, R. G.（1992）Income distribution and life expectancy. *British Medical Journal*, 304, 165-168.……210
Wilkinson, R. G.（2005）*The impact of inequality how to make sick societies healthier*, New York Press.（池本幸生ほか訳，2009 『格差社会の衝撃―不健康な格差社会を健康にする法』書籍工房早山.）……210
Wilkinson, R. G., & Marmot, M.（1999）*Social determinants of health: The solid facts*, World Health Organization. Retrieved from https://apps.who.int/iris/handle/10665/108082（2019 年 3 月 26 日閲覧）……386
Wilkinson, R. G., & Marmot, M.（2003）*Social determinants of health: The solid facts*（2nd ed.）, WHO regional office for Europe, Retrieved from http:// www.euro.who.int/__data/assets/pdf_

file/0005/98438/e81384.pdf（高野健人監訳（2004）「健康の社会的決定要因―確かな事実の探求（第2版）」健康都市推進会議．Retrieved from http://www.tmd.ac.jp/med/hlth/whocc/pdf/solidfacts2nd.pdf（2018年10月28日閲覧））……210, 386

Williams, K. D. (2009) Ostracism: A temporal need-threat model. *Advances in Experimental Social Psychology*, 41, 279-314. ……372

Wong, P. T. P., & Watt, L. M. (1991) What types of reminiscence are associated with successful aging? *Psychology and Aging*, 8, 272-279. ……476

Woodworth, R. S. (1938) *Experimental psychology*, Holt. ……102

Woolfolk, R. L. et al. (1995) Self-complexity, self-evaluation, and depression: An examination of form and content within self-schema. *Journal of Personality and Social Psychology*, 68, 1108-1120. ……82

World Medical Association (2013) WMA Declaration of Helsinki-Ethical Principles for Medical Research Involving Human Subjects, Retrieved from https://www.wma.net/policies-post/wma-declaration-of-helsinki-ethical-principles-for-medical-research-involving-human-subjects/（2018年7月20日閲覧）……612

Wright, A. G. et al. (2015) Daily interpersonal and affective dynamics in personality disorder. *Journal of Personality Disorders*, 29, 503-525. ……90

Wundt, W. ([1897] 1998) *Outlines of psychology* (C. H. Judd, trans.), Thoemmes Press. ……108

■Y

Yalom, I. D. (1995) *The theory and practice of group psychotherapy*, Basic Books. ……476

Yamaguchi, M. et al. (2007) The development of the Japanese version of the short-form McGill Pain Questionnaire.『日本ペインクリニック学会誌』14, 9-14. ……234

Yamazaki, S. et al. (2005) Usefulness of five-item and three-item Mental Health Inventories to screen for depressive symptoms in the general population of Japan. *Health and Quality of Life Outcomes*, 3, 48. ……240

Yao, B. et al. (2017) DNA N6-methyladenine is dynamically regulated in the mouse brain following environmental stress. *Nature Communications*, 8, 1122. ……62

Yerkes, R. M., & Dodson, J. D. (1908) The relation of strength of stimulus to rapidity of habit-formation. *Journal of Comparative Neurology and Psychology*, 18, 459-482. ……178

Yogo, M., & Fujihara, S. (2008) Working memory capacity can be improved by expressive writing: A randomized experiment in a Japanese sample. *British Journal of Health Psychology*, 13, 77-80. ……108

Young, K. S. (1998) *Caught in the net: How to recognize the signs of internet addiction—and winning strategy for recovery*, Wiley.（小田嶋由美子訳（1998）『インターネット中毒―まじめな警告です』毎日新聞社．）……276

■Z

Zeig, J. K., & Munion, W. M. (1999) *Milton H. Erickson*, Sage Publications. ……466

Zung, W. W. K. (1965) A self-rating depression scale. *Archives of General Psychiatry*, 12, 63-70. ……234

事項索引

＊「見出し語五十音索引」は xvii 頁参照．見出し語（見出し語中の用語部分のみも含む）の掲載ページは太字で示してある．なお，事項の英語表記等については項目執筆者による訳語を採用し，統一は必要な場合にとどめた．

■アルファベット

AA（アルコホーリックス・アノニマス） Alcoholics Anonymous 484
ACTH（副腎皮質刺激ホルモン） adrenocorticotropic hormone 72
ADHD（注意欠如・多動症） attention-deficit/hyperactivity disorder 96, 98, 453
ADL（日常生活動作） activities of daily living 9, 194
AHA anger-hostility-aggression 250
ALS（筋萎縮性側索硬化症） amyotrophic lateral sclerosis 302
ART（抗レトロウイルス療法） antiretroviral therapy 502
ASD（急性ストレス障害） acute stress disorder 536, **540**, 546
ASD（自閉スペクトラム症） autism spectrum disorder 96, 98, 512
Ask Me 3 227
ASQ attributional style questionnaire 237
ASRM American Society for Reproductive Medicine 568

BDI-II（ベック抑うつ質問票） Beck depression inventory-second edition 249, 325
Big Five 271
BMI（体格指数） body mass index 71, 488, 565
BPS bio-psycho-social 374
BPSD（行動・心理症状） behavioral and psychological symptoms of dementia 309
CAVE 法 content analysis of verbatim explanation 237
CBT（認知行動療法） cognitive behavioral therapy 8, 149, 164, 170, 203, 280, 285, 313, 315, 323, 325, 331, **458**, 467, 480, 498, 500, 521, 528, 563
CDC（アメリカ疾病管理予防センター） Centers for Disease Control and Prevention 190, 268
CES-D Center for Epidemiologic Studies Depression Scale 248
CHC 理論 Cattell-Horn-Carroll theory 275
CHD（心疾患） coronary heart disease 118, 120, 284, 297, 290, 498, 516, 560
CITI Collaborative Institutional Training Initiative **626**
CMC computer-mediated communication 393
CMI cornell medical index-health questionnaire 240
CONSORT（臨床試験報告に関する統合基準） consolidated standards of reporting trials 603
COPD（慢性閉塞性肺疾患） chronic obstructive pulmonary disease 15, 291
COSMIN consensus-based standards for the selection of health measurement instruments 597
CPAP（経鼻持続陽圧呼吸療法） continuous positive airway pressure 318, 493
CRAFT（コミュニティ強化と家族訓練） community reinforcement and family training 337
CRH（副腎皮質刺激ホルモン放出ホルモン） corticotropin-releasing hormone 72
CRSWD（概日リズム睡眠-覚醒障害） circadian rhythm sleep-wake disorders 319, 493
CSM（自己調節の共通認識モデル） common-sense model of self-regulation 278

DPC（包括評価方式） diagnosis procedure combination 403
DSM-5 Diagnostic and Statistical Manual of Mental Disorders, fifth edition 90, 142,

201, 276, 283, 292, 310, 314, 316, 318, 324, 326, 328, 481, 491, 536, 540, 546, 566
DSM（精神疾患の診断・統計マニュアル） Diagnostic and Statistical Manual of Mental Disorders　90, **282**
DSRS-C（自己記入式抑うつ評価尺度） depression self-rating scale for children　249
DSWPD（睡眠-覚醒相後退障害） delayed sleep-wake phase disorder　319, 493
DVのサイクル　cycle of DV　581

EAP（従業員支援プログラム） employee assistance program　135, 333, **428**
EBM　evidence based medicine　36
EBP　evidence based practice　**36**, 446
EEG（脳波） electroencephalogram　68
eHealth　electronic health　216
EMG（筋電図） electromyogram　68
EOG（眼電図） electrooculogram　68
EPA　economic partnership agreement　**382**
EQ-5D　EuroQOL 5 dimension　233
ERI（努力-報酬不均衡）モデル　effort-reward imbalance model　252
ESHRE　European society of human reproductuin and embryology　568

FAS（胎児性アルコール症候群） fetal alcohol syndrome　561, 584
FMEA（故障モード影響解析） failure mode and effects analysis　389

GD（性別違和） gender dysphoria　566, 591
GHQ 精神健康調査票　general health questionnaire　240
GID（性同一性障害） gender identity disorder　566, 591

HDS-R（改訂長谷川式簡易知能評価スケール） Hasegawa dementia rating scale-revises　308
HIV/AIDS　human immunodeficiency virus/acquired immunodeficiency syndrome　**502**
HIV 感染症　HIV infection　578

HLC　health locus of control　81
IATP（心理療法アクセス改善） improving access to psychological therapies　357
IBS（過敏性腸症候群） irritable bowel syndrome　72, **312**
ICD（国際疾病分類） International Classification of Diseases　90, **282**
ICMART　International Committee Monitoring Assisted Reproductive Technologies　568
ICT（感染対策チーム） infection control team　410
ICT（情報通信技術） information and communication technology　**216**, 392
IP（患者とみなされた人） identified patient　464
IQ（知能指数） intelligence quotient　274
ISPOR　International Society for Pharmacoeconomics and Outcomes Research　597

JICWELS（国際厚生事業団） Japan International Corporation of Welfare Services　382

K10　Kessler10　241
K6　Kessler6　241

LGBT　lesbian, gay, bisexual, transgender,　583, 590
LTP（長期増強） long-term potentiation　66

MBI　maslach burnout inventory　264
MBSR（マインドフルネスストレス低減法） mindfulness-based stress reduction　71, **526**
MCI（軽度認知障害） mild cognitive impairment　308
MetS（メタボリックシンドローム） metabolic syndrome　70, 289, 488
mHealth　mobile health　216
MMSE　mini-mental state examination　308
MRI ブリーフセラピー　MRI brief therapy　466
MSLT（反復睡眠潜時検査） multiple sleep

latency test 318
MSW（医療ソーシャルワーカー） medical social worker 409

NICU（新生児集中治療室） neonatal intensive care unit 299
NIH（アメリカ国立衛生研究所） National Institutes of Health 390
NIOSH 職業性ストレス調査票 NIOSH generic job stress questionnaire 253
NST（栄養サポートチーム） nutrition support team 410

OECD Organization for Economic Co-operation and Development 156
OSA（閉塞性睡眠時無呼吸） obstructive sleep apnea 318, 493

PANAS（多面的〔ポジティブ-ネガティブ〕感情尺度） positive and negative affect schedule 31, 106
Patient Health Questionnaire-9 285
PDCA サイクル plan do check act cycle 27, 182
PERMA モデル PERMA model 106
PFA psychological first aid 544
PHR（パーソナルヘルスレコード） personal health record 393
PMDD（月経前不快気分障害） premenstrual dysphoric disorder 552
P-mSHELL モデル P-mSHELL model 389
PMS（月経前症候群） premenstrual syndrome **552**, 561, 565, 583
PRISMA 声明 preferred reporting items for systematic reviews and meta-analyses statement 605
PROSPERO international prospective register of systematic reviews 605
PSG（睡眠ポリグラフ検査） polysomnography 318
PSW（精神保健福祉士） psychiatric social worker 409
PTGI（心的外傷後成長尺度） posttraumatic growth inventory 543
PTSD（心的外傷後ストレス障害） posttraumatic stress disorder 462, 536, **540**, 543, 546, 548, 583

QALY（質調整生存年） quality-adjusted life year 232
QOL（生活の質） quality of life **8**, 23, 30, 35, 38, 116, 194, 220, 226, **232**, 234, 239, 367, 436, 447, 562
Q 分類法 Q-sort 86

RCA root cause analysis 389
RCR 教育 RCR education 613
RCT（ランダム化比較試験） randomized controlled trial 36, 391, 602, 604
RNA（リボ核酸） ribonucleic acid 62

SART 主動型リラクセーション療法 self-active relaxation therapy 475
SBIRT screening, brief intervention, referral to treatment 491
SCT（文章完成法） sentence completion test 101
SDS（自己記式抑うつ性尺度） self-rating depression scale 248, 325
SD 法 semantic differential technique 86
SF36 MOS 36-item short-form health survey 233
SIT（ストレス免疫訓練） stress inoculation training 164, **170**, 509, 516, 520
SNRI（セロトニン・ノルアドレナリン再取り込み阻害薬） serotonin noradrenalin reuptake inhibitor 324
SNS（ソーシャルネットワーキングサービス） social networking service 392
SNS ストレス SNS stress 393
SOC（首尾一貫感覚） sense of coherence 28, 81
SOGI 590
SSRI（選択的セロトニン再取り込み阻害薬） selective serotonin reuptake inhibitors 316, 324, 552
SST（ソーシャルスキルトレーニング） social skills training 17, 97, 352, 459, **510**, **512**, 515, 517
STAXI state-trait anger expression inventory

145, 250
STI（性感染症） sexually transmitted infections 570, 572, **578**

TDS tobacco dependence screener 291
teach back 227
TNF-α tumor necrosis factor-alpha 121
TTM（トランスセオレティカルモデル） transtheoretical model 13, **32**, 113, 194, 204, 480, 486, 489, 509

UNICEF United Nations Children's Fund 424
UPI university personality inventory 241

WCGS Western collaborative group study 118
WHOQOL26 World Health Organization / Quality of Life26 232
WHO憲章 Constitution of the World Health Organization 6, 20
WHO（世界保健機関） World Health Organization 6, **20**, 156, 180, 282, 374, 376, 384, 424, 568, 588

■あ

愛着障害 attachment disorder 341
アイデンティティ（自我同一性） identity **84**, 87, 174, 190, 451, 557, 588
アイデンティティ拡散 identity diffusion 85
アイデンティティ・ステイタス identity status 84
アイデンティティ達成 identity achievement 84
曖昧な喪失 ambiguous loss 479
アカデミック・ハラスメント academic harassment 343
悪性新生物 malignant neoplasms 286
アクセプタンス＆コミットメント・セラピー acceptance and commitment therapy 165, 453, 459
アクチグラフ検査 actigraph 318
アクティベーション activation 544, 547
アサーション権 assertion rights 514

アサーション（アサーティブ, アサーティブネス）トレーニング assertion (assertive, assertiveness) training 482, 511, **514**, 517
アサーティブネス assertiveness 73
アセスメント assessment 5, **100**, 230, **236**, **238**, 244, 246, 248, 250, 252, 254, 256, 262, 266, 268, 270, 272, 274, 620
アセチルコリン acetylcholine 74
アタッチメント attachment 351
アディクション addiction 328, 330, **490**
アディポサイトカイン adipocytokines 71
アテンションプラセボコントロール群 attention-placebo control group 603
アドバンス・ケア・プランニング advance care planning 397
アドヒアランス adherence 113, **280**, 295, 300, 503
アドレナリン adrenaline 54
アノミー anomie 138
アパシー apathy 146
アメリカ国立衛生研究所（NIH） National Institutes of Health 390
アメリカ疾病管理予防センター（CDC） Centers for Disease Control and Prevention 190, 268
アメリカ心理学会健康心理部会 American Psychological Association Health Psychology Division 2
アルコホーリックス・アノニマス（AA） Alcoholics Anonymous 484
アルコール依存症 alcohol dependence 202, 491, 584
アルコール使用障害 alcohol use disorder 491
アルツハイマー型認知症 Alzheimer-type dementia 308
アルマ・アタ宣言 Declaration of Alma-Ata 181, 424
アレキシサイミア（失感情症） alexithymia 73, 80, **94**, 101
アレキシソミア（失体感症） alexisomia 94
アロスタシス allostasis 58
アロスタティック負荷 allostatic load 59
アンガーマネジメント anger management **516**, 521
アンカリング anchoring 218

事項索引

安静代謝率（RMR） resting metabolic rate 574
安全衛生教育 safety and health education 26
安全確保行動 safety behavior 317
安全配慮義務 obligation of security 332, 440, 504
アンペイドワーク unpaid work 593
安楽死 euthanasia **304**

医学教育 medical education 44
医学モデル medical model 463
怒り anger 142, **144**, **250**
怒り制御 anger-control 145
怒り表出 anger-out, anger expression 145, 250
怒り抑制 anger-in 145
生きる力 a zest for life 191
育児幸福感 happiness in child rearing 586
育児ストレス parenting stress 136, 176, 565, 586
育児不安 parenting anxiety 565, 586
意思決定の共有 shared decision making 397
異時点間選択 intertemporal choice 219
いじめ bullying 132, 172, 338, 372
いじめ防止教育 bullying prevention education 133
異性愛中心主義 heterosexism 590
依存 dependence **328**, **330**
依存行動 addictive behavior 272
依存症 addictive disorder **272**, 472
痛みの測定 assessment of pain 234
一次的反応 primary response 146
一次的評価 primary appraisal 162, 258
一次予防 primary prevention 22, 158, 189, 214, 332, 343, 387, 507, 509, 518
一事例の実験デザイン single case experimental study 602
一酸化炭素 carbon monoxide 290
一般健康診断 general medical examination 25
一般システム理論 general systems theory 464
遺伝カウンセリング genetic counseling 303, **494**
遺伝子 gene **62**
遺伝子多型 polymorphism 63

遺伝子発現 gene expression 63, 67
遺伝性疾患 hereditary disease 302
意図的熟考 deliberate rumination 543
イノベーション普及理論 diffusion of innovations **224**
異文化間心理学 cross-cultural psychology 394
異文化間ソーシャルスキル cross-cultural social skills 379
異文化間ソーシャルスキル学習 cross-cultural social skills learning 394
異文化交流 cross-cultural exchange 383
異文化ストレス cross-cultural stress 378
異文化滞在者 sojourner **380**
異文化適応 cross-cultural adjustment, cross-cultural adaptation **378**, 394
eヘルスリテラシー eHealth literacy 392
移民 immigrant 380
イメージ image 468
イメージエクスポージャー imaginal exposure 548
イメージ・リハーサル imagery rehearsal 164
医療安全 medical safety **388**
医療安全チーム medical safety team 410
医療化 medicalization 556
医療介護総合確保推進法 Medical and Nursing Care Comprehensive Ensure Promotion Law 442
医療観察法 Medical Treatment and Supervison Act 412
医療事故 medical accident 388
医療施設 medical facility **406**
医療者-患者関係 health care personnel-patient relationships **38**, 280
医療羞恥 medical embarrassment 576
医療人類学 medical anthropology 376
医療ソーシャルワーカー（MSW） medical social worker 409
医療法 Medical Care Act 404, 406, 410
医療保険制度 health care insurance system **402**
因果関係 causal relationship, causality 596, 598
因果律 causality 473
インクルージョン inclusion 437
インシデントレポート incident report 389

飲酒行動　alcohol drinking behavior　**202**, 272, **490**
印象操作　impression management　574
インスリン抵抗性　insulin resistance　70
陰性気分　negative mood　546
インセンティブ　incentive　219
インターグループワーク説　intergroup work theory　42
インターディシプリナリーモデル　interdisciplinary model　410
インターネット　internet　392
インターネット依存　internet addiction　**276**, 392
インターネットゲーム障害　internet gaming disorder　276
インテグレーション　integration　41
インフォームド・アセント　informed ascent　619
インフォームド・コンセント　informed consent　279, 504, 614, 619, 620

ウェアラブル端末　wearable device　392
ウェブサイト　web site　217
ウェルビーイング　well-being　9, 30, 92, 106, **156**, 214, 374, 543
疑わしい研究行為　questionable research practice　606
打ち消し　undoing　89
内田クレペリン検査　Uchida-Kraepelin test　100
うつ病　depression, major depressive disorder　90, 135, **324**, 435, 453, 456, 459, 462, 472, 522, 564
運動　exercise　3, **196**, 486
運動遊び　physical activity play　187
運動機能　sensorimotor function　74
運動コントロール能力　motion control capability　187
運動障害　dysmobility　254
運動耐容能　exercise tolerance functions　15, 121
運動療法　exercise therapy　14, 71, 267, 289, 293, 488, 496, 499

影響性　effectiveness　163
影響評価　impact evaluation　183, 221

衛生管理者　health supervisor　426
栄養　nutrition　**197**
栄養教育　nutrition education　199
栄養サポートチーム（NST）　nutrition support team　410
栄養士　dietitian　198
エウダイモニズム　eudaimonism　157
疫学調査　epidemiological study　266
エキスパート・システム　expert system　204
エクスポージャー療法（曝露療法）　exposure therapy　313, 459
エゴグラム　egogram　271, 460
エコロジカルモデル　ecological model　**222**
エストロゲン（卵胞ホルモン）　estrogen (oestrogen)　554, 556
エスニックアイデンティティ　ethnic identity　380
エピジェネティクス　epigenetics　63
エビデンス・ベイスド・プラクティス（EBP）　evidence based practice　**36**
エビデンス・ベイスド・メディスン（EBM）　evidence based medicine　**36**
エンカウンター・グループ　encounter group　483
円環的因果律　circular epistemology　464
エンゲイジメント　engagement　335
炎症　inflammation　71
炎症性サイトカイン　pro-inflammatory cytokine　56
援助行動　helping behavior　354
援助要請　help-seeking　39, 354, **572**
援助要請行動　help-seeking behavior　55, **356**, 562, 589
エンパワメント　empowerment　208, **226**, 413
エンパワメントの連続体モデル　empowerment continuum model　226

応益負担　pay by profit　41, 414
黄体期　luteal phase　552
応能負担　ability to pay　41, 414
応用行動分析　applied behavior analysis　13, 97
オキシトシン　oxytocin　54
オタワ憲章　Ottawa charter for health promotion　181

オプティミスト　optimist　116
オプティミズム　optimism　**116**
オペラント行動　operant behavior　452
オペラント条件づけ　operant conditioning　108, 316, 453
オーラルフレイル　oral frail　206
オリゴデンドロサイト　oligodendrocyte　74
音楽療法　music therapy　169, 471
恩恵と負担　pros and cons　32

■か

絵画療法　drawing therapy, painting therapy　471
解決先送りコーピング　postponed-solution coping　371
解決志向ブリーフセラピー　solution-focused brief therapy　467, 481
介護医療院　integrated facility for medical and long-term care　418
介護うつ　caregiver depression　136
介護給付　long-term care benefits　417
介護支援専門員（ケアマネジャー）　care manager　417, 420, 423
介護職員　long-term care workers　417
介護ストレス　stress of caregivers　136, 177
介護福祉士　certified care worker　420
介護福祉士候補者　caregiver candidates　382
介護報酬　long-term care fees　**416**
介護保険　long-term care insurance　**416**
介護予防　preventive care　19
介護老人福祉施設　designated facility covered by public aid providing long-term care to the elderly　418
改ざん　falsification　606, 614
概日リズム　circadian rhythm　55
概日リズム睡眠-覚醒障害（CRSWD）　circadian rhythm sleep-wake disorders　319, 493
回想法　reminiscence therapy　**476**, 533
介入研究　intervention research　**602**
開発的カウンセリング　developmental counseling　447, 449, **482**
外発的動機づけ　extrinsic motivation　104
回避　avoidance　546, 581
回避-回避コンフリクト　avoidance-avoidance conflict　111
回避行動　avoidance behavior　149
解離　dissociation　546, 580
解離性健忘　dissociative amnesia　540
解離性障害　dissociative disorder　546
カウンセリング　counseling　82, 428, 445, **446**, 448, 454, 460, 481, 482, **486**, **488**, **490**, **492**, **496**, **498**, **500**, **502**, **504**, 618
科学者-実践家モデル　scientist-practitioner model　37, 445, 446
過覚醒　hyperarousal　546, 581
かかりつけ医　primary care doctor　423
学習指導要領　course of study　190
学習障害　learning disability　96
学習性無力感　learned helplessness　113, 146, 236
学習目標　learning objectives　182
学習理論　learning theory　300, 458
覚醒亢進　hyper-vigilance　546
学際性（的）　interdisciplinary　44
拡張期血圧　diastolic blood pressure　257
拡張-形成理論　broaden-and-build theory　30
獲得的レジリエンス要因　acquired resilience factors　92
獲得免疫　acquired immunity　56
隔離　isolation　88
過重労働対策　strategy for overwork　430
家族　family　500
家族関係　family relationship　368
家族ケア　family care　303
家族システム理論　family systems theory　464
家族療法　family therapy　**464**, 466
学校生活の質　quality of school life　339
学校適応　school adjustment　172, **338**
学校（の）ストレス　school stress　**132**, 172
学校不適応　school maladjustment　338
渇望　craving　200, 273, 490
家庭のストレス　domestic stress　**136**
加熱式電子タバコ　heat-not-burn tobacco product　290
過敏性腸症候群（IBS）　irritable bowel syndrome　72, **312**
カルチャーショック　culture shock　378
加齢　aging　**74**
過労死　karoshi, death due to overwork　332,

430
過労死等防止対策推進法　Act Promoting Measures to Prevent Death and Injury from Overwork　430
がん　cancer　114, **286**, 290, 400, 437, 500, 522, 560
カンガルーケア　kangaroo care　299
眼球運動による脱感作と再処理法（EMDR）　eye movement desensitization and reprocessing　548
環境　environment　222
環境目標　environmental objectives　182
環境要因　environmental factor　188
関係性攻撃　relational aggression　143
関係性への欲求　needs for relatedness　105
関係の危機　crisis of relationship　298
看護教育制度　nursing education system　398
看護師　nurse　398, 408
看護師候補者　nurse candidates　382
看護制度　nursing system　**398**
観察研究　observational study　**600**
観察者間一致　interobserver agreement　601
観察法　observational method　166, 230
患者アウトカム　patient outcome　38
患者満足度　patient satisfaction　38
感情　affect, emotion　64, **102**, 108
感情作業　emotion work　360
感情調節　emotion regulation　527
感情的不協和　emotional dissonance　361
感情の立体モデル　structural model of emotion　103
感情反応　emotional response　278
感情抑制　emotional inhibition　114
感情労働　emotional labor, emotional labour　334, **360**
間接的被害者　indirect victim　581
感染症　infectious disease　**400**
感染対策チーム（ICT）　infection control team　410
がん対策基本法　Cancer Control Act　396
がん対策推進基本計画　basic plan to promote cancer control pograms　400
鑑定入院　admission for assessment　412
眼電図（EOG）　electrooculogram　68
冠動脈バイパス術　coronary artery bypass

graft　499
がんの疫学　cancer epidemiology　286
顔面フィードバック仮説　facial feedback hypothesis　103
管理栄養士　registered dietitian　198
緩和ケア　palliative care　304, **396**, 500
緩和ケアチーム　palliative care team　410

記憶　memory　66
記憶障害　memory disorder　306
企画評価　planning evaluation　183
危機介入　crisis intervention　548
危急反応　emergency reaction　469
危険因子（リスク因子, リスクファクター）　risk factor　28, 59, 131, 139, 385
気質　temperament　78
器質性精神障害　organic, including symptomatic, mental disorders　320
基準関連妥当性　criterion-related validity　597
帰属スタイル　attributional style　236
基礎体温　basal body temperature　554
喫煙　smoking　14, **290**
喫煙行動　smoking behavior　**200**, **490**
喫煙衝動　urge to smoke　201, 490
気づき　awareness　526
機能性疾患　functional disease　312
機能的文脈主義　functional contextualism　524
機能分析　functional analysis　458
規範　norm　212
ギフトオーサーシップ　gift authorship　607
基本感情・情動　basic emotion, fundamental emotion, primary emotion　103
基本的人権　fundamental human rights　514
逆カルチャーショック　reverse culture shock　394
逆制止　reciprocal inhibition　514
虐待　abuse　136, 185, 540
客体的自覚理論　objective self-awareness theory　346
キャノン＝バード説　Cannon-Bard theory　102
キャラクター・ストレングス　character strengths　79
キャリアカウンセリング　career counseling　483
ギャンブル障害　gambling disorder　272

急性ストレス障害（ASD） acute stress disorder　536, **540**, 546
急性痛　acute pain　234
脅威性　degree of threat　162
強化　reinforcement　453
教科　subject　188
境界　boundary　465
境界性パーソナリティ障害　borderline personality disorder　91
強化随伴性　reinforcement contingencies　453
強化要因　reinforcing factor　220
共感　empathy　355
共感的理解　empathic understanding　446, 448
共感-利他（愛他）性　empathy-altruism hypothesis　355
共助　cooperation, common support　422
強制性交　rape　580
強制わいせつ　sexual molestation　580
競争・競合　competition　224
協同的経験主義　collaborative empiricism　481
協力　cooperation　362
局所論　topographic point of view　450
虚血性心疾患　ischemic heart disease　144, 250, 284
拒絶　rejection　340, 348, 360, 372
拒絶感受性　rejection sensitivity　373
筋萎縮性側索硬化症（ALS） amyotrophic lateral sclerosis　302
禁煙　smoking cessation　201, **290**
禁煙治療　treatment for smoking cessation　490
筋ジストロフィー　muscular dystrophy　303
禁止令　injunctions　461
筋電図（EMG） electromyogram　68
勤務間インターバル　daily rest period between working days　430
近隣騒音　neighborhood noise　138

クオリティ・オブ・ライフ　→　QOL（生活の質）
苦痛緩和を目的とした鎮静　palliative sedation　305
グリア　glia　60
グリーフケア　grief care　**478**
グループA発がん物質　Group A carcinogenic substance　290

グループワーク　group work　42, 189, 433, 531
グローバルヘルス　global health　20, 391

ケアマネジャー（介護支援専門員） care manager　417, 420, 423
ゲイ　gay　590
経過評価（プロセス評価） process evaluation　183, 221
警告反応　alarm stage　126
経済評価　economical evaluation　183
経済連携協定（EPA） Economic Partnership Agreement　382
刑事責任　criminal responsibility　412
芸術療法　art therapy　**470**
形成的評価　formative evaluation　183
系統的脱感作法　systematic desensitization　300, 452, 459, 498
軽度認知障害（MCI） mild cognitive impairment　308, 532
経鼻持続陽圧呼吸療法（CPAP） continuous positive airway pressure　318, 493
軽費老人ホーム　moderate-fee home for the elderly　418
ゲシュタルト療法　gestalt therapy　460
ケースコントロール研究　case-control study　37
ケースフォーミレーション　case formulation　313, 457
ケースワーク　case work　42
血圧　blood pressure　52, 256
血液透析　hemodialysis　294
結果評価　outcome evaluation　183, 221
結果目標　outcome or program objectives　182
血管内皮機能障害　vascular endothelial dysfunction　71
月経周期　menstrual cycle　554
月経前症候群（PMS） premenstrual syndrome　**552**, 561, 565, 583
月経前不快気分障害（PMDD） premenstrual dysphoric disorder　552
欠乏欲求　deficiency needs　104
ゲートキーパー　gatekeeper　357
ゲノム　genome　62
ゲーム障害　gaming disorder　276
ゲーム分析　game analysis　460
下痢　diarrhea　312

ゲルシンガー事件　the case of Jesse Gelsinger　614
原因帰属　causal attribution　**236**
研究不正行為　research misconduct　**606**, 614
健康アウトカム　health outcome　38, 384
健康因子　salutary factor　28
健康概念　health concept　238
健康カウンセリング　health counceling　5
健康格差　health disparities, health gap, health inequalities　23, 195, 208, **210**, 215, 384
健康課題　health issue　188
健康観　health view　7, **238**
健康管理　health care　27
健康関連 QOL　health-related QOL　232
健康教育　health education　180, **182**, **184**, **186**, **188**, **190**, **192**, **194**, 206, 208, **218**, 220, 227, 575
健康経営　health and productivity management　439
健康行動　health behavior　**12**, 19, 81, 204, 206, 351, 453, 457
健康指数（HPI）　health practice index　266
健康寿命　healthy life expectancy　2, 16, **18**, 22, 194, 384, 560
健康情報　health information　208
健康診断　medical examination　**24**
健康信念　health belief　377
健康信念モデル　health belief model　**13**
健康心理アセスメント　psychological assessment of health　230
健康心理カウンセリング　psychological counseling for health　447
健康心理学　health psychology　**2**
健康心理士　health psychologist　**4**
健康生成論　salutogenesis　**28**
健康増進（ヘルスプロモーション）　health promotion　12, 19, 22, 134, 158, 181, 193, 195, 196, 208, 220, 226, 280, 391, 480, 486, 519
健康増進事業　health promotion project　24
健康相談　health counseling　192
健康づくり　health promotion　22, 195, 222
健康づくりのための身体活動基準 2013　physical activity reference for health promotion 2013　196, 486

健康づくりのための身体活動指針（アクティブガイド）　Japanese official physical activity guidelines for health promotion（active guide）　197
健康投資　investment in employees' health　439
健康度自己評価　self-rated health　239
健康な食行動　choose healthy foods　553
健康に関連する危険行動　health-risk behaviors　190
健康日本 21　Healthy Japan 21　**22**, 195, 196, 267, 296, 384
健康の社会的決定要因　social determinants of health　193, 211, 226
健康の地域差　regional differences in health　**384**, 386
健康の不平等　health inequality　210
健康保険　health insurance　402
健康問題　health problems　**584**, **586**, **588**
言語的教示　instruction　510
言語的攻撃　verbal aggression　143
顕在性不安尺度　manifest anxiety scale　246
顕在的行動　overt behavior　600
現実エクスポージャー　in vivo exposure　549
現実自己　real self　86, 448
現状維持バイアス　status quo bias　219
現象学　phenomenology　449
原子力災害　nuclear disaster　**538**
顕微授精　intracytoplasmic sperm injection　569
現物給付　benefit in kind　403

コアアフェクト　core affect　103
抗うつ薬　antidepressants　324
効果量　effect size　349
交感神経-副腎髄質系　sympathetic adrenal medullary system　59
後期高齢者医療制度　health care system for late-old elderly　402
後期の多数派　late majority　225
口腔保健行動　oral health behavior　**206**, 297
合計特殊出生率　total fertility rate　534
攻撃行動　aggressive behavior　142
攻撃（性）　aggression　55, **142**, 250
攻撃性-敵意-怒り（症候群）　aggressio-

hostility-anger（syndrome） 120
攻撃的ユーモア　aggressive humor　365
高血圧（症）　hypertension　71, 284, 288
高次脳機能障害　higher brain dysfunction　255, **306**, 321
向社会的行動　prosocial behavior　354
公衆衛生（学）　public health　47, 541
公助　public help, governmental support　422
高照度光療法　bright-light therapy　493
構成概念妥当性　construct validity　230, 597
高線量被曝　high-dose radiation exposure　538
構造化面接　structured interview　481
構造的ライフレヴュー　structured life review　476
構造派家族療法　structural family therapy　465
構造論　structural point of view　450
肯定的自己複雑性　positive self-complexity　83
肯定的な未来志向　positive future orientation　92
公的自己　public self　346
後天性免疫不全症候群　acquired immunodeficiency syndrome　502
行動医学　behavioral medicine　**46**
行動カウンセリング　behavior counceling　489
行動科学　behavioral science　44, 46, 183
行動活性化療法　behavioral activation　453, 487, **524**
行動観察　behavioral observation　173, 244
行動経済学　behavioral economics　**218**
行動・心理症状（BPSD）　behavioral and psychological symptoms of dementia　309
行動的コントロール　behavioral control　125
行動的ロールプレイ　behavioral role play　244
行動分析　behavior analysis　453, 524
行動変容　behavior modification　12, 45, 166, 216, 224, 295, 491
行動目標　action or behavioral objectives　182
行動リハーサル　behavioral rehearsal　164, 510
行動療法　behavior therapy　452, 458, 498
公認心理師　licensed psychologists　4, 344, 504, 616, 618
更年期　climacteric, perimenopause　556
更年期障害　postmenopausal syndrome, climacteric disorder　556, 561, 565
更年期症状　menopausal symptoms, climacteric symptoms　177, 556
公費負担医療制度　publicly funded health care　404
幸福（感）　happiness　30, 92
合理化　rationalization　88
合理的配慮　reasonable accommodation　97, 436, 622
交流分析　transactional analysis　**460**
高齢者　older adult　**532**, 588
抗レトロウイルス療法（ART）　antiretroviral therapy　502
誤嚥性肺炎　aspiration pneumonitis　297
呼吸法　breathing therapy　518
国際厚生事業団（JICWELS）　Japan International Corporation of Welfare Services　382
国際疾病分類（ICD）　International Classification of Diseases　90, **282**
国際連合　United Nations　20
国民健康保険　national health insurance　402, 404
国民総幸福量（GNH）　gross national happiness　31
国連ミレニアム開発目標（MDGs）　Millennium Development Goals　21
互恵性　reciprocity　363
こころの危機　crisis of mind　298
心の健康づくり専門スタッフ　specialized staff for promoting mental health　427
心安らぐ食べ物　comfort food　574
互助　mutual-help, mutual support　422
個人志向アプローチ　individual-focused approach　508
個人情報保護法　Act on the Protection of Personal Information　405
個人的達成感　personal accomplishment　264, 334
ゴーストオーサーシップ　ghost authorship　607
子育て支援　child care support　**534**
国家試験　national examination　382, 398
古典的条件づけ　respondent/classical conditioning　143, 316
コーピング　coping　153, 162, 172, 174, 204, 261, 506
コーピング方略　coping strategy　117, 259

個別性　individuality　476
個別認知行動面接　personalized cognitive behavioral counseling　502
コホート研究　cohort study　37
コマーシャルマーケティング　commercial marketing　224
コミットメント　commitment　163, 219
コミュニケーション　communication　38, 44, 75, 176, 209, 214, 383, 392, 460
コミュニティ・オーガニゼーション　community organizations　**42**
コミュニティ強化と家族訓練（CRAFT）　community reinforcement and family training　337
コミュニティ支援　community support　539
コミュニティ・ソーシャルワーク　community social work　43
コミュニティの崩壊　community collapse　538
コモン・ルール　Common Rule　613
コラージュ療法　collage therapy　471
コ・リーダー　co-leader　477
コルチゾール　cortisol　54, 56, 349
混合研究法　mixed methods research　**390**
コンサルテーション　consultation　295, 428
コンサルテーション・リエゾン精神医学　consultation liaison psychiatry　326
コンドーム　condom　571, 577
コンプライアンス　compliance　113, 280
コンフリクト　conflict　**110**

■さ

災害支援　disaster support　**544**, **546**
災害ストレス　disaster stress　507
再検査信頼性　test-retest reliability　230
サイコドラマ（心理劇）　psychodrama　471
サイコロジカル・ファーストエイド　psychological first aid　509, 536, 548
再体験　re-experience　546
在宅福祉　home care　41
在日外国人　foreign resident　380
再発予防（再発防止）　relapse prevention　135, 159, 171, 332, 343, 491
再評価　re-appraisal　162
催眠　hypnosis　468, 474

催眠療法　hypnotherapy　169, 467, **468**
作業環境管理　work environment management　27
作業管理　work management　27
作業検査法　performance test method　100, 270
作業同盟　working alliance　616
作業療法士　occupational therapist　408
左室駆出率　left ventricular ejection fraction　121
サービス付き高齢者向け住宅　residences with health and welfare services for the elderly　419
サービスロボット　service robot　392
サポートグループ　support group　484
サラミ出版　salami publication, salami slicing　607
産学連携　academic-industrial alliance　615
三環系抗うつ薬　tricyclic antidepressants　324
産業医　industrial physician　26, 426
産業保健活動総合支援事業　project of the general support of support of industrial health activities　442
産業保健心理学　occupational health psychology　444
産業保健スタッフ　occupational health professional　437
産業保健総合支援センター　Occupational Health Promotion Center　442
三項随伴性　three-term contingency　453
産後うつ　postpartum depression　177, 185, 585, 586
三次喫煙　third-hand smoke　584
惨事ストレス　critical incident stress　509
三次予防　tertiary prevention　158, 214, 332, 518
産物記録法　permanent product recording　600
サンプリング（標本抽出）　sampling　596
詩歌療法　poetry therapy　471
ジェームズ＝ランゲ説　James-Lange theory　102
ジェンキンス活動調査票　Jenkins activity survey　118

ジェンダー　gender　556, **558**, 592
ジェンダー規範　gender norm　558
自覚状態　self-awareness　346
自覚的障害単位　subjective unit of disturbance　247
歯科健診　dental checkup　207, 297
自我の統合　integrity　476
時間見本法　time sampling method　245, 600
自虐的ユーモア　self-defeating humor　365
事業場外資源によるケア　care by resources outside workplaces　426
事業場内産業保健スタッフ等によるケア　care by occupational health staff of workplaces　426
刺激希求　sensation seeking　190
刺激制御療法　stimulus control therapy　492, 531
次元的アプローチ　dimensional approach　283
資源の有効・効率的活用　maximum use of resources　425
自己意識特性　self-consciousness　346
自己一致　self-congruence　448
至高体験　peak experience　374
思考の誤り　cognitive distortion　581
自己開示　self-disclosure　348, 485, 542
自己概念　self-concept　**82**
自己記入式尺度　self-rating scale　248
自己記入式抑うつ評価尺度（DSRS-C）　depression self-rating scale for children　249
自己強化　self-reinforcement　166, 520
自己教示訓練（法）　self-instructional training　164, 171, **520**
自己決定理論　self-determination theory　105
自己高揚的ユーモア　self-enhancing humor　365
自己効力感　self-efficacy　32, 112, 174, 227, **242**, 438, 447, 571
自己実現　self-actualization　156, 375
自己受容　self-acceptance　**86**
自己注目　self-focus, self-focused attention　**346**
自己調整　self-regulation　535
自己調整法　self-help treatment　532
自己盗用　self-plagiarism　606

仕事の要求度-資源モデル　job demands-resources model　134
自己内省　self-reflection　347
自己認識　self-awareness　527
自己反芻　self-rumination　347
自己評価式抑うつ性尺度（SDS）　self-rating depression scale　248, 325
自己複雑性　self-complexity　82, 150
自己複雑性緩衝仮説　self-complexity buffering hypothesis　83
自己複雑性モデル　self-complexity model　83
自己分化　self-differentiation　368
自己理論　self-theory　448
自殺　suicide　321
自殺予防　suicide prevention　**324**
自殺リスク　suicide risk　325
脂質異常症　dyslipidemia　288
脂質代謝　lipid metabolism　71
資質的レジリエンス要因　innate resilience factors　92
支持的精神療法　supportive psychotherapy　500
歯周病　periodontal disease　206, 296
自助　self-help　422, 424
視床下部-下垂体-副腎皮質系（HPA系）　hypothalamic-pituitary-adrenal axis, HPA-axis　54, 59, 73, 126
事象見本法　event sampling method　245, 600
自助グループ（セルフヘルプ・グループ）　self-help group　39, 203, 331, **484**
システマティックレビュー　systematic review　37, 604
事前調査　formative research　195
自然(的)観察法　naturalistic observational method　244, 600
自然の営み　natural activities　299
自然免疫　innate immunity　56
指尖容積脈波　finger photo-plethysmogram　52, 256
持続エクスポージャー　prolonged exposure　548
持続エクスポージャー療法　prolonged exposure therapy　317
持続可能な開発目標（SDGs）　Sustainable Development Goals　21
持続性複雑死別障害　persistent complex

bereavement disorder　479
持続性抑うつ障害　persistent depression disorder　324
自尊感情（セルフエスティーム）　self-esteem　82, 87, 96, 252
失感情症　alexithymia　94
実験研究　experimental study　**598**
実験室実験　laboratory experiment　599
実験者効果　experimenter effect　598
実験（的）観察法　experimental observational method　244, 600
実験法　experimental method　100
実現要因　enabling factor　220
失語　aphasia　306
失行　apraxia　306
実行されたサポート　enacted support　263, 350
実施目標　process or administrative objectives　182
失体感症 → アレキシソミア（失体感症）
質調整生存年（QALY）　quality-adjusted life year　232
質的研究　qualitative research　390
失認　agnosia　306
疾病生成論　pathogenesis　28
疾病対策　disease measures　**400**
疾病予防　disease prevention　19
疾病利得　gain from illness　113
質問紙法　questionnaire method　100, 122, 270
指定されたジェンダー　assigned gender　567
指定難病　designated intractable/rare diseases　401
私的自己　private self　346
児童虐待　child abuse　340
自動思考　automatic thought　456
児童相談所　child consultation center, child guidance office　340
自閉スペクトラム症（ASD）　autism spectrum disorder　96, 98, 512
嗜癖　addiction　**328, 330**
死別ケア　bereavement care　478
島皮質　insula cortex　108
社会疫学　social epidemiology　193
社会階層　social stratification　210
社会規範　social norm　362

社会経済的地位　socio-economic status　210
社会参加　social participation　213
社会システム　social system　194
社会生態学的モデル　social-ecological model　214
社会性と情動の学習　social and emotional learning　17, 339
社会的アイデンティティ　social identity　593
社会的痛み　social pain　372
社会的ウェルビーイング　social well-being　362
社会適応　social adaptation　366
社会的カテゴリー　social category　378
社会的感情　social emotion　**362**
社会的強化　social reinforcement　510
社会的凝集性　social cohesion　212
社会的決定要因　social determinants　181
社会的行動障害　social behavior disorder　307
社会的再適応評価尺度　social readjustment rating scale　260, 368
社会的スキーマ　social schema　352
社会的スキル　social skills　174
社会的成果　social outcome　222
社会的伝染　social contagion　213
社会的統合　social integration　212
社会的統制　social control　213
社会的同調性　social conformity　114
社会的排斥　social exclusion, social ostracism　**372**
社会的問題解決　social problem solving　522
社会的有能性　social competence　378
社会的抑制　social inhibition　120
社会病理　social pathology　138
社会不安（社交不安）　social anxiety　246, 353, 514
社会福祉　social welfare　40, 42, 622
社会福祉協議会　council of social welfare　42
社会福祉士　certified social worker　420
社会福祉事業　social welfare work　414
社会福祉制度　social welfare system　**414**
社会復帰　social rehabilitation　158, 412
社会保険方式　social insurance system　416
社会保障制度　social security system　416
弱化　punishment　453
若年無業者　young unemployed　336
宗教　religion　374

従業員支援プログラム（EAP）　employee assistance program　135, 333, **428**
周産期　perinatal period　298, 586
周産期医療　perimatal care　**298**
収縮期血圧　systolic blood pressure　257
重症度　severity　272
従属変数　dependent variable　598
10代の妊娠　teen pregnancy　588
集団凝集性　group cohesiveness　359
集団技能訓練　group skill training　91
集団効力感　collective efficacy　213
集団認知行動療法　group cognitive behavior therapy　511
集団療法　group therapy　501
羞恥　embarrassment　**576**
重篤な精神疾患　serious mental illness　**320**
周辺症状　peripheral symptom　308
終末期ケア　end of life care, terminal care　295, 374
住民の主体的参加　community participation　425
重要な他者　significant others　462
収斂デザイン　convergent design　391
主観的ウェルビーイング（主観的幸福感、主観的な健康状態）　subjective well-being　18, 116, 157, 363, 366
主観的健康感　subjective health　239
主張性訓練　→　アサーション（アサーティブ、アサーティブネス）トレーニング
出生前検査　prenatal testing　494
受動喫煙　passive smoking　528, 584
受動的集中　passive attention　519
首尾一貫感覚（SOC）　sense of coherence　28, 81
守秘義務　duty of confidentiality　405, 504, 618, 620
受療行動　patient behavior　**278**
受領されたサポート　received support　263, 350
准看護師　assistant nurse　398
準実験デザイン　quasi-experimental design　603
準備性　readiness　487
準備要因　predisposing factor　220
ジョイニング　joining　465

障害者基本法　Basic Act for Persons with Disabilities　622
障害者雇用促進法　Act on Employment Promotion of Persons with Disabilities　623
障害者差別解消法　Act for Eliminating Discrimination against Persons with Disabilities　623
障害者総合支援法　Services and Supports for Persons with Disabilities Act　404
障害受容　acceptance of disability　375
生涯発達　life-span development　**16**, 74, 84
状況的コーピング　situational coping　258
状況論　situationism　79
症状コントロール　symptom control　519
状態・特性不安尺度　State-Trait Anxiety Inventory　246
松竹梅の法則　Goldilocks effect　219
情緒的サポート　emotional support　155
情緒的消耗感　emotional exhaustion　264, 334
情動　affect, emotion　**64**, **102**
情動焦点型コーピング　emotion-focused coping　140, 259
小児疾患　childhood disease　**300**
消費者調査　consumer research　224
情報開示　information disclosure　619
情報化　informatization　**392**
情報通信技術（ICT）　information and communication technology　216, 392
情報に基づく意思決定　informed decision making　208
情報バイアス　information bias　230
剰余変数　extraneous variable　598
初期の採択者　early adopters　225
初期の多数派　early majority　225
職域保健　occupational health insurance　402
食育　food and nutrition education　199
職業性ストレス簡易調査票　brief job stress questionnaire　253
職業リハビリテーション　vocational rehabilitation　322
職業倫理　professional ethics, professionalism　504, **616**, **618**, **620**, **622**, **624**
食行動　eating behavior　**197**, **488**, **574**
食行動異常　abnormal eating behavior　**314**,

565
食行動変容　eating behavior change　266
食事記録法　diet record method　266
食事日記　diet diary　167
食事バランスガイド　Japanese food guide spinning top　198
職住分離　separation between residential and working place　534
食事療法　diet therapy　14, 496
食生活指針　dietary guidelines for Japanese　198
職場いじめ　workplace bullying　358
職場環境改善　work environment improvement　433
職場のストレス（職業性ストレス）occupational stress　134, 176, 252
職場の人間関係　human relations at office　**358**
職場のポジティブメンタルヘルス　positive mental health in the workplace　**438**
職場のメンタルヘルス　mental health at the workplace　**332**
職場のメンタルヘルス対策　occupational mental health　**426**
職務満足感　job satisfaction　358
食物摂取　food consumption　574
食物摂取質問票（FFQ）food frequency questionnaire　266
食物摂取ステレオタイプ　food consumption stereotypes　574
食物選択　food choice　574
初経　menarche　554
助産師　midwife　398
女性アスリートの3徴候（FAT）female athlete triad　556
所属欲求　need to belonging　372
所得格差　income inequality　211
所得再分配　income redistribution　211
徐波睡眠　slow wave sleep　69
自律訓練法　autogenic training　468, 498, 452, 519, 547
自立支援　independence support　301, 336
自律神経系　autonomic nervous system　126, 469
自律神経系活動　autonomic nervous system activity　52
自律性への欲求　needs for autonomy　105
事例研究　case study　602
心イベント　cardiac events　121
侵害受容器　nociceptor　234
侵害受容性疼痛　nociceptive pain　234, 292
人格の尊重　respect for persons　612
新奇性追求　novelty seeking　92
神経・筋疾患　neuromuscular disease　**302**
神経障害性疼痛　neuropathic pain　234, 292
神経性過食症／神経性大食症　bulimia nervosa　314
神経性やせ症／神経性無食欲症　anorexia nervosa　314
神経生理学的・神経心理学的アセスメント　neurophysiological/neuropsychological assessment　**254**
神経伝達物質　neurotransmitter　60
神経ネットワーク　neural network　67, 74
神経変性疾患　neurodegenerative disease　302
人工授精　intrauterine insemination　569
人工透析　dialysis　**294**
人工乳　synthetic milk　185
心疾患（CHD）coronary heart disease　118, 120, **284**, 297, 290, 498, 516, 560
新職業性ストレス簡易調査票　new brief job stress questionnaire　253
心身医学　psychosomatic medicine　46, 48
心身医療　psychosomatic medical care　**48**
心身症　psychosomatic disease　48, **72**, 94, 161, **310**, 312, 472
心身相関　somato-autonomic integration, mind-body correlatipn　46, 48
人生の最終段階における医療の決定プロセスに関するガイドライン　practice guideline for process of decision making regarding treatment in the end of lifecare　304
人生満足感　life satisfaction　31
腎臓移植　kidney transplantation　294
深層演技　deep acting　361
心臓リハビリテーション　cardiac rehabilitation　285, **498**
身体活動　physical activity　**196**, 223, 267, **486**, 532
身体感覚　bodily sensation　94

身体障害者福祉法　Act on Welfare of Physically Disabled Persons　404
身体(的)依存　physical dependence　200, 291, 490
身体的虐待　physical abuse　340
身体的健康　physical health　**560**
身体的攻撃　physical aggression　143
身体の羞恥　bodily embarrassment　576
身体の変化　physical changes　74
診断基準　diagnostic criteria　540
診断的理解　diagnostic understanding　272
心的外傷後ストレス障害（PTSD）　posttraumatic stress disorder　317, 462, 481, 536, **540**, 543, 546, 548, 550, 583
心的外傷後成長　posttraumatic growth　**542**
心的外傷の出来事　traumatic event　540, 548
心電図　electrocardiogram　52, 256
侵入的熟考　intrusive rumination　542
信念　belief　273
心拍数　heart rate　52, 256
心拍変動　heart rate variability　52, 256
心不全　heart failure　284
親密なパートナーからの暴力（IPV）　intimate partner violence　572
信頼　trust　212, 362
信頼関係（ラポール）　rapport　468, 504
信頼性　reliability　100, 230, 270, 283, 597, 620
心理学的介入　psychological intervention　70, 498, 563
心理学的ストレス理論　psychological stress theory　140
心理教育　psychoeducation　39, 316, 323, 324, 369, 413, 482, 511, 517, 548, 581
心理教育的援助サービス　facilitate school wide psychoeducational support service　339
心理社会学　psychosociology　46
心理社会的支援　psychosocial supports　323
心理社会的資源　psychosocial resources　59
心理社会的要因（因子）　psychosocial factor　48, 272, 312
心理生物学的ストレス反応　psychobiological stress response　125
心理的依存　psychological dependence　200, 490

心理的ウェルビーイング　psychological well-being　157, 380, 564
心理的虐待　psychological abuse　340
心理的距離　psychological detachment from work　431
心理的健康　psychological health　564
診療報酬　medical fee schedule　403
心理リハビリテイション　psychological rehabilitation　474
心理療法　psychotherapy　**168**, 445, 446, 454, **472**, 481, 498
心理療法アクセス改善（IATP）　improving access to psychological therapies　357
親和的ユーモア　affiliative humor　365
親和動機　affiliative motives　104

遂行機能障害　executive function disorder　306
髄鞘化　myelination　74
スイスチーズモデル　Swiss cheese model　388
垂直的ストレッサー　vertical stressor　368
随伴性　contingency　510
水平的ストレッサー　horizontal stressor　368
睡眠　sleep　14, **68**, **492**, **530**, 553
睡眠衛生教育　sleep education, sleep hygiene　492
睡眠-覚醒相後退障害（DSWPD）　delayed sleep-wake phase disorder　319, 493
睡眠関連運動障害　sleep related movement disorders　319
睡眠関連呼吸障害　sleep related breathing disorders　318
睡眠教育　sleep education　530
睡眠時間　sleep duration　530
睡眠周期　sleep cycle　69
睡眠障害　sleep disorder　**318**
睡眠障害国際分類　International Classification of Sleep Disorders　318
睡眠随伴症　parasomnia　319
睡眠スケジュール法　sleep scheduling　492
睡眠制限療法　sleep restriction　492, 531
睡眠促進行動　sleep-promoting behavior　530
睡眠日誌　sleep diary　167, 318, 530
睡眠ポリグラフ検査　polysomnography　318
スクリーニング　screening　24
スクリーニング検査　screening test　240

スクールカウンセリング school counseling 472
数息観 susoku-kan 518
スティグマ stigma 356, 589
ストレス stress 2, 54, **142**, **144**, **146**, **148**, **154**, **164**, **166**, **168**, 250, 312, 353, 437
ストレスイベント stress event 130
ストレス感受性 stress sensitivity 125
ストレス緩衝効果 stress-buffering effect 154, 351
ストレス関連疾患 stress-related disease 153, **160**
ストレスコーピング stress coping 106, 124, **140**, 160, 170, 258
ストレスコーピング尺度 stress coping inventory **258**
ストレス素因モデル diathesis-stress model **130**
ストレス対処 cope with stress 553
ストレス耐性 stress tolerance, stress resistance 125, **150**
ストレスチェック stress check 192, 428, 432
ストレスチェック制度 stress check program 11, 252, **432**
ストレス日誌 stress diary 167
ストレス反応 stress response 109, 132, **152**, 160, 172, 174, 204, 252, 258, 506
ストレス反応説 stress response theory **126**
ストレス評価 stress evaluation 172, **174**, **176**
ストレスマネジメント stress management 137, 204, 313, 327, 457, 468, 482, **506**, **508**, 521, 522
ストレスマネジメント教育 stress management education 133, 204, 547
ストレスマネジメント行動 stress management behavior **204**
ストレス免疫訓練(SIT) stress inoculation training 164, **170**, 509, 516, 520
ストレスモデル stress model 172
ストレス予防 stress prevention **158**, 480
ストレッサー stressor 92, 124, 126, 132, 150, 152, 160, 172, 174, 204, 252, 258, **260**, 361, 540
ストローク stroke 460
スーパービジョン supervision 616

スピリチュアリティ spirituality 374
スピリチュアルケア spiritual care 375
スピルオーバー spillover 593

生活活動 nonexercise activity 196, 486
生活習慣(ライフスタイル) lifestyle 2, **14**, 16, 167, 223, **266**, 295, 496, 528
生活習慣病 lifestyle-related diseases 2, 14, 16, 22, 45, 59, **288**, 486
生活習慣病胎児期発症説 fetal origins of adult disease 184
生活習慣病の予防 prevention of lifestyle-related diseases 59
生活の質 → QOL(生活の質)
生活保護法 Public Assistance Act 404
生活満足度 life satisfaction 366
生活モデル life model 222
性感染症(STI) sexually transmitted infections 570, 572, **578**
正義 justice 612
性機能不全群 sexual dysfunction 562
性教育 sexual education 570, 589
制御理論 control theory 346
性行動 sexual behavior 570
性差 sex difference **560**, **564**
性・ジェンダー差 sex/gender differences **574**
脆弱性 vulnerability 130
性衝動 sexual drive, sexual urge, sexual desire 570
青少年危険行動志向尺度 adolescent risk behavior orientation scale 269
生殖細胞(系列)変異 germline mutation 494
生殖補助医療 assisted reproductive technology 568
精神依存 psychic dependence 291
精神科リハビリテーション psychiatric rehabilitation **322**
精神疾患 mental illness 16
精神疾患の診断・統計マニュアル(DSM) Diagnostic and Statistical Manual of Mental Disorders 90, **282**
精神障害 mental disorder 10
精神症状 psychological symptom 130
精神神経免疫学 psychoneuroimmunology 56
精神生理学的アセスメント

事項索引

psychophysiological assessment **256**
精神分析　psychoanalysis　449, 450, 460, 466
精神分析的心理療法　psychoanalytic psychotherapy　**450**
精神保健福祉士（PSW）　psychiatric social worker　409
精神保健福祉法　Act on Mental Health and Welfare for the Mentally Disabled　405
精神保健福祉法（精神保健及び精神障害者福祉に関する法律）　Law Related to Mental Health and Welfare of the Person with Mental Disorder　11
生存権　right to life　622
生存者　survivor　546
生態学的妥当性　ecological validity　600
生体指標（バイオマーカー）　biomarker　267
成長欲求　growth needs　104
性的いじめ　sexual bullying　580
性的虐待　sexual abuse　340, 572, **580**
性的指向　sexual orientation　342, 590
性的暴力　sexual violence　540
性転換症　transsexualism　566
性同一性（性自認）　gender identity　342, 566, 583, 590
性同一性障害（GID）　gender identity disorder **566**, 591
性に関する意識　sexual consciousness　594
性の健康　sexual health　572, 588
性犯罪加害　sexual offense　583
生物医学　biomedicine　46
生物医学モデル　biomedical model　7, 34
生物-心理-社会モデル　biopsychosocial model　7, 8, **34**, 44, 152
性別違和（GD）　gender dysphoria **566**, 591
性別二元論　gender dualism　590
性別不合　gender incongruence　567
性別役割分業　gender division of labor　534
性暴力　sexual assault　572, **580**
生命の危機　life crisis　298
生命倫理　bioethics　304
性問題行動　sexual problematic behavior　580
西洋医学　western medicine　376
生理的変化　physiological changes　74
世界保健機関（WHO）　World Health Organization　6, **20**, 156, 180, 282, 374, 376, 384, 424, 568, 588
世界保健総会　World Health Assembly　20
脊髄　spinal code　60
セクシュアリティ　sexuality　**558**
セクシュアルダイバーシティ　sexual diversity　573, **590**
セクシュアルハラスメント　sexual harassment　342, 441, 580
セクシュアルヘルス　sexual health　**582**
セクシュアルマイノリティ　sexual minority　590
世代間連鎖　intergenerational cycle, intergenerational transmission　341
接近-回避コンフリクト　approach-avoidance conflict　111
接近-接近コンフリクト　approach-approach conflict　111
セックスセラピー　sex therapy　563, 583
摂食障害　eating disorder　**314**, 462, 565
摂食抑制　restrained eating　574
絶対的医行為　absolutely independent medical action　408
説明的順次デザイン　explanatory sequential design　391
セルフケア　self-care　192, 294, 426, 429, 432, 531
セルフコントロール　self-control　166, 310, 453, 474, 519, 520
セルフスティグマ　self-stigma　356
セルフケア行動　self-care behavior　45
セルフモニタリング　self-monitoring　**166**, 170, 216, 492, 511, 516, 530, 532
セロトニン　serotonin　60, 149
セロトニントランスポーター　serotonin transporter　63, 72
セロトニン・ノルアドレナリン再取り込み阻害薬（SNRI）　serotonin noradrenalin reuptake inhibitor　324
遷延性悲嘆障害　prolonged grief disorder　479
善行　beneficence　612
戦略的エラー対策の4段階　strategic approach to error prevention and mitigation by 4 Ms　388
染色体検査　chromosomal test　494
全人的（ホリスティック）　holistic　8

全人的医療　comprehensive medicine　34
漸進的筋弛緩法　progressive muscle relaxation　468, 501, 507, 519, 547
全人的苦痛　total pain　35, 396
選択肢削減の法則　paradox of choice　219
選択的セロトニン再取り込み阻害薬（SSRI）　selective serotonin reuptake inhibitors　316, 324, 552
選択バイアス　selection bias　230
前提としてきた世界観　assumptive world　542
前頭前野　prefrontal cortex　149
前頭側頭型認知症　frontotemporal dementia　308
セントラルドグマ　central dogma　62
前脳　forebrain　60
専門看護師（CNS）　certified nurse specialist　399
専門職　profession　**408**, **420**
専門職連携教育　interprofessional education　38
総括安全衛生管理者　general safety and health manager　26
総括的評価　summative evaluation　183
相関関係　correlation　596, 598
早期完了　foreclosure　85
早期治療　early treatment　158, 332
早期発見　early recognition　158, 332
双極性障害　bipolar disorder　320, 435, 462
双極Ⅰ型障害　bipolar Ⅰ disorder　324
双極Ⅱ型障害　bipolar Ⅱ disorder　324
操作的診断基準　operational diagnosis criteria　282
操作的定義　operational definition　250
喪失体験　loss experience　375, 478, 536, 544
躁状態　manic state　320
痩身願望　drive for thinness　574
相対的医行為　relative medical action　408
組織コミットメント　organizational commitment　358
組織志向アプローチ　organization-focused approach　508
組織の危機に対する支援　workplace crisis management　428
ソーシャルキャピタル　social capital　193, 195, 209, 211, **212**, 385
ソーシャルサービス　social service　156
ソーシャルサポート　social support　9, 29, 119, 150, 153, **154**, 160, 174, 209, 212, 216, 253, **262**, 295, **350**, 353, 354, 359, 363, 366, 369, 373, 378, 585
ソーシャルサポートネットワーク　social support network　139, 262
ソーシャルサポートの利用可能性　availability of social support　263, 350
ソーシャルスキル　social skill　244, **352**, 512
ソーシャルスキル教育　social skills education　133
ソーシャルスキルトレーニング（SST）　social skills training　17, 97, 322, 352, 459, **510**, **512**, 515, 517
ソーシャルネットワーキングサービス（SNS）　social networking service　392
ソーシャルネットワーク　social network　212, **224**, 226, 593
措置制度　welfare placement system　414
ソリューション・フォーカスト・ブリーフセラピー　solution-focused brief therapy　466
尊厳死　death with dignity　304
損失回避　loss aversion　218

■た

第1号被保険者　category 1 insured individuals　416
ダイエット行動　diet behavior　488
体外受精　in vitro fertilization　569
体格指数（BMI）　body mass index　71, 488, 565
待機統制群　wait-list control group　603
大規模自然災害　great natural disasters　**536**
体験しまたは表出されるジェンダー　experienced/expressed gender　567
退行　regression　89
体細胞変異　somatic mutation　494
胎児性アルコール症候群（FAS）　fetal alcohol syndrome　561, 584
帯状皮質　cingulate cortex　73
対処可能性　controllability　163
対処行動　coping behavior　278

対人過失　interpersonal blunders　370
対人葛藤　interpersonal conflict　359, 370
対人関係　interpersonal relations　358, 462
対人関係療法　interpersonal psychotherapy　137, 315, 325, **462**, 499
対人機能障害　interpersonal dysfunction　90
対人コミュニケーション　interpersonal communication　44, 215
対人ストレス　interpersonal stress　**370**
対人ストレス過程における社会的相互作用モデル　social interaction model in interpersonal stress coping process　371
対人ストレスコーピング　interpersonal stress coping　370
対人ストレッサー　interpersonal stressor　370
対人相互作用　interpersanal interaction　352
対人不安　→　社会不安（社交不安）
対人摩耗　interpersonal friction　370
耐性　tolerance　329
体性感覚　somatic sensation　72
第2号被保険者　category 2 insured individuals　416
第二次性徴　secondary sex characteristics　190
大脳　cerebrum　254
大脳基底核　basal ganglia　60
大脳皮質　cerebral cortex　60
ダイバーシティ　diversity　437
タイプA行動パターン　Type A behavior pattern　73, 80, 101, 114, **118**, 120, 144, 151, 284, 561
タイプAパーソナリティ　Type A personality　118
タイプB行動パターン　Type B behavior pattern　114, 118
タイプCパーソナリティ　Type C personality　80, **114**
タイプDスケール-14　Type D Scale-14　120
タイプDパーソナリティ　Type D personality　80, 101, **120**, 284, 498, 561
ターゲット化・セグメント化アプローチ　targeting/segmentation approach　215
多軸システム　multiaxial system　283
多重知能理論　multiple-facter theory of intelligence　275

多重役割　multiple roles　593
多職種連携　interprofessional collaboration/work　35, 301, 500
多世代家族療法　transgenerational family therapy　464
多層ベースライン法　multiple-baseline design　602
脱施設化　deinstitutionalisation　40
脱人格化（非人間化）　depersonalization　264, 334
達成動機　achievement motives　104
脱病理化　depathologization　566
妥当性　validity　100, 230, 270, 283, 620
多方向への肩入れ　multidirected partiality　464
多面的（ポジティブ-ネガティブ）感情尺度（PANAS）　positive and negative affect schedule　31, 106
多面的アセスメント　multiple assessment　458
多理論統合モデル　transtheoretical model of health behavior　351
段階的ケアモデル　stepped care model　529
短期介入法　brief intervention　203
短期療法　brief therapy　466
探索的順次デザイン　exploratory sequential design　391
短時間仮眠　short daytime nap　532
男女差　gender difference　559
男女二元論　gender binary　558
ダンス療法　dance therapy　471

地域医療支援病院　regional medical care support hospitals　406
地域精神医療　community psychiatric treatment　158
地域組織化説　local organization theory　42
地域福祉　community care　41
地域包括ケアシステム　community-based integrated care systems　417, 420, **422**
地域包括支援センター　community comprehensive care center　423
地域保健　community health　221
地域窓口（地域産業保健センター）　regional contact point（regional industrial centers）　442

地域メンタルヘルスシステム　community mental health system　322
知覚されたサポート　perceived support　154, 263, 350
地球環境　global environmental　**138**
知性化　intellectualization　88
知的財産権　intellectual property rights　606, 608
知的障害　intellectual disability　41
知能　intelligence　**274**
知能指数（IQ）　intelligence quotient　274
チーム医療　team care, team medical care　49, 396, **410**, 500
注意欠如・多動症（ADHD）　attention-deficit/hyperactivity disorder　96, 98, 453
注意シフトトレーニング　attention training　317
注意障害　attentional disturbance　306
注意制御　attention control　527
中核症状　core symptom　308
中核的信念　core beliefs　542
中枢神経系　central nervous system　54, **60**, 254
中枢性過眠症　central disorders hypersomnolence　319
中年期　period of life　368
中脳　midbrain　60
長期増強（LTP）　long-term potentiation　66
超高齢社会　super-aged society　532
調査研究　research and study　**596**
長時間労働　long working hours　11, 134, 332, 430, 441, 592
直接効果　direct effect of social support　351
直線的因果律　linear epistemology　464
著作権　copyright　608
著作権関連ルール　copyright and related regulations　**608**
著作権法　copyright law　608
治療医学　curative medicine　158
治療教育　educational treatment　581
治療的カウンセリング　therapeutic counseling　447
治療動機　treatment motivation　473
治療と仕事の両立支援　harmonize work and disease treatment　**436**

治療反応性　clinical response　272, 412
通常の治療群　treatment as usual group　603
つながらない権利　right to disconnection from work　431
強い原則と弱い原則　strong and weak principles　32
強み　strength　30, 467, 477

提供（実行）されたサポート　received（enacted, actual）social support　154
抵抗期　resistance stage　126
汎抵抗資源　generalized resistance resources　28
ディシジョンエイド　decision aids　209
低出生体重児　low-birth-weight infant　184
ディストレス　distress　372
ディセプション　deception　599
低線量被曝　low-dose radiation exposure　538
ティーチバック　teach-back　209
ディベロップメンタルケア　development mental car　299
低用量ピル　low dose estrogen-progestin　583
テイラー化アプローチ　tailored approach　215
デイリーハッスル（日常の苛立ち事）　daily hassles　129, 136, 151, 260
デオキシリボ核酸（DNA）　deoxyribonucleic acid　62
敵意　hostility　142, 250
適応障害　adjustment disorder　161, **326**
適応病　diseases of adaptation　126
出来高払い方式　fee for service reimbursement　403
テストステロン　testosterone　54
デートDV　dating violence　580
デフォルトオプション　default option　219
デブリーフィング　debriefing　536, 599
電気けいれん療法　electroconvulsive therapy　324
転写　transcription　62
伝統医療　traditional medicine　377
電話相談　phone counseling　429

同意　consent　580
同一化　identification　89

投影　projection　89
投影同一化　projective identification　89
投影法　projective method, projective technique　86, 100, 270
動機づけ　motivation　104, 106, 113, 146, 207, 236
動機づけ面接　motivational interviewing　203, 291, 331
道具的攻撃　proactive aggression　143
道具的サポート　tangible/instrumental support　155
道具的条件づけ　operant/instrumental conditioning　143
陶芸療法　ceramic therapy, pottery therapy　471
統合失調症　schizophrenia　320, 336, 369, 449, 520, 588
動作訓練　dohsa-training　474
動作法　dohsa-hou　474
統制の所在（ローカスオブコントロール）　locus of control　81, 236
闘争-逃走反応　fight or flight response　52, 54, 57, 126, 148
疼痛　pain　292
糖尿病　diabetes　14, 22, 70, 288, 297, 309, **496**
糖尿病腎症　diabetic nephropathy　294
闘病意欲　the will to fight against disease　**112**, 295
盗用　plagiarism　606
東洋思想　oriental thought　472
特殊健康診断　special medical examination　25
特殊予防　special prevention　158
特性的オプティミズム　dispositional optimism　116
特性的コーピング　dispositional coping　258
特性論　trait theory　78
特定機能病院　special functioning hospitals　406
特定健康診査　specified health checkups　22, 25, 159
特定施設入居者生活介護　daily life long-term care admitted a specified facility　418
特定保健指導　specified health guidance　22, 25, 159, 289
特別永住者　special permanent resident　380

特別活動　special activities　189
独立変数　independent variable　598
とけあい動作法　tokeai dohsa-method　475
都市生態学　urban ecology　138
ドパミン　dopamine　60, 74, 200, 290, 320
ドメスティック・バイオレンス（DV）　domestic violence　137, 484, 580
トラウマケア　trauma care　546
トラウマ（心的外傷）　psychological trauma　92, 150, 348, 540, **548**, 581
トランス　trance　468
トランスアクショナルモデル　transactional model　**124**, 146, 149, 160, 170, 258, 506
トランスジェンダー　transgender　558, 566, 583, 590
トランスセオレティカルモデル（TTM）　transtheoretical model　13, **32**, 113, 189, 194, 204, 480, 486, 489, 509
トランスディシプリナリーモデル　transdisciplinary model　410
取り入れ　introjection　89

■な

内観療法　naikan therapy　472
内在化　internalization　105
内受容感覚　interoception　94
内潜的行動　covert behavior　600
内臓脂肪　visceral fat　70, 289
内臓知覚過敏　visceral hyperalgesia　73
内的一貫性　internal consistency　230, 597
内発的動機づけ　intrinsic motivation　104
内部感覚エクスポージャー　interoceptive exposure therapy　316
内分泌系活動　endocrine system　**54**
内容的妥当性　content validity　597
仲間同士　peer　485
ナチュラルキラー細胞　natural killer cell　56
ナッジ　nudge　218
ナラティブ　narrative　543
ナルコレプシー　narcolepsy　319
難病　intractable diseases　302, 401
難病法　Act on Medical Care for Patients with Intractable/Rare Diseases　302, 401, 405

ニコチン依存症　nicotine dependence　201, 291
二次障害　secondary disability　96
二次的反応　secondary response　146
二次(的)被害　secondary damage　539, 580
二次的評価　secondary appraisal　162
二重過程理論　dual processing theory　218
二重出版　duplicate publication　607
二重盲検法　double blind method　598
二次予防　secondary prevention　22, 24, 158, 189, 214
ニーズ・資源調整説　needs and resources adjustment theory　42
ニーズ嗜好性　needs oriented　425
日常生活動作（ADL）　activities of daily living　9, 194
日常の苛立ち事（デイリーハッスル）　daily hassles　129, 136, 151, 260
ニート（NEET）　not in education, employment, or training　**336**
日本健康教育学会　Japanese Society of Health Education and Promotion　180
日本健康心理学会　Japanese Association of Health Psychology　2, 4, 47, 618
日本食品標準成分表　standard tables of food composition in Japan　198
日本人の食事摂取基準　dietary reference intakes for Japanese　198
乳幼児健康診査　infant medical examination　24
乳幼児突然死症候群（SIDS）　sudden infant death syndrome　584
ニューロン　neuron　60
2 要因理論　two-factor theory　359
人間生態学　human ecology　222
妊産婦健康診査　maternal medical examination　24
妊娠　pregnancy　184, 298, 342, 561, 568, 572, 584, 586
妊娠高血圧症候群　pregnancy include hypertension　184
妊娠糖尿病　gestational diabetes mellitus　184
認知（感覚）機能　cognitive function, motor function　66, 74, 308, 321, 330, 532
認知機能障害　congnitive dysfunction　295, 620

認知訓練　cognitive training　533
認知行動療法（CBT）　cognitive behavioral therapy　8, 149, **164**, 170, 203, 280, 285, 313, 315, 323, 325, 331, **458**, 467, 480, 498, 500, 521, 528, 563
認知再構成法（認知的再体制化）　cognitive restructuring　164, 171, 246, 313, 316, 457, 459, 501, 507, 511, 517
認知症　dementia　255, 297, **308**, 416, 476, 532
認知症対応型共同生活介護　communal daily long-term care for a dementia patient　418
認知処理療法　cognitive processing therapy　549
認知スキーマ　cognitive schema　456
認知的再評価　cognitive reappraisal　148, 349
認知的評価　cognitive appraisal　125, 148, 153, 160, **162**, 170, 172, 174, 261, 506
認知と気分の陰性の変化　negative alterations in mood　540, 581
認知療法　cognitive therapy　**456**, 481, 524, 549
認知理論　cognitive theory　456
認定看護管理者（CNA）　certified nurse administrator　399
認定看護師（CN）　certified nurse　399
妊婦健診　prenatal checkups　184
ネオフォビア　neophobia　185
ネガティブ関係コーピング　negative relationship-oriented coping　370
ネガティブ感情　negative affect　30, **108**, 120, 546
ネグレクト　neglect　185, 340
ねつ造　fabrication　606, 614
脳　brain　60
脳血管疾患　cerebrovascular disease　560
脳血管性認知症　vascular dementia　308
脳卒中　stroke　14
脳腸相関　brain-gut interaction　312
脳波（EEG）　electroencephalogram　68
望まない妊娠　unintended pregnancies　594
ノーマライゼーション　normalization　**40**, 414, 548
ノルアドレナリン　noradrenalin　60

ノンレム睡眠　NREM sleep　69

■は

バイアスリスク　bias risk　604
胚移植　embryo transfer　569
バイオマーカー（生体指標）　biomarker　58
俳句療法　haiku therapy　471
バイセクシュアル　bisexual　590
胚凍結　frozen embryo　569
ハイリスクアプローチ　high risk approach　22, 195, 222, 289
ハインリッヒの法則　Heinrich's Law　389
曝露反応妨害法　exposure and response prevention　317
曝露療法（エクスポージャー療法）　exposure therapy　313, 459
箱庭療法　sand-play therapy　471
パーソナリティ　personality　78, 80, 100, 270
パーソナリティ障害　personality disorder　90, 142, 283, 293, 336, 435, 565
パーソナルヘルスレコード（PHR）　personal health record　393
パターナリズム　paternalism　36
働き方改革　work style reform　430, 439, 442
8020運動　8020 promotion　296
発症前　pre-symptomatic　494
発達　development　74
発達課題　developmental task　16, 368
発達障害　developmental disorder　16, 96, 98, 327, 485, 512, 622
発達障害者支援法　Act on Support for Persons with Developmental Disabilities　98
発達段階　developmental stage　10, 188
発達論　genetic point of view　451
パーティシペーション　participation　41
ハーディネス　hardiness　80, 150
歯の健康　dental health　296
パブリックスティグマ　public-stigma　356
ハームリダクション　harm reduction　331
ハラスメント　harassment　342, 358
バレニクリン　Varenicline　291
パワーハラスメント　power harassment　342
バーンアウト　burnout　113, 161, 264, **334**, 361, 438, 509

バーンアウト尺度　burnout scale　**264**
般化　generalization　510
半構造化面接　semi-structured interview　481
反社会性パーソナリティ障害　antisocial personality disorder　91
汎適応症候群　general adaptation syndrome　54, 126, 152
反転法　reversal design　602
反動形成　reaction formation　89
反応性　responsiveness　597
反応的攻撃　reactive aggression　143
反復睡眠潜時検査（MSLT）　multiple sleep latency test　318

ピアカウンセリング　peer counseling　485
ピアサポート　peer support　291, 323, 485
ピアサポート・トレーニング　peer support training　483
非感染性疾患（NCD）　non-communicable disease　22, 210
悲観的帰属スタイル　pessimistic attributional style　236
ひきこもり　hikikomori　96, 137, 147, 153, **336**
非機能的認知　dysfunctional cognition　481
非現実的楽観主義　unrealistic optimism　116
被受容感　sense of acceptance　87
悲嘆　grief　478, 537
非治療統制群　no-treatment control group　603
筆記開示　written disclosure　348
否定的自己複雑性　negative self-complexity　83
否定的状態解消モデル　negative state relief model　355
ビデオフィードバック　video feedback　317
非特異的治療統制群　nonspecific treatment control group　603
ヒト免疫不全ウイルス　human immunodeficiency virus　502
人を対象とする医学系研究に関する倫理指針　ethical guidelines for medical and health research involving human subjects　610
否認　denial　88, 273
被曝への不安　anxiety over radiation exposure　538
批判心理学　critical psychology　556
皮膚電気活動　electrodermal activity　53, 256

疲弊期　exhaustion stage　126
被保険者　insured　402
肥満　obesity　14, 288, 488, **496**
肥満症　obesity disease　488
秘密保持　confidentiality　617
秘密保持義務　confidentiality obligations　504, 618
ヒューマンエラー　human error　45, 388
ヒューマン・ストレングス　human strengths　79
ヒューリスティック　heuristic　218
病気　sickness　376
病気認知　illness perception, illness representation　278
病者の役割　sick role　462
病者役割行動　sick role behavior　12, 112, 279
標準化　standardization　620
標準化研究倫理教育　standardized research ethics education　**626**
表象　representation　278
表層演技　surface acting　361
評定者間信頼性　inter-rater reliability　230
評定尺度法　rating scale method　244
疲労回復　recovery from fatigue　430

ファシリテーター　facilitator　485
不安　anxiety　**148**, **246**, 458
不安階層表　anxiety hierarchy　517
不安感受性　anxiety sensitivity　148
不安症　anxiety disorder　90, 148, **316**, 452, 526, 564
不育　recurrent pregnancy loss　**568**
フィールド実験　field experiment　599
風評被害　harmful rumor　539
夫婦間ストレス　marital stress　136
夫婦間不和　marital discord　176
フェアユース　fair use　609
復学支援　support for returning to school　301
副交感神経系　parasympathetic nervous system　52
複雑性グリーフ　complicated grief　478
複雑性グリーフ治療　complicated grief treatment　479
腹式呼吸法　abdominal breathing　547
福祉施設　welfare facility　**418**

復職支援（職場復帰支援）　return-to-work support　333, **434**
副腎皮質刺激ホルモン（ACTH）　adrenocorticotropic hormone　72
副腎皮質刺激ホルモン放出ホルモン（CRH）　corticotropin-releasing hormone　72
腹膜透析　peritoneal dialysis　294
服薬　medication　280
服薬アドヒアランス　medication adherence　280
物質使用障害　substance use disorder　272
不登校　non-attendance at school　96, 132, 146, 336, 338, 506
不妊　infertility　**568**
不妊治療　fertility treatment　583
不眠症　insomnia　318, 492
不眠の認知行動療法，不眠症に関する認知行動療法（CBT-I）　cognitive behavioral therapy for insomnia　492, 530
プライマリケア　primary care　564
プライマリヘルスケア（PHC）　primary health care　181, **424**
プラグマティズム　pragmatism　390
フラストレーション　frustration　**110**, 144
フラストレーション耐性　frustration tolerance　110
フラッシュバック　flashback　581
プリシード・プロシードモデル　PRECEDE-PROCEED model　180, 182, **220**
ブリーフセラピー　brief therapy　465, **466**, 499
フレイル　frailty　532
ブレスロー生活習慣調査票　Breslow lifestyle questionnaire　266
フレーミング　framing　219
ブレーンストーミング　brain storming　523
プロアクティブコーピング理論　proactive coping theory　31
プロゲステロン（黄体ホルモン）　progesterone　554
プロスペクティブ理論　prospect theory　218
プロセス評価（経過評価）　process evaluation　183, 221
文化　culture　**376**
文化学習　culture learning　394
文化間距離　cultural distance　378

文化受容　acculturation　394
文化変容態度　acculturation attitudes　379
文章完成法（SCT）　sentence completion test　101
分泌型免疫グロブリンA　secretary immunoglobulin A　56
分裂　splitting　89

ペアレント・トレーニング　parent training　97, 535
平均寿命　life expectancy at birth　18
平均余命　life expectancy　18
閉経　menopause　554, 556
閉塞性睡眠時無呼吸（OSA）　obstructive sleep apnea　318, 493
併存的妥当性　concurrent validity　59
ペシミズム　pessimism　117
ベック抑うつ質問票（BDI-II）　Beck Depression Inventory-Second Edition　249, 325
ヘッドスペース　headspace　357
ヘドニズム　hedonism　157
ヘルシーピープル 2010　Healthy People 2010　214
ヘルシンキ宣言　WMA Declaration of Helsinki　612
ヘルスコミュニケーション　health communication　**214**
ヘルスプロモーション（健康増進）　health promotion　12, 19, 22, 134, 158, 181, 193, 195, 196, 208, 220, 226, 280, 391, 480, 486, 519
ヘルスリテラシー　health literacy　193, **208**, 227, 387
ベルヌ条約　Berne Convention　609
ヘルパー・セラピーの原理　helper therapy principle　485
ベルモント・レポート　Belmont Report　612
辺縁系　limbic system　60
弁証法的行動療法　dialectical behavior therapy　91
扁桃体　amygdala　65, 149
便秘　constipation　312
変容ステージ　stage of change　32, 486
変容プロセス　processes of change　32

保育所保育指針　childcare center guidance　186
保因者　carrier　494
防衛機制　defense mechanism, defence mechanism　**88**, 451
包括的アセスメント　comprehensive assessment　500
包括的ケア　comprehensive care　320
包括的心臓リハビリテーション　comprehensive cardiac rehabilitation　498
包括評価方式（DPC）　diagnosis procedure combination　403
傍観者効果　bystander effect　354
放射線　radiation　538
保健科教育　health instruction　190
保健学習　learning about health　188
保健師　public health nurse　398, 426
保健師助産師看護師法　Public Health Nurses, Midwives and Nurses Act　398
保健指導　health guidance　190
保護因子（保護要因）　protective factor　131, 413
保護観察　proboation　**412**
ポジティブ関係コーピング　positive relationship-oriented coping　370
ポジティブ感情　positive affect　30, **106**, 131, 366, 546
ポジティブ心理学　positive psychology　**30**, 79, 106, 131, 156, 467
ポジティブな心理的特質の生物学的過程　biological processes of positive psychological states　106
ポジティブヘルス　positive health　564
母子保健法　Maternal and Child Health Act　24, 96, 193, 296, 404, 586
ホスピスケア　hospice care　396
ボディイメージ　body image　314
母乳　breastfeeding　185
ポピュレーションアプローチ　population approach　22, 195, 214, 222, 289, 385, 387, 433
ポピュレーション・ワイド・アプローチ　population-wide approach　224
ホームワーク　homework　167
ホメオスタシス（恒常性）　homeostasis　**58**, 87, 152, 519

ホモフォビア　homophobia　591
ボランティア　volunteering　354
ホルモン　hormone　54
翻訳　translation　62

■ま

マインドフルネス　mindfulness　93, 109, 149, 165 526
マインドフルネスストレス低減法（MBSR）　mindfulness-based stress reduction　71, **526**
マインドフルネス認知療法　mindfulness-based cognitive therapy　475, 499
マインドフルネス瞑想　mindfulness meditation　547
マーケティング・ミックス　marketing mix　224
マタニティハラスメント　maternity harassment　585
マタニティブルーズ　maternity blues　185, 585, 586
末期腎不全　end stage renal disease　294
末梢神経　peripheral nervous　254
マリタルセラピー　Marital therapy　563
マルチコンポーネント心理療法　multi-component psychological treatment　498
マルチディシプリナリーモデル　multidisciplinary model　410
慢性疾患　chronic disease　280, 300, 437
慢性腎臓病　chronic kidney diseases　294
慢性ストレス　chronic stress　58
慢性閉塞性肺疾患（COPD）　chronic obstructive pulmonary disease　15, 291
マンモグラフィ　mammography　560, 577

ミネソタ多面人格目録　Minnesota Multiphasic Personality Inventory　246, 271
脈波容積　pulse volume　256

無気力　helplessness　**146**
無条件の肯定的配慮（関心）　unconditional positive regard　446, 448
無症状疾患　silent disease　206

瞑想　meditation　526

瞑想法　meditation method　499
メタアナリシス　meta-analysis　36, 349, 527, 604
メタ推論　meta-interence　391
メタ認知　metacognition　521
メタボリックシンドローム（MetS）　metabolic syndrome　**70**, 289, 488
メッツ　mets　267
メディア　media　624
メラトニン　melatonin　54
メール相談　online counseling　429
免疫系活動　immune system　**56**, 76
免疫性疾患　immunologic disease　302
面接技法　interview technique　**480**
面接法　interview method　230, 244
メンタルヘルス（精神保健）　mental health　2, **10**, 12, 134, 240, 298, 332, 358, 375, 428, 437, **438**, **564**, 588
メンタルヘルス教育研修　mental health management training　428
メンタルヘルスの不調　mental health disorder　298

燃え尽き症候群　burnout syndrome　161, 264, 334
目標設定　goal setting　216
モデリング　modeling　171, 300
元通り効果　undoing effect　106
物語　→　ナラティブ
物語療法　narrative therapy　471
モラトリアム　moratorium　84
森田療法　Morita therapy　168, 472
問題解決（スキル）訓練　problem-solving training　164, 301
問題解決療法　problem-solving therapy　487, 501, 522
問題焦点型コーピング　problem-focused coping　140, 259
問題領域　problem areas　462

■や

ヤーキーズ-ドッドソンの法則　Yerkes-Dodson's law　148
薬剤師　pharmacist　408

薬物乱用　substance abuse　585
薬理遺伝学　pharmacogenetics　494
役割過重　role overload　593
役割期待　role expectation　137
役割の変化　role transitions　462
やせ願望　desire to be slim　488
矢田部・ギルフォード性格検査　Yatabe-Guilford personality test　271

有酸素運動　aerobic physical activity　553
友人関係　friendship　366
有能さへの欲求　needs for competence　105
有料老人ホーム　fee-based homes for the elderly　419
誘惑　tenptation　32
ユニセフ（UNICEF）　United Nations Children's Fund　424
ユニバーサル・アプローチ　proportionate universalism　215
ユニバーサル・ヘルス・カバレッジ（UHC）　universal health coverage　21
ユーモア　humor　106, **364**
ユーモア感覚　sense of humor　364
ユーモアスタイル　humor style　365

よい聴き手　therapeutic listener　477
要介護（支援）認定　certification of long-term care（support）need　416
要求特性　demand characteristics　598
養護老人ホーム　nursing home for the elderly　418
幼稚園教育要領　Course of Study for Kindergarten　186
幼保連携型認定こども園教育・保育要領　Instruction Procedure for Centers for Early Childhood Education and Care　186
ヨーガ　yoga　526
余暇時間　leisure time　486
抑圧　repression　88
抑うつ　depression　112, 146, 236, **248**, 280, 284, 295, 320, 324, 347, 353, 458
予測的妥当性　predictive validity　230
欲求　need　**104**, 110
欲求階層説　need hierarchy theory　110

予防　prevention　2, 12, 341
予防医学　preventive medicine　47, 158
予防給付　preventive benefits　417
予防接種　vaccination　400
予防的カウンセリング　preventive counseling　482

■ら

来談者中心療法　client-centered therapy　82, 447, **448**
ライフイベント　life event　**128**, 136, 151, 260, 368, 534
ライフキャリア　life career　434
ライフスキル　life skills　132, 191, 194, 226, 483
ライフスキルトレーニング　life skill training　17
ライフスタイル　→　生活習慣（ライフスタイル）
ライフスタイル医学　lifestyle medicine　528
ライフスタイル療法　lifestyle therapy　**528**
ライフライン　lifeline　546
ライフレヴュー　life review　476
ラインケア　line-care　192, 333, 426, 429
ラガード　laggards　225
ラケット感情　racket feelings　461
楽観性　optimism　30, 81, 236
楽観的帰属（説明）スタイル　optimistic attributional（explanatory）style　116, 236
ランダム化比較試験（RCT）　randomized controlled trial　36, 164, 205, 391, 499, 602, 604

リアリティショック　reality shock　17
利益相反　conflict of interest　614
利益の予期　anticipated benefit　356
理学療法士　physical therapist　408
リカバリー　recovery　322, 434
リカバリー経験　recovery experience　439
力動論　dynamic theory　451
リスク因子（リスクファクター，危険因子）　risk factor　28, 59, 131, 139, 385
リスク行動　risk behavior　268
リスクコミュニケーション　risk

communication 539
リスクテイキング risk taking 268
リスク認知 risk perception 539
理性感情行動療法（論理療法） rational emotive behavior therapy **454**
理想自己 ideal self 86, 448
リーダー leader 477
利他（愛他）行動 altruistic behavior 354
離脱症状 withdrawal 200, 202, 273, 276, 329, 490
離乳食 weaning food 185
リハビリテーション rehabilitation 8, 46, 158, **306**, 498
リハビリテーション医学 rehabilitation medicine 254
リビング・ウィル living will 305
裏面的交流 ulterior transaction 460
留学生 international student 380
領域合致仮説 goodness of fit hypothesis 140
量的研究 quantitative research 390
量・反応関係 dose-response relationship 197
両立支援コーディネーター coordinator to harmonize work and disease treatment 436
リラクセーション relaxation 153, 300, 468, 501, 518, 527, 544, 547
リラクセーション訓練 relaxation training 164
リラクセーション法 relaxation technique **468**, 492, 506, 516, **518**
リワーク return to work 333, 426, 434
リワークプログラム re-work program 434
臨床研究中核病院 clinical research core hospital 406
臨床研究法 Clinical Trials Act 611
臨床試験報告に関する統合基準（CONSORT） consolidated standards of reporting trials 603
臨床心理学 clinical psychology 295
臨床心理的適応 clinical-psychological adjustment 379
臨床動作法 clinical dohsa-hou **474**
リンパ球 lymphocyte 56
倫理規程 ethical code 624
倫理綱領 code of ethics 622
倫理指針 ethical guideline 624

倫理的意思決定 ethical decision-making 623
類型論 typology 78
レーザードップラー式血流測定法 laser doppler flowmetry 257
レジリエンス resilience 80, **92**, 116, 130, 150, 169, 438
レジリエンスエンジニアリング resilience engineering 389
レズビアン lesbian 590
レスポンデント行動 respondent behavior 452
レビー小体型認知症 dementia with Lewy body 308
レム睡眠 REM sleep 69
連句療法 renku therapy 471
連携医療 collaborative practice 38
連盟保健機関 League of Nations Health Organization 20

老人保健施設 long-term care health facility 418
労働安全衛生 occupational safety and health **26**
労働安全衛生調査 special survey on industrial safety and health 134, 426
労働安全衛生法 Industrial Safety and Health Act 17, 24, 26, 135, 192, 426, 429, 432, 440, 442
労働安全衛生マネジメントシステム occupational health and safety management system 27
労働衛生コンサルタント industrial health consultants 442
労働関係調整法 Labor Relations Adjustment Act 440
労働基準法 Labor Standards Act 26, 440
労働組合法 Labor Union Act 440
労働契約 labor contract 440
労働法 labor laws 440
ロールシャッハ・テスト Rorschach test 101, 151
ロールプレイ role play 510

■わ

ワーキング・メモリ（WM） working memory　349
ワーク・エンゲイジメント　work engagement　134, 361, 438
ワークライフバランス　work life balance　135, 439, **592**
笑い　laugh　106

人名索引

■あ

アイゼンバーガー，N. I.　Eisenberger, N. I.　372
アッヘンバック，T. M.　Achenbach, T. M.　28
アドラー，A.　Adler, A.　379
アブラムソン，L.　Abramson, L.　236
アルゴー，S. B.　Algoe, S. B.　363
アレキサンダー，F. G.　Alexander, F. G.　28
アンソニー，W. A.　Anthony, W. A.　322
アントヌッチ，T. C.　Antonucci, T. C.　263
アントノフスキー，A.　Antonovsky, A.　28

池見酉次郎　Ikemi, Yujiro　47, 48, 94
イザード，C. E.　Izard, C. E.　103
伊東博　Ito, Hiroshi　448
稲葉陽二　Inaba, Yoji　212

ヴィゴツキー，L.　Vygotsky, L.　520
ウィディガー，T.　Widiger, T.　90
ウィリアムス，K. D.　Williams, K. D.　373
ウィルキンソン，R.　Wilkinson, R.　211
ウィルズ，T. A.　Wills, T. A.　154
ウェクスラー，D.　Wechsler, D.　274
ウェルナー，A. S.　Werner, A. S.　92
ウォルピ，J.　Wolpe, J.　514
ヴォンヘンスベルガー，W.　Wolfensberger, W.　40
内田勇三郎　Uchida, Yuzaburo　100, 270
ウッドワース，R. S.　Woodworth, R. S.　103
ヴント，W.　Wundt, W.　108

エクマン，P.　Ekman, P.　103, 108
エバーズ，K. E.　Evers, K. E.　204
エモンズ，R. A.　Emmons, R. A.　363
エリオット，S. N.　Elliott, S. N.　244
エリクソン，E. H.　Erikson, E. H.　16, 84, 174, 451, 476, 588
エリクソン，M. H.　Erickson, M. H.　467, 468
エリス，A.　Ellis, A.　454
エリス，M. M.　Ellis, M. M.　566
エンゲル，G. L.　Engel, G. L.　34

オバーグ，K.　Oberg, K.　378
オールポート，G. W.　Allport, G. W.　78, 364

■か

ガードナー，H.　Gardner, H.　275
カーネマン，D.　Kahneman, D.　218
カーバー，C. S.　Carver, C. S.　116, 259
カバットジン，J.　Kabat-Zinn, J.　526
カハル，S. R. y　Cajal, S. R. y　66
カプラン，H. S.　Kaplan, H. S.　563
カラセック，R. A.　Karasek, R. A.　252
ガルセン，B.　Garssen, B.　115
カーン，M. L.　Karn, M .L.　78
キャスル，S. V.　Kasl, S. Y.　12, 112
キャテル，R.　Cattell, R.　274
キャノン，W. B.　Cannon, W. B.　48, 58, 64, 126
キャプラン，G.　Caplan, G.　158, 350
キャロル，J. B.　Carroll, J. B.　275
ギルフォード，J. P.　Guilford, J. P.　274
クーパー，C. L.　Cooper, C. L.　358
クラフト=エービング，R. von　Kraft-Ebing, R, von　566
クラーマン，G. L.　Klerman, G. L.　462
グリーン，L. W.　Green, L. W.　180, 220
グールディング，M. M.　Goulding, M. M.　460
グールディング，R. L.　Goulding, R. L.　460
クレイグ，B.　Craig, B.　65
グレシャム，F. M.　Gresham, F. M.　244, 510
クレスウェル，J. W.　Creswell, J. W.　390
クレッチマー，E.　Kretschmer, E.　78
クレペリン，E.　Kraepelin, E.　35, 270
クロス，E.　Kross, E.　373
グロッサース=マティチェク，R.　Grossarth-Maticek, R.　115

ケイルズ, A. Kales, A. 68
ケスラー, R. C. Kessler, R. C. 16

コーエン, S. Cohen, S. 154
コナー・スミス, J. Connor-Smith, J. 259
コーニック, H. G. Koenig, H. G. 375
コブ, S. Cobb, S. 12, 112, 261
コフート, H. Kohut, H. 449
ゴールドバーグ, L. R. Goldberg, L. R. 271
ゴールドフリード, M. R. Goldfried, M. R. 523
コンセダイン, N. S. Consedine, N. S. 576

■さ

佐治守夫 Saji, Morio 448
サーストン, L. Thurstone, L. 274
サフレン, S. A. Safren, S. A. 280
ザヤック, D. M. Zajac, D. M. 359
サラソン, I. G. Sarason, I. G. 263
サリス, J. F. Sallis, J. E. 223

ジェイコブソン, E. Jacobson, E. 469, 519
シェブロン, E. S. Chevron, E. S. 462
ジェームズ, W. James, W. 64, 82, 374
シェルドン, W. H. Sheldon, W. H. 78
シーグリスト, J. Siegrist, J. 252
シフネオス, P. E. Sifneos, P. E. 94
シャイアー, M. F. Scheier, M. F. 116
シャウフェリ, W. B. Schaufeli, W. B. 438
シャクター, S. Schachter, S. 64, 102
シャルコー, J. A. Charcot, J. A. 468
シュバルツァー, R. Schwarzer, R. 31
シュルツ, J. H. Scultz, J. H. 468, 519
シュロスバーグ, H. Shlossberg, H. 103
ジョンソン, V. E. Johnson, V. E. 563
シンガー, J. E. Singer, J. E. 64, 102

スキナー, B. F. Skinner, B. F. 13, 449, 452, 454
スコルニク, R. Skolnik, R. 387
スターンバーグ, R. Sternberg, R. 275
ステプトー, A. Steptoe, A. 160
ストーン, G. C. Stone, G. C. 6
スピアマン, C. Spearman, C. 274

スピルバーガー, C. D. Spielberger, C. D. 250
スミス, R. S. Smith, R. S. 92
ズリラ, T. J. D'Zurilla, T. J. 522
スルス, J. Suls, J. 81
スレイド, M. Slade, M. 323

セイラー, R. H. Thaler, R. H. 218
セシ, S. J. Ceci, S. J. 275
セリエ, H. Selye, H. 48, 54, 124, 126, 152, 178
セリグマン, M. E. P. Seligman, M. E. P. 30, 79, 116, 146, 236

ソフロノフ, K. Sofronoff, K. 513
ソローニクロフト, G. Thornicroft, G. 323
ソーンダイク, E. H. Thorndike, E. H. 452
ソンダース, D. C. Saunders, D. C. 35, 396

■た

高橋重宏 Takahashi, Shigehiro 156
ダマシオ, A. R. Damasio, A. R. 65, 87
ターマン, L. Terman, L. 274
ダラード, J. Dollard, J. 110, 142
ダンハム, H. W. Dunham, H. W. 138

チクセントミハイ, M. Csikszentmihalyi, M. 30
チャドウィック, E. Chadwick, E. 210
チャルディーニ, R. Cialdini, R. 355

ツィメット, G. D. Zimet, G. D. 263
ツング, W. W. K. Zung, W. W. K. 248

ディーガン, P. E. Deegan, P. E. 323
ディーナー, E. Diener, E. 156
テイラー, G. J. Taylor, G. J. 95
ディーン, O. Dean, O. 591
デシ, E. L. Deci, E. L. 105
テモショック, L. Temoshok, L. 80, 114
デュセイ, J. M. Dusay, J. M. 460
デュルケーム, É. Durkheim, , É. 138

トムキンス, S. S. Tomkins, S. S. 103
友田不二男 Tomoda, Fujio 448
ドレイア, H. Dreher, H. 80

トロプマン，J. Tropman, J. 43

■な

ナウムブルグ，M. Naumburg, M. 470
中井久夫 Nakai, Hisao 471
成瀬悟策 Naruse, Gosaku 474

ニューステッター，W. Newstetter, W. 42
ニルジェ，B. Nirje, B. 40

ネズ，A. M. Nezu, A. M. 522

ノヴァコ，R. W. Novaco, R. W. 516
ノット，F. Knott, F. 512

■は

ハイダー，F. Heider, F. 236
ハイト，B. K. Haight, B. K. 476
ハインロート，J. C. Heinroth, J. C. 48
ハヴィガースト，R. J. Havighurst, R. J. 16
ハウス，J. S. House, J. S. 262
ハサウェイ，S. Hathaway, S. 271
バス，A. H. Buss, A. H. 250
パーソンズ，T. Parsons, T. 279
パットナム，R. Putnam, R. 212
ハーツバーグ，F. Herzberg, F. 359
バード，P. Bard, P. 64
バトソン，D. Batson, D. 355
バトラー，R. N. Butler, R. N. 476
ハニファン，J. Hanifan, J. 212
パブロフ，I. P. Pavlov, I. P. 48
パペッツ，J. W. Papez, J. W. 64
ハミルトン，M. Hamilton, M. 248
バールソン，P. Birleson, P. 249
ハルトマン，H. Hartmann, H. 451
バレット，L. Barrett, L. 108
バレラ，M. Barrera, M. 263
バーン，E. Berne, E. 460
バンク・ミケルセン，N. E. Bank-Mikkelsen, N. E. 40
バンデューラ，A. Bandura, A. 242

ピーターソン，C. Peterson, C. 79

ビネー，A. Binet, A. 274
日野原重明 Hinohara, Shigeaki 48
ヒルシュフェルト，M. Hirschfeld, M. 566

ファーカス，M. Farkas, M. 323
ファースター，C. B. Ferster, C. B. 524
ファリス，R. E. L. Faris, R. E. L. 138
フィッシャー，K. W. Fischer, K. W. 362
フェレンツィ，S. Ferenczi, S. 449
フォア，E. B. Foa, E. B. 548
フォークト，O. Voct, O. 468
フォックス，B. H. Fox, B. H. 114
フォルクマン，S. Folkman, S. 124, 126, 146, 149, 152, 162, 172, 258, 261, 506
フランクル，F. Frankel, F. 512
フランクル，V. E. Frankl, V. E. 374
フリードマン，H. S. Friedman, H. S. 78
フリードマン，M. Friedman, M. 80, 118, 350
プリンツホルン，H. Prinzhorn, H. 470
プルチック，R. Plutchik, R. 103
ブルデュー，P. Bourdieu, P. 212
ブレスロー，L. Breslow, L. 266
フレドリクソン，B. L. Fredrickson, B. L. 30, 107
フロイト，A. Freud, A. 451
フロイト，S. Freud, S. 35, 46, 48, 88, 142, 364, 450, 460

ベック，A. T. Beck, A. T. 249, 456
ヘッブ，D. O. Hebb, D. O. 66
ペネベーカー，J. W. Pennebaker, J. W. 348
ベリー，J. W. Berry, J. W. 379
ペリー，M. Perry, M. 250
ベルツァー，P. Beltzer, P. 148
ベルナール，C. Bernard, C. 58
ベンソン，H. Benson, H. 469

ボーエン，M. Bowen, M. 464
ホックシールド，A. R. Hochschild, A. R. 360
ボーモント，K. Beaumont, K. 513
ホルナゲル，E. Hollnagel, E. 389
ホルムズ，T. H. Holmes, T. H. 128, 136, 261
ホーン，J. L. Horn, J. L. 275

■ま

マイケンバウム, D.　Meichenbaum, D.　170, 520
マイヤー, S. F.　Maier, S. F.　146
マキューアン, B.　McEwen, B.　58
マクゴールドリック, M.　McGoldrick, M.　368
マーシャ, J. E.　Marcia, J. E.　84
マーシャル, J.　Marshall, J.　358
マスターズ, W. H.　Masters, W. H.　563
マスラック, C.　Maslach, C.　264, 335
マズロー, A. H.　Maslow, A. H.　104, 110, 364, 374
マタラッツォ, J. D.　Matarazzo, J. D.　6
マチュー, J. E.　Mathieu, J. E.　359
マッカロー, M. E.　MaCullough, M. E.　363
マッキンレイ, J. C.　Mckinley, J. C.　271
マーティン, R. A.　Martin, R. A.　364
マーテル, C. R.　Martell, C. R.　524
マニング, A. P.　Manning, A. P.　302
マレー, H. A.　Murray, H. A.　104, 110

ミッシェル, W.　Mischel, W.　79
ミニューチン, S.　Minuchin, S.　465
宮坂忠夫　Miyasaka, Tadao　180
ミューラー, M. M.　Müller, M. M.　251
ミラー, R. S.　Miller, R. S.　576

メイヤー, I.　Meyer, I.　591

本明 寛　Motoaki, Hiroshi　47
森田正馬　Morita, Masatake　168, 472

■や

山中康裕　Yamanaka, Yasuhiro　471

■ら

ライアン, R. M.　Ryan, R. M.　105
ライター, M. P.　Leiter, M. P.　335
ラザルス, R. S.　Lazarus, R. S.　124, 126, 140, 146, 149, 152, 162, 172, 258, 261, 262, 351, 506
ラッセル, J. A.　Russell, J. A.　103, 108

ランガー, S. K.　Langer, S. K.　470
ランク, O.　Rank, O.　449
ランスヴィル, B. J.　Rounsaville, B. J.　462

リー, J.　Li, J.　362
リヴィンスキー, A.　Livinski, A.　605
リエボー, A. A.　Liebault, A. A.　468
リッテンハウス, J. D.　Rittenhouse, J. D.　81
リバーマン, R. P.　Liberman, R. P.　322
リフ, C. D.　Ryff, C. D.　31
リンヴィル, P. W.　Linville, P. W.　83

ルソー, J.-J.　Rousseau, J.-J.　84
ルドゥー, J.（Ledoux）　Ledoux, J.　65
ルリア, A. R.　Luria, A. R.　520

レイ, R. H.　Rahe, R. H.　128, 136, 261
レイニンガー, M.　Leininger, M.　376
レイン, R.　Lane, R.　42
レヴィン, K.　Lewin, K.　111
レヴィンソン, P.　Lewinsohn, P.　524
レヴィンタール, H.　Leventhal, H.　340
レヒトシャッフェン, A.　Rechtschaffen, A.　68

ローガソン, E.　Laugeson, E.　512
ロジャーズ, C. R.　Rogers, C. R.　82, 86, 446, 448
ロス, M.　Ross, M.　42
ロスマン, J.　Rothman, J.　43
ローゼンストック, I. M.　Rosenstok, I. M.　13
ローゼンツヴァイク, S.　Rosenzweig, S.　110
ローゼンマン, R. H.　Rosenman, R. H.　80, 118
ロッター, J. B.　Rotter, J. B.　81, 236
ロンブローゾ, C.　Lombroso, C.　470

■わ

ワイスマン, M. M.　Weissman, M. M.　462
ワイナー, B.　Weiner, B.　236
ワインバーグ, G.　Weinberg, G.　591
ワード, C.　Ward, C.　379
ワトソン, D.　Watson, D.　31
ワトソン, J. B.　Watson, J. B.　452, 454

健康心理学事典

令和元年10月10日 発行

編 者　一般社団法人 日本健康心理学会

発行者　池田和博

発行所　丸善出版株式会社
〒101-0051 東京都千代田区神田神保町二丁目17番
編集：電話(03)3512-3264／FAX(03)3512-3272
営業：電話(03)3512-3256／FAX(03)3512-3270
https://www.maruzen-publishing.co.jp

© The Japanese Association of Health Psychology, 2019

組版印刷・株式会社 日本制作センター／製本・株式会社 松岳社

ISBN 978-4-621-30376-4　C3511　　Printed in Japan

JCOPY 〈(一社)出版者著作権管理機構 委託出版物〉

本書の無断複写は著作権法上での例外を除き禁じられています．複写される場合は，そのつど事前に，(一社)出版者著作権管理機構(電話03-5244-5088, FAX03-5244-5089, e-mail：info@jcopy.or.jp)の許諾を得てください．